DIE EXPRESSIONISTEN

VOM AUFBRUCH BIS ZUR VERFEMUNG

Museum Ludwig Köln
1. Juni 1996 – 25. August 1996

Herausgegeben von Gerhard Kolberg

Mit Beiträgen von Helga Behn, Gert Berghoff, Agnes von der Borch, Otto Dann, Peter Dering, Alfred M. Fischer, Hubertus Froning, Klaus Gallwitz, Barbara Herrmann, Annegret Hoberg, Gerhard Kolberg, Gabriele Lohberg, Peter Ludwig, Magdalena M. Moeller

DIE EXPRESSIONISTEN

VOM AUFBRUCH BIS ZUR VERFEMUNG

Museum Ludwig Köln

Verlag Gerd Hatje

Die Expressionisten
Vom Aufbruch bis zur Verfemung

Ausstellung im Museum Ludwig Köln
1. Juni 1996 bis 25. August 1996

Ausstellungskonzeption und Koordinierung
Gerhard Kolberg

Organisation
Gerhard Kolberg in Kooperation mit
Iris Bruckgraber und Barbara Herrmann

Didaktik
Helga Behn

Öffentlichkeitsarbeit
Francesca Onofri

Verwaltung
Karin Heidemann

Restaurierung
Christa Steinbüchel

Ausstellungsarchitektur
Paul Kohlhof

Katalog
Gerhard Kolberg

Redaktion
Gerhard Kolberg, Monika Bauer und Barbara Herrmann

Erschienen im
Verlag Gerd Hatje
Senefelderstraße 9
73760 Ostfildern-Ruit bei Stuttgart
Telefon 0711/449930
Fax 0711/4414579

ISBN 3-7757-0610-0

Printed in Germany

Gefördert von:

STIFTUNG
KUNST UND KULTUR
DES LANDES NRW

STADTSPARKASSE KÖLN

Stadt Köln

Vordere Umschlagabbildung
Ernst Ludwig Kirchner,
Weiblicher Halbakt mit Hut, 1911, Kat.-Nr. 135

Hintere Umschlagabbildung
Emil Nolde,
Tanzende Mädchen, 1925, Kat.-Nr. 332

Gestaltung
Winfried Konnertz

Gesamtherstellung
Dr. Cantz'sche Druckerei, Ostfildern-Ruit bei Stuttgart

INHALT

Norbert Burger	Grußwort	7
Marc Scheps	Vorwort	8
Peter Ludwig	Hommage an Dr. Josef Haubrich	11
Otto Dann	Der Kunstsammler Josef Haubrich und sein Umfeld	14
Gerhard Kolberg	Vom Aufbruch bis zur Verfemung	23
Magdalena M. Moeller	Die »Brücke« in Dresden und Berlin	49
Annegret Hoberg	Die Künstler des »Blauen Reiter«	83
Peter Dering	Die »Rheinischen Expressionisten« August Macke und sein Kreis	119
Hubertus Froning	Über die graphischen Arbeiten der deutschen Expressionisten Aquarelle, Zeichnungen und Druckgraphiken	142
Gabriele Lohberg	Ernst Ludwig Kirchner und die Schweizer Expressionisten	179
Gerhard Kolberg	»Was ist des Menschen Bild?« Skulpturen des Expressionismus	200
Klaus Gallwitz	Max Beckmann in der Sammlung Lilly von Schnitzler-Mallinckrodt	250
Alfred M. Fischer	Zur Kölner »Sonderbund«-Ausstellung und ihrer Kapelle	263
Gert Berghoff	Der deutsche Film und der Expressionismus	276
Helga Behn	»Unmittelbar und unverfälscht« Expressionisten als Lehrer und Vermittler	281
Agnes von der Borch	Die nationalsozialistischen Aktionen »Entartete Kunst« in Köln und anderen Orten Deutschlands	292
Barbara Herrmann	Künstlerbiographien	302
	Verzeichnis der ausgestellten Werke	319
	Zur Bibliographie	339

Wir danken folgenden Museen, Galerien und privaten Sammlern für die freundliche Überlassung von Leihgaben

Aargauer Kunsthaus Aarau
Brücke-Museum, Berlin
Bündner Kunstmuseum Chur
E. L. Kirchner Stiftung (Kirchner Museum Davos), Davos
Erzbischöfliches Diözesanmuseum, Köln
E.W.K., Bern/Davos
Fondazione Marianne Werefkin/Museo Comunale d'Arte Moderna, Ascona
Gabriele Münter- und Johannes Eichner-Stiftung im Lenbachhaus, München
Galerie Henze & Ketterer AG, Wichtrach/Bern
Galerie Utermann, Dortmund
Galerie Valentien, Stuttgart
Galerie Iris Wazzau, Davos
Gerhard Marcks Haus, Bremen
Vera Graf-Ostrowski, Köln
Lisa Jalowetz Aronson, New York
Käthe Kollwitz Museum Köln, Träger: Kreissparkasse Köln
Kunsthalle in Emden, Stiftung Henri Nannen, Emden
Kunsthaus Glarus
Kunsthaus Zürich
Kunstmuseum Bern
Kunstmuseum Bonn
Kunstmuseum Winterthur
Kunstsammlungen Böttcherstraße, Bremen
Kunstsammlung Nordrhein-Westfalen, Düsseldorf
Museum Folkwang, Essen
Museum für Kunst und Gewerbe, Hamburg
The Museum of Modern Art, New York
Museum am Ostwall, Dortmund
Museum Wiesbaden
Nachlaß Scherer, Efringen-Kirchen
Otto-Pankok-Museum, Haus Esselt, Hünxe-Drevenack
Sammlung Isabel und Fernando Garzoni, Breganzona
Sammlung Heinz vom Scheidt
Sammlung Marion Eckart-van Tongel, Bonn
Lawrence A. Schoenberg, Pacific Palisades
Sprengel Museum Hannover
Staatliche Galerie Moritzburg, Halle/Saale
Staatliche Graphische Sammlung, München
Staatliche Museen zu Berlin, Nationalgalerie
Städelsches Kunstinstitut und Städtische Galerie, Frankfurt am Main
Städtische Galerie im Lenbachhaus, München
Städtische Kunsthalle Recklinghausen
Städtische Museen Freiburg, Museum für Neue Kunst/ Leihgabe des Ministeriums für Familie, Frauen, Weiterbildung und Kunst, Baden-Württemberg
Städtische Museen Heilbronn
Städtisches Museum Mülheim an der Ruhr
Stiftung Seebüll Ada und Emil Nolde, Neukirchen über Niebüll
Von der Heydt-Museum, Wuppertal
Wilhelm-Lehmbruck-Museum der Stadt Duisburg
Dr. Detlef Wissinger, Lüneburg

sowie zahlreichen privaten Leihgebern, die ungenannt bleiben wollen.

GRUSSWORT

Vor fünfzig Jahren, ein Jahr nach dem Ende des verheerenden Zweiten Weltkrieges und der nationalsozialistischen Gewaltherrschaft, schenkte der Kölner Bürger Dr. Josef Haubrich seine Sammlung vorwiegend expressionistischer Kunstwerke seiner Heimatstadt Köln. Mit dieser bedeutenden Tat setzte der Sammler im kriegszerstörten Köln und in der umliegenden Region ein optimistisches Signal für den kulturellen Neubeginn und Wiederaufbau. Tausende von Menschen konnten sich damals, zunächst in provisorischen Räumen, in Köln an den Kunstwerken der Expressionisten erfreuen, die von den Nationalsozialisten als »entartet« diffamiert und aus den öffentlichen Kunstsammlungen entfernt worden waren.

Auch das Kölner Wallraf-Richartz-Museum war 1937 von dieser barbarischen Beschlagnahmeaktion durch die »Reichskulturkammer« betroffen. Als das im Krieg zerstörte Gebäude des Kölner Kunstmuseums 1957 als erster deutscher Museumsneubau nach 1945 wieder errichtet worden war, zog auch die Sammlung Dr. Haubrich in das Wallraf-Richartz-Museum ein. Dort wurde sie zur Basis einer im Laufe der Jahre weiter ausgebauten Sammlung moderner und zeitgenössischer Kunst.

Und 1976, als das Aachener Sammlerehepaar Irene und Peter Ludwig seine bedeutende Kollektion moderner und zeitgenössischer Kunst der Stadt Köln stiftete und das Museum Ludwig als kommunale Sammlung der Kunst des 20. Jahrhunderts gegründet wurde, fand in ihm die Sammlung Dr. Haubrich als Mittelpunkt der Klassischen Moderne ihren heutigen Platz.

Der Anwalt Dr. Josef Haubrich hatte schon Anfang der zwanziger Jahre begonnen, moderne Kunst zu sammeln, und als Vorstandsmitglied des Kunstvereins sehr engagiert im künstlerischen Leben unserer Stadt gewirkt. Nach dem Krieg war er als langjähriges Mitglied des Kölner Rates unermüdlich kulturpolitisch tätig.
In besonderem Maße setzte er sich mit Erfolg für die Errichtung zeitgenössischer plastischer Kunstwerke im Stadtbild Kölns ein. Vor allem aber arbeitete er für den Aufbau der Moderne-Sammlung im Museum bis zu seinem Tod im Jahre 1961.

Die Stadt Köln und ihre Museen sind Dr. Josef Haubrich zu hohem Dank verpflichtet und ehren ihn mit dieser umfassenden Ausstellung expressionistischer Kunst.

Norbert Burger
Oberbürgermeister der Stadt Köln

VORWORT

Marc Scheps

Der Aufbruch der Expressionisten war gleichzeitig die Geburt der Moderne in Deutschland überhaupt. Die tieferen Wurzeln dieses Aufbruchs lagen nicht in erster Linie in der Ablehnung des Impressionismus, der in Deutschland nie richtig Fuß zu fassen vermochte; es ging vielmehr um die Revolte gegen eine erstarrte Gesellschaftsordnung und gegen einen Akademismus, von dem man längst keine Erneuerung mehr erwarten konnte. Dennoch war der Expressionismus in keinem Fall eine in sich abgeschlossene deutsche Kunstentwicklung; ganz im Gegenteil beruhte er von Anfang an auf Weltoffenheit und entwickelte sich durch rege Kontakte und Verknüpfungen mit der gesamten europäischen Kunstszene – vor allem mit Paris, dem damaligen Mekka der modernen Kunst.

Der Begriff »Expressionismus« wurde schon 1911 zum ersten Mal benutzt. Er bezeichnete eine Reihe von künstlerischen Entwicklungen, die 1905 mit der Gründung der Gruppe *Brücke* in Dresden ihren formalen Anfang nahmen. Es sollte kein Zufall sein, daß Alexej von Jawlensky – der 1911 mit Wassily Kandinsky und anderen Künstlern die Gruppe *Der Blaue Reiter* in München gegründet hatte – schon 1905 in Paris Matisse besuchte, in dem Jahr also, das als Ursprungsjahr des Fauvismus betrachtet wird. Andere Künstler reisten nach Paris, und bald wurden die französischen *Fauves* und Kubisten in Deutschland ausgestellt. Aber die Tatsache, daß die Van-Gogh-Ausstellung 1906 in Dresden die *Brücke*-Künstler tief beeindruckte, bestätigt, daß die Suche nach einer tieferen Expressivität in den Künstlern lag, die bald einer von ihnen, Franz Marc, als »die ›Wilden‹ Deutschlands« bezeichnen sollte. Das Schimpfwort eines französischen Kritikers wurde in seiner deutschen Übersetzung als positiver Begriff aufgenommen.

Die Expressionisten suchten nicht nur die formale Erneuerung einer Kunstsprache, sie wollten vor allem ihren eigenen existentiellen Nöten Ausdruck geben. Die Entdeckung der primitiven Kunst durch die Künstler der *Brücke* um 1909 erhielt durch diese Haltung eine ganz andere Bedeutung als bei André Derain oder Pablo Picasso wenige Jahre zuvor. Sie bestätigte sie auf ihrem Weg und ermunterte sie zu einer weiteren Radikalisierung ihrer Arbeit. Obwohl man diese auch in der Malerei der *Brücke*-Künstler beobachten kann, bleibt vor allem die Skulptur des Expressionismus als Zeugnis dieses befruchtenden Dialoges mit der primitiven Kunst. Sie ist ohne Zweifel ein großartiges und einmaliges Kapitel der Kunst unseres Jahrhunderts. Selbst der Holzschnitt des Expressionismus enstand aus einer Synthese der eigenen Tradition und der Impulse des Dialoges mit früheren Kulturen; er diente einerseits als Bindeglied zwischen den Holzskulpturen und der Malerei, andererseits gewann er eine Eigenständigkeit als Medium, die in der Kunst der Moderne unwiederholt bleiben sollte.

Die Übersiedlung der *Brücke*-Künstler nach Berlin und die gesamteuropäische Bedeutung der von Herwarth Walden 1910 gegründeten Galerie und des Verlags *Der Sturm* brachten eine relativ rasche Anerkennung der Expressionisten mit sich. Neben Berlin bildeten München und das Rheinland die wichtigsten Zentren der neuen Kunst. Die alte künstlerische Tradition des Rheinlands, die zentrale Lage zwischen Berlin und München, die Nähe zu Frankreich und die Aufgeschlossenheit von Museumsleuten und Sammlern: all dies waren Gründe für die frühe Entwicklung einer modernen Kunstszene. 1912 fand in Köln die historische *Sonderbund*-Ausstellung statt, das größte Ausstellungsereignis der modernen Kunst überhaupt. Ihre Vielfältigkeit und Komplexität wie auch ihre Widersprüche spiegelten die neue Kunstlandschaft Europas wider, wie sie in Deutschland empfunden und erlebt wurde.

Mit dem Ersten Weltkrieg ging eine Weltordnung zugrunde, und mit ihm endete auch die Frühzeit des Expressionismus. Die *Brücke* hatte sich schon 1913 aufgelöst, Franz Marc und August Macke fielen an der Front, Kandinsky war nach Rußland zurückgekehrt, und Kirchner hatte sich in der Schweiz niedergelassen. Die Kriegserfahrungen hatten die unschuldige Lebensfreude getrübt und Themen wie Schmerz und Tod hervorgebracht; Gesellschaftskritik wurde zum Hauptthema erhoben. Diese profunden Änderungen stellten sogar den Expressionismus an sich als lebendige Kunstrichtung in Frage, und bald danach, mit der Gründung des Bauhauses 1919 in Weimar, zeigten sich Wege für eine neue Kunst, die den Menschen mit der modernen Gesellschaft verbinden sollte.

Der Expressionismus hatte jedoch in Deutschlands Kunstlandschaft tiefe Wurzeln geschlagen. Die Existenznot der Kriegsjahre hatte in ihm die geeignetsten Ausdrucksmittel gefunden. Die Zeit der Gründung, des Aufbruchs, der Revolte und der Manifeste war zwar vorbei, doch die Weiterentwicklung einzelner Künstlerpersönlichkeiten wie zum Beispiel Max Beckmann, dessen Werk gerade in den nächsten zwei Jahrzehnten seinen Höhepunkt erreichen sollte, stand noch bevor. In diesen Jahren entwickelte sich der Expressionismus außerdem zu einem allgemeinen kulturellen Phänomen, das nicht nur die bildende Kunst, sondern auch Architektur, Photographie, Literatur, Musik und Film umfaßte.

Mittlerweile hatte der Expressionismus auch Vertreter über die Grenzen Deutschlands hinaus gefunden: zum Beispiel Kokoschka in Österreich und Scherer in der Schweiz. Die Blüte der zwanziger Jahre ist um so bemerkenswerter aus heutiger Perspektive, weil ihr die schlimmsten und dunkelsten Jahre der deutschen Geschichte folgten. Mit der Machtübernahme durch die Nationalsozialisten wurden zwei Jahrzehnte moderner Kunst und Kultur mit einem Mal niedergeschlagen. Die Kunst wurde verfemt; die Künstler durften weder malen noch ausstellen. Sie wurden verfolgt, zum Schweigen gebracht, zur Emigration gezwungen oder ins Vernichtungslager gesteckt. Die Verzweiflung Kirchners, der 1938 Selbstmord beging, ist symptomatisch für die Tragik und die Aussichtslosigkeit dieser Zeit.

Die Ausstellung »Die Expressionisten. Vom Aufbruch bis zur Verfemung« zeigt die ganze Breite der Entwicklung des Expressionismus vom Anfang des Jahrhunderts bis 1937, dem Jahr der »Entartete Kunst«-Aktion der Nazis, deren Ziel es war, die gesamte moderne Kunst zu diffamieren und endgültig der öffentlichen und privaten Aufmerksamkeit zu entziehen, sei es durch Zerstörung oder durch Verkauf ins Ausland. Auch das Kölner Wallraf-Richartz-Museum fiel dieser Aktion zum Opfer. Nur wenige hatten den Mut, sich den Nazis nicht zu beugen und wenigstens im Verborgenen ihrer Überzeugung treu zu bleiben.

Der Kölner Anwalt und Sammler Josef Haubrich hatte während dieser Jahre die verbotene Kunst weiter angekauft, ganz besonders die der Expressionisten, die er schon als Junge in der *Sonderbund*-Ausstellung kennengelernt hatte und seit Anfang der zwanziger Jahre sammelte. Es gelang ihm, diese Werke zu retten; und vor fünfzig Jahren, im Mai 1946, schenkte er die Sammlung seiner Geburtsstadt Köln. Damit konnte das Wallraf-Richartz-Museum seine Kollektion moderner Kunst wiederherstellen und erweitern – auch dies mit der aktiven Mitwirkung und Hilfe Haubrichs bis zu dessen Tod im Jahre 1962.

Der größte Teil der Sammlung Haubrich gehört dem Museum Ludwig seit seiner Gründung im Jahre 1976, während Werke von Künstlern des späten 19. Jahrhunderts im Wallraf-Richartz-Museum verblieben. Diese Ausstellung versteht sich als eine Würdigung des Sammlers Josef Haubrich. Die Schenkung Haubrichs wie auch die Gründung des Museums verbinden im Jahre 1996 aufs engste die Namen der zwei großen Kunstsammler, die durch ihre Taten der Stadt Köln für die moderne Kunst ein Museum mit Weltrang ermöglicht haben. Die Huldigung von Peter Ludwig an Josef Haubrich in diesem Katalog ist ein Beweis für die historische Kontinuität, die durch diese beiden Namen entsteht.

In der Logik dieser Kontinuität liegt auch der Schlüssel zur Ausstellung. Sie versteht sich als ein Beitrag zur kunsthistorischen Erforschung des Expressionismus, ganz besonders in bezug auf weniger bekannte Aspekte, die mit Köln verbunden sind; doch berücksichtigt sie auch faszinierende Kapitel seiner Geschichte, wie zum Beispiel Kirchners Verhältnis zum Expressionismus in der Schweiz.

Viele Werke werden hier zum ersten Mal erforscht und ausgestellt. Neben einer erlesenen Auswahl von Arbeiten unseres Museums, die zum Teil nur selten präsentiert werden können – man denke an die Papierarbeiten unter anderem aus den Sammlungen Haubrich und Peill –, zeigt diese umfangreiche, mit vierhundert Katalognummern bestückte Ausstellung Leihgaben aus zahlreichen öffentlichen und privaten Sammlungen in Europa und den Vereinigten Staaten.

Mein besonderer Dank geht vor allem an Gerhard Kolberg, Oberkustos und Leiter der Skulpturensammlung des Museum Ludwig, dem es gelungen ist, als Kurator dieser Ausstellung in relativ kurzer Zeit mit dem größten Engagement und tiefen Fachkenntnissen dieses Forschungsprojekt zu verwirklichen. Eine Reihe von namhaften Autoren konnte für den Katalog gewonnen werden, deren Beiträge in verschiedenen Themenbereichen eine Bereicherung für die Expressionismusforschung bedeuten. Mein Dank gilt auch Iris Bruckgraber und Barbara Herrmann, die mit Engagement an der wissenschaftlichen und organisatorischen Realisierung des Kataloges und der Ausstellung mitgewirkt haben. Ferner hat eine Reihe von wissenschaftlichen Mitarbeitern und Praktikanten einen wertvollen Beitrag zum Gelingen des Projektes geleistet.

Für ihre inhaltliche und praktische Unterstützung des Ausstellungsprojektes danken wir herzlich Herrn Dr. Eberhard W. Kornfeld, Bern, wie auch Herrn Dr. Wolfgang Henze und Frau Ingeborg Henze-Ketterer, Wichtracht/Bern. Unser bester Dank gilt Herrn Prof. Henrik R. Hanstein, Köln, für seine wohlwollende Förderung.

Dieses umfangreiche Projekt konnte nur mit Hilfe vieler Museen, Galerien und Privatsammler realisiert werden, die uns ihre Werke für die Dauer der Ausstellung in Köln überlassen haben. Wir danken allen sehr herzlich für ihr Interesse und Vertrauen und möchten ganz speziell diejenigen erwähnen, die uns mit außergewöhnlich großzügigen Leihgaben die Weiterführung des Projektes überhaupt ermöglicht haben: Frau Prof. Dr. Magdalena M. Moeller, Direktorin des Brücke-Museums, Berlin; Frau Dr. Gabriele Lohberg, Leiterin des Kirchner Museums, Davos; und Prof. Dr. Helmut Friedel, Direktor der Städtischen Galerie im Lenbachhaus, München.

Ganz besonders möchten wir uns für die finanzielle Unterstützung der Ausstellung durch die Stiftung Kunst und Kultur des Landes Nordrhein-Westfalen bedanken. Unser Dank geht auch persönlich an Herrn Reinhard Linsel und Herrn Fritz-Theo Mennicken, die einmal mehr großes Interesse an unseren Aktivitäten gezeigt haben.

Last but not least danken wir von ganzem Herzen Herrn Gustav Adolf Schröder von der Sparkassenstiftung der Stadtsparkasse Köln für die großzügige Unterstützung bei einem Projekt, das mit der Geschichte der Stadt Köln tief verbunden ist.

HOMMAGE AN DR. JOSEF HAUBRICH

Peter Ludwig

Die Museen Kölns sind Bürgermuseen. Kein Landesherr hat sie gegründet oder ausgestattet. Über Generationen hinweg haben Kunstfreunde einer freien Gesellschaft die heute unermeßlichen Sammlungen aufgebaut und Zeichen gesetzt. Die Kölner Bürgerschaft als Ganzes hat die Museen errichtet und trägt sie.

Unter den Mäzenen Kölns nimmt Dr. Josef Haubrich einen herausragenden Platz ein. Es ist vor allem der *Zeitpunkt* seiner Schenkung, der ihm zu höchstem Ruhm gereicht. Am 2. Mai 1946 hat der Rat seiner Vaterstadt die Schenkung angenommen. Was das seinerzeit hieß, können allenfalls noch jene Älteren ermessen, die sich an die Wüste erinnern, zu der Köln im Zweiten Weltkrieg geworden war.

Bombenangriff auf Bombenangriff hatte die Stadt seit 1942 buchstäblich in Schutt und Asche gelegt. Vollendet wurde das Zerstörungswerk, als die vorrückenden amerikanischen Truppen mit ihrer Artillerie letzte Lebensspuren auslöschten, bevor, wie das Oberkommando der deutschen Wehrmacht seinerseits meldete, »die Trümmer der Stadt dem Feind überlassen wurden«. Was immer Köln in seiner fast zweitausendjährigen Geschichte erlebt hatte: der Untergang 1945 schien endgültig. Auch der Kölner Dom, der auf den Photos der in Trümmern liegenden Stadt in den Himmel ragt, bestand nur noch aus der Silhouette seiner Außenmauern und Türme, und es sollte nach Kriegsende noch ganze elf Jahre dauern, bis 1956 die Gewölbe und die Wände geschlossen und das Wahrzeichen Kölns Gläubigen und Besuchern wieder insgesamt zugänglich war. So furchtbar war auch die Infrastruktur der Stadt zerstört, daß lange und ernsthaft eine Neugründung Kölns in einiger Entfernung stromauf oder stromab überlegt wurde, weil es kaum möglich schien, das alte Zentrum neu zu beleben.

Nur mühsam und in allerkleinsten Schritten begann ein äußerst bescheidener Wiederaufbau. Alles konnte nur provisorisch sein, und die nach und nach heimkehrenden Menschen bezogen in den Trümmern Notquartiere. Wie überall im besiegten Deutschland herrschte in Köln Hunger. Immer weniger war auf Lebensmittelkarten erhältlich, und die Rationen sanken bis 1947 auf 755(!) Kalorien täglich. Erbärmlich mager blickten die Menschen sorgenvoll in eine Zukunft, die düster war. Rigoros demontierten die Siegermächte die Industrie und lösten mit harter Hand die zunehmenden und verzweifelten Arbeiterdemonstrationen auf. Erst als 1947 die Konfrontation zwischen Ost und West immer schärfer wurde und Stalin, der halb Europa annektiert hatte, sie immer offener betrieb, begannen die Westmächte, die Deutschland zum Untergang verurteilt hatten, zunächst noch zögernd eine politische Kehrtwende.

Erst 1949 entstand in den drei Westzonen die *Bundesrepublik Deutschland* mit Konrad Adenauer als Bundeskanzler, und parallel dazu nannte sich die sowjetische Besatzungszone *Deutsche Demokratische Republik.* Aber bis dahin war es von jenem 2. Mai 1946, an dem Josef Haubrich Köln seine Expressionistensammlung schenkte, noch ein äußerst mühevoller, entbehrungsreicher, harter Weg.

Der gerade erst berufene Kölner Stadtrat hatte im Mai 1946 schwere existentielle Sorgen um die darbende Bevölkerung, die überwiegend erbärmlich hauste. Die Museen waren im Krieg untergegangen, wenn auch die Sammlungen in Auslagerungsorten wundervollerweise gerettet wurden. Ausstellungsmöglichkeiten für Kunstwerke gab es kaum. Nur in der Eigelsteintorburg wurden ab dem 21. März »Meisterwerke aus Kölner Museen« gezeigt. Es dauerte noch bis zum Oktober, als man in der Universität Ausstellungsräume fand, um die im Bombensturm geborgenen »Kölner Glasmalereien der Kirchen« einer erschüttert staunenden Öffentlichkeit zu zeigen.

Was Josef Haubrich schenkte, schien unglaublich. Er hatte eine herausragende Sammlung jener Kunst zusammengetragen, die von Hitlers Kulturpolitik überwiegend als »entartet« gebrandmarkt worden war. Haubrich hatte, beraten von Freunden an den Museen, das zusammengetragen, von dem er wußte, daß es der bedeutendste deutsche Beitrag zur Kunst der ersten Hälfte des zwanzigsten Jahrhunderts war. So wurde die Schenkung Haubrichs in der Stunde äußerster Demütigung ein Bekenntnis zu jenem anderen Deutschland, das trotz Hitlerismus lebendig geblieben war. Was Haubrich schenkte, bot Ersatz für jene Barbarei, die aus dem Kölner Wallraf-Richartz-Museum wichtige Bilder der Kunst des zwanzigsten Jahrhunderts entfernt hatte. War das alles schon bedeutend, ja unerhört genug in dieser frühen Nachkriegszeit, so ist die Nachwirkung der Schenkung Haubrichs vom 2. Mai 1946 unschätzbar geworden. Inmitten der Trümmer der Stadt, im Angesicht des Hungers und der Vernichtung unserer Industrie, im Angesicht der Kollektivhaftung, der ein ganzes

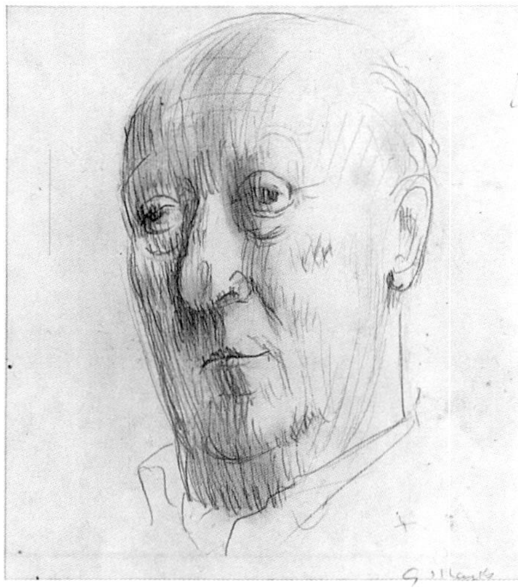

1 Gerhard Marcks, Portraitstudie Josef Haubrich, 1953, Bleistift auf Bütten mit alter Randlinierung, 36 x 25,7 cm, Museum Ludwig, Köln

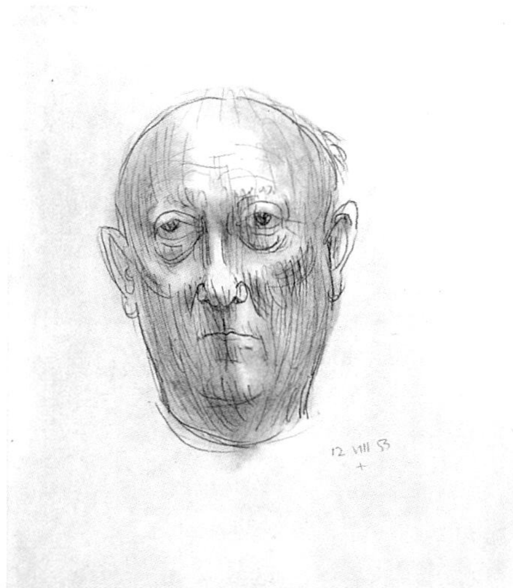

2 Gerhard Marcks, Portraitstudie Josef Haubrich, 1953, Bleistift, 32 x 27,6 cm, Museum Ludwig, Köln

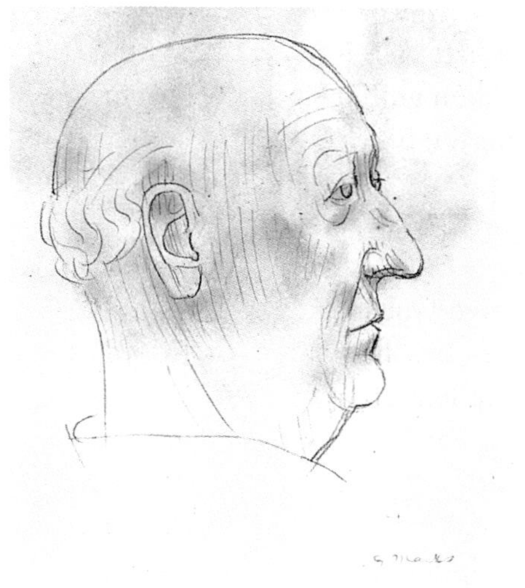

3 Gerhard Marcks, Portraitstudie Josef Haubrich, 1953, Bleistift auf Bütten mit alter Randlinierung, 36,1 x 25,8 cm, Museum Ludwig, Köln

Volk für die Verbrechen der Hitler-Clique unterworfen wurde, setzte Haubrichs generöse Schenkung am 2. Mai 1946 ein Zeichen, das nicht genug bewundert werden kann. Es war das Bekenntnis eines großartigen Mannes zur Zukunft der verwüsteten Stadt, ein Bekenntnis auch, daß diese Stadt wieder auferstehen würde als Stadt der Museen, der Kunst und der Kultur. Köln würde wieder Metropole sein, auch für die Kunst des zwanzigsten Jahrhunderts, für die die Bilder der Sammlung Haubrich standen.

Haubrichs beispiellose und zugleich beispielhafte Tat stand am Anfang des Wiederaufstiegs Kölns. Tatsächlich machte sich der Stadtrat mit Annahme der Schenkung Gedanken über den Bau neuer Museen. Früher als in irgendeiner anderen Stadt Deutschlands legte man am 25. Juni 1953 den Grundstein zu einem neuen, dem Wallraf-Richartz-Museum (Abb. 11), das 1957 eröffnet wurde. Vorausgegangen war die Wiedereröffnung des Schnütgen-Museums in der Cäcilienkirche. Die ersten Nachkriegsjahre in Köln brachten geradezu einen Ausstellungsboom, der auch das Rautenstrauch-Joest-Museum einbezog, das so weit erhalten geblieben war, daß es zusätzlich die Kammerspiele aufnehmen konnte. 1955/56 zeigte Köln in Deutz die erste Picasso-Retrospektive – auch dies zweifellos eine Folge des international schnell gewachsenen Ansehens des wiedererstandenen, ehemals Heiligen Köln.

Für mich ist die Sammlung Josef Haubrich wichtiger Teil meines Lebensweges. Seine erste Ausstellung vom 19. Oktober bis zum 15. Dezember 1946 in der Alten Universität bleibt ein Schlüsselerlebnis. Mit fünfzehn Mitstudenten und unserem Lehrer Prof. Dr. Friedrich Gerke unternahmen wir im November eine Wochenendexkursion von Mainz nach Köln. Es war ein Abenteuer. Die Züge ungeheizt, zugig und total überfüllt. An der Zonengrenze bei Remagen langwierige Kontrolle durch französische und britische Militärpolizei. Dank ordnungsgemäßer Papiere, ausgestellt von Universität und Stadtgemeinde Mainz mit beigegebenen Lebensmittelmarken, konnten wir passieren. Vom zerstörten Hauptbahnhof in Köln, um den herum der weithin berühmte Schwarze Markt mit allerhand merkwürdigen Gestalten blühte, liefen wir zu Fuß zu unserem bescheidenen Massenquartier. Dieser Markt, so groß wie Elend und Not: weit und breit bietet jeder an, was immer er noch hat, um mit dem Gegenwert zu überleben. Am nächsten Tag Besuch des noch unzugänglichen Domes und der weitgehend zerstörten romanischen Kirchen. Nachmittags zur Sammlung Haubrich. Die Fülle der expressionistischen Bilder, deren Künstler wir aus

Büchern kannten, die wir aber noch nie im Original gesehen hatten, berührte uns tief. Gespräche über die Werke und den großherzigen Schenker Haubrich folgten und dauerten bis in die Nacht hinein.

Von Haubrich hörten wir, daß er Rechtsanwalt war und als politisch Unbelasteter seit jüngstem im Kölner Stadtrat saß. Sein Haus am Rande von Köln wurde wenige Wochen vor der Schenkung von der Besatzungsmacht beschlagnahmt, was den Schenker um so mehr zu schnellem Handeln veranlaßte. Er konnte und wollte die Bilder nicht in sein Ausweichquartier mitnehmen und tat, was er immer vorgehabt hatte: Er gab sie in die Hände der Bürger Kölns. Im Schenkungsvertrag erhielten Haubrich und seine Frau lebenslänglich einen Ehrensold in Höhe des jeweiligen Gehaltes eines Beigeordneten der Stadt. Er hat diese Summe zu seinen Lebzeiten stets für neue Kunstwerke verwendet, die er dem Museum schenkte.

In späteren Jahren habe ich dann den großartigen Mäzen kennengelernt. Er war eine legendäre Gestalt als Kenner und Förderer der Kunst und als unermüdlicher Sammler. Sein Werk hat entscheidend den Wiederaufstieg Kölns als Stadt der Kunst und der Kultur in den fünfziger Jahren geprägt. Für uns war er wie ein Monument, zu dem wir aufschauten. Vorzüglich ist Haubrichs außerordentliche Persönlichkeit in dem Portrait von Gerhard Marcks wiedergegeben (Abb. 1–4). Der Bronzekopf von 1953 hält den großen Mann in seiner Ausstrahlung fest, in der Kraft, die in ihm ist, und in der Neugier seines Blicks. Diese Büste verdient ihren ständigen Platz inmitten der Ausstellung seiner Bilder.

Die Zusammenarbeit von meiner Frau und mir mit den Kölner Museen begann 1957. Mit unserem Freund Herrmann Schnitzler, dem Direktor des Schnütgen-Museums und aufgeschlossenen Liebhaber zeitgenössischer Kunst, erwarben wir Werke des Mittelalters, die jeweils direkt an das Museum gelangten und sich noch heute dort befinden. Mit dem Rautenstrauch-Joest-Museum und seinem Direktor Willy Fröhlich arbeiteten wir seit 1966 zusammen und schenkten später anläßlich der Grundsteinlegung des Neubaus für das Museum Ludwig die umfangreiche Sammlung Alt-Amerikas, die im Rautenstrauch-Joest-Museum ihre Heimat gefunden hat. Spektakulär war dann die Überlassung unserer Sammlung zeitgenössischer westeuropäischer und US-amerikanischer Kunst der sechziger Jahre an das Wallraf-

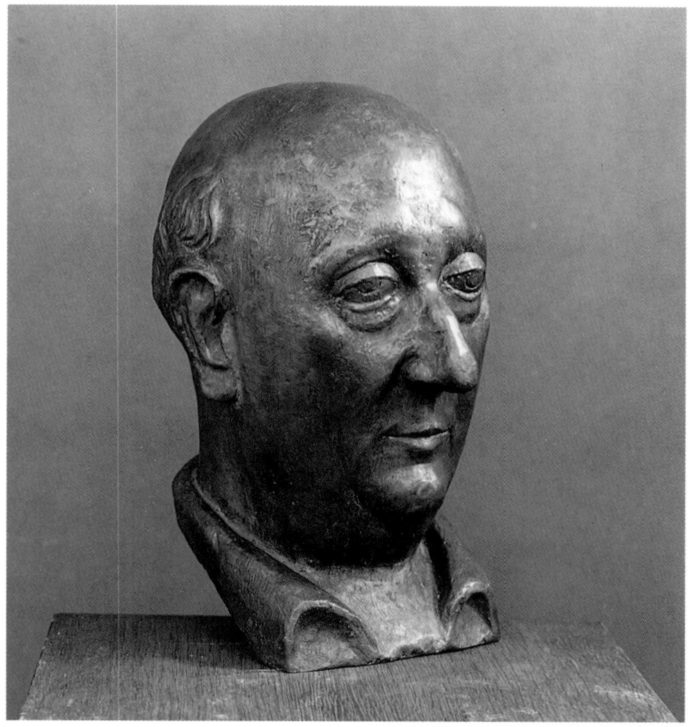

4 Gerhard Marcks, Josef Haubrich, 1953, Bronze, Höhe 34 cm, Museum Ludwig, Köln

Richartz-Museum im Dezember 1968. Besonders bei dieser folgenreichen Leihgabe, die 1976 Schenkung wurde, muß in meinem Unterbewußtsein das Beispiel Josef Haubrichs vorbildhaft gewirkt haben. Möglicherweise hat das Schlüsselerlebnis des Besuchs seiner Sammlung in den Trümmern Kölns 1946 den Anstoß gegeben, ohne daß ich mir dessen eindeutig bewußt war. Bei der Gründung des Museums Ludwig 1976 stand meiner Frau und mir Haubrichs Großtat als Vorbild vor Augen. Ohne die Schenkung vom 2. Mai 1946 gäbe es kein Museum Ludwig. Und in diesem Museum, in seinem gewaltigen Neubau zwischen Dom und Rhein, haben die Schätze Haubrichs ihren Ehrenplatz. Seine Erwerbungen sind wie ein Fundament für die gewaltige Sammlung der internationalen Kunst des zwanzigsten Jahrhunderts, die diesem Museum Weltrang verleiht.

DER KUNSTSAMMLER JOSEF HAUBRICH UND SEIN UMFELD

Otto Dann

I.

Der 2. Mai 1946 war ein Wendepunkt im Leben des Rechtsanwaltes Dr. Josef Haubrich. An diesem Tag nahm die Kölner Stadtverordnetenversammlung seine Kunstsammlung, die er binnen dreißig Jahren zusammengetragen hatte, in kommunalen Besitz. Eine Tradition des Kölner Bürgertums fortsetzend, hatte Haubrich sich entschlossen, seine umfangreiche Sammlung moderner Kunst der Heimatstadt als Vermächtnis zu übereignen. Abweichend von dieser Tradition, vollzog er die Stiftung bereits zu Lebzeiten; ungewöhnlich war außerdem, daß er sich mit dem Stiftungsvertrag Bedingungen schuf, die es ihm ermöglichten, mit städtischen Mitteln weiterhin Kunstsammler zu sein, nun jedoch in öffentlicher Funktion. Es lohnt sich, das Protokoll der Sitzung vom 2. Mai einzusehen, um diese Zusammenhänge genauer kennenzulernen.

Zunächst gab Oberbürgermeister Hermann Pünder eine Vorstellung der Stiftung und ihres Hintergrundes: »Die Sammlung Haubrich ist das künstlerische Lebenswerk unseres Mitbürgers [...]. Zu den Schätzen der Sammlung gehören sechs Bilder von Nolde, vier von Kokoschka, vier von Chagall, zwei von Ensor, drei von Heckel, einige von Dix, Vlaminck und Utrillo. Unter den Plastiken befinden sich sieben von Lehmbruck. Das Schwergewicht der Sammlung aber liegt in ihrem ganz hervorragenden Aquarellbesitz. Die Schenkung dieser hervorragenden Sammlung wird Köln wahrscheinlich an die Spitze aller deutschen Gemäldesammlungen moderner Kunst stellen. Sie ist ein Ereignis allererster Ordnung.

Herr Haubrich war von jeher Freund der modernen und modernsten Kunst. Als das verruchte nationalsozialistische System mit irrsinnigen Verboten gegen die in der ganzen Welt gültige expressionistische und abstrakte Malerei und Skulptur vorging und sich nicht entblödete, herrlichen deutschen Kunstbesitz gegen Devisen ins Ausland zu verschleudern, damit in Form von Kanonen und Flugzeugen unser heutiges deutsches Elend vorbereitet werde, da hat Herr Haubrich in aller Heimlichkeit und unter steter Gefahr des Konzentrationslagers seine Sammlung durch Neueinkäufe bereichert und vervollkommnet. Ihm ist es zu verdanken, daß nun mit seiner Sammlung zum Beispiel die drei schönen Liebermann des Wallraf-Richartz-Museums wieder in Kölner Besitz zurückkehren.

Die wenigen Bedingungen, die mit seiner Schenkung verknüpft sind, werden eine selbstverständliche Ehrenverpflichtung der Stadt Köln sein. Herr Haubrich behält sich das Recht vor, aus seiner Sammlung die Stücke zu entleihen, die er für seine jeweilige Wohnung benötigt. Ferner fordert er von der Stadt die jährliche Aussetzung eines Betrages in der Höhe etwa eines Beigeordnetengehaltes, über das er für Zwecke seiner Sammlung, ihrer Betreuung und Bereicherung oder für die Förderung moderner Malerei nach seinem Gutdünken verfügen kann. [...] Es zeugt von einem ungewöhnlichen Maß an Verantwortungsgefühl gegenüber der Kunst und der sozialen Verpflichtung, die Kunstbesitz auferlegt, daß Haubrich heute schon und nicht erst nach seinem Tode sein Lebenswerk der Allgemeinheit zur Verfügung stellt.«[1]

Unmittelbar nach dem Oberbürgermeister meldeten sich Sprecher der Parteien mit charakteristischen Äußerungen zu Wort – zuerst Peter Josef Schaeven, CDU, in der Tradition des politischen Katholizismus: »Wer in diese Trümmer Geschenke niederlegt, wer bei dieser zerstörten Stadt den Mut hat, an die Kunst, an das Schöne, an das Geistige zu denken, der glaubt auch an den Wiederaufstieg der Stadt Köln.« Darauf ein Vertreter des akademischen Köln, Professor Carl Nipperdey, der im Jahre 1945 Mitglied der SPD geworden war: »Wir danken unserem Fraktionskollegen Haubrich. [...] Wir sind mit ihm der Meinung, daß eine solche Sammlung in der Tat der Gemeinschaft gehören muß und auf die Dauer nicht in Eigentum und Besitz eines einzelnen bleiben kann. Wir sehen darin einen Sozialismus der Tat.

Wir sind der Meinung, daß diese Sammlung, wenn irgend möglich, bald ein selbständiges [!] Museum Haubrich für moderne Kunst bilden sollte, wie es bisher in Deutschland überhaupt nicht besteht – ein Museum, das einen Anziehungspunkt für Köln und das Rheinland bilden wird, wie er erstklassiger gar nicht gedacht werden kann. Hier ist wirklich lebendigste Kunst vorhanden [...]. Ich bin vor einiger Zeit mit einem jungen Menschen dort gewesen, der mir nachher sagte, daß ihm da geradezu eine neue Welt aufgegangen sei, weil er und seine Altersgenossen diese Bilder überhaupt nie gesehen haben. Ein solches Museum wäre für Köln von allergrößtem Wert. Es wäre ein Bekenntnis zu dem lebendigen Geist Europas und seiner Kunst.«

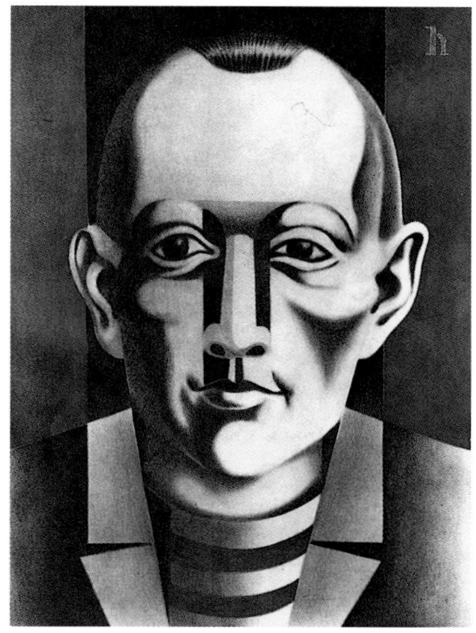

5 Heinrich Hoerle, Bildnis Dr. Josef Haubrich, 1931, Fettkreide gewischt und Deckfarben, 48,6 x 37,2 cm, Museum Ludwig, Köln

In dieser europäischen Perspektive stellte Dechant Robert Grosche die Stiftung in ihren stadtgeschichtlichen Zusammenhang: »Wir älteren Kölner, die wir die kölnische Geschichte der letzten Jahrzehnte miterlebt haben, wissen, daß eigentlich seit dem Jahre 1912, seit der großen Sonderbundausstellung, dank der Tätigkeit des damaligen Museumsdirektors Dr. Hagelstange, Köln zu einem Vorort für moderne Kunst geworden ist, und daß von Köln Anregungen ausgegangen sind. Köln stellt die Verbindung des übrigen Deutschland zum Westen, nach Paris, zu Frankreich dar, dem Lande, in dem ein großer Teil dieser modernen Kunst entstanden ist. Ich glaube, aus einem wichtigen historisch-politischen Gesichtspunkt heraus ist die Stiftung Haubrich zu begrüßen. Es wird hier etwas von der großen Mission sichtbar, die die Stadt Köln hat und die ihr nicht genommen werden kann.« Der private Akt einer Stiftung war zum Anlaß einer parlamentarischen Aussprache geworden, in der die ersten politischen Repräsentanten Kölns nach dem Kriege ihr kulturpolitisches Selbstverständnis zum Ausdruck brachten – und der Stifter selbst saß als Fraktionsmitglied der SPD im Ratssaal. Rechtsanwalt Josef Haubrich war kommunaler Politiker geworden und blieb es bis zu seinem Tode im Jahre 1961. In seiner Person vereint sich das Engagement für moderne Kunst mit dem politischen. So ist es doppelt interessant, sich diesem Sammler zuzuwenden. Für das zerstörte Köln und seine sich neu konstituierende Gesellschaft gewann die bildende Kunst eine besondere Bedeutung; sie wurde ein Faktor der öffentlichen Kultur.

Im Folgenden wird es zunächst darum gehen, den persönlichen (II.) und den sammlungsgeschichtlichen (III.) Hintergrund der Stiftung Haubrich zu erhellen. Sodann wird die Stiftung in den Rahmen der Kölner Nachkriegskultur gestellt (IV.) und nach der kulturpolitischen Tätigkeit des Stifters Haubrich gefragt (V.). Aus den dargestellten Zusammenhängen sind schließlich einige Folgerungen für die Sozialgeschichte des Kunstsammelns und dessen kulturpolitische Dimension zu ziehen (VI.). Auf wissenschaftliche Vorarbeiten konnte nicht zurückgegriffen werden. Der mit seinem Namen noch heute im Mittelpunkt des Kölner Kunstgeschehens stehende Haubrich hat nach seinem Tode bisher keine eingehendere Darstellung gefunden.[2] Für eine Forschungsarbeit, die auf Quellenzeugnissen aufbaut, ist die Situation auch nicht sehr günstig: Es existiert von Josef Haubrich kein privater Nachlaß, und nur wenige Dokumente seines aktiven Lebens sind noch greifbar.[3] So stehen die veröffentlichten Reaktionen, die Haubrichs Tätigkeiten bei seinen Zeitgenossen ausgelöst haben, an erster Stelle.[4] Nur in seinen jüngeren Jahren, als er regelmäßig über die Kunstausstellungen in Köln berichtete, ist Haubrich selbst ein publizierender Autor gewesen.[5]

II.

Josef Haubrich war stets ein Mensch seiner unmittelbaren Gegenwart (Abb. 5). Im Jahre 1889 am Mühlenbach in Köln geboren, in einem bildungsbeflissenen katholischen Elternhaus der bürgerlichen Mittelschicht aufwachsend, war er ein Mann des direkten Lebens und Erlebens: während seines Jurastudiums in München, Berlin und Bonn, in seinem Beruf als Industrieanwalt und nicht zuletzt in seinem Engagement für die bildenden Künste. »Jetzt wird er siebzig«, schrieb Hans Schmitt-Rost über ihn im Jahre 1959.[6] »Ich weiß noch, wie er vierzig war. Er hat sich seitdem kaum geändert. Gleichbleibend repräsentiert er den Typus ›bestes Mannesalter‹ mit einem Schuß immer lachlustiger Jungenhaftigkeit. Noch immer kommt er zum Lumpenball, noch immer im Matrosenblüschen, wie damals. Man könnte sich denken, daß jemand, der renommierter Anwalt ist, Stadtverordneter, Kunstsammler von hohem Rang und verehrter Stifter und damit Wohltäter seiner Vaterstadt, allmählich einen Würdepanzer anlegt, so eine Art Mandarinenpracht aus starrer Seide. Das tut Josef Haubrich in keiner Weise. Dafür ist er zu sehr Kölscher. Aber einer von der urbanen Sorte, die sich nicht schon prahlerisch brüsten, bloß weil sie hier geboren sind oder kölsch sprechen. Bildung ist dazugetreten, Welterfahrung, und eben die Leidenschaft für die Kunst. Ein Menschen- und Bürgertyp wie Haubrich ist heute selten geworden, Leute, bei denen tätiges Wirken im Alltag, Geist, Vitalität und Heiterkeit ihr Leben schließlich selber zu einem Kunstwerk werden lassen.«

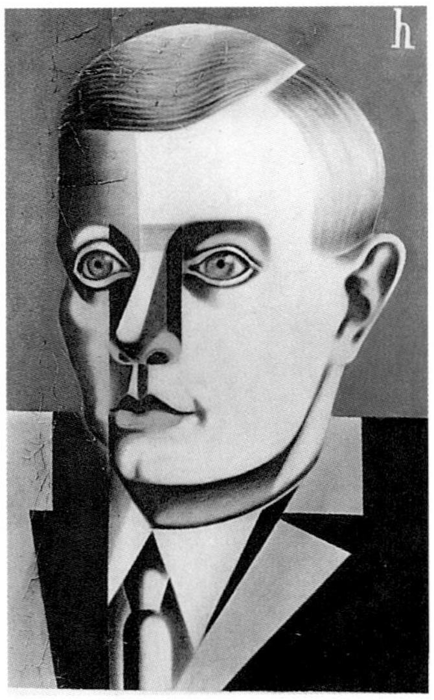

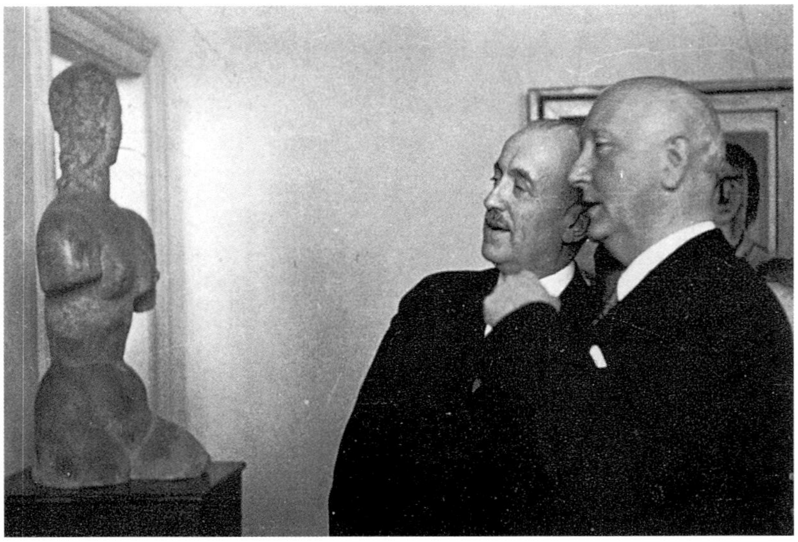

6 Heinrich Hoerle, Bildnis Dr. Andreas Becker, um 1929/31, Fettkreide gewischt und Öl, 45 x 28 cm, Museum Ludwig, Köln

7 Oberbürgermeister Dr. Hermann Pünder und Dr. Josef Haubrich bei der Ausstellungseröffnung der Sammlung Haubrich am 19. Oktober 1946 in der Alten Universität zu Köln

Drei Jahre später fügte der Autor über den Sammler Haubrich hinzu: »Haubrich sammelte in Wahrheit aus Lust, aus Lebenslust, ganz schlicht aus Vergnügen. Als geschmacklich gebildeter Mann suchte er Bestätigung für sein Lebensgefühl. Eigentlich war er kein Intellektueller, sondern ein höchst sensibler und heiterer Sinnenmensch. Eines seiner Lieblingswörter war ›Qualität‹. Das bezog sich nicht nur auf Bilder, sondern auch auf Speisen, auf den Wein, auf Reisen und Unterhaltungen. Diese Lust zu leben und leben zu lassen, war das tief Menschliche an ihm.«[7] Es ist wichtig zum Verständnis des Folgenden, das Bild dieses vitalen Kölners lebendig vor Augen zu haben.

Von seinem Vater, dem langjährigen Rendanten des Dombau-Vereins, der die Jahresgaben auszuwählen hatte, wurde Haubrich zu Beginn unseres Jahrhunderts auf zahlreichen Reisen in die Tradition der bildenden Kunst eingeführt, wie sie in den Museen Mitteleuropas präsent war. Die Malerei des Impressionismus war hier die jüngste Stilrichtung. Im Jahre 1912 aber präsentierte eine von Alfred Hagelstange, dem Direktor des Wallraf-Richartz-Museums, zusammen mit rheinischen Privatsammlern veranstaltete *Sonderbund*-Ausstellung erstmals die darüber hinausführende Malerei in einer Ausstellungshalle am Aachener Weiher. »Ich hatte damals die alte Kunst auch im Ausland schon durchaus studiert«, erinnert sich Haubrich. »Ich liebte die großen alten Meister und trat gut vorbereitet in die Sonderbundausstellung. Ihre Wirkung war schockartig. Hier liegen die Wurzeln meiner Kunstsammlung.« »Auf uns alle«, ergänzt Andreas Becker (Abb. 6), »wirkte die Sonderbundausstellung als Anruf und als entscheidende Orientierung auf dem Gebiete der neuen Kunst.«[8] Diese neue »Orientierung« bewirkte, daß Haubrich die bisherige Malerei nun als »alte Kunst« bezeichnete. Schon zwei Jahre später folgte mit der Kölner *Werkbund*-Ausstellung ein weiterer »Anruf« dieser Art, 1916 schließlich das Erlebnis der Franz-Marc-Gedächtnisausstellung in Berlin; im selben Jahr erwarb Haubrich eine kleine Plastik von Lehmbruck (Abb. 7).

III.

Die Erwerbung von 1916 markiert, nach dem Zeugnis von Andreas Becker, den Beginn von Haubrichs Sammlung. Soweit es die Überschüsse seiner Anwaltspraxis zuließen, kaufte Haubrich seitdem aktuelle Malerei und Plastik des 20. Jahrhunderts. Er konzentrierte sich auf Aquarelle und Zeichnungen, denn ihm stand von Hause aus kein größeres Vermögen zur Verfügung. Die Malerei des deutschen Expressionismus bildete sich bald als ein Schwerpunkt heraus. Aber auch auf die Kölner *Progressiven*, Otto Dix, George Grosz, James Ensor, Vlaminck, Utrillo, Chagall, Archipenko richtete sich Haubrichs Interesse.[9] Das lebendige, noch gut überschaubare rheinische Kunstleben der zwanziger Jahre wurde Haubrichs geistig-sozialer Lebensraum. In der Zeitung der Sozialdemokratie berichtete er regelmäßig und engagiert über die Ausstellungen. Schon bald gehörte er zum Vorstand des Kölner Kunstvereins, schloß sich aber keinem der engeren Künstlerkreise an.

Dermaßen verbunden mit dem modernen Kunstleben, sah sich Haubrich durch die Kunstpolitik des Nationalsozialismus herausgefordert. Andreas Becker (Abb. 8), der ihm vertraute Kölner Galerist, erinnert sich: »Josef Haubrichs Sammlung galt als eine der Mustergalerien ›entarteter‹ Kunst. Aber unbekümmert sammelte Haubrich weiter geliebte Expressionisten. Von der Kunstpolitik der Nationalsozialisten nahm er nur insofern Notiz, als er mit Vergnügen die Witze erzählte, die über die neue Nazimalerei in Umlauf waren. [...] Er konnte den ganzen Firlefanz einer hohlen staatlichen Kunstpolitik einfach nicht ernstnehmen. Ich erinnere mich der Äußerungen Haubrichs beim Besuch der Ausstellung ›Entartete Kunst‹ in München: Ohne auf die herumstehenden SA-und SS-Leute Rücksicht zu nehmen, ereiferte er sich über die schandbare Aufhängung der uns allen liebge-

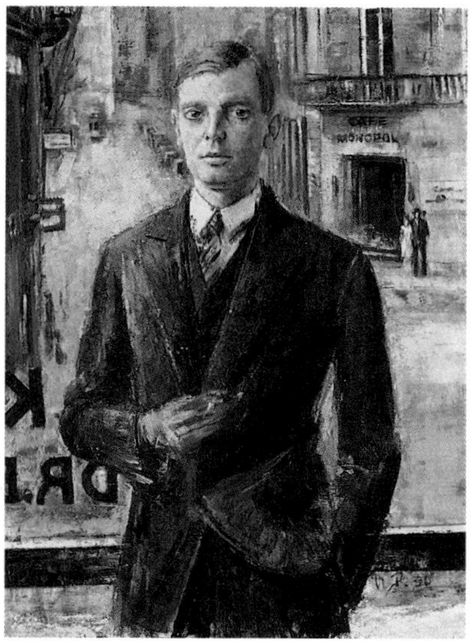

8 Anton Räderscheidt, Portrait Dr. Andreas Becker, 1930, Öl auf Leinwand, 120 x 100 cm, Museum Ludwig, Köln

wordenen Meister der Moderne. Bei den Bildern von Klee und Kandinsky erklärte er laut: Die ganzen Klees und Kandinskys kaufe ich ihnen alle ab!«[10] Die Restriktionen, denen er wegen der jüdischen Abstammung seiner Ehefrau ausgesetzt war,[11] hinderten ihn nicht, aktiv zu werden, nachdem die NS-Kunstkommission die Museen geplündert und das Wallraf-Richartz-Museum allein 46 Gemälde verloren hatte. Drei Bilder Max Liebermanns, die zu dem Verlust gehörten, konnte Haubrich noch in Köln geheim erwerben. Darüber hinaus gelang es ihm, 42 weitere Gemälde aus deutschen Galerien, die in einem »Reichslager für beschlagnahmte Kunst« in Berlin zusammengetragen waren, über einen unterirdischen Kunsthandel in seinen Besitz zu bringen, ehe sie in der Schweiz gegen Devisen verkauft wurden.[12]

Als Köln im Weltkrieg schon bald das Ziel alliierter Bombenangriffe wurde, war die Sicherstellung der so bedeutend angereicherten Sammlung Haubrichs stete Sorge. Seine nicht abgebrochenen Beziehungen zu dem Direktor des Wallraf-Richartz-Museums ermöglichten es ihm, einen großen Teil der Gemälde im Depot des Museums auf einer Burg in der Eifel unterzubringen. Um deren Sicherheit war er wiederum beunruhigt, als zu Beginn des Jahres 1945 die Front von Westen her auf die Eifel zurückte. Er versammelte nun den an vielen Plätzen ausgelagerten Besitz in seinem Haus in Marienburg und hatte fast alle seine Bilder[13] um sich, als die US-Armee Anfang März in Köln einrückte.

Die Sammlung, über die Haubrich am Ende des Krieges damit fast vollständig verfügte, hatte ihren Schwerpunkt im Expressionismus, ging jedoch in verschiedenen regionalen und stilistischen Richtungen bedeutend darüber hinaus. Ihrer Entstehung lag nicht ein dezidiertes Programm zugrunde, sie war eine Selbstverwirklichung des Sammlers. Dem entsprach die räumliche Umgebung, die ihr Haubrich gegeben hatte: »Die Wände und Decken der Zimmer hatte der Hausherr durch den Architekten Op gen Orth, ausgehend von bestimmenden Couleurs der Gemälde, kontrastisch in Uni-Farben gestalten lassen. So korrespondierte reines Rot mit Gelb, Blau, Grün und Schwarz. Davor spielten die aggressiven Farben der Bilder als kontrastische oder harmonische Gegenstimme. Die farbige Gestaltung war praktiziertes Bauhausprogramm«, so Toni Feldenkirchen über die Wohnung in der Eugen-Langen-Straße.[14]

Diese individuell erworbene und gestaltete Sammlung Haubrichs war indes nicht unabhängig von dem öffentlichen Kunstleben der sie umgebenden Gesellschaft entstanden. In der Weimarer Republik war es geprägt vom Streit um die Moderne als Avantgarde; an der Ankaufspolitik eines jeden Museums dieser Jahre kann er abgelesen werden. In der Zeit des Nationalsozialismus stand dem der Steuerungsversuch von oben mit seinem Höhepunkt im Jahre 1937 gegenüber: die Münchener Ausstellung »Entartete Kunst« und die darauf folgende Verordnung über die »Beschlagnahme kulturbolschewistischen Kunstgutes«. Hier dokumentiert die Sammlung Haubrich den Widerspruch und das mutige Handeln des Einzelnen. Der kunstverständige Offizier der US-Armee, der im März 1945 die Villa des Ehepaars Haubrich zuerst inspizierte und dann unter Schutz stellte, hatte gewiß ein Gespür dafür, daß diese Sammlung einen über das Private hinausreichenden Charakter hatte. Auch Haubrich selbst war sich, vor allem nach den Erwerbungen auf dem unterirdischen Kunstmarkt, dessen deutlich bewußt, und so beschleunigte die Beschlagnahme des Hauses durch die britische Besatzungsmacht im April 1946 seinen seit langem gereiften Entschluß.[15]

IV.

Als Josef Haubrich der Stadt Köln seine Sammlung schenkte, war seit dem Ende des Weltkrieges ein Jahr vergangen. Mehr als 450000 Menschen hatten sich inzwischen in der zerstörten Stadt wieder zusammengefunden und in vielen Richtungen damit begonnen, sich als eine Stadtgesellschaft zu organisieren und zu entfalten. Noch immer übte die britische Besatzungsmacht eine strenge Kontrolle über das öffentliche Leben aus; doch seit dem März 1946 durften statt eines Besatzungsblattes drei deutsche Zeitungen erscheinen. Die im Herbst 1945 lizenzierten politischen Parteien veranstalteten ihre ersten Parteitage, geprägt von der katastrophalen Versorgungslage. Am 18. Juli sah sich die Stadt Köln zu einem Appell an die Weltöffentlichkeit veranlaßt: »Köln hungert!«

Es war nicht nur ein Hunger der Mägen. Die kulturellen Angebote der sich wieder etablierenden Institutionen hatten einen kaum zu bewältigenden Zulauf:[16] Das städtische Theater spielte seit dem August 1945 und absolvierte im ersten Jahr über sechshundert Aufführungen; in die Aula der Universität, der einzigen vorhandenen Bühne, strömten mehr als 400000 Besucher. Im Jahre 1946 konnten zusätzlich die Kammerspiele im Rautenstrauch-Joest-Museum eröffnet werden. Von neuen Impulsen geprägt war das Musikleben, in dem Günther Wand als Generalmusikdirektor eine zentrale Rolle spielte, sowie die im Mai 1946 unter Walter Braunfels eröffnete Hochschule für Musik. Zwei Tage nach Haubrichs Stiftung wurde das *Scherzo sinfonico 45* von Bernd Alois Zimmermann uraufgeführt; im selben Monat begann Otto Doppelfeld seine epochemachenden Grabungen unter dem Dom: Köln verstand es, auch einer Trümmerlandschaft positive Aspekte abzugewinnen.

Im Herbst des Jahres vereinigte sich die Universität mit der Stadt zu einer besonderen Aktivität: »Kölner Kulturtage« unter dem Motto »Rhein und Europa« – der Rhein als völkerverbindende Landschaft, Europa als die neue politische Perspektive. Im Rahmen dieser Kulturtage bildete die öffentliche Präsentation der Sammlung Haubrich in dem Gebäude der Alten Universität am Rhein, das vor kurzem noch die NSDAP-Gauleitung beherbergt hatte, einen besonderen Akzent. Da alle Kölner Museen zerstört waren, konnten bisher nur einige »Meisterwerke aus Kölner Museen« wieder gezeigt werden; der mutige Anfang einer neuen Galerie am rechtsrheinischen Gotenring, den das Ehepaar Eva und Hein Stünke wagte, wird kaum ins Bewußtsein gedrungen sein. Um so eindrucksvoller war die Begegnung mit der Kunst des 20. Jahrhunderts, die durch die Sammlung Haubrich geboten wurde.

»Besinnung und Bereitschaft«, dieser Titel eines Zeitungsberichtes benennt den Eindruck, den die Sammlung Haubrich auslöste, wohl am besten: die große Bereitschaft vor allem, sich auf die Stilrichtungen des 20. Jahrhunderts einzulassen. Haubrich ging aktiv auf diese Bereitschaft ein: Mit Diavorträgen über seine Sammlung warb er zusammen mit dem Geschäftsführer des Kunstvereins, Toni Feldenkirchen, in den Städten des Rheinlandes um Verständnis für die moderne Kunst. Otto Förster, der ehemalige Direktor des Wallraf-Richartz-Museums, hielt im November einen vielbeachteten Vortrag »Trost aus Bildern«, der wiederum eine Gruppe von künstlerisch Gebildeten, die in den Dörfern des Vorgebirges lebten, anregte, sich als Donnerstagsgesellschaft über zwei Jahre hinweg zum Meinungsaustausch über verschiedene Themen der Kunst, der Gesellschaft und der Politik zu treffen.[17] Von der öffentlichen Präsentation der Sammlung Haubrich gingen Anregungen und vielfältige Initiativen aus.

V.

Die öffentliche Wirksamkeit, die der Sammler Josef Haubrich innerhalb der Kölner Nachkriegsgesellschaft entfaltete, war weitgehend um seine Stiftung zentriert, mit der er plötzlich in den Mittelpunkt der öffentlichen Aufmerksamkeit gerückt war. Bevor er sich im April 1946 zu der Schenkung entschloß, hatte seine gesellschaftliche Tätigkeit bereits zusätzliche Dimensionen gewonnen. Im Februar 1946 war Haubrich zum Vorsitzenden des Kölner Kunstvereins gewählt worden. Er konnte dort wieder anknüpfen, wo er im Jahre 1934 als Mitglied des Vorstandes durch NS-Einfluß seine Wirksamkeit unterbrechen mußte. Relativ schnell gelang ihm eine Wiederzulassung des Kunstvereins bei der Besatzungsmacht, und in der Hahnentorburg gewann man für die ersten zwei Nachkriegsjahrzehnte eine bescheidene, aber zentral gelegene Räumlichkeit. Geschäftsführer Feldenkirchen erinnert sich an ungezählte Fahrten im VW Käfer, auf denen er mit Haubrich zusammen die Kunststätten Mitteleuropas bereiste, um die jährlichen Kunstfahrten des Vereins vorzubereiten.[18]

In den Wochen seines Wiederbeginns im Kölner Kunstverein war Haubrich von der britischen Besatzungsmacht in den Rat der Stadt Köln, damals noch Abgeordnetenversammlung, berufen worden. Binnen kurzem Mitglied der sozialdemokratischen Fraktion, konzentrierte er seine Tätigkeit auf den Kulturausschuß, dem er bis zum Ende seines Lebens und lange Jahre als stellvertretender Vorsitzender angehörte. »Sammler und Stifter sein ist gut«, schreibt Hans Schmitt-Rost,[19] »aber daß Haubrich auch in den Stadtrat ging, hat mehr hervorgerufen, etwas Fortwirkendes, Dynamisches, etwas, was vielen Bürgern nicht so recht bewußt ist: das ständige Wirken für Kunst und Kunstpflege. [...] So ist es ganz wesentlich durch Haubrichs Persönlichkeit in den bewegten Jahren nach 1945 glücklich vermieden worden, daß ein immer und überall lauernder Provinzialismus im

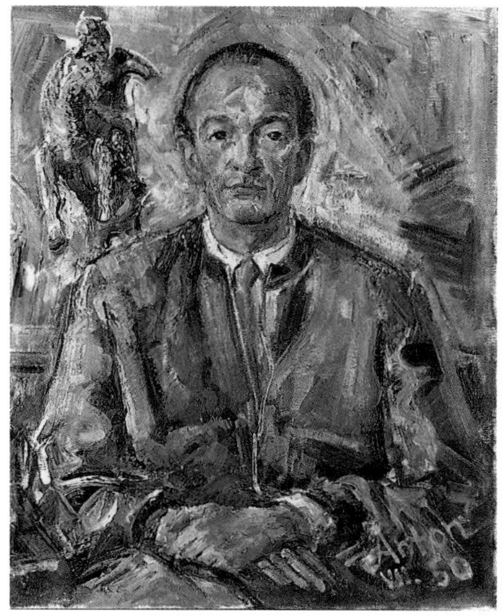

9 Anton Räderscheidt, Bildnis Dr. Hans Schmitt-Rost, 1950, Öl auf Leinwand, 92 x 73 cm, Museum Ludwig, Köln

Kunstwesen von Köln hätte Raum gewinnen können. Wenn Josef Haubrich im Stadtparlament spricht, dann ist es immer zur Sache, zu seiner Sache. Er spricht erfreulich kurz und immer mit Bonhomie.«

In seiner kunstpolitischen Tätigkeit ging es Haubrich zunächst um die Rehabilitierung von Künstlern, die während des Dritten Reiches verfemt waren, zum Beispiel um den Bildhauer Ludwig Gies; er wurde von August Hoff, dem ersten Direktor der Kölner Werkschulen, im Jahre 1950 als Lehrer dorthin berufen. Erinnernswert sind auch die Initiativen, mit denen Haubrich sich darum bemühte, Köln zu einem bleibenden Ort für die aktuelle bildende Kunst zu machen. Der in Hamburg lebende Bildhauer Gerhard Marcks erhielt im Jahre 1946 den Auftrag zu einer Gedenkfigur des trauernden Köln; es folgte die Albertus-Magnus-Statue, heute auf dem Campus der Universität, und schließlich gelang es, den Bildhauer selbst für Köln zu gewinnen, indem man für ihn auf Kosten der Stadt in Müngersdorf ein Atelier baute. Der Architekt Wilhelm Riphahn erhielt von der Stadt im Jahre 1949 den Auftrag, an der Hahnenstraße ein Galeriehaus zu erbauen; damals international beachtet, verkümmert es heute im Schatten seiner stupiden Umgebung. In dieses luzide Bauwerk zog im Jahre 1950 der Berliner Galerist Ferdinand Möller, ein großer Kunsthändler des Expressionismus der 1920er Jahre.

Der Wiedererrichtung des Wallraf-Richartz-Museums galt Haubrichs besondere Sorge. In Zusammenarbeit mit Leopold Reidemeister, dem bedeutenden Direktor der Nachkriegsjahre, gelang ein relativ frühzeitiger Baubeginn (Abb. 11) und im Jahre 1957 die Vollendung des Neubaus, mit dem Haubrichs Sammlung endlich den Platz ihrer Bestimmung gefunden hatte. Daß sie nicht gesondert, sondern gemischt mit den anderen Beständen des Museums gehängt werde, war sein besonderer Wunsch. Das entsprach damals noch einer sich dem Ganzen unterordnenden Rolle der Stifter. Durch weitere Anschaffungen aus dem ihm zur Verfügung stehenden Etat sorgte Haubrich für eine sinnvolle Ergänzung des Bestandes.[20] Schließlich gelang es ihm, dem neu errichteten Museum im Jahre 1958 den Gewinn der bedeutenden Sammlung Strecker zu sichern.

VI.

Nach dem plötzlichen Tode Haubrichs im September 1961 kam vielen zu Bewußtsein, daß eine Epoche der deutschen Nachkriegszeit zu Ende ging. Ein Generationswechsel stand an, und auch in der großen Politik waren die Zäsuren nicht zu übersehen. In der Kölner Stadtgesellschaft, die sich nun veränderte, war Josef Haubrich stets ein belebendes, ein ihr Erscheinungsbild prägendes Element. Worin lag seine Bedeutung, was bringt seine Person für seine Epoche zum Ausdruck?

1. Haubrich gehörte zur zweiten Generation von Kölner Bürgern, die sich für moderne, nachimpressionistische Kunst begeisterten und sie sammelten. Dieser Generation war in Köln bereits eine erste vorausgegangen: die der Pioniere, die zu Beginn des Jahrhunderts, angeregt durch Alfred Hagelstange, die großen Ausstellungen von 1912 und 1914 ermöglicht hatten. Zu ihnen gehörte der sensible Zigarrenhändler Josef Feinhals (*Collofino*), der sich am Bayenthalgürtel von Joseph Maria Olbrich eine noch heute beeindruckende Villa erbauen ließ; er wurde für Haubrich zum Vorbild. Zu jener Pioniergeneration gehörten nicht zuletzt zahlreiche Juden. »Heute ist kaum mehr bewußt, welche Rolle im Kölner Kulturleben einmal die Juden gespielt haben, die Hertz, Tietz, Flechtheim, Rosenberg, Strauß und so weiter und so weiter. Ohne sie kein Werkbund 1914, kein Sonderbund 1912, ohne sie nicht die moderne Abteilung des Museums unter Hagelstange vor dem ersten Krieg. Ohne sie wäre die latente Spießerei des Kölner Bürgertums, die im 19. Jahrhundert mächtig war, allzu sehr ins Kraut geschossen. Sie ruht ja auch heute noch nicht. Einige Exponenten [...] haben in kritischen Tagen das Judentum und seine Bedeutung ganz hübsch verraten. Josef Haubrich nie. Aus der fundierten Sicherheit seiner ganzen geistig-moralischen Existenz hat er über die Leute mit dem Brett vor dem Kopf nur gelacht«, so urteilt im Rückblick der Zeitgenosse Schmitt-Rost (Abb. 9).[21]

Neben Haubrich sei für die zweite Generation von Sammlern moderner Kunst in Köln exemplarisch Wilhelm Hack genannt, der sich nach dem Kriege programmatisch der Moderne zuwandte.[22] In der Kölner Familie Neuerburg ist diese Wende des Sammelns am Wechsel der Generationen von Heinrich zu Walter Neuerburg abzulesen. Der Letztgenannte gehört bereits zu der Generation, die der Haubrichs nachfolgte und in den 1950er Jahren zu sammeln begann; Wolfgang Hahn sei hier beispielhaft erwähnt, schließlich auch das Ehepaar Peter und Irene Ludwig. Josef Haubrich hat für diese Nachkriegsgeneration in Köln und über Köln hinaus gewiß eine besondere, vorbildhafte Bedeutung gehabt. Mit seinem Entschluß, schon zu Lebzeiten Stifter zu werden, zugleich aktiver Sammler zu bleiben und damit kunstpolitisch zu wirken, verkörperte er in einer überzeugenden Weise einen neuen gesellschaftlichen Typus des Kunstsammlers.[23]

2. Über diese Rolle als Kunstsammler hinaus verkörperte Josef Haubrich eine gesellschaftliche Tradition und Kontinuität, die für die westdeutsche Gesellschaft grundlegend wurde. Haubrich gehörte zu der zahlreichen Minderheit in der deutschen Bevölkerung, die dem NS-Regime gegenüber kritisch eingestellt war, die sich 1945 nicht verstecken mußte und wollte, sondern ihr Haupt erhob, sich neu entfaltete und zum Handeln bereit war. Unter den Freunden der bildenden Künste wären in Köln neben Haubrich beispielhaft Eva und Hein Stünke, Leopold Reidemeister und Toni Feldenkirchen zu nennen und unter den vielen Künstlern etwa die Bildhauer Ludwig Gies (Abb. 10), Gerhard Marcks (Abb. 1–4) und Ewald Mataré. Sie fanden Verständnis und Förderung bei vielen der politisch engagierten Personen.

Diese Kontinuität einer Zuwendung zur modernen europäischen Kunst verbürgte für die deutsche Gesellschaft – das sollte nicht übersehen werden – ein tragendes Kontinuum der ästhetischen Orientierung. Im Jahre 1945 scheiterte der kurzfristige Versuch einer nationalistischen Kulturpolitik, und es kamen die Prägungen und Tendenzen der Kunstentwicklung aus den ersten Jahrzehnten des Jahrhunderts wieder zur Geltung, die in gesamteuropäischer Kommunikation entstanden waren. Sie erlangten nun eine allgemeine Anerkennung, die sie auch vor 1933 so nicht besessen hatten; die öffentliche Präsentation der Sammlung Haubrich war hier von ausschlaggebender Bedeutung. Die Resonanz der modernen Kunst war nicht mehr geprägt von einer polemischen Diskussion um die Avantgarde, sondern von einer großen Lernbereitschaft des kunstinteressierten Publikums, dessen soziale Breite von Jahrzehnt zu Jahrzehnt größer wurde. Es bedurfte keiner »reeducation«, keiner Belehrung und Einflußnahme von außen. Was der Nationalsozialismus als »entartete Kunst« bezeichnet hatte, wurde ohne Widerspruch zur Klassischen Moderne.

Kann man heute einschätzen, was es bedeutete, daß die Kölner Stadtgesellschaft nach dem Kriege selbstverständlich und aus eigenen Kräften die Fäden ihrer Zugehörigkeit zur europäischen Kulturgemeinschaft wieder aufnahm? Sie waren freilich auch nur kurz unterbrochen gewesen; Haubrich reiste bis 1938 regelmäßig nach Frankreich und konnte es nun wieder tun. Fixiert auf die Schrecken des Krieges und der NS-Politik, übersehen wir meist die Kontinuitäten, die nach 1945 in Westdeutschland wirksam waren.

3. Der Sammler Josef Haubrich war seit 1946 ein öffentlich wirkender, ein politischer Mensch. Seine Wirksamkeit dokumentiert ein neues Verhältnis von Kunst und Politik. Mit der Stiftung von 1946 verfolgte er in einem qualifizierten Sinne eine politische Intention: »In einem Deutschland, das seit 1933 im Grunde von der Kultur des Abendlandes abgeschnitten war, in einem Deutschland, das in den ersten Nachkriegsjahren die ehrliche, später nicht verwirklichte Absicht hatte, das Leben der Gemeinschaft auf neuen Grundlagen aufzubauen, wollte Josef Haubrich seinen eigenen Beitrag dazu durch die Schenkung seiner Sammlung leisten« – so hat Andreas Becker die Intention des Stifters wohl authentisch auf den Punkt gebracht.[24] Haubrich wurde in seinem öffentlichen Verhalten jedoch noch deutlicher: Wenige Wochen nach seiner Berufung in die Stadtverordnetenversammlung schloß er sich der sozialdemokratischen Fraktion an. Hier traf er, etwa in dem Fraktionsvorsitzenden Robert Görlinger, auf Personen, die schon in den zwanziger Jahren der modernen Kunst aufgeschlossen gegenüberstanden. Damals war es Georg Beyer, ein führender Redakteur der *Rheinischen Zeitung,* vom NS-Antisemitismus später in den Tod getrieben, der dem jungen Haubrich die Zeitung der Arbeiterbewegung als Plattform für seine Kunstberichte zur Verfügung stellte. Nun wurde der gereifte und geehrte Sammler und Stifter selbst Sozialdemokrat.

Kann man sich heute noch vorstellen, was es für die politische Kultur in der wiedererstandenen Kölner Stadtgesellschaft bedeutete, daß ein vermögender Bürger aus

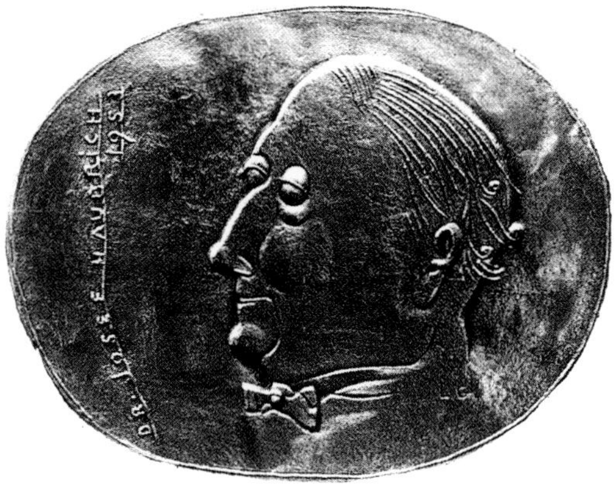

10 Ludwig Gies, Portraitplakette Josef Haubrich, 1953, Silber, Privatsammlung

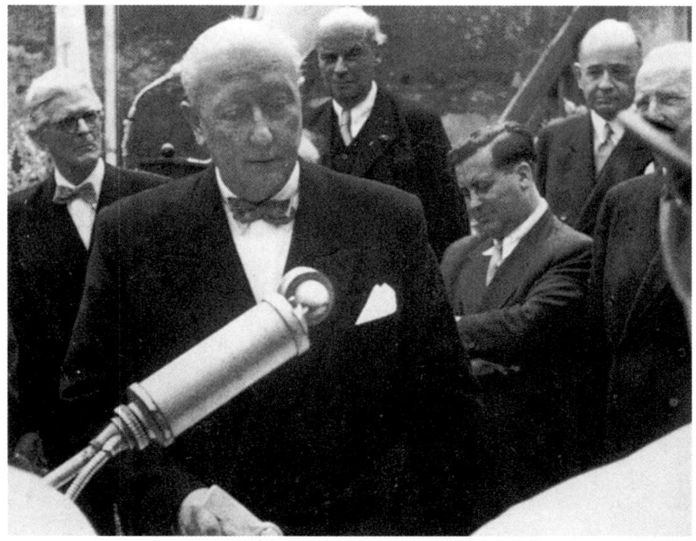

11 Josef Haubrich legt den Grundstein für das neue Wallraf-Richartz-Museum, Köln, 1953

Marienburg, der von seiner Herkunft, seiner Bildung, seinem Beruf ganz anders geartet schien, sich mit der Sozialdemokratie solidarisierte? Was hat allein Theo Burauen, der erste sozialdemokratische Bürgermeister Kölns, für die Bildung seiner politischen Persönlichkeit durch das Vorbild Haubrichs in den eigenen Reihen gewonnen? Nicht erst durch das Godesberger Programm 1959, schon hier wurde die SPD zu einer Volkspartei, wurden alte Lager und Fronten eingeebnet, so daß CDU und SPD kooperativ Köln wiederaufbauen konnten. Zu erinnern ist in diesem Zusammenhang an das beharrliche Engagement von Dr. Andreas Becker, in dem Haubrich seit langem einen gleichgesinnten Weggenossen hatte. Noch entschiedener als Haubrich gehörte Becker nach seinem Jurastudium und den Anregungen der großen Kölner Ausstellungen zu dem Kreis der Kölner *Progressiven* und war in den 1920er Jahren selbst im Kunsthandel tätig.[25] Wie Haubrich war auch er kein eigentlicher Parteipolitiker. Beide jedoch wußten, daß in einer demokratischen Gesellschaft eine Förderung moderner Kunst nur über die Parteien als Plattform gesellschaftlicher Öffentlichkeit und Wirksamkeit möglich ist. Dies bildete damals eine neue kulturpolitische Einsicht, an die heute zu erinnern ist.

Charakteristisch für das engagierte öffentlich-politische Kunstinteresse der Sammler Haubrich und Becker war der europäische Zusammenhang, in dem es sich von Anfang an entwickelte. Bereits 1924 waren beide zu einem Besuch des Ateliers von Marc Chagall nach Frankreich gereist, und die Parisfahrten beider rissen dann nicht mehr ab. Bei der Ausstellungseröffnung seiner Sammlung erklärte Haubrich im Herbst 1946, sie sei »die Sammlung eines Europäers und sprengt die Grenzen einer privaten Sammlung«.[26] Haubrich wurde damals aktives Mitglied der politischen Europabewegung; er gehörte zum Landesvorstand der Europa-Union und arbeitete eng mit Ernst Friedländer zusammen.

Zum kulturellen Wiederaufbau Kölns nach dem Kriege gehörte eine Reihe großer Kunstausstellungen von überregionaler öffentlicher Wirkung, allein im Staatenhaus des Messegeländes zum Beispiel im Jahre 1948 »Christliche Kunst der Gegenwart« und 1949 »Deutsche Malerei und Plastik der Gegenwart«. Haubrich war einer ihrer Initiatoren. Nicht zuletzt aber war es seine Sammlung selbst, die nach ihrer ersten Präsentation im Herbst 1946 über Köln hinaus eine Wirkung entfaltete, die neben der ästhetischen eine kulturpolitische Dimension gewann. Von 1947 an bis zu ihrer Eingliederung in das neu eröffnete Wallraf-Richartz-Museum (Abb. 11) nahm sie über zehn Jahre hinweg einen Weg durch die Städte Westdeutschlands, der seinesgleichen nicht hat. Seit 1951 ging sie sogar über die deutschen Grenzen hinaus auf Tournee; sie wurde in Amsterdam, Brüssel, Turin, Basel und schließlich 1955 in Paris gezeigt.[27] Die Sammlung Haubrich war zum Ausdruck und zu einem öffentlichen Kristallisationspunkt einer neuen Kultur der jungen Bundesrepublik geworden. Immer wieder kam deren erster Präsident Theodor Heuss von Bonn zu entsprechenden Anlässen nach Köln hinüber, Josef Haubrich in Freundschaft[28] verbunden.

1 Zit. nach Peter Fuchs, *Josef Haubrich. Sammler und Stifter moderner Kunst*, Kölner Biographien 13, Köln 1979, S. 45f.; ebd. auch das Folgende.

2 Zu erwähnen ist lediglich ein übergreifender Aufsatz von Ingrid Severin, »Bausteine für die Museen nach 1945. Die Sammlungen Haubrich – Sprengel – Reemtsma«, in: *Sammler, Stifter und Museen. Kunstförderung in Deutschland im 19. und 20. Jahrhundert*, hrsg. von Ekkehart Mai und Peter Paret, Köln 1993, S. 265–284. Dem deduktiv und distanziert geschriebenen Beitrag gelingt es kaum, die Persönlichkeiten der Sammler und deren kulturelle Milieus zu erfassen.

3 Sie finden sich in den Kölner Ratsprotokollen, im Archiv des Wallraf-Richartz-Museums und ggf. in den Akten der Institutionen, in denen Haubrich aktiv war (Kuratorium der Universität, Landschaftsverband Rheinland, Europa-Union, Gesellschaft für Neue Musik).

4 Drei Personen stehen hier im Vordergrund: Andreas Becker (vgl. Anm. 8), Toni Feldenkirchen (vgl. Anm. 12) und Hans Schmitt-Rost (vgl. Anm. 6).

5 Die in der *Rheinischen Zeitung* zwischen 1923 und 1927 unter dem Namen Dr. Ludwig Josef erschienenen Besprechungen wurden gesammelt von Peter Fuchs. Von ihm stammt die bisher einzige biographische Würdigung Haubrichs, ein Gedenkband zum 70. Geburtstag: *Josef Haubrich. Sammler und Stifter. Kunst des 20. Jahrhunderts in Köln*, hrsg. von Peter Fuchs, Köln 1959. Die in Anm. 1 genannte Publikation bringt einen überarbeiteten Ausschnitt aus diesem sorgfältig ausgestatteten Buch, für dessen Erstellung Fuchs auf eine reiche private Materialsammlung über Haubrich zurückgreifen konnte.

6 Hans Schmitt-Rost, »Ein Albumblatt für Josef Haubrich. Auf beiden Augen musikalisch«, in: *Kölner Stadt-Anzeiger*, 134, 13. Juni 1959.

7 Hans Schmitt-Rost, *Josef Haubrich. Ein Freund*, Köln 1963. Vgl. auch unten Anm. 14!

8 Andreas Becker, »Mäzen der Moderne«, in: *Josef Haubrich* 1959 (Anm. 5), S. 57f. Ebd. auch das Zitat von Haubrich. – Die biographischen Daten, auch für das Folgende, am ausführlichsten bei Peter Fuchs, ebd., S. 17–47.

9 Ebd., S. 61ff., gibt Becker aus eigenem Miterleben eine kompetente Darstellung der Sammlung Haubrich und ihrer Entstehung. Zu Becker vgl. unten und Anm. 25.

10 Ebd., S. 63.

11 Haubrich war in zweiter Ehe verheiratet mit der Frauenärztin Alice Gottschalk, die 1944 von der Gestapo in den Tod getrieben wurde. Seit 1934 wurde Haubrichs Mitgliedschaft im Kölner Kunstverein und in anderen Institutionen storniert, 1939 sein Sozius Bodenheim gezwungen, sich von Haubrich zu trennen. Vgl. hierzu Peter Fuchs, in: *Josef Haubrich* 1959 (Anm. 5), S. 30–36.

12 Einige Bemerkungen über diese bis heute wohl noch kaum aufgeklärten Vorgänge bei Toni Feldenkirchen, *Über den Kölnischen Kunstverein und anderes*, Köln 1978, S. 32f. Die Namen von Hans Peters in Köln und Hildebrand Gurlitt in Hamburg werden in diesem Zusammenhang als Vermittler genannt.

13 Vierzehn Aquarelle von Paul Klee, die Haubrich am sichersten, nämlich nach London ausgelagert hatte, sind dort als »Feindgut« beschlagnahmt und im Privathandel der USA verkauft worden. Zwei Aquarelle der Sammlung Haubrich befinden sich daher heute im Museum of Modern Art in New York.

14 Feldenkirchen 1978 (Anm. 12), S. 53f. Vgl. auch Schmitt-Rost 1959 (Anm. 6), S. 5: »Ich habe noch seine alten Wohnungen gekannt, wo die Expressionisten dicht an dicht hingen, wo die Wände und Decken noch dazu stark farbig expressiv ausgemalt worden waren, ein rechtes Furioso. Da hingen sie alle um ihn herum, dauernd gegenwärtig, der provokante Halbakt von Ernst Ludwig Kirchner, die Zigeunerweiber von Otto Müller, die liebenden Riesenkatzen von Jankel Adler. Aber auch die Gespenster von James Ensor, aber auch der ›feine‹ Max Liebermann. [...] Ich habe selten einen Kunstmenschen getroffen, dem seine Sachen soviel Spaß machten, ehrliche Freude, wie Haubrich. Er sonnte sich in dem erhöhenden Glanze seiner Bilder. Nur so kann man ihm gerecht werden, daß man seine Sammlung als eine Art von Selbstdarstellung nimmt.«

15 Vgl. dazu die Erinnerungen von Andreas Becker; Becker 1959 (Anm. 8), S. 65.

16 Zum Folgenden vgl. besonders Robert Frohn, in: *Theaterstadt Köln*, hrsg. von Volker Canaris u.a., Köln 1986, S. 55ff.

17 Vgl. Feldenkirchen 1978 (Anm. 12), S. 54f., 71f. und 103ff.

18 Vgl. ebd., S. 111ff.

19 Schmitt-Rost 1959 (Anm. 6).

20 Vgl. deren Charakterisierung durch Becker 1959 (Anm. 8), S. 66ff. und 104ff.

21 Schmitt-Rost 1959 (Anm. 6), S. 8. Eine Darstellung dieser Pioniergeneration fehlt bis heute. Vgl. als Ansatz Gert von der Osten, Ausst.kat. *Europäische Kunst 1912*, Wallraf-Richartz-Museum, Köln 1962. *Frühe Kölner Kunstausstellungen. Sonderbund 1912. Werkbund 1914. Pressa USSR 1928*, hrsg. von Wulf Herzogenrath, Köln 1981.

22 Vgl. über Hack die Hinweise bei Severin 1993 (Anm. 2), S. 279f.

23 Gibt es genügend Belege, diese sich aufdrängende These zu stützen? Vgl. den Beitrag von Peter Ludwig in diesem Band.

24 Becker 1959 (Anm. 8), S. 65f.; vgl. ähnlich lautende Äußerungen Haubrichs bei Severin 1993 (Anm. 2), S. 272.

25 Eine Würdigung des Weges von Andreas Becker, der stets auch Vorsitzender der Freien Volksbühne war, steht noch aus. Vgl. verstreute Hinweise bei Feldenkirchen 1978 (Anm. 12), S. 177f. und 200, sowie Peter Fuchs, in: *Neue Rheinische Zeitung*, 15. Januar 1959.

26 Zit. nach Severin 1993 (Anm. 2), S. 272.

27 Vgl. die Aufstellung ebd., S. 285f.

28 Vgl. das Kondolenzschreiben von Heuss aus dem Jahre 1961 bei Fuchs 1979 (Anm. 1), S. 61–65.

VOM AUFBRUCH BIS ZUR VERFEMUNG

Gerhard Kolberg

Das Jahr 1905 markiert den Beginn der Geschichte des deutschen Expressionismus. In diesem Jahr gründeten die Architekturstudenten Erich Heckel, Ernst Ludwig Kirchner, Fritz Bleyl und Karl Schmidt-Rottluff in der sächsischen Residenzstadt Dresden die Künstlergruppe *Brücke*. Zur gleichen Zeit stellten im Pariser Salon d'Automne (Herbstsalon) die Maler Henri Matisse, André Derain, Maurice de Vlaminck und Georges Rouault ihre farbglühenden Gemälde aus, die ihnen die Bezeichnung »les fauves« (die Wilden) einbrachten. Die *Brücke* war eine der ersten nachromantischen Künstlergemeinschaften in Deutschland. Ähnlich wie der 1808 in Wien gegründete *Lukasbund*, der gegen eine überholte Akademielehre revoltierte, war sie das Ergebnis einer Freundschaft von jungen Männern. In ihrem bohèmehaften und lockeren Lebensstil (Abb. 12,13) standen sie ganz im Gegensatz zu den feudal-bürgerlichen Gesellschaftskonventionen der Wilhelminischen Epoche. Das Programm der *Brücke* von 1906, in Holz geschnitten von Ernst Ludwig Kirchner (Abb. 47), macht im Text kurz und bündig deutlich, daß es sich nicht allein um eine Abwendung von den überkommenen Kunstformen handelt, sondern in gleichem Maße um die Vision einer freieren menschlichen Gesellschaft: »Mit dem Glauben an Entwicklung, an eine neue Generation der Schaffenden wie der Genießenden rufen wir alle Jugend zusammen und als Jugend, die die Zukunft trägt, wollen wir uns Arm- und Lebensfreiheit verschaffen gegenüber den

12 Erna (Schilling) und Ernst Ludwig Kirchner im MUIM-Institut (»Moderner Unterricht in Malerei«), Berlin, 1912

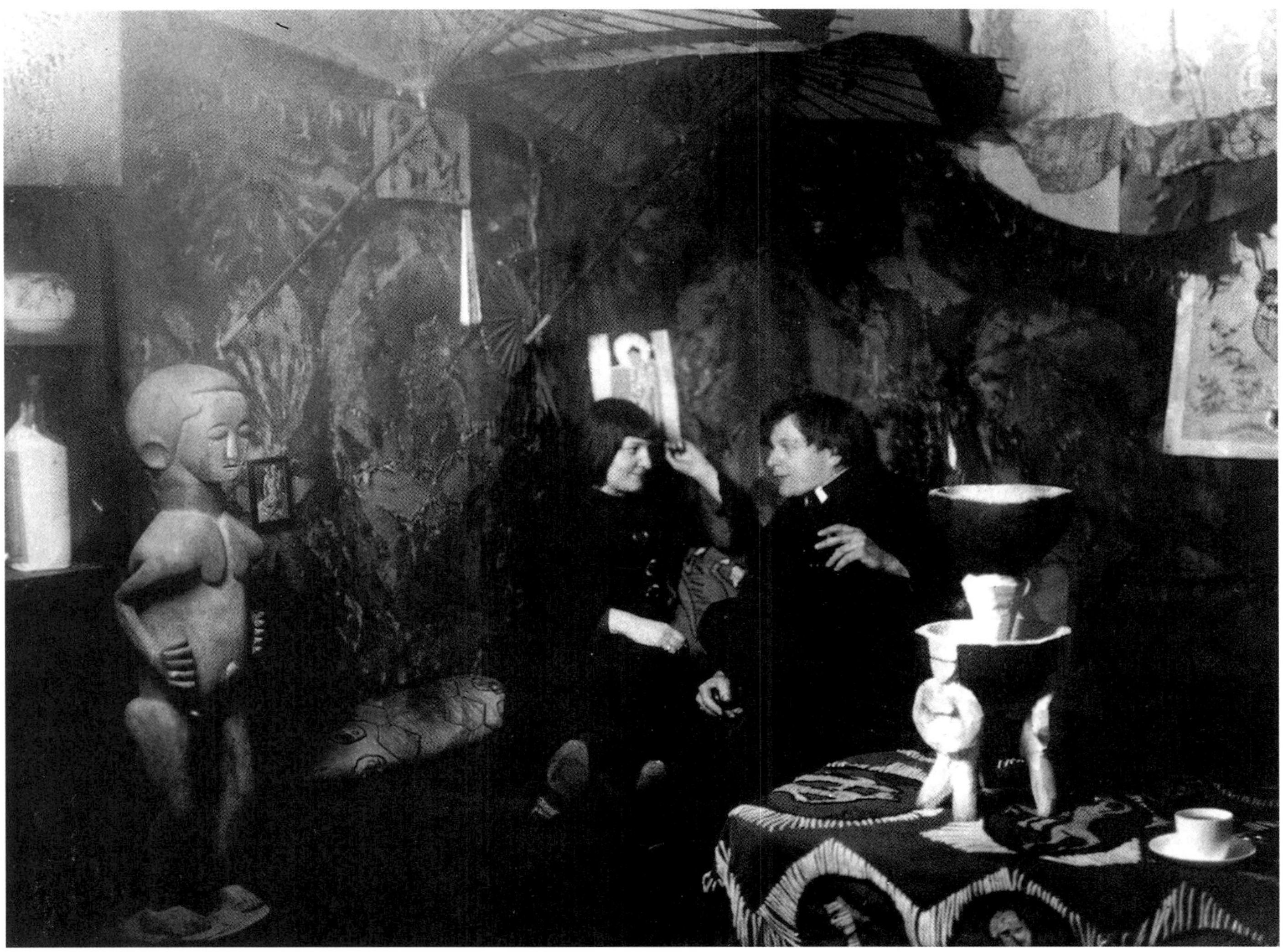

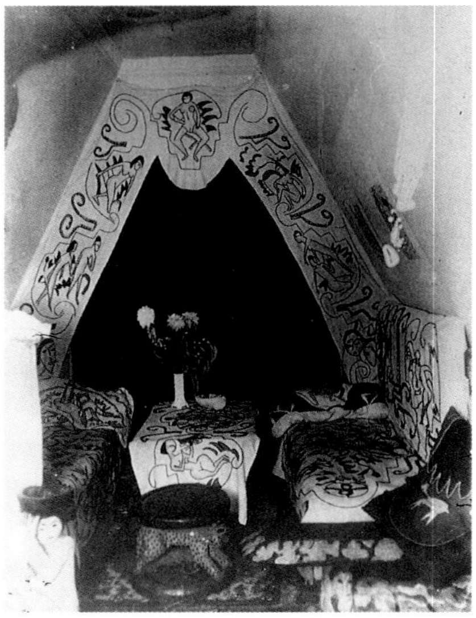

13 Kirchners Atelier in Berlin, 1914. Stickereien von Erna (Schilling) nach Entwürfen von Kirchner. Photo: Kirchner

wohlangesessenen älteren Kräften. Jeder gehört zu uns, der unmittelbar und unverfälscht das wiedergiebt, was ihn zum Schaffen drängt.«

Die jungen Künstler in Dresden versuchten, ihre Gemeinschaft um Gleichgesinnte zu erweitern. »Eine von den Bestrebungen der ›Brücke‹ ist, alle revolutionären und gärenden Kräfte an sich zu ziehen«,[1] schrieb Karl Schmidt-Rottluff am 4. Februar 1906 an Emil Nolde und lud ihn ein, Mitglied der Künstlergemeinschaft zu werden. Das Gemeinschaftliche zeigte sich in den ersten Jahren darin, daß die vier Gründungskünstler, zu denen sich inzwischen Max Pechstein und Otto Mueller gesellt hatten, besonders in den Dresdener Jahren gemeinsam arbeiteten und ihre Freizeit verbrachten (vgl. den Beitrag von Magdalena M. Moeller). »Wie die Lukas-Brüder betrachteten sie ihr Künstlerdasein als eine untrennbare Einheit von Kunst und Leben.«[2] Mit jungen Mädchen zogen sie an die Moritzburger Seen und zeichneten ihre Modelle in natürlich und ungezwungen wirkenden Fünfzehn-Minuten-Akten, die der Formulierung eines abstrahierenden vitalen Ausdrucksstils förderlich waren (Abb. 62, 87). Neben der Landschaft und der Natur waren ihre beliebtesten Themen vor allem Tänzerinnen und Zirkusartisten, mit denen sie sich als gesellschaftliche Außenseiter identifizierten (Abb. 89, 296).

In der Kunstszene von Dresden und München, aber auch in Berlin, begann sich die expressionistische Kunst durchzusetzen. 1910 jurierte die *Berliner Secession* unter dem Vorsitz von Max Liebermann die Werke einer ganzen Reihe junger Künstler aus, die diese für die zwanzigste Sezessionsausstellung eingereicht hatten. Max Pechstein gehörte dazu und war erzürnt. Er gründete mit weiteren Betroffenen die *Neue Secession* und organisierte im selben Jahr die »Kunstausstellung Zurückgewiesener der Secession Berlin« (Abb. 71), zu der er auch die Mitglieder der *Brücke* einlud. Die *Brücke*-Künstler waren sehr um ihr internationales Ansehen bemüht und versuchten, die von ihnen bewunderten französischen Künstler als Mitglieder ihrer Gemeinschaft zu gewinnen. Dies gelang ihnen jedoch nicht, obwohl Max Pechstein den Fauvisten Kees van Dongen auf einer Parisreise kennengelernt hatte und dieser bald darauf, im September 1908, zusammen mit Marquet, Vlaminck und Derain an der dritten Ausstellung der *Brücke* in Dresden teilnahm. »Dennoch hatte es die kleine, engagierte Künstlergemeinschaft in den fünf Jahren erreicht, mit ungezwungener Direktheit und sinnlicher Realitätsbezogenheit der Malerei neuen Ausdruck zu geben. In ihrer Ausstellung 1910 zeigte sich die ›Brücke‹ im Vergleich zu Künstlergruppen in München oder Berlin von besonderer innerer Festigkeit und äußerer Geschlossenheit«, und der dynamische Drang der *Brücke*-Künstler an die Öffentlichkeit hatte zur Folge, wie von Lüttichau recherchierte, daß »bis zur Auflösung der Künstlergemeinschaft 1913 […] nicht weniger als 70 Ausstellungen«[3] stattfanden.

Die erste Phase der *Brücke* währte bis Ende 1911, als Kirchner, Heckel und Schmidt-Rottluff in der Hoffnung, in Berlin größere Erfolge mit ihrer Kunst zu erzielen, in die Reichshauptstadt übersiedelten, wo Otto Mueller und Max Pechstein schon seit 1908 lebten. Dort traten sie in Kontakt mit Herwarth Walden, dem Leiter der 1910 gegründeten Zeitschrift und Galerie *Der Sturm*, der sich engagiert für die Förderung der internationalen Avantgarde, insbesondere des Expressionismus, einsetzte. In Berlin lernten die *Brücke*-Künstler auch die Werke der Kubisten kennen, die nun auf ihre Kunst Einfluß nahmen. Jedoch zergliederten sie die Gegenstände nicht in kubische Formen bis an den Rand der Ungegenständlichkeit, sondern es genügte ihnen, das Sujet geometrisch intensiver zu ordnen und die Gesamtkomposition des Bildes konstruktiver zusammenzufassen. Die spitzen und schroffen Formen künden zugleich von der veränderten psychologischen Stimmung unter dem Eindruck der brodelnden Großstadt, die besonders auf das sensible Gemüt von Ernst Ludwig Kirchner (Abb. 78) einwirkte. Die reduzierte Farbigkeit des Kubismus scheint auch die Palette der *Brücke*-Künstler beeinflußt zu haben, denn sie wirkt nun gedämpfter, kühler und zuweilen sogar im Sinne der Wiedergabe von Gefühlen giftig (Abb. 86, 192). Weil Ernst Ludwig Kirchner eine Chronik der *Brücke* verfaßt hatte, mit der die anderen Mitglieder sich nicht einverstanden erklären konnten, lösten sie 1913 ihre Gemeinschaft auf. Obwohl sie in der Phase kollektiven Gestaltens sogar einen gemeinsamen Stil anstrebten, hatte sich jede dieser starken Künstlerpersönlichkeiten individuell entwickelt und ging nun ihrer eigenen Wege.

Im Dezember 1911 wurde in der Münchener modernen Galerie Thannhauser die Ausstellung »Der Blaue Reiter« eröffnet (vgl. den Beitrag von Annegret Hoberg). Ihr war eine Auseinandersetzung mit den meisten Mitgliedern der *Neuen Künstlervereinigung München* vorausgegangen, die Wassily Kandinsky schon vorher »witterte« und die den Austritt von ihm, Franz Marc, Alexej von Jawlensky, Gabriele Münter und Marianne von Werefkin zur Folge hatte. Wortführer der Gegenpartei waren Adolf Erbslöh (Abb. 135) und Alexander Kanoldt gewesen.[4] Den Titel »Blauer Reiter« gab der gleichnamige Almanach, den Kandinsky und Marc im Herbst des Jahres 1911 herausgeben wollten. Bereits im Juni 1911 hatte Kandinsky dem jüngeren Marc die wesentlichen Grundgedanken zur Veröffentlichung brieflich mitgeteilt. Klaus Lankheit faßte Kandinskys Konzeption zusammen: »[...] die Einsetzung der beiden Malerfreunde als Redaktion, die Auswahl der Autoren aus der Künstlerschaft, das Einbeziehen neuester ausländischer Arbeiten, aber auch der ägyptischen und ostasiatischen Kunst, der Volkskunst, Kinderkunst und Laienmalerei. Besonders hervorzuheben ist dabei das Prinzip der vergleichenden Gegenüberstellung von Werken der verschiedenen Bereiche und Epochen. Die Synthese zwischen den Künsten soll durch das Ausgreifen auf Literatur und Musik gefördert werden.«[5] »Von Paris bis Moskau und von Berlin bis Mailand sollte sich der Bogen spannen, international wie die Malerei die Musik vertreten sein, die Kunst mit den religiösen Strömungen konfrontiert werden. Kandinskys Freundschaft mit dem russischen Komponisten Thomas von Hartmann und seine Bekanntschaft mit Arnold Schönberg [Abb. 154] aus Wien boten die Gewähr, daß die Musik repräsentativ vertreten sein würde.«[6]

Die Gründung des *Blauen Reiter* im Jahre 1911 hatte ihre Vorgeschichte. »Im Jahre 1896 nahmen drei russische ›Emigranten‹ ihren Wohnsitz in der bayerischen Residenz München. Der zaristische Hauptmann Alexej von Jawlensky und die Malerin Marianne von Werefkin hatten bei Ilja Repin, dem ›Courbet Rußlands‹, studiert; der dritte im Bunde, Wassily Kandinsky, war von Haus aus Jurist.«[7] Die drei lernten sich in der Münchner Mal- und Zeichenschule von Anton Ažbè kennen, und »das Wort von der ›romantischen Lukasbruderschaft‹ fiel in den Debatten, gemeinsame Perspektiven taten sich auf«.[8] Zu diesen dreien gesellte sich bald Gabriele Münter, die neue Lebensgefährtin Kandinskys. Auf einer Reise nach Paris im Jahre 1905 hatte Jawlensky Matisse kennengelernt und brachte somit die Ideen des Fauvismus nach München. Ähnlich wie die *Brücke*-Künstler von Dresden aus in die umgebende Landschaft zogen, zum Beispiel an die Moritzburger Seen, trieb es die Mitglieder dieser kleinen russischen Künstlerkolonie aus München hinaus, um in fauvistischer Manier die Dörfer und die Landschaft um das oberbayerische Dorf Murnau zu malen (Abb. 123, 133).

Im Jahre 1909 gründeten die russischen Künstler zusammen mit den Malern Adolf Erbslöh und Alexander Kanoldt (auch Carl Hofer [Abb. 44] gehörte kurze Zeit dazu) die *Neue Künstlervereinigung München*. Die ersten beiden Ausstellungen dieser Gemeinschaft, von 1909 und 1910, riefen in der Öffentlichkeit zumeist Protest hervor, den Kandinsky wie folgt schilderte: »Die Presse ließ ihre ganze Wut gegen die Ausstellung los, das Publikum schimpfte, drohte, spuckte [...] auf die Bilder. [...] Für uns Aussteller war die Empörung verständlich. Wir wunderten uns nur, daß in der ›Kunststadt‹ München mit Ausnahme von Tschudi aus keiner Stelle ein Sympathiewort an uns gerichtet wurde. Und eines Tages kam dieses Wort. Thannhauser zeigt uns einen Brief von einem uns noch unbekannten Münchner Maler, der uns zur Ausstellung beglückwünschte und seine Begeisterung in ausdrucksvollen Worten kundgab. Dieser Maler war ein ›echter Bayer‹, Franz Marc.«[9]

Mit den Worten Marcs, »daß die Erneuerung nicht formal sein darf, sondern eine Neugeburt des Denkens ist«, die er in seinem auch die *Brücke*-Künstler einbeziehenden Aufsatz »Die ›Wilden‹ Deutschlands« 1912 im Almanach *Der Blaue Reiter* äußerte, finden wir auch die Gründe für den Austritt Kandinskys und seiner Freunde aus der *Neuen Künstlervereinigung München* angedeutet.[10] »Die schönsten prismatischen Farben und der berühmte Kubismus sind als Ziel diesen ›Wilden‹ bedeutungslos geworden«, fährt er in seinem Beitrag fort: »Ihr Denken hat ein anderes Ziel: Durch ihre Arbeit ihrer Zeit *Symbole* zu schaffen, die auf die Altäre der kommenden geistigen Religion gehören und hinter denen der technische

14 August Macke begießt die Pflanze der modernen Kunst, München, Ainmillerstr. 36, 1911. Photo: vermutlich Münter

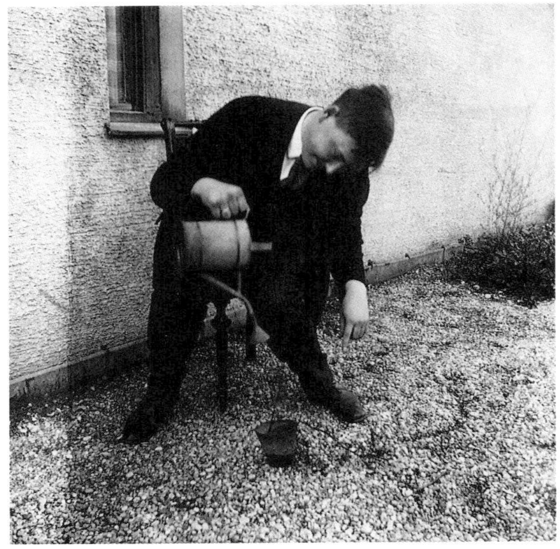

Erzeuger verschwindet.«[11] So hatte sich der Streit, der zum Austritt aus der *Neuen Künstlervereinigung* führte, an der zu großen Bildfläche der von Kandinsky eingereichten *Komposition V (Das Jüngste Gericht)* entzündet und zur Ausjurierung des Gemäldes geführt. Kandinsky sah das Prinzip einer radikalen, der »inneren Notwendigkeit« folgenden Freiheit in der Kunst in Frage gestellt. 1910 hatte er begonnen, über dieses Prinzip in seiner Schrift *Über das Geistige in der Kunst* zu reflektieren. »Die darin zum Ausdruck kommende Haltung ließ sich mit der Kleingeisterei der übrigen Mitglieder nicht vereinbaren [...].«[12] Mit der »inneren Notwendigkeit« läßt sich zum Beispiel erklären, daß die Größe des Formats sich aus einer bestimmten Motivik, einem bestimmten Inhalt oder einer bestimmten Art und Weise zu malen ergibt. In entfernter Weise finden wir diese gestalterische Notwendigkeit in dem etwa zehn Jahre später aufkommenden Begriff der »Materialgerechtigkeit« wieder.

Ähnlich wie Wassily Kandinsky von einer »inneren Notwendigkeit«, von einem »inneren Klang«[13] sprach, strebte Franz Marc zur »inneren Wahrheit«[14] und versuchte, in der Hinwendung zum Tier zum »Wesen der Dinge«[15] zu gelangen. Psychologisch wollte er sich »in die Seele des Tieres [...] versenken, um dessen Bildkreis zu erraten«.[16] Um seine Wahrnehmungsgrenzen über das materielle Erscheinungsbild hinaus zum Psychischen, zum Wesentlichen zu erweitern, bediente Marc sich gestalterisch der entmaterialisierenden Formenanalyse des Kubismus. Keine Imitation, keine Nachahmung soll die Kunst trüben, denn »wir werden nicht mehr den Wald oder das Pferd malen, wie sie uns gefallen oder scheinen, sondern wie sie wirklich sind, wie sich der Wald oder das Pferd selbst fühlen«.[17] Carla Schulz-Hoffmann erkannte in diesen idealistischen Ansichten Bezüge zur deutschen Romantik, zur Naturempfindung,[18] wobei die Suche Franz Marcs als »Blauer Reiter« der mythischen Suche Novalis' nach der mythologischen »Blauen Blume« nahekommt (Abb. 14). Während schon im Zusammenhang mit der *Brücke*-Gruppe und dem frühen Kreis um Kandinsky in München und Murnau der Vergleich mit den romantischen *Lukasbrüdern* gezogen wurde, klingt der klösterliche Aspekt der *Nazarener*, wie die *Lukasbrüder* später in Rom genannt wurden, in Marcs 1911 an August Macke gerichteten Worten an, obwohl nur im geistigen Sinne gemeint: »Wir müssen Asketen werden. [...] Unsere Ideen und Ideale müssen ein härenes Gewand tragen.«[19] Und vom heutigen Wissensstand aus gesehen könnte man Marcs naturmythologische Vorstellungen, denen er in märchenhaft anmutenden Tierbildnissen (Abb. 112, 113, 144–146) Gestalt gibt, mit der Sehnsucht der australischen Aborigines nach der mythischen »Traumwelt« vergleichen. Obwohl Franz Marcs »Bilder« einer zumeist paradiesischen Natur mit einer herbeigesehnten besseren Weltsicht und Weltempfindung zukunftsorientiert verknüpft sind, propagierte er doch eigentlich, wie Armin Zweite schrieb, »einen abstrakten Begriff von Geistigkeit, der heute nicht nur wie ein Fanal der Moderne erscheint, sondern eher wie ein Signal zur Flucht aus der Zeit«.[20] Bezeichnenderweise versuchte Marc sich unter dem Eindruck des Kriegsinfernos an der Westfront, wo er 1917 auch fallen sollte, von seiner »Romantik, die mir schon so viel Qual verursacht hat, da ich sie als unrein empfinde, zu befreien«.[21]

Obwohl nun schon einige Jahre eine expressionistische deutsche Kunst existierte, sollte der Begriff Expressionismus zum ersten Mal im Zusammenhang mit dem Salon der *Berliner Secession* von 1911 fallen. An dieser Ausstellung nahmen aber nur Franzosen oder in Paris lebende Maler wie Georges Braque, André Derain, Pablo Picasso, Kees van Dongen und Maurice de Vlaminck teil. Unter demselben Begriff zeigte der Berliner Galerist und Verleger Herwarth Walden 1912 Werke einiger dieser französischen Künstler, zumeist Fauvisten, in seiner Galerie *Der Sturm*. Und die große Kölner *Sonderbund*-Ausstellung von 1912 (vgl. den Beitrag von Alfred M. Fischer) übernahm in ihrem Katalog absichtlich die Bezeichnung Expressionismus, um mit ihr die aktuelle Entwicklungstendenz der europäischen Kunst aufzuzeigen. Natürlich fanden diese noch nie gesehenen Kunstwerke auf der vielbesuchten und verdienstvollen Kölner Ausstellung auch geschockte Kritiker, die zum Beispiel von einer »Horde farbespritzender Brüllaffen« schrieben, doch »unter der Leitung von Karl-Ernst Osthaus aus

Hagen und Josef Feinhals aus Köln, die jeweils eine ideale Mischung aus Industriellen, Mäzen und Aufgeschlossenheit für Neues darstellten, erhielt die Sonderbund-Ausstellung zum ersten Mal den Charakter einer profilierten Übersicht über die junge Kunst«.[22] An der Ausstellung nahmen auch die Künstler des *Blauen Reiter* und Marcs Freund August Macke, einer der bedeutendsten »Rheinischen Expressionisten«, sowie die Mitglieder der *Brücke* teil. Ernst Ludwig Kirchner erhielt den Auftrag, zusammen mit Erich Heckel einen Kapellenraum für die Glasfenster von Jan Thorn-Prikker zu dekorieren, und Karl Schmidt-Rottluff schuf wahrscheinlich für diesen Raum seine expressiv-kubistisch anmutenden Metallreliefs der vier Evangelisten (Abb. 303–306), die in Köln jedoch nicht zur Ausstellung gelangten.

Doch auch die *Sonderbund*-Ausstellung in Köln hatte wie die *Berliner Secession* von 1910 ihre »Abgewiesenen«. Vierhundert Bilder wurden zurückgestellt, darunter Werke von Franz Marc und Emil Nolde. Marc riskierte sogar ein Zerwürfnis mit seinem Freund August Macke, der zugunsten des *Sonderbund* vermitteln wollte. Erzürnt schrieb er in seinem Aufsatz »Ideen über das Ausstellungswesen« im selben Jahr: »Künstler sind nicht von der Ausstellung abhängig, sondern die Ausstellungen ganz und gar von den Künstlern.«[23] Herwarth Walden zeigte die zurückgewiesenen Bilder ab dem 16. Juni 1912 in der vierten Ausstellung des *Sturm* in Berlin.

Daß der Wille zum Expressionismus sozusagen in der Luft lag und sich auch fernab der großen Kunstzentren entwickeln konnte, beweist die Malerei der 1907 jung in Worpswede verstorbenen Paula Modersohn-Becker. Ihre frühen Werke sind noch von der zwischen Symbolismus und Spätimpressionismus angesiedelten Kunst der Worpsweder Künstlerkolonie beeinflußt, zu der auch ihr Mann, der Maler Otto Modersohn, gehörte. Zwar lernte sie auf einer Parisreise 1905 die Kunst Cézannes kennen, doch blieb sie in ihren wenigen Schaffensjahren künstlerisch der Natur und den Menschen Worpswedes verbunden (Abb. 33). »Der stille Atem sich selbst genügender Menschen und ihre Andacht vor großer, fast schwermütiger Natur, war nahe ihrem Wesen. [...] Im Ausdruck belastet manchmal nicht schon Sentimentalität, wohl aber überbetonte Stimmung das freie Schwingen des Bildes«,[24] schrieb 1923 Oscar Schürer. Bereits im Jahre 1914 würdigte Curt Stoermer ihre »Befreiung von der Detailmalerei« und empfahl, darauf zu achten, »wie Paula Modersohn zu diesen Dingen gelangte, diese Nähe zur Einheit von Natur und Kunst, zum Duft der Erde, der Farbe und der Bewegung von Ding und Atmosphäre ineinander ist nicht angeboren. Es ist ein weiter, arbeitsreicher Weg dahin.«[25] Und am Ende ihres Lebens kam die Künstlerin, die immer wieder sich selbst portraitierte (Abb. 31), die Menschen ihrer Umwelt und vor allem Kinder malte (Abb. 32), zu der Erkenntnis: »Die Stärke, mit der ihr Gegenstand erfaßt wird, das ist die Schönheit in der Kunst.«[26]

Nachdem sich der Expressionismus in Deutschland um 1910 in zahlreichen Ausstellungen durchzusetzen begann, beteiligten sich auch Kritiker und Kunsthistoriker an seiner Deutung. Manche erkannten, daß es sich nicht allein darum handelte, sich in der Kunst vom Impressionismus abzuwenden, sondern daß hinter dieser Bewegung mehr stand. Hermann Bahr zum Beispiel schrieb in seiner 1916, also während des Krieges erschienenen Publikation *Expressionismus* ahnungsvoll: »Und Freunde, das Wetter schlägt um, der Mensch schlägt wieder einmal um. Er stand lange nach außen, jetzt kehrt er sich wieder nach innen«, und erklärte, daß der Expressionismus eine Bewegung der Jugend, keine Mode sei: »Ein Maler ist, wer malen muß, nicht anders malen kann, als er malt [...].«[27] Ferner sah Bahr den Impressionismus nur als das letzte Wort der klassischen Kunst an und forderte als Konsequenz, daß die Kunst sich vom äußeren Zweck befreien müsse.[28] Und Herwarth Walden bemerkte 1913 im Katalog zum »Ersten Deutschen Herbstsalon«, an dem internationale Künstler, darunter auch einige der russischen Avantgarde, teilnahmen, sehr realitätsbewußt: »Wir leben heute nicht in einer Zeit, in der die Kunst die Helferin des Lebens ist«,[29] nachdem er bereits vorangehend den Ausdruck innerer Werte gefordert hatte: »Den Körper ändert ausschließlich der Geist, dem der Körper dient. Natürlich kann man nicht Geist malen, aber den Körper ohne Geist zu malen, ist erst recht keine Kunst. [...] Kunst ist Gabe und nicht Wiedergabe.«[30] Als »zusammengefaßten Ausdruck eines Gefühls« definierte Paul Fechter 1914 den Expressionismus: »Unter dem Einfluß von Momentphotographie und Kino erkannte man den Irrtum, der in dem Glauben lag, der Sinn der Kunst könne irgendwie in einer Darstellung der Erscheinung liegen; man besann sich wieder, daß die Kunst erst jenseits der Darstellungen jedes, wie auch immer variierten, Naturalismus

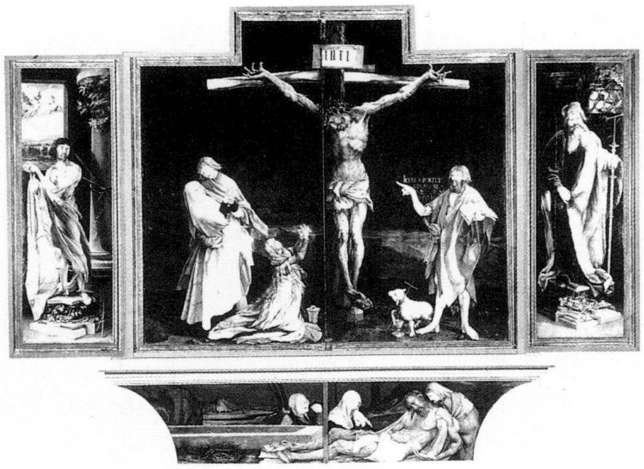

15 Matthias Grünewald, Isenheimer Altar, 1512–1516, Musée d' Unterlinden, Colmar

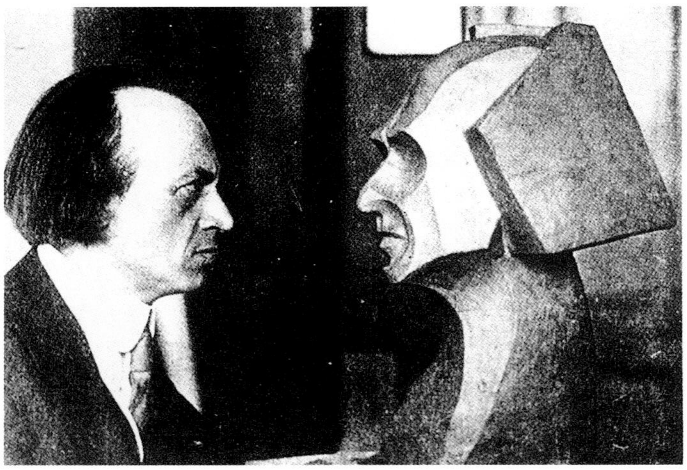

16 Herwarth Walden mit seiner Büste von William Wauer, Bronze, 1917

beginnt.«[31] Fechter unterschied zudem zwischen intensivem und extensivem Expressionismus. Wassily Kandinsky als intensiver Expressionist (Abb. 115, 121) »nimmt zum Ziel nichts als den Ausdruck seiner selbst. Was er geben will, ist die menschliche Gefühlsexistenz, isoliert von der Umwelt, von allen Beziehungen zur Natur und ihren Formen gelöst.«[32] Und Max Pechstein bezeichnete er als reinsten Typus und stärksten Vertreter des extensiven Expressionismus. »Er behält [...] die Beziehung zur Welt nicht nur bei, sondern steigert sie auf das höchste, ihm nur irgend erreichbare Maß. [...] Er erfaßt das Leben überall da, wo es sich als reines Gefühl unvermittelt [...] ausströmt und ihm zum Sinnbild und Schlüssel des eigenen Fühlens und Wollens wird.«[33] Während er Marc den »reinsten Maler« unter den Münchnern nannte und Kokoschka als Künstler beurteilte, der sich an den eigentlichen Vorvätern der deutschen Kunst, nämlich an den Gotikern und den Meistern des ausgehenden 15. Jahrhunderts orientiere, vor allem an Grünewald (aber ebenso auch an der venezianischen Malerei des 16. Jahrhunderts [Abb. 37]), folgerte er, sich auf das Gefühlsmäßige beziehend, daß »der Expressionismus [...] nicht eigentlich Sache eines Wollens [ist], sondern ein Schicksal: das innere Gleichgewicht der heutigen Seele brauchte diesen Ausgleich«.[34]

Einer der bedeutendsten Förderer des Expressionismus war Herwarth Walden, der 1910 den Verlag und die Galerie *Der Sturm* gründete und im Rahmen der Gesellschaft der *Sturm*-Freunde, der *Sturm*-Schule und der *Sturm*-Abende der Kunst des Expressionismus ein Forum gab (Abb. 16). Walden schrieb 1917, daß, wenn man den Begriff des Expressionismus richtig verstehen wolle, man auf seinen Gegensatz, den Impressionismus, zurückgreifen müsse. Auch vertrat er die Ansicht, daß der »expressionistische Künstler [...] eine innerliche, von der Natur und ihren Zufälligkeiten unabhängige Vision« habe, »die er nach den besonderen Ausdrucksmitteln seiner Kunst gestaltet«.[35] Zudem erinnerte Walden daran, daß es »in den urältesten Zeiten schon [...] einen Expressionismus gegeben [hat]. Aber immer wieder ist er unter dem Einfluß der genauen Nachahmung verdrängt worden.«[36] Einen Expressionismus finden wir zum Beispiel in der bewundernswert abstrahierten jungsteinzeitlichen Skulptur der Venus von Willendorf, wir finden ihn ebenso in der sumerischen, der kykladischen und der griechisch-archaischen Kunst, desgleichen in der Skulptur der römischen Spätzeit und der mittelalterlichen Buchmalerei. Wir begegnen dem Expressionismus in den geschnitzten gotischen »Schmerzensmännern« und in Malereien wie dem berühmten Isenheimer Altar von Grünewald (Abb. 15). Und in großem Aspektreichtum treffen wir diesen gestalterischen Willen zur Vereinfachung der Formen im Dienste einer klaren inhaltlichen Aussage in den verschiedensten Kulturen Afrikas, Asiens, Amerikas und Australiens an.

Die jungen avantgardistischen Künstler von 1914 beschäftigten sich mit diesen Vorbildern. Die Fauvisten und Kubisten gingen in Paris, die deutschen Expressionisten in Dresden und in Berlin in die Völkerkundemuseen, um sich mit den Skulpturen Afrikas und Ozeaniens auseinanderzusetzen. Die Masken der afrikanischen und ozeanischen Völker (Abb. 17) inspirierten sowohl Pablo Picasso als auch die Künstler der *Brücke* (vgl. den Beitrag von Gerhard Kolberg) und des *Blauen Reiter* zu neuen gestalterischen Ergebnissen. Paul Westheim schrieb zum Beispiel 1932 über Emil Nolde, daß bei ihm »vieles mas-

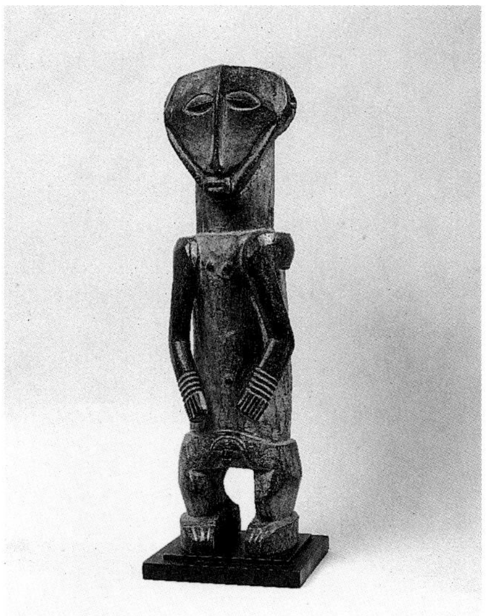

17 Afrikanische Skulptur, Bembe oder Bassikasinko, Zaire, Holz, Höhe 64 cm, Privatsammlung

kenhaft anmutet: Nolde, Barlach, Rohlfs – diese Menschen von der Nordseeküste haben etwas Seherisches, haben die Gabe des Zweiten Gesichts. Das Visionäre ist in der Natur. Nolde ist Phantasie-, nicht Vernunftmensch. Ist einer jener nordischen Barbaren, die in irisches Ornamentflechtwerk ihre dämonischen Fratzenvisionen eingewoben haben.«[37] Masken und Maskenhaftes finden wir in den Skulpturen von Otto Freundlich, Wilhelm Lehmbruck, Karl Schmidt-Rottluff, Franz W. Seiwert und Rudolf Belling (vgl. den Beitrag von Gerhard Kolberg), häufig auch in Gemälden von Ernst Ludwig Kirchner, Erich Heckel, Heinrich Hoerle und Carl Hofer (Abb. 18). Jedoch sind es nicht immer nur afrikanische und ozeanische Masken, denen wir in den Kunstwerken der Expressionisten begegnen, sondern ebenso von anderen und eigenen Kulturkreisen inspirierte, wie wir sie bereits um 1890 in den grotesken Maskenbildern des belgischen Malers und Expressionistenvorbildes James Ensor (Abb. 19) erblicken. Der »Rheinische Expressionist« August Macke, der selbst exotische Holzskulpturen sammelte (Abb. 20, 21), äußerte in seinem Artikel »Die Masken«, der 1912 im Almanach *Der Blaue Reiter* publiziert wurde, daß die »Freuden, die Leiden des Menschen, der Völker [...] hinter den Inschriften, den Bildern, den Tempeln, den Domen und Masken, hinter den musikalischen Werken, den Schaustücken und Tänzen [stehen]. Wo sie nicht dahinter stehen, wo Formen leer, grundlos gemacht werden, da ist auch nicht Kunst.«[38] Im gleichen Beitrag schrieb Macke aber auch Worte, die von der oft beschriebenen Zerrissenheit der wilhelminischen Gesellschaft kurz vor Ausbruch des Ersten Weltkrieges künden: »Wir haben in unserer komplizierten und ver-

18 Ernst Ludwig Kirchner, Stilleben mit Tulpen, Exoten und Händen, 1912, Kat.-Nr. 136

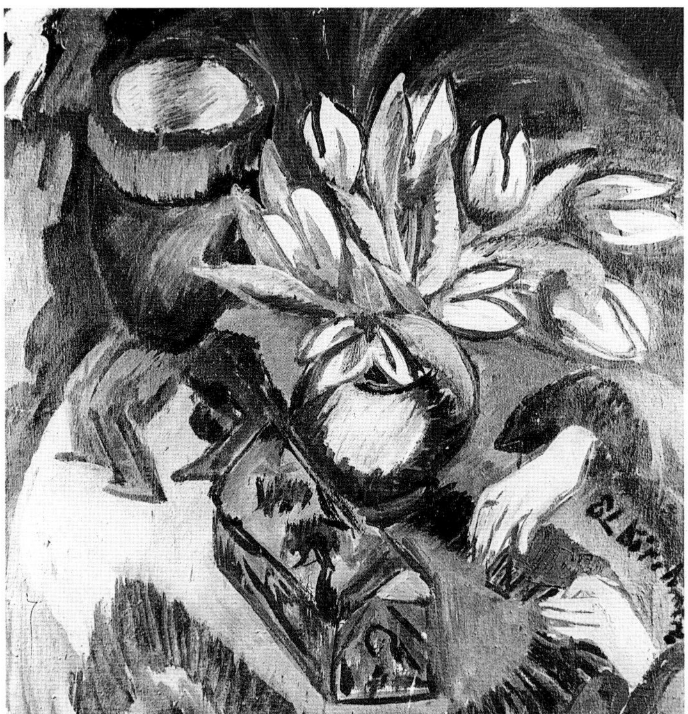

19 Erich Heckel, Bildnis James Ensor, 1930, Kat.-Nr. 87

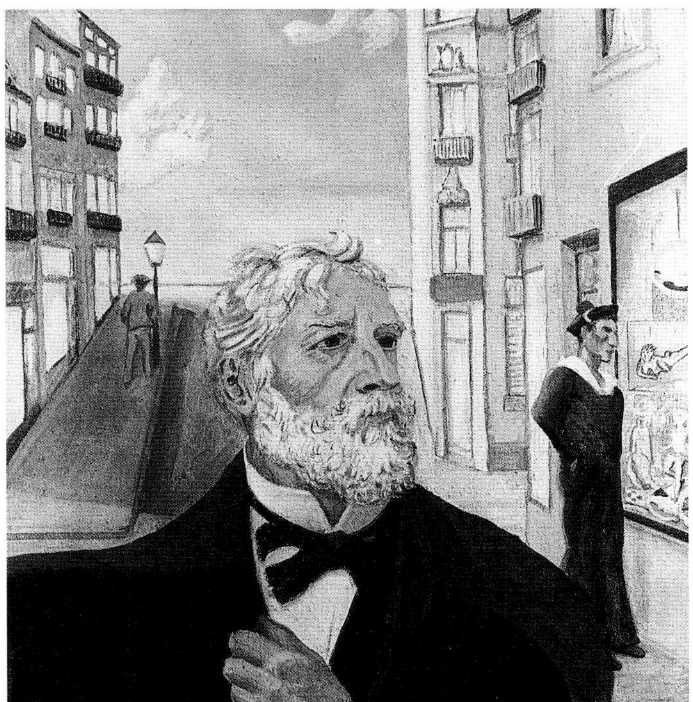

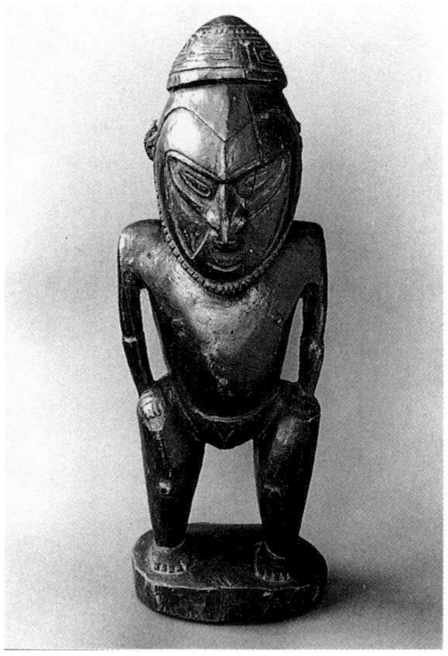

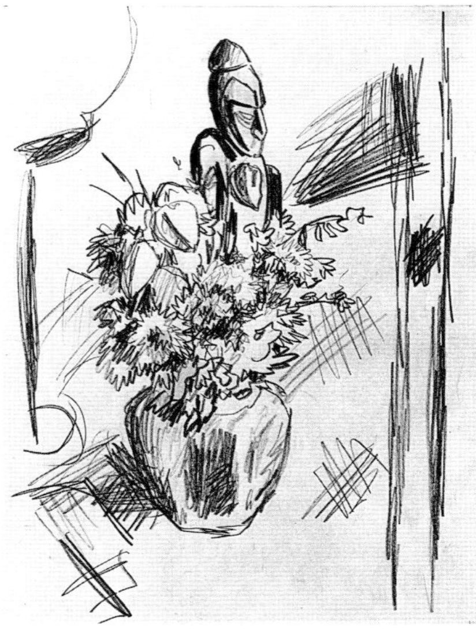

20 Ozeanische Plastik aus dem Besitz von August Macke, August Macke-Verein, Bonn

21 August Macke, Strauß mit ozeanischer Plastik, 1913, Kat.-Nr. 247

worrenen Zeit Formen, die jeden unbedingt ebenso erfassen wie der Feuertanz den Neger oder das geheimnisvolle Trommeln der Fakire den Inder. Der Privatgelehrte steht als Soldat neben dem Bauernsohn. Beiden fährt der Parademarsch gleichmäßig durch die Glieder, ob sie wollen oder nicht.«[39]

In der Orientierung an fernen Kulturen, die für den Menschen vor neunzig Jahren noch etwas Exotisches und Unverdorbenes hatten, klingt der Wunsch nach einer Verbesserung der geistigen und gesellschaftlichen Lebensumstände an, die sich viele Intellektuelle der damaligen Zeit, darunter auch August Macke, durch einen siegreich durchgeführten Krieg erhofften. Man könnte die folgende Bemerkung von ihm auch auf die Situation der wilhelminischen Gesellschaft übertragen: »Auch Stile können an Inzucht zu Grunde gehen.«[40] Der Schriftsteller und Kunstwissenschaftler Carl Einstein (1885–1940) veröffentlichte 1915 seine Abhandlung über die sogenannte »Negerplastik«. Er erkannte, daß »die Kunst des Negers [...] vor allem religiös bestimmt« sei und daß das Negerkunstwerk »nichts« bedeute – »es symbolisiert nicht; es ist der Gott, der seine abgeschlossene mythische Realität bewahrt [...].«[41] Bereits ein Jahr vor dem Antritt seiner Reise nach Neuguinea und in die Südsee 1913/14 fragte sich Emil Nolde, »warum aber wird immer noch die indische, chinesische und javanische Kunst unter Wissenschaft und Völkerkunde eingeordnet? Und die Kunst der Naturvölker als solche überhaupt nicht gewertet?« Und »wie mag es kommen, daß wir Künstler so gern die primitiven Äußerungen der Naturvölker sehen?«[42] 1920 schien Paul Erich Küppers in seinem Beitrag zum Ausstellungskatalog *Schmidt-Rottluff-Negerkunst* eine Antwort auf diese Fragen gefunden zu haben: »Heute empfinden wir, daß in den Werken afrikanischer Menschen ein Wille lebendig ist, der auch unsere jungen Künstler leidenschaftlich beseelt: dem inneren Erlebnis klarste und knappste Ausprägung zu geben, religiöse Ekstase, Gottessehnsucht und -furcht vor dem Rätsel des Unendlichen, Gefühl und Vision zu reinster, einfachster und dabei Ausdruck gewaltigster Form zu kristallisieren.« So ist die Skulptur, fährt Küppers fort, »die Gottheit selbst [...] nicht Schein, sondern Sein. Hier darf nichts mehr dem Ungefähr überlassen, nichts unklar, verschwommen und vieldeutig sein, darum ist diese Kunst nichts weniger als ›malerisch‹, sie ist ›plastisch‹ in des Wortes schärfster Prägung.«[43] Emil Nolde, der nach Neuguinea reiste, und Max Pechstein, der 1914 mehrere Monate malend und zeichnend auf den Palau-Inseln in der Südsee verbrachte, sind die einzigen deutschen Expressionisten, die sozusagen »vor Ort« mit der Kunst und Kultur außereuropäischer Kulturkreise in Kontakt traten.[44] Die Eindrücke von ihren Südseereisen beschäftigten Nolde und Pechstein noch viele Jahre nach ihrer Rückkehr und führten zu malerischen Werken, die sich sowohl indirekt als auch unmittelbar mit der erlebten Kultur Ozeaniens auseinandersetzten.

Parallel zur Gestaltung mit der Holzskulptur (vgl. den Beitrag von Gerhard Kolberg) entwickelten die Expressionisten ein außerordentliches Interesse am Holzschnitt. Zunächst waren es vor allem die *Brücke*-Künstler, die sich diesem besonders im 15. Jahrhundert kultivierten, volkstümlichen Medium widmeten; bezeichnenderweise wurde auch der *Brücke*-Aufruf von 1906 von Ernst Ludwig Kirchner in Holz geschnitten. Emil Nolde lehrte die jungen *Brücke*-Mitglieder die Kunst der Radierung, von ihnen erhielt er seinerseits die Anregung, Holzschnitte anzufertigen (Abb. 191). In kürzester Zeit nahmen auch die Künstler des *Blauen Reiter*, die »Rheinischen Expressionisten« und viele andere diese graphische Technik als willkommenes Mittel der abstrahierenden Ausdrucksgebung auf (vgl. den Beitrag von Hubertus Froning). Die treibende Kraft für die Hinwendung zum Holzschnitt, schrieb Paul Westheim, »dürfte nichts anderes sein, als der Wille zur monumentalen Bildgestaltung, der zur gleichen Zeit ein ganzes junges Künstlergeschlecht ungestüm erfaßt hat«.[45] Und

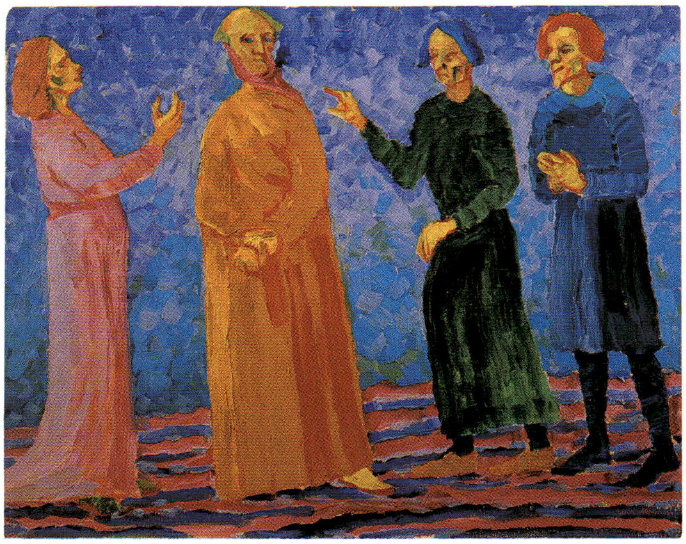

22 Emil Nolde, Freigeist, 1906, Kat.-Nr. 316

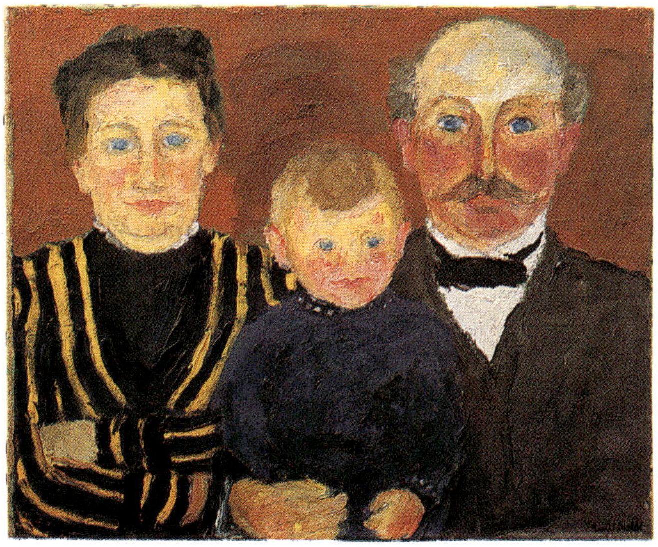

23 Emil Nolde, Familie Bonnichsen, um 1915, Kat.-Nr. 329

zur Monumentalität gehört die Abstraktion. »Das Sinnlich-Inhaltliche wird zurückgedrängt, das Geistig-Tektonische beherrscht Fläche und Glieder«,[46] denn die Hand schafft nicht mit flüchtiger Leichtigkeit das Werk, sondern durch überlegtes Bewältigen der Härte des Holzes.

Der expressionistische Dichter Theodor Däubler schrieb 1917: »Wenn man innerhalb des ›Expressionismus‹ von einer deutschen Richtung spricht, so muß man vor allem an Emil Nolde denken. Er war einer der Ersten überhaupt, der den Impressionismus innerlich überwunden hat. Keiner unter den modernen Deutschen ist so lebenskräftig wie er: vor allem in der Farbe: aber für ihn ist die Farbe alles; daß sie auch Zeichnung ergibt, wenn man mit der Farbe losgeht, ist selbstverständlich. Malerei beruht jedoch auf Farbe. Er handhabt sie ganz kompakt. [...] Ursprünglich und somit selbstverständlich [...].«[47] Ausgehend vom Hang der Norddeutschen »zum Übersinnlichen und Visionären«, urteilte Paul Erich Küppers 1918 über Noldes Werke: »Eine Kunst, die aus solcher Bildstimmung geboren ist, kann nicht ein freundliches Spiegelbild der äußeren Erscheinungen sein. Der tragische Konflikt der nordischen Seele mußte ihr offenbar werden: die Wirklichkeit wird hier nicht völlig verneint, aber sie gipfelt in die Welt des Transzendenten. Sie ist ins Gespenstische und Groteske, ins Unheimliche und Phantastische verzerrt und gesteigert« (Abb. 100).[48] Wahrscheinlich aus der erwähnten mentalen Spiritualität heraus schuf Emil Nolde eine lange Reihe menschlich tief empfundener expressiver religiöser Bilder (Abb. 97). In ihnen teilt sich die Auflösung der Abbildhaftigkeit zugunsten des Bildes mit, das heißt, auch des »inneren Bildes« der Welt, das man individualistisch erlebt und künstlerisch umsetzt.

Die unkontrollierte und undogmatische malerische Wiedergabe ehrlich empfundener religiöser Themen, die sich einer spirituellen Freiheit näherte, wie ihr die »heidnischen« Naturvölker huldigten, wird orthodoxen Kreisen der »Kirche« mißfallen haben. Konsequenterweise wurden 1912 Emil Noldes religiöse Bilder auf Protest katholischer Kreise aus der Ausstellung »Neue religiöse Kunst« in Brüssel entfernt. Im selben Jahr passierte Nolde ähnliches mit der *Sonderbund*-Ausstellung in Köln,[49] in deren religiös-thematische Auswahl sich auch der Klerus einmischte und zum Beispiel Ernst Ludwig Kirchner empfahl, seine für den Kapellenraum vorgeschlagenen figurativen christlichen Szenen in ornamentale Dekorationen umzuwandeln (vgl. den Beitrag von Alfred M. Fischer). Auch die vier eindrucksvollen Metallreliefs der Evangelisten (Abb. 303–306), die Karl Schmidt-Rottluff für die *Sonderbund*-Ausstellung geschaffen hatte, wurden in Köln nicht gezeigt (vgl. den Beitrag von Gerhard Kolberg). Das Geistig-Religiöse in Schmidt-Rottluffs vier Evangelistenköpfen wird vor allem durch die expressive Hinwendung zum Kubismus gefördert. Die kubistische Formenanalyse entschlüsselt wie in Franz Marcs transzendental und materielos wirkenden Tierbildern das Wesen der Schöpfung, führt vom Materiellen weg, hin zur gestalteten inneren Struktur und geistigen Essenz. Das Äußere wird gewissermaßen nach innen, das Innere nach außen gekehrt. Und wenn nach 1918 in der Kunst des Expressionismus religiöse Motive zu beobachten sind, zum Beispiel bei Franz W. Seiwert (Abb. 329, 330), dann transformieren sie die Leiden, die der Erste Weltkrieg hervorgerufen hat, in Skulpturen und Gemälde, die sich vorwiegend mit der Gestalt und dem Martyrium Christi auseinandersetzen. Max Beckmanns große *Kreuzabnahme* von 1917 (Abb. 360) ist ein Beispiel für eine religiöse Thematik, die vordringlich das Verhalten und das Los des Menschen, seine Verbrechen und seine Erduldungen zum Thema hat.

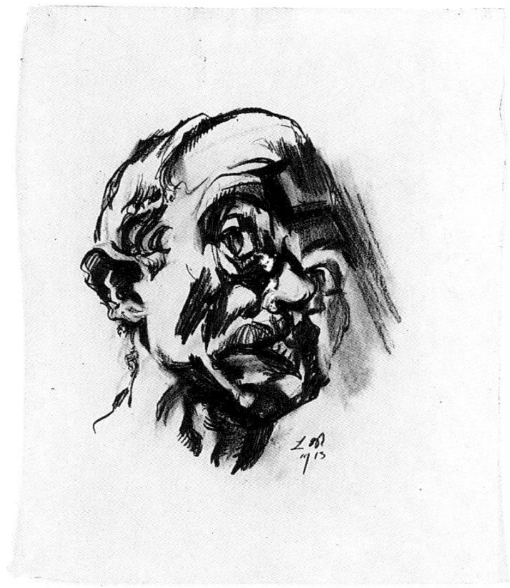

24 Ludwig Meidner, Selbstbildnis, 1913, Kat.-Nr. 292

Mit seinen apokalyptischen Visionen aus der Zeit vor 1914 (Abb. 34, 36) ist Ludwig Meidner sozusagen ein Prophet des kommenden Ersten Weltkrieges gewesen. Der Maler war nach dem Studium an der Akademie in Breslau nach Berlin übergesiedelt, wo er sich der Gruppe um die expressionistische Zeitschrift *Die Aktion* anschloß. In aufwühlenden und schockierenden Farben malte er Bilder eines drohenden Weltuntergangs, zerborstenes Erdreich und schiefe Architekturen, die gespenstisch von feurigen kosmischen Himmelserscheinungen erleuchtet sind und gewissermaßen als Vorahnungen des Massakers an der Westfront gedeutet werden können. Meidner hatte den Krieg von 1916 bis 1918 persönlich miterlebt, jedoch verloren seine späteren Arbeiten den apokalyptischen Charakter der frühen Werke. 1918 veröffentlichte Ludwig Meidner, der auch ein Schriftsteller von Rang war, sein *Dankgebet, daß ich lebe*: »[...] Herr, gib mir die Kraft. Um mich herum fallen sie um und recken nicht mehr ihre Hände hinauf. Der Lebenden Lästerungen wachsen riesig aus ihren Hälsen heraus wie scheußliche Schlangen. Verzeih ihnen, Gott, der unsere Erbärmlichkeit weiß. Laß Deine Gnade regnen auf die verdorrte Erde. Biet jeder erschrockenen Seele ein Heil. Herr, Herr, gib mir Deinen Sturm; in mir sind Ströme lebendigen Wassers. Laß mich leben.«[50] Über Meidners neue Arbeiten schrieb Paul Fechter 1923: »Seine Zeichnungen sind nicht Zeichnungen im Sinne von Flächengliederungen, sondern räumliche Anweisungen. Seine Visionen – und Meidner scheint Visionen im echten Sinne des Worts zu besitzen – sind nicht flächig, sondern durchaus dreidimensionaler Natur. Nicht die Fläche klingt, sondern der Raum wird mit rauer Gewalt, wie im Barock, in einen bewegten Ausdruck seiner Selbst und seiner Funktionen hineingerissen« (Abb. 227, 229).[51]

Betrachtet man Ludwig Meidners ekstatische Gemälde und liest seine Dichtungen, dann ist man aus heutiger Sicht sehr erstaunt, daß eine junge Generation 1914 mit großer Euphorie in den Krieg zog. Auch August Macke und Franz Marc, die beide im Westen fielen, gehörten zu denen, die anfänglich in einem Krieg die Chance eines Neubeginns sahen. In seinem im Herbst 1914 geschriebenen Aufsatz »Im Fegefeuer des Krieges« äußerte der zu dieser Zeit noch kriegsbegeisterte Marc: »Was wir Krieger in diesen Monaten draußen erleben, überragt in weitem Bogen unsere Denkkraft. Wir werden Jahre brauchen, bis wir diesen sagenhaften Krieg als That, als unser Erlebnis werden begreifen können. [...] Wir wußten nicht, daß so rasend schnell der große Krieg kommen würde, der über alle Worte weg selbst das Morsche zerbricht, das Faulende ausstößt und das Kommende zur Gegenwart macht. [...] Das Volk ahnte, daß es erst durch den großen Krieg gehen mußte, um sich ein neues Leben und neue Ideale zu formen. Es behielt recht mit seinem Unwillen, in elfter Stunde neue Kunstideen aufzunehmen. Man sät nicht feinen Samen, wenn ein Sturm am Himmel steht. Er ist schnell hereingebrochen und hat manche zarte Saat zerstört. [...] Wir werden von vorn anfangen müssen zu arbeiten; [...] Der kommende Typ des Europäers wird der deutsche Typ sein; aber zuvor muß der Deutsche ein guter Europäer werden. Das ist er heute nicht immer und überall.«[52]

Aus dem verlorenen Krieg ging die erste Expressionistengeneration gewandelt hervor, und eine zweite, nicht unwesentlich jüngere, gab der expressionistischen Gestaltung neue Inhalte, die sich zum größten Teil aus den Erlebnissen im Krieg und aus seinen sozialen Folgen für die Gesellschaft der zwanziger Jahre ergaben. George Grosz entwickelte sich nach nur einem halben Jahr Kriegsdienst zum engagierten Hasser des Militärs und des Militarismus. Zuweilen sah er in der Nachkriegsgesellschaft ein Irrenhaus. In diesen Zeiten der politischen Instabilität, der Straßenkämpfe, Streiks und Putschversuche, des üppigen Reichtums einerseits und der Verarmung des Proletariats andererseits, engagierten sich Künstler und Künstlerinnen wie Otto Dix, George Grosz, Käthe Kollwitz, Christoph Voll und Otto Pankok (Abb. 25) für die Schwachen und die verfolgten Randgruppen der sogenannten goldenen zwanziger Jahre (Abb. 26). Oskar Kokoschka, damals Professor an der Dresdener Akademie, protestierte 1920 in einem »Appell an die Einwohnerschaft Dresdens« gegen die Beschädigung eines Rubens-Bildes im Zwinger durch revolutionäre Kommandos während einer Schießerei im Zusammenhang mit dem Kapp-Putsch. »Kokoschkas

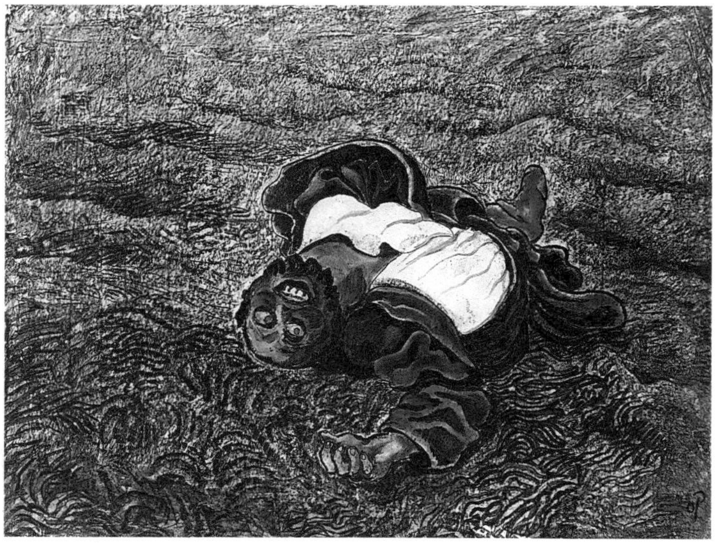

25 Otto Pankok, Liquidiert, 1937, Kat.-Nr. 340

Plädoyer für die Einzigartigkeit der Kunst steht in einer humanistischen Tradition. Darüber hinaus ist sein Manifest symptomatisch für die gespaltene Situation, in der sich der deutsche Expressionismus nach dem ersten Weltkrieg befand.«[53] Kokoschkas Malerei hatte zu dieser Zeit eine deutliche stilistische Wandlung durchgemacht. »Sind es anfangs noch Farbflecken unterschiedlicher Größe und Formationen, die schwerelos über die Bildfläche zu schweben scheinen, so abstrahiert Kokoschka immer stärker zu breiten, in sich statischen, farblich homogenen Flächen von zunehmend haptischem Charakter. Dazu kommt, daß der Farbauftrag in Blöcken nun im Prinzip einem rektangulären Schema gehorcht; horizontal und vertikal ausgerichtete Flächen [...] stoßen unvermittelt aufeinander, dunkle Partien durchsetzen die gesamte Bildoberfläche. Dabei herrscht eine höchst akzentuierte Beleuchtung: die Farbe verhält sich, als sei sie Materie.«[54] Deutlich wird diese Entwicklung im Vergleich der Gemälde *Verkündigung* (Abb. 38) und *Die Heiden* (Abb. 39) mit dem Landschaftsbild (Abb. 40), das Kokoschka 1921 von seinem Atelierfenster aus mit Blick auf Dresden-Neustadt malte.

Um 1920 meldeten sich vielfach Stimmen, die behaupteten, daß der Expressionismus am Ende sei. Er sei alt geworden und in dieselbe Situation geraten, in die er damals den alternden Impressionismus drängte.[55] Schon 1918 schrieb Eckart von Sydow: »Denn in der Tat ist die Frage nach dem Sinne des Expressionismus ebenso sinnvoll, wie etwa die Frage nach dem Sinn des Weinens«, und lobte Karl Schmidt-Rottluffs »Erfassen neuerer Kunstmittel [...], die immer reiner und bewußter gehandhabt«[56] werden. Und auch in den folgenden Zeilen von Friedrich Märker, 1921 in seiner Schrift *Lebensgefühl und Weltgefühl* geäußert, zeigen sich Vorschläge zur Überwindung des Expressionismus: »Die Expressionisten verachten den Körper. [...] Sie zerschlagen die Formen der Wirklichkeit willkürlich nach dem Rhythmus ihres nur aus dem Intellekt stammenden Suchens und breiten die Farbe nach Gutdünken über die Dinge. [...] Das Grundgesetz einer vollendeten Kunst aber ist, Form und Farbe von der Alltagshülle zu befreien und sie zu erhöhen.«[57] Angesichts der veränderten gesellschaftlichen Verhältnisse wandten sich viele Künstler dem Verismus und der aufkommenden Neuen Sachlichkeit zu. Das Bauhaus in Weimar wurde gegründet. Und Kritiker erkannten in der Tatsache, daß in Berlin schon jedes Kinoplakat »expressionistisch« war, die Gefahr, der Expressionismus könne zu einer »gefährlichen Mode« werden.[58] Auch Gustav Friedrich Hartlaub, der 1912 in Bremen seinen vielbeachteten Aufsatz »Das Ende des Impressionismus« veröffentlicht hatte, sah, wenngleich noch unerschüttert in seinem Glauben an den Expressionismus, diesen jedoch einer kommenden Wandlung ausgesetzt: »Natürlich glaube ich nach wie vor an den ungeheuer weittragenden und unzerstörbaren Sinn der ganzen Bewegung, die ja weit mehr ist,

26 Otto Pankok mit den Modellen seiner »Zigeunerbilder« in der Pankok-Ausstellung in Düsseldorf, 1931

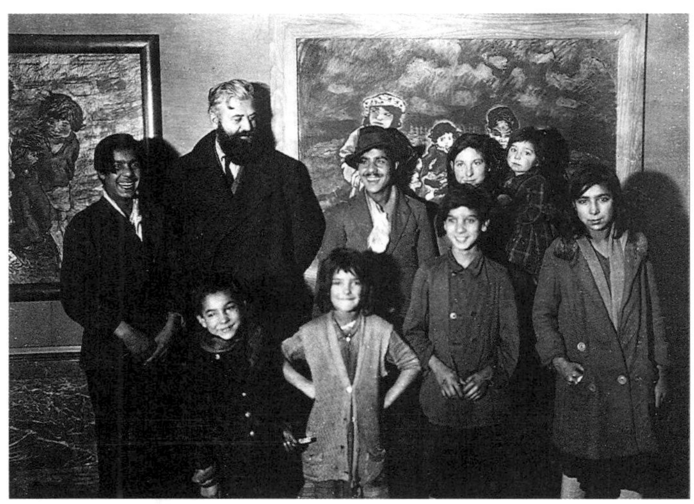

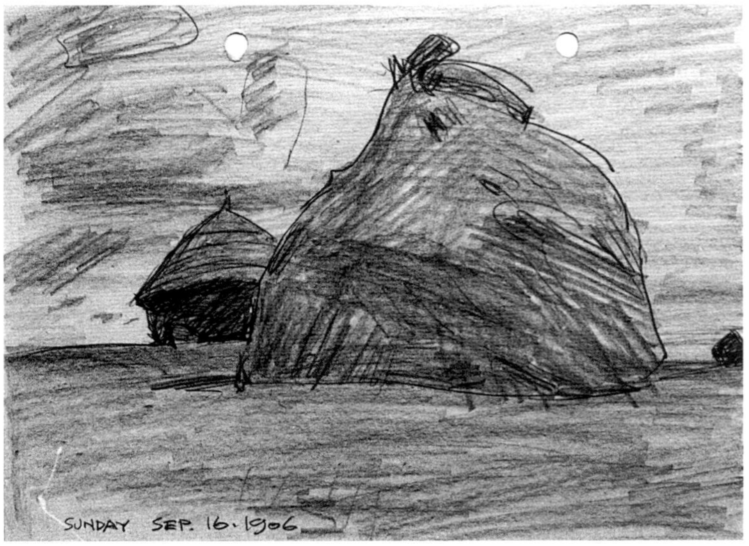

27 Lyonel Feininger, Ohne Titel (Heuhaufen), 1906, Kat.-Nr. 60

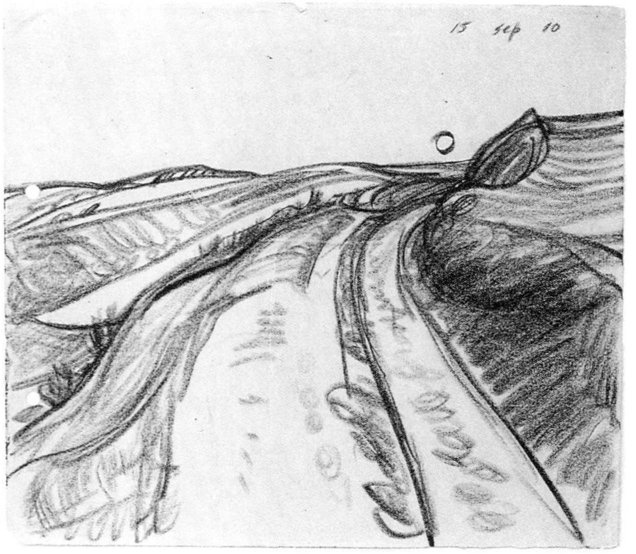

28 Lyonel Feininger, Ohne Titel (Weg), 1910, Kat.-Nr. 61

als eine bloße Kunstrichtung. Als Kunstrichtung wird sie sich bald überlebt haben – ich meine, in den äußeren, heute üblichen künstlerischen Formulierungen und Manieren, – als Symptom eines umfassenden künstlerischen und weltanschaulichen Umschwungs wird sie ewig von der höchsten und folgenreichsten Bedeutung bleiben.«[59] Im Jahre 1924 schrieb Franz Roh im *Cicerone*: »Der deutsche Expressionismus steht heute in seinem dritten Stadium. Auf das Experimentieren Einzelner folgten die ›Bünde‹ (›Brücke‹, ›Blauer Reiter‹). Daraufhin hat nun auch diese Bewegung eine Phase der Akademie erreicht, der Schulung durch staatliche Anstalt [vgl. zu diesem Thema den Beitrag von Helga Behn]. Nachdem das ›Bauhaus‹, das sich bescheiden als Versuch bezeichnet, einige Jahre im Stillen gearbeitet hat, ist es mit einer Ausstellung hervorgetreten, desgleichen mit einem umfangreichen Band (›Staatliches Bauhaus in Weimar, 1919 bis 1923‹, Bauhaus-Verlag, Weimar-München). Das Buch [...] wird vor der Geschichte bald als Hauptdokument des deutschen Spätexpressionismus, vorwiegend des Konstruktivismus, gelten.«[60]

Das Bauhaus, von dem Architekten Walter Gropius 1919 in Weimar gegründet, siedelte 1925 nach Dessau über und zog 1932 nach Berlin, wo es 1933 von den Nationalsozialisten aufgelöst wurde. Weitergeführt wurde die Schule in den USA durch die Gründung des New Bauhaus, des späteren Institute of Design, in Chicago. Das Bauhaus strebte die Synthese von Kunst und Industrie, von Kunst und sozialer Lebensgestaltung an. Der Name deutet auf die Tradition der mittelalterlichen Kathedralen-Bauhütten hin, in der zwischen Kunst und Handwerk noch keine Trennung bestand und alle Künstler unter dem Primat der Architektur das Gesamtkunstwerk anstrebten. »Dabei handelt es sich nicht um industriefremde Handwerksromantik. Das Bauhaus bejaht die Maschine als modernstes Mittel der Gestaltung.«[61] Die zunehmend engere Verbindung zur industriellen Produktion führte dazu, daß Gerhard Marcks, einer der ersten Formmeister der Schule, 1925 das Bauhaus verließ (vgl. den Beitrag von Gerhard Kolberg).

Neben Paul Klee, Wassily Kandinsky, Oskar Schlemmer und anderen bedeutenden Künstlern war Lyonel Feininger einer der wichtigsten Lehrer dieses Institutes. Feininger war in den Jahren 1906–1908 in Paris den Kubisten und Robert Delaunay, dem Begründer des aus dem Kubismus entwickelten Orphismus, begegnet (vgl. den Beitrag von Peter Dering). Die Konkretisierung der Form, die ihn mit den Kubisten verbindet, bleibt bei ihm aber stets im realen Raum und Licht. So gibt die feste Verbindung der Formen und des Lichts sowie deren gegenseitige Abhängigkeit und Durchdringung seinen Bildern die innere Logik. Durch die Transparenz seiner Flächenpläne und die zarte Farbigkeit erhalten sie trotz der strengen prismatischen Raumgeometrie einen lyrisch-romantischen Ausdruck und räumliche Tiefe. Die häufigsten Motive sind Architekturen: Kirchen (Abb. 41) und Brücken (Abb. 42) zeugen von seinem Zeichnen vor Ort und seinen Natur-Notizen (Abb. 27–29), die er während der Bauhauszeit zum Teil auf Fahrradtouren vorwiegend in der Umgebung von Weimar und später Dessau zeichnete. Feiningers phantastisch bis märchenhaft anmutende Komposition *Der Rheeder* (Abb. 43), entstanden 1920, bewahrt noch einige Elemente seiner frühen Schaffenszeit, als er ab 1893 län-

29 Lyonel Feininger, Ohne Titel (Hütten am Hang), 1913, Kat.-Nr. 62

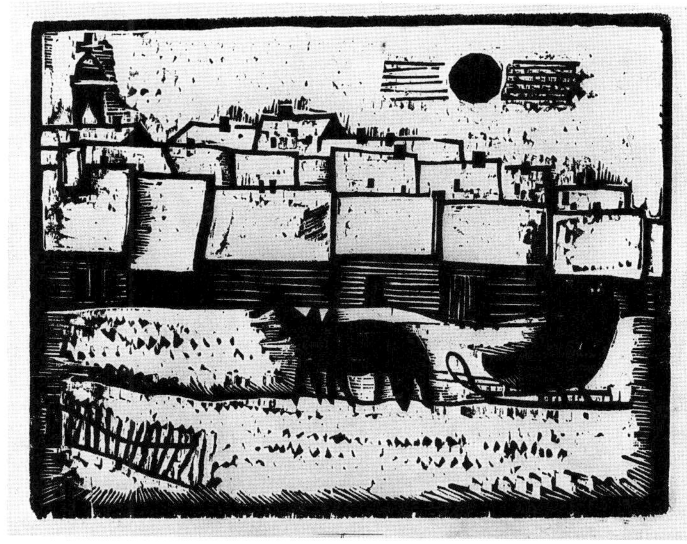

30 Gerhard Marcks, Dornburger Winterseite, 1922, Kat.-Nr. 278

gere Zeit als erfolgreicher Karikaturist und Satiriker in Berlin für die Zeitschriften *Ulk* und *Die Lustigen Blätter* zeichnete. »Es bleibt stets ein Rest von rationalistischer Wiedergabe an so einem vor der Natur gestalteten Bilde hängen, den zu überwinden unsere erste Aufgabe ist«, schrieb er 1917. »Denn wir haben die innere Vision, die eigene, unbeeinflußte letzte Form für unseren Sehnsuchtsausdruck zu suchen und zu geben. Keine ungefähre Form; niemals eine andere als die letzte, die wir fähig sind, zu erschaffen.«[62] Lyonel Feiningers Holzschnitte[63] inspirierten seinen Bauhaus-Kollegen Gerhard Marcks (Abb. 230), gleichfalls mit diesem Medium zu gestalten.

Nur ungern kehrte Feininger 1937, genötigt durch die nationalsozialistische Kulturpolitik, nach Amerika zurück, wo er als Sohn eines deutschstämmigen Musiker-Ehepaares geboren worden war.[64] Das Künstlerleben Feiningers, der seit den neunziger Jahren des vorigen Jahrhunderts als ungebundene Einzelpersönlichkeit den Aufbruch des Expressionismus, seine Blütezeit und seine Verfemung miterlebte, ist, wie auch das erzwungene Exil, beispielhaft für das Los zahlreicher deutscher Expressionisten. Viele von ihnen wurden nach der Machtübernahme der Nationalsozialisten 1933 aus Lehrämtern und Akademien verbannt, ihre Werke im Zuge der staatlich angeordneten Aktion »Entartete Kunst« im Jahre 1937 aus öffentlichen Museen beschlagnahmt, teilweise vernichtet oder ins Ausland gegen Devisen verkauft (vgl. den Beitrag von Agnes von der Borch). Auf der 1937 in München gestarteten Propaganda-Wanderausstellung »Entartete Kunst«, zu der auch ein »Ausstellungsführer« (Abb. 392) erschien, wurden viele der beschlagnahmten Kunstwerke des Expressionismus und des Verismus bewußt schlampig präsentiert, darunter auch einige, die in der Ausstellung des Museum Ludwig vertreten sind (Abb. 78, 94, 359, 360). Manche Künstler, wie die Bildhauer William Wauer, Christoph Voll und Rudolf Belling, reagierten zunächst ungläubig, weil sie ihre Kunst als eine spezifisch deutsche und zukunftsorientierte empfanden, und legten vergeblich bei den Behörden Einspruch ein. Bedeutende Künstler wie Max Beckmann und George Grosz emigrierten; andere, Käthe Kollwitz und Emil Nolde etwa, wurden mit Arbeits- und Ausstellungsverbot belegt. Ernst Ludwig Kirchner nahm sich, verbittert, als »entarteter Künstler« bezeichnet zu werden, 1938 in Davos das Leben. Sein berühmtes Gemälde *Eine Künstlergemeinschaft (Die Maler der Brücke)* (Abb. 46), 1926 nach seiner letzten Deutschlandreise in Davos in Erinnerung an die Dresdener und Berliner Jugendjahre gemalt, wurde 1937 aus der Nationalgalerie in Berlin beschlagnahmt. Der Berliner Galerist Ferdinand Möller erwarb in den Jahren 1940 und 1941 vom Staat über hundert konfiszierte Werke deutscher Expressionisten, darunter auch Kirchners Bild der *Brücke*-Künstler. Möller rettete es zusammen mit unzähligen anderen Werken über die Nazizeit hinweg und stellte es im November 1951 in seiner neuen Kölner Galerie in der Eröffnungsausstellung »Die alten Meister der modernen Kunst in Deutschland« neben weiteren Gemälden Kirchners und Karl Schmidt-Rottluffs der Öffentlichkeit vor.[65] 1952 wurde Ernst Ludwig Kirchners Gemälde einer Künstlergemeinschaft des Expressionismus für die Kölner Sammlung Dr. Josef Haubrich erworben.[66]

1 Karl Schmidt-Rottluff, Brief an Emil Nolde, 4. Februar 1906, zit. nach Emil Nolde, *Jahre der Kämpfe (1902–1914)*, Berlin 1934, S. 90–91.

2 Peter Betthausen, »Die ›Brücke‹. Künstlergemeinschaft und Kunstverein«, in: Ausst.kat. *Expressionisten. Die Avantgarde in Deutschland 1905 bis 1920*, Nationalgalerie Berlin (Ost), Ostberlin 1986, S. 28.

3 Mario-Andreas von Lüttichau, »Künstlergemeinschaft Brücke. Dresden 1910«, in: Ausst.kat. *Stationen der Moderne*, Berlinische Galerie, Berlin 1988, S. 89.

4 Klaus Lankheit, »Die Geschichte des Almanachs«, in: *Der Blaue Reiter*, hrsg. von Wassily Kandinsky und Franz Marc, München 1912, dokumentarische Neuausg. von Klaus Lankheit, München 1965, 9. Aufl., München und Zürich 1994, S. 256.

5 Ebd., S. 259–260.

6 Ebd., S. 261.

7 Roland März, »Vision und Wirklichkeit. Die expressionistische Avantgarde in Deutschland 1905 bis 1920«, in: Ausst.kat. Berlin 1986 (Anm. 2), S. 12.

8 Ebd.

9 Wassily Kandinsky, zit. nach *Franz Marc im Urteil seiner Zeit*, hrsg. von Klaus Lankheit, Köln 1960, S. 46.

10 Franz Marc, »Die ›Wilden‹ Deutschlands«, in: *Der Blaue Reiter*, hrsg. von Wassily Kandinsky und Franz Marc, München 1912, S. 5–7.

11 Ebd., S. 5–7.

12 Mario-Andreas von Lüttichau, »Der Blaue Reiter. München 1911«, in: Ausst.kat. Berlin 1988 (Anm. 3), S. 110.

13 Wassily Kandinsky, *Über das Geistige in der Kunst. Insbesondere in der Malerei*, München 1912, S. 56 und 59; vgl. auch S. 48–49 (über den »inneren Klang«).

14 Franz Marc, Brief an Maria Franck vom 10. Mai 1907, in: *Franz Marc. Briefe, Schriften und Aufzeichnungen*, hrsg. von Günter Meißner, 2., erw. Aufl., Leipzig und Weimar 1989, S. 26.

15 Franz Marc, 1. Aphorismus, 1914/15, in: Marc 1989 (Anm. 14), S. 276.

16 Franz Marc, »Aufzeichnungen in Quart«, 1911/12, in: Marc 1989 (Anm. 14), S. 233.

17 Franz Marc, »Aufzeichnungen in Folio«, in: Marc 1989 (Anm. 14), S. 251.

18 Carla Schulz-Hoffmann, »Utopie und Abstraktion. Franz Marc und die Bedeutung romantischer Denkvorstellungen für die Kunst der Moderne«, in: *Franz Marc. Kräfte der Natur. Werke 1912–1915*, hrsg. von Erich Franz, Ostfildern 1993, S. 153–167.

19 Franz Marc, Brief an August Macke, 14. Januar 1911, in: Marc 1989 (Anm. 14), S. 40.

20 Armin Zweite, »Franz Marcs ›Vögel‹«, in: *Franz Marc* 1993 (Anm. 18), S. 117.

21 Franz Marc, *Briefe aus dem Felde*, Berlin 1940, S. 35.

22 Wulf Herzogenrath, »Die Tradition aktueller Kunstausstellungen in Köln«, in: *Frühe Kölner Kunstausstellungen. Sonderbund 1912. Werkbund 1914. Pressa USSR 1928*, hrsg. von Wulf Herzogenrath, Köln 1981, S. 14.

23 Franz Marc, »Ideen über das Ausstellungswesen«, in: *Der Sturm*, 3, Juni 1912, S. 113–114.

24 Oscar Schürer, »Das Werk der Paula Modersohn«, in: *Der Cicerone*, 18, 1914, S. 8.

25 Curt Stoermer, »Paula Modersohn«, in: *Der Cicerone*, 6, 1914, S. 8.

26 C. E. Uphoff, »Paula Modersohn«, in: *Der Cicerone*, 11, 1919, S. 535.

27 Hermann Bahr, *Expressionismus*, München 1916, 2. Aufl., München 1918, S. 27–28.

28 Ebd., S. 52.

29 Herwarth Walden in: Ausst.kat. *Erster Deutscher Herbstsalon*, Galerie Der Sturm, Berlin 1913, S. 9.

30 Ebd., S. 6.
31 Paul Fechter, *Der Expressionismus*, 2. Aufl., München 1914, S. 22.
32 Ebd., S. 25.
33 Ebd., S. 26.
34 Ebd., S. 29.
35 Herwarth Walden in: Ausst.kat. *Expressionismus*, Galerie Der Sturm, Berlin 1917, S. 3.
36 Ebd.
37 Paul Westheim, »Aus der Werdezeit Emil Noldes«, in: *Das Kunstblatt*, 16, 1932, S. 26.
38 August Macke, »Die Masken«, in: *Der Blaue Reiter* 1912 (Anm. 10), S. 26.
39 Ebd., S. 24.
40 Ebd., S. 23.
41 Carl Einstein, *Negerplastik*, Leipzig 1915, 2. Aufl., München 1920.
42 Nolde 1934 (Anm. 1), S. 172–177.
43 Paul Erich Küppers, in: Ausst.kat. *Schmidt-Rottluff-Negerkunst*, Kestner-Gesellschaft, Hannover 1920, o.S.
44 *Max Pechstein. Erinnerungen*, hrsg. von Leopold Reidemeister, Wiesbaden 1960, S. 54–95.
45 Paul Westheim, *Die Welt als Vorstellung. Ein Weg zur Kunstanschauung*, Potsdam und Berlin 1919, S. 80.
46 Ebd., S. 82.
47 Theodor Däubler, »Emil Nolde«, in: *Das Kunstblatt*, 1, 1917, S. 114.
48 Paul Erich Küppers, »Emil Nolde«, in: *Das Kunstblatt*, 2, 1918, S. 330.
49 Leopold Reidemeister, »Die vier Evangelisten von Karl Schmidt-Rottluff und die Sonderbundausstellung in Köln 1912«, in: *Brücke-Archiv*, 8, 1975/76, S. 13.
50 Ludwig Meidner, »Dankgebet, daß ich lebe«, in: *Das Kunstblatt*, 2, 1918, S. 299.
51 Paul Fechter, »Zu den neuen Arbeiten Ludwig Meidners«, in: *Der Cicerone*, 15, 1923, S. 1121.
52 Franz Marc, »Im Fegefeuer des Krieges«, in: *Der Sturm*, 7, 1916, S. 2.
53 Ingried Brugger, »Wesen mit Wesen streitend. Die Dresdner Werkgruppe 1916–1923«, in: *Oskar Kokoschka*, hrsg. von Klaus Albrecht Schröder und Johannes Winkler, München 1991, S. 20.
54 Ebd., S. 22.
55 Fechter 1923 (Anm. 51), S. 1121.
56 Eckart von Sydow, »Karl Schmidt-Rottluff«, in: *Der Cicerone*, 10, 1918, S. 75.
57 Friedrich Märker, *Lebensgefühl und Weltgefühl. Einführung in die Gegenwart und ihre Kunst*, München 1920, S. 72.
58 Karoline Hille, *Spuren der Moderne. Die Mannheimer Kunsthalle von 1918 bis 1933*, Mannheim und Berlin 1994, S. 65.
59 Gustav Friedrich Hartlaub, Brief an Wichert, 17. September 1918, zit. nach Hille 1994 (Anm. 58), S. 65–66.
60 Franz Roh, »Das staatliche Bauhaus in Weimar«, in: *Der Cicerone*, 16, 1924, S. 367.
61 Ebd., S. 368.
62 Lyonel Feininger, Brief an Alois J. Schardt, 14. März 1917, zit. nach *Das Kunstblatt*, 15, 1931, S. 216–217.
63 Ausst.kat. *Lyonel Feininger. 200 Holzschnitte aus Privatbesitz*, Kunstverein Ludwigshafen / Städtische Kunstsammlungen Chemnitz, Ludwigshafen 1996.
64 Alfred M. Fischer, »Lyonel Feininger in Amerika 1937–1956«, in: *Lyonel Feininger. Natur-Notizen, Skizzen und Zeichnungen aus dem Busch-Reisinger-Museum, Harvard University*, Kunsthalle Emden / Museum Ludwig Köln u.a., Köln 1993, S. 30–35.
65 Eberhard Roters, *Galerie Ferdinand Möller. Breslau–Berlin–Köln. 1917–1956*, Berlin 1984, S. 287–298 (S. 294, Nr. 64), Abb. S. 209.
66 *Museum Ludwig. Gemälde, Skulpturen, Environments vom Expressionismus bis zur Gegenwart. Bestandskatalog*, hrsg. von Siegfried Gohr, bearb. von Evelyn Weiss und Gerhard Kolberg, München 1986, S. 118.

31 Paula Modersohn-Becker, Selbstbildnis, 1906, Kat.-Nr. 298

32 Paula Modersohn-Becker, Das blinde Schwesterchen, um 1905, Kat.-Nr. 297

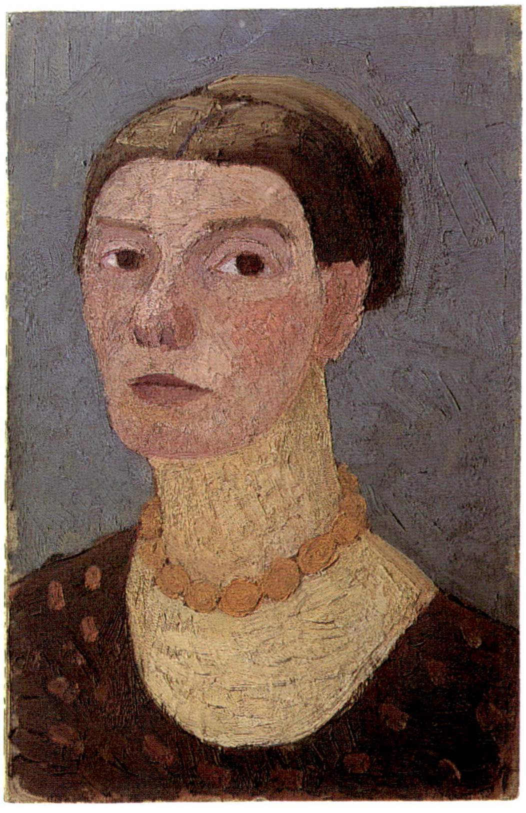

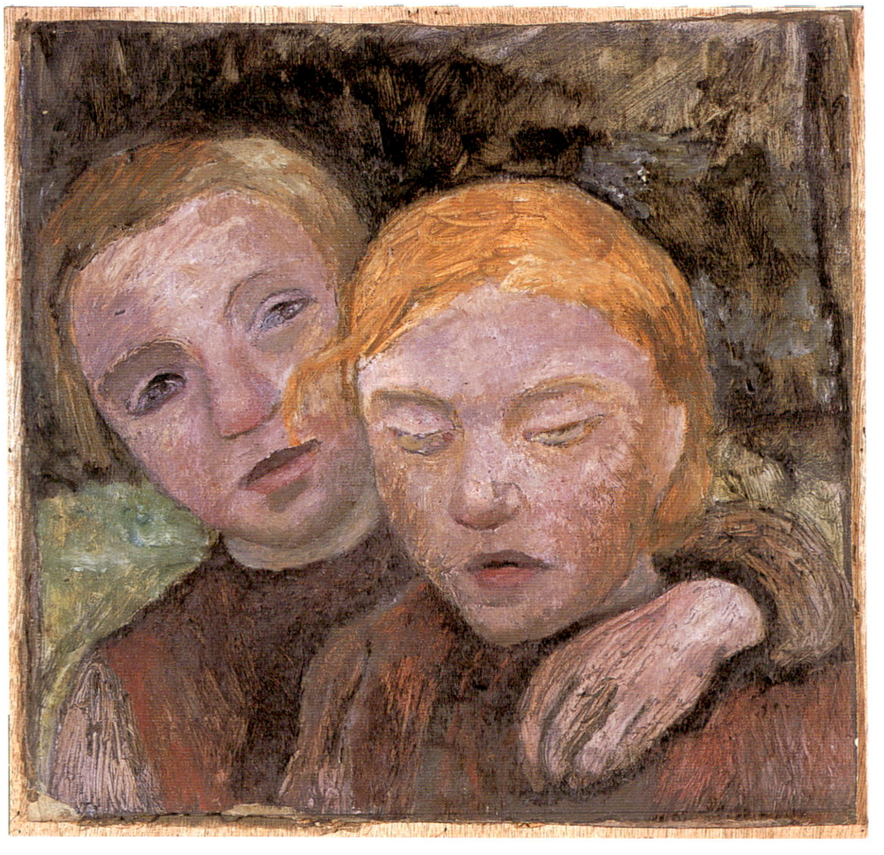

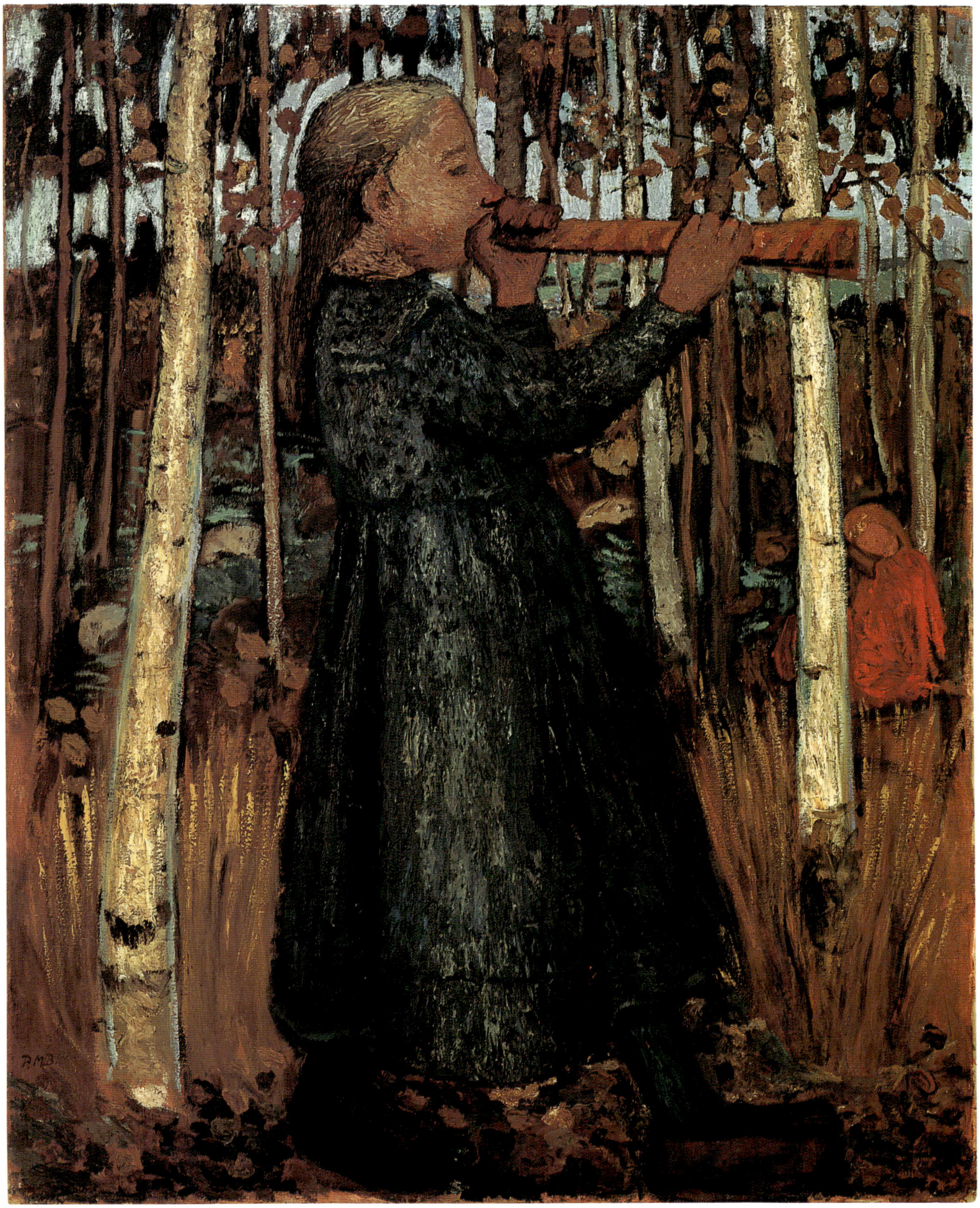

33 Paula Modersohn-Becker, Blasendes Mädchen im Birkenwald, 1905, Kat.-Nr. 296

34 Ludwig Meidner, Apokalyptische Landschaft, 1912/13, Öl auf Leinwand, 67 x 78,5 cm, Staatsgalerie Stuttgart

35 Ludwig Meidner, Portrait Felixmüller, 1915, Kat.-Nr. 293

36 Ludwig Meidner, Apokalyptische Landschaft, 1915, Rückseite von Kat.-Nr. 293

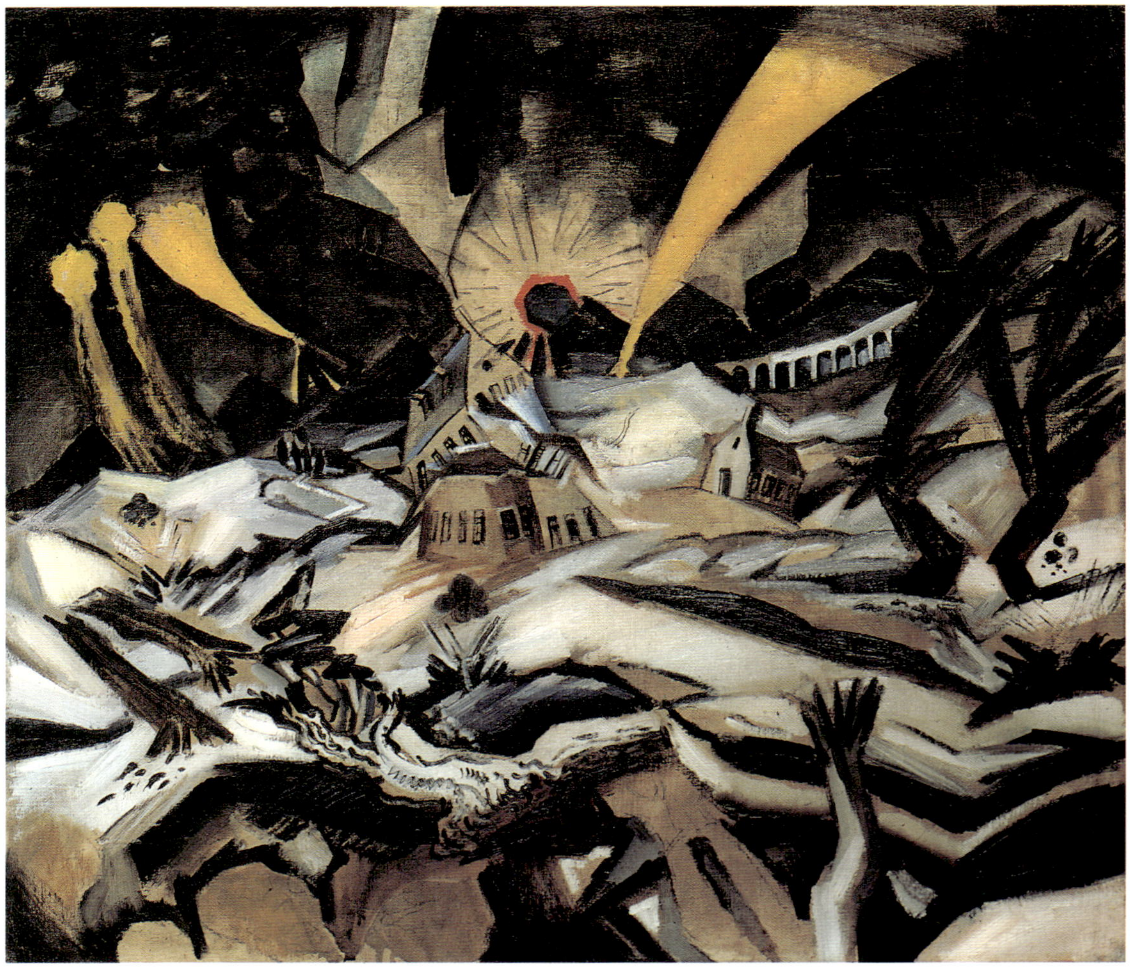

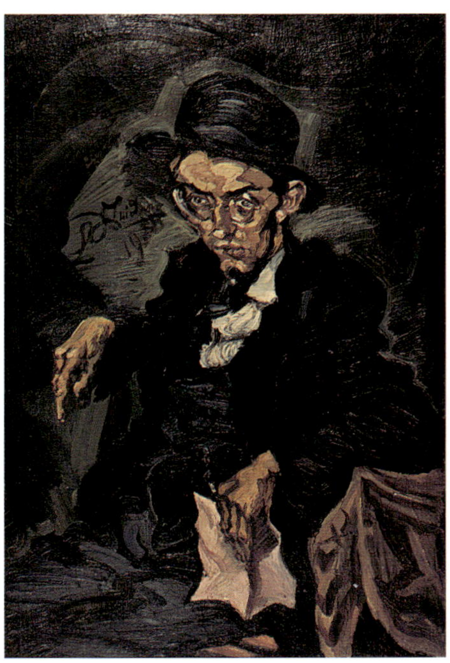

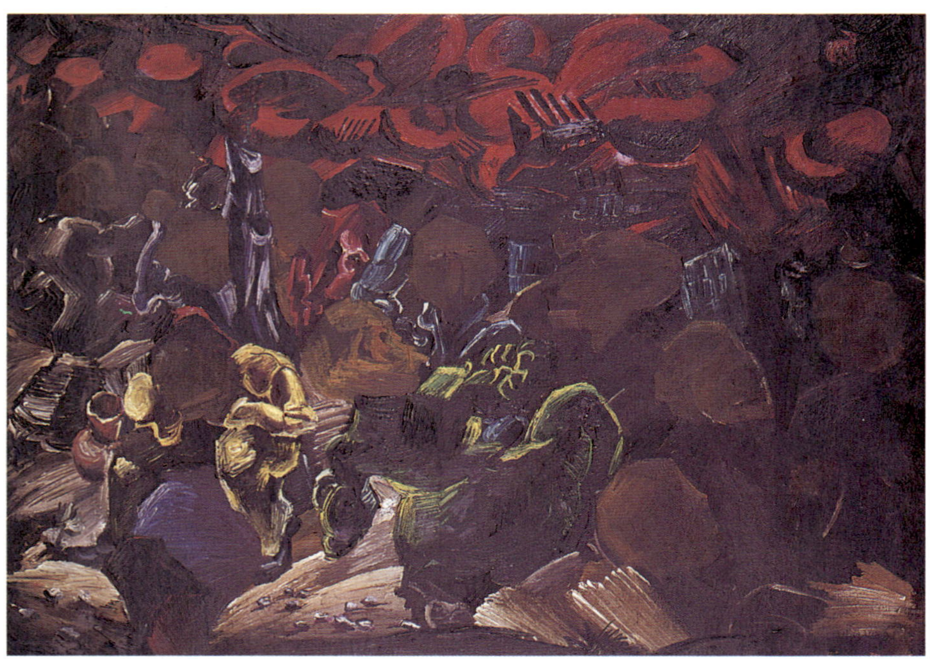

37 Oskar Kokoschka, Selbstbildnis mit emporgehaltenem Pinsel, 1913, Kat.-Nr. 227

38 Oskar Kokoschka, Verkündigung, 1911, Kat.-Nr. 226

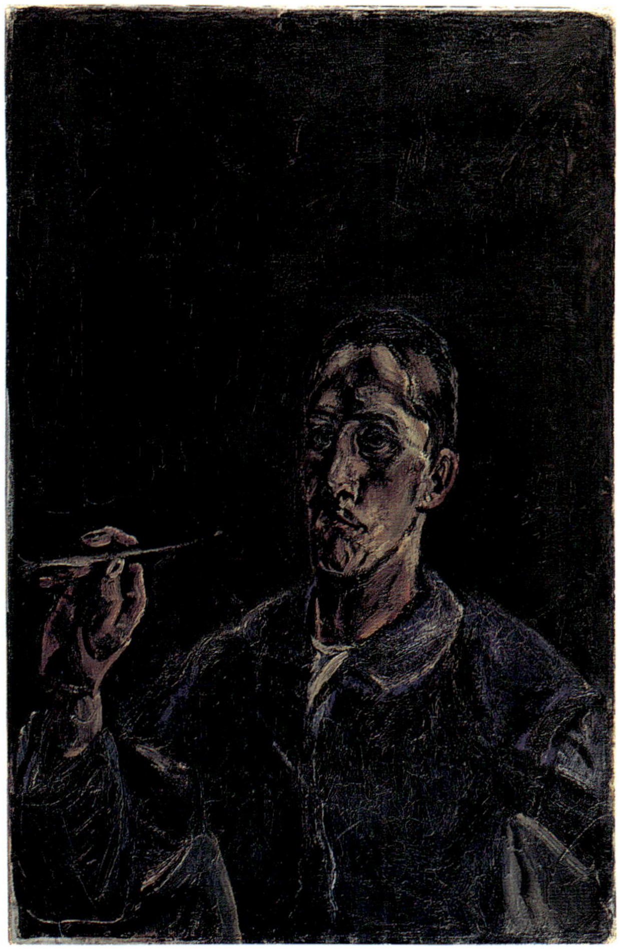

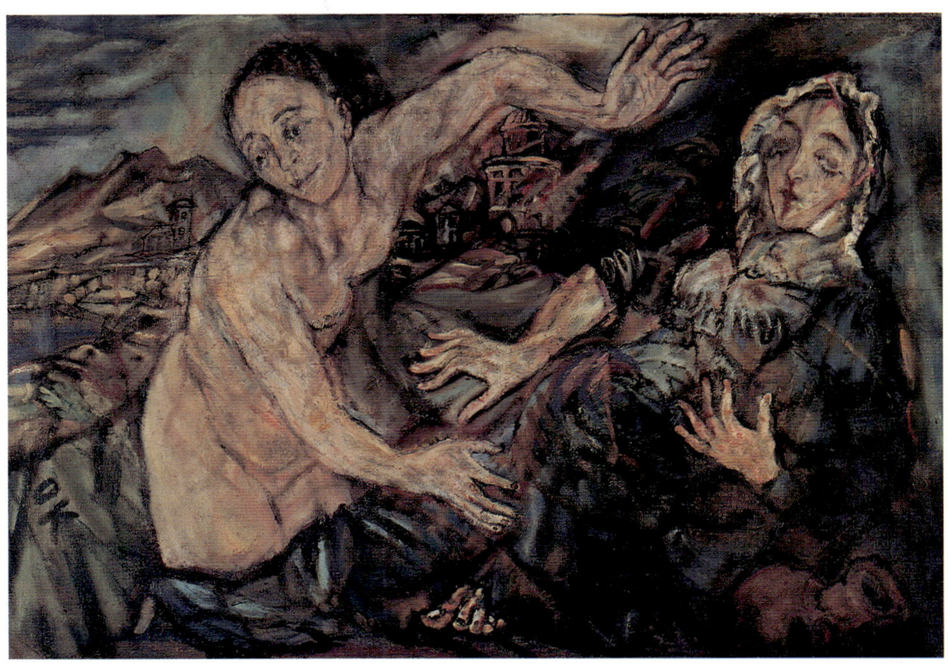

39 Oskar Kokoschka, Die Heiden, 1918,
Kat.-Nr. 228

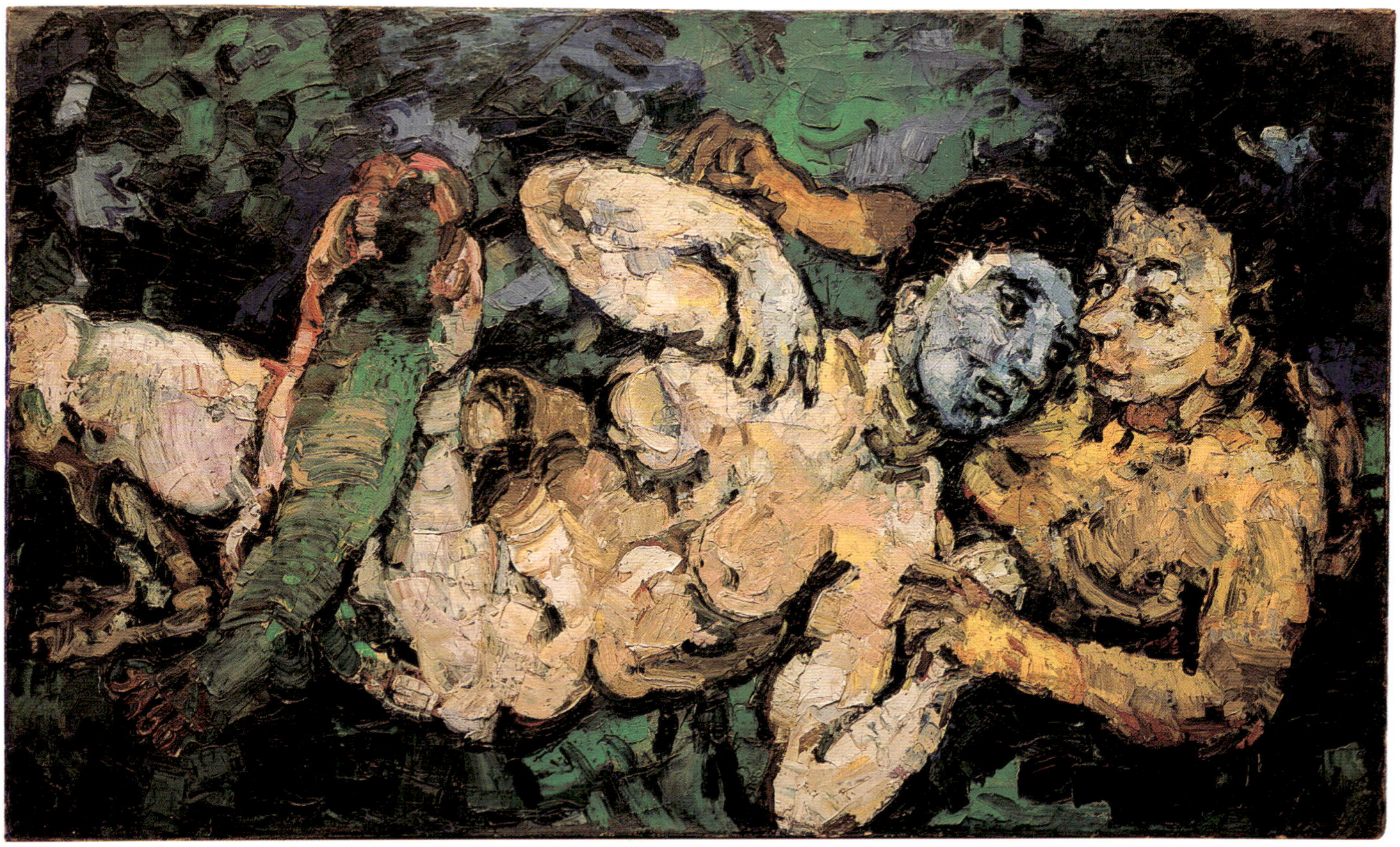

40 Oskar Kokoschka, Dresden, Neustadt III, 1921, Kat.-Nr. 229

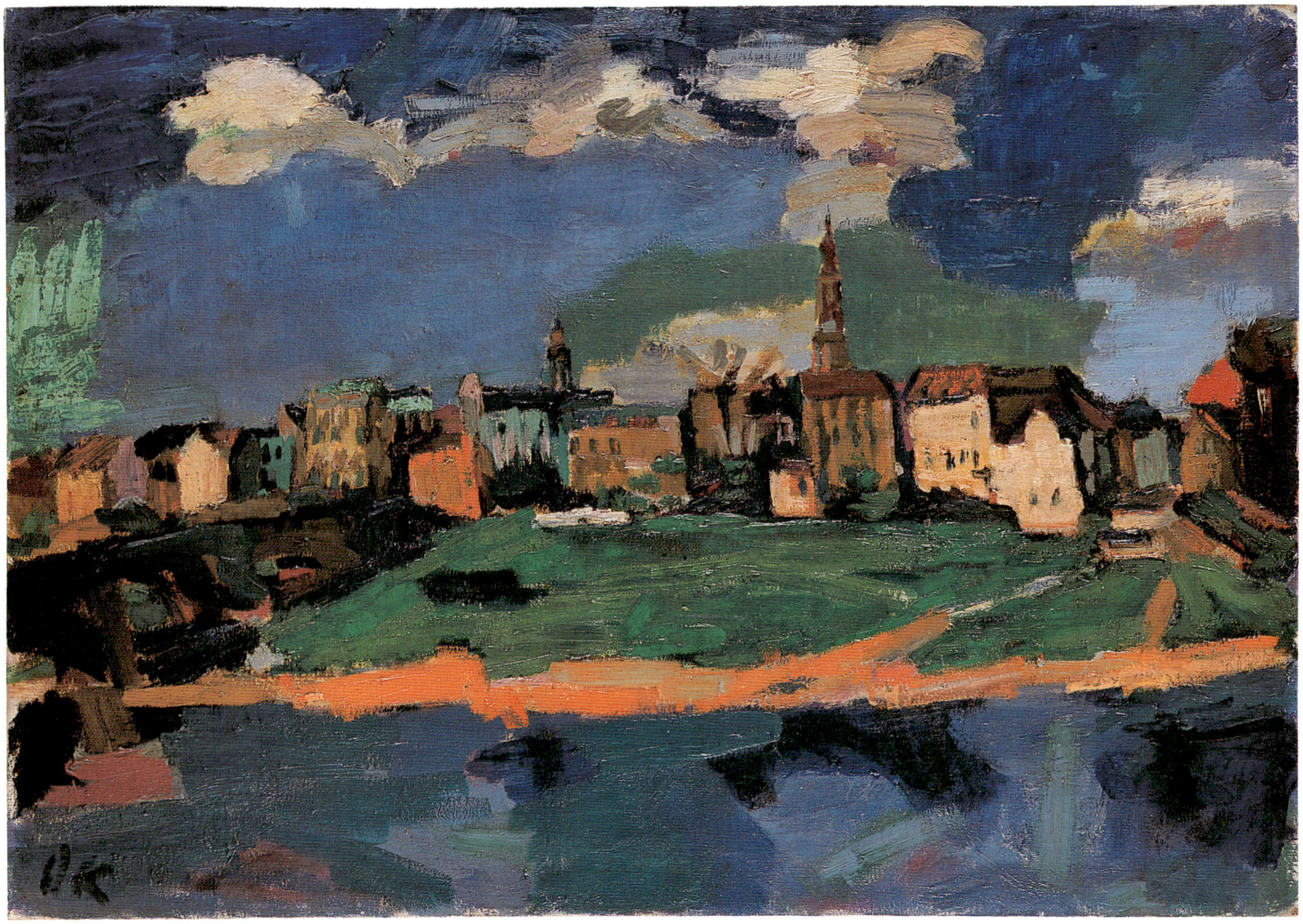

41 Lyonel Feininger, Kirche von Großkromsdorf, 1914, Kat.-Nr. 63

42 Lyonel Feininger, Brücke III, 1917, Kat.-Nr. 64

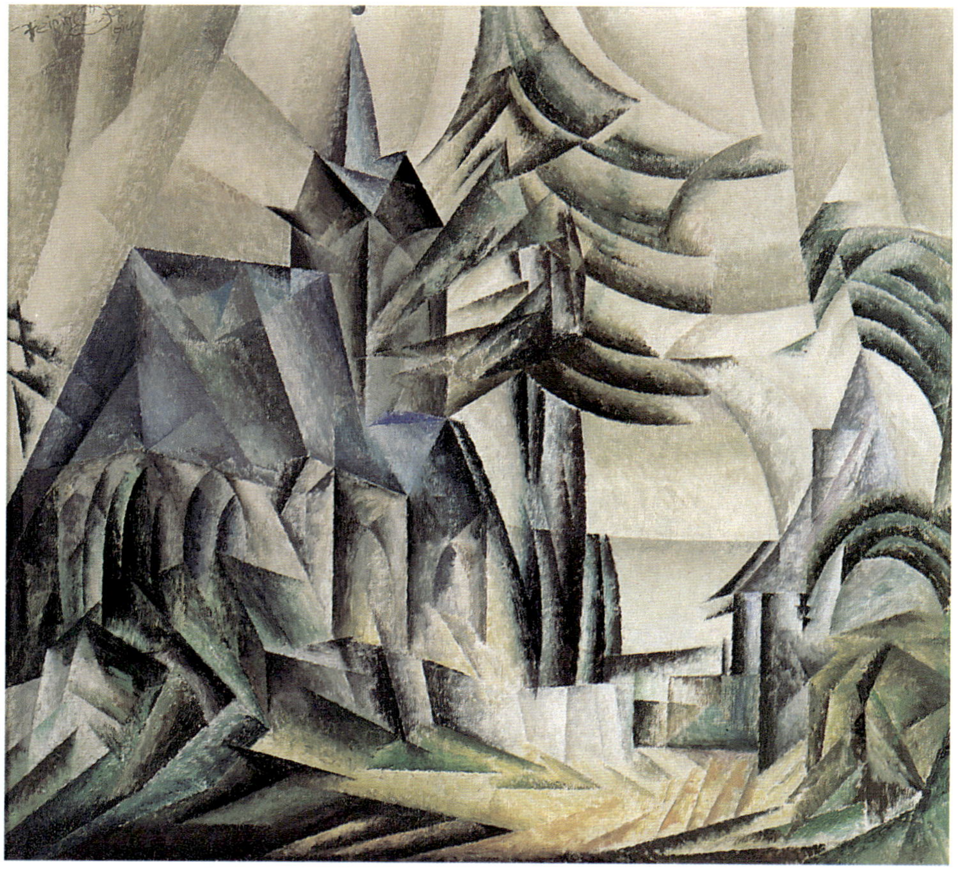

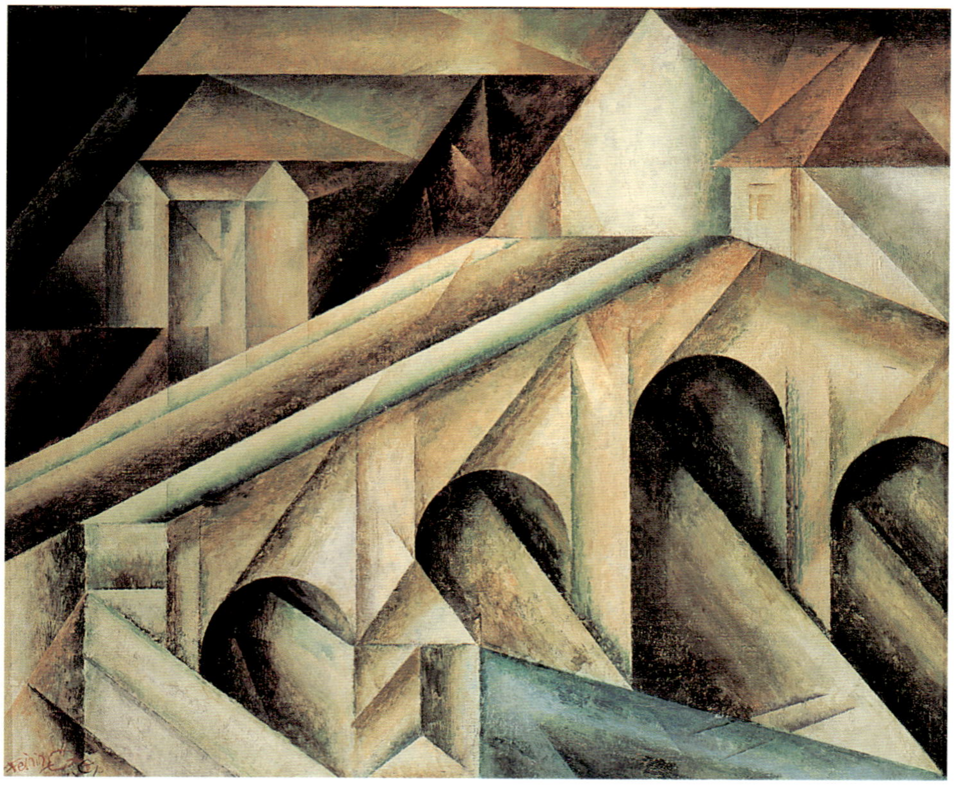

43 Lyonel Feininger, Der Rheeder, 1920, Kat.-Nr. 66

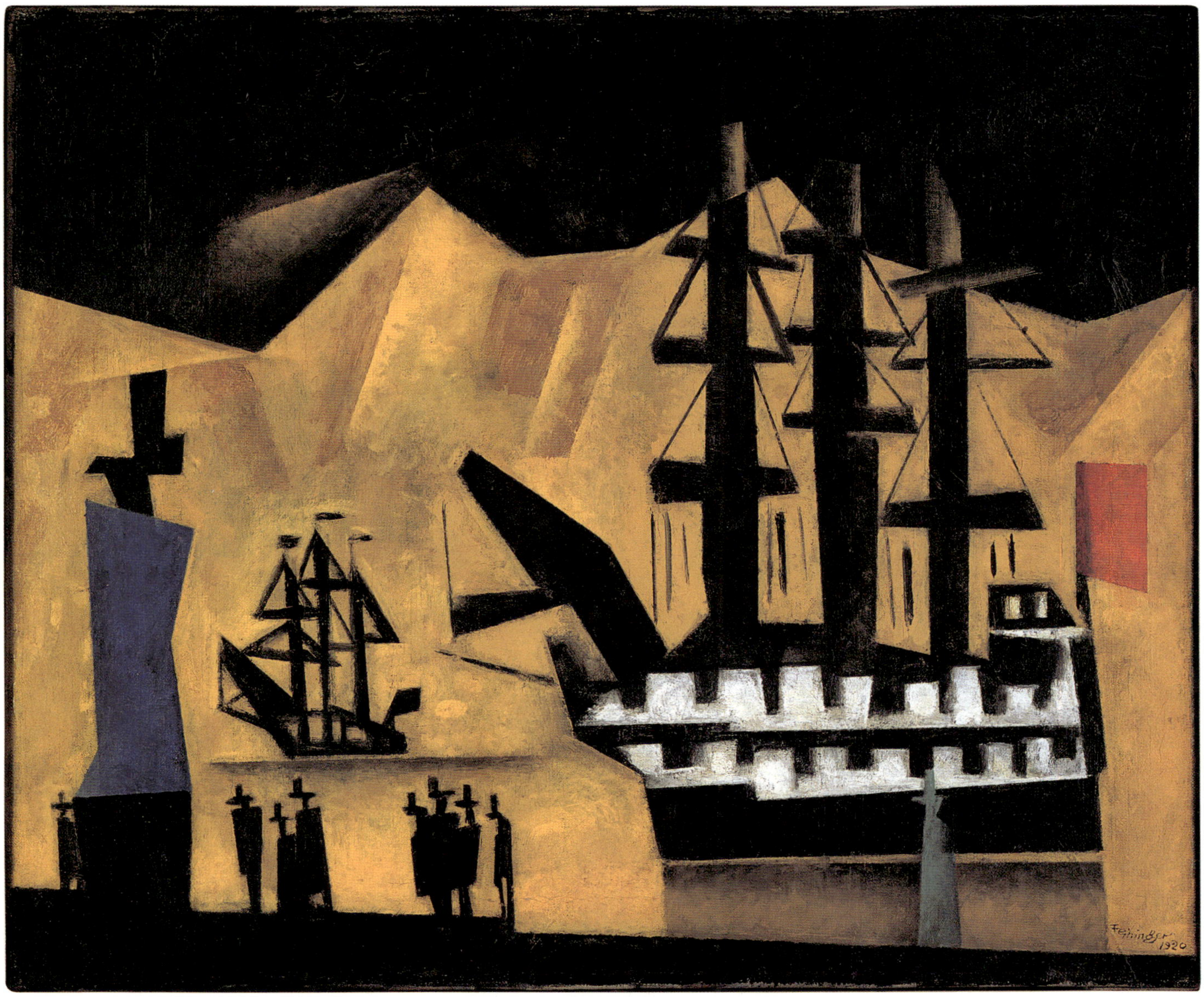

44 Carl Hofer, Maskerade, 1922, Kat.-Nr. 91

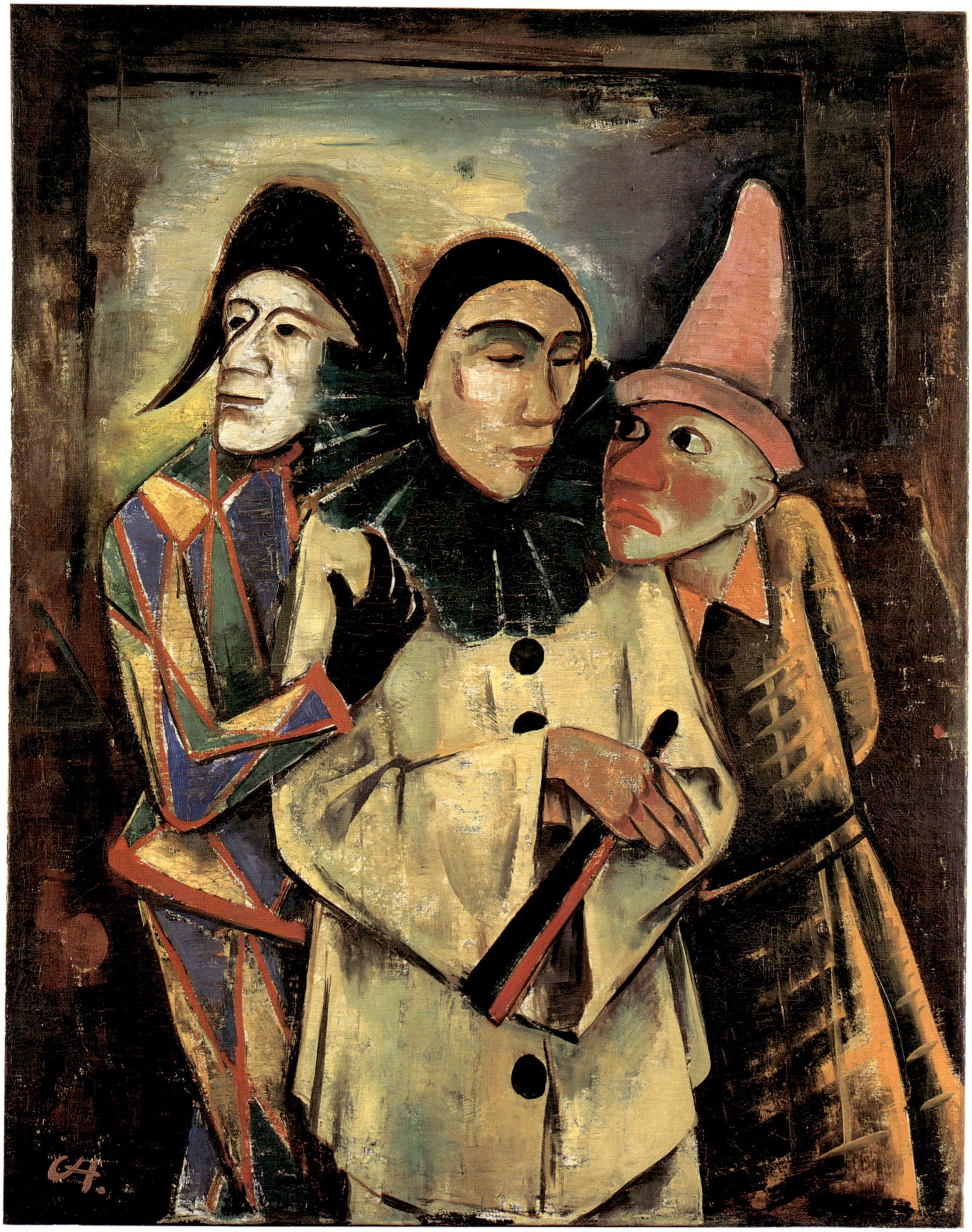

45 Ernst Ludwig Kirchner, Tanzende Mädchen in farbigen Strahlen, 1932–1937, Kat.-Nr. 189

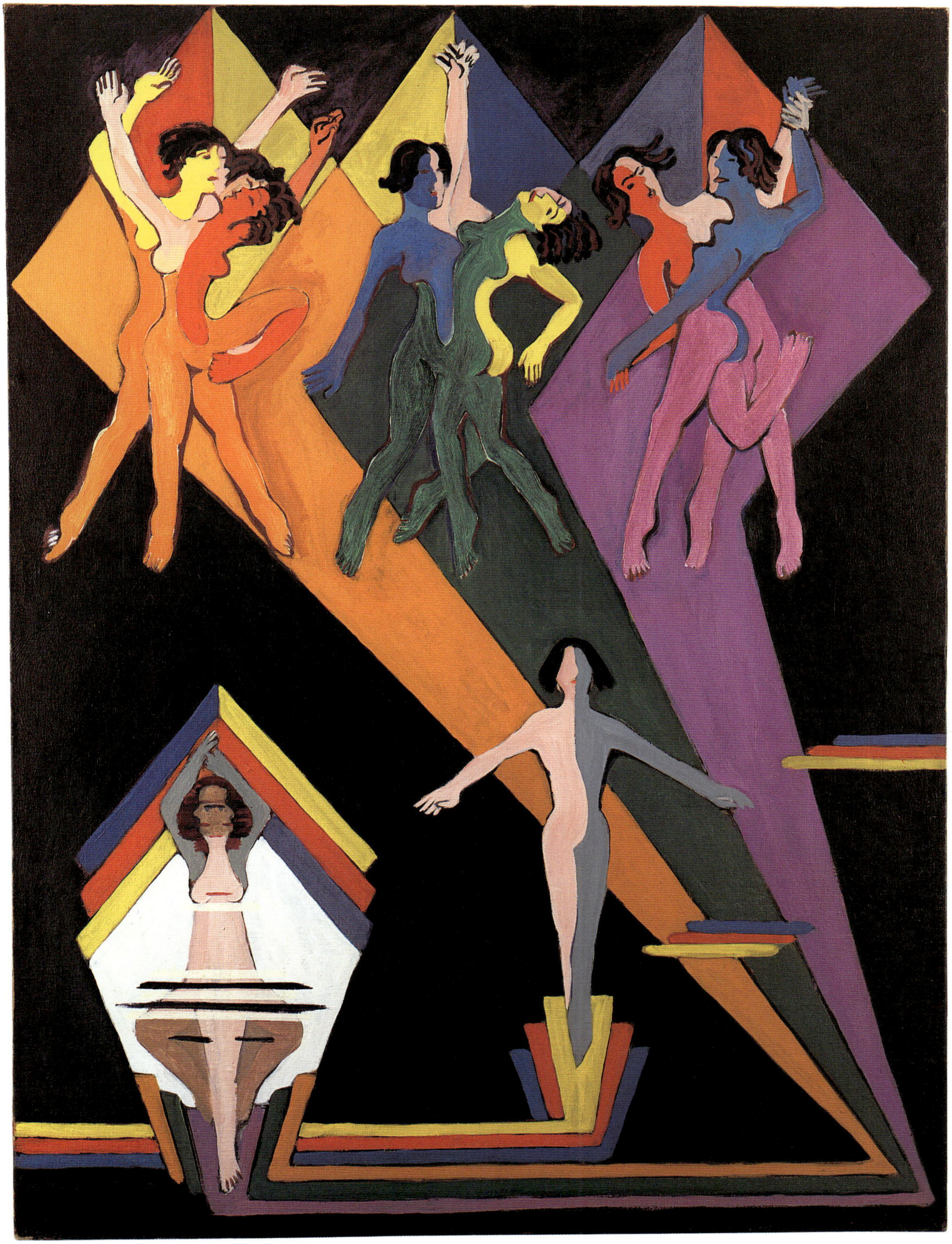

46 Ernst Ludwig Kirchner, Eine Künstlergemeinschaft (Die Maler der Brücke), 1925/26, Kat.-Nr. 178

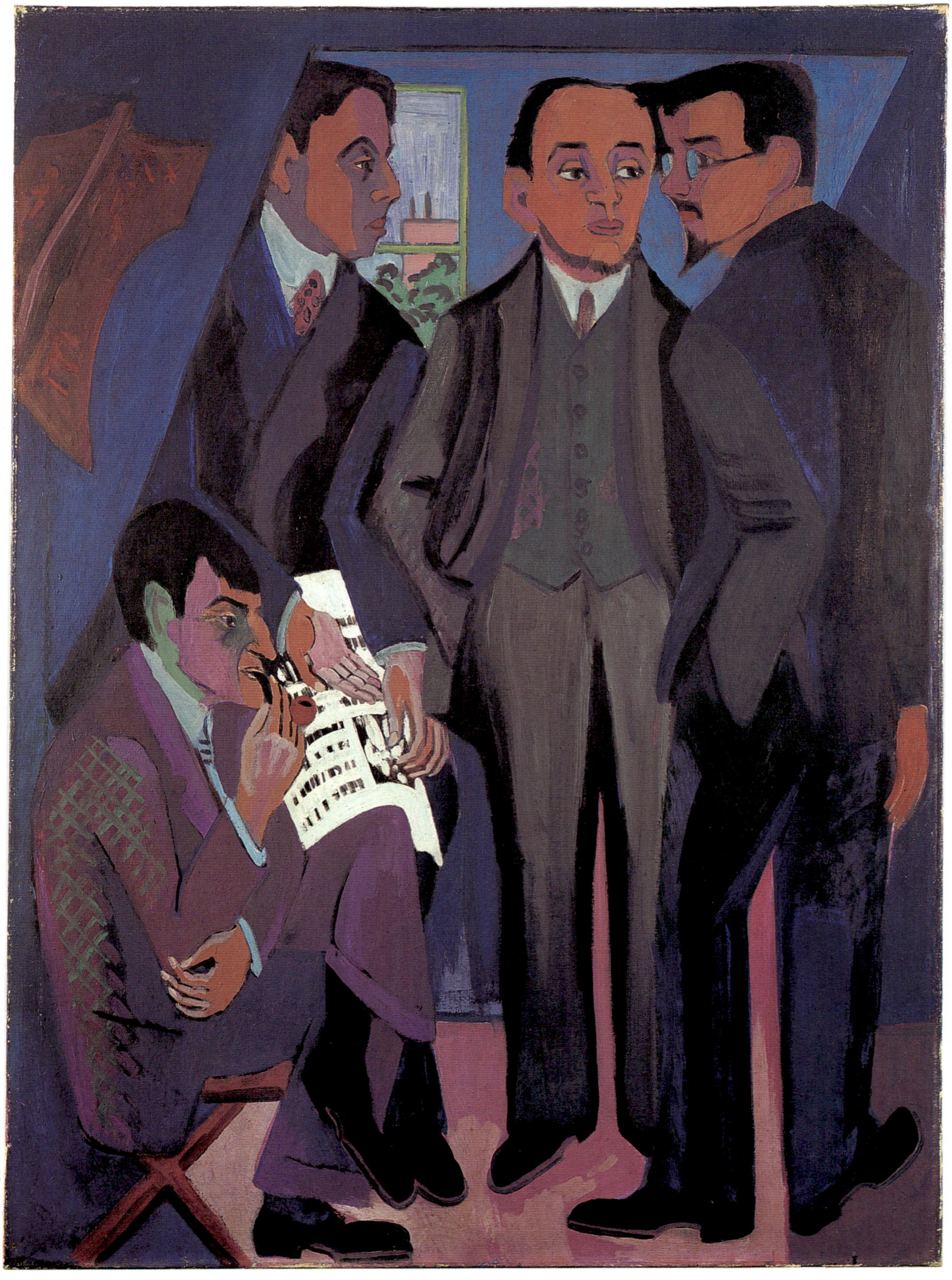

DIE »BRÜCKE« IN DRESDEN UND BERLIN

Magdalena M. Moeller

Die *Brücke*, die im Herbst 1911 nach Berlin übersiedelte, wurde am 7. Juni 1905 völlig unspektakulär von Ernst Ludwig Kirchner, Fritz Bleyl, Karl Schmidt-Rottluff und Erich Heckel in der alten Residenzstadt Dresden gegründet. Kirchner und Bleyl, der der Gruppe nur bis 1907 angehören sollte, hatten gerade ihr Architekturstudium an der Technischen Hochschule erfolgreich mit dem Diplom abgeschlossen; die beiden jüngeren, Schmidt-Rottluff und Heckel, studierten dagegen noch im ersten beziehungsweise dritten Semester, doch verließen sie die Hochschule schon bald, um sich dem freien künstlerischen Schaffen zu widmen. Das Interesse an der Kunst hatte die jungen Leute zusammengeführt; alle hatten in ihrer Freizeit intensiv gemalt und gezeichnet, sich also, abgesehen von dem Zeichenunterricht an der Technischen Hochschule, weitgehend autodidaktisch ausgebildet. Nur Kirchner, der im Wintersemester 1903/04 sein Architekturstudium vorübergehend in München fortsetzte, konnte sich dort durch den Besuch des privaten »Lehr- und Versuchsateliers für Angewandte und Freie Kunst« von Wilhelm von Debschitz und Hermann Obrist zusätzliche Kenntnisse aneignen. Wie Heckel später berichtet, war es Schmidt-Rottluff, der für die Künstlervereinigung den Namen *Brücke* fand: »Wir haben natürlich überlegt, wie wir an die Öffentlichkeit treten können. Eines Abends sprachen wir auf dem Nachhausweg wieder davon. Schmidt-Rottluff sagte, wir könnten das Brücke nennen – das sei ein vielschichtiges Wort, würde kein Programm bedeuten, aber gewissermaßen von einem Ufer zum anderen führen. Wovon wir weg mußten, war uns klar, wohin wir kommen würden, stand allerdings weniger fest.«[1] Aber auch Nietzsches *Also sprach Zarathustra*, ein Werk, das alle *Brücke*-Mitglieder sehr gut kannten und aus dem vor allem Heckel gern zitierte, kann für die Namensgebung eine Rolle gespielt

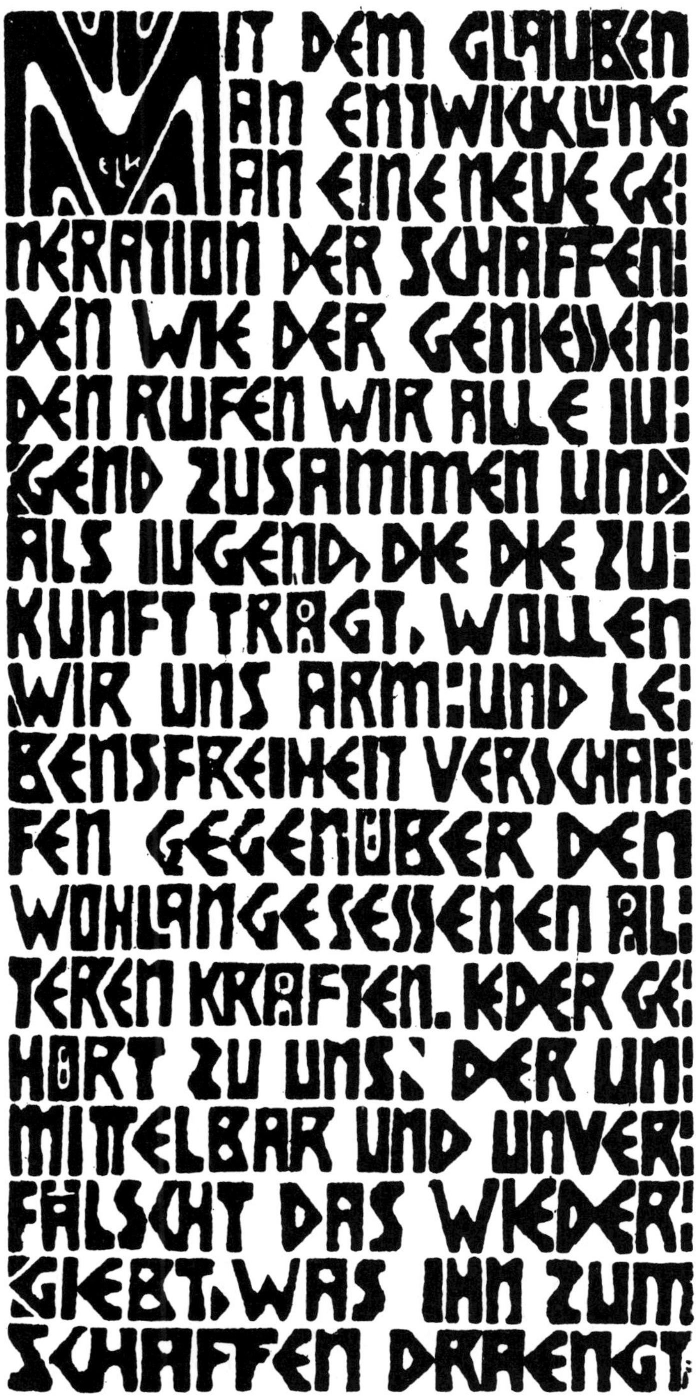

47 Ernst Ludwig Kirchner, Programm der »Brücke«, 1906, Kat.-Nr. 118

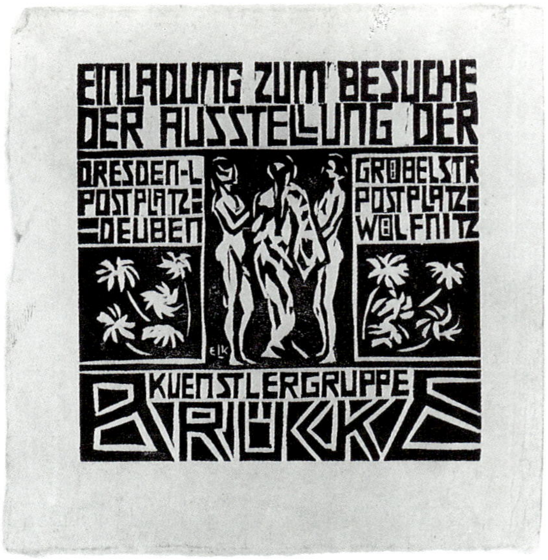

48 Ernst Ludwig Kirchner, Einladung zur Ausstellung der »Brücke«, 1906, Kat.-Nr. 119

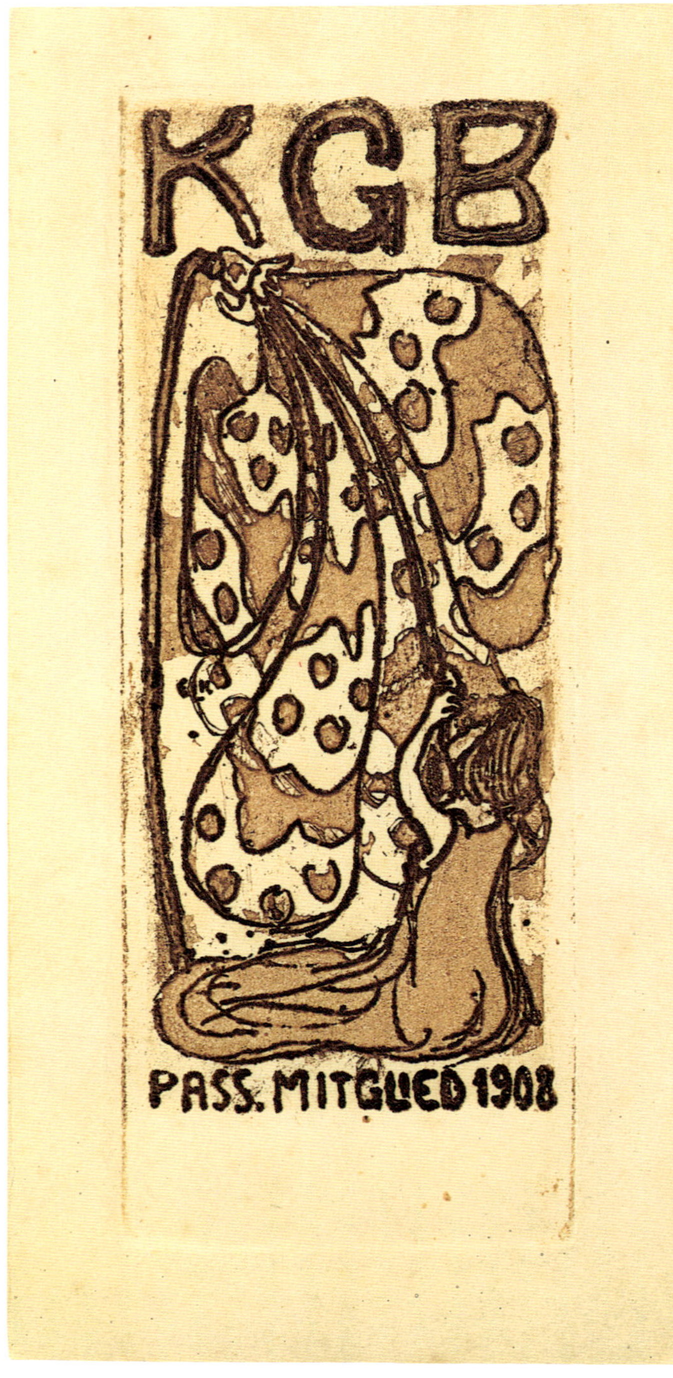

49 Ernst Ludwig Kirchner, »Brücke«-Mitgliedskarte, 1908, Kat.-Nr. 121

haben. »Was groß ist am Menschen, das ist, daß er eine Brücke und kein Zweck ist: was geliebt werden kann am Menschen, das ist, daß er ein Übergang und kein Untergang ist«,[2] heißt es hier an einer Stelle. Fritz Bleyl schreibt in seinen Lebenserinnerungen zur Gründung: »Mit von Selbstvertrauen getragener Begeisterung wurde die Einrichtung der neuen Künstlervereinigung beraten und in Angriff genommen, mit großem Mut und jugendlicher Rücksichtslosigkeit und Keckheit der zunächst fast aussichtlos erscheinende Kampf wider die gegnerischen Kräfte begonnen.«[3]

Von Anfang an ist das künstlerische Schaffen der *Brücke* durch ein vitalistisches Verständnis geprägt. Wenn auch, wie die Äußerungen von Heckel und Bleyl belegen, das Stilwollen, eine bestimmte einzuschlagende künstlerische Richtung, zunächst nicht definiert war, so empfanden sich die *Brücke*-Mitglieder dennoch als Revolutionäre, die etwas Neues schaffen wollten. Ein neues Lebensgefühl galt zunächst als grundlegende Kunstphilosophie. Wahrscheinlich noch im Gründungsjahr formulierte Kirchner das Programm der *Brücke,* das als gedrucktes Handblatt verteilt wurde und das er 1906 auch in Holz schnitt (Abb. 47): »Mit dem Glauben an Entwicklung, an eine neue Generation der Schaffenden wie der Genießenden rufen wir alle Jugend zusammen und als Jugend, die die Zukunft trägt, wollen wir uns Arm- und Lebensfreiheit verschaffen gegenüber den wohlangesessenen älteren Kräften. Jeder gehört zu uns, der unmittelbar und unverfälscht das wiedergiebt, was ihn zum Schaffen drängt.«

Ein stilunabhängiger Wille zum Schaffen klingt hier an, aber auch ein Außenseitertum. Man verstand sich als Überwinder der Kunst des Wilhelminischen Zeitalters. Losgelöst von akademischen Regeln wollte die *Brücke* »unmittelbar und unverfälscht« den Schaffensdrang als wichtigsten künstlerischen Impuls verstanden wissen. In diese Richtung gehen auch die Antworten von Schmidt-Rottluff und Heckel auf die von der Zeitschrift *Kunst und Künstler* 1914 durchgeführte Umfrage »Das neue Programm«: »[...] von mir weiß ich, daß ich kein Programm habe, nur die unerklärliche Sehnsucht, das zu fassen, was ich sehe und fühle, und dafür den reinsten Ausdruck zu finden. Ich weiß nur noch, daß das Dinge sind, denen ich mit dem Mittel der Kunst nahe kommen kann, aber

50 Ernst Ludwig Kirchner, Herrenbildnis, Hans Frisch, 1907, Öl auf Leinwand, 115 x 115 cm, Marion Koogler McNay Art Institute, San Antonio, Texas

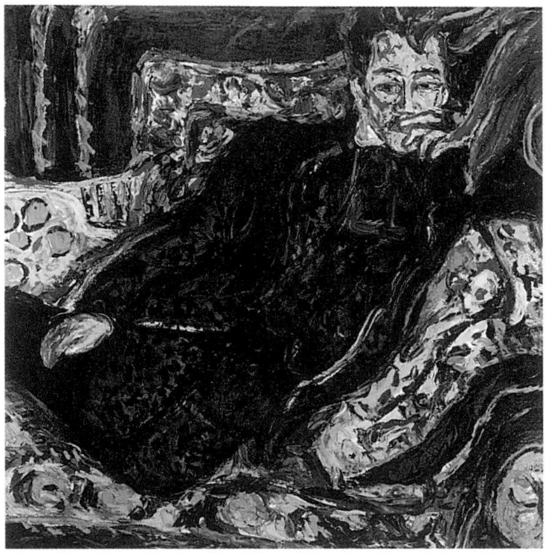

weder gedanklich noch durch das Wort«, äußerte sich Schmidt-Rottluff; und Heckel antwortete: »Ihrer Aufforderung, etwas zu schreiben, kann ich nicht nachkommen. [...] Das Ungewußte wie das Ungewollte ist die Quelle der künstlerischen Kraft.«

Daß die *Brücke* nach gleichgesinnten Künstlern suchte, ist verständlich. Am 4. Februar 1906 forderte Schmidt-Rottluff in einem Brief Emil Nolde zur Mitgliedschaft auf, nachdem er dessen farbintensive Werke auf einer Ausstellung der Galerie Ernst Arnold in Dresden gesehen hatte: »Nun, eine von den Bestrebungen der Brücke ist, alle revolutionären und gärenden Elemente an sich zu ziehen – das besagt der Name Brücke. [...] Nun, geehrter Herr Nolde, denken Sie, wie und was Sie wollen, wir haben Ihnen hiermit den Zoll für ihre Farbenströme entrichten wollen. Ergebenst und huldigend die Künstlergruppe Brücke.«[4] Nolde wurde für eineinhalb Jahre Mitglied der *Brücke.* 1906 schloß sich auch Max Pechstein der Gruppe an. Heckel war ihm im Frühjahr auf der vom 12. Mai bis 31. Oktober stattfindenden »Dritten Deutschen Kunstgewerbeausstellung« in Dresden begegnet, wo Pechstein eine Deckenmalerei ausgeführt hatte, deren leuchtende Farben allerdings zu seiner großen Verärgerung durch Übermalung gemildert worden waren. Pechstein hatte nach einer Lehre als Dekorationsmaler 1900 bis 1902 die Kunstgewerbeschule in Dresden besucht, um dann von 1902 bis 1906 seine Ausbildung als Meisterschüler der Dresdener Kunstakademie zu beenden. Trotz seiner akademischen Ausbildung suchte er, wie die *Brücke,* nach neuen Ausdrucksmitteln und nach einem neuen Umgang mit der Farbe. In seiner Biographie erinnert er sich: »Beglückt entdeckten wir einen restlosen Gleichklang im Drang nach Befreiung, nach einer vorwärtsströmenden, nicht durch Konvention gehemmten Kunst.«[5] Als weitere Mitglieder schlossen sich der *Brücke* an oder wurden zum Beitritt aufgefordert: 1906 der von der Kunst van Goghs beeinflußte Maler Cuno Amiet sowie der Holländer Lambertus Zijl; 1907 der finnische Symbolist Akseli Gallén-Kallela; 1908 werden vorübergehend Kees van Dongen, den Pechstein in Paris kennengelernt hatte, und der Hamburger Maler Franz Nölken Mitglieder der Gruppe; 1910 kommt Otto Mueller hinzu und 1911 Bohumil Kubišta von der Prager Künstlervereinigung *Mánes.* Edvard Munch und Henri Matisse folgten einer Aufforderung zur Mitgliedschaft nicht. Allen diesen Künstlern war gemeinsam, daß die Gründer der *Brücke* in ihrer Kunst eine neuartige, gleichgesinnte Ausdrucksweise zu erkennen glaubten; doch nur Pechstein und Otto Mueller wurden zu wichtigen Mitgliedern, die den *Brücke*-Stil, der sich von 1908 an mit rasantem Tempo herauskristallisierte, mittrugen.

Die Kunst der *Brücke* muß in zwei große Stilstufen unterteilt werden: in die Dresdener Schaffensphase und in die Berliner Schaffensphase ab Ende 1911. In den Dresdener Jahren wurde durch gezieltes Experimentieren der expressionistische Stil gefunden und vervollkommnet. Die Intuition dominierte. In Berlin ist die *Brücke*-Kunst intellektuell und mit Inhalten befrachtet worden; sie verlor ihre Unschuld, wie Eberhard Roters einmal treffend formuliert hat.

Die Begegnung mit der Malerei Vincent van Goghs wurde für die *Brücke* das erste große, überwältigende Erlebnis. Im November 1905 zeigte die Galerie Arnold fünfzig Gemälde von van Gogh. Bis dahin kannten die *Brücke*-Künstler die Werke des Holländers nur durch Reproduktionen. Im Mai 1908 fand die zweite Van-Gogh-Ausstellung statt: eine Reprospektive mit hundert Gemälden im Kunstsalon Richter in Dresden. Andere Ausstellungen moderner Kunst, die in diesen Jahren in Dresden zu sehen waren, übten längst nicht diese Wirkung aus; nur bei Kirchner läßt sich eine ausgeprägtere Rezeption beobachten (Abb. 50). So wurden im Februar 1906 im Sächsischen Kunstverein zwanzig Gemälde von Edvard Munch und im November 1906 mindestens fünfzig Werke von sechzehn französischen Neo- und Nachimpressionisten präsentiert; im Oktober 1907 zeigte die Galerie Arnold Arbeiten von Wiener Künstlern, unter anderem auch von Gustav Klimt.

Angesichts der Originale van Goghs sind die *Brücke*-Künstler, wie ihr Lehrer an der Technischen Hochschule, der Architekt Fritz Schumacher, später schrieb, »außer Rand und Band« geraten.[6] Die Kunst van Goghs, die in ihrer Farb- und Formintensität in Dimensionen

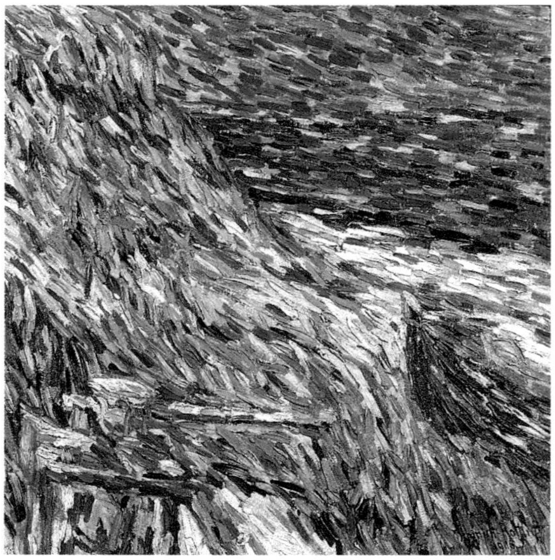

51 Karl Schmidt-Rottluff, Am Meer, 1906, Öl auf Pappe, 71 x 71 cm, Brücke-Museum, Berlin

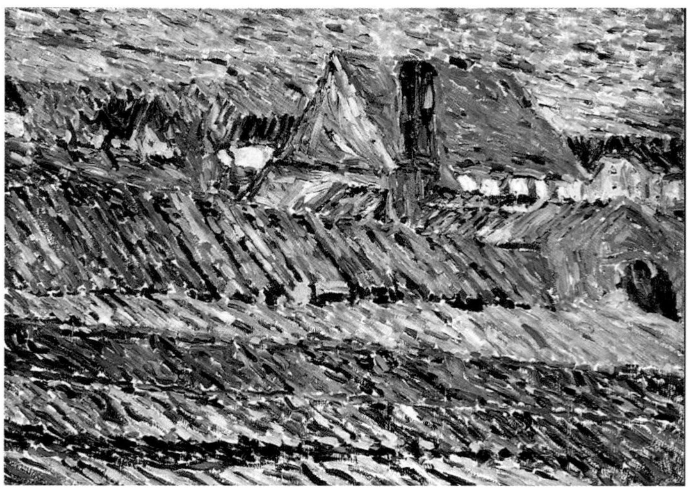

52 Karl Schmidt-Rottluff, Gärtnerei, 1906, Öl auf Pappe, 71 x 102,5 cm, Brücke-Museum, Berlin

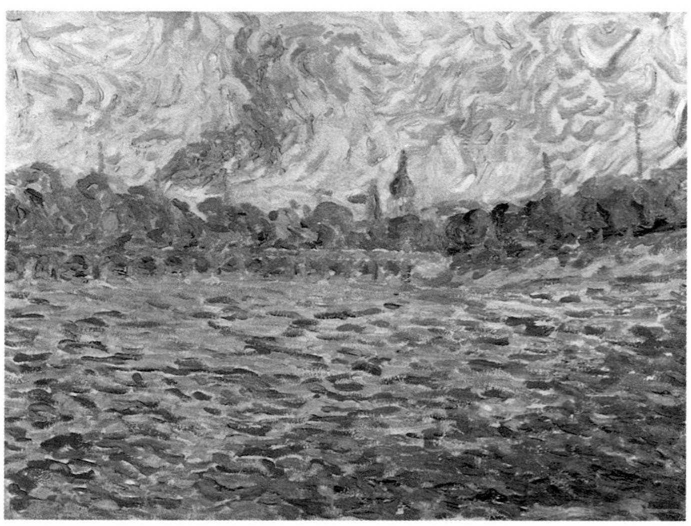

53 Erich Heckel, Die Elbe bei Dresden, 1905, Öl auf Karton, 51 x 70 cm, Museum Folkwang, Essen

des Seelischen vordrang, entsprach den ästhetischen Vorstellungen der *Brücke*. Es wurde hier eine neue Ausdrucksweise evoziert, die auf der Unmittelbarkeit von Form und Farbe basierte und das subjektive Empfinden zum Bildinhalt machte. Innere und äußere Welt verschmelzen zu einer Synthese: Kunst und Leben werden zu einer Einheit sinnlicher Harmonie. Die menschliche Existenz fand eine Erfüllung im künstlerischen Gestaltungsprozeß. Hier traf die Kunst van Goghs genau den Nerv dessen, was die *Brücke* wollte. Van Goghs Ausdrucksmittel wurden von jedem Künstler auf eine persönliche Weise umgesetzt. Vor allem Schmidt-Rottluff und Heckel reagierten sehr heftig. Gemälde wie Schmidt-Rottluffs *Selbstportrait* von 1906, *Am Meer* (1906, Abb. 51) oder *Gärtnerei* (1906/07, Abb. 52) belegen die Auseinandersetzung. Heckel schuf Bilder wie *Die Elbe bei Dresden* (1906, Abb. 53) oder sein *Mann in jungen Jahren* betiteltes Selbstbildnis von 1906 (Abb. 54). Bei Kirchner sind das *Selbstbildnis mit Pfeife* (1906, Abb. 55) oder die *Landschaft, Weg mit Bäumen* (1906, Abb. 56) eindeutige Belege. Auch Pechstein und Nolde konnten sich der Van-Gogh-Begeisterung nicht entziehen. 1906 malte Pechstein den *Eliasfriedhof bei Dresden* sowie die *Flußlandschaft* (Abb. 57). Nolde schuf 1906/07 die Blumenbilder, die ohne van Gogh nicht ihre eindringliche Ausdruckskraft besitzen würden (Abb. 58).

1908 tendieren die Bilder der *Brücke* unübersehbar zu einer nicht mehr pastosen Malweise, auch werden die Formen jetzt großzügiger aufgefaßt. Das Formproblem drängt sich von nun an mehr und mehr in den Vordergrund; der Farbe kommt die Aufgabe zu, die Form in ihrer Wirkung zu steigern. Die kurzen Pinselstriche wandeln sich zu Farbbändern, die zusehends zu Flächenverbänden zusammengezogen werden. Die Kleinteiligkeit der Form wird zugunsten einer großzügigeren Bildorganisation aufgegeben. Umgrenzende Konturen beginnen bildbestimmend zu wirken. Wenn die *Brücke*-Künstler glaubten, mit ihrer Orientierung an van Gogh den Impressionismus überwunden zu haben, so drangen sie nun über van Gogh hinaus zu einer eigenständigen Formulierungsweise vor; sie entdeckten neue, bisher unbekannte Dimensionen expressiver Gestaltung. Die Eroberung dieser neuen Mittel war spätestens im Sommer 1910 abgeschlossen: Die Kunst der *Brücke* erreichte ihren ersten Höhepunkt.

In die 1908/09 zu datierende Phase der Neuorientierung fiel die Begegnung mit der Kunst des Fauvismus, der anschließend die Auseinandersetzung mit außereuropäischer Kunst folgte. Die *Brücke*-Künstler fühlten sich in der von ihnen eingeschlagenen Richtung nur bestätigt, entdeckten sie doch übereinstimmende

54 Erich Heckel, Mann in jungen Jahren, 1906, Öl, 47,5 x 36 cm, Brücke-Museum, Berlin

55 Ernst Ludwig Kirchner, Selbstbildnis mit Pfeife, 1906, Öl auf Leinwand, 55 x 42,5 cm, Privatsammlung

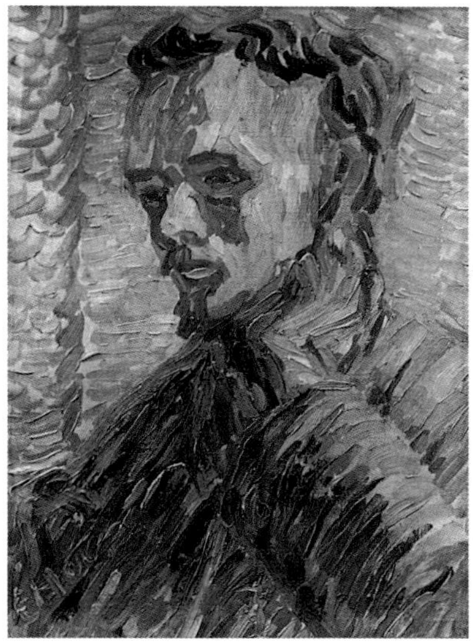

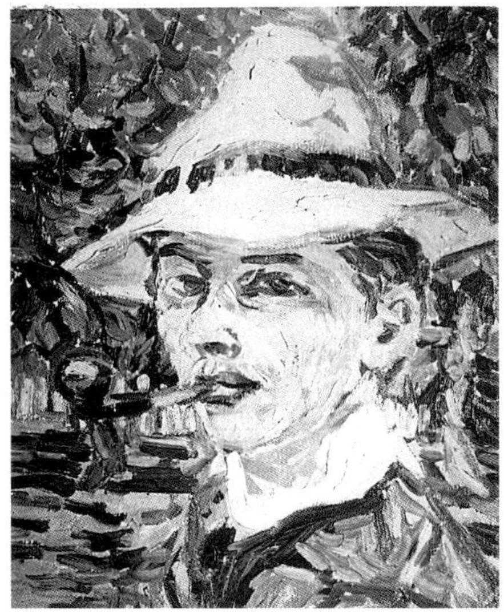

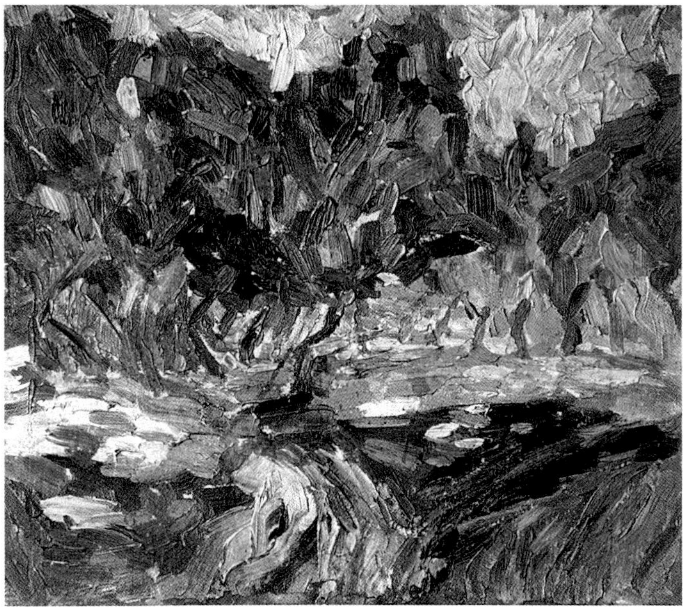

56 Ernst Ludwig Kirchner, Landschaft, Weg mit Bäumen, 1907, Öl auf Leinwand, 35 x 41 cm, Privatsammlung

Stilintentionen. Nicht nur durch Pechstein, der von Dezember 1907 bis zum Herbst 1908 in Paris gelebt hatte, wurde ihnen der Fauvismus näher gebracht, sondern es gab noch drei andere Gelegenheiten, mit den Arbeiten der Franzosen vertraut zu werden. So war der Ausstellung der *Brücke*, die im September 1908 in der Galerie Richter in Dresden stattfand, eine vermutlich von Pechstein vermittelte Präsentation der *Fauves* angeschlossen, und in der Winterausstellung der *Berliner Secession* wie auch in einer Einzelausstellung der Galerie Cassirer in Berlin im Januar 1909 waren Werke von Matisse vertreten. Die *Brücke* begann nun, die Zweidimensionalität der Komposition stärker zu betonen, Konturen und Flächen wurden gleichrangig eingesetzt. Doch im Gegensatz zu den *Fauves*, die trotz der Neuartigkeit ihrer Bilder in der Tradition der französischen Kunst standen und die von Poussin über Ingres, Puvis de Chavannes und Seurat weitergeführte klare, klassische Bildordnung beibehielten, wollten die *Brücke*-Künstler nicht

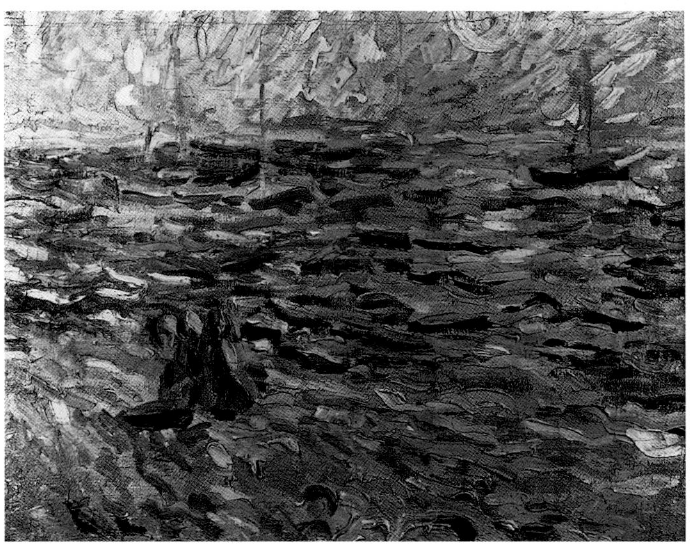

57 Max Pechstein, Flußlandschaft, 1907, Öl auf Leinwand, 53 x 68 cm, Museum Folkwang, Essen

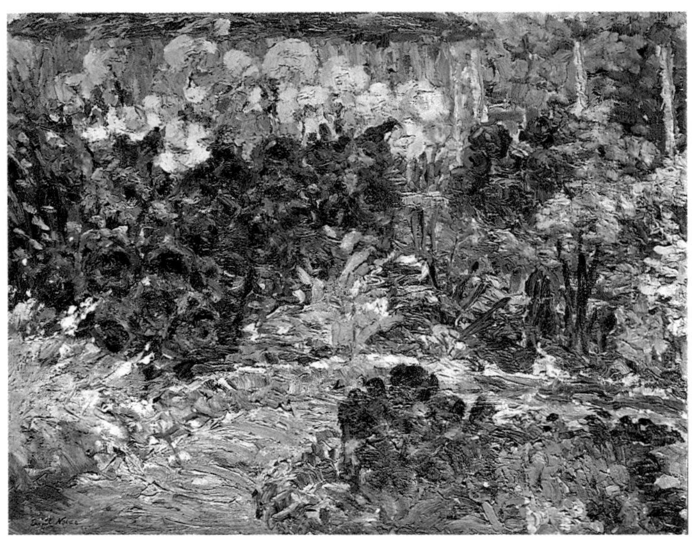

58 Emil Nolde, Gelbe und rote Rosen, 1907, Öl auf Leinwand, 64,5 x 83 cm, Museum Ludwig, Köln

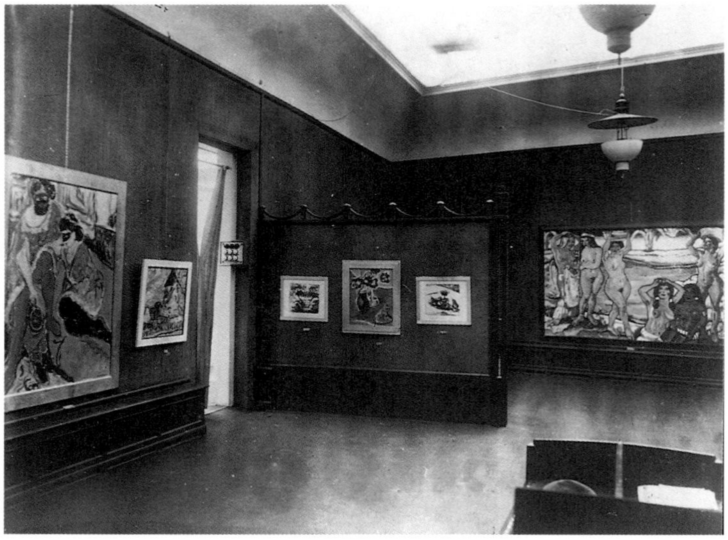

59 Ausstellung der »Brücke« im Kunstsalon Emil Richter, Dresden, September 1909

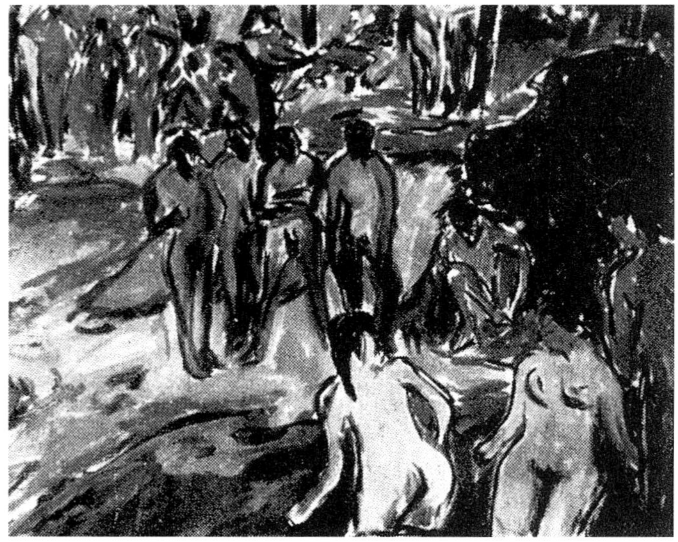

60 Ernst Ludwig Kirchner, Badende Menschengruppe in Moritzburg, 1909, Öl auf Leinwand, Verbleib unbekannt

die Dinge beziehungsweise Gegenstände beschreiben oder auf der Bildfläche ordnen, sondern sie wollten interpretieren. Form und Farbe waren für sie gestalterische Elemente, mit denen sie innere Befindlichkeiten zum Ausdruck bringen konnten; das Vorbild der Natur durfte somit vehement umgewandelt, also deformiert oder sogar neu erfunden werden. Auch der Einsatz der Farbe wurde willkürlich gehandhabt. In solchen Auffassungsweisen liegt der wesentliche Unterschied zwischen der deutschen und der französischen Kunst. Die deutsche Kunst besitzt, angefangen mit den Handschriften des Mittelalters über Dürer, die Brüder Beham und Cranach bis hin zum 19. Jahrhundert, ein eindeutiges Ausdrucksverlangen, einen Drang zum Expressiven. Statt Beliebigkeit der Mittel, statt klarer Ordnung dominiert hier eine menschliche Empfindung, ein Hang zur Mystik, eine Seinsvorstellung, die zum Symbolischen neigt, sowie eine bildimmanente Spannung, die aus dem Verhältnis

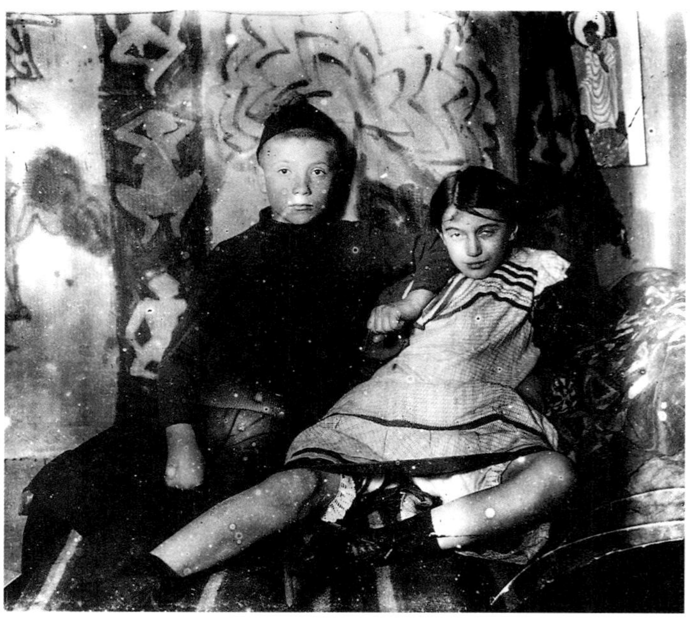

61 Fränzi und Junge im »Brücke«-Atelier, Dresden, 1910

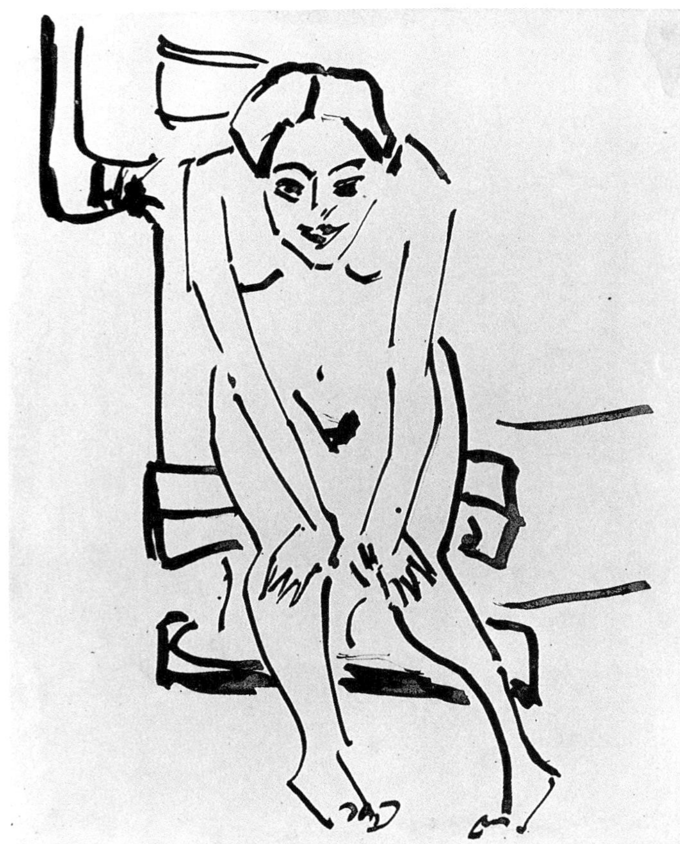

62 Ernst Ludwig Kirchner, Fränzi II, 1910, Kat.-Nr. 125

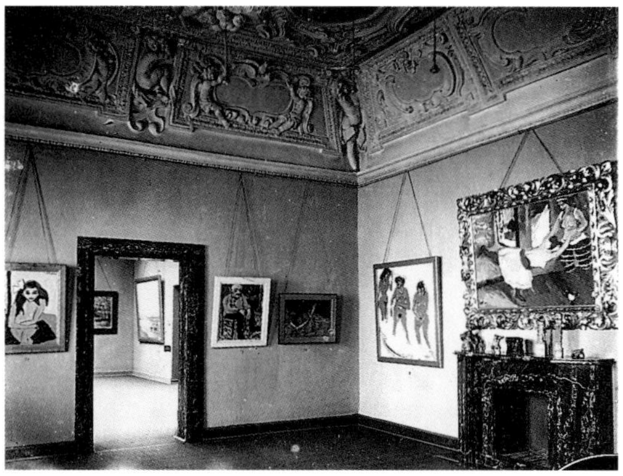

63 Ausstellung der »Brücke« in der Galerie Ernst Arnold, Dresden, September 1910, Kat.-Nr. 198. Photo: Kirchner

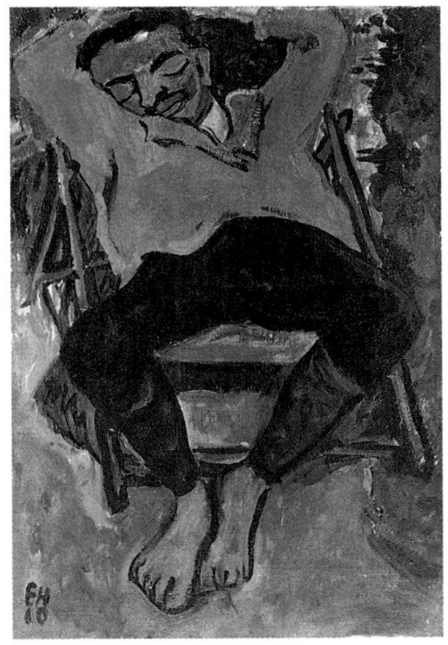

65 Erich Heckel, Schlafender Mann (Pechstein), 1910, Öl auf Leinwand, 100 x 74 cm, Sammlung Buchheim

zwischen dem Ich und der Welt resultiert: Das Seelische bestimmt das Formgefühl.

Während des ersten Aufenthalts an den Moritzburger Teichen im Sommer 1909 kommt der *Brücke*-Stil zum erstenmal zur Ausformulierung (Abb. 60). Kurz darauf setzt bei der *Brücke* auch die Rezeption außereuropäischer Kunst ein. Daß die *Brücke* auf die Kunst der primitiven Völker so stark reagierte, verwundert nicht, ist doch auch hier der Vitalismus, das Ausdrucksverlangen, entscheidender Bestandteil des Kunstwerks. Das Ursprüngliche und Unverbrauchte, das die *Brücke* in ihrer Kunst anstrebte, fand sie in den Bildwerken der Naturvölker in unverbrauchter Weise vor. Nach der Wiedereröffnung des Dresdener Völkerkundemuseums im März 1910 haben die Maler vor allem die Kunst der Südsee ausführlich studiert. In seinem Schweizer Tagebuch hat Kirchner rückblickend geschrieben, daß er »im Dresdener Völkerkundemuseum [...] die Balken der Palau-Insulaner fand, deren Figuren genau die gleiche Formensprache zeigten wie meine eigenen«. Der zweite Moritzburger Aufenthalt im Jahr 1910 läßt die *Brücke*-Künstler Bilder hervorbringen, die mit ihrer noch radikaleren Formvereinfachung und -intensivierung ohne die Kenntnis außereuropäischer Kunst nicht möglich gewesen wären.

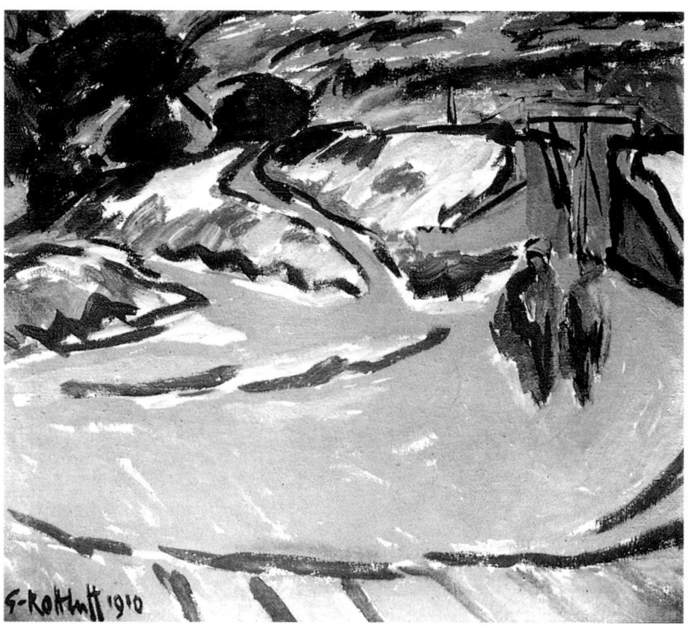

64 Karl Schmidt-Rottluff, Deichdurchbruch, 1918, Öl auf Leinwand, 76 x 84 cm, Brücke-Museum, Berlin

Zur Verbreitung ihrer Kunst veranstaltete die *Brücke* regelmäßig Ausstellungen – über siebzig bis zu ihrer Auflösung –, die sie in Deutschland und dem benachbarten Ausland auf Tournee schickte. Eine der bedeutendsten war diejenige in der Galerie Arnold in Dresden vom 1. bis 30. September 1910 (Abb. 63). 87 Gemälde, Zeichnungen und Druckgraphiken wurden präsentiert, die einen Überblick über das aktuelle Schaffen der Künstler vermittelten. 1910 hatte sich der einzigartige Kollektivstil der *Brücke* herausgebildet, der auch 1911 bestimmend bleiben sollte (Abb. 66, 73, 87, 90), ein Ausdrucksstil, der ohne Untermauerung durch Ideologien und Theorien auskam. Schmidt-Rottluff, der seit 1907 die Sommermonate in Dangast verbrachte, sich also nicht an den Moritzburger Aufenthalten beteiligt hatte, war zu ähnlichen Lösungen vorgestoßen wie Kirchner, Heckel und Pechstein. Sein *Deichdurchbruch* (Abb. 64) zeigt den *Brücke*-Stil in reinster Ausprägung. Pechstein hatte unter anderem den *Tanz* (Abb. 89) ausgestellt, Heckel den *Schlafenden Mann*, ein Portrait Pechsteins (Abb. 65). Kirchner war mit so herausragenden Gemälden wie *Arti-*

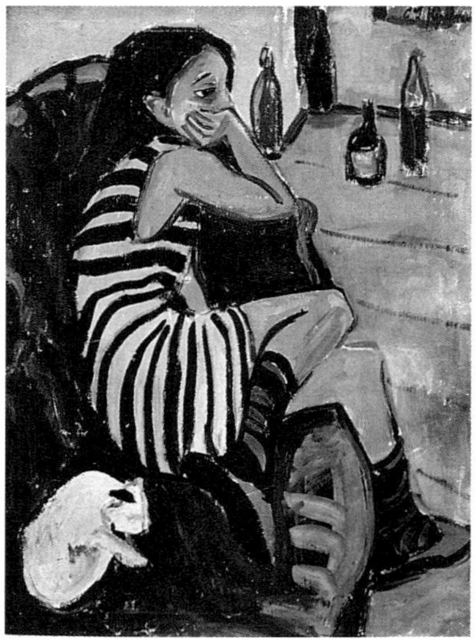

66 Ernst Ludwig Kirchner, Artistin Marzella, 1910, Öl auf Leinwand, 100 x 76 cm, Brücke-Museum, Berlin

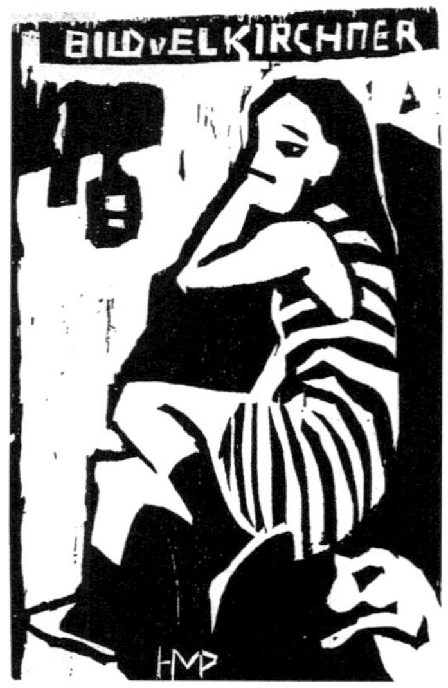

67 Max Pechstein, Bild von Ernst Ludwig Kirchner (Artistin), Holzschnitt, 17 x 11 cm, Brücke-Museum, Berlin

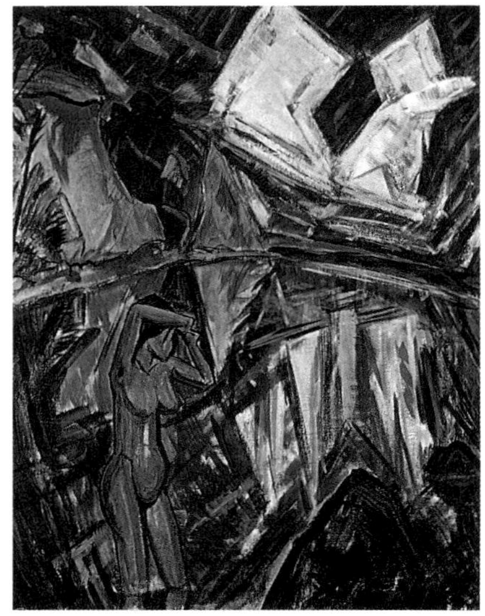

68 Erich Heckel, Gläserner Tag, 1913, Öl auf Leinwand, 120 x 96 cm, Bayerische Staatsgemäldesammlungen, München

stin Marzella (Abb. 66) vertreten. Im Katalog waren die Exponate als Holschnitte, jeweils von einem anderen Künstler angefertigt, reproduziert (Abb. 67). Auch in diesem Medium hatte die *Brücke* nun eine absolute Meisterschaft erreicht, mit der sie an die Blütezeit des deutschen Holzschnitts im 15. und 16. Jahrhundert anknüpfte. Der Anhang des Katalogs enthielt, ebenfalls in Holz geschnitten, eine Auflistung der 68 passiven Mitglieder, die mit einem Jahresbeitrag, für den sie jährlich eine Graphikmappe erhielten, die Aktivitäten der *Brücke* unterstützten.

Im Herbst 1911 waren Kirchner, Heckel und Schmidt-Rottluff kurz nacheinander nach Berlin übergesiedelt. Pechstein und Otto Mueller lebten bereits seit 1908 dort. Vor allem Pechstein hatte in der Reichshauptstadt zahlreiche Kontakte geknüpft, die, wie die Künstler hofften, die Grundlage für eine bessere wirtschaftliche Situation bilden würden. In der hektischen Millionenstadt herrschte ein anderer Geist als im ruhigen Dresden. Die *Brücke*-Kunst verlor in Berlin das Heitere und Unbeschwerte (Abb. 78, 86); lediglich Pechstein bewahrte die Elemente des kollektiven *Brücke*-Stils, am stärksten in seinen Tanz- und Varietédarstellungen. Der Zusammenhang der Gruppe lockerte sich zusehends. Jeder begann, sich individuell weiterzuentwickeln, und reagierte anders auf die Großstadt. Auch erschlossen sich die einzelnen Künstler unterschiedliche Sammler und Händler, die jetzt ihre Kunst vertraten. Schmidt-Rottluff, der 1912 die Sommermonate zum letzten Mal in Dangast verbrachte, um 1913 nach Nidden auf der Kurischen Nehrung zu gehen, wurde durch die Ausstellungen, die er in Berlin sah, zu intensivem Experimentieren angeregt, bevor er 1913 zu seinem monumentalen Stil mit gigantischen Aktfiguren vorstieß. Der Kubofuturismus, den Herwarth Walden in seiner *Sturm*-Galerie und seiner *Sturm*-Zeitschrift propagierte, und vor allem die erste Ausstellung der italienischen Futuristen, die Walden im Februar 1912 zeigte, haben zu einer Aufsplitterung und Dynamisierung von Schmidt-Rottluffs Bildsprache geführt; eine bis dahin nicht gekannte Unruhe fand vorübergehend Eingang in sein Schaffen. Wie bei Kirchner und Heckel verschwand auch bei ihm die starke Farbigkeit; Landschaften, Stilleben und Figurenbild wurden gedämpfter, erhielten etwas Bedrückendes. Ein neues weltanschauliches Denken ist besonders im Werk von Heckel und Kirchner greifbar; es war dem Gedankengut des literarischen Expressionismus eng verwandt, zu dessen Vertretern beide Künstler Zugang gefunden hatten. In Heckels Bildern taucht ein melancholisches, oft beinahe tragisches Element auf (Abb. 68); stilistisch

69 Ernst Ludwig Kirchner, Ins Meer Schreitende, 1912, Öl auf Leinwand, 146 x 200 cm, Staatsgalerie Stuttgart

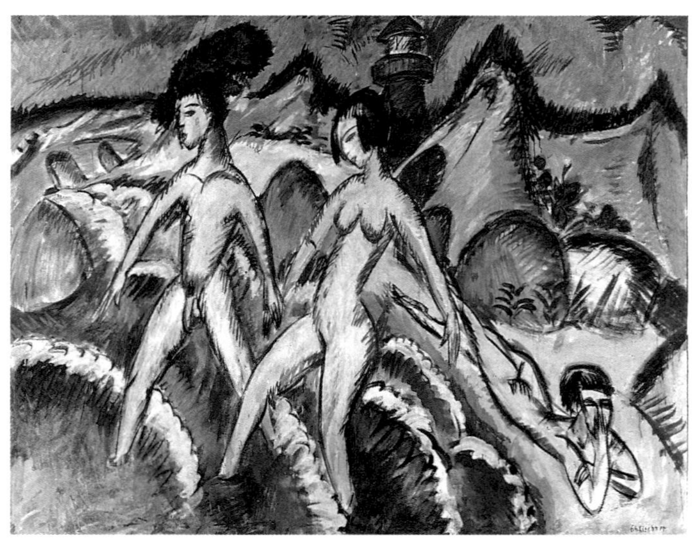

70 Otto Mueller, Umschlag der VII. Jahresmappe der »Brücke«, 1912, Kat.-Nr. 303

71 Max Pechstein, Plakat der »Kunstausstellung Zurückgewiesener der Secession Berlin«, 1910, Kat.-Nr. 350

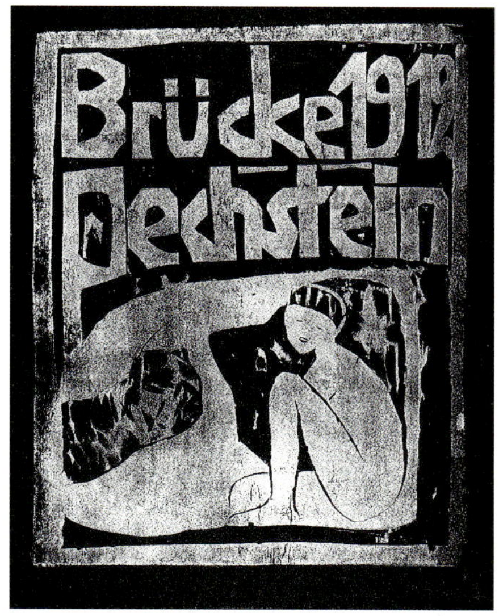
Brücke
Pechstein

sind auch hier Einflüsse kubofuturistischer Prägung festzustellen. Ab 1912 stellte Heckel verstärkt Kranke, Sterbende, Irre oder Tote dar. Ein Leiden am Dasein fand Einzug in seine Bildinhalte. Selbst die Landschaften sind tragisch durchsetzt, wie sein *Gläserner Tag* belegt.

Kirchner reagierte mit zunehmender Nervosität auf die neue Umgebung und die veränderten Lebensverhältnisse. Den Höhepunkt seines Berliner Schaffens stellen die *Straßenszenen* dar, die sich unmittelbar an die Berliner Stadtansichten anschlossen (Abb. 78, 192). Das Erregende und Vitalisierende erlebt hier eine Steigerung bis zum äußersten. Kirchner ordnet die Passanten und die an ihrer grellen Kleidung und ihren auffallenden Federhüten erkennbaren Kokotten, die Autos, Pferdedroschken und Straßenbahnen, die Bürgersteige und Schaufenster dicht aneinander und übereinander. Mit spitzen Formen, heftigen, sich beschleunigenden Pinselstrichen verzahnt er alle Bildmotive. Dynamische Kraftlinien durchziehen die Darstellung. Die Frage nach dem Sinn des hektischen Treibens wird gestellt, die Doppelbödigkeit des großstädtischen Lebens aufgedeckt. Auch in den während der Sommermonate auf der Ostseeinsel Fehmarn geschaffenen Gemälden, Zeichnungen und Druckgraphiken ist der hektische, vibrierende Berliner Stil bestimmend für die Bildaussage (Abb. 69). Intuition wird in diesen Landschaften zum Erkenntnisvermögen, das auf die Aktivitäten der Sinne beschränkt ist. Otto Mueller, der sich in Berlin eng an Kirchner angeschlossen hatte, überträgt die härtere spitze Formensprache auf seine Figurenbilder, die nach wie vor sein Schaffen bestimmen. Er beginnt, seinen typischen Stil zu entwickeln, mit dem er nach 1918 gültig hervortreten sollte.

1913 löste sich, nachdem Pechstein schon 1912 ausgeschieden war, die *Brücke* auf. Im gemeinsamen Arbeiten hatten die Künstler einen Stil erfunden, der die deutsche Kunst wieder auf internationales Niveau hob.

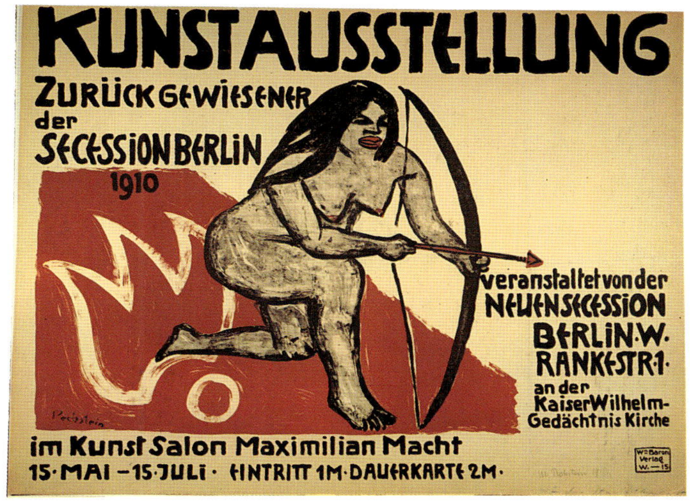
KUNSTAUSSTELLUNG
ZURÜCKGEWIESENER
der
SECESSION BERLIN
1910
veranstaltet von der
NEUEN SECESSION
BERLIN·W·
RANKESTR·1·
an der
Kaiser Wilhelm-
Gedächtnis Kirche
im Kunst Salon Maximilian Macht
15·MAI – 15·JULI · EINTRITT 1M·DAUERKARTE 2M·

Äußerer Anlaß für die intern längst vollzogene Trennung waren Unstimmigkeiten wegen des Texts der *Chronik KG Brücke*, der von Kirchner verfaßt worden war. Die Chronik sollte ursprünglich als Jahresgabe 1913 verteilt werden. Am 27. Mai wurden die Passivmitglieder der *Brücke* über die Auflösung informiert. In einer kurzen Mitteilung hieß es: »Wir teilen Ihnen hierdurch mit, daß die Unterzeichneten beschlossen, Künstlergruppe ›Brücke‹ als Organisation aufzulösen. Mitglieder waren Cuno Amiet, Erich Heckel, E. L. Kirchner, Otto Mueller, Schmidt-Rottluff.«[7]

1 Hans Kinkel, »Aus einem Gespräch mit Erich Heckel«, in: *Das Kunstwerk*, XII, 3, 1958, S. 24.
2 Friedrich Nietzsche, *Werke*, Bd. 1: *Also sprach Zarathustra*, 1930, S. 296.
3 Zit. nach *Fritz Bleyl 1880–1966; Brücke-Archiv*, 18, 1993, S. 206.
4 Emil Nolde, *Jahre der Kämpfe (1902–1914)*, Berlin 1934, 2. Aufl., Flensburg 1958, S. 92f.
5 *Max Pechstein. Erinnerungen*, hrsg. von Leopold Reidemeister, Wiesbaden 1960, 2. Aufl., Stuttgart 1993, S. 22–23.
6 Fritz Schumacher, *Stufen des Lebens. Erinnerungen eines Baumeisters*, Stuttgart und Berlin 1935, S. 283.
7 Vgl. auch Horst Jähner, *Künstlergruppe Brücke*, Stuttgart 1984, S. 42.

72 Ernst Ludwig Kirchner, Fränzi I, 1910, Kat.-Nr. 124

73 Ernst Ludwig Kirchner, Fränzi und Marzella, 1910, Kat.-Nr. 126

74 Ernst Ludwig Kirchner, Heckel im Atelier, 1911, Kat.-Nr. 131

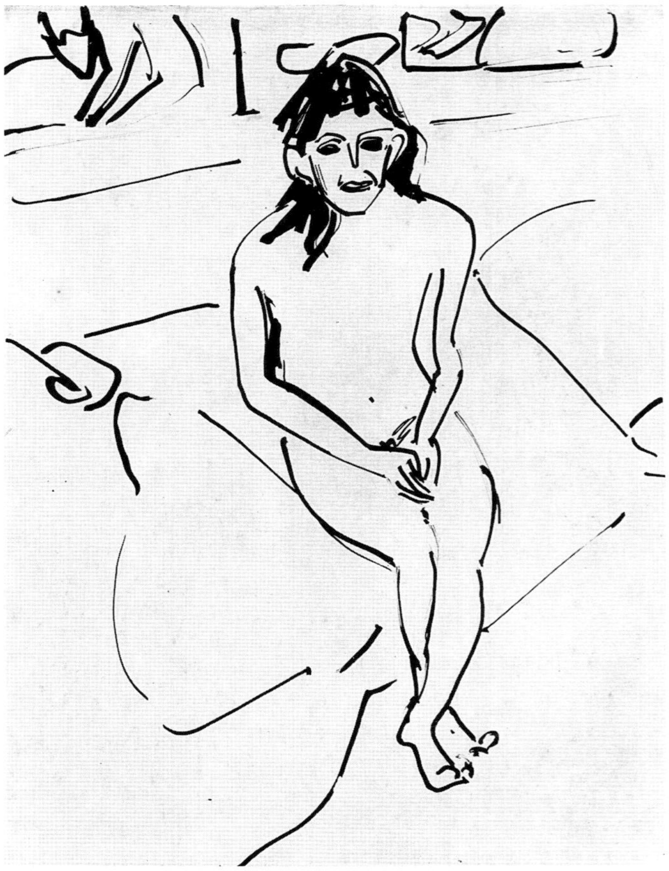

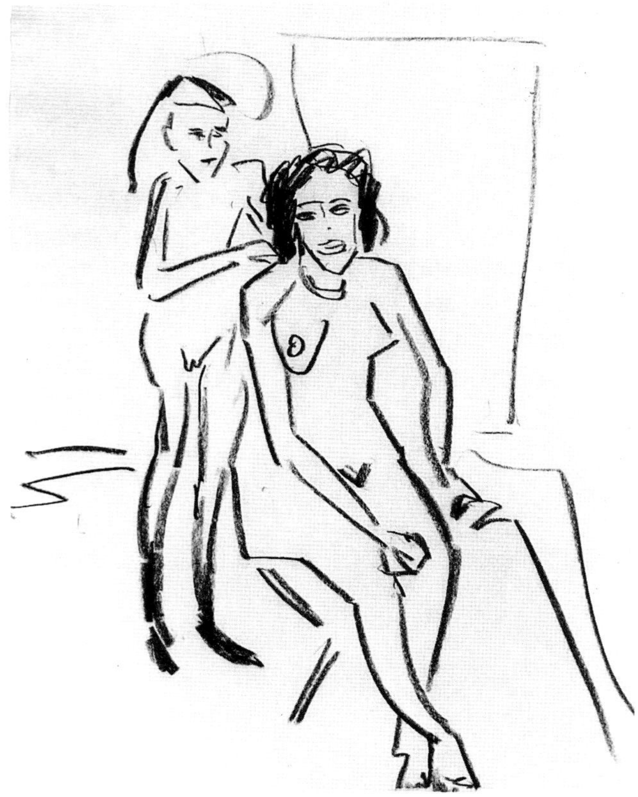

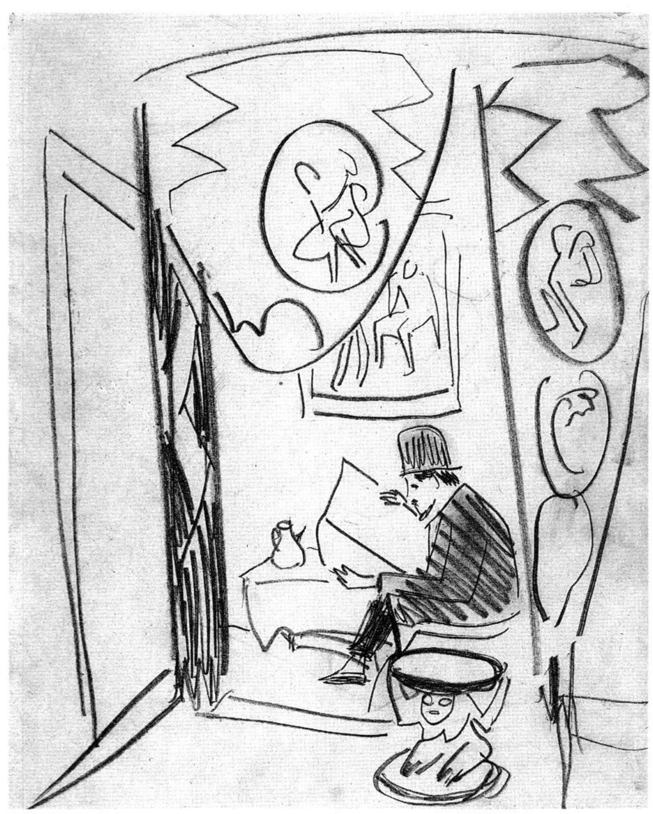

75 Ernst Ludwig Kirchner, Das Boskett (Platz in Dresden), um 1911, Kat.-Nr. 130

76 Ernst Ludwig Kirchner, Sitzende Erna am Tisch, 1916, Kat.-Nr. 155

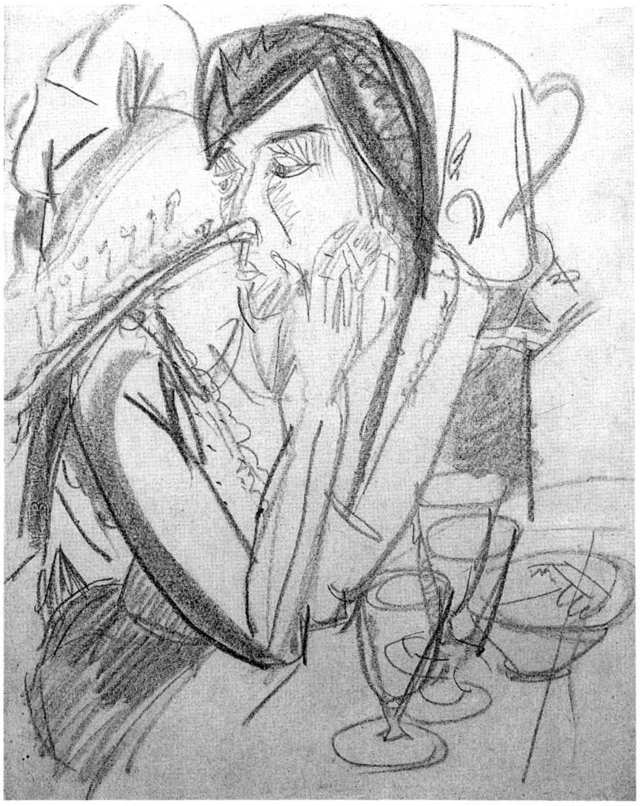

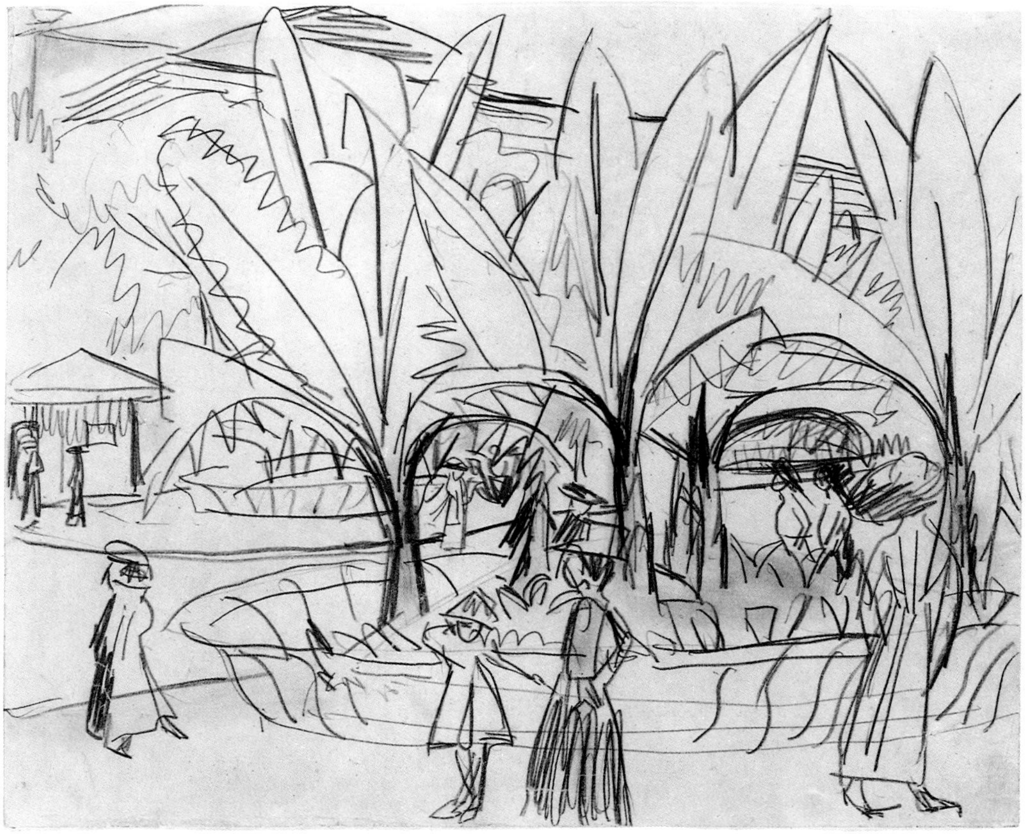

77 Ernst Ludwig Kirchner, Weiblicher Halbakt mit Hut, 1911, Kat.-Nr. 135

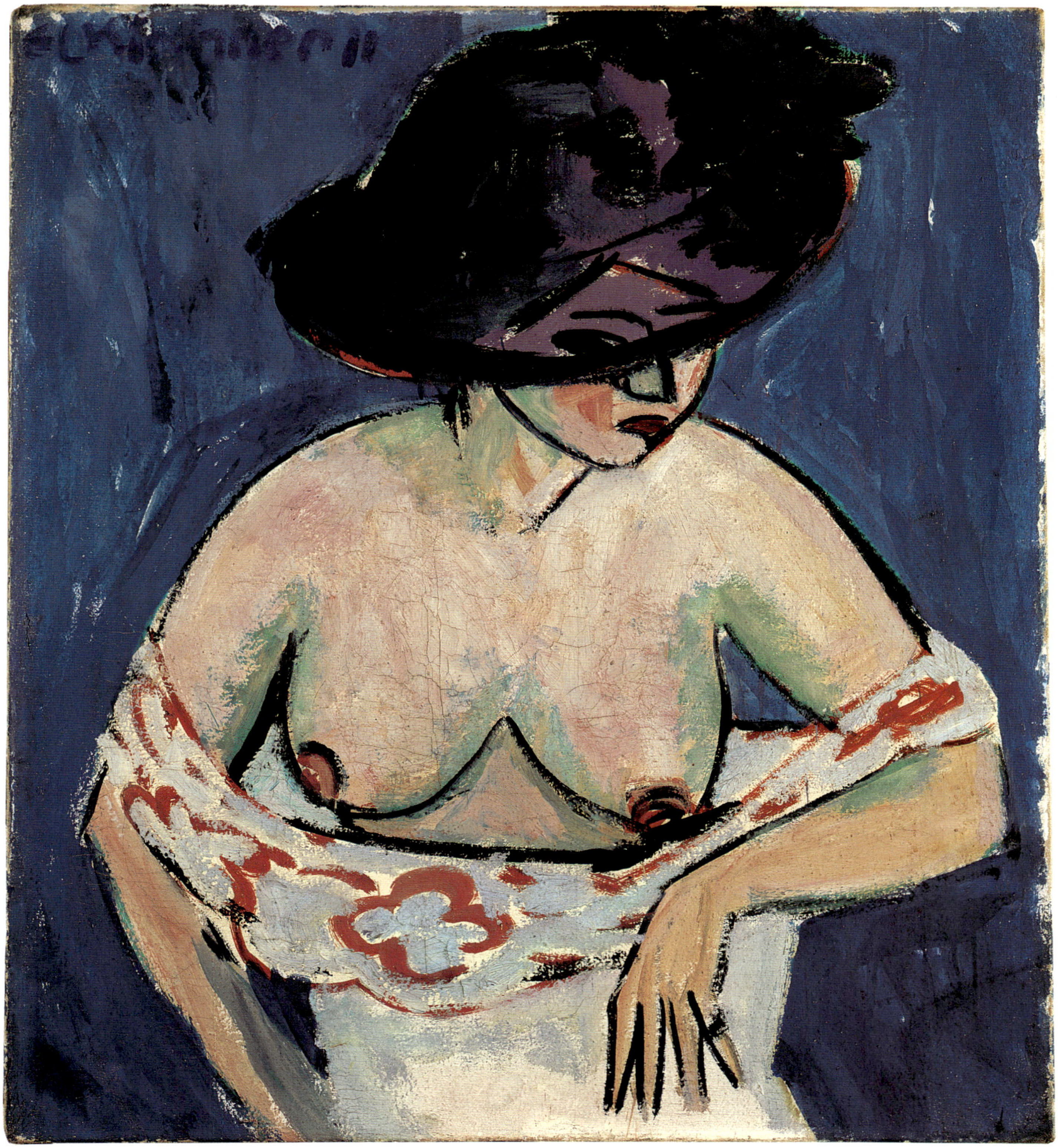

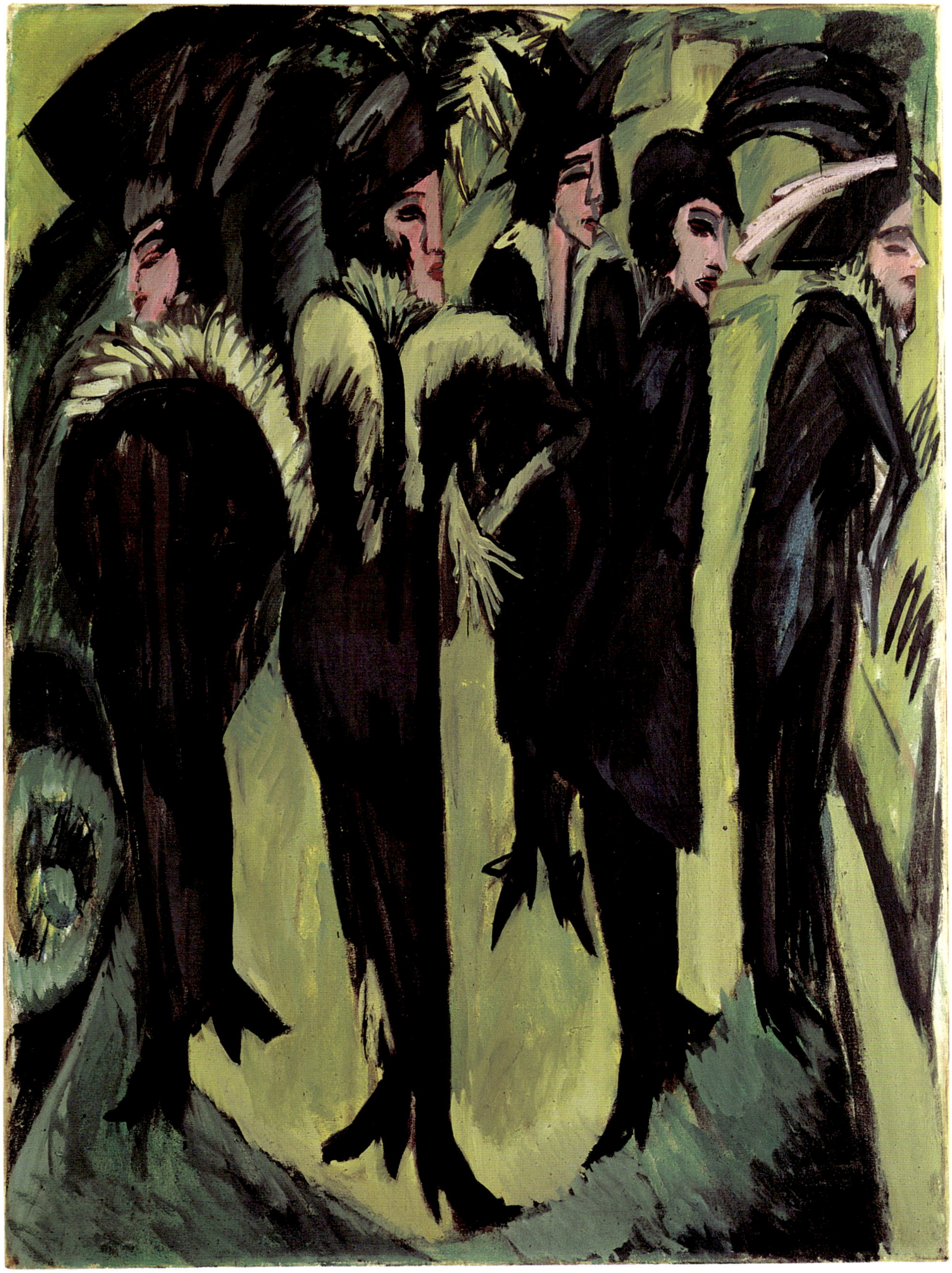

78 Ernst Ludwig Kirchner, Fünf Frauen auf der Straße, 1913, Kat.-Nr. 139

79 Ernst Ludwig Kirchner, Windmühle von Moritzburg, 1910, Kat.-Nr. 127

80 Ernst Ludwig Kirchner, Drei Badende am Strand, 1913/20, Kat.-Nr. 145

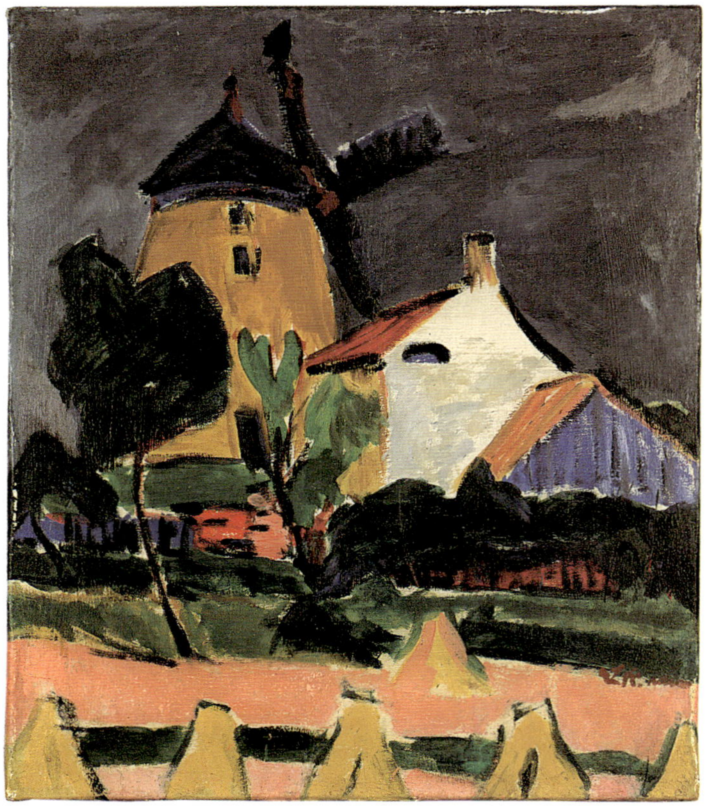

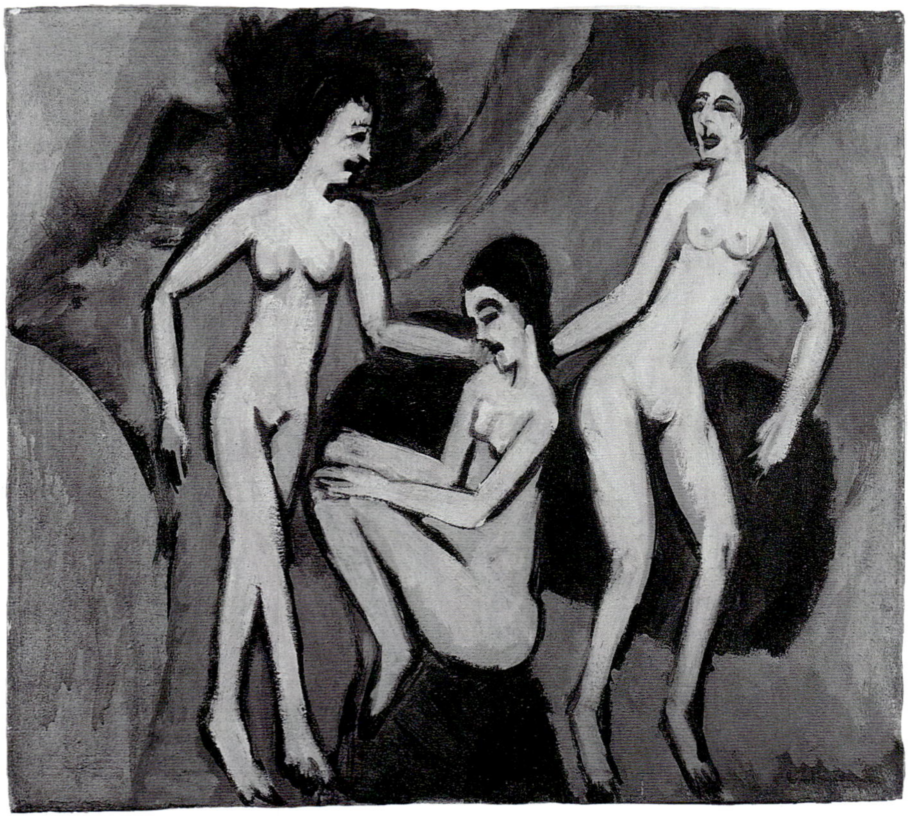

81 Ernst Ludwig Kirchner, Die Eisenbahnüberführung, 1914, Kat.-Nr. 152

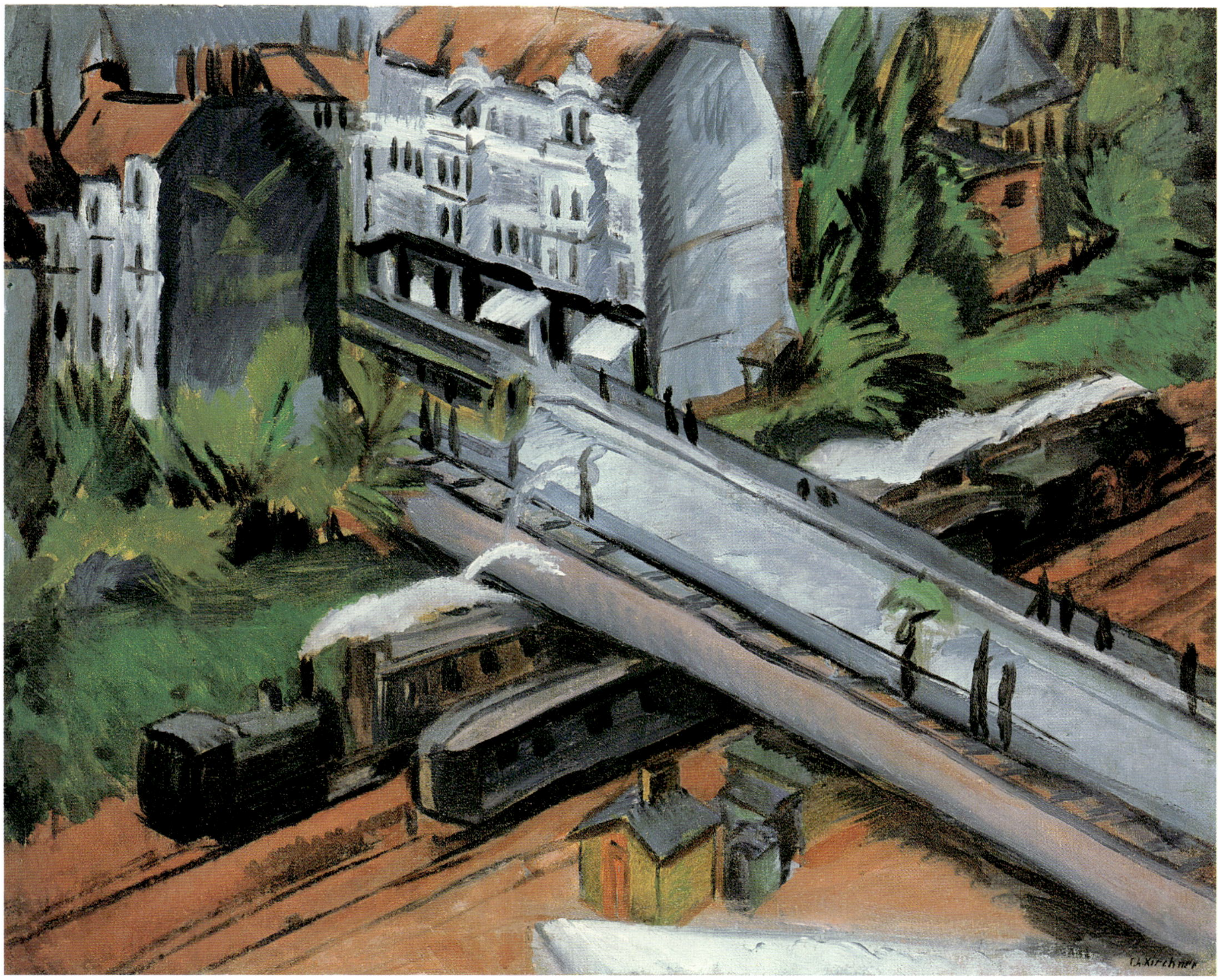

82 Erich Heckel, Fohlenwiese, 1906,
Kat.-Nr. 71

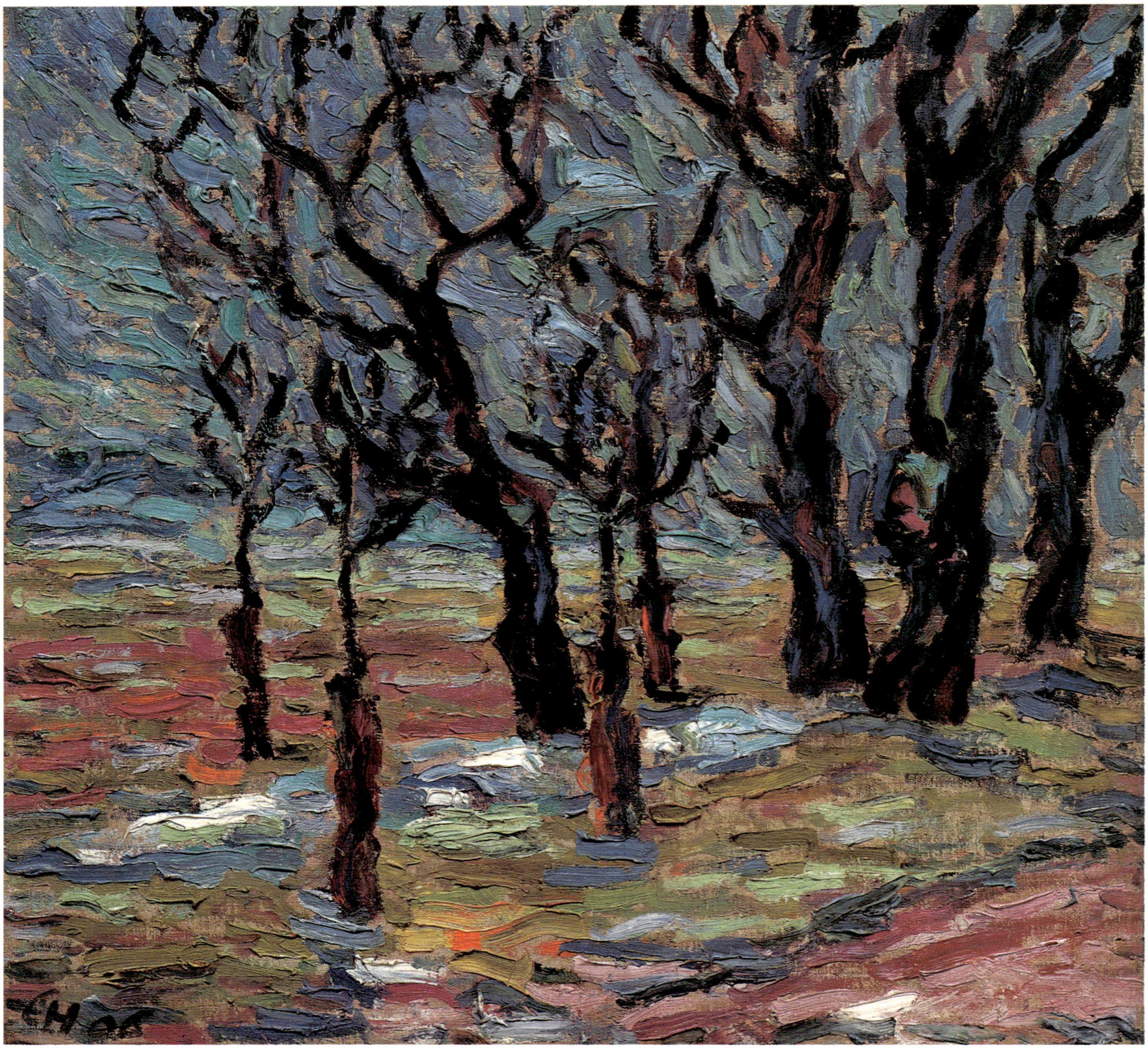

83 Erich Heckel, Hafen in Flensburg, 1913, Kat.-Nr. 83

84 Erich Heckel, Märkische Landschaft (Gärten in der Mark), 1913/14, Kat.-Nr. 84

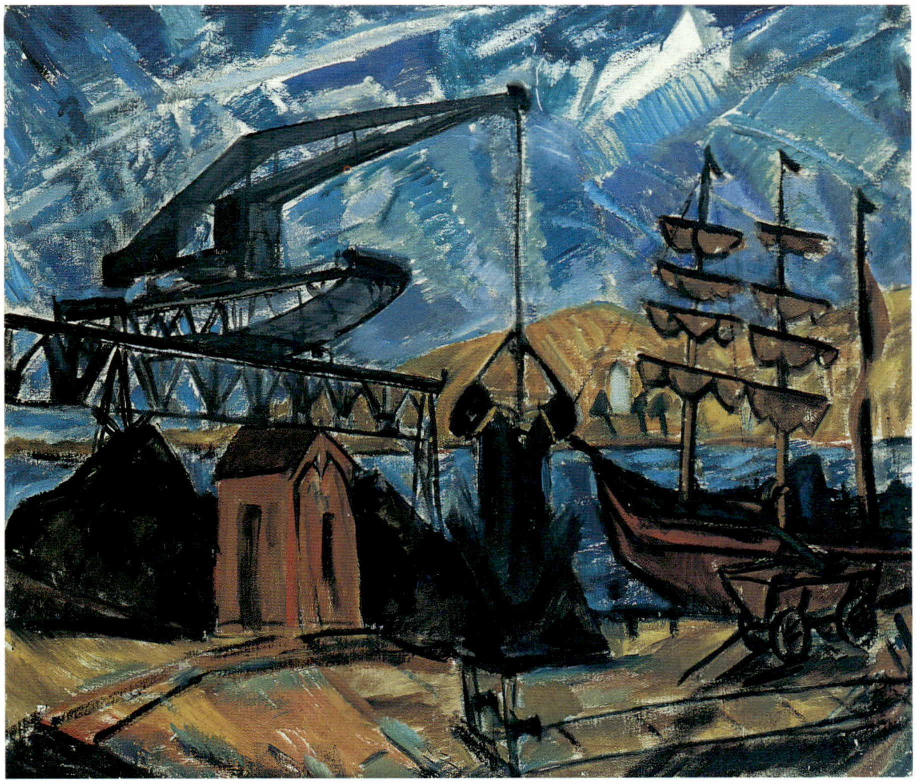

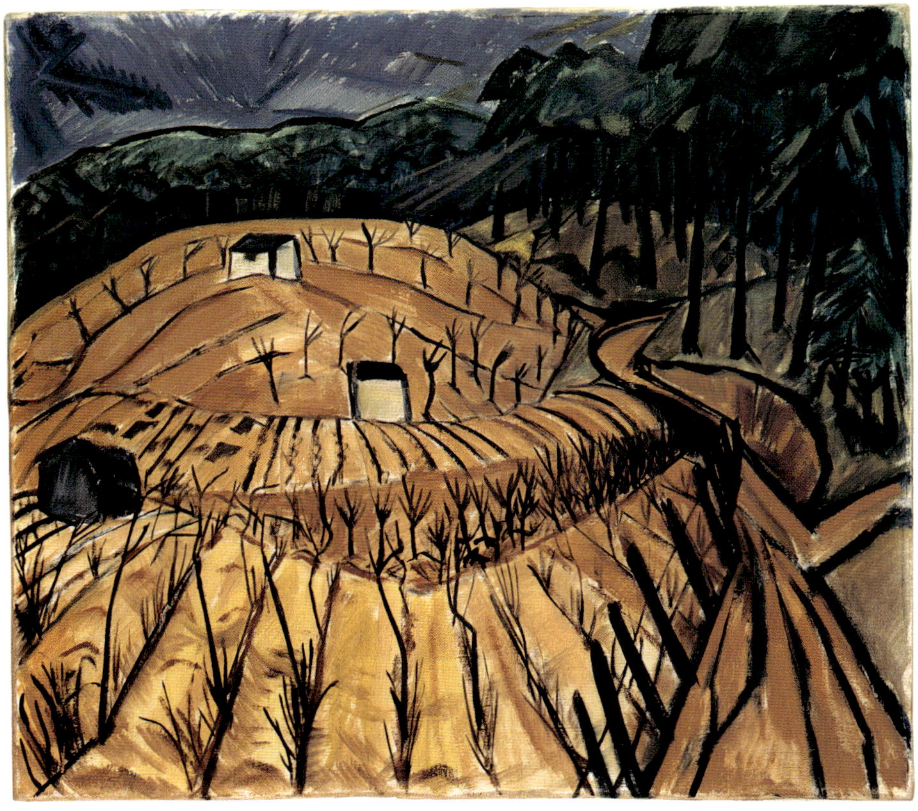

85 Erich Heckel, Fasanenschlößchen bei Moritzburg, 1910, Kat.-Nr. 78

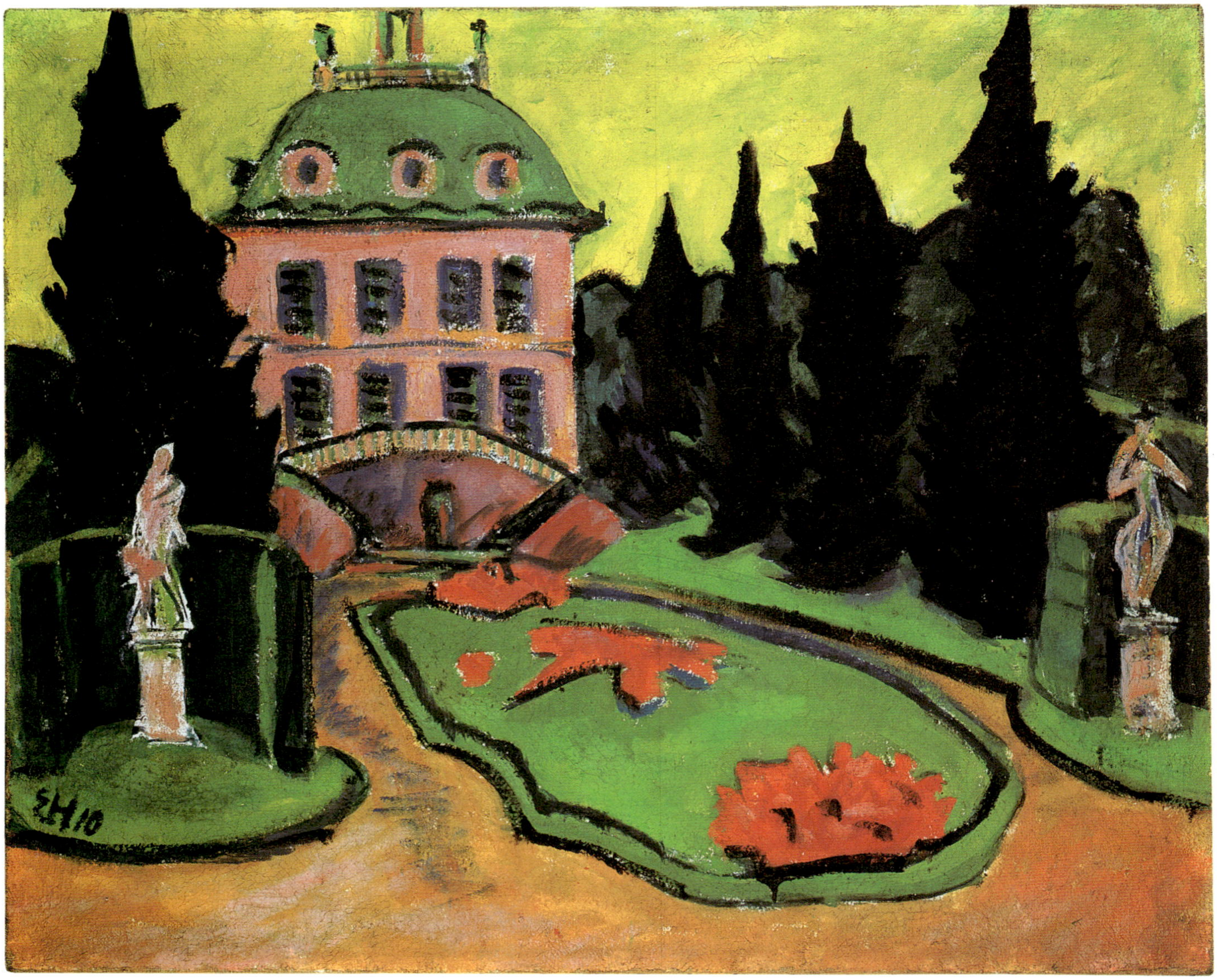

86 Erich Heckel, Kanal in Berlin, 1912, Kat.-Nr. 79

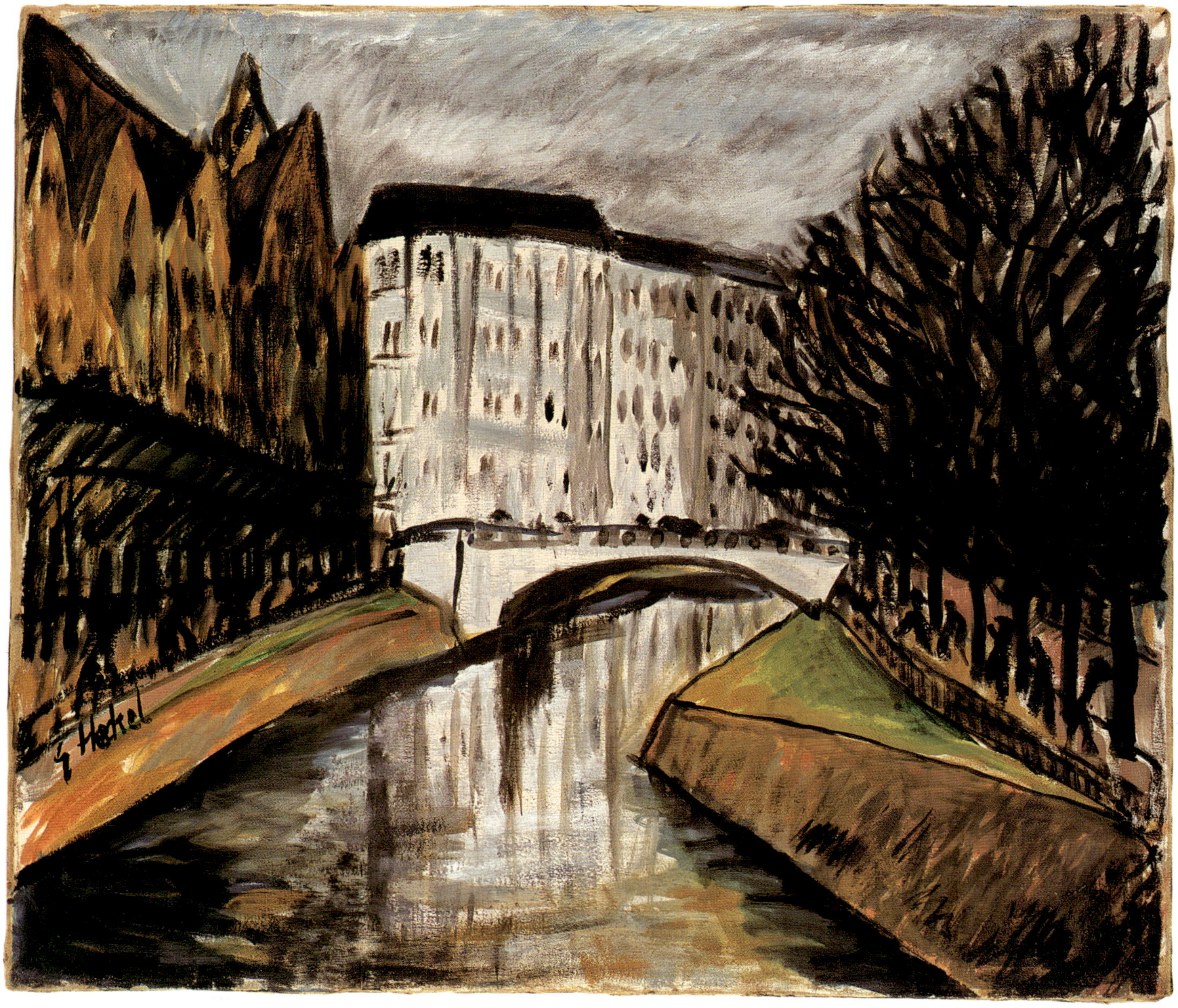

87 Erich Heckel, Junger Mann und Mädchen, 1909, Kat.-Nr. 76

88 Max Pechstein, Zwei Frauenakte im Zimmer, 1909, Kat.-Nr. 348

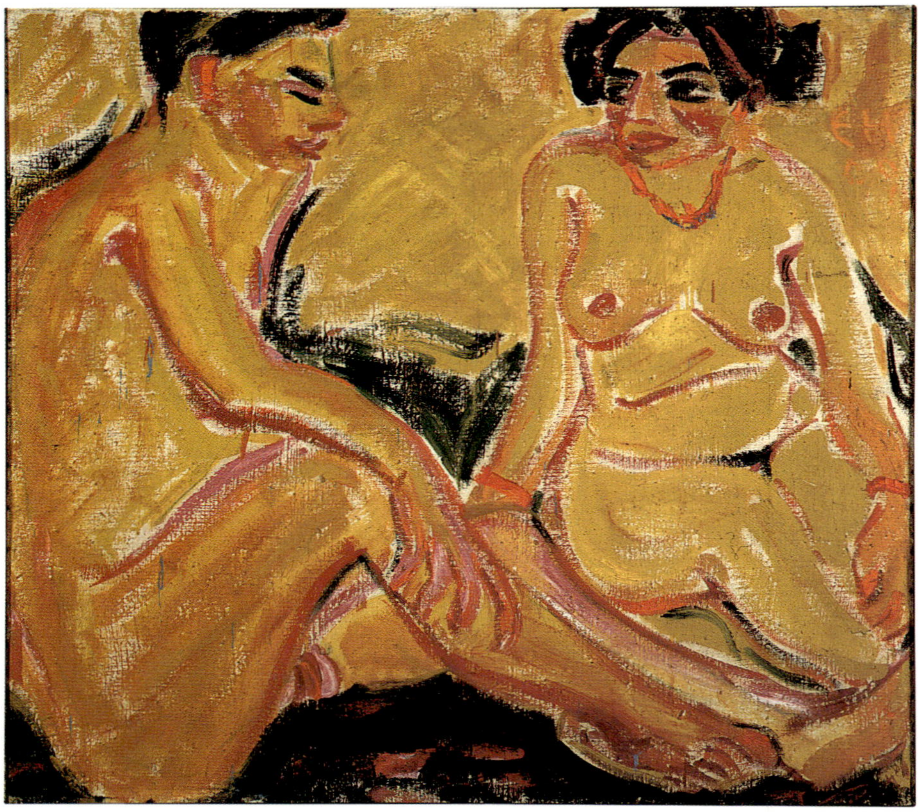

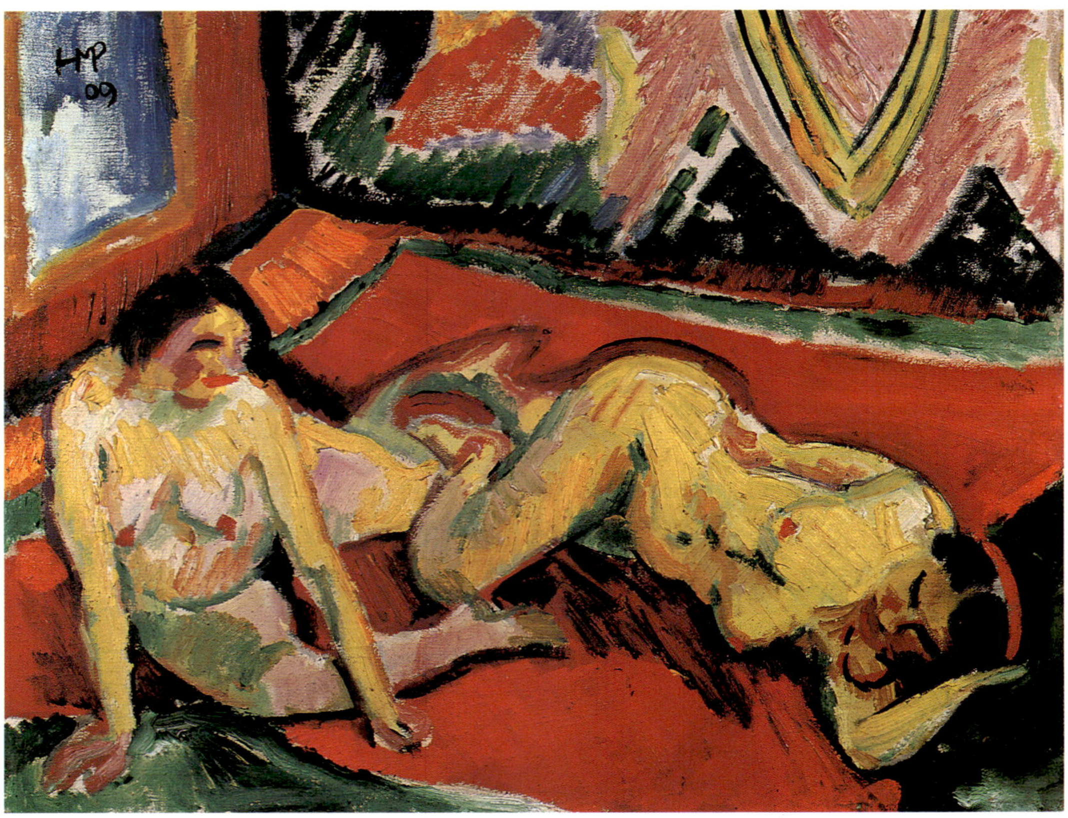

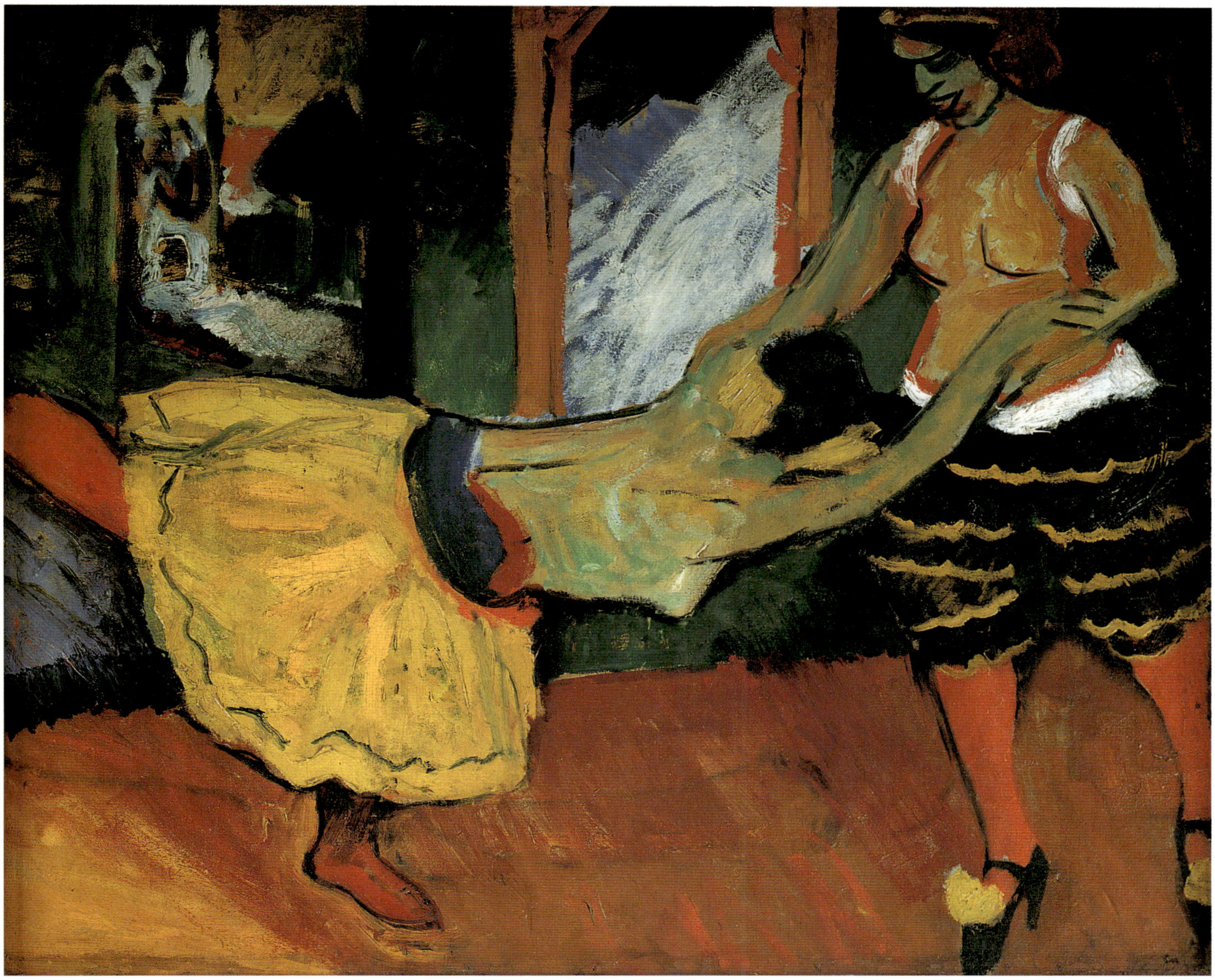

89 Max Pechstein, Tanz, 1909, Kat.-Nr. 346

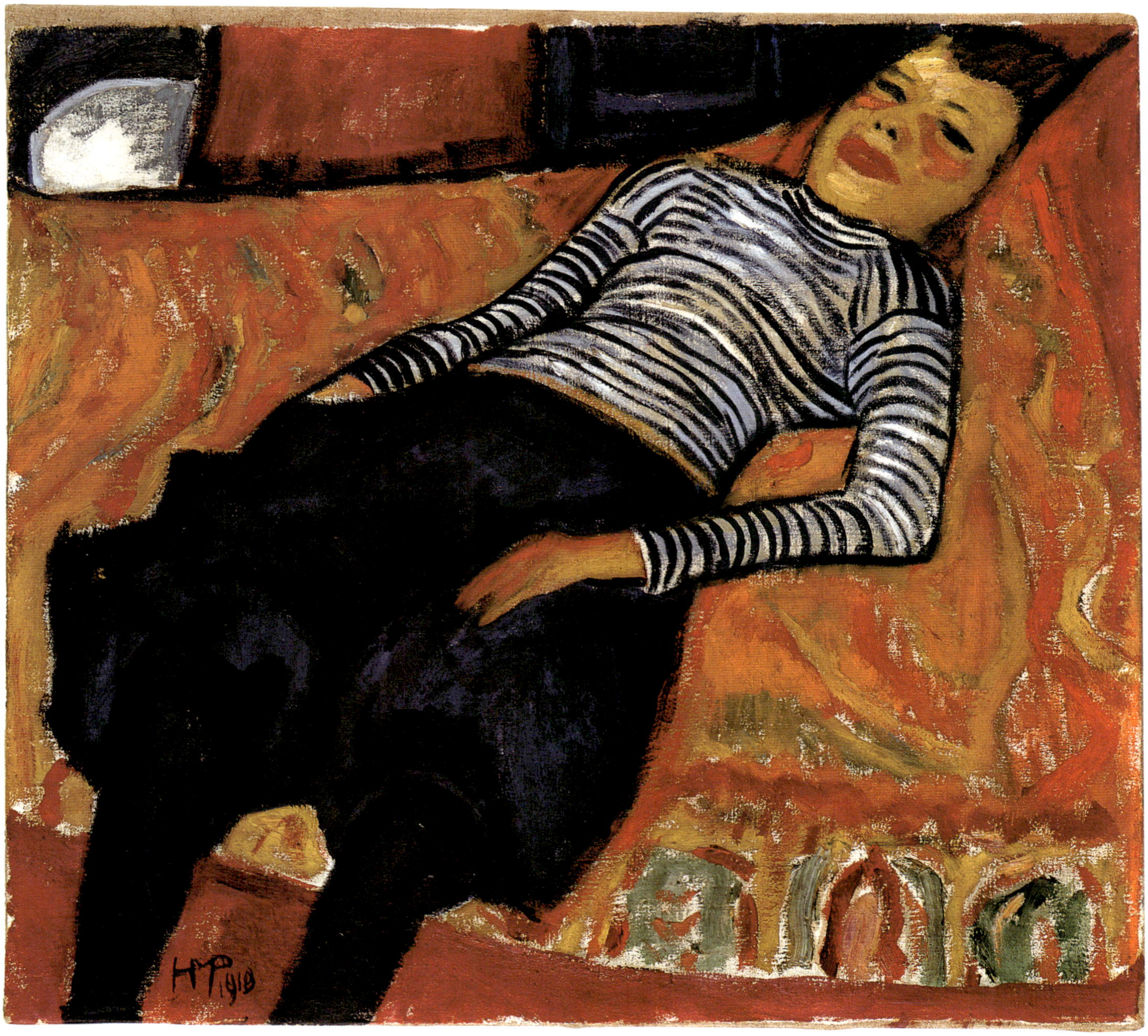

90 Max Pechstein, Liegendes Mädchen, 1910,
Kat.-Nr. 353

91 Max Pechstein, Das grüne Sofa, 1910, Kat.-Nr. 349

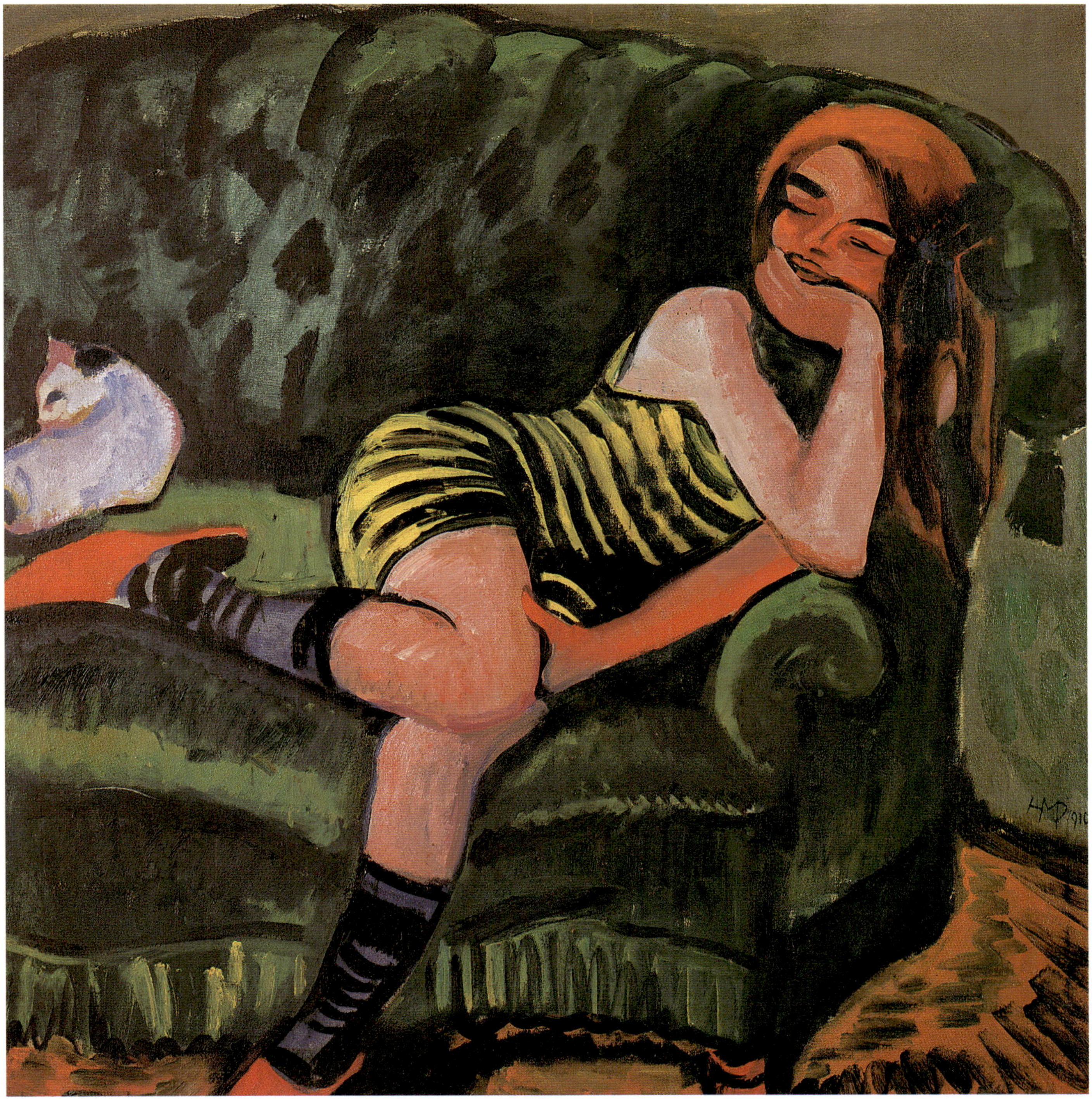

92 Karl Schmidt-Rottluff, Stilleben mit Negerplastik, 1913, Kat.-Nr. 374

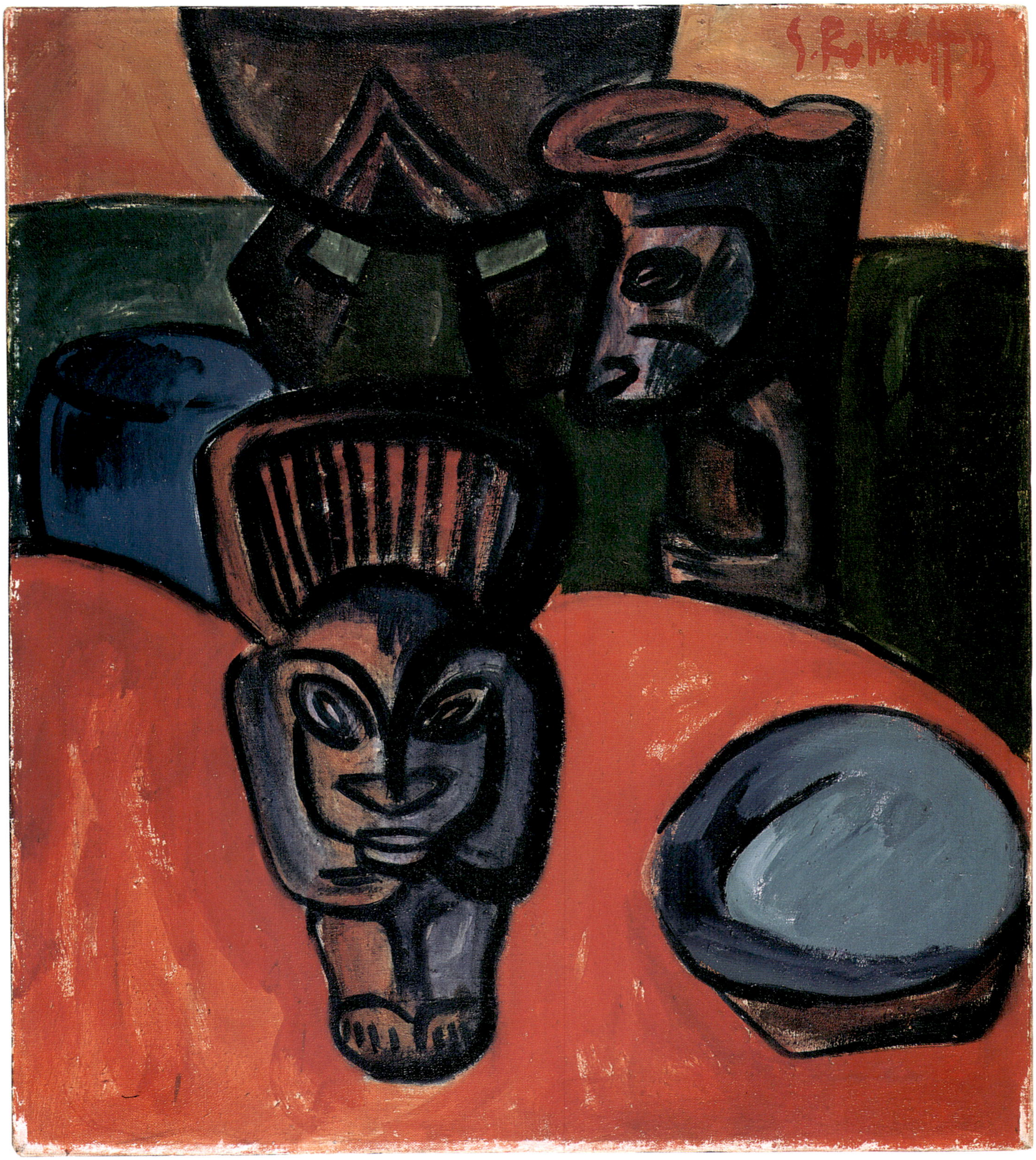

93 Karl Schmidt-Rottluff, Rittersporn am Fenster, 1922, Öl auf Leinwand, 91 x 76 cm, Museum Ludwig, Köln

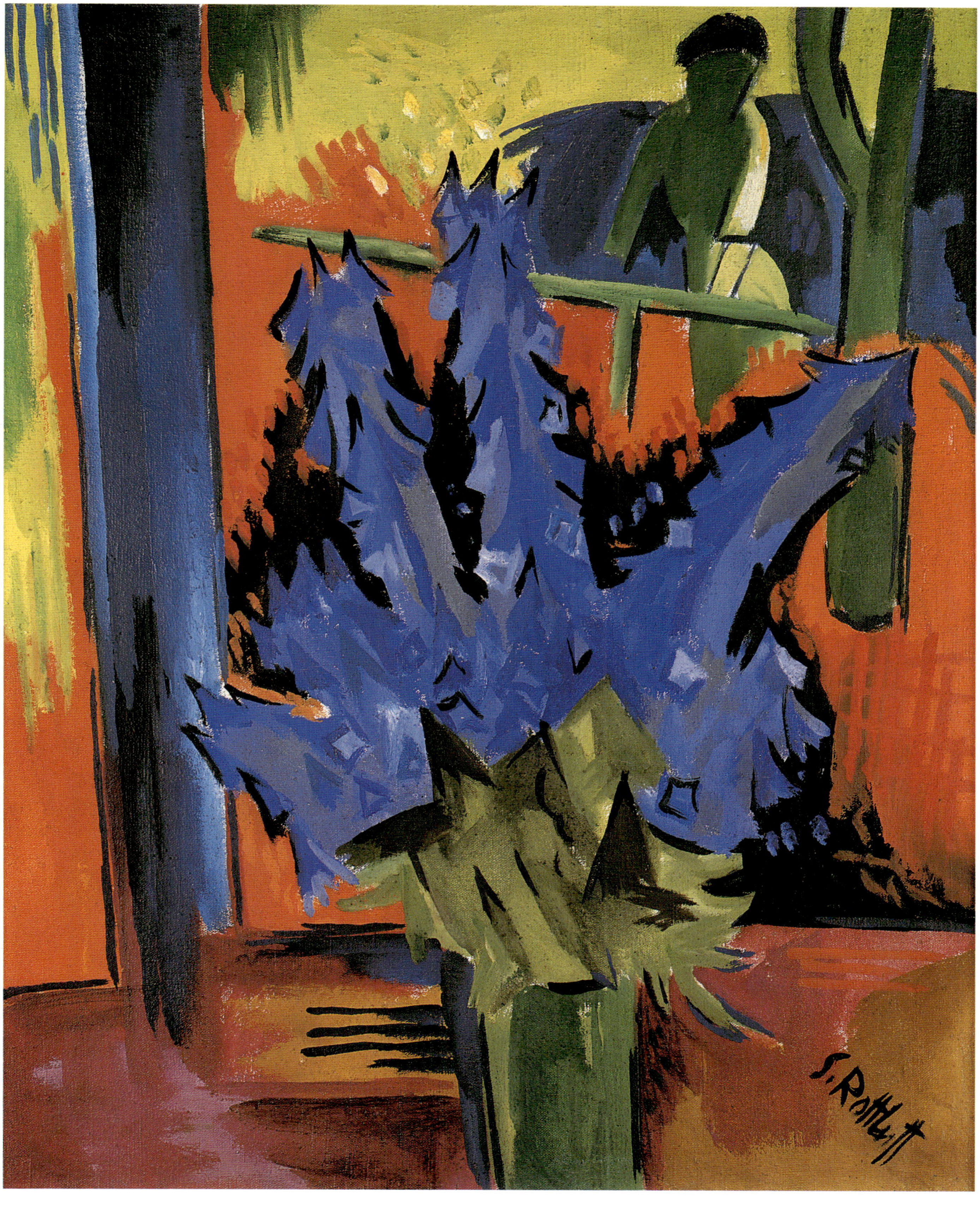

94 Otto Mueller, Zwei Mädchenakte, um 1919, Kat.-Nr. 306

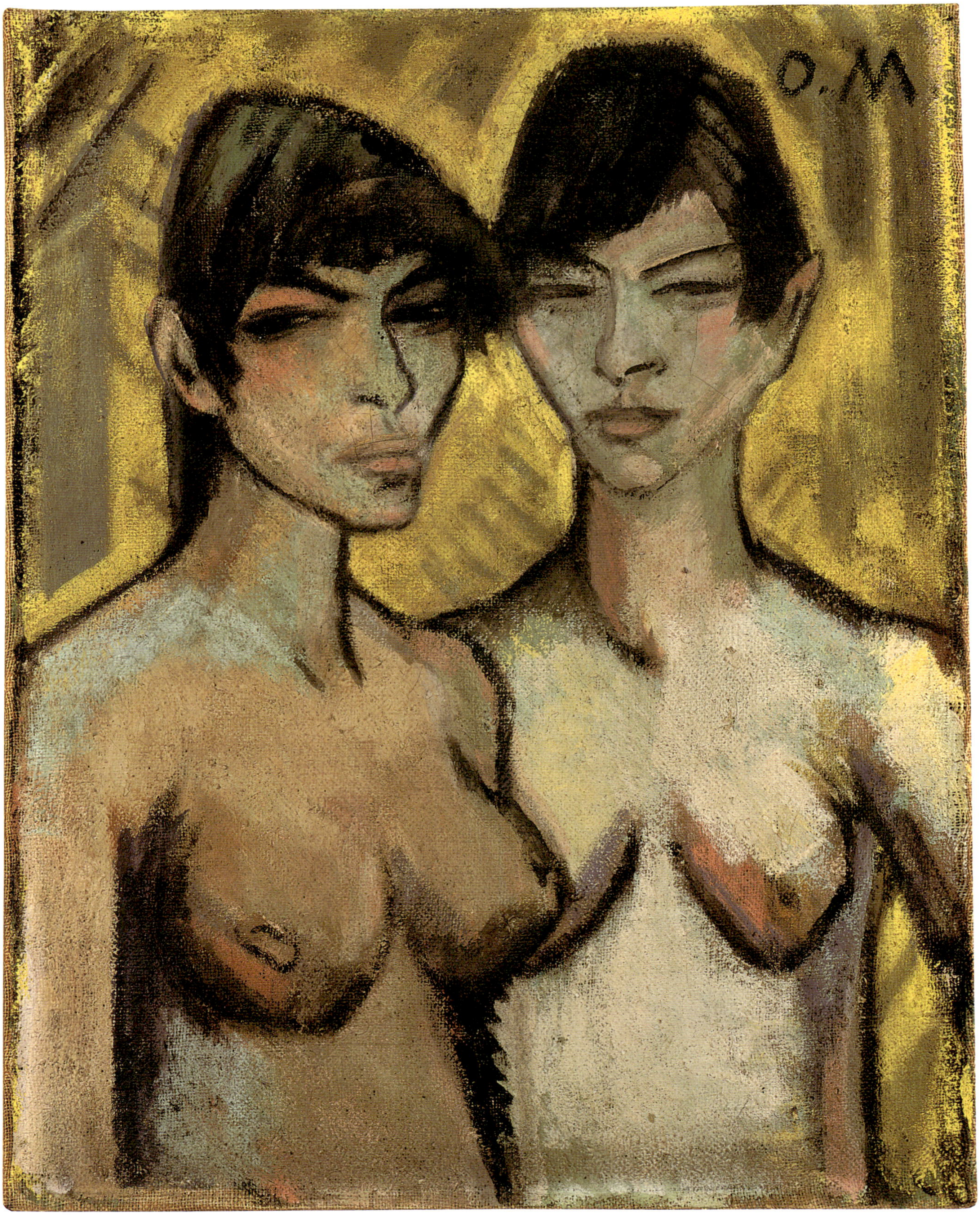

95 Otto Mueller, Akte am Wasser, 1913,
Kat.-Nr. 304

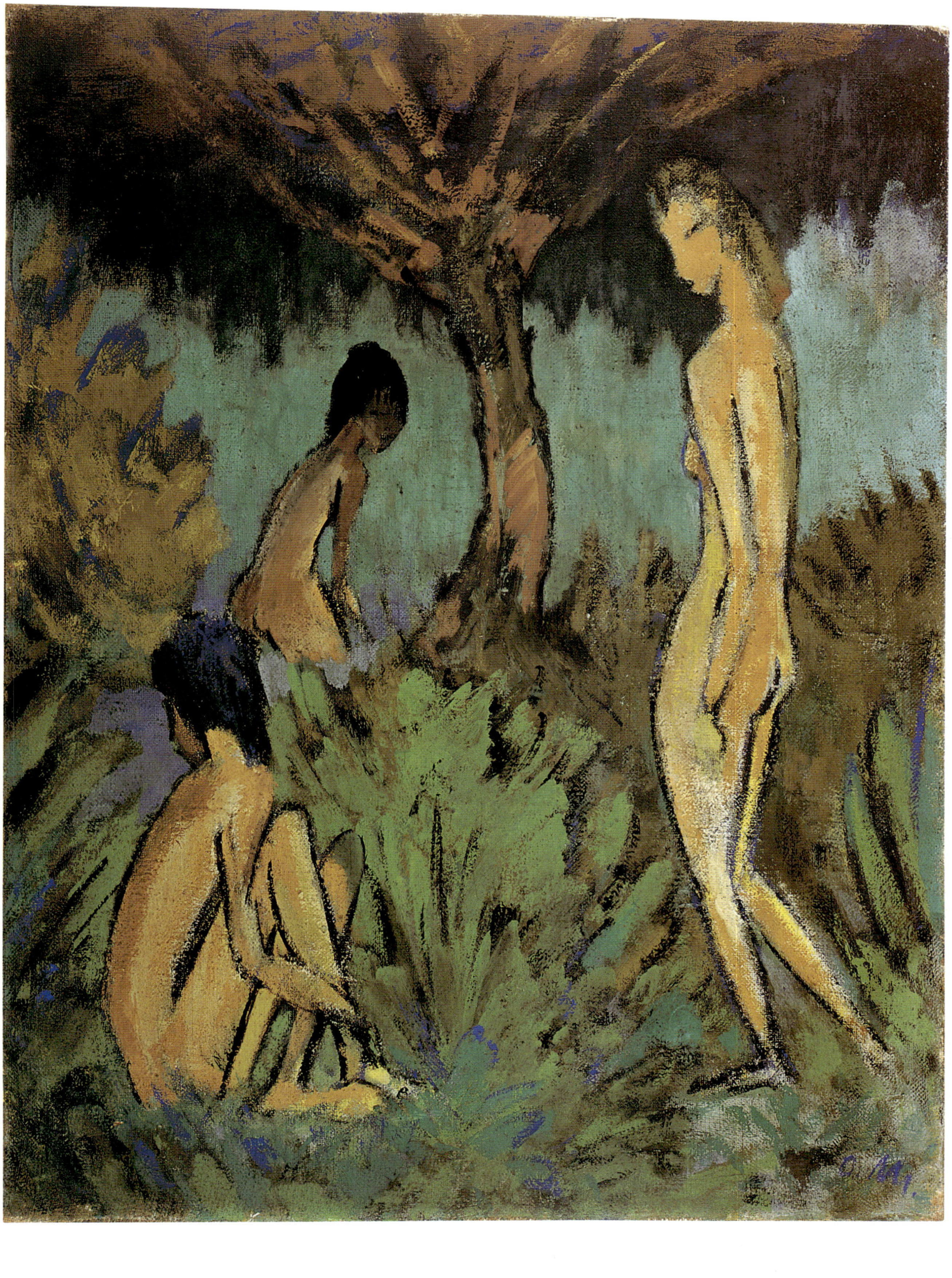

96 Emil Nolde, Schwärmer, 1916, Kat.-Nr. 330

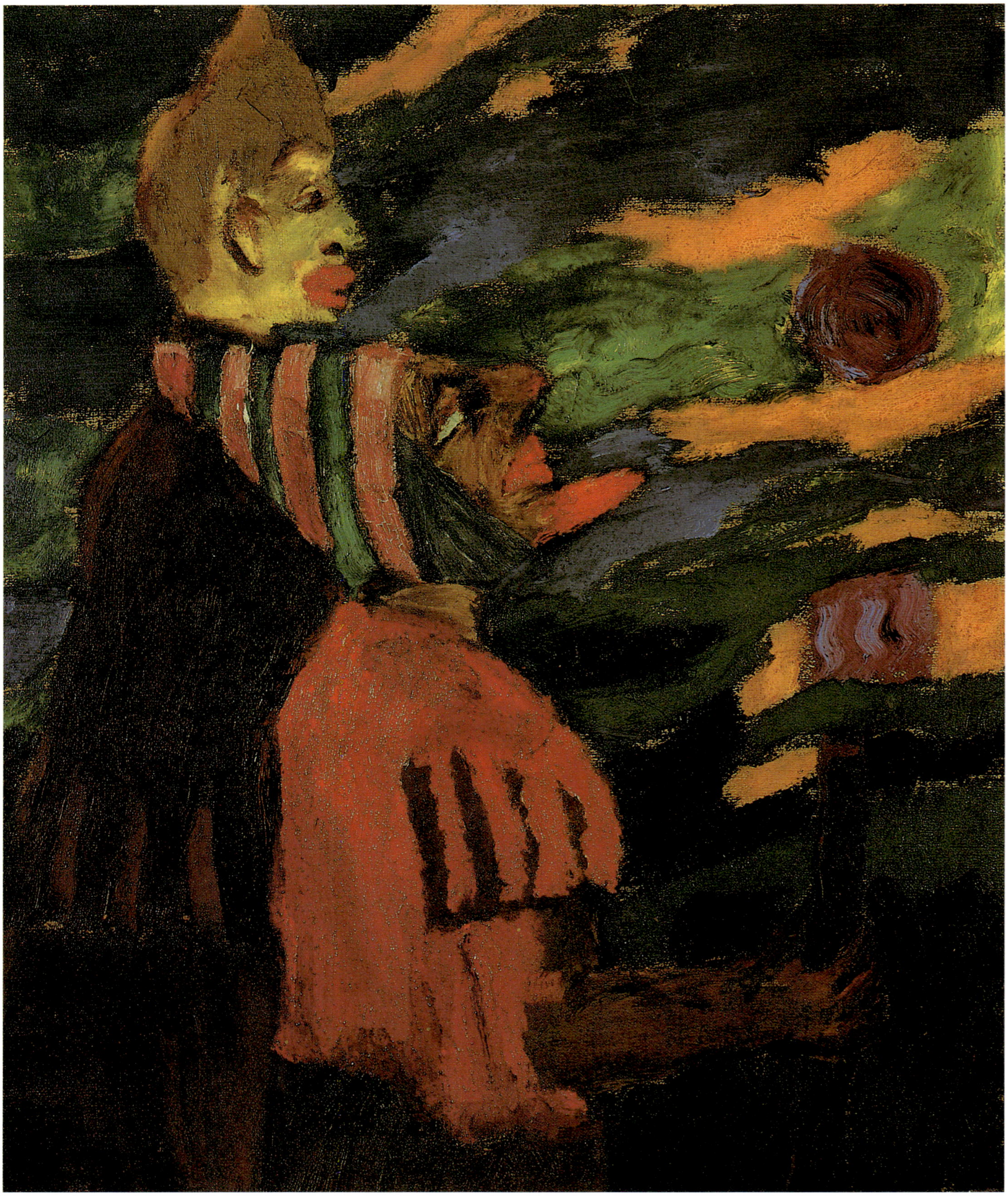

97 Emil Nolde, Christus in Bethanien, 1910, Kat.-Nr. 317

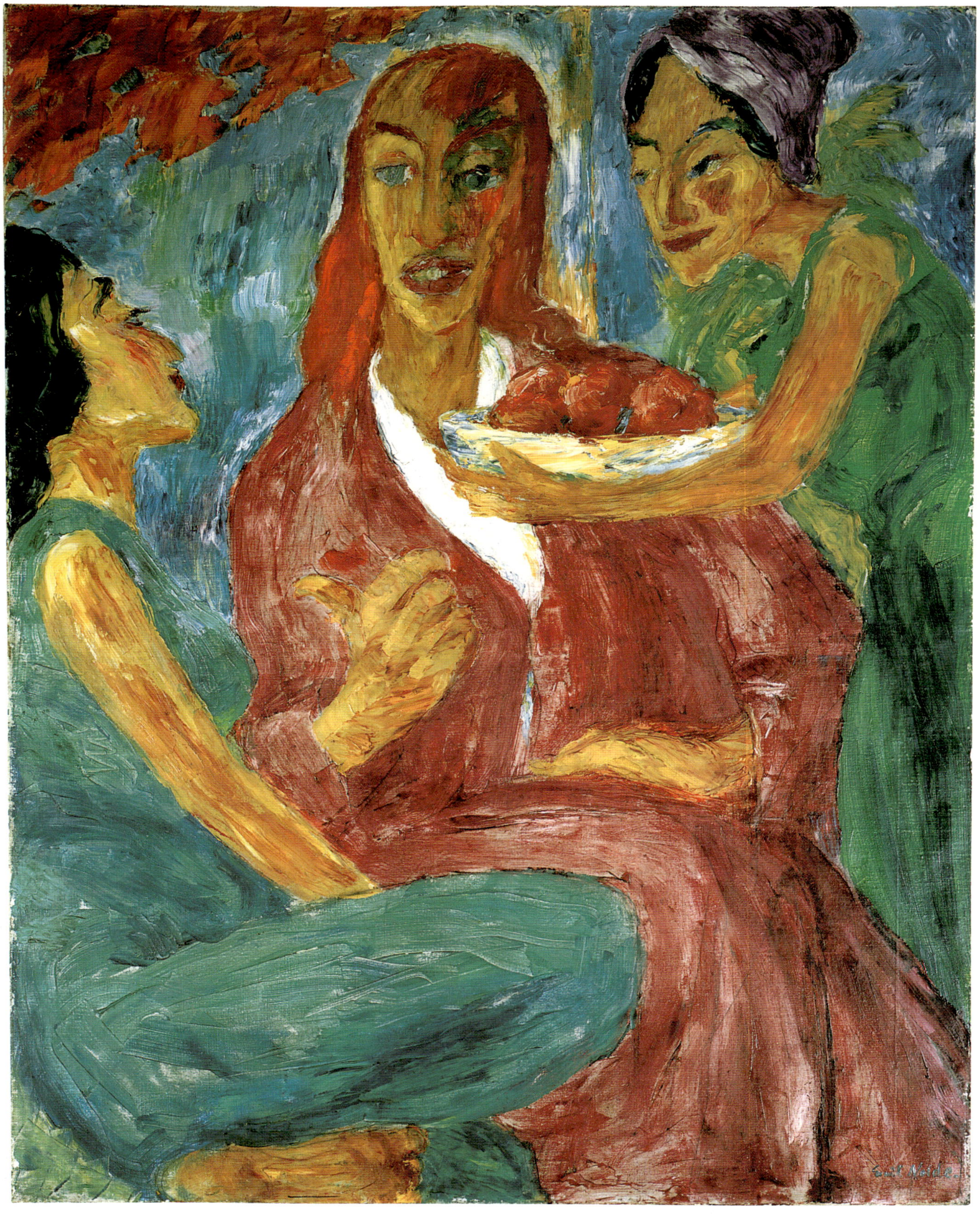

98 Emil Nolde, Tanzende Mädchen, 1925, Kat.-Nr. 332

99 Emil Nolde, Mann und Weib im Zelt, 1916, Kat.-Nr. 331

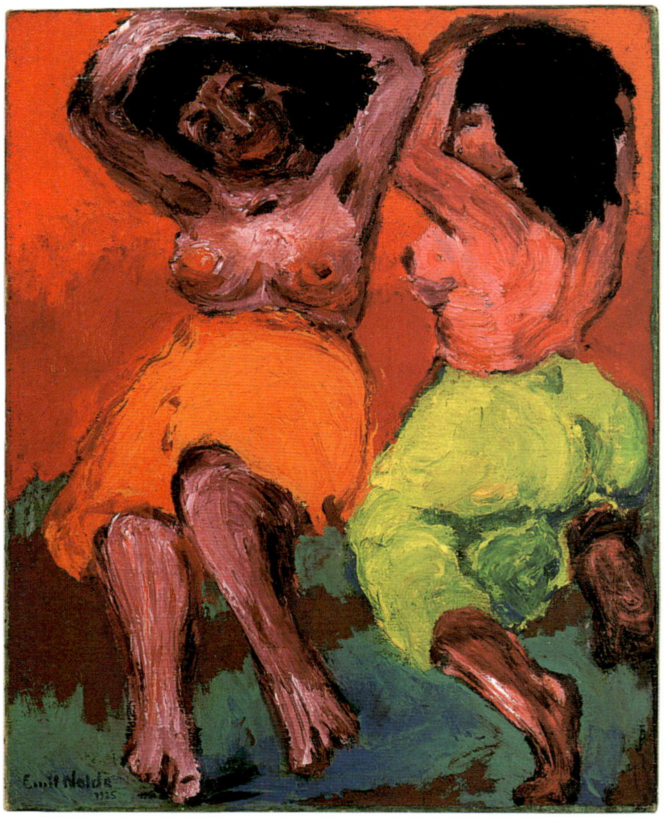

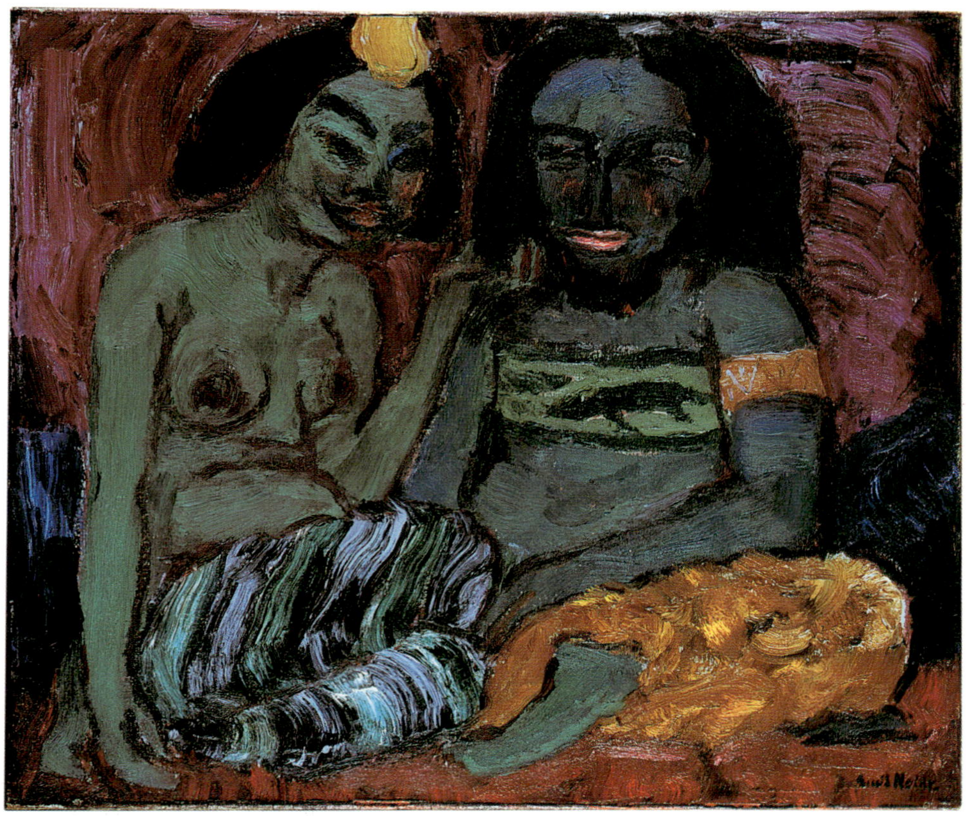

100 Emil Nolde, Mann, Frau und Katze, 1912,
Kat.-Nr. 319

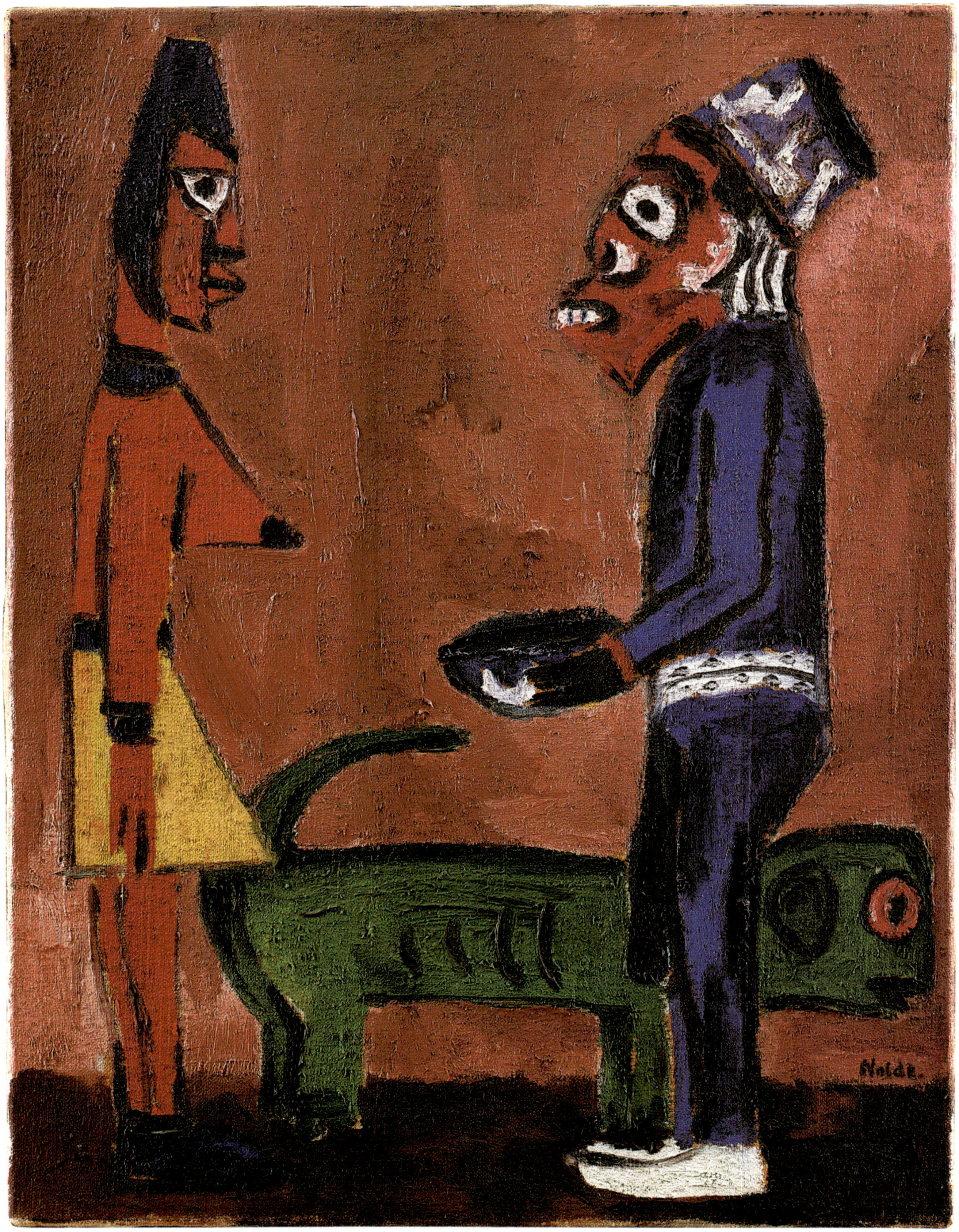

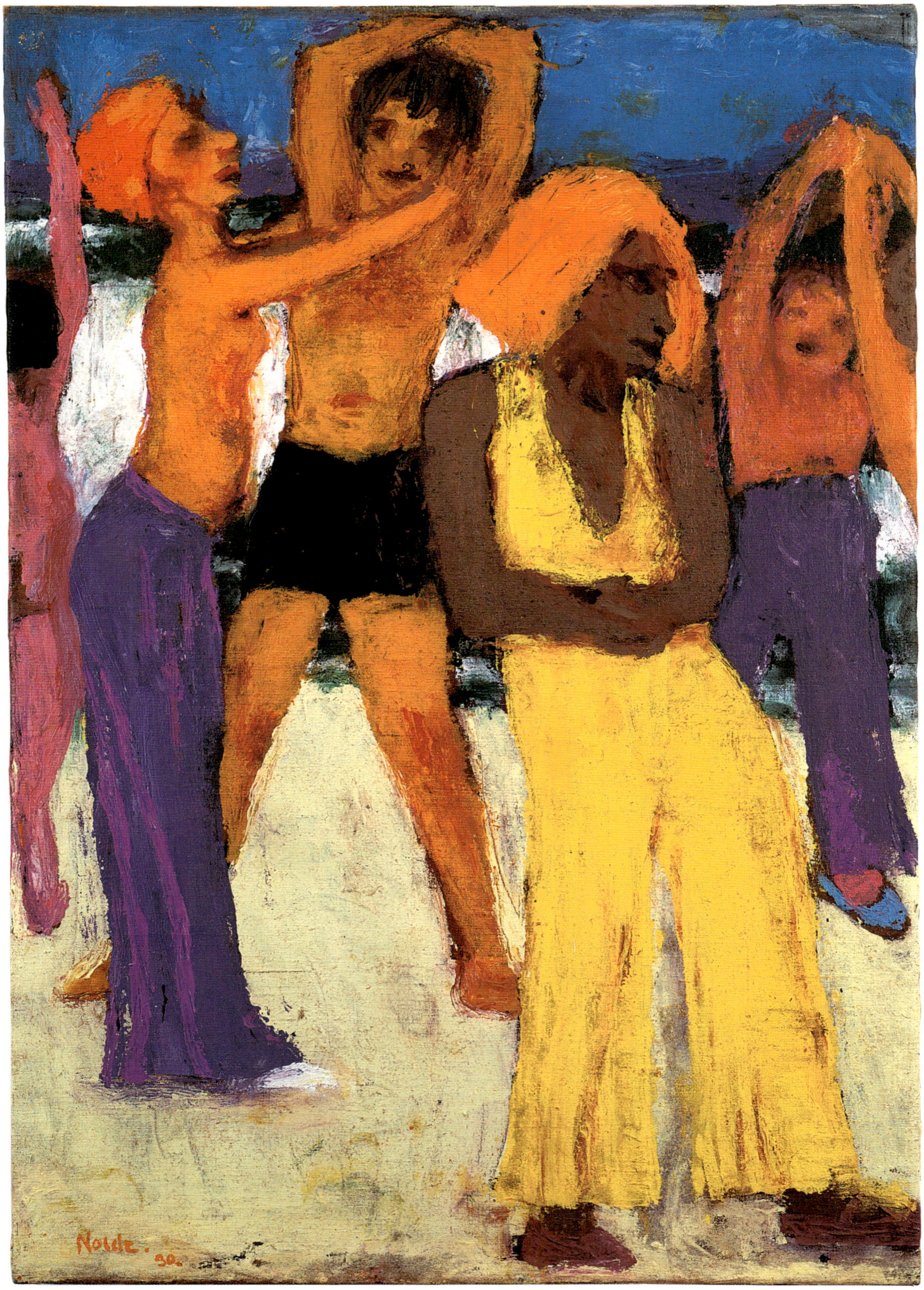

101 Emil Nolde, Badestrand, 1930,
Kat.-Nr. 334

102 Emil Nolde, Trio, 1929, Kat.-Nr. 333

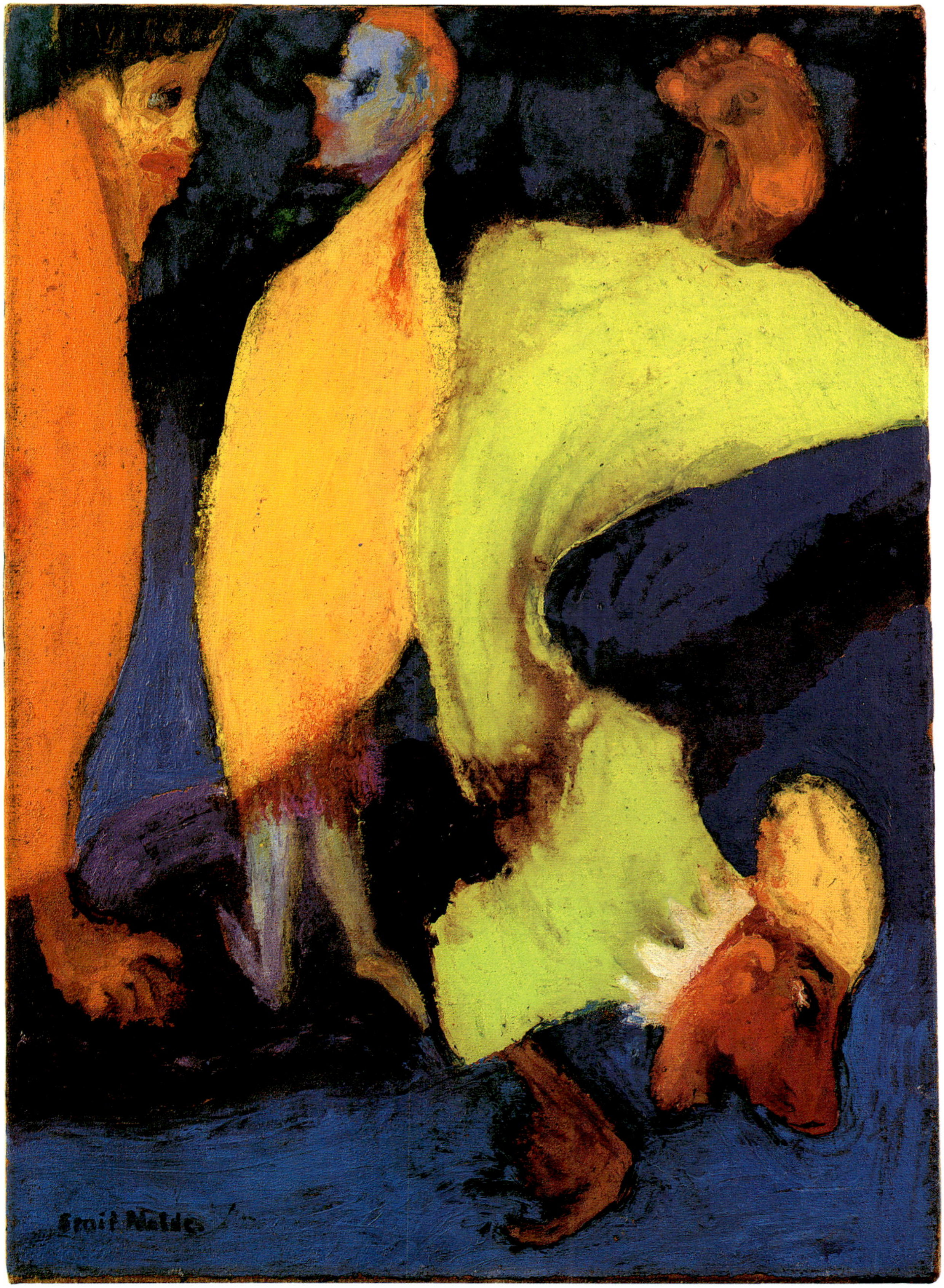

103 Wassily Kandinsky, Umschlagentwurf für den Almanach »Der Blaue Reiter«, 1911, Aquarell, Tusche über Bleistift, 27,9 x 21,9 cm, Städtische Galerie im Lenbachhaus, München

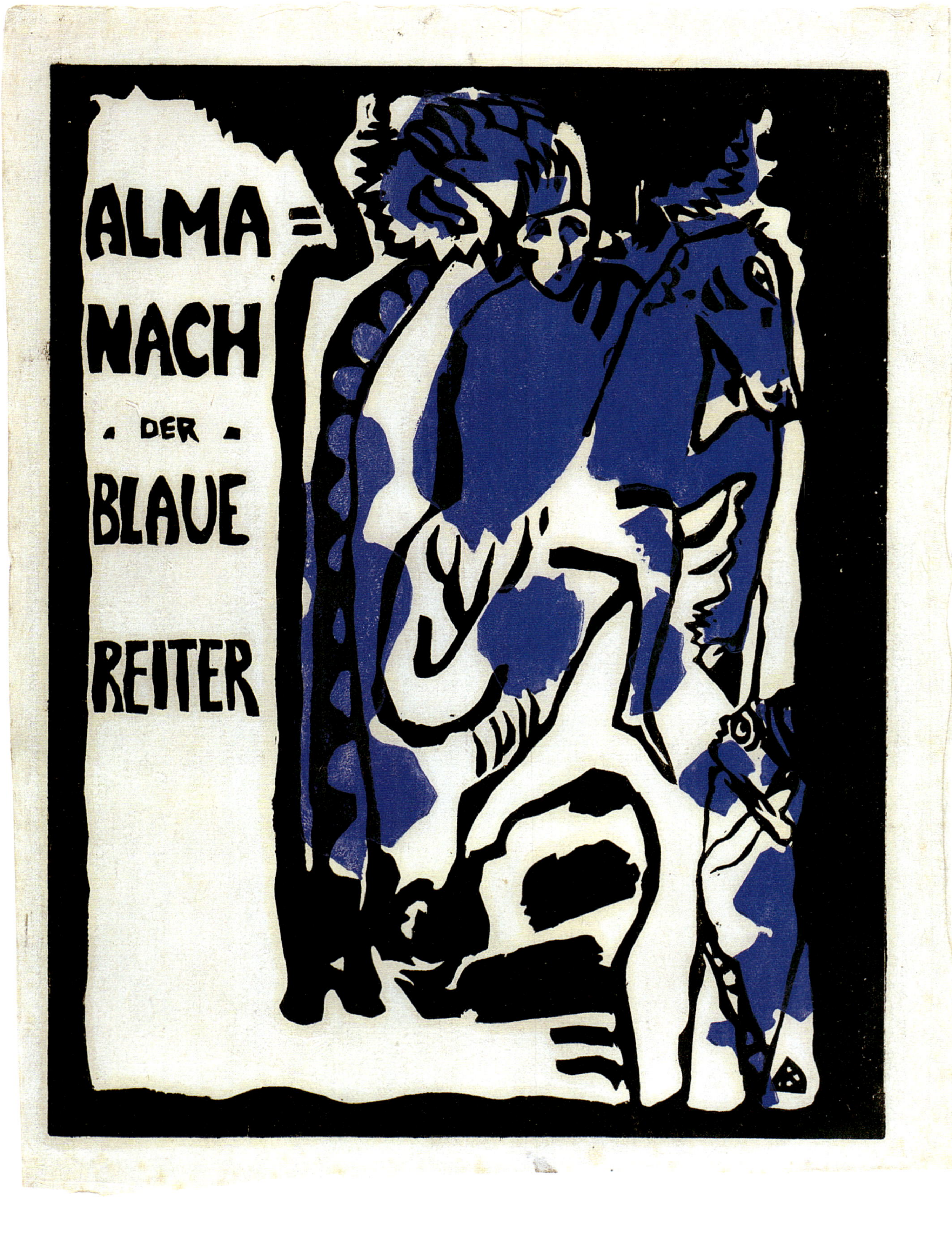

DIE KÜNSTLER DES »BLAUEN REITER«

Annegret Hoberg

Neben der seit 1905 in Mittel- und Norddeutschland wirkenden Künstlergemeinschaft der *Brücke* wurde der *Blaue Reiter* in München und Murnau zur wichtigsten künstlerischen Erneuerungsbewegung des 20. Jahrhunderts in Deutschland. Anders als die *Brücke* mit ihrer von den frühen Jahren in Dresden bis in die Zeit der Übersiedlung nach Berlin 1911 engen Kunst- und Lebensgemeinschaft war der Kreis des *Blauen Reiter* eine eher lose Vereinigung unterschiedlicher Künstler. Angeführt von den zentralen Persönlichkeiten Wassily Kandinsky und Franz Marc, bestanden die Hauptaktivitäten des *Blauen Reiter* im wesentlichen in zwei gemeinsamen Ausstellungen 1911 und 1912 und in der Herausgabe des 1912 erschienenen, später so berühmt gewordenen Almanachs *Der Blaue Reiter*, der als ein bleibendes Dokument ihre Bestrebungen in heute immer noch lebendiger Form bewahrt hat. Seine Ideen vom Prinzip der »inneren Notwendigkeit« des Kunstwerks als dem eigentlichen künstlerischen Moment jenseits aller formalen Ausprägungen zeugen einerseits vom Pluralismus der Bewegung, die im Gegensatz zum figürlichen Expressionismus der *Brücke* keinen einheitlichen Stil hervorgebracht hat, sondern zahlreichen Ausdrucksmöglichkeiten Raum bot. Andererseits weist sein an vielen Stellen verkündeter Glaube an die Möglichkeit, »Geistiges« in der Kunst Gestalt werden zu lassen, auf den spezifisch spirituellen Charakter dieses zweiten wichtigen Kreises des deutschen Expressionismus hin, der letztlich in Kandinskys revolutionären Schritt zur abstrakten Malerei mündete. Diese Entwicklung war nur möglich durch das Zusammentreffen einer Reihe von künstlerischen Einflüssen sowie in erster Linie durch die Begegnung verschiedener Künstlerpersönlichkeiten, die das Wirken des Einzelnen befruchtete und ein Stück gemeinsamen Weges zu gesteigerter Wirksamkeit brachte. Dieses Zusammentreffen der Künstler des *Blauen Reiter* in den Jahren vor Ausbruch des Ersten Weltkrieges soll hier in aller Kürze nachgezeichnet werden, wobei die später führende Figur Kandinskys den Anfang macht.

Wassily Kandinsky, 1866 in Moskau geboren, hatte bereits ein abgeschlossenes Studium der Rechte und Nationalökonomie hinter sich und eine aussichtsreiche Universitätskarriere in seinem Heimatland vor sich, als er im Alter von dreißig Jahren beschloß, Maler zu werden, und zu diesem Zweck 1896 nach München kam. Hier besuchte er zunächst vier Jahre lang die private Malschule von Anton Ažbè, bei dem auch seine Landsleute Alexej von Jawlensky und Marianne von Werefkin Unterricht nahmen, mit denen es jedoch erst später zu einem näheren, entscheidenden Kontakt kommen sollte. Anschließend studierte er nach wiederholten Anläufen ein Jahr lang an der Münchener Akademie bei Franz von Stuck. Doch wie viele andere Künstler der Aufbruchsgeneration um die Jahrhundertwende fühlte sich auch Kandinsky vom akademischen Lehrbetrieb unbefriedigt. Er zog es vor, weitgehend autodidaktisch vor der Natur seine sogenannten »kleinen Ölstudien« zu malen, wobei es ihm zunehmend darauf ankam, die Farbe »stark singend« auf den Malgrund aufzutragen. Auf diese Weise entstanden zahlreiche Studien von Motiven aus Schwabing oder anderen Gegenden Münchens, wie die Ansicht der Isarbrücke im Süden der Stadt.

Trotz dieser bescheidenen Anfänge gründete Kandinsky, obgleich noch unbekannt und weitgehend auf sich selbst gestellt, 1901 zusammen mit dem Bildhauer Wilhelm Hüsgen, mit Ernst Stern, Alexander Salzmann, Waldemar Hecker und anderen Persönlichkeiten der Schwabinger Kunstszene eine kleine private Kunstschule, die sogenannte *Phalanx*. Kandinsky wurde bald darauf Präsident der *Phalanx*, die bis 1904 existierte und auch neun wichtige Ausstellungen mit Kunst der damaligen Avantgarde aus dem In- und Ausland organisierte. Anfang des Jahres 1902 wurde Gabriele Münter, die im vergangenen Frühjahr von Bonn nach München gekom-

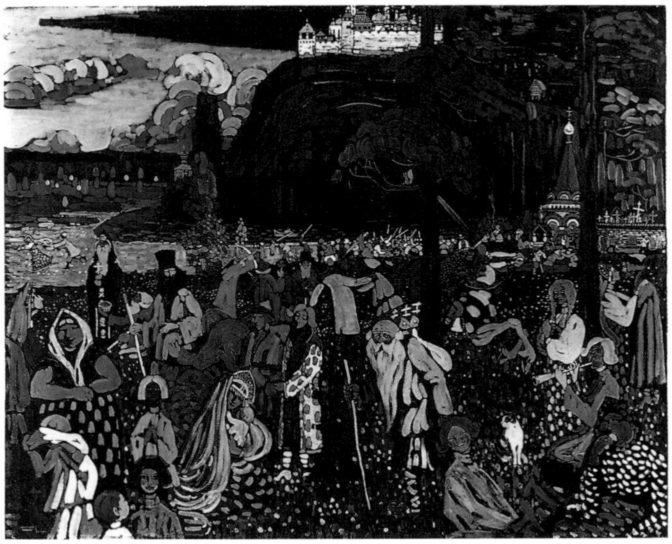

104 Wassily Kandinsky, Das bunte Leben, 1907, Tempera auf Leinwand, 130 x 162,5 cm, Städtische Galerie im Lenbachhaus, München

men war, um ihre künstlerische Ausbildung zu vertiefen, eine seiner ersten Schülerinnen.

Im Sommer 1902 folgte dann Münter einer Einladung Kandinskys zu einem Sommeraufenthalt mit dessen Malklasse in Kochel. Hier kam es zu einer ersten Annäherung zwischen dem Lehrer und seiner Schülerin; besonders auch ihre gemeinsame Leidenschaft für das Radfahren, eine damals für Frauen im allgemeinen noch wenig übliche Sportart, ermöglichte Stunden des Zusammenseins im Freien. Ein Jahr später, während des Sommeraufenthaltes der *Phalanx*-Klasse in Kallmünz in der Oberpfalz, »verlobten« sich Wassily Kandinsky und Gabriele Münter. Da Kandinsky jedoch noch mit einer russischen Cousine verheiratet war, die ihn auch nach München begleitet hatte, begab sich das Paar, um den Schwierigkeiten dieser privaten Situation auszuweichen, für mehrere Jahre auf Reisen.

Das unstete Wanderleben führte Kandinsky und Münter im Frühsommer 1904 zunächst nach Holland, im Winter 1904/05 nach Tunis, später nach Dresden und Rapallo. Schließlich folgte 1906/07 ein über einjähriger Aufenthalt in Paris. In der Ölmalerei behielten beide bis 1907 im wesentlichen die kleinteilige Spachteltechnik im Stil des Nachimpressionismus bei, der bereits Kandinskys Münchener Anfänge geprägt hatte. Neben seinen Ölstudien schuf er in den Jahren 1901–1907 jedoch eine Fülle der von ihm so genannten »farbigen Zeichnungen«: Temperablätter, Aquarelle und zahlreiche Farbholzschnitte. Gerade die Temperabilder thematisieren häufig Szenen einer lang versunkenen Welt, oft ins deutsche Mittelalter oder in altrussische Szenerien versetzt. Dies bot Kandinsky den Vorwand zu einer größeren künstlerischen Freiheit: »Es schien mir bald«, schrieb er später, »daß vergangene Zeiten, als etwas real nicht mehr Existierendes, mir freiere Hand verleihen könnten zur Anwendung der Farben, die ich in mir fühlte.« Als ein Hauptwerk Kandinskys der Pariser Periode darf das große Temperabild *Das bunte Leben* gelten (Abb. 104). Auf ihm ist eine Vielzahl altrussischer Figuren, oft in unbestimmtem Bezug zueinander, wie ein farbiges Mosaik auf dunklem Grund zusammengesetzt; sie wirken wie Chiffren für menschliches Leben: für Geburt und Tod, Glaube und Liebe, Kampf und Abschied. In der leichten Aufsicht und im »Durcheinander der Massen, Flecken und Linien« (Kandinsky in *Rückblicke*) hat der Künstler sich offenbar in für ihn zur Abstraktion tendierenden Sehweisen geübt. Erwähnenswert ist hier, daß auch in den späteren, tatsächlich weitgehend abstrakten Bildern Kandinskys aus der Zeit des *Blauen Reiter* komplizierte Inhalte voller Symbolik stecken. Einige Grundmotive, wie der Reiter, das Boot oder die Kremlstadt auf dem Hügel, leben in vielfältiger Verästelung und Transformation in seinen abstrakten Bildern fort und verleihen ihnen ihre eigene, suggestive Aura inhaltlicher Bedeutsamkeit.

Im Jahr 1908 kam es schließlich zu der entscheidenden Wende, die zugleich die Vorgeschichte des *Blauen Reiter* einleitete. Nach einer letzten Reise im Frühjahr 1908 nach Südtirol faßten Kandinsky und Münter den Entschluß, wieder dauerhaft in München seßhaft zu werden und sich darüber hinaus in der Umgebung nach einem schönen Platz zum Malen umzusehen. Auf einem ihrer Ausflüge, die sie unter anderem auch an den Starnberger See geführt hatten – wenig später entstand hier das farbenkräftige Bild mit den flammenden Herbstbäumen von Gabriele Münter (*Herbstbäume in Tutzing,* 1908; Abb. 139) –, entdeckten sie im Juni den kleinen Marktflecken Murnau am Staffelsee. Begeistert von seiner Lage auf einer Terrasse über dem flachgedehnten Murnauer Moos vor der unvermittelt aufsteigenden, imposanten Gebirgskette im klaren, spiegelnden Licht des Alpenvorlandes, das alle Formen nahgerückt und die Farben von beinahe unwirklicher Intensität erscheinen läßt, berichteten sie ihren Malerkollegen Alexej von Jawlensky und Marianne von Werefkin von dem Ort. Jawlensky und Werefkin fuhren kurze Zeit später selbst nach Murnau und mieteten sich im Gasthof Griesbräu an der Hauptstraße ein (Abb. 105). Nach einer letzten Reise an die oberösterreichischen Seen bis Anfang August fanden sich Kandinsky und Münter, ihrerseits von den Freunden voller Enthusiasmus herbeigerufen, ebenfalls wieder in Murnau ein.

Die nun folgenden gemeinsamen Malwochen während der schönen Spätsommerperiode von Mitte

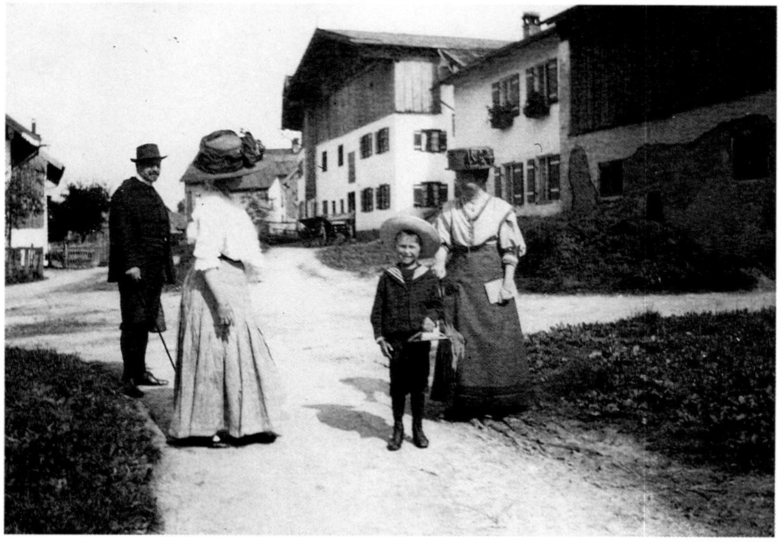

105 Alexej von Jawlensky, Werefkin, Andreas von Jawlensky und Münter in Murnau, um 1908/09. Photo: Kandinsky

August bis Ende September 1908 in Murnau bedeuteten im Schaffen besonders von Kandinsky, Münter und Jawlensky eine Wende zu einer neuen Art der Malerei und den eigenen, lang gesuchten Ausdrucksmitteln.

Während Marianne von Werefkin im wesentlichen bei symbolistischen Motiven und einer Vertiefung ihrer »Wesensfarben« blieb, fanden die anderen Künstler in spontanen Ölstudien mit Ansichten des Ortes und seiner Umgebung in kurzer Zeit zu neuen Stilmitteln: zu einer kräftigen, stark leuchtenden Farbigkeit, die sich zunehmend vom Naturvorbild zu lösen beginnt, flächiger Raumauffassung, Vernachlässigung gegenständlicher Details und einer Vereinfachung der Einzelformen.

Blick aus dem Fenster des Griesbräu (Abb. 106) von Kandinsky entstand gleich zu Beginn des Murnauer Aufenthaltes und weist den flüssigen, langgezogenen Pinselduktus auf, der zunächst bei der Erprobung der neuen Malmittel zum Einsatz kam. Rückblickend faßt Gabriele Münter in einem Tagebucheintrag von 1911 diese Entwicklung in einer prägnanten Beschreibung zusammen: »Murnau hatten wir auf einem Ausflug gesehen u. an Jawlensky und Werefkin empfohlen – die uns im Herbst auch hinriefen. Wir wohnten im Griesbräu u. es gefiel uns sehr. Ich habe da nach einer kurzen Zeit der Qual einen großen Sprung gemacht – vom Naturabmalen – mehr od. weniger impressionistisch – zum Fühlen eines Inhaltes – zum abstrahieren – zum Geben eines Extraktes. Es war eine schöne, interessante, freudige Arbeitszeit mit viel Gesprächen über Kunst mit den begeisterten ›Giselisten‹ [gemeint sind Werefkin und Jawlensky, die in der Giselastraße in Schwabing eine große Wohnung führten]. Ich zeigte Jawlensky besonders gern meine Arbeiten – einerseits lobte er gern u. viel u. andrerseits erklärte er mir auch manches – gab mir von seinem Erlebten u. Erworbenen u. – sprach von ›Synthes‹. [...] Wir alle 4 strebten sehr u. jeder einzelne entwickelte sich.«

Alexej von Jawlensky, seit seiner Petersburger Studienzeit mit Marianne von Werefkin befreundet, die hier Schülerin des berühmten russischen Malers Ilja Repin war, hatte um 1908 mehr als die anderen Künstlerkollegen internationale Erfahrungen, insbesondere mit der französischen Malerei, gesammelt. Zwei längere Frankreichaufenthalte, in der Bretagne, Paris und der Provence 1903 und 1905, hatten ihm nicht nur die Kunst van Goghs, sondern auch die aktuellen Arbeiten von Henri Matisse und den *Fauves* nahegebracht. Im Winter 1906/07 lernte Jawlensky im Münchener Kunstverein den holländischen Maler und Benediktinermönch Willibrod Verkade kennen, den er 1907 ein halbes Jahr in seinem Münchener Atelier arbeiten ließ. Verkade machte Jawlensky mit der Schule der *Nabis* um Maurice Denis bekannt, den Nachfolgern Paul Gauguins, und vermittelte ihm deren ausdrucksstarke Flächenkunst und die Auffassung von einer zusammenfassenden »Synthese« des Bildes. Vor allem ihre Technik des »Cloisonnismus«, ein Zusammenziehen des Bildgegenstandes auf wenige flächige Figuren, die von schwarzen Konturen eingeschlossen werden (»cloisonné«), gab Jawlensky seinerseits an die Murnauer Freunde, besonders an Gabriele Münter weiter.

Im Sommer 1909 schuf Münter das Bild des befreundeten Paares *Jawlensky und Werefkin* auf einer Wiese und arbeitete dabei mit weitgehender Formvereinfachung und klaren, kräftigen Farbkontrasten. In das homogene Grasgrün des Abhangs und das ebenso kräftige Blau des Himmels sind die Figuren unter Mißachtung herkömmlicher Proportionsgesetze eingefügt, die Gesichter nicht mehr ausgeführt sowie alle wichtigen Elemente lapidar und treffsicher in kräftige dunkle Konturen eingefaßt. Auch die Stilleben von 1908/09 mit ihrer leuchtenden Farbigkeit und den einfachen schwarzen Umrißlinien erinnern stark an ähnliche Gemälde Jawlenskys aus der gleichen Zeit, etwa an *Stilleben mit blauer Kanne und Figur* oder *Stilleben mit Äpfeln und blauer Tasse* (Abb. 126).

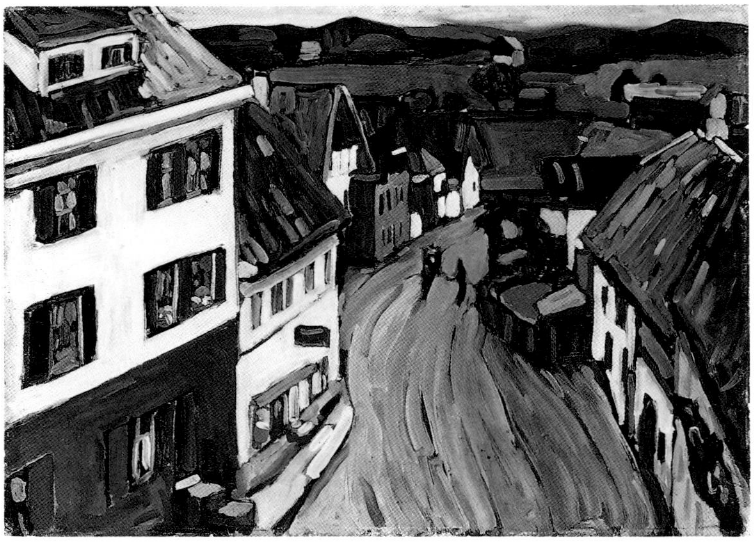

106 Wassily Kandinsky, Blick aus dem Fenster des Griesbräu, 1908, Öl auf Pappe, 49,8 x 69,6 cm, Städtische Galerie im Lenbachhaus, München

Jawlenskys Bild *Murnauer Landschaft* von 1909 (Abb. 107), auch *Chaussee* genannt und sehr früh im Besitz von Kandinsky und Münter, zeigt seine eigene Entwicklung in dieser Zeit sehr deutlich, nämlich hin zur Reduzierung des Gesehenen auf wenige Grundelemente, zur Abstrahierung der Gegenstände wie Straße, Bäume und Berge zu einem geometrischen Gerüst – wie es auch seine *Roten Giebel* (Abb. 134) aufweisen – und zu einem äußerst mutigen »fauvistisch«-wilden oder besser »expressionistischen« Farbeinsatz, der sich von bisher verbindlichen Traditionen löst. Auch Kandinskys *Naturstudie aus Murnau I* von 1909 (Abb. 124) weist eine rigorose Vereinfachung des Gegenständlichen auf. Schnurgerade führt eine hellblaue Landstraße auf die spitze dunkelblaue Dreiecksform eines Berges in der Bildmitte zu. Während auch hier dunkle Umrißlinien die schon weitgehend abstrahierten Gegenstandsflächen begrenzen, verselbständigen sich bei Kandinsky ähnliche Linien zu graphischen Kürzeln für Bäume und Feldarbeiter. Die Gleichwertigkeit der Linie als beschreibende Kontur und als eigene Figur wird in Kandinskys späteren Gemälden zu ihrer völligen Unabhängigkeit im bildnerischen Prozeß führen.

Ein weiterer wichtiger Einfluß der ersten Jahre in Murnau, wo Gabriele Münter im Sommer 1909 auf Drängen Kandinskys ein Haus kaufte, soll hier erwähnt werden. Im Zuge der Hinwendung zur primitiven Kunst, wie sie in der europäischen Avantgarde zu Beginn des Jahrhunderts vielfach zu beobachten ist, hatten die späteren Mitglieder des *Blauen Reiter* die volkstümliche Hinterglasmalerei und ihren naiven Reiz für sich entdeckt. Offenbar wurde Jawlensky als erster auf die umfangreiche Sammlung von über tausend bayerischen, schwäbischen und böhmischen Hinterglasbildern des Murnauer Bierbrauers Johann Kroetz aufmerksam, die sich heute im Heimatmuseum Oberammergau befindet. Beeindruckt von den schlichten, leuchtend farbigen und unmittelbar wirkenden Zeugnissen der Volkskunst, wies er die Freunde darauf hin, und Gabriele Münter begann, wiederum als erste, solche Glasbilder zunächst nach älteren Vorbildern zu kopieren und die Technik bei dem damals noch in Murnau tätigen Glasmaler Heinrich Rambold zu lernen (Abb. 140). Auch Kandinsky und später noch Franz Marc, August Macke und Heinrich Campendonk bedienten sich dieser volkstümlichen Art der Hinterglasmalerei in den nächsten Jahren zum Teil voller Begeisterung.

Bald begannen die Künstler, Hinterglasbilder, religiöse Volkskunst und bäuerliches Kunsthandwerk zu sammeln. Kandinsky und Münter statteten nicht nur ihr Haus in Murnau mit einer Vielzahl solcher Gegenstände aus und bemalten einige Möbel selbst mit schlichten Motiven – Kandinsky etwa schmückte den hölzernen Lauf des Murnauer Treppenhauses mittels einer Scha-

107 Alexej von Jawlensky, Murnauer Landschaft, 1909, Öl auf Pappe, 50,5 x 54,5 cm, Städtische Galerie im Lenbachhaus, München

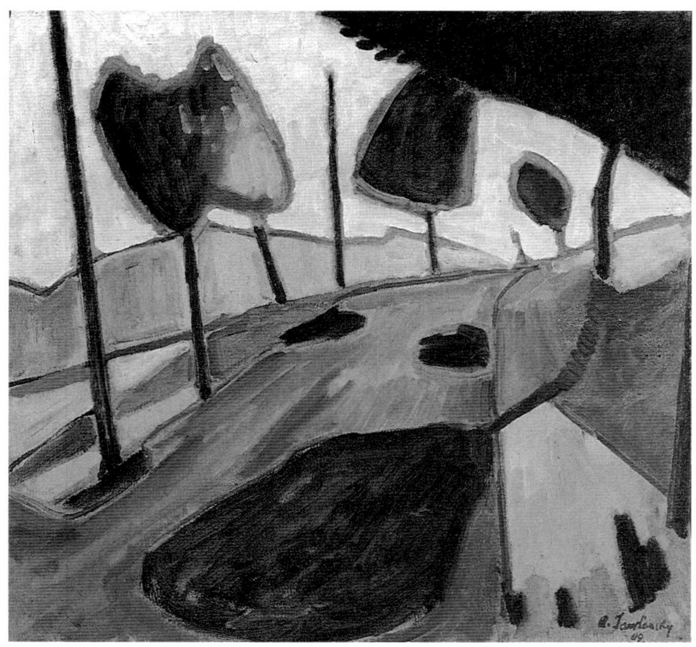

108 Wassily Kandinsky, Heiliger Georg I, 1911, Hinterglas, 19 x 19,7 cm, Städtische Galerie im Lenbachhaus, München

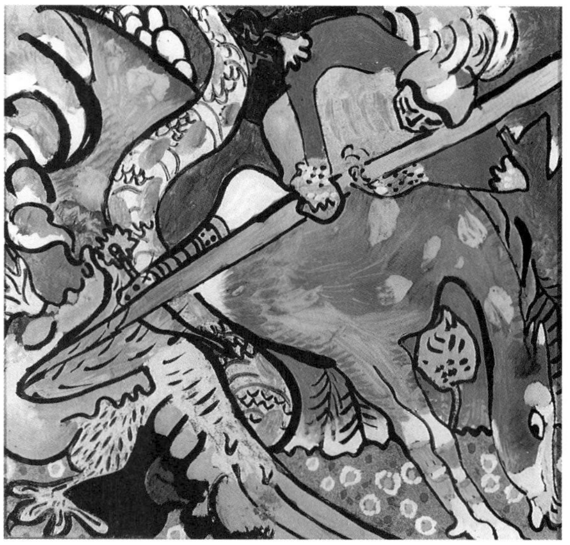

blone mit nach oben sprengenden Reitern zwischen Sonnen und Blumen –, auch in ihrer Wohnung in der Ainmillerstraße in Schwabing waren die Wände mit Hinterglasbildern bedeckt, und auf einem Tischchen gruppierte Gabriele Münter Madonnen- und Heiligenfiguren mit weiteren Schnitzereien zu immer neuen Arrangements. Diese kleinen, aber ausdrucksstarken Gegenstände der Volkskunst begannen nun als Motive in die Stilleben Münters einzudringen und ihnen eine ganz besondere, spirituelle Ausstrahlung zu verleihen. Das *Stilleben Klage* von 1911 (Abb. 138) ist eine vereinfachte Fassung ihres herausragenden *Dunklen Stillebens (Geheimnis)* und geht auf einen Eindruck im Dämmerlicht der Schwabinger Wohnung zurück. Auf beiden Bildern ist das Tischchen mit den Madonnenfiguren erkennbar, ein Huhn aus Steinzeug, ein rotes Stopfei, ein von Münter selbst bemaltes Bäckerglas und ein Hinterglasbild mit zwei Heiligengestalten an der Wand. Auf einem anderen *Stilleben mit heiligem Georg* verschmilzt Münter ein Hinterglasbild der Heiligengestalt auf dem Pferde bis zur Unkenntlichkeit mit dem dunklen, diffusen Grund.

Der heilige Georg, Schutzpatron von Murnau und als Andachtsfigur in Kirchen, im Straßenbild und in der Hinterglaskunst präsent, ist auch von Kandinsky mehrfach gestaltet worden, unter anderem in großen, fast abstrakten Ölgemälden, aber auch in Aquarellen, Holzschnitten und Hinterglasbildern (Abb. 108). Besonders seit 1911 nahm auch Kandinsky Anregungen der naiven, antinaturalistischen Darstellungsweise der volkstümlichen Hinterglasmalerei, ihre schlichte Zeichnung ebenso wie ihre religiösen Motive, als wichtige Impulse in seine Arbeit auf. Neben der einfachen, zur Stilisierung neigenden Darstellung dieser Art der »primitiven« Kunst, deren Nähe zur modernen Abstraktion Wilhelm Worringer in seiner einflußreichen Schrift *Abstraktion und Einfühlung* damals näher zu begründen suchte, war es auch hier wieder der spirituelle, »geistige« Gehalt und seine schlagende Symbolkraft, der die Künstler, vor allem Kandinsky, anzog und inspirierte.

In dem äußerst produktiven Klima der neuen künstlerischen Zusammenarbeit nach dem ersten Murnauer Aufenthalt hatte sich bereits im Januar 1909 in München die *Neue Künstlervereinigung München*, auch *NKVM* genannt, gegründet, die mit gewisser Einschränkung als Vorläufergruppe des später abgespaltenen Kreises des *Blauen Reiter* gelten kann. Geboren wurde sie im geselligen Verkehr interessierter und progressiver Künstler im Salon der »Giselisten« Werefkin und Jawlensky in der Schwabinger Giselastraße. Zu den Gründungsmitgliedern gehörten neben Kandinsky, der zunächst den Vorsitz übernahm, Jawlensky, Münter und Werefkin sowie Adolf Erbslöh, Alexander Kanoldt, Alfred Kubin und die Kunstsammler Heinrich Schnabel und Oscar Wittgenstein. Im Laufe des Jahres kamen als weitere Künstler unter anderem Paul Baum, Wladimir Bechtejeff, Erma Bossi, Moisej Kogan, Carl Hofer und der Tänzer Alexander Sacharoff hinzu, 1910 noch Pierre Girieud und Henri Le Fauconnier.

Aus dem von Kandinsky verfaßten Gründungszirkular der Gruppe wurde folgender Auszug als eine Art Vorwort dem Katalog der ersten Ausstellung programmatisch vorangestellt:

»Wir gehen aus von dem Gedanken, daß der Künstler außer den Eindrücken, die er von der äußeren Welt, der Natur, erhält, fortwährend in einer inneren Welt Erlebnisse sammelt; und das Suchen nach künstlerischen Formen, welche die gegenseitige Durchdringung dieser sämtlichen Erlebnisse zum Ausdruck bringen sollen – nach Formen, die von allem Nebensächlichen befreit sein müssen, um nur das Notwendige stark zum Ausdruck zu bringen –, kurz – das Streben nach künstlerischer Synthese, dies scheint uns eine Losung, die gegenwärtig wieder immer mehr Künstler geistig vereinigt.«

Hier klingt als ein zentraler Leitgedanke bereits an, Eindrücken des »inneren Erlebens« und des »Geistigen« in Bildern Ausdruck zu verleihen und dabei über die herkömmliche gegenständliche Abbildung der sichtbaren Welt hinauszugehen.

Mit jener ersten Ausstellung der *NKVM* im Dezember 1909 in den Räumen der Münchener Galerie Thannhauser trat die Gruppe zum ersten Mal an die Öffentlichkeit und erntete wegen ihres neuartigen, geradezu provozierend empfundenen Charakters stürmische Proteste in der Presse. Ähnlich muß Kandinskys

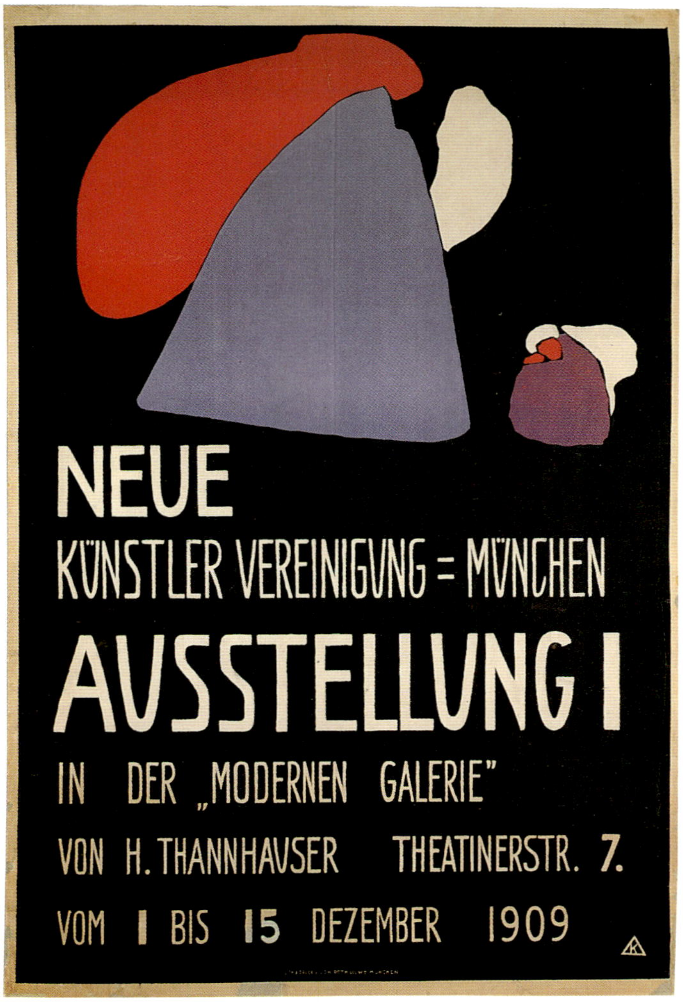
NEUE
KÜNSTLER VEREINIGUNG = MÜNCHEN
AUSSTELLUNG I
IN DER „MODERNEN GALERIE"
VON H. THANNHAUSER THEATINERSTR. 7.
VOM 1 BIS 15 DEZEMBER 1909

109 Wassily Kandinsky, Plakat für die erste Ausstellung der »Neuen Künstlervereinigung München«, 1909, Kat.-Nr. 106

Ausstellungsplakat mit der rätselhaften Begegnung zweier bis zur Unkenntlichkeit transformierter Figuren gewirkt haben (Abb. 109). Auch die zweite Ausstellung der *NKVM* im Herbst 1910 rief heftigste Kritik in der lokalen Presse hervor; unter anderem wurde sie »unheilbar irrsinnig« genannt, von »schamlosen Bluffern« und »Sensationsbedürfnis« war die Rede. Diese Ausstellung jedoch hatte auch Franz Marc gesehen, der die neuen Aktivitäten der *NKVM* von Anfang an aus der Ferne beobachtet und als verwandte Bestrebungen begrüßt hatte. Durch die Polemiken der Presse fühlte er sich veranlaßt, eine positive Gegendarstellung zu schreiben, sandte das Manuskript an den Sekretär der *NKVM*, Adolf Erbslöh, und trat dadurch erstmals persönlich in Kontakt mit der Gruppe.

Franz Marc, 1880 als Sohn des Malers Wilhelm Marc in München geboren, hatte an der Münchener Akademie bei Gabriel Hackl und Wilhelm von Diez studiert, die damals ihren Schülern einen gemäßigten Naturalismus und tonige Freilichtmalerei vermittelten. Bald darauf aber begann er, ähnlich wie Kandinsky in seinen Anfängen, auf sich selbst gestellt vor der Natur zu arbeiten, und hielt sich zu diesem Zweck seit 1902 wiederholt im bayerischen Alpenvorland auf. Früh schon konzentrierte er sich auf das Tierbild, das für ihn zunehmend eine Metapher für kreatürliche Reinheit und Unschuld wurde, die er dem Menschen absprach. Nach naturalistischen Anfängen war er in seinen Bildern und Plastiken um 1909/10 seinem Ziel der »Animalisierung der Kunst« einige Schritte näher gekommen. Auch für die Zeichnung der *Rehe an der Quelle* (Abb. 112), deren weich gerundete Körper sich organisch in die Linien der umgebenden Landschaft eingliedern, kann sein Bekenntnis gelten: »Ich suche mein Empfinden für den organischen Rhythmus aller Dinge zu steigern, suche mich pantheistisch einzufühlen in das Zittern und Rinnen des Blutes in der Natur, in den Bäumen, in den Tieren, in der Luft.« Schwingungen und Parallelismen der Linien machen in dieser Phase seiner Kunst »das Kreisen des Blutes« in den Tierkörpern sichtbar.

Doch den entscheidenden Impuls zur Findung seiner eigentlichen Ausdrucksmittel bildete die Begegnung mit Kandinsky zu Beginn des Jahres 1911, aus der sich eine der folgenreichsten und inspiriertesten Künstlerfreundschaften unseres Jahrhunderts entwickelte. Im Januar 1911 wurde auch Franz Marc Mitglied der *Neuen Künstlervereinigung München*. Ein Bild wie das *Blaue Pferd I* mit seinen verknappt abstrahierten Formen, seiner eindringlichen, beinahe pathetischen Überhöhung des Tieres und der endgültig vom Naturvorbild abgelösten symbolischen Farbe zeigt eindringlich den Wandel, den Marcs Kunst in diesem entscheidenden Jahr vollzog (Abb. 113). Die spezielle Wirkung seiner späteren Tierbilder, in denen die animalische Kreatur im Grunde als ein geistiges Wesen in einen entmaterialisierten Kosmos eingebunden wird, ist hier bereits ebenso entwickelt wie seine komplizierte Farbtheorie. Dabei war er sich mit Kandinsky über die Rolle der blauen Farbe als Symbol

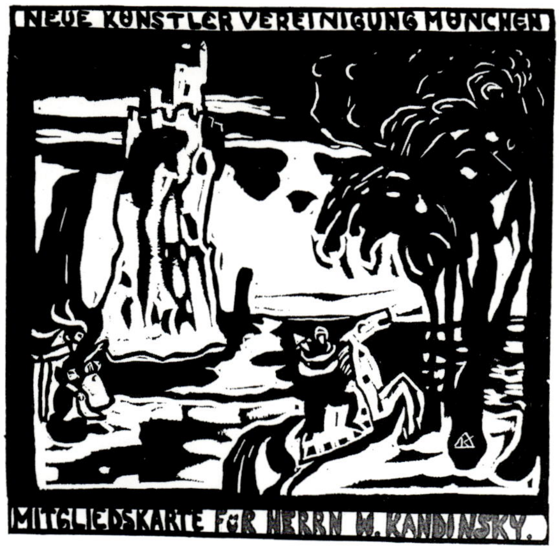

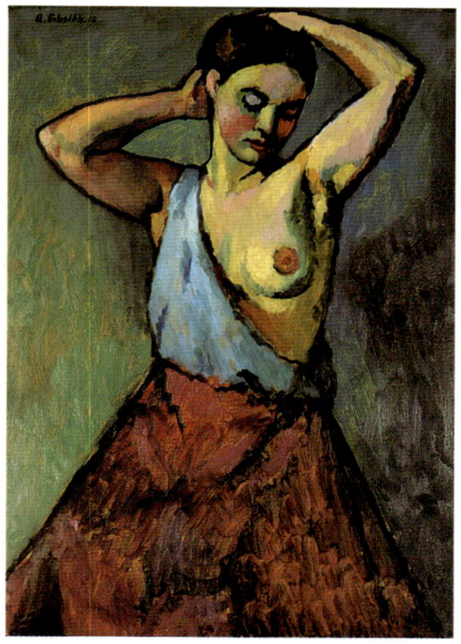

110 Wassily Kandinsky, Mitgliedskarte für die »Neue Künstlervereinigung München«, 1909, Kat.-Nr. 105

111 Adolf Erbslöh, Mädchen mit rotem Rock, 1910, Kat.-Nr. 55

des Geistigen, des Sieges über das Materielle, einig, mit dem zugleich ein Ziel ihrer Kunst formuliert war, das beide auf verschiedenen Wegen zu erreichen strebten.

Wassily Kandinsky und Franz Marc schlossen sich bald eng aneinander an und besuchten sich gegenseitig in Murnau und Sindelsdorf, wohin Marc mit seiner Gefährtin Maria Franck und seinem gesamten Hausstand 1910 übergesiedelt war. Bereits im Frühsommer des Jahres 1911 faßten sie den Plan zur Herausgabe eines Kunstalmanachs, für den sie wenig später den Namen *Der Blaue Reiter* fanden. Hier sollten ausschließlich Künstler – Maler, Kunstschriftsteller und Musiker – aus dem In- und Ausland zu Wort kommen, um die Ziele einer neuen Kunst zu formulieren. So forderte man unter anderem die Komponisten Arnold Schönberg und Thomas von Hartmann zu Textbeiträgen auf und stattete den Band mit zahlreichen Abbildungen aus, wobei erstmals in moderner Sehweise Werke aus unterschiedlichen Bereichen und Epochen, aus »Hochkunst« und »primitiver« oder volkstümlicher Kunst, in einer vergleichenden Gegenüberstellung miteinander konfrontiert wurden.

Als Titelholzschnitt für das schließlich im Mai 1912 erschienene Buch arbeitete Kandinsky eines seiner Hinterglasbilder mit dem Motiv des heiligen Georg als Drachentöter und Befreier um (Abb. 114). Der christliche Ritter sitzt schildbewehrt und mit merkwürdigem Kopfputz auf seinem hochsteigenden Schimmel; unter ihm windet sich der Drache, dessen schuppiger Schwanz hoch aufragt, vorn rechts blickt die kleine gefesselte Figur der Prinzessin dem Befreier entgegen. Als »Blauer Reiter« wird der heilige Georg hier zum Symbol für eine Erneuerungsbewegung, für die Überwindung und Erlösung der im Materialismus erstarrten alten Welt durch die reinigende Kraft des Geistes. Diese Heilsbotschaft einer kommenden »Epoche des großen Geistigen«, wie sie Kandinsky vor dem Ersten Weltkrieg visionär erhoffte und an der die Künste der Zukunft ihren entscheidenden Anteil haben würden, verkündet der Almanach an vielen Stellen, etwa auch in dem Artikel »Geistige Güter« von Franz Marc.

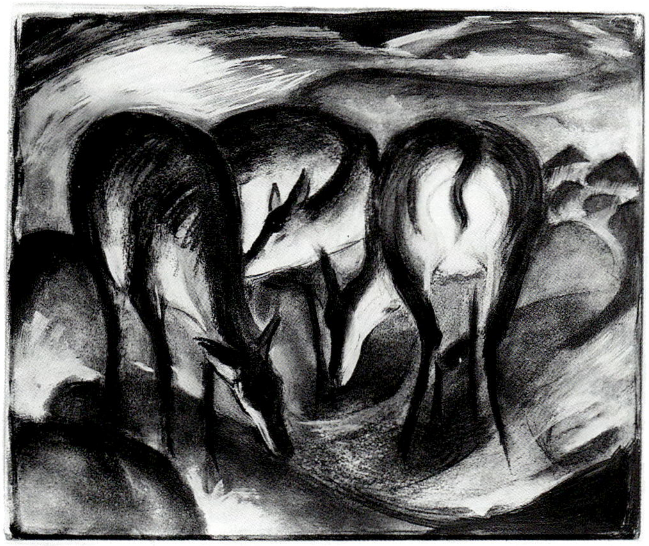

112 Franz Marc, Drei Rehe an der Quelle, 1911, Kat.-Nr. 260

In den äußerst bewegten Monaten des Jahres 1911, als der Almanach Gestalt annahm, hatte Franz Marc auch seinen Freund August Macke zur Mitarbeit hinzugezogen und damit eine weitere Verbindung hergestellt, die den Kreis des *Blauen Reiter* bereichern sollte. Macke und Marc hatten sich wiederum vor mehr als einem Jahr, im Januar 1910, kennengelernt und waren seitdem durch eine intensive Freundschaft verbunden. Der damals erst 22jährige August Macke hatte sich im Herbst 1909 mit seiner jungen Frau, aus Bonn kommend, für ein Jahr am Tegernsee niedergelassen. Als er Anfang 1910 zusammen mit seinem Vetter Helmuth Macke und Bernhard Koehler jun. – dem Sohn von Elisabeth Mackes Onkel Bernhard Koehler, einem wohlhabenden Berliner Fabrikanten und Kunstsammler – bei einem Besuch in München in der Kunsthandlung Brakl zufällig Lithographien von Franz Marc sah, entschloß er sich spontan, den ihm

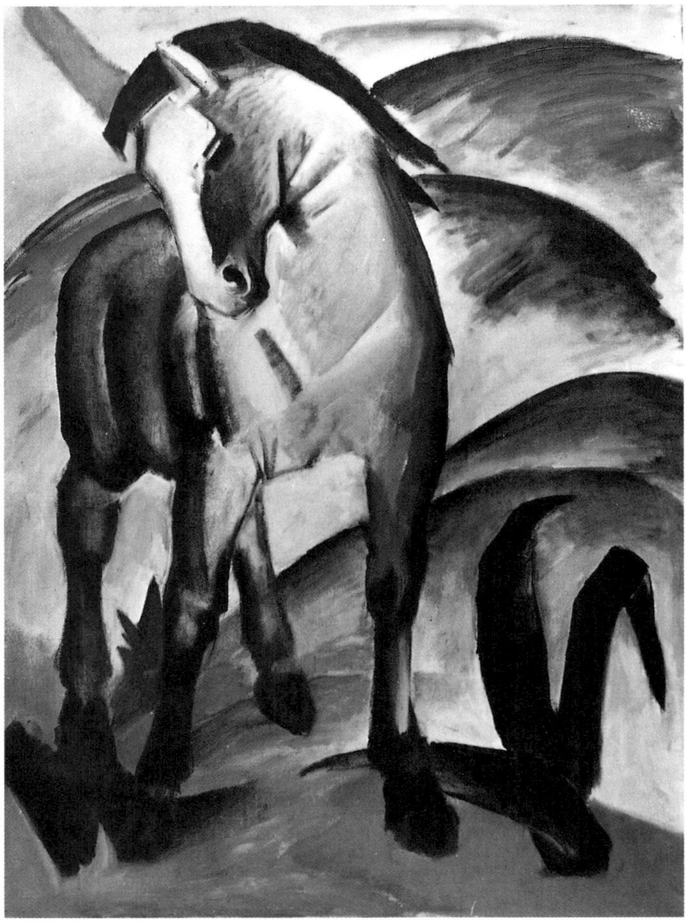

113 Franz Marc, Blaues Pferd I, 1911, Öl auf Leinwand, 112 x 84,5 cm, Städtische Galerie im Lenbachhaus, München

damals völlig unbekannten Künstler in seinem Atelier aufzusuchen. Bald erfolgte ein Gegenbesuch in Tegernsee, und beide Künstler hatten sehr rasch das Gefühl, erstmals einen wirklichen Weggefährten gefunden zu haben. Der rege Austausch und ihre kunsttheoretischen Diskussionen wurden auch fortgesetzt, als Macke Ende 1910 nach Bonn zurückkehrte; sie sind in ihrem höchst interessanten Briefwechsel dokumentiert. So berichtete Marc dem Freund auch von den Plänen zum Almanach und lud ihn zu der entscheidenden Redaktionssitzung im Haus von Gabriele Münter und Wassily Kandinsky in Murnau im Oktober 1911 ein. In einer sehr lebendigen Passage ihrer *Erinnerungen an August Macke* berichtet Elisabeth Erdmann-Macke rückblickend über diese bewegten Tage:

»Wir vier [die Eheleute Macke und Marc] reisten also hin, wurden von Kandinsky in einem großen Haus in der Nähe sehr gut einlogiert, und jetzt wurde der ›Blaue Reiter‹ in langen Sitzungen mit Kunstdebatten, Aufrufen, Vorschlägen für Vorworte usw. geboren. Es waren unvergeßliche Stunden, als jeder der Männer sein Manuskript ausarbeitete, feilte, änderte, wir Frauen es dann getreulich abschrieben. Es kamen Beiträge an von den zur Mitarbeit aufgeforderten Künstlern, Vorschläge zu Reproduktionen. Alles wurde gesichtet, diskutiert, angenommen oder abgelehnt, nicht ohne kleine Streitigkeiten und Reibereien. So fanden wir es damals nicht sehr geschmackvoll, daß Marc und Kandinsky jeder mit seiner Amazone auf dem Plan erschien [Maria Franck und Gabriele Münter], während von August keine vollwertige Reproduktion eines Bildes gebracht werden sollte. Trotz allem waren diese Tage ungeheuer anregend, vor allem auch, weil August Kandinskys Schaffen zum ersten Male kennenlernte und sich ein eigenes Urteil darüber bilden konnte. Kandinsky selbst war ein merkwürdig fremder Typ, ungemein anregend für alle Künstler, die in seinen Bann gerieten, er hatte etwas Mystisches, Phantastisches an sich, gepaart mit seltsamem Pathos und einem Hang zur Dogmatik. Seine Kunst war eine Lehre, eine Weltanschauung.«

Im Laufe dieses Jahres 1911 war es immer mehr zu Spannungen zwischen den gemäßigten Mitgliedern der *NKVM*, besonders Adolf Erbslöh und Alexander Kanoldt, und den progressiven Kräften Kandinsky und Marc gekommen, die sich nicht zuletzt mit den Plänen für den Almanach immer weiter von der Gruppe entfernt hatten. Schon im Januar 1911 hatte Kandinsky in einem förmlichen Brief an Jawlensky den Vorsitz schriftlich niedergelegt, den daraufhin Erbslöh übernahm. Im Dezember 1911 kam es dann anläßlich der dritten Ausstellung der *NKVM* zum endgültigen Bruch: Die Jury der Vereinigung wies Kandinskys wichtiges, schon beinahe gänzlich abstraktes Bild *Komposition V* (Abb. 115) mit dem fadenscheinigen Argument zurück, es sei zu groß. In Kandinskys Bildern von 1911 mit ihrer zunehmenden Verschlüsselung von figürlichen Motiven hat seine expressive Abstraktion einen ersten Höhepunkt gefunden. Der großen *Komposition V* liegt das Thema des Jüngsten Gerichts zugrunde, wobei der Klang einer Posaune wie ein schwarzer Peitschenhieb über das Bild zu fahren scheint; oben in der Mitte erkennt man einen kleinen Reiter vor stürzenden Türmen – dasselbe Emblem, das sich auch als Titelvignette auf Kandinskys in diesem Winter erschienenen

115 Wassily Kandinsky, Komposition V, 1911, Öl auf Leinwand, 190 x 250 cm, Privatsammlung, Schweiz

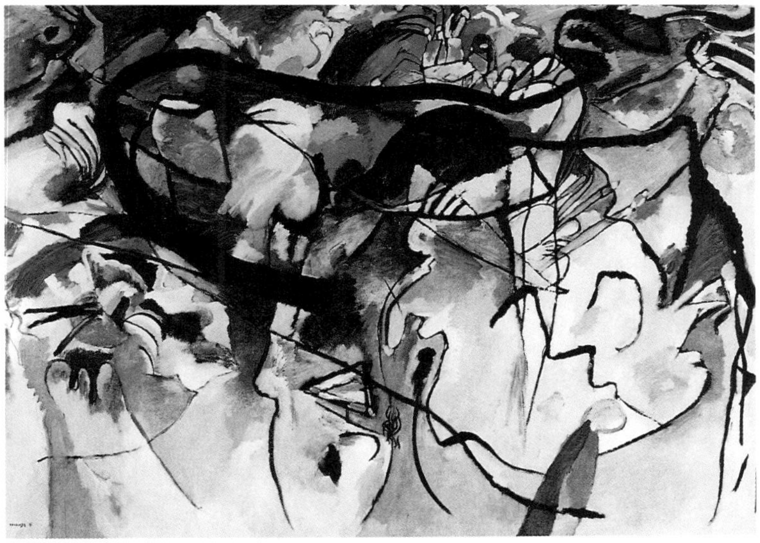

Buch *Über das Geistige in der Kunst* findet. Nach der Zurückweisung des Bildes traten Kandinsky, Marc, Münter und der brieflich informierte Alfred Kubin aus der Vereinigung aus und organisierten in Eile eine eigene Ausstellung, die als »Gegenveranstaltung« zur *NKVM* vom 18. Dezember 1911 bis zum 1. Januar 1912 ebenfalls in den Räumen der Galerie Thannhauser stattfand.

Diese später legendär gewordene erste Ausstellung des *Blauen Reiter*, mit vollem Titel unter Bezug auf den Almanach »Erste Ausstellung der Redaktion des Blauen Reiter« genannt, zeigte insgesamt 43 Werke von den Künstlern der Kerngruppe sowie von Albert Bloch, David und Wladimir Burljuk, Heinrich Campendonk, Robert Delaunay, Elisabeth Epstein, Eugen von Kahler, August Macke, Jean Bloé Niestlé, Henri Rousseau und Arnold Schönberg (Abb. 116). Die Gemälde des bereits verstorbenen »naiven Zöllners« Rousseau ebenso wie etwa Hinterglasbilder oder populäre Bilderbögen verstanden Kandinsky und Marc als Pole der »großen Realistik« gegenüber dem anderen Pol der »großen Abstraktion«. Die *Visionen* und Selbstportraits des Komponisten Arnold Schönberg, mit dem Kandinsky seit dem tief wirkenden Eindruck eines zu Beginn des Jahres 1911 gehörten Konzerts in lebhaftem Briefwechsel stand, schätzte er in ihrer kompromißlosen autodidaktischen Radikalität, mit der Schönberg alle Bildtraditionen durchbrach und während einer bestimmten Phase seines künstlerischen Schaffens die Entwicklung der atonalen Musik und eine Malerei der Dissonanzen verband.

114 Wassily Kandinsky, Umschlagentwurf für den Almanach »Der Blaue Reiter«, 1911, Aquarell, Tusche über Bleistift, 27,9 x 21,9 cm, Städtische Galerie im Lenbachhaus, München

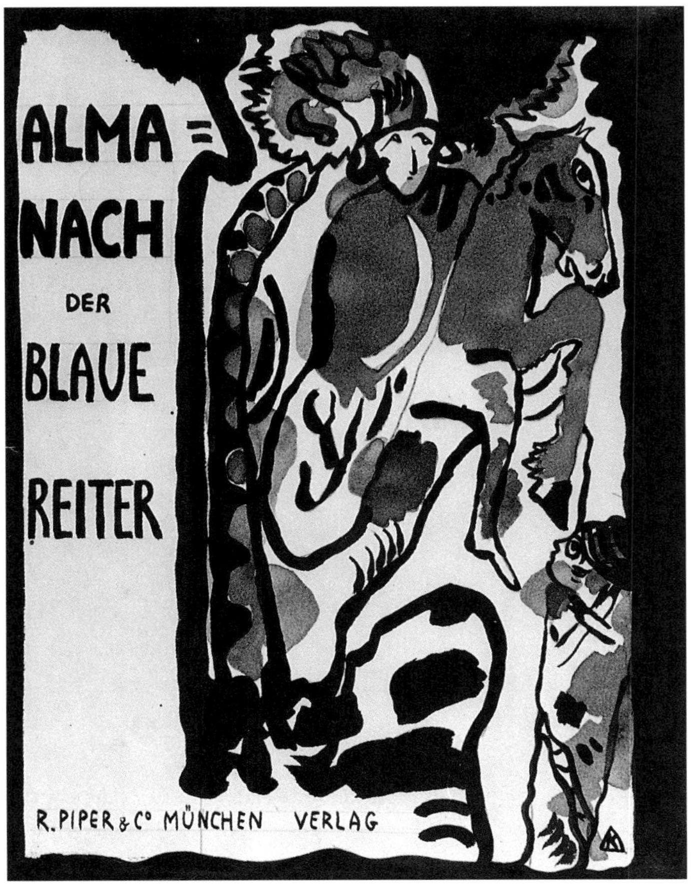

Etwa zeitgleich mit ihren Ausstellungsaktivitäten im Winter 1911/12 entstand das Photo einiger Mitstreiter des *Blauen Reiter* auf dem Balkon von Kandinskys und Münters Wohnung in der Münchener Ainmillerstraße (Abb. 117). Neben Maria und Franz Marc steht in der Mitte Bernhard Koehler, der zum wichtigsten Mäzen des *Blauen Reiter* geworden war und unter anderem den Almanach mit einer erheblichen Summe beim Piper-Verlag unterstützte, Werke aller Künstler sammelte sowie dem materiell besonders bedürftigen Franz Marc gegen eine monatliche Leibrente Bilder abnahm. Neben ihm ist Heinrich Campendonk zu sehen, der aus dem Rheinland durch August Macke nach Sindelsdorf gezogen worden war und dort von 1911 bis 1914 in enger Nachbarschaft mit Marc arbeitete, bis er 1916 nach Seeshaupt am Starnberger See übersiedelte. Ganz außen steht der russische Musiker und Komponist Thomas von Hartmann, den mit Kandinsky bereits eine lange Freundschaft ver-

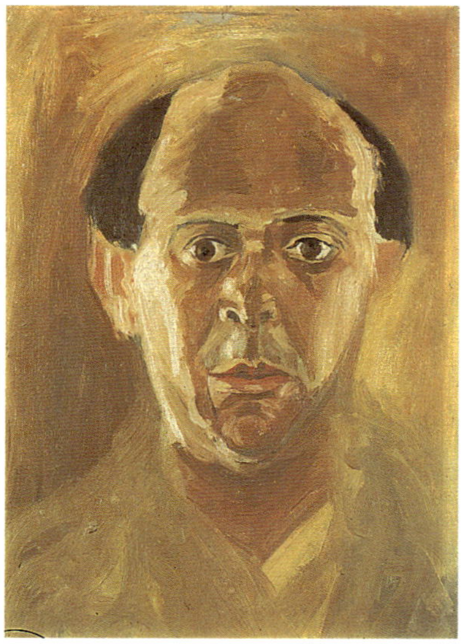

116 Arnold Schönberg, Selbstportrait, Kat.-Nr. 382

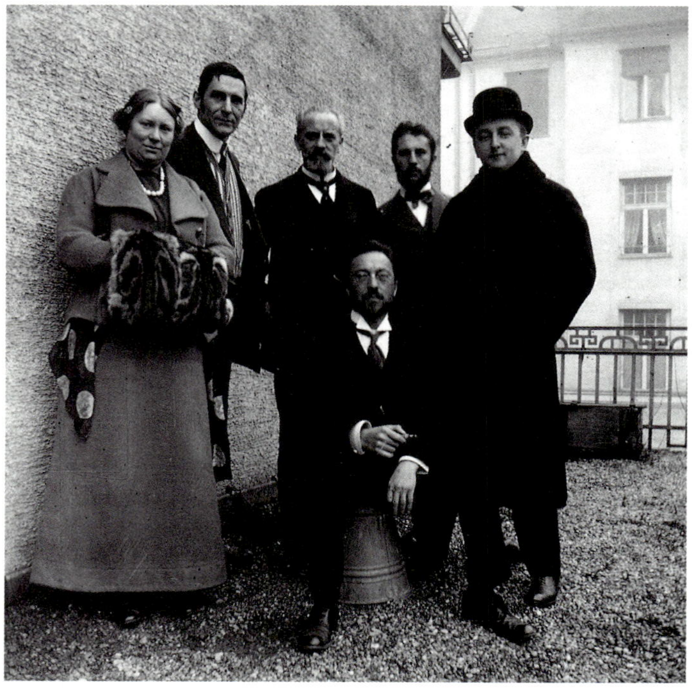

117 Der »Blaue Reiter« auf dem Balkon des Hauses Ainmillerstr. 36, München, 1911: Maria und Franz Marc, Koehler, Campendonk, Hartmann, Kandinsky. Photo: Münter

band und mit dem dieser seit 1909 seine Pläne für Bühnenstücke entwickelte, in denen Farbe, Klang und Aktion zu einem einheitlichen Gesamtkunstwerk verschmolzen werden sollten.

Von Februar bis April 1912 fand eine zweite Ausstellung des *Blauen Reiter* in München statt, diesmal in der Galerie Hans Goltz, die unter dem Titel »Schwarz-Weiß« ausschließlich Graphik zeigte. Sie war mit über dreihundert Blättern äußerst umfangreich angelegt und bezog diesmal weitere Künstler der Avantgarde ein, unter anderem die Franzosen André Derain, Pablo Picasso und Maurice de Vlaminck, die Russen Natalja Gontscharowa, Michail Larionow und Kasimir Malewitsch sowie die *Brücke*-Künstler Ernst Ludwig Kirchner, Otto Mueller, Max Pechstein und Emil Nolde. Auch Paul Klee, der damals noch überwiegend als Zeichner und Graphiker arbeitete und erst später zur Ölmalerei kommen sollte, war hier mit der recht hohen Anzahl von siebzehn Blättern vertreten. Durch gemeinsame Künstlerfreunde und auch als Nachbar von Kandinsky in der Ainmillerstraße war er mit ihm in näheren Kontakt getreten, der von Anfang an bei allen Unterschieden von großer persönlicher und künstlerischer Wertschätzung geprägt war.

Im Frühjahr 1912 kündigten sich aber auch erste Dissonanzen innerhalb der Gruppe an, zunächst ausgelöst durch verschiedene Mißverständnisse und Querelen um die Person Gabriele Münters, später auch anläßlich organisatorischer und künstlerischer Fragen. Als für Mai bis September 1912 die große *Sonderbund*-Ausstellung in Köln geplant wurde, die wichtigste Ausstellung der internationalen Avantgarde vor dem Ersten Weltkrieg in Deutschland, übernahm August Macke von Bonn aus die Vermittlung der Beteiligung des *Blauen Reiter*. Die Künstlerfreunde fühlten sich jedoch schließlich als Gruppe nicht genügend vertreten und beschickten mit den vom *Sonderbund* zurückgewiesenen Bildern eine zusätzliche *Blauer Reiter*-Ausstellung in Herwarth Waldens *Sturm*-Galerie in Berlin. Diese Ausstellung brachte sie andererseits wieder den Künstlerkollegen Alexej von Jawlensky und Marianne von Werefkin näher, die im Dezember 1911 den Austritt aus der *Neuen Künstlervereinigung München* nicht mitvollzogen hatten. Während sich die *NKVM* kurz danach auflöste, wurden nun Werke Jawlenskys und Werefkins in die Berliner Ausstellung mit aufgenommen und zudem weitere wichtige Bilder Jawlenskys wie *Federhut* und *Grüne Augen* in die Tournee der ersten *Blauer Reiter*-Ausstellung einbezogen, die noch 1914 bis nach Trondheim und Göteborg reiste.

Die Kölner *Sonderbund*-Ausstellung, die unter anderem zahlreiche neue Werke der französischen Kubisten zeigte, gab indessen Franz Marc und August Macke wichtige Impulse für ihre künstlerische Arbeit. Ein Bild wie Marcs *Tiger* von 1912 (Abb. 118) mit seinen kubisch zersplitterten, transparent leuchtenden Formen spiegelt deutlich die neuen Einflüsse. Trotz der stilisierten Verzahnung von organischer und anorganischer Materie scheint das Tier in seiner körperlichen Integrität mit der sprungbereiten Kraft, in seinem »Wesen«, nicht angetastet, sondern eher dynamisiert. Auch für August Macke wurde die Begegnung mit Kubismus und Futurismus für die Entwicklung seines reifen »Spätwerks« wegweisend.

Als die beiden Künstlerfreunde Macke und Marc im Oktober 1912 auf einer Parisreise mit den neuen Bildern Robert Delaunays konfrontiert wurden, der Serie der *Fenêtres* mit ihrem Spiel simultaner Farbkontraste, trat für sie ein weiterer wichtiger Einfluß hinzu. In dem Maße, wie sich August Macke für das vibrierende Leben der Farbe begeisterte, das auf den Gemälden Delaunays auf ganz andere Weise als in den abstrakten Entwürfen Kandinskys das Bild aus eigenen konstruktiven Gesetzen entstehen läßt, entfernte er sich von den Leitprinzipien Kandinskys.

Als Macke im Herbst 1913 für mehr als ein halbes Jahr nach Hilterfingen am Thuner See ging, nahm er keines seiner bisherigen Bilder mit. Die Zeit in Hilterfingen sollte seine produktivste Phase werden. In rascher Folge entstanden hier die berühmten späten *Promenaden*, *Modefenster* (Abb. 168) und *Hutläden* (Abb. 165), die den Kosmos seiner Bildwelt mit den modernen Paradiesen der Parks, Zoologischen Gärten oder Uferpromenaden voller optischen Zauber entfalten. Mit leichter Hand wird hier lebendige, homogene Farbenpracht im Spiel der Flächen und Raumkompartimente untereinander erzeugt, wobei Macke ganz auf den Gegenstand konzentriert bleibt und immer wieder Menschen im Müßiggang zeigt, die wie im Schauen verzückt innehalten.

Auch Franz Marc entwickelte in den wenigen verbleibenden Jahren vor Ausbruch des Weltkrieges sein Werk zur vollen Reife und gelangte in großen, nur noch rudimentär gegenständlichen Kompositionen wie *Die Vögel* oder *Kämpfende Formen* von 1914 an die Grenze zur Abstraktion, die für ihn jedoch – wie für Kandinsky – stets mit symbolischer Bedeutung gekoppelt war. Seine letzten hinterlassenen Blätter des *Skizzenbuchs aus dem Felde* von 1915 weisen dieselbe komplexe Mischung von figürlichen und abstrakten Elementen auf, in deren Formen eine über die Materialisierung hinausgehende Bedeutung mitzuschwingen scheint (Abb. 147–152).

Auf dem »Ersten Deutschen Herbstsalon«, den der überaus aktive Galerist Herwarth Walden im Herbst 1913 in Berlin mit Werken der aktuellen Avantgarde aus dem In- und Ausland veranstaltete, waren die Künstler des *Blauen Reiter*, einschließlich Paul Klee und Alfred Kubin, noch einmal gemeinsam vertreten. August Mackes

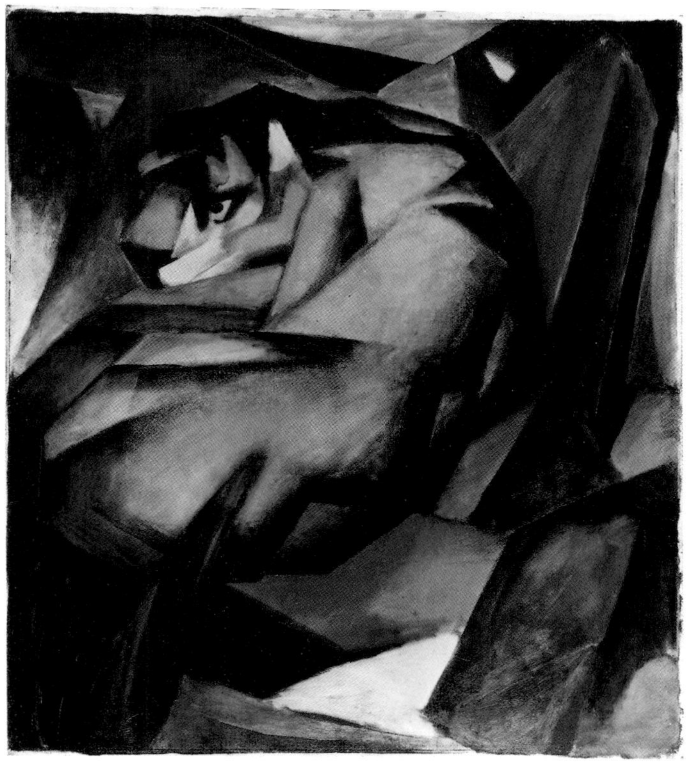

118 Franz Marc, Der Tiger, 1912, Öl auf Leinwand, 110 x 111,5 cm, Städtische Galerie im Lenbachhaus, München

Aquarell *Persiflage auf den Blauen Reiter*, das Franz Marc auf dem Kutschbock zeigt, Kandinsky vornehm in der Kutsche sitzend, dahinter das nervöse Profil Herwarth Waldens und Macke selbst klein am Rand, das Ganze bedeckt von fließenden Linien und Farbflecken im Stil von Kandinskys abstrakten Gemälden, enthüllt aber auch hier geheime Differenzen im Kreis der Künstlerfreunde. Kandinsky war inzwischen auf seinem Weg der großen Kompositionen weiter vorangeschritten, der in den Werken im Umkreis der *Komposition VII* von 1913 seinen Höhepunkt fand (Abb. 121). Mit ihrem emotionalen Pathos, dem malerischem Temperament, dem revolutionären Impetus und der weitgehenden, gleichwohl außerordentlich expressiven Abstraktion zählen sie zu den bedeutendsten Kunstwerken des frühen 20. Jahrhunderts.

Der Ausbruch des Ersten Weltkrieges im August 1914 setzte allen diesen Aktivitäten ein jähes Ende und riß den Kreis des *Blauen Reiter* auseinander. Kandinsky und Münter emigrierten zunächst gemeinsam in die

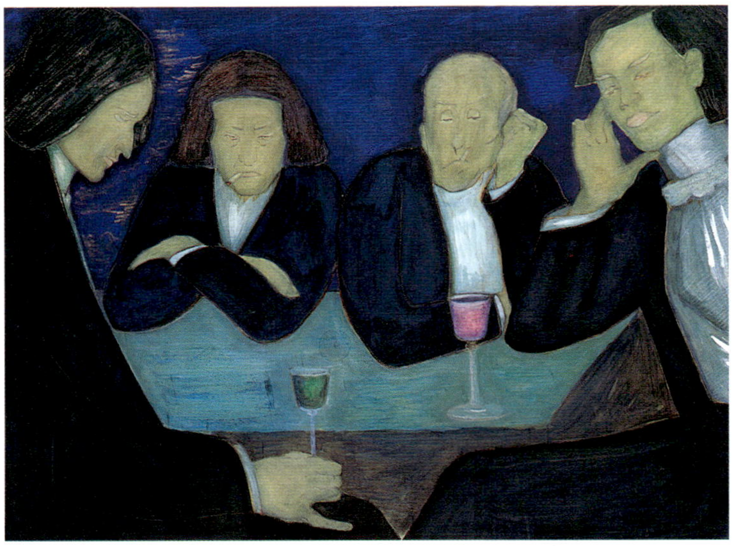

119 Marianne von Werefkin, Im Café, 1909, Kat.-Nr. 415

120 Marianne von Werefkin, Frühlingssonntag, 1907, Kat.-Nr. 413

Schweiz; im November 1914 trennten sie sich in Zürich. Der Russe Kandinsky, dem ein weiterer Aufenthalt in Deutschland als »staatsfeindlichem Element« verboten war, kehrte in sein Heimatland zurück und verbrachte die Kriegs- und Revolutionsjahre in Moskau. 1917 heiratete er hier Nina Andrejewska und kam mit ihr 1921, einem Ruf von Walter Gropius an das Weimarer Bauhaus folgend, nach Deutschland zurück. Hier traf er erneut mit Paul Klee und Lyonel Feininger zusammen, die ebenfalls als Lehrer am Bauhaus wirkten, doch unter den Vorzeichen einer gänzlich veränderten Zeit. August Macke fiel bereits im Herbst 1914 in der Champagne, Franz Marc im Frühjahr 1916 bei Verdun. Alexej von Jawlensky emigrierte mit Marianne von Werefkin ebenfalls in die Schweiz und verbrachte die Kriegsjahre in

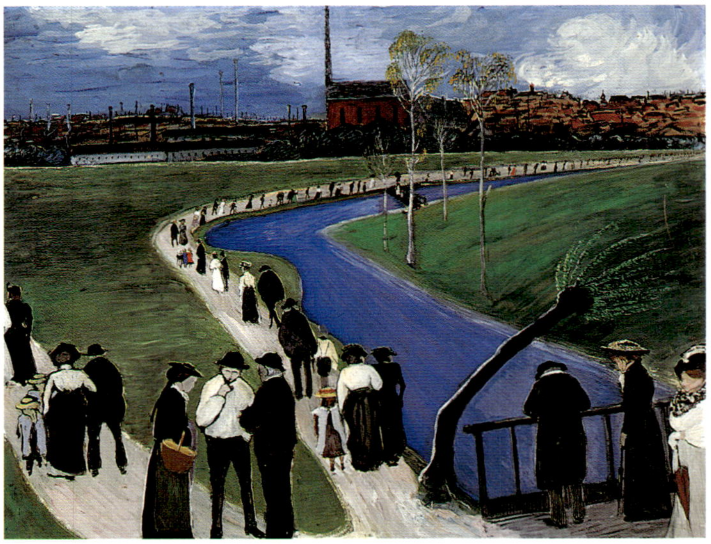

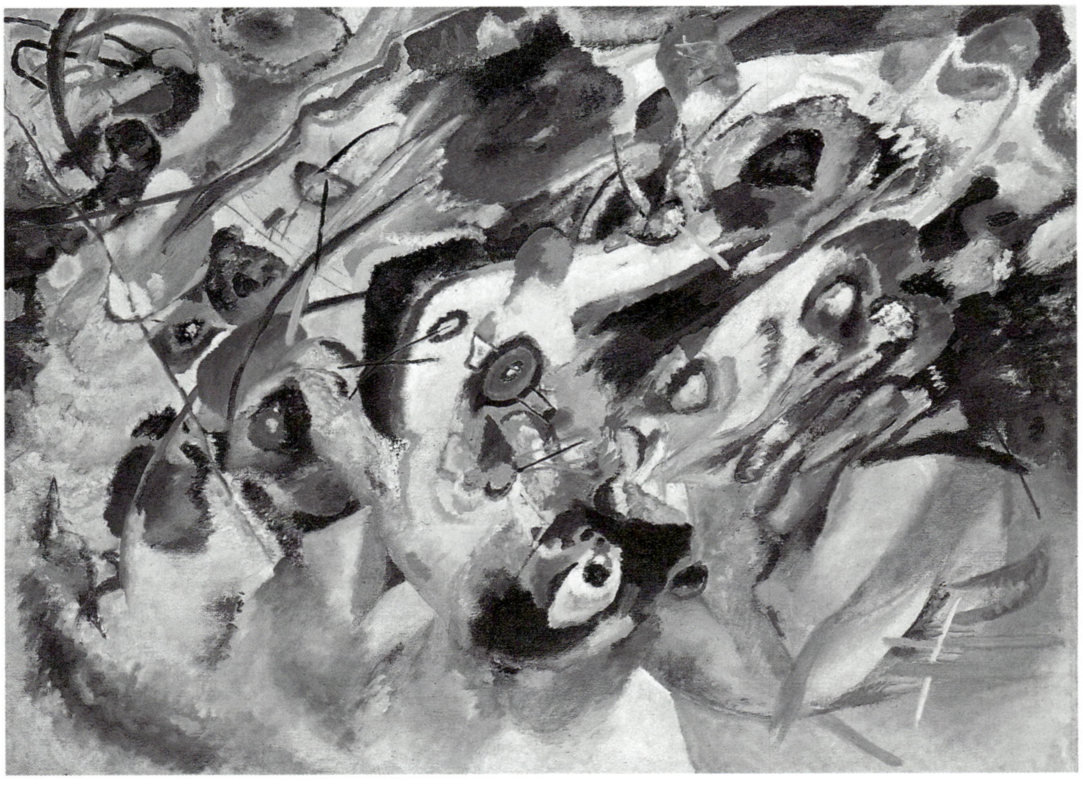

121 Wassily Kandinsky, Studie zu Komposition VII (Entwurf 2), 1913, Öl auf Leinwand, 100 x 140 cm, Städtische Galerie im Lenbachhaus, München

122 Gabriele Münter 1957, an ihrem achtzigsten Geburtstag

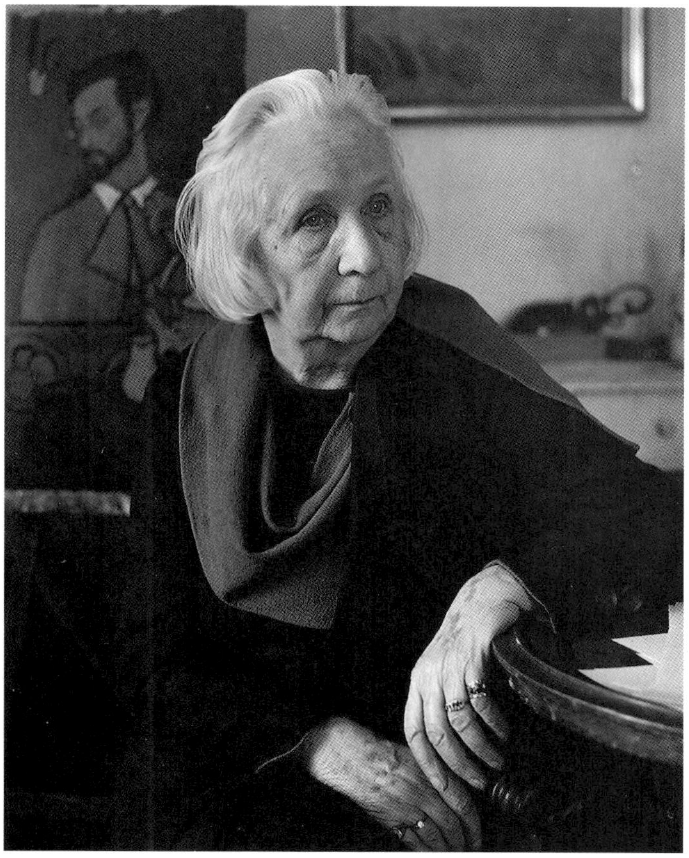

St. Prex am Genfer See. Gabriele Münter war nach der Trennung von Kandinsky 1915 zunächst nach Stockholm gegangen und siedelte später nach Dänemark über. Erst zu Beginn der zwanziger Jahre kehrte sie aus Skandinavien zurück und ließ sich, nach langen Jahren persönlicher Krisen, 1931 wieder dauerhaft in Murnau nieder.

Während dieser ganzen Jahre hatte Münter die Bilder Kandinskys und der Künstlerfreunde treu bewahrt, zunächst in einem Lager in München, seit der Zeit des Nationalsozialismus und den Wirren des Zweiten Weltkrieges im Keller ihres Murnauer Hauses. Anläßlich ihres achtzigsten Geburtstages 1957 stiftete Gabriele Münter (Abb. 122) den unermeßlichen Bilderbesitz der Städtischen Galerie im Lenbachhaus in München und machte mit dieser hochherzigen Gabe die größte Schenkung in der neueren Museumsgeschichte. Aus diesem Grund läßt sich in der Sammlung des Lenbachhauses heute in einzigartiger Weise die Geschichte und Kunst des *Blauen Reiter* im Zusammenhang studieren und erleben.

123 Wassily Kandinsky, Murnau – Dorfstraße, 1908, Kat.-Nr. 107

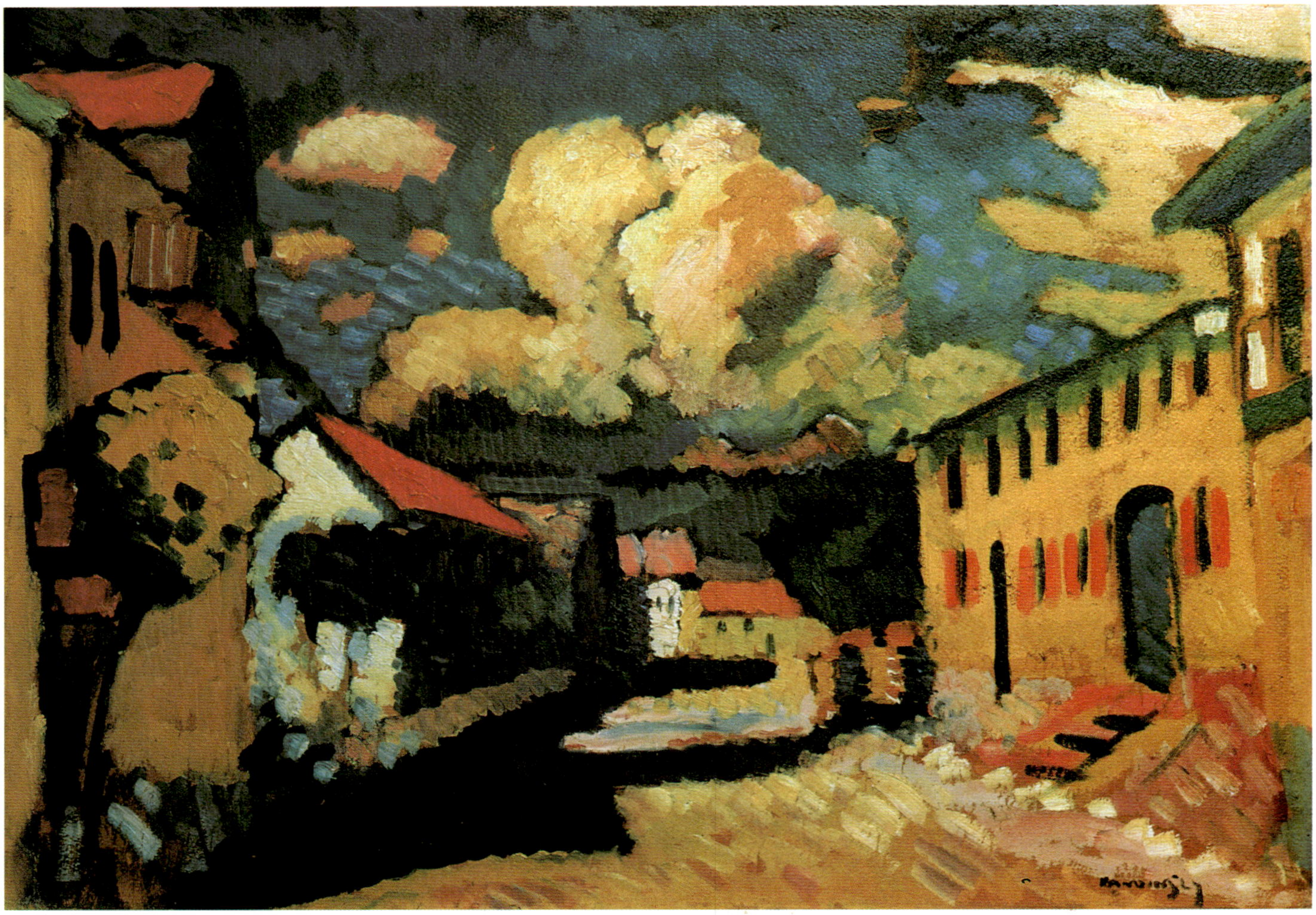

124 Wassily Kandinsky, Kochel – Gerade Straße (Naturstudie aus Murnau I), 1909, Kat.-Nr. 110

125 Wassily Kandinsky, Murnau, Landschaft mit Kirche I, 1909, Kat.-Nr. 108

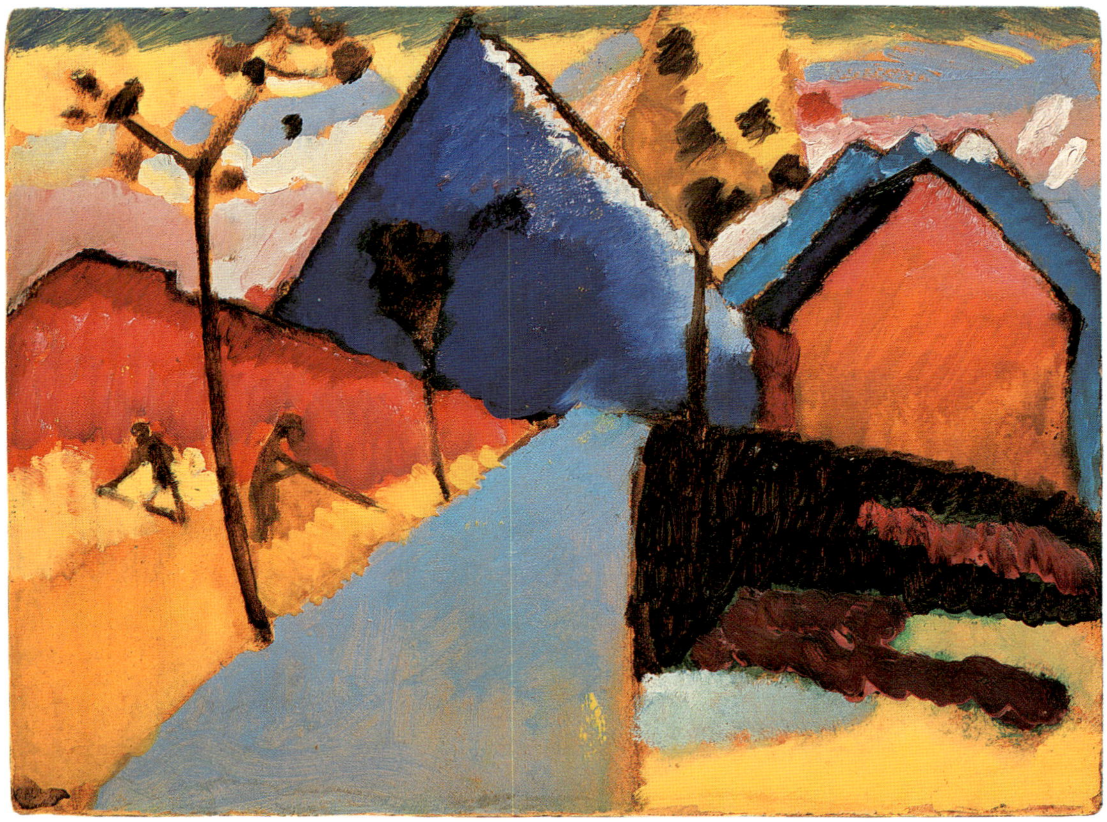

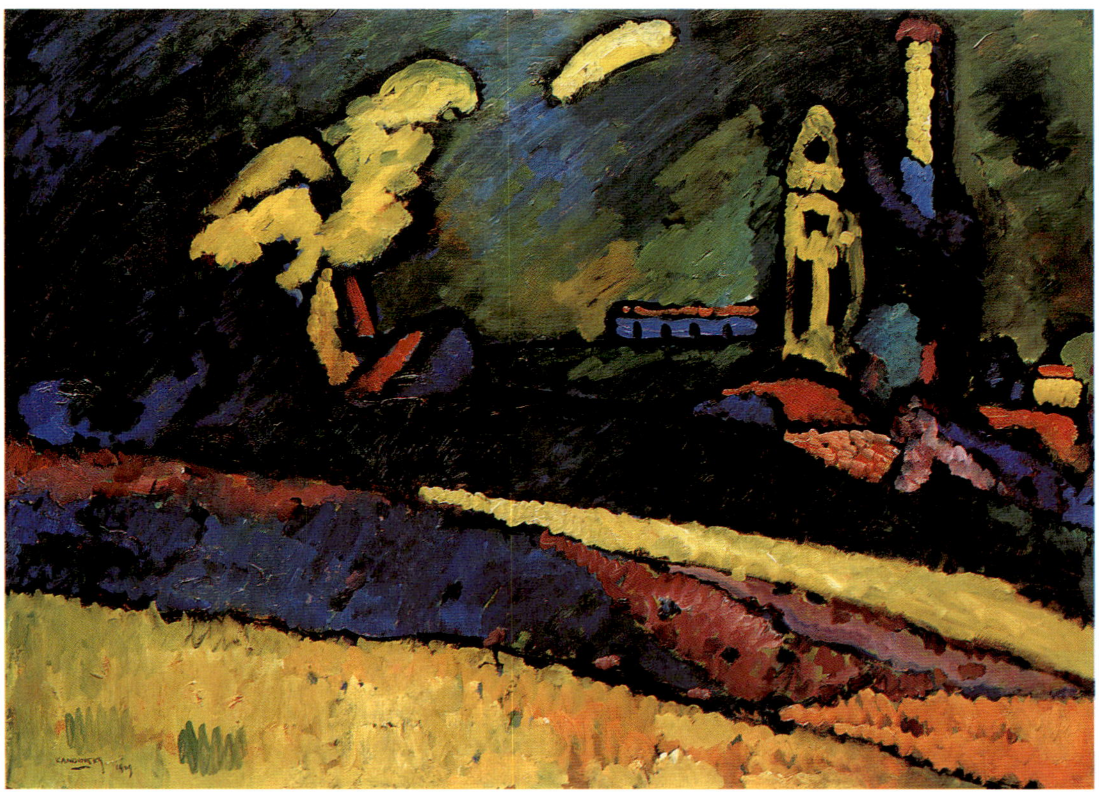

126 Alexej von Jawlensky, Stilleben mit blauer Kanne und Figur, um 1908, Kat.-Nr. 93

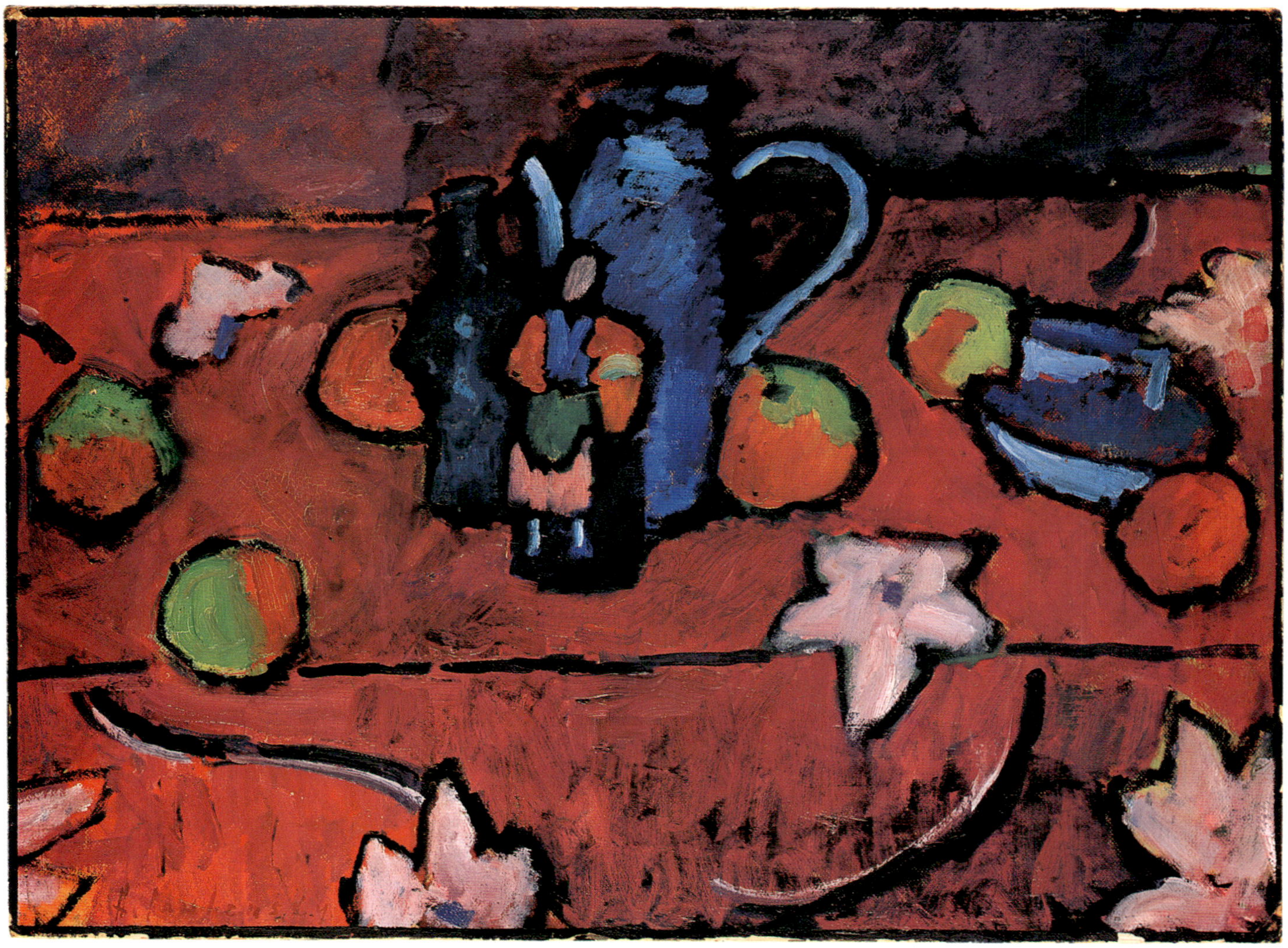

127 Alexej von Jawlensky, Stilleben mit Vase und Krug, 1909, Kat.-Nr. 95

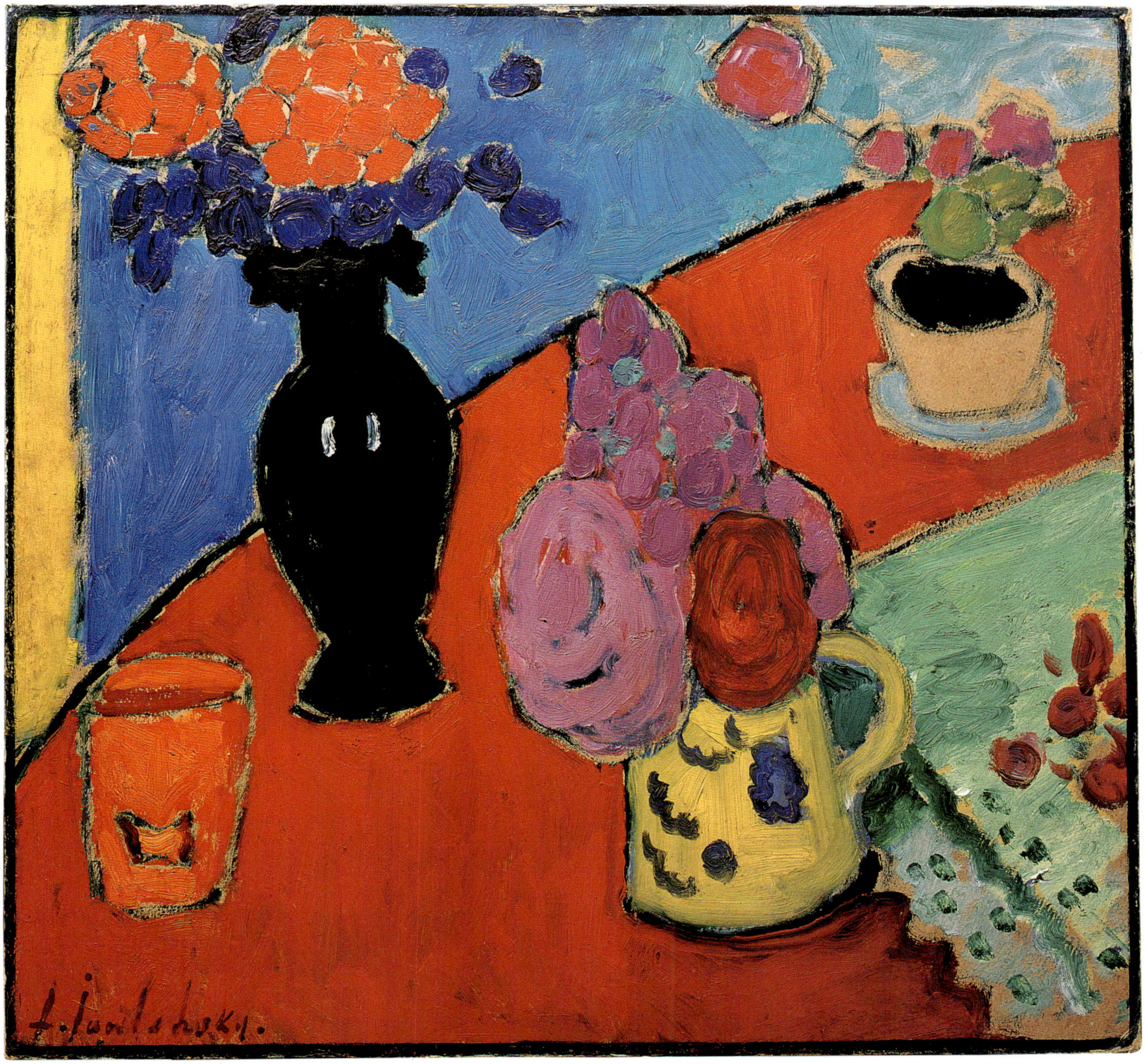

128 Alexej von Jawlensky, Frauenkopf mit Blumen im Haar, 1911, Kat.-Nr. 98

129 Alexej von Jawlensky, Märchenprinzessin mit Fächer, 1912, Kat.-Nr. 102

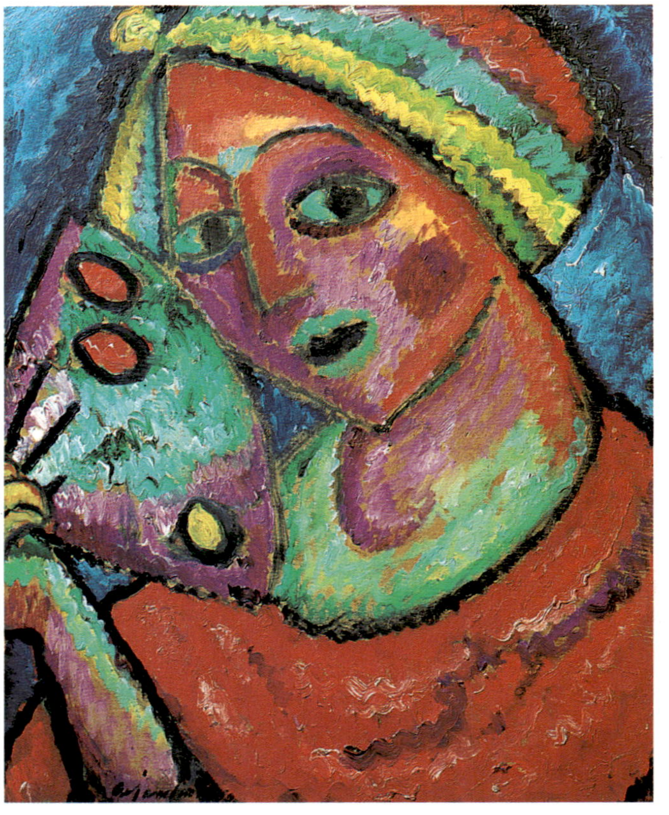

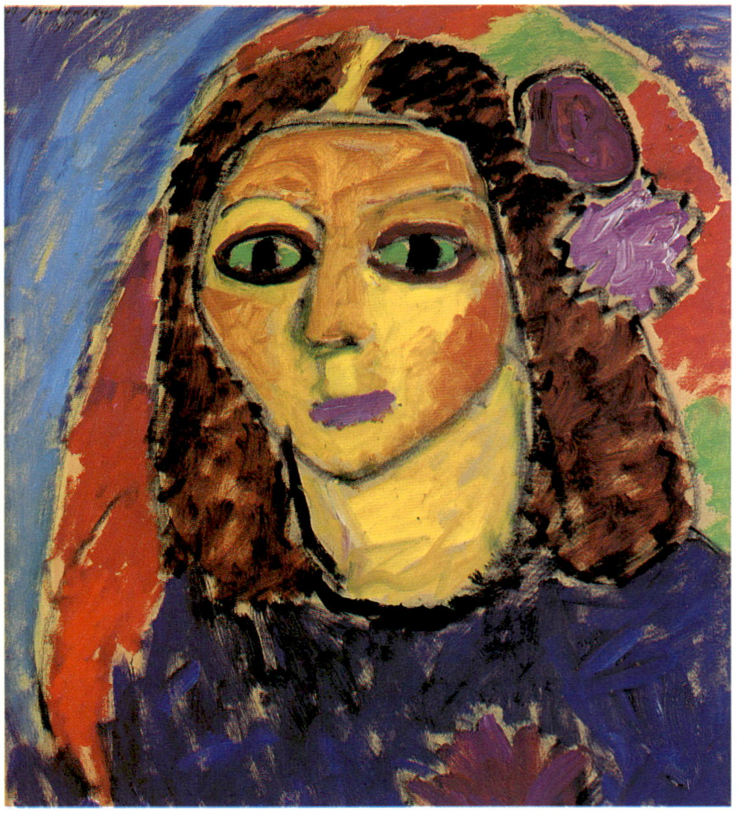

130 Alexej von Jawlensky, Der Buckel, Nr. 9, 1911, Kat.-Nr. 100

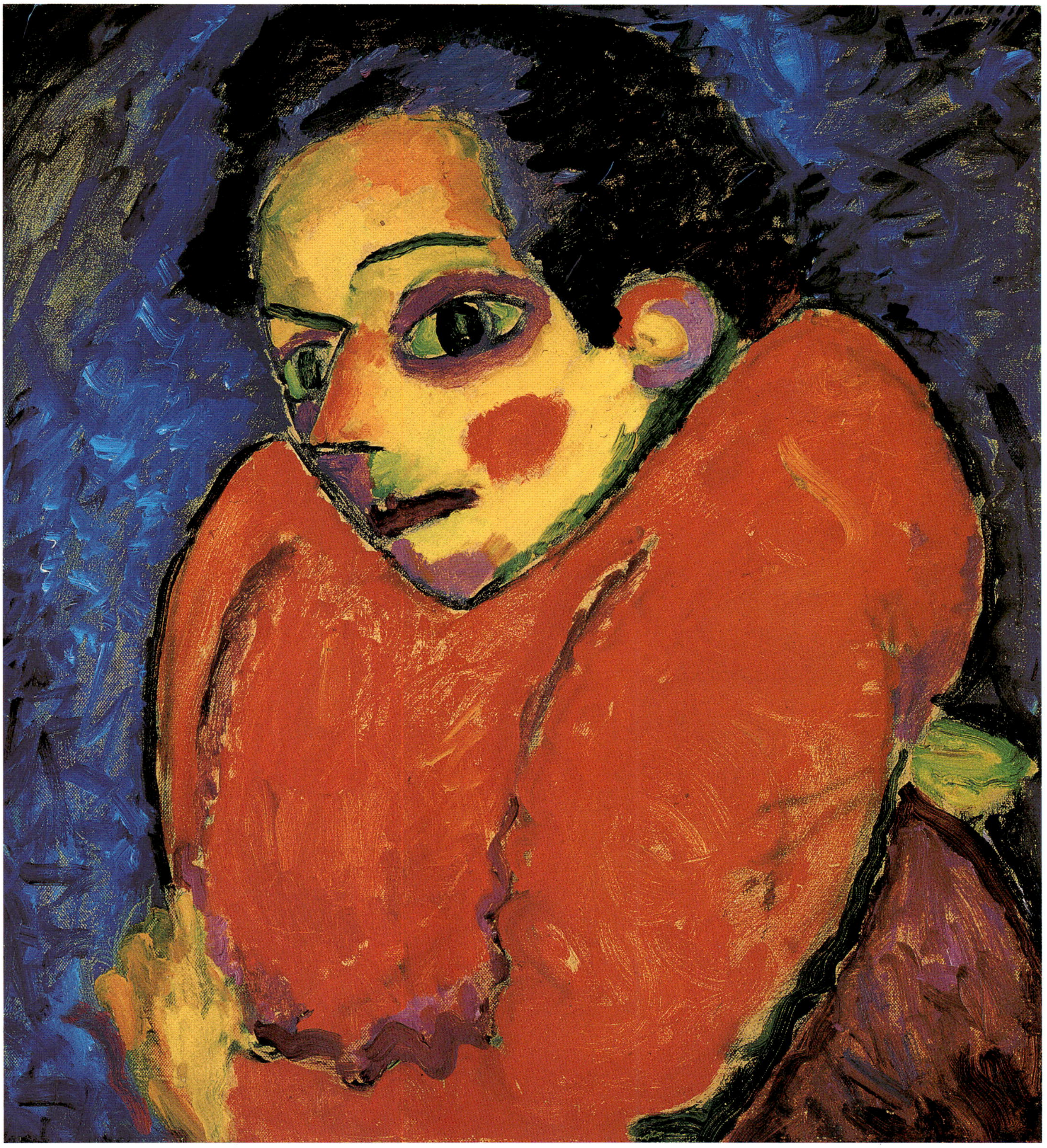

131 Alexej von Jawlensky, Dame mit gelbem Strohhut, 1910, Kat.-Nr. 97

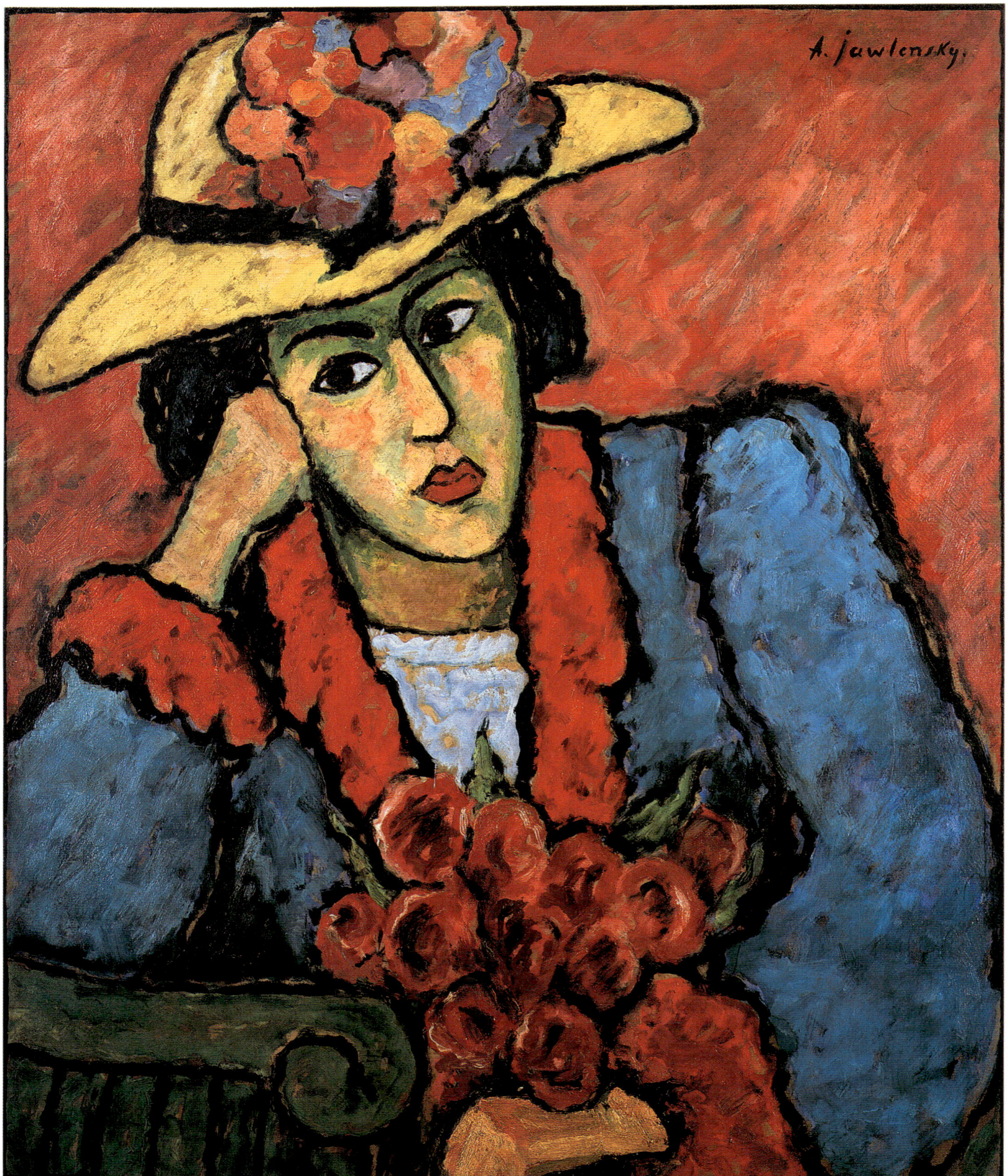

132 Alexej von Jawlensky, Dame mit Fächer,
1909, Öl auf Pappe, 92 x 98 cm,
Museum Wiesbaden

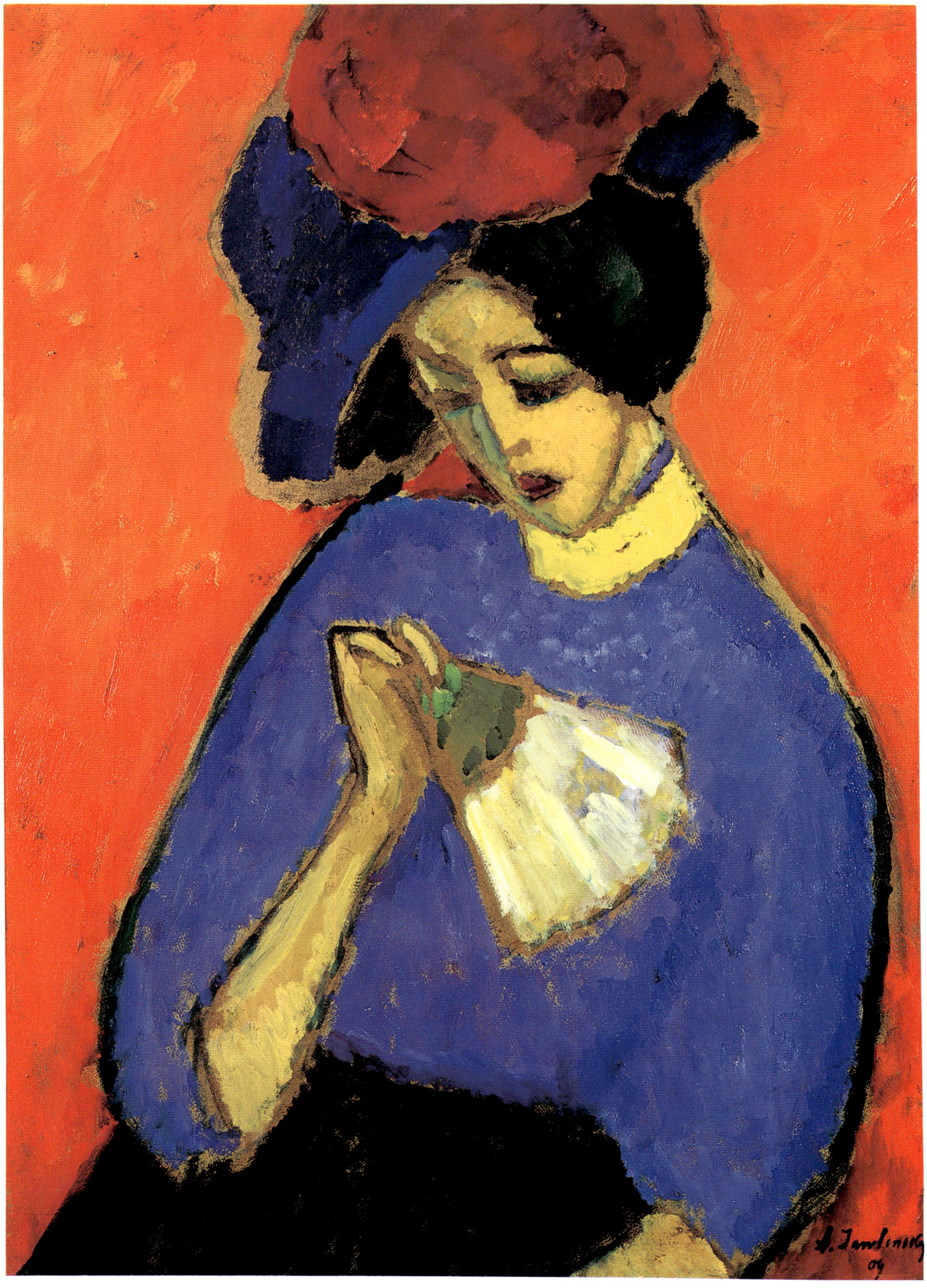

133 Alexej von Jawlensky, Blaue Berge, 1912,
Kat.-Nr. 101

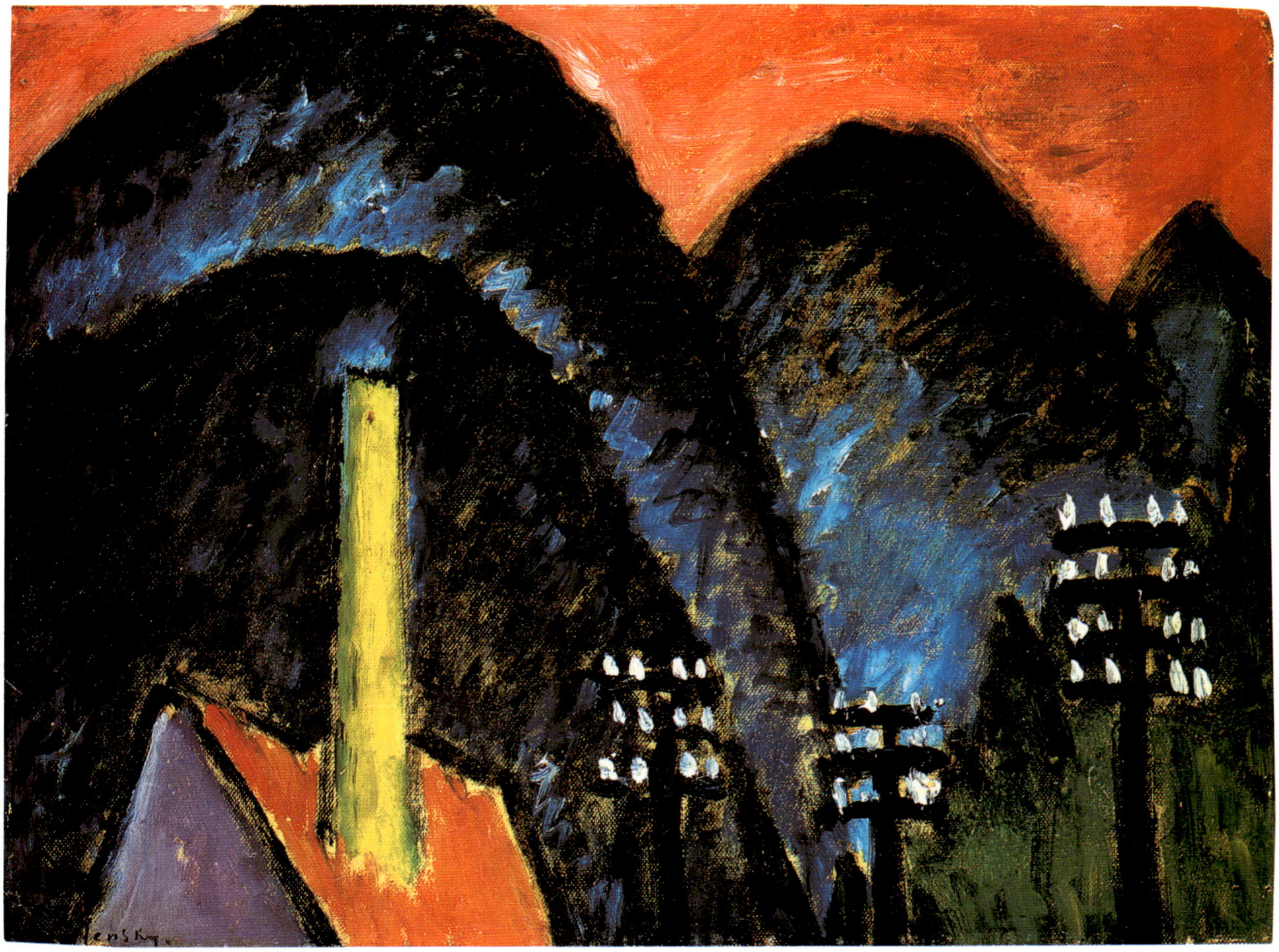

134 Alexej von Jawlensky, Rote Giebel, 1910, Kat.-Nr. 96

135 Adolf Erbslöh, Straße mit Neubau, 1910, Kat.-Nr. 56

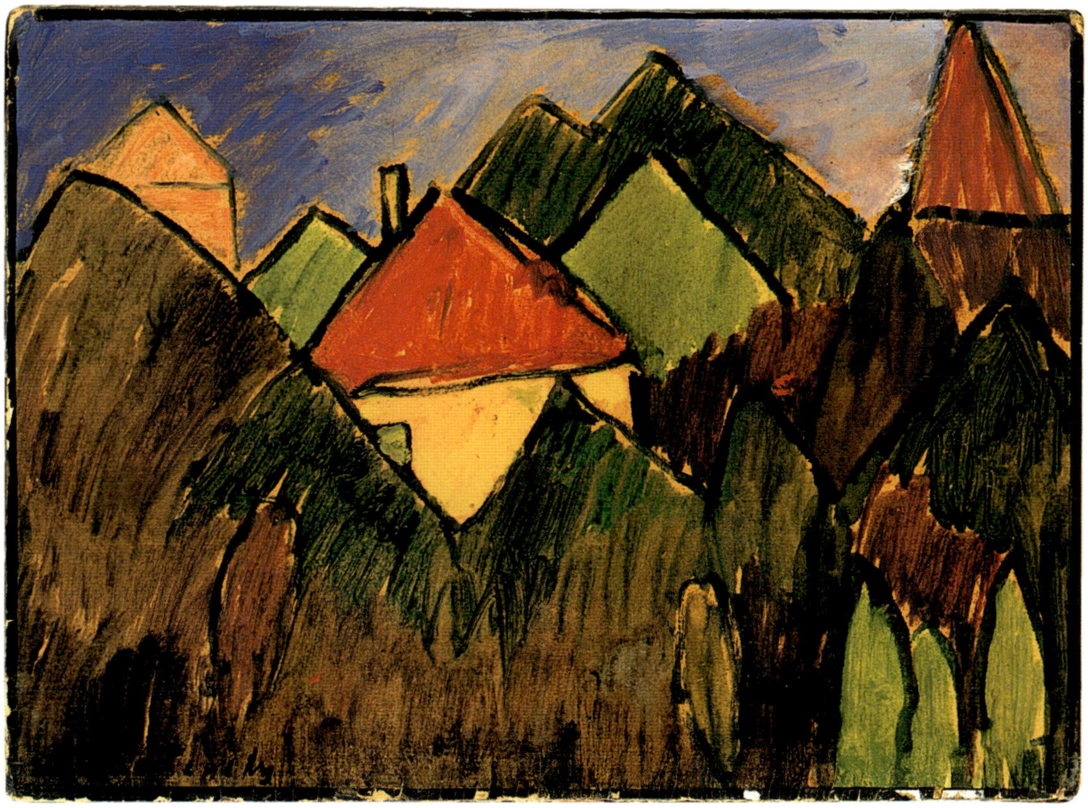

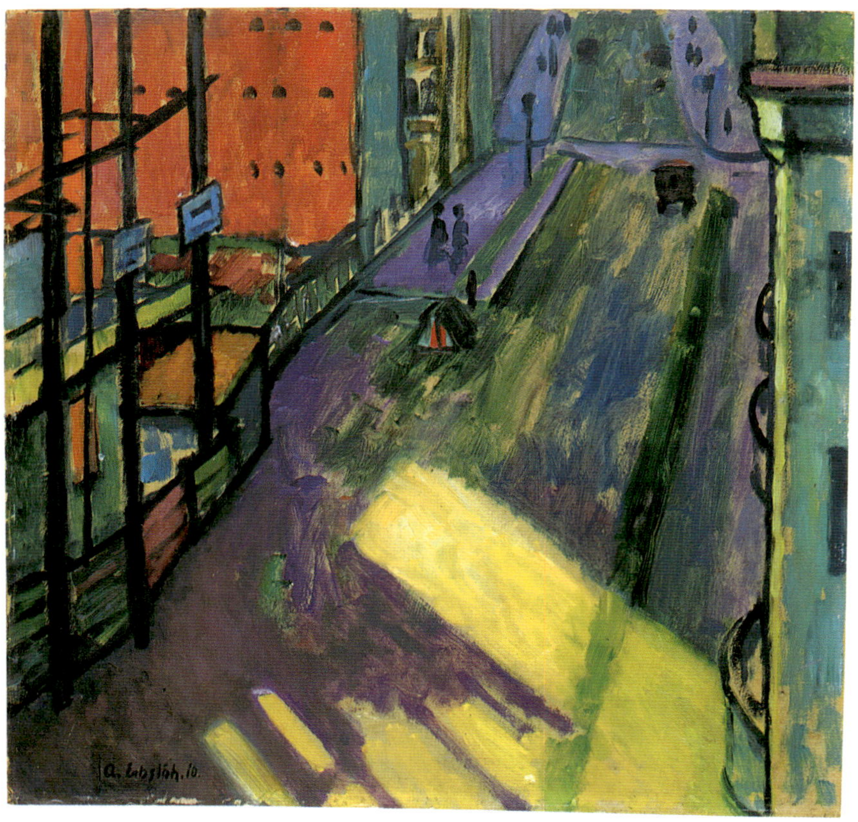

136 Gabriele Münter, In Sèvres, 1906,
Kat.-Nr. 309

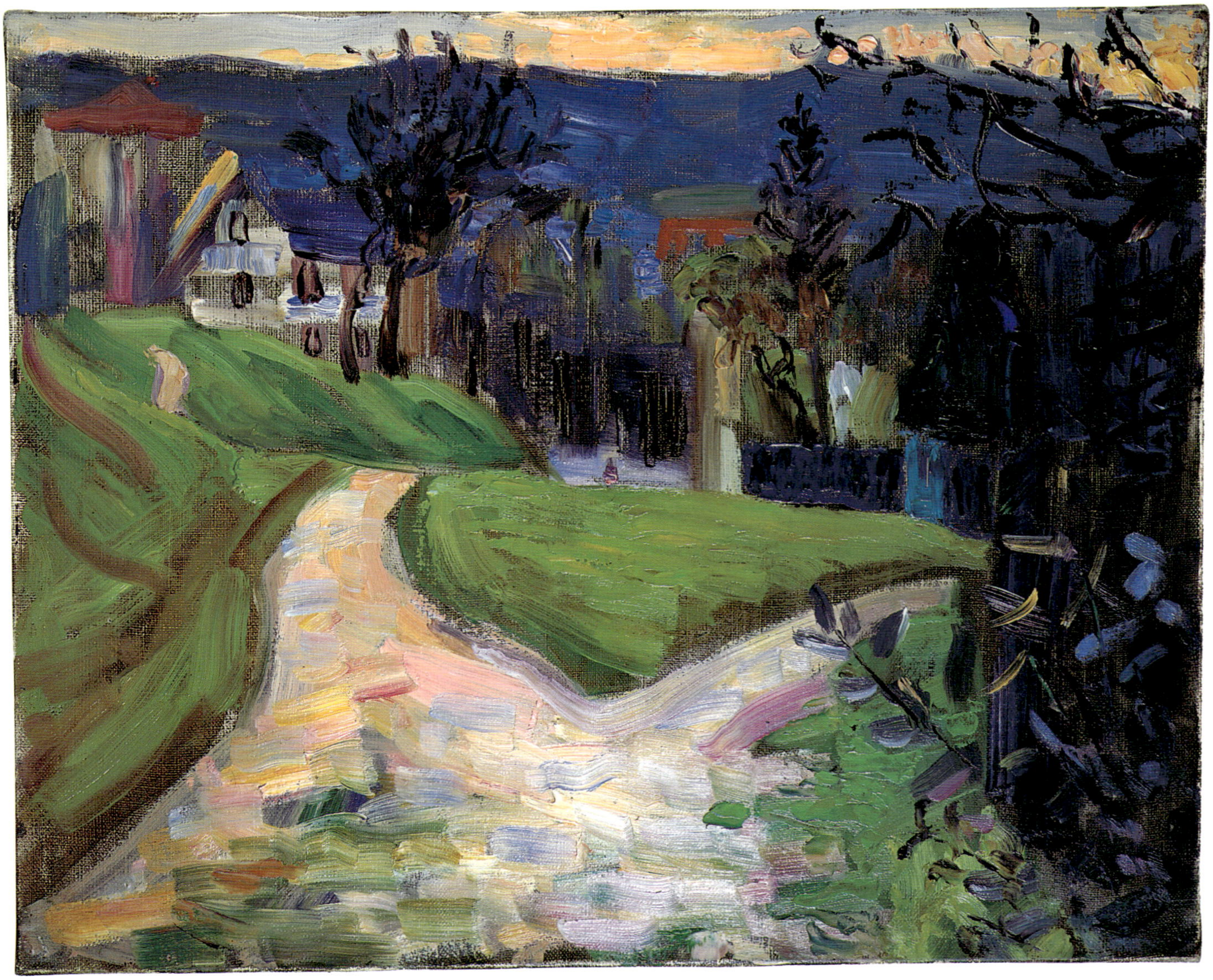

137 Gabriele Münter, Stilleben, grau, 1910, Kat.-Nr. 312

138 Gabriele Münter, Stilleben Klage, 1911, Kat.-Nr. 313

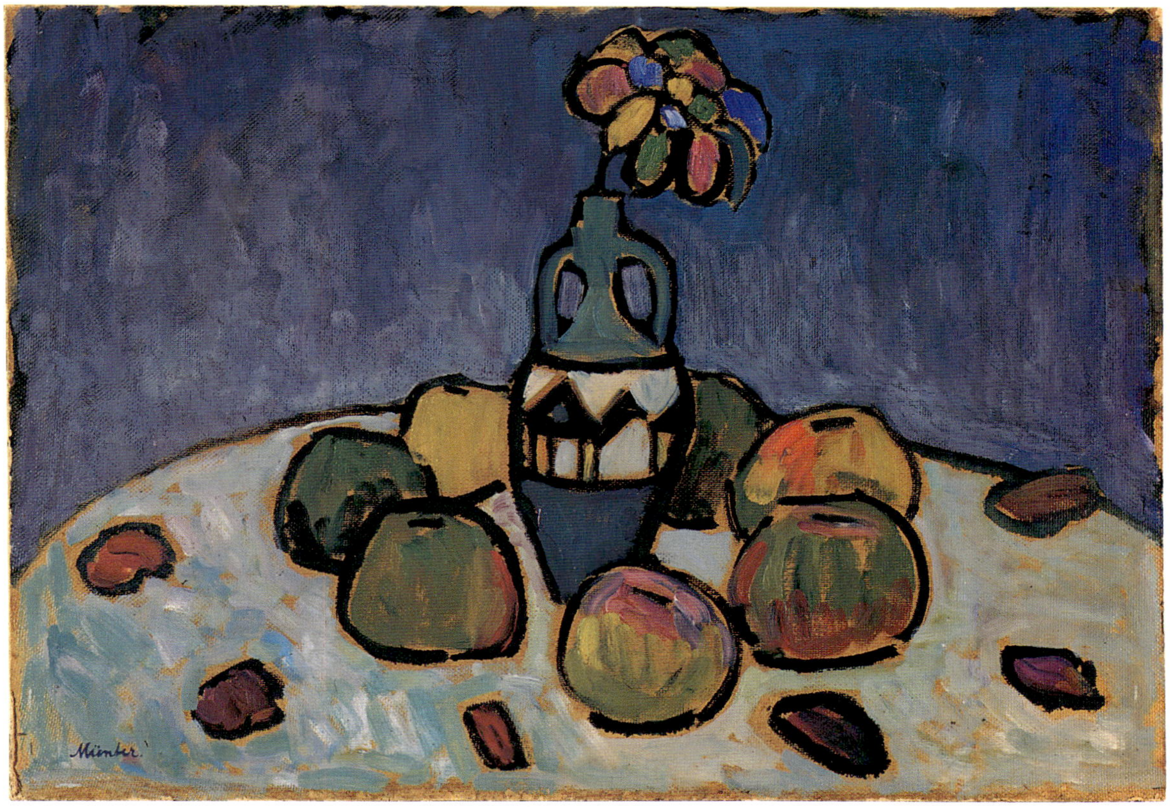

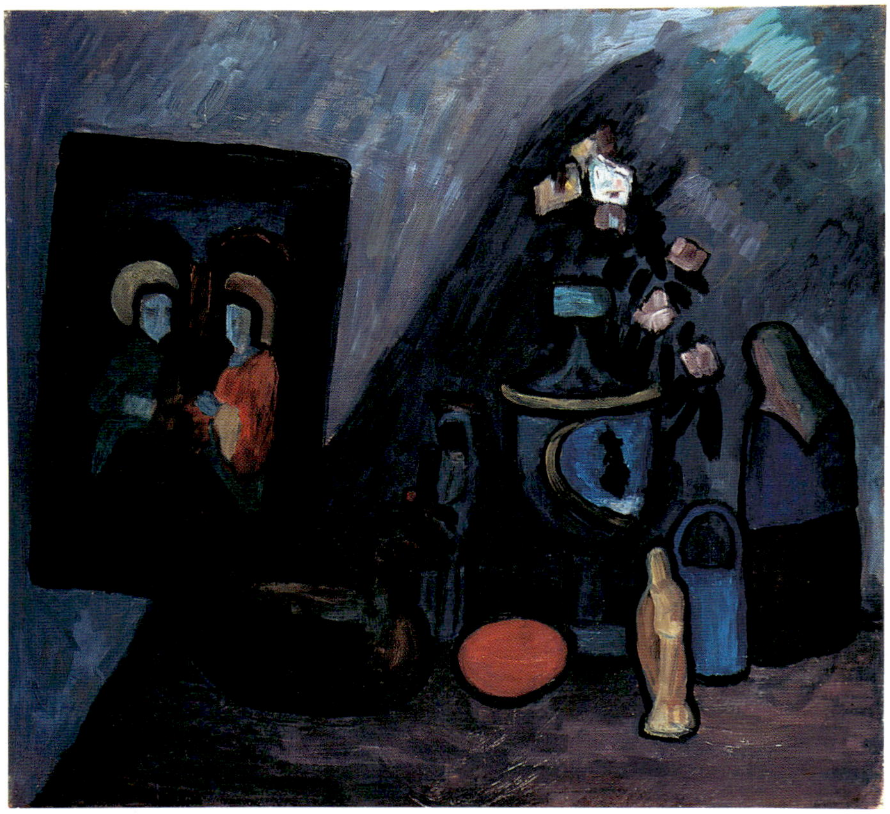

139 Gabriele Münter, Herbstbäume in Tutzing, 1908, Kat.-Nr. 311

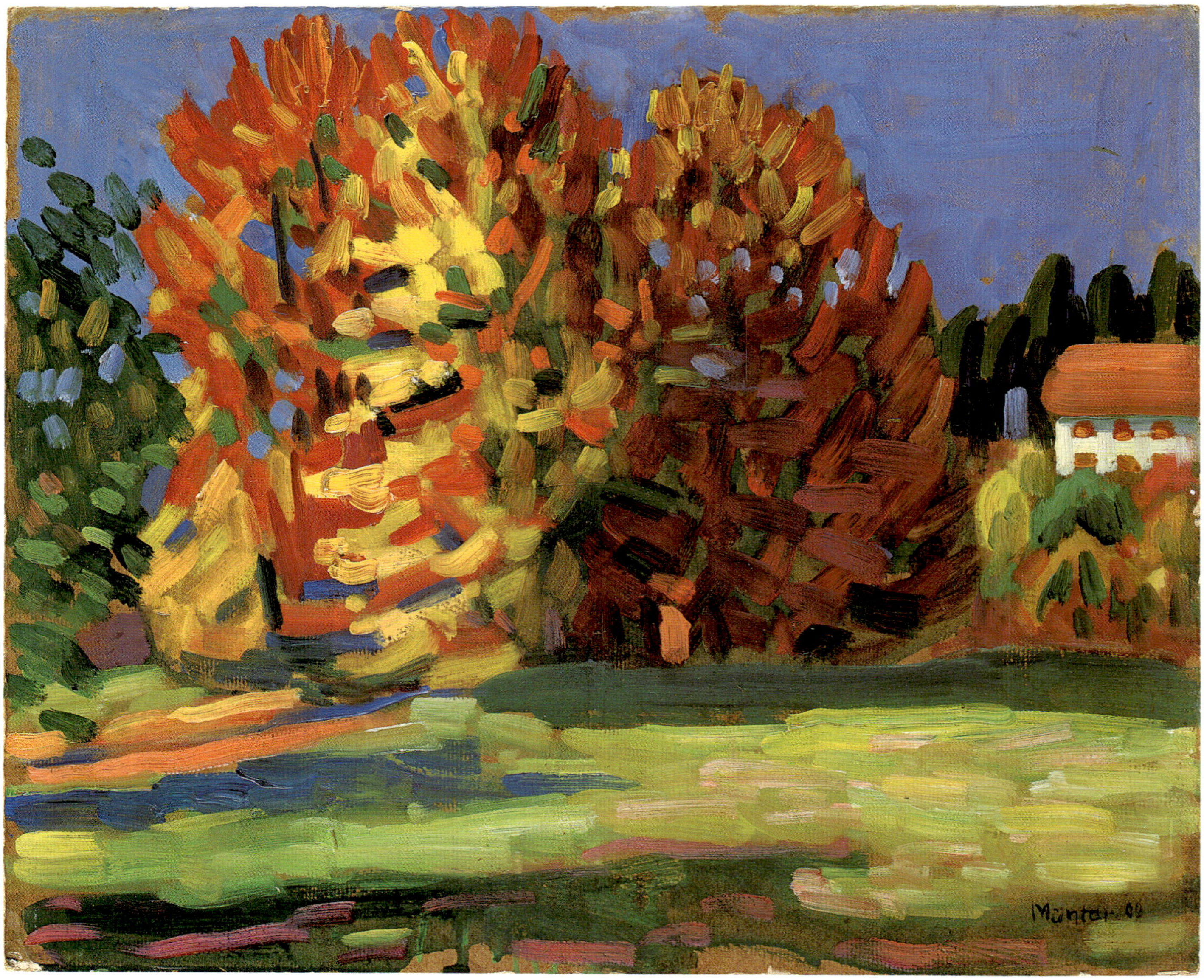

140 Gabriele Münter, Die Hl. Teresia, um 1908/09, Hinterglas, 19 x 16,3 cm, Städtische Galerie im Lenbachhaus, München

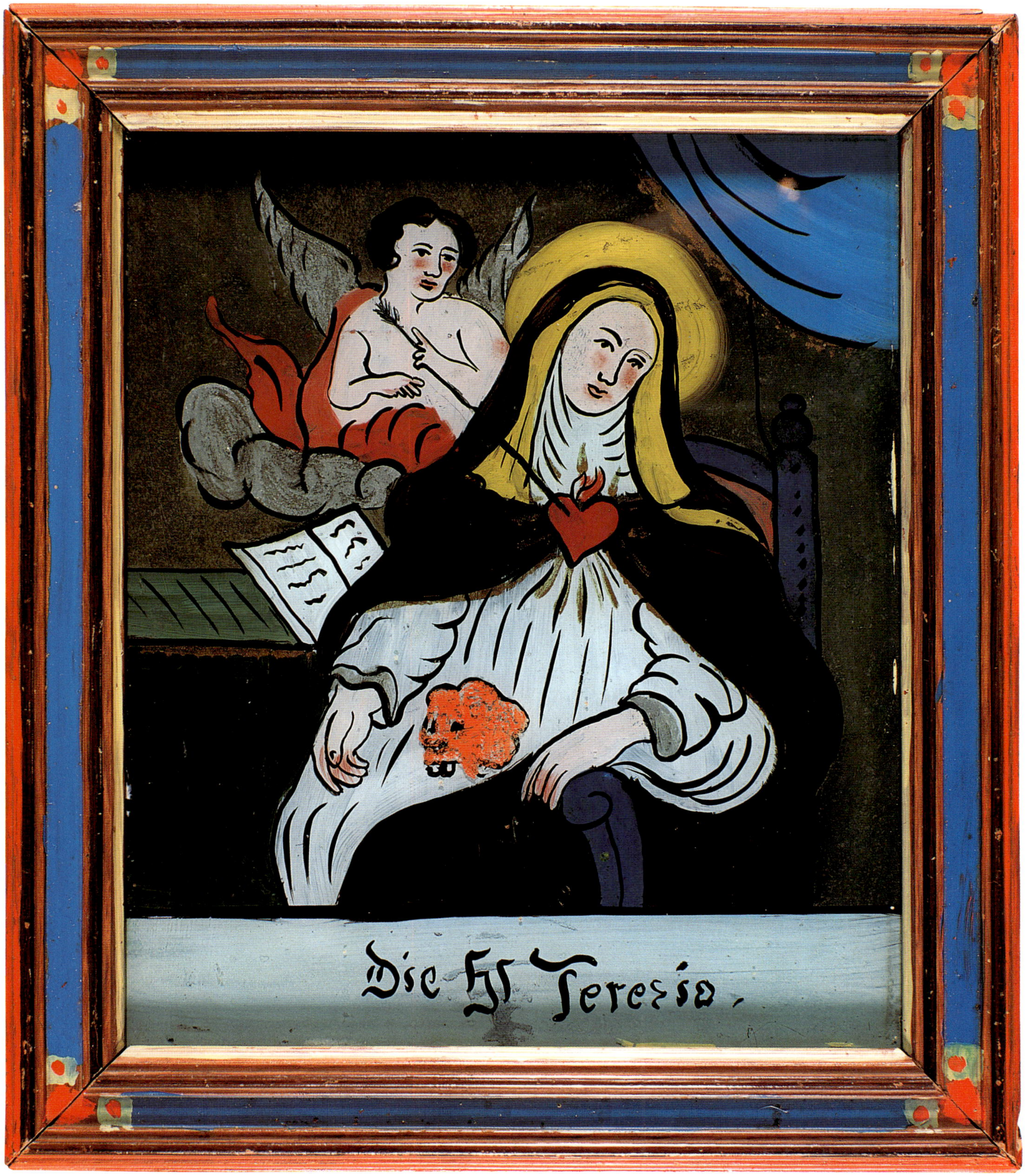

141 Marianne von Werefkin, Der Tänzer Sacharoff, 1909, Kat.-Nr. 414

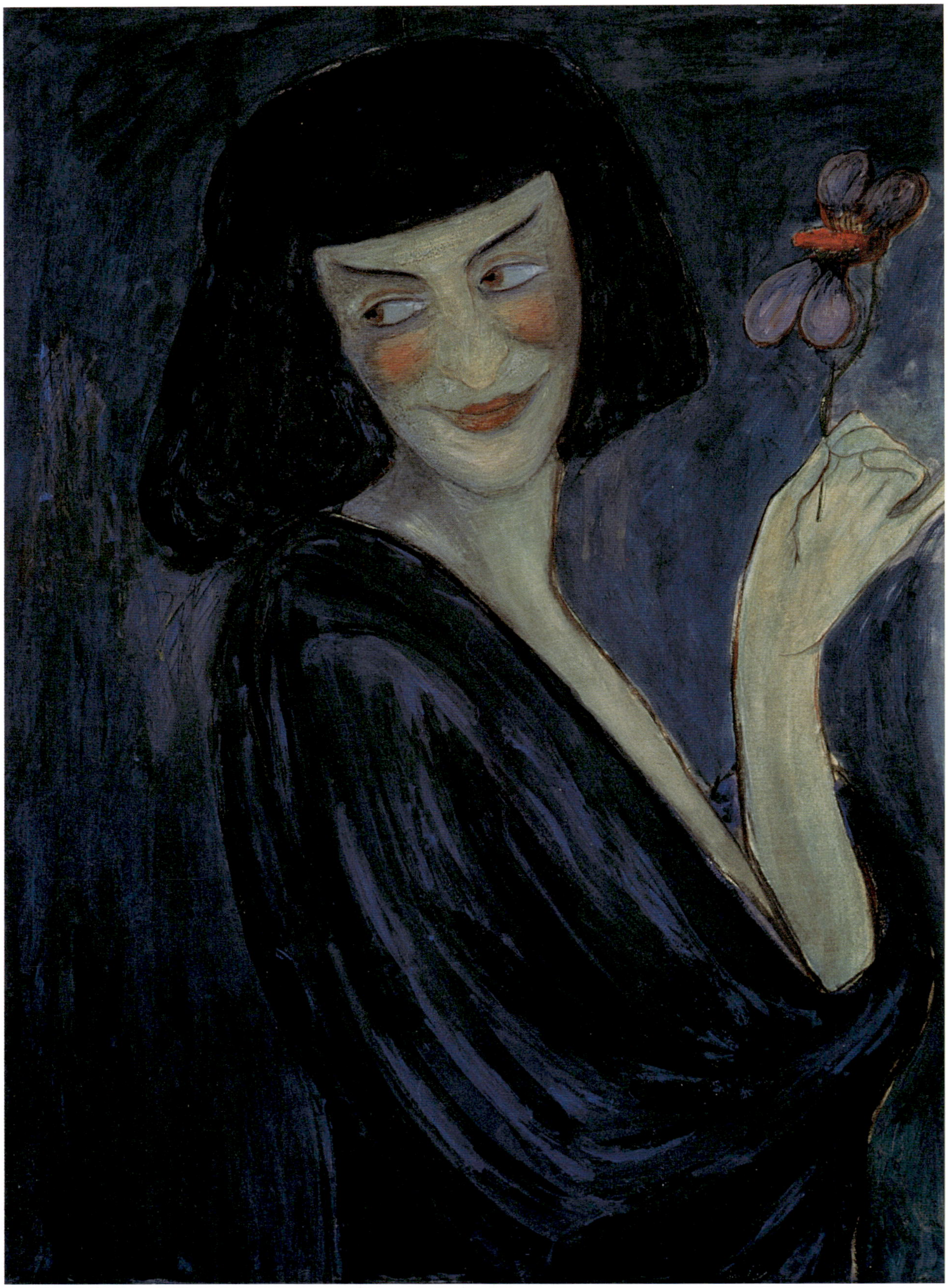

142 Marianne von Werefkin, Das Gebet, 1910, Kat.-Nr. 416

143 Marianne von Werefkin, Gespensternacht, 1919, Kat.-Nr. 417

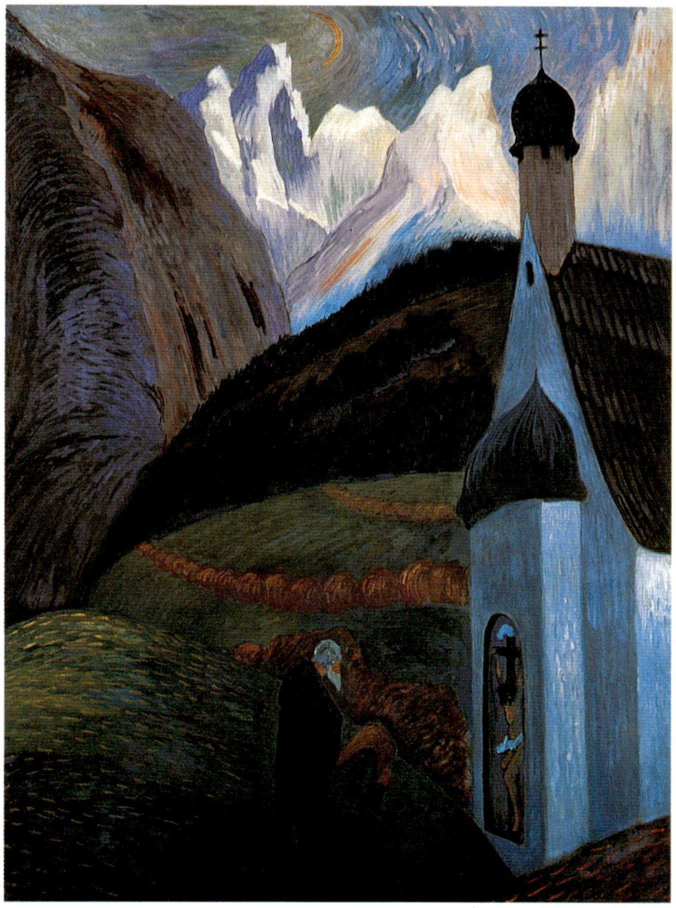

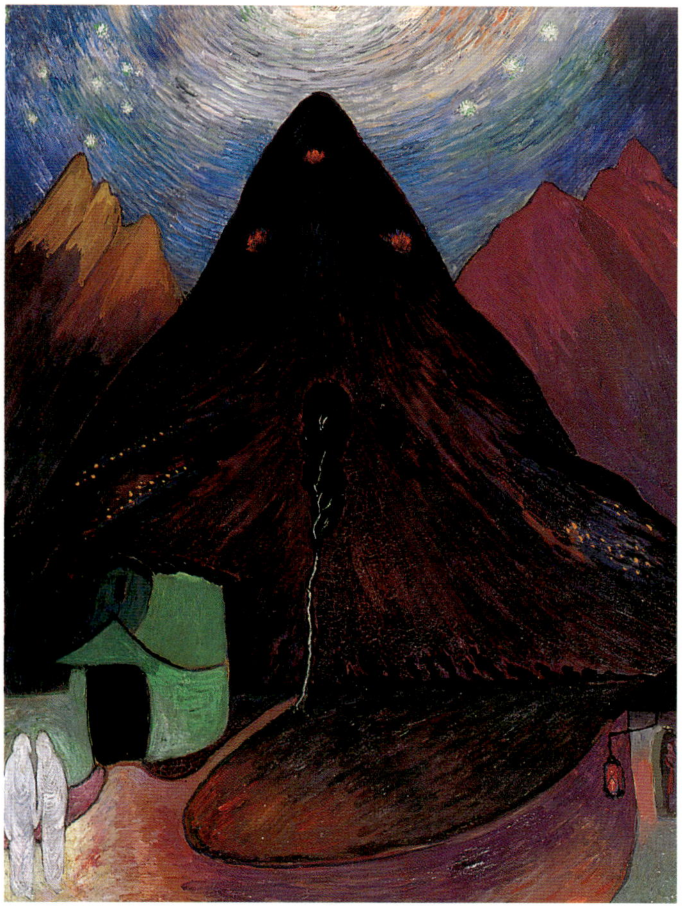

144 Franz Marc, Rinder, 1913, Kat.-Nr. 263

145 Franz Marc, Die gelbe Kuh, 1911, Öl auf Leinwand, 140 x 190 cm, The Solomon R. Guggenheim Museum, New York

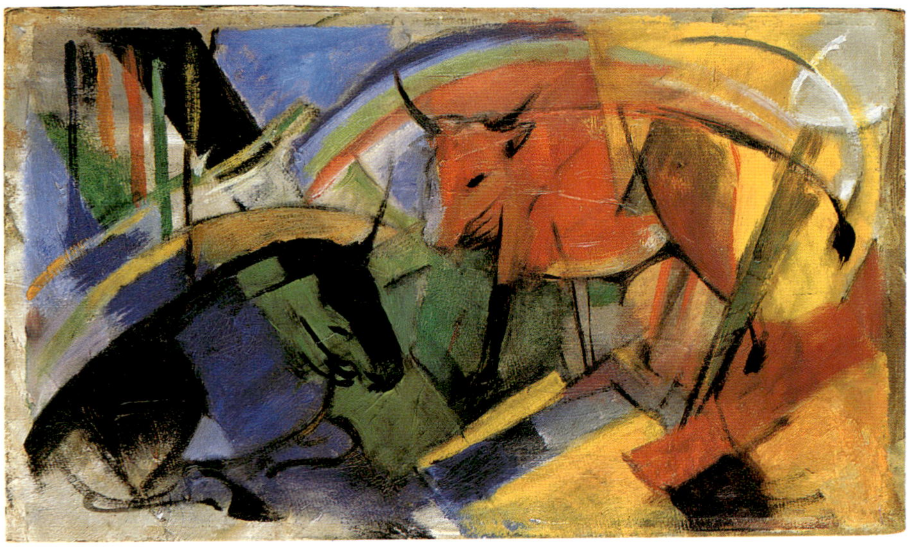

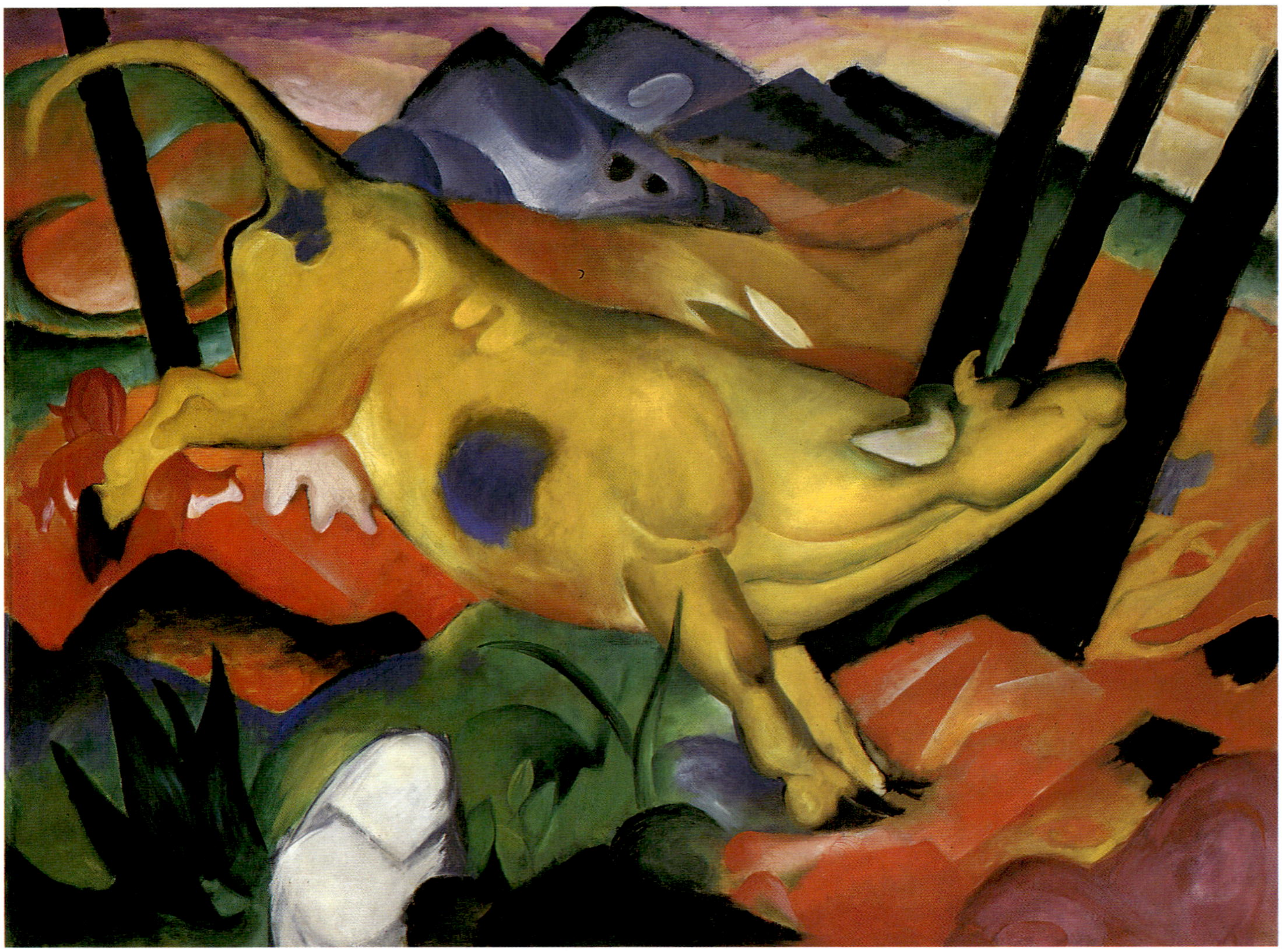

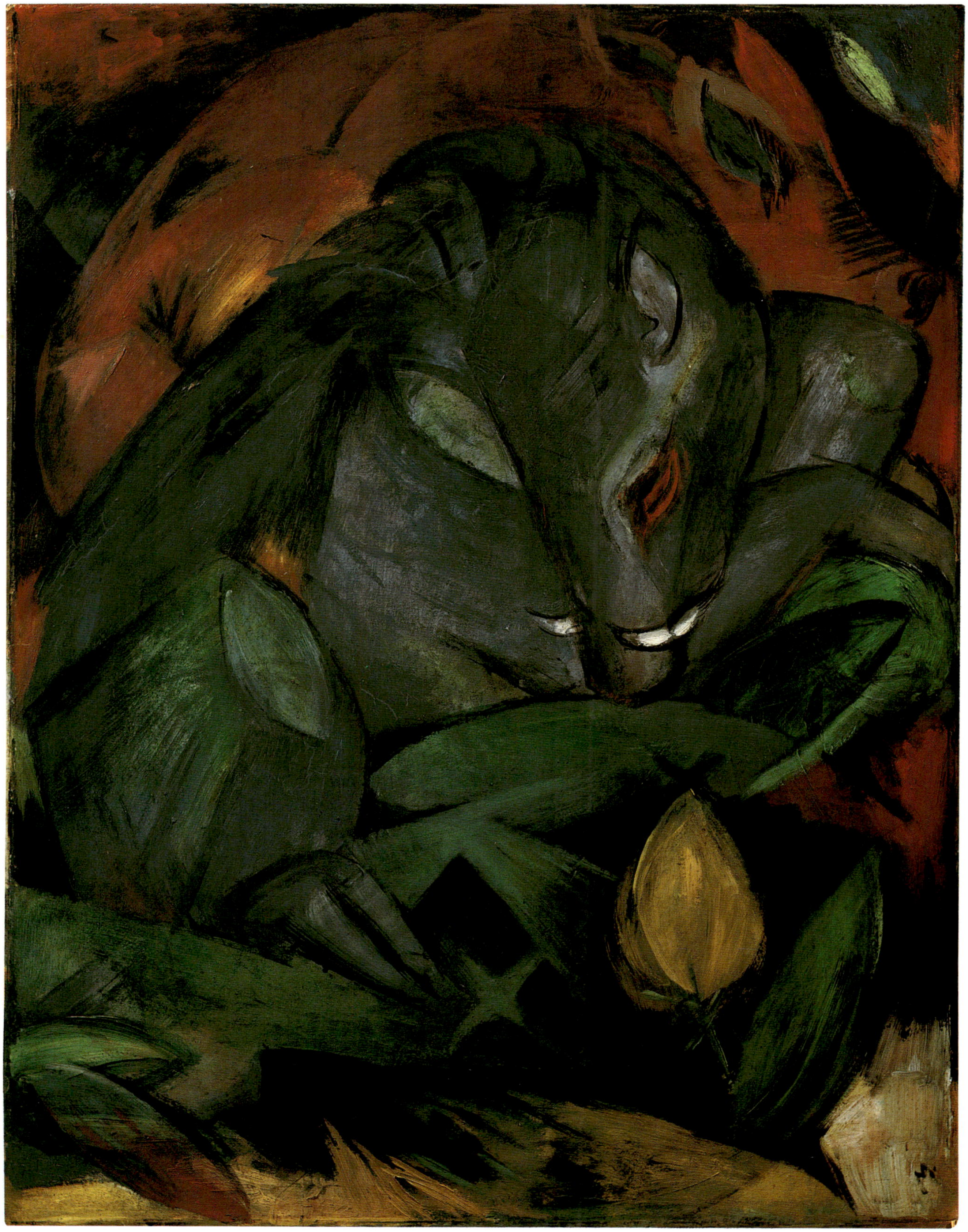

146 Franz Marc, Wildschweine, 1913,
Kat.-Nr. 262

147–152 Franz Marc, Das sogenannte Skizzenbuch aus dem Felde, 1915

147 Blatt 3: Viel Hellgrün mit roten Spitzen, pflanzliches Leben im Werden, 1915, Kat.-Nr. 266

148 Blatt 12: Arsenal für eine Schöpfung, 1915, Kat.-Nr. 268

149 Blatt 8: Aus den Schöpfungstagen, 1915, Kat.-Nr. 267

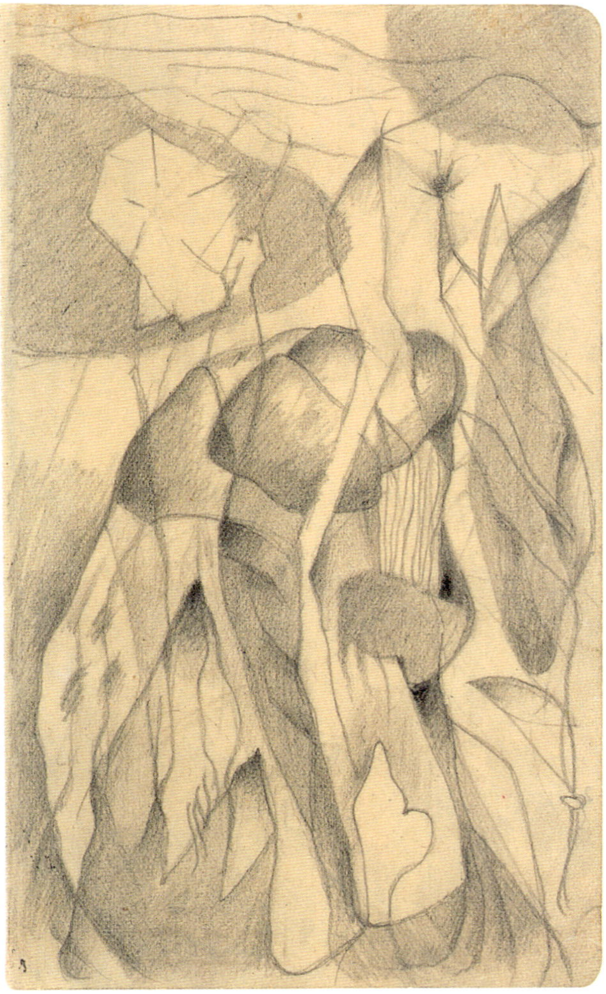

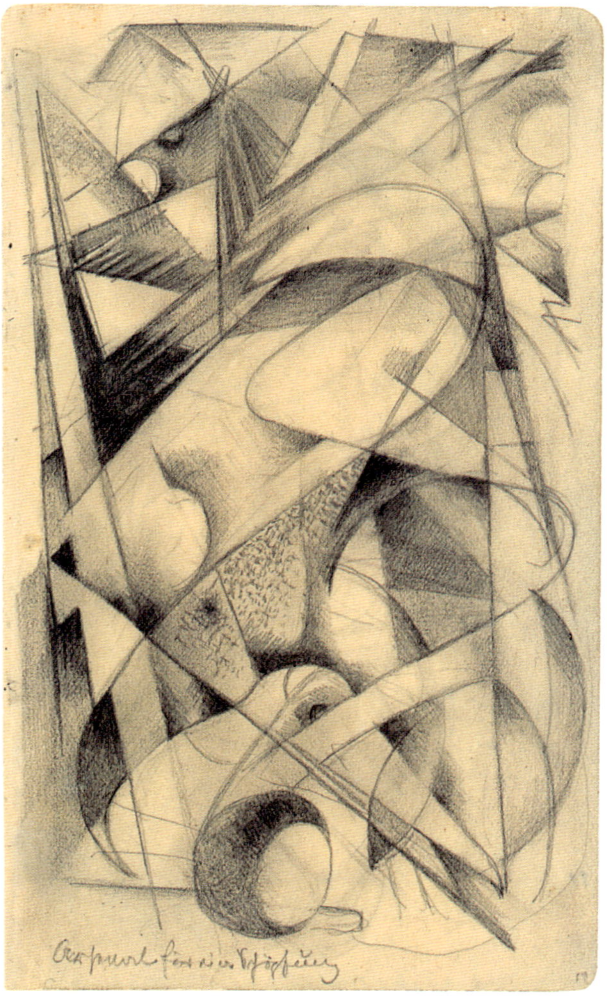

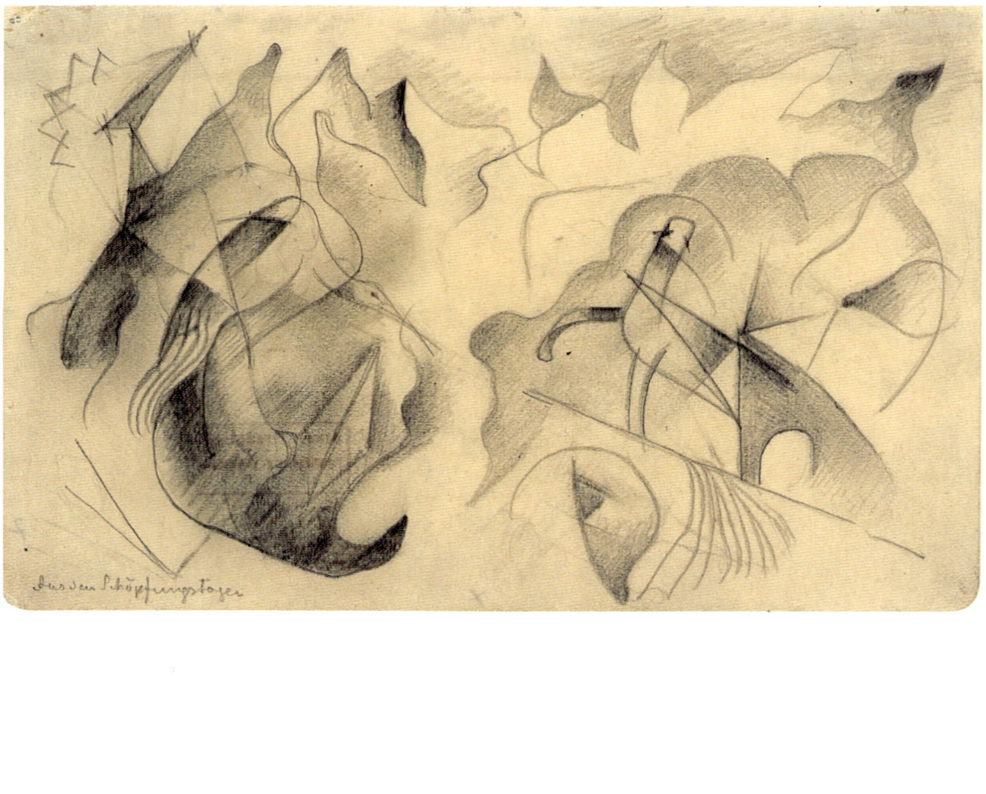

150 Blatt 21: Zaubriger Moment, 1915, Kat.-Nr. 269

151 Blatt 30: Fragment, 1915, Kat.-Nr. 271

152 Blatt 24: Streit, 1915, Kat.-Nr. 270

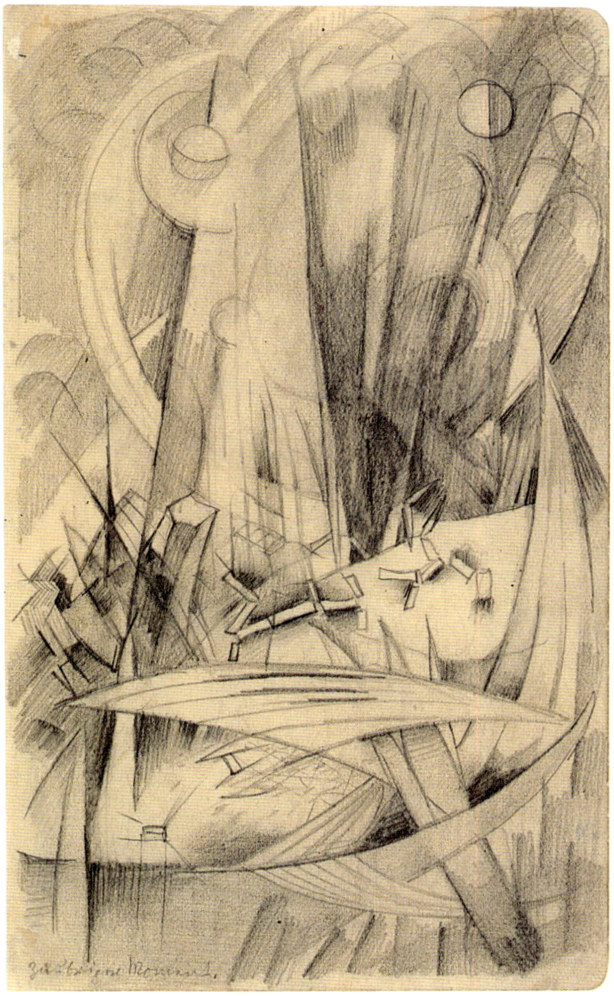

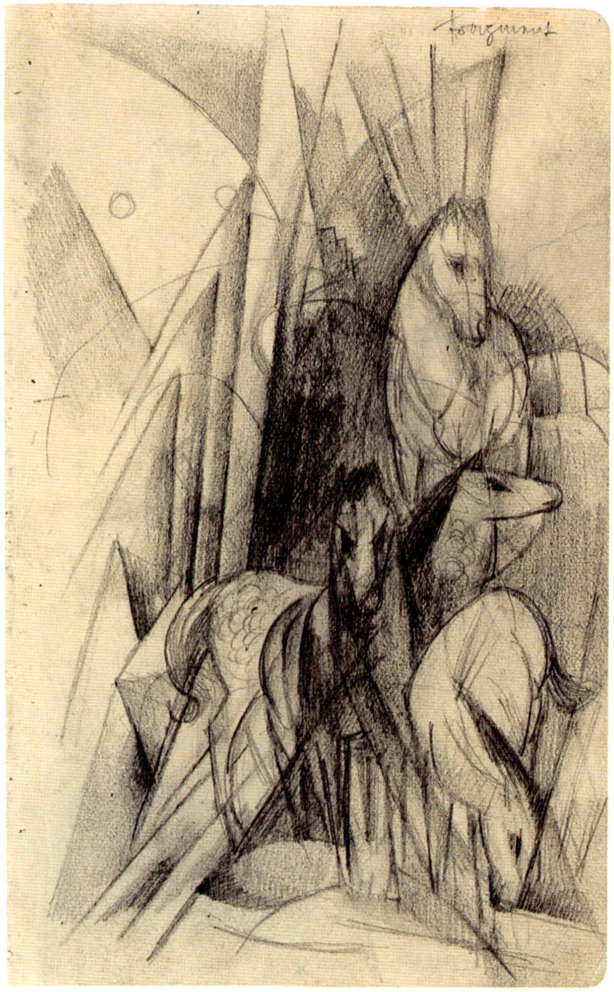

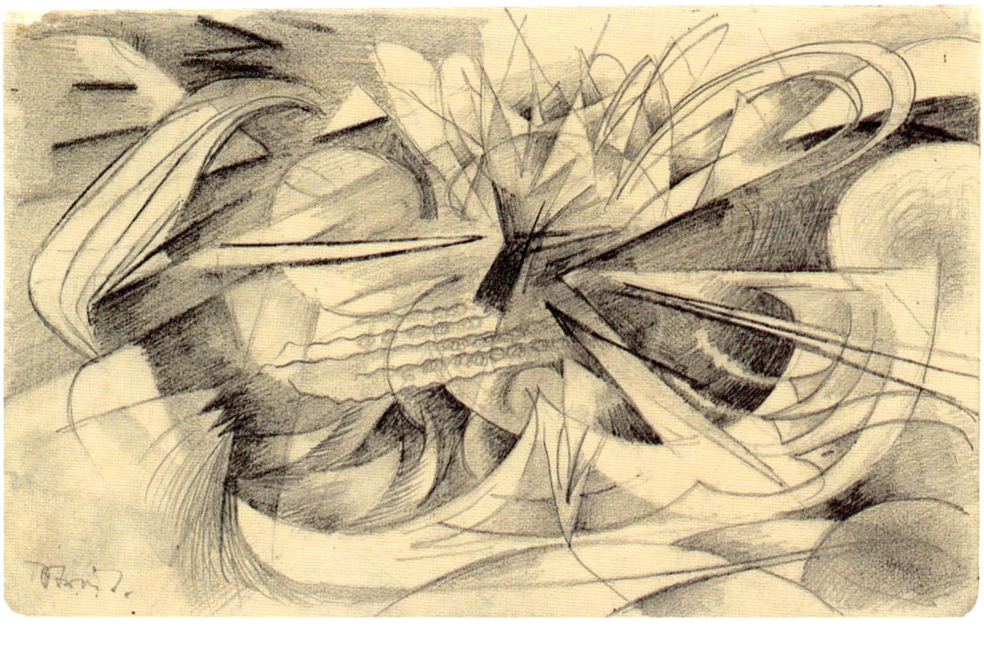

153 Arnold Schönberg, Haß, Kat.-Nr. 383

154 Arnold Schönberg, Der rote Blick, 1910, Kat.-Nr. 386

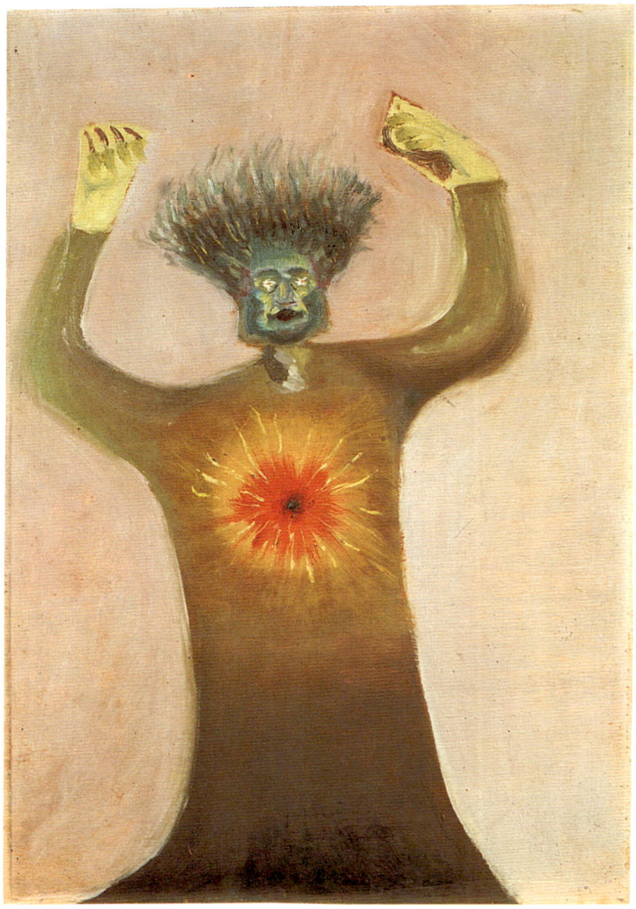

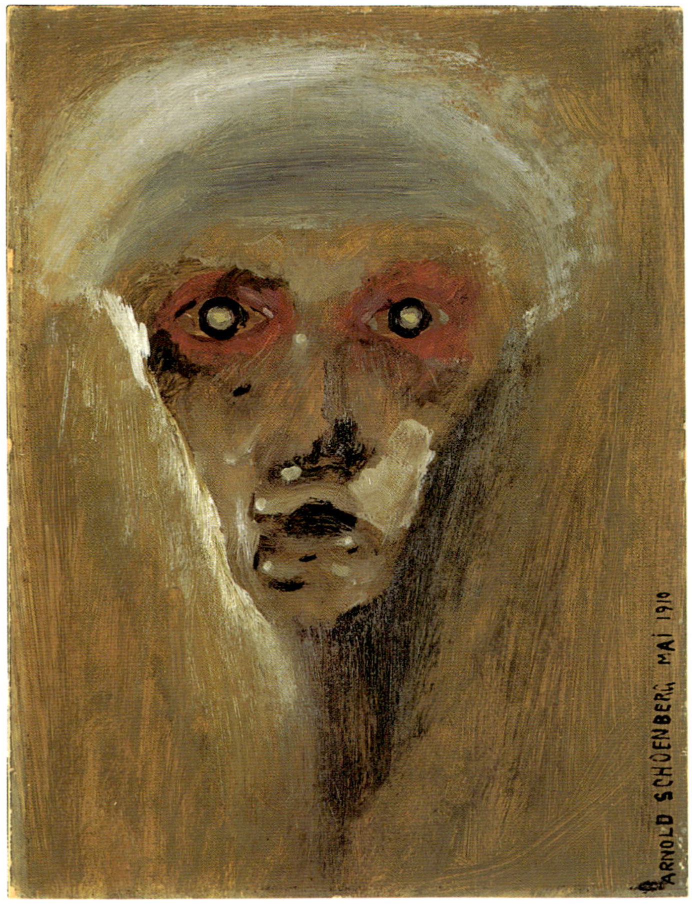

155 Arnold Schönberg, Hände, 1910, Kat.-Nr. 385

156 Arnold Schönberg, Blauer Blick, Kat.-Nr. 384

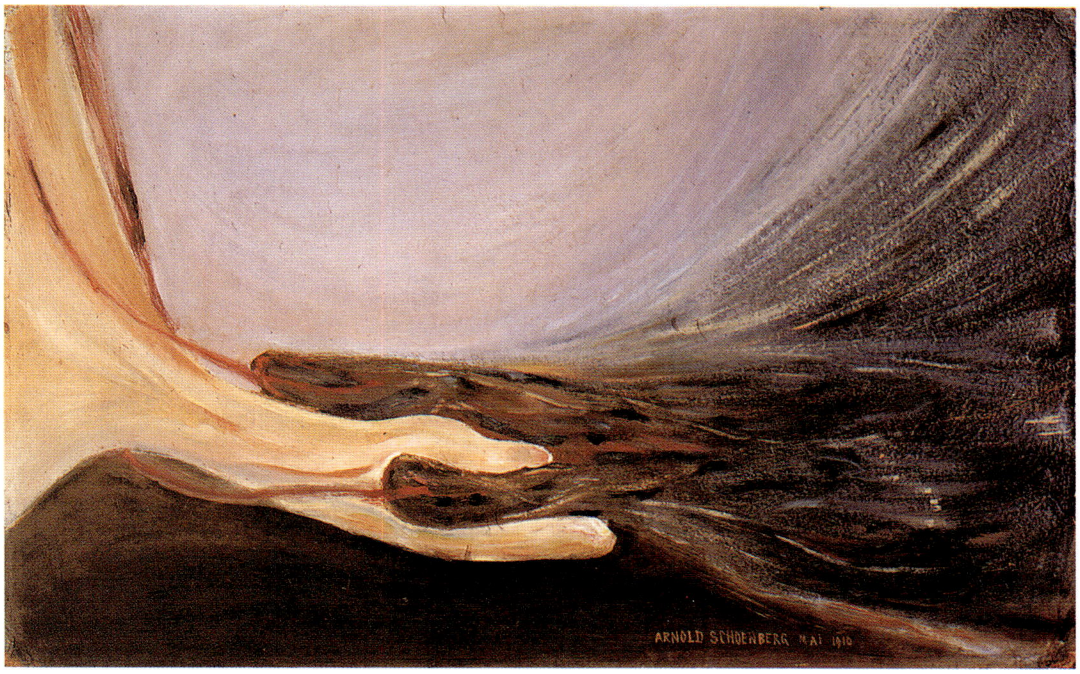

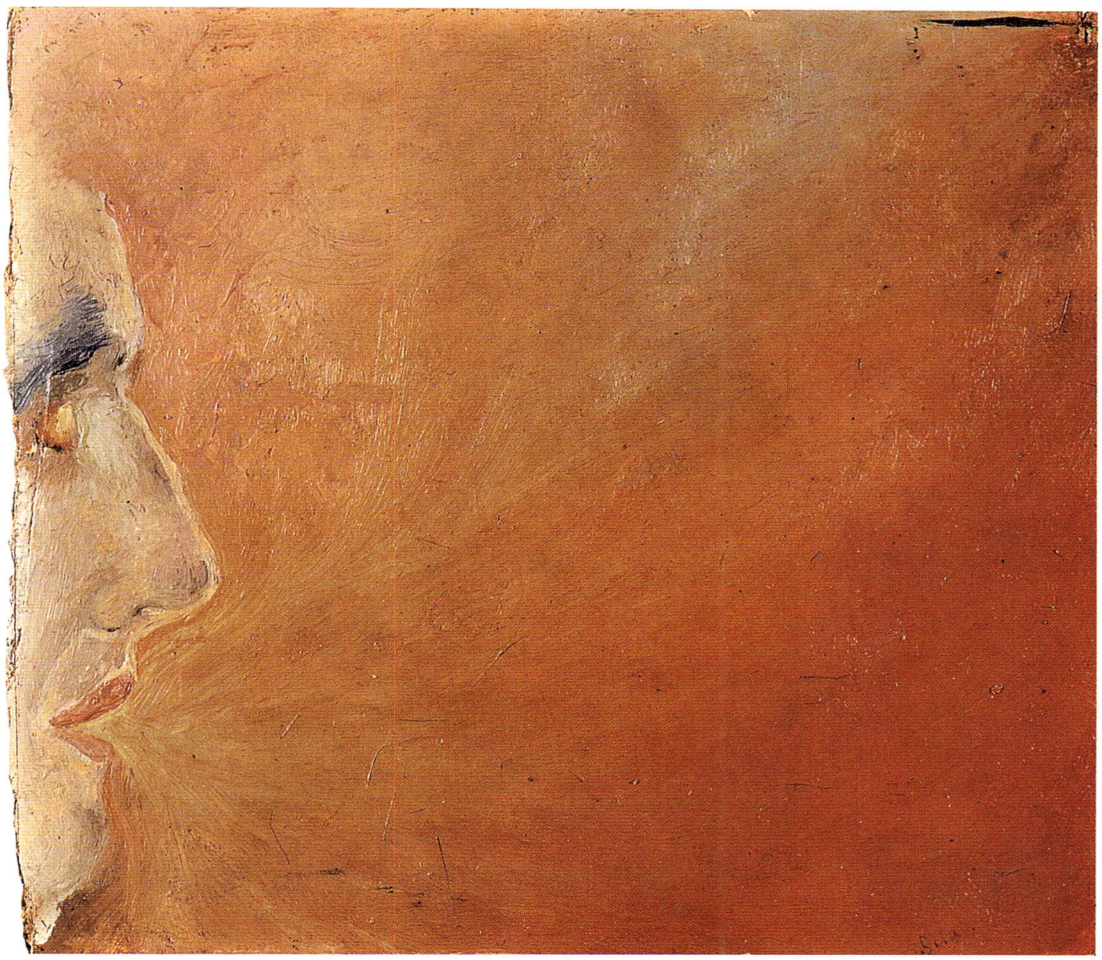

157 August Macke, Plakatentwurf für die »Ausstellung Rheinischer Expressionisten«, 1913, Linolschnitt, aquarelliert, 46,5 x 29,5 cm, Kunstmuseum Bonn

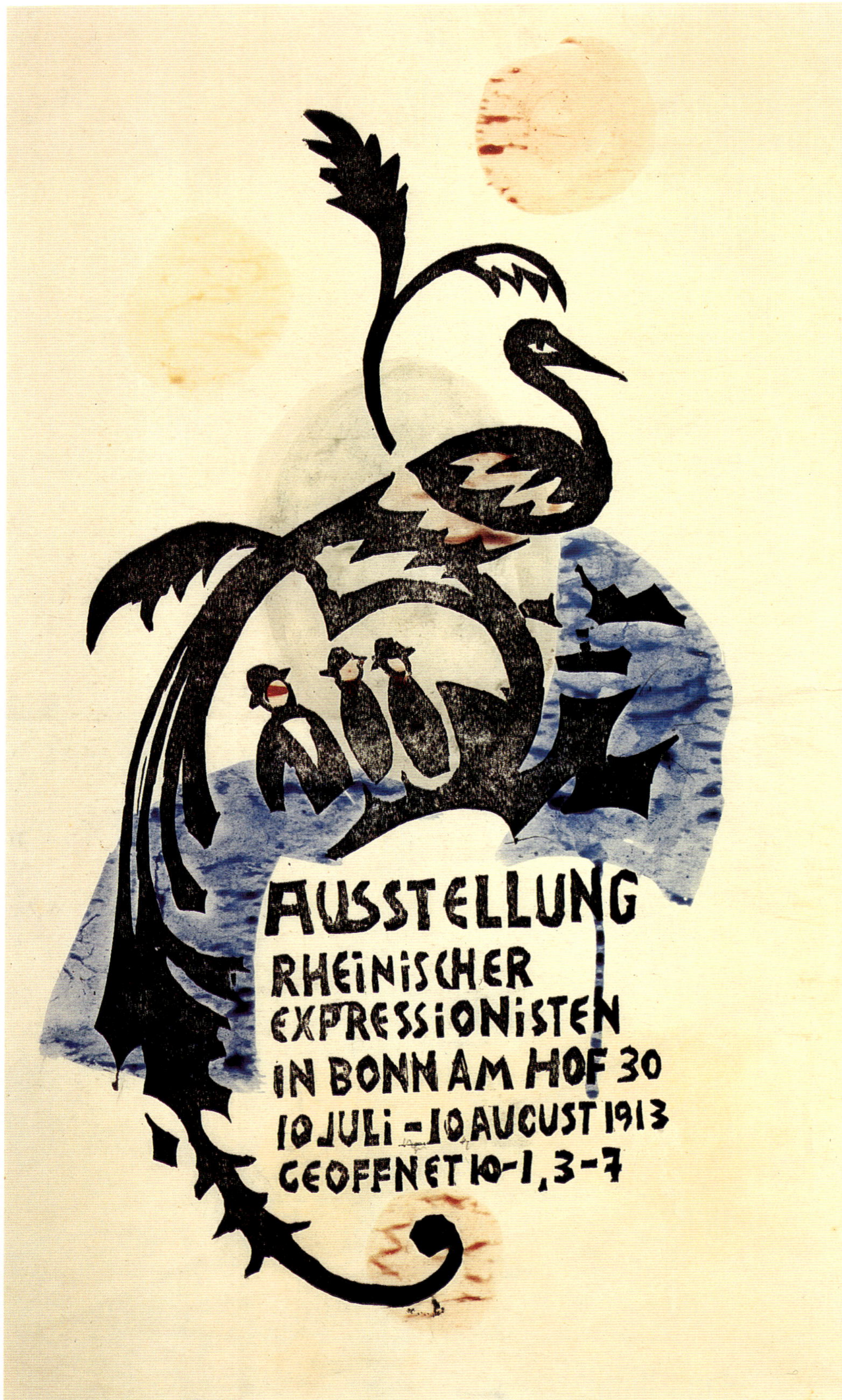
AUSSTELLUNG
RHEINISCHER
EXPRESSIONISTEN
IN BONN AM HOF 30
10 JULI - 10 AUGUST 1913
GEOFFNET 10-1, 3-7

DIE »RHEINISCHEN EXPRESSIONISTEN«

August Macke und sein Kreis

Peter Dering

»Um Macke hatte sich eine Schar junger Maler gruppiert, die in dem freundlichen Haus zusammenkamen und Pläne schmiedeten. Pläne, die unter der vorwärts treibenden Energie Mackes sehr bald Gestalt annahmen. Wir saßen in seinem Garten,[1] unter der Laube am Rhein, und blinzelten in den strahlenden Sommer. Macke, Max Ernst, der zarte, bucklige Paul Seehaus, der schlanke, unendlich begabte Franz Henseler, der aus München hierher verschlagen wurde. Manchmal tauchte Heinrich Nauen auf, und Franz Marc bestieg sein blaues Roß, um den Affenfries im Atelier auszumalen.[2] Zwischendurch geisterte der schlauchartig sich windende Haru Engert umher, saß mit untergeschlagenen Beinen auf dem Boden und schnitt Silhouetten. Aus unseren europäischen Gesprächen – wir betrachteten Köln und Bonn als Vororte von Paris, Wien und Rom – formte sich in Macke die Idee einer repräsentativen Ausstellung, die erste Ausstellung Rheinischer Expressionisten, die ohne jede Vorbereitung oder fremde Hilfe in den Tag sprang. Eines Julimorgens im Jahre 1913 schwangen eine rote und eine blaue Fahne ihre sechs Meter langen Tuchkörper vom oberen Stockwerk der Cohenschen Buchhandlung in Bonn. Über der Tür stand in graden, ernsten Buchstaben zu lesen: AUSSTELLUNG RHEINISCHER EXPRESSIONISTEN [...].«[3]

Dieses kleine Historienstück in Prosa, rund vierzig Jahre später frei nacherzählt von Karl Otten, einem Teilnehmer des beschriebenen Kreises, verklärt und verfälscht etwas die Situation im Bonner Sommer des Jahres 1913. In einem wesentlichen Punkt hat Otten aber unzweifelhaft recht. Es existierte – wenn auch nur kurz – ein Kreis um August Macke, der in die Kunstgeschichte seit der legendären Ausstellung als »Rheinischer Expressionismus« eingegangen ist. Unzweifelhaft ist aber auch, daß diese »Rheinischen Expressionisten« keinesfalls mit dem Expressionismus im Rheinland gleichgesetzt werden dürfen. Dieser erstreckte sich über die ganze Region und umfaßte auch Künstler, die, aus welchen Gründen auch immer, nicht an der Ausstellung teilnahmen. Im Folgenden soll nur dieser engere Zirkel um August Macke behandelt werden. Die Zugehörigkeit definiert sich durch die Teilnahme an der Bonner Ausstellung 1913[4] – ein schmales (zu schmales?) Fundament für eine Künstlergruppe, damals aber ausreichend, um ein Zeichen zu setzen mit einer Signalwirkung, die bis in den »Ersten Deutschen Herbstsalon« ausstrahlte.

Über die Details der Ausstellung (Bilder, Preise, Besucherzahlen, etc.) sind wir mittlerweise gut informiert.[5] Die Zahl der Ausstellenden variierte in der Vorbereitungsphase beträchtlich; die definitiven Teilnehmer waren: Heinrich Campendonk, Ernst Moritz Engert, Max Ernst, Otto Feldmann, Franz Henseler, Franz M. Jansen, Joseph Kölschbach, August Macke, Helmuth Macke, Carlo Mense, Heinrich Nauen, Clara Maria Nauen von Malachowski, Olga Oppenheimer, Paul Adolf Seehaus (unter dem Pseudonym H. G. Barnett)[6], William Straube und Hans Thuar. Nach welchen Kriterien wählte Macke die Teilnehmer aus? Eine Reihe von Künstlern hatte mit ihm an zwei wichtigen Ausstellungen des Vorjahres teilgenommen: In der ersten Ausstellung der *Cölner Sezession* im Frühjahr 1912 waren vertreten: Jansen, Mense, Nauen, Oppenheimer und Thuar. An der »Internationalen Ausstellung des Sonderbundes westdeutscher Kunstfreunde und Künstler« von 1912, kurz *Sonderbund*-Ausstellung, waren neben den Genannten noch Helmuth Macke und William Straube beteiligt; Jansen und Oppenheimer kannte Macke gut durch den »Gereonsklub«, vielleicht auch die beiden Kölner Kölschbach und Feldmann; Feldmann dürfte sich außerdem durch seine Tätigkeit als Galerist empfohlen haben. Thuar, Helmuth Macke, Seehaus, Ernst und wohl auch Campendonk war er freundschaftlich verbunden. Henseler und Engert bildeten den Kern der Graurheindorfer Künstlerkolonie in der oben erwähnten Villa von Plüskow.

An diesem Ort traf sich ein Großteil der Künstler im Vorfeld der Ausstellung. In der Villa in Graurheindorf in der Nähe von Bonn wohnten über die Sommermonate 1913 die aus Schwabing zugezogenen bildenden Künstler Henseler und Engert sowie der Literat Otten. August Macke, Seehaus und Ernst hielten sich hier regelmäßig auf,[7] gelegentlich auch der eine oder andere aus dem Kreis (mit Sicherheit Heinrich Nauen). Von Macke, Seehaus, Henseler und Engert sind Arbeiten überliefert, die ohne Zweifel in Graurheindorf entstanden. In den Räumen dieser Villa dürfte der Entschluß gefaßt worden sein, die lockeren Zusammenkünfte im Hinblick auf eine Ausstellung zu strukturieren. Das Vorhaben wurde sorgfältig geplant. Federführend bei jedem Detail war August Macke: Er wählte den Veranstaltungsort,[8] er schuf das Ausstellungsplakat (Abb. 157)[9], suchte die Pressevertreter aus, veranstaltete Führungen in der Ausstellung. Macke war es letztlich, der über die Teilnahme der Künstler entschied, und wahrscheinlich dürfte auch der ursprüngliche Einfall von ihm ausgegangen sein.

Sein Engagement verdankte sich nicht nur seinem Elan und seiner Durchsetzungskraft.[10] Macke war zu diesem Zeitpunkt schon an den Vorbereitungen zum »Ersten Deutschen Herbstsalon« beteiligt; unter anderem oblag es ihm, den Kontakt zu den rheinischen Künstlern aufzunehmen. Es bot sich deshalb an, in einer vorgezogenen Ausstellung die rheinische Kunstszene zu sichten, Publikums- und Pressereaktionen zu prüfen,[11] um eine für Berlin qualifizierte Elite herausdestillieren zu können. Tatsächlich vermittelte er an Herwarth Walden neben sich selbst nur acht der sechzehn Künstler.[12] Nicht ganz außer acht gelassen werden sollte die Titelgebung: »Ausstellung Rheinischer Expressionisten«. Immerhin wurde hier unübersehbar (und einprägsam) das Selbstverständnis der Teilnehmer postuliert. Die Bezeichnung »Expressionismus« kam um 1911 im deutschen Sprachraum auf und bezog sich auch 1913 noch auf junge französische Kunst. Die Selbsttitulierung als Expressionisten sollte also die enge Bindung an Frankreich (bei gleichzeitiger Distanz zur *Brücke* und zum *Blauen Reiter*) herausstellen. Das Attribut »rheinisch« diente dem gleichen Zweck. Es galt wohl weniger dem gruppenspezifischen Stil »denn als geographischer Hinweis, der [...] auch die Existenz einer künstlerischen Avantgarde im Westen des Reichs betonen will«.[13] Unter diesem Aspekt schält sich noch ein weiteres Motiv für Mackes Aktivitäten heraus. Der Schulterschluß mit gleichgesinnten Rheinländern schuf ihm eine Hausmacht und untermauerte seine Bestrebungen, sich vom *Blauen Reiter* abzusetzen und eine eigenständige Position in der aktuellen Kunstszene zu vertreten.[14]

Wider Erwarten[15] wurde die Präsentation der Werke Mackes und seiner Malerfreunde in der »Rentnerstadt«[16] Bonn sehr positiv aufgenommen. Die rund 120 ausgestellten Arbeiten in allen nur denkbaren Techniken wurden von der Presse überwiegend wohlwollend besprochen. Der Erfolg zeitigte Ergebnisse, und es gab Anzeichen, daß der Gruppenname sich zu etablieren begann. Alfred Flechtheim stellte den engsten Kreis um Macke als »Rheinische Expressionisten« im Mai des folgenden Jahres (also nach der Vorstellung im »Ersten Deutschen Herbstsalon«) in seiner Düsseldorfer Galerie aus, Otto Feldmann folgte im Juni in Berlin. Möglicherweise wurde durch den Ausbruch des Ersten Weltkrieges die Durchsetzung und damit Institutionalisierung des »Rheinischen Expressionismus« als Gegenpol zu den Zentren in München und Berlin vorzeitig verhindert.

Das uneindeutige und in sich widersprüchliche Profil des »Rheinischen Expressionismus« erschließt sich nur aus Analysen der Einzelpersönlichkeiten. Es seien deshalb einige herausragende Künstler mit ihren charakteristischen Eigenarten kurz vorgestellt.

Die überragende Figur war ganz ohne Zweifel August Macke. 1887 in Meschede (Sauerland) geboren, verbrachte er die Kindheit in Köln, die Schulzeit in Bonn. Aufgrund eines Gutachtens des damaligen Ordinarius für Kunstgeschichte an der Universität Bonn, Paul Clemen, erhielt er ein Stipendium an der Düsseldorfer Akademie. Wie so viele Künstler seiner Generation mußte auch Macke erleben, daß der Akademiebetrieb völlig vertrocknet war und ihm nichts bieten konnte. Weitaus nützlicher war die Teilnahme an Abendkursen der neugegründeten Kunstgewerbeschule, die von Peter Behrens geleitet wurde. Mackes Offenheit und Neugier brachten ihn schnell in Kontakt mit dem Düsseldorfer Schauspielhaus, wo der Direktor Gustav Lindemann und der Dramaturg Wilhelm Schmidtbonn eine weitreichende Reformation des Theaters vorbereiteten.[17] Macke war in diese Umwälzungen einbezogen, er verfertigte Bühnenbilder für verschiedene Inszenierungen, die durch ihre Schmucklosigkeit Aufsehen erregten.[18] Das Angebot, eine feste Anstellung als Bühnenbildner anzunehmen, schlug er jedoch aus. Nach seiner Hochzeit 1909 siedelte Macke auf Anraten Schmidtbonns an den

Tegernsee über, wo er sich mit der Kunst der französischen Impressionisten auseinandersetzte, die er auf mehreren Parisfahrten (unter anderem auf der Hochzeitsreise) kennen- und lieben gelernt hatte. Der Aufenthalt am Tegernsee führte zur Bekanntschaft mit Franz Marc, dessen Werke er bei einer Stippvisite in München in der Galerie Brakl gesehen hatte. Während der Kontakt mit Marc noch keine nennenswerten künstlerischen Folgen zeitigte, bewirkte der Besuch einer Ausstellung, unter anderem mit Bildern von Matisse, in der Münchener Galerie Thannhauser einen tiefen Einschnitt in seinem Schaffen.[19] Das Erlebnis der Bilder von Henri Matisse erfolgte zu einem günstigen Zeitpunkt. Der Austausch mit Marc und seine eigene Entwicklung hatten ihm klargemacht, daß es den Impressionismus zu überwinden gelte. Bei Matisse fand Macke, was er suchte: die Vereinfachung und Verflächigung der Formen, deutliche und kontraststarke Konturierung, möglichst ruhige und ungemischte Farben in großzügig klaren Flächen angelegt.

Ende 1910 siedelte Macke erneut nach Bonn um. Ausschlaggebend war wohl das Angebot der Schwiegermutter, auf dem Familiengrundstück ein eigenes Haus zu beziehen und dort in einem geräumigen Atelier endlich unter professionellen Bedingungen arbeiten zu können. 1911 intensivierte sich die Beziehung Mackes zu Franz Marc, der ihn auf den Kreis der *Neuen Künstlervereinigung München* (Kandinsky, Münter, Jawlensky, Werefkin) hinwies.[20] Mackes Reaktion war zwiespältig. Wieder einmal verspürte er den Reiz des Neuen und ließ sich auch bis zu einem gewissen Grad auf die Bestrebungen des *Blauen Reiter* ein, der aus der *Neuen Künstlervereinigung* hervorgegangen war. Frucht dieser Annäherung war sein Beitrag für den 1912 erschienenen Almanach[21] sowie einige Bilder, die sich in Form und Geist sehr – fast bis zur Selbstaufgabe von Mackes künstlerischer Identität – der Welt des *Blauen Reiter* annähern (vgl. den Beitrag von Annegret Hoberg). *Indianer auf Pferden* (Abb. 166), wohl während eines Marc-Aufenthaltes in Bonn im Juni/Juli 1911 entstanden, stellt das bedeutendste Beispiel dieser Schaffensphase dar. Aus wenigen einfach geformten Kuben ist die Landschaft aufgebaut, durch die zwei reitende und ein speertragender Indianer gemächlich ziehen. Die meditative Stimmung des Bildes, in dem trotz der intensiven Farbigkeit tiefe Ruhe und Frieden herrschen, erinnert von fern an die lyrischen Reisebilder Moritz von Schwinds.[22] Die Farben haben sich weitgehend vom Gegenstand gelöst und sind zum Stimmungsträger geworden. Ihr aus dem Inneren dringendes Leuchten vermittelt eine starke Sehnsucht nach dem Reinen und Ursprünglichen, das auch dem exotischen Thema zugrunde liegt.

Weitaus wichtiger als die Exerzitien einer verinnerlichten Kunst, wie sie ihm der *Blaue Reiter*, vermittelt durch Marc, bot, war für Macke in der Folgezeit seine Begegnung mit Werken zeitgenössischer französischer und italienischer Maler. Kubistische Bilder hatte er schon früher gesehen, zuerst wohl 1910 in München. Relevant wurden sie für ihn erst Anfang 1912; möglicherweise war die erste Ausstellung des »Gereonsklubs«, in der Arbeiten von Picasso gezeigt wurden, der entscheidende Auslöser.[23] *Spaziergänger am See I* (Abb. 167), wohl in den ersten Monaten des Jahres 1912 entstanden (das Bild war auf der *Sonderbund*-Ausstellung zu sehen), zeigt erstmals die Aufnahme wenn nicht kubistischer Formprinzipien, so doch einzelner Stilmittel, die dem Vokabular des Kubismus entnommen sind. Macke läßt das für ihn bisher geltende Raumkontinuum zwar intakt, modifiziert aber die Erscheinungsweise der einzelnen bildbestimmenden Konstanten. Der Ausdruckswert der Farbe ist wesentlich zurückgenommen, das bisherige, eher weiche Linienspiel wird ersetzt durch eine harte, scharfkantige Formensprache. Details werden gestrafft und zu zusammenhängenden Partien durchrhythmisiert, etwa im Bereich der Baumkronen. Überschwenglich schrieb Macke direkt nach der Eröffnung der *Sonderbund*-Ausstellung an Marc: »Die Austellung ist gestern mit kommandierenden Generälen und Oberbürgermeistern aus der Taufe gehoben worden. Picasso! Picasso! Picasso!«[24] Noch im selben Jahr tritt die Kubismus-Begeisterung hinter der Zuwendung zum jetzt neu entdeckten Futurismus zurück. Hier bot sich Macke die Möglichkeit, in die Bildfläche eine neue Bewegungsdynamik einfließen zu lassen, die über kubistische Verkantungen hinausging.

Wirklich entscheidend für die Ausprägung seines reifen Stils wurde aber der Orphismus von Robert Delaunay. Zu der Disziplinierung der Bildmittel durch den Kubismus und der Dynamik der energetisch vibrierenden Rhythmen der Futuristen trat nun eine neue Auffassung von Farbe als Träger des Lichts. Konsequent wurden die Möglichkeiten genutzt, Komplementärfarben durch simultane Kontraste zu aktivieren. »Delaunay

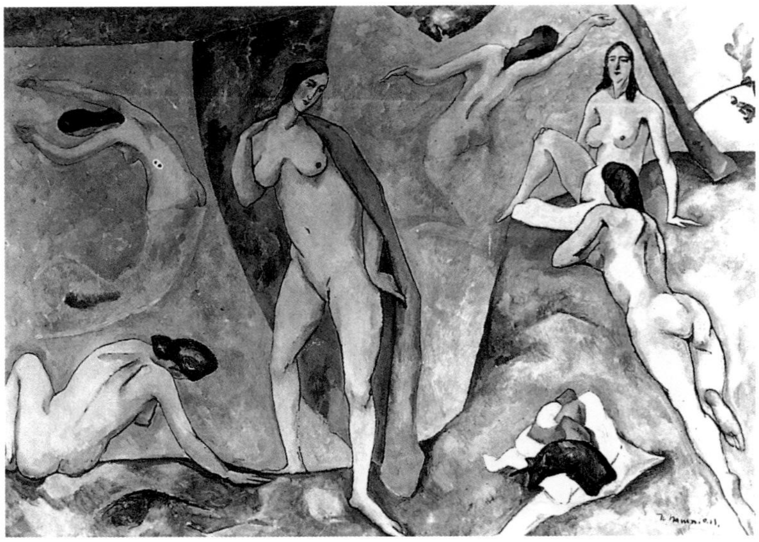

158 Heinrich Nauen, Badende Mädchen (Drove-Zyklus), 1913, Tempera auf Leinwand, 210 x 300 cm, Krefelder Kunstmuseen

arbeitet ohne Helldunkel die farbigen Kontrastgruppen so zusammen [...], daß in seinen Bildern eine heftige Vor- und Rückwärtsbewegung entsteht. [...] Er gibt die Bewegung selbst, die Futuristen illustrieren die Bewegung.«[25] Mackes Aquarell *Modefenster* (Abb. 168) von 1913 weist deutlich Charakteristika der Kunst Delaunays auf: Aufbau des Bildes aus geometrisierenden Flächen, unter anderem mit den für Delaunay typischen Rhomben, kaleidoskopartige Brechung des Lichts in transparenten Farbfacetten, die aus sich heraus leuchten und das konventionelle Bildlicht (Naturlicht) überflüssig machen. Auch die von Delaunay gern in das Bildgefüge eingeschobenen Worte, ein Verfahren, das er dem Kubismus entnommen hatte, werden hier mit dem signalhaft gesetzten Ladenschild zitiert.

Späte Meisterwerke wie *Dame in grüner Jacke* (Abb. 169), im Herbst 1913 in Hilterfingen am Thuner See entstanden, wo Macke von Oktober 1913 bis Juni 1914 weilte, sind ohne Delaunay nicht denkbar. Wenn aber die Grundprinzipien seiner Farbkomposition auf Delaunays »contraste simultané« basieren, ist es Macke zusätzlich gelungen, einer ganz eigenen, unerhört sensitiv nuancierten Farbsprache Ausdruck zu verleihen. Farbklänge, zum Teil in Lasuren übereinander aufgetragen, steigern sich über Komplementärbeziehungen zu einem kostbaren meditativen Sinnenerlebnis. Die aus einfachen Grundformen gewonnenen Motive – die beiden mittleren Figuren etwa wachsen aus einer gemeinsamen Basis heraus – lassen sich auf ein bei Macke immer wiederkehrendes und vielfach variiertes Grundthema zurückführen. »Zoobesucher, Flaneure an Ufern oder Brücken, Spaziergänger im Park und auf den Straßen, alle jene dahinschreitenden Gestalten werden so zu Sinnbildern eines harmonischen Daseins in einem erträumten diesseitigen Paradies und zugleich zu Symbolen des steten Kommens und Gehens, für den Fluß oder den Weg des Lebens, für Vergänglichkeit.«[26]

Eines der letzten Gemälde, *Abschied* (Abb. 171), ließ Macke bei seiner Einberufung unvollendet zurück. Auch hier erscheinen die vertrauten Motive: Männer über ein Brückengeländer gebeugt, Frauen, Kinder. Aber alles ist in eine andere Tonart, von Dur nach Moll transponiert. Erstmals unter den aberhunderten Bildern mit Spazierenden finden wir alte, dunkel gekleidete Menschen, Witwen vielleicht? Die frontal wiedergegebenen gesichtslosen Figuren erinnern unwillkürlich an die Akteure in den Bildern von Edvard Munch. Macke schätzte Munch außerordentlich, rezipierte ihn aber nicht in seinem Werk. Jetzt, in den letzten Tagen vor Ausbruch des Ersten Weltkrieges, schien für ihn der Zeitpunkt gekommen, Elemente der Kunst des großen Norwegers in seine Bildwelt zu übernehmen. Von der einstigen Leuchtkraft Mackescher Bilder ist im *Abschied* kaum etwas geblieben. Am 26. September 1914 fiel August Macke in Frankreich.

Heinrich Nauen war mit immerhin 33 Jahren neben William Straube der Älteste in der Bonner Ausstellung. August Macke kannte sein Werk wohl schon seit längerem, Nauen persönlich jedoch erst durch Vermittlung von Helmuth Macke und Heinrich Campendonk.[27] Es ist aber anzunehmen, daß er Nauen nicht nur wegen dessen von ihm geschätzten Arbeiten – »Nauen ist großartig in der Ausstellung, ich auch [...] alles andere Mist (außer Thuar)«[28] – zur Teilnahme einlud, sondern auch wegen der über die engere Region hinausreichenden Reputation, die Nauen in der Kunstszene genoß, nicht zuletzt in Berliner Kreisen, die Macke im Hinblick auf den Herbstsalon von Bedeutung waren. Es ist übrigens anzunehmen, daß erst auf Veranlassung Nauens seine Frau Clara Maria Nauen von Malachowski an der Ausstellung teilnahm; zumindest taucht sie auf der ersten flüchtig hingeschriebenen Teilnehmerliste nicht auf.[29]

Wie eine Anzahl anderer »Rheinischer Expressionisten« hatte auch Heinrich Nauen seine Ausbildung an der Düsseldorfer Akademie begonnen und sie dann in

159 Heinrich Nauen, Herbstwald, 1911, Öl auf Leinwand, 80 x 70 cm, Kunstmuseum Bonn

160 Paul Adolf Seehaus, Bergstadt, 1915, Kat.-Nr. 389

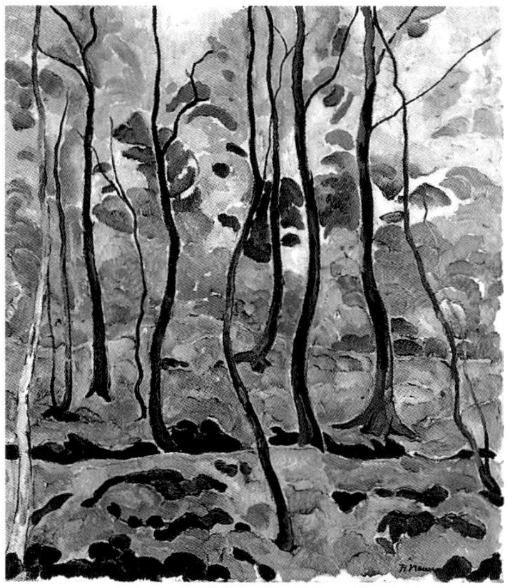

München und Stuttgart fortgesetzt. Zwischen 1902 und 1905 lebte er in Laethem-Saint-Martin im Kreise der flämischen Symbolisten um Georges Minne. Ein anschließender mehrmonatiger Aufenthalt in Paris brachte ihn als ersten der jüngeren Generation im Rheinland in Kontakt mit der zeitgenössischen französischen Kunst, deren Anregungen er später weitergeben konnte. Die nächsten, für sein Werk entscheidenden Jahre verbrachte Nauen in Berlin, wo er Mitglied der *Berliner Secession* wurde und unter anderem mit Emil Nolde und Max Beckmann befreundet war. 1911 zog Nauen sich an den Niederrhein zurück. Dort, in Schloß Dilborn, entstand der größte Teil seines Werkes (Abb. 158).

Die Kunst Nauens ist spätestens seit 1905 von dem Erlebnis der Bilder Vincent van Goghs geprägt. In vielerlei Hinsicht ist sein künstlerischer Werdegang typisch für die »Rheinischen Expressionisten«. Über Jahre hinweg orientierte er sich nicht nur in der Wahl seiner Themen, sondern auch mit seinem erregt-pastosen Farbauftrag an dem dominierenden Vorbild der vorangegangenen Generation. Erst um 1910 beginnt diese Dominanz zu weichen; fauvistische Tendenzen, vor allem der Einfluß von Henri Matisse, werden spürbar. Wie kein anderer Künstler vor August Macke sog Nauen das Neue in der französischen Kunst auf. Neben der Affinität zur intensiven Farbigkeit der Matisseschen Malerei (die ihm schon bei van Gogh als wesensverwandt erschien) war es besonders das dekorative Element, von dem er sich angezogen fühlte und das er jetzt verstärkt in seinen eigenen Arbeiten einsetzte.

Der *Herbstwald* von 1911 (Abb. 159) bietet ein vortreffliches Beispiel für die Übernahme und Einverleibung typischer Merkmale fauvistischer Kunst. Die von Nauen vorgenommene Aufteilung zwischen dem Himmel mit Baumkronen und dem Boden im Verhältnis 3:2 ergibt eine ideale Balance, ähnlich derjenigen in der Farbverteilung (oben Gelb, Grün und Blau, unten Rot). Ebenso sorgfältig hat Nauen die Gewichtung von kompaktem und pastosem Farbauftrag am Boden und der größeren Fläche nur lose miteinander verbundener Flecken von Himmelssegmenten und Blattwerk angelegt. Der Bewegung des Auges von den lichten Zonen des Himmels herab zum Boden (analog dem Fall der Blätter im Herbstwald) wird der sich nach oben verjüngende elegante Linienfluß der Stämme und Zweige entgegengesetzt. Bilder wie dieser *Herbstwald* mußten August Macke in ihrer sehr französisch anmutenden Leichtigkeit beeindrucken.

Merklich problematischer gestaltet sich Nauens Anliegen, Schönfarbigkeit und -linigkeit, das dekorative Element also, im großen Format zu verwirklichen. Ein Zyklus von sechs Wandgemälden, der sogenannte Drove-Zyklus,[30] krankt an einem zu hoch gesteckten monumentalen Anspruch. Abgesehen von dem wirren ikonographischen (Nicht-)Programm mit badenden Frauen (Abb. 158), Pietà, Gartenbild und ähnlichem scheitert das Vorhaben an Nauens Unvermögen, dem großen Format stringent ein Spannungsgefüge zu verleihen. Was bleibt, ist gepflegt-manierierte Dekoration.

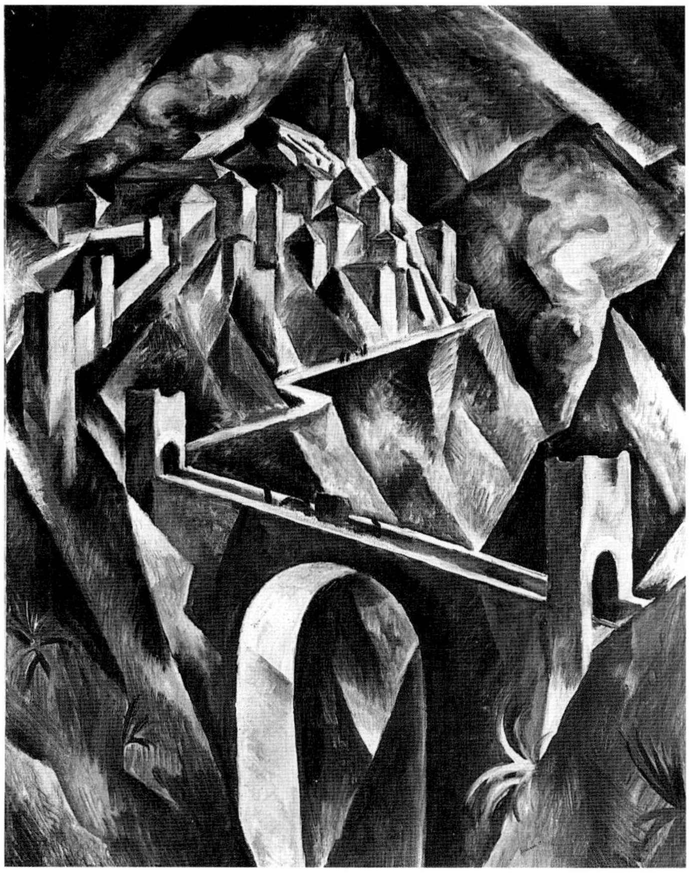

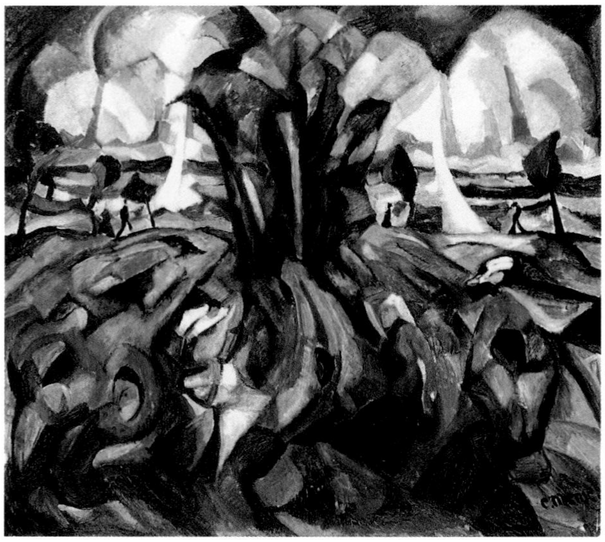

161 Carlo Mense, Stromlandschaft, 1913, Öl auf Leinwand, 80,5 x 90 cm, Kunstmuseum Bonn

Paul Adolf Seehaus[31] wird in der Sekundärliteratur immer als der einzige Schüler August Mackes apostrophiert, was zwar stimmt, seine künstlerische Leistung aber unzulässig einschränkt. Seehaus hatte nach dem Abitur in seiner Heimatstadt Bonn Kunstgeschichte studiert und war dort 1918 mit einer Arbeit über Druckgraphik der Düsseldorfer Malerschule promoviert worden. Schon während der Schulzeit kam er in Kontakt mit Macke und wurde in der Folge von ihm gefördert; so gehörte er zu dem Kreis der rheinischen Künstler, die Macke für die Teilnahme an Herwarth Waldens »Erstem Deutschen Herbstsalon« auswählte. Seehaus erarbeitete sich schon früh eigenständige, von Macke unbeeinflußte, ja ihm entgegengesetzte Auffassungen von Malerei. In Bildern keltischer Küsten oder karger Eifellandschaften, häufig in düsterem Kolorit, träumte er sich in eine ganz spezifische Form von Exotik jenseits des rheinischen Alltags.

Stärker noch als seine Kollegen entwickelte Seehaus durch Anlehnung an und Übernahme von Formprinzipien kubistischer und futuristischer Künstler eine synthetisierende Sprache (Abb. 160), die auch Zitate älterer Kunst nicht ausschloß (El Grecos *Ansicht von Toledo* in der *Bergstadt*). Sein *Leuchtturm mit rotierenden Strahlen* steht beispielhaft für den Spagat, den die rheinische Kunst häufig zwischen Tradition und Moderne ausführte: In futuristischer Formensprache wird das elektrische Licht gefeiert, während der (nachträglich gemalte) Mond und die Sterne Seehaus' Tribut an die Mondscheinromantik darstellen (vgl. Abb. 178).

Das Werk des an Kriegsfolgen früh verstorbenen Seehaus – wie Macke wurde er nur 27 Jahre alt – zeichnet ein ungewöhnliches, nicht von herkömmlichen Stilphasen bestimmtes künstlerisches Vorgehen aus. Sein formales Instrumentarium paßt er dem jeweiligen Bildtyp an. So wird immer ein entsprechender »Modus« für die jeweilige idyllische, heroische oder topographische Landschaft (Seehaus war überwiegend Landschaftsmaler) gewählt. Dabei gebraucht er kubistische, futuristische, aber auch impressionistische Stilmittel, ebenso Verweise auf Böcklin oder El Greco. In seinen späten »konstruierten« Landschaften von 1918/19 kommt er von allen »Rheinischen Expressionisten« »der Lichtvision Delaunays am nächsten«.[32] Paul Adolf Seehaus hinterließ auch ein bedeutendes graphisches Werk.

Heinrich Campendonk[33] ist eine der eigenwilligsten Künstlerpersönlichkeiten im Umkreis von August Macke. In Krefeld geboren, besuchte er dort die Kunstgewerbeschule unter Jan Thorn-Prikker. August und Helmuth Macke vermittelten den Kontakt zu Marc und Kandinsky, was zur Folge hatte, daß der notleidende Künstler 1911 ins bayerische Sindelsdorf, Marcs Wohnort, übersiedelte. Die räumliche Nähe zu den Hauptprotagonisten des *Blauen Reiter*, vor allem zu Franz Marc, führte zu einer merklichen Annäherung stilistischer Art, auch wenn Campendonk sehr intensiv französische und futuristische Kunst rezipierte. Was ihn aber aus dem Kreise der Zeitgenossen so deutlich heraushebt, ist seine Themenwelt mit ihrer schwer zu entschlüsselnden Privatmythologie und die mit ihr eng verbundene, sehr individuelle Umsetzung. In dieser Hinsicht ist er einzig dem frühen Marc Chagall vergleichbar, dessen Werk ihm durch Herwarth Waldens *Sturm*-Publikationen bekannt war; tiefere Verwandtschaften bestehen auch zur deutschen Romantik mit ihrer Sehnsucht nach dem Einswerden mit der Natur. Hier trifft Campendonk sich mit Franz Marc. Während Marc aber den »unreinen« Menschen aus seinem Paradies ausklammert, versucht Campendonk in einer merkwürdig versponnenen Sichtweise, die Henri Rousseau und überhaupt allen naiven künstlerischen Tendenzen nahesteht, Mensch und Welt zu harmonisieren. Das Aquarell *Komposition mit Ziege* von 1918 (Abb. 175) ist typisch für diesen märchenhaft-poetischen Primitivismus, wo blau-grün kolorierte weibliche Figuren in unschuldiger Nacktheit mit roten Ziegen kommunizieren.

Max Ernst[34], neben Seehaus und Helmuth Macke der Jüngste im Kreis um August Macke, stammte aus Brühl in der Nähe von Bonn. Wie Seehaus studierte er in den Vorkriegsjahren in Bonn. Neben seinem Studium und der schon deutlich ausgeprägten Neigung zur Malerei betätigte er sich als eloquenter Kunstkritiker. Schneller als die anderen »Rheinischen Expressionisten« durchlief Ernst die Stilfolgen der Vorgänger vom Symbolismus über van Gogh und den Fauvismus bis zur unmittelbaren

163 Franz Seraph Henseler, Zwei Gestalten, 1913, Öl auf Leinwand, 38 x 29 cm, Kunstmuseum Bonn

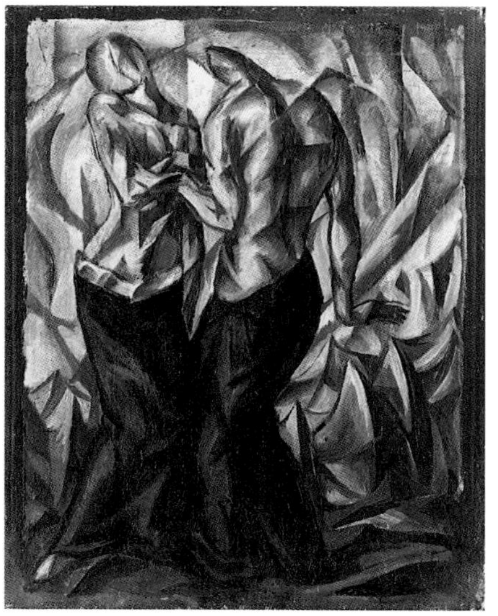

Gegenwart. Wie Seehaus kunsthistorisch geschult, bediente sich auch Ernst im Fundus der Kunstgeschichte. In der *Kreuzigung* von 1913 (Abb. 172), der Auftragsarbeit eines homophilen Freundes, reicht das Spektrum der Bezüge von Grünewald bis Delaunay. *Laon* (Abb. 173), 1916, also mitten im Krieg entstanden, zitiert Delaunays *Kathedrale von Laon,* weist aber auch schon auf den späteren, Stil- und Formmittel »collagierenden« Max Ernst. »Denn gerade dieses Bild ist in seinen Stilmitteln und auch in seiner Gegenständlichkeit, die Laon mit dem Oktogon von St. Gereon in Köln verbindet, inkongruent. Und gerade durch seine Heterogenität – weder die Bildstruktur noch die Chromatik noch der Abstraktionsgrad sind einheitlich – gewinnt dieses Bild besondere Bedeutung. So läßt sich behaupten: Angesichts der Kathedrale von Laon erinnerte sich Ernst an Delaunays Bild und malte seinen Anti-Delaunay.«[35] Aquarelle wie *Rankender Wunsch in Pflanzen* aus dem Jahr 1917 (Abb. 174) zeigen dann die endgültige Ablösung vom Imitatorischen und auch vom (Rheinischen) Expressionismus.

Erwähnt werden sollte ferner Carlo Mense[36], dessen expressionistisches Œuvre nur einen kleinen Teil seines Schaffens einnimmt. Mense integrierte ebenfalls kubofuturistische Formensprache in seine frühen Bilder und stand auch dem Werk Delaunays nicht ablehnend gegenüber. Die expressionistischen Werke zeichnen sich durch ein stark rhythmisches Verhältnis der Einzelformen zueinander und zum Bildganzen aus. Das kann so weit gehen, daß in der *Stromlandschaft* von 1913 (Abb. 161) dynamische Elemente das Bildgefüge ekstatisch aufwirbeln und überdehnen. Zwischen Himmel, Fluß, Erde und Menschen kann kaum mehr unterschieden werden.

162 Hans Thuar, Messdorf (Duisdorf), 1911, Kat.-Nr. 400

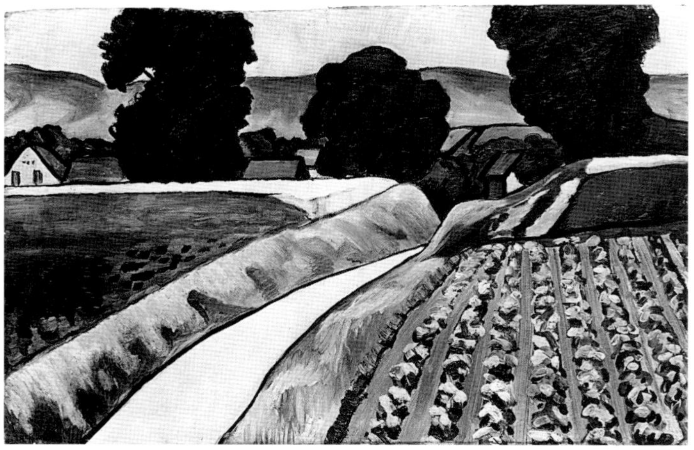

Hans Thuar (Abb. 162, 179),[37] Mackes Schulfreund und ihm wohl zu Lebzeiten am engsten verbunden, empfing auch als Künstler starke Anregungen seines großen Freundes. Thuars ausgeprägte koloristische Begabung blieb auch nach Mackes Tod fruchtbar, obwohl ihn immer wieder Krisen lähmten oder gar zu längeren Schaffenspausen führten. Als einer der ganz wenigen Expressionisten hinterließ Thuar ein nur kleines, aber in Teilen bedeutendes Spätwerk.

Franz Henseler (Abb. 163), der zur Schwabinger Bohème gehörte und erst 1913 ins Rheinland übersiedelte,[38] war als Schöpfer einer eigenständigen Art der Formzerlegung mit »dezentralisierten Tendenzen [...] konzentrischer Raumbewegung« und der »Umsetzung von Lichtphänomenen in transparente Pläne und rhythmisierte Geometrie«[39] der einzige Künstler des Kreises, von dem sich Macke zeitweilig beeinflussen ließ.

Der folgende Vergleich zwischen Eigenschaften der Malerei der »Rheinischen Expressionisten« und derjenigen der Künstler von *Brücke* und *Blauer Reiter* ist unter dem Vorbehalt zu verstehen, daß Verallgemeinerungen immer problematisch sind, besonders aber, wenn es sich wie hier um Künstlergemeinschaften, also um sehr heterogene Gruppen handelt. Es ließen sich ohne weiteres zu jeder These Gegenbeispiele finden. Grundsätzlich könnte man von der Kunst der »Rheinischen Expressionisten« behaupten, daß ihre Bilder von einem starken Bedürfnis nach Harmonie geprägt sind. Schroffheiten, harte Akzente, das häufig skizzenhaft, spontan Wirkende in der Malerei der *Brücke,* findet sich nicht im Rheinland. Weder die starke Umsetzung wie in der »Hieroglyphe« bei Ernst Ludwig Kirchner noch die holzschnitthaft zugehauenen Formen bei Schmidt-Rottluff, die Übernahme von blockhaften Stilelementen aus der sogenannten Negerkunst, sind hier zu beobachten. Statt dessen

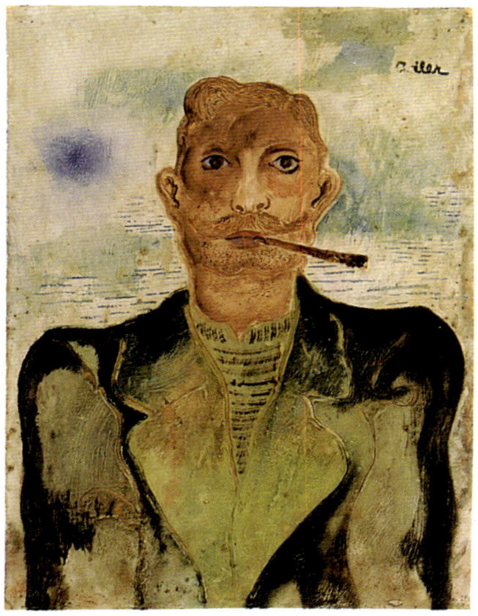

164 Jankel Adler, Jäger, 1929, Kat.-Nr. 1

bestimmt ein klarer, ruhiger Aufbau das Bildgefüge. Der Anschein eines schnellen, nervösen Striches wird sorgsam vermieden. Die einzelnen Formensegmente sind klar kontrastiert und auch präzise konturiert. Es kommt häufig zu einer Facettierung der Bildfläche, die zu einer charakteristischen Rhythmisierung der Komposition führt. Ein bewußter Akzent wird auf die Freisetzung der Farbe im Hinblick auf ihre Leuchtkraft gelegt. Ein gewisser »schmutzig« verwaschener Farbauftrag, bei der *Brücke* nicht selten, wird meistens vermieden. Beide Aspekte, sowohl die klare, tektonische Gliederung der Einzelformen und der Gesamtform als auch das leuchtende Kolorit, sind von französischer Kunst abzuleiten, besonders von kubistischen und orphistischen Bildern; hinzu kommen bei fast allen Künstlern futuristische Einflüsse.

Die Nähe zu Frankreich spiegelt sich aber nicht nur in formaler, stilistischer Hinsicht, sondern auch thematisch. Wesentliche Aspekte des *Brücke*-Expressionismus sind den rheinischen Malern fremd: Großstadtproblematik, Entwurzelung, Verhältnis Hure – Freier, Maler – Modell, Sexualität im allgemeinen und besonderen, Außenseitertum (etwa in der Thematisierung des Künstlers, Bohemiens, aber auch des Irren oder sonstiger Kranker), Alkoholiker, Bettler – sie alle gibt es hier nicht. Wie in der Formensprache ist auch in der Themenwelt und ihrer Gestaltung das Bedürfnis nach einer ausbalancierten Harmonie festzustellen. Nicht die Zerrissenheit, sondern das Einssein des Individuums mit sich selbst, mit seinem Gegenüber, der Welt überhaupt bildet das Grundgefühl im »Rheinischen Expressionismus«. Alles Problematische wird entweder von vornherein ausgespart oder wenigstens beruhigt. So zeichnet etwa August Mackes religiöse Bilder im Gegensatz zu vergleichbaren Schöpfungen aus anderen Teilen Deutschlands immer eine gelassene Ruhe aus; hier bricht sich kein O-Mensch-Pathos Bahn. Umgekehrt sind die im Rheinland beliebten Mutter-Kind-Darstellungen, die Garten- und Parkbilder, die geruhsam Flanierenden in der Ikonographie der *Brücke* kaum oder gar nicht vertreten. Die krassen Extreme in der Weltsicht von Kirchner und seinen Freunden, von der Freikörperkultur an den Moritzburger Seen über die ungezwungene »Alternativkultur« in den Ateliers bis hin zu dem harten, desillusionierenden Blick auf die Welt der Großstadt: das alles existiert hier nicht. Die Bilderwelt der Rheinländer ist gewissermaßen in gemäßigten Breiten angesiedelt, in Kurstädten mit Promenaden und Promenierenden. Die Weltsicht ist entsprechend auf junge, gesunde und wohlhabende Menschen beschränkt. Dieses irdische Paradies wird nicht nur von August Macke gemalt; auch Thuar, Helmuth Macke, Nauen, Jansen stellen intakte, sozusagen kultivierte Natur dar. Während die Interieurbilder der *Brücke*-Maler hauptsächlich den Lebensraum der Künstler und ihrer Freunde schildern, ist es hier die Familienwohnung, die »gute Stube«, die bildwürdiges Motiv wird.

Zeigt sich im Vergleich der Thematik von *Brücke* und »Rheinischem Expressionismus« ein Gegensatz, der mit dem Begriffspaar Bohème/Bürgertum gefaßt werden kann, ist das Verhältnis zum *Blauen Reiter* komplizierter. Der wesentliche Gegensatz der Maler um Macke zum *Blauen Reiter* scheint in ihrer konsequenten Hinwendung zum Diesseitigen zu liegen. Bis auf einige Anklänge bei Macke und abgesehen von den Bildern religiöser Thematik bleibt ein grundsätzliches Desinteresse an jeglicher Form von Mystifizierung zu konstatieren. In dieser Hinsicht kommen sich »Rheinischer Expressionismus« und *Brücke* nahe (Heckel ausgenommen), wenngleich in der *Brücke*-Kunst immer wieder ein hochgestimmter Ton angeschlagen wird, ein Pathos, das vitalistisch das Sein preist und für pantheistische Erregungszustände empfänglich ist. Marcs Weltgefühl, in seinem Pessimismus tief religiös gefärbt und sogar mit apokalyptischen Zügen versehen, findet keine Entsprechung bei den Rheinländern. Sogar Heinrich Campendonk, mit dem ihn einiges verbindet, ist in dieser Hinsicht dem Transzendenzlosen verpflichtet. Auch Kandinskys Aufbruch zum »Geistigen in der Kunst« ist von den hier behandelten Künstlern nicht nachvollzogen worden. Zwar hat etwa Joseph Kölschbach in einzelnen Werken sehr frühzeitig den Schritt in die Abstraktion unternommen; sein Gesamtwerk bleibt aber davon unberührt. August Mackes ungegenständliche Arbeiten kommen über eine unverbindliche Dekorativität nicht hinaus. Vorstellungen, wie sie

Franz Marc in Bildern wie *Kämpfende Formen* entwickelte, mußten ihm zutiefst unverständlich, »literarisch« bleiben.

In einem bestimmten Aspekt aber waren die Rheinländer neben der Expressivität ihrer Formensprache einem allgemeinen expressionistischen Grundgefühl verpflichtet, nämlich in ihrer beständigen Tendenz zum Exotischen, die mehr bedeutete als eine bloße modische Allüre. In den meisten Œuvres kommt eine Vielzahl exotischer Themen oder zumindest Motive vor, auch wenn sie vielleicht nicht immer auf den ersten Blick erkennbar sind. Wenn sich etwa Paul Adolf Seehaus auf »keltische« Landschaften oder auf ihre deutsche Entsprechung, die karge Eifellandschaft, kapriziert, dann ist das ebenso »exotisch« wie die Kostümierung von Figuren in Rokokomanier bei Macke oder Henseler, also eine Entrückung aus der Alltagsgegenwart in räumlich oder zeitlich entlegene Gefilde. Pendants finden sich in zahlreichen Bildern der *Brücke*-Maler, so in einer ganzen Stilphase bei Schmidt-Rottluff, wo Figuren mit negroiden Zügen ausgestattet sind, in den Südseebildern Pechsteins, aber auch beim *Blauen Reiter*, im Werk von Franz Marc. Seine sorgsam von allen Spuren menschlicher Existenz gereinigte Tierwelt bevölkern neben den europäischen Rehen und Pferden auch Affen, Tiger und Panther (Abb. 313).

1 Gemeint ist der Garten der Graurheindorfer Villa von Plüskow; vgl. Anm. 7.

2 Es handelt sich um Mackes Atelier in der Bornheimerstraße in Bonn. Franz Marc malte dort (zusammen mit Macke) 1912 ein Wandbild, 1913 hielt er sich nicht in Bonn auf.

3 Karl Otten, »1914 – Sommer ohne Herbst. Erinnerungen an August Macke und die Rheinischen Expressionisten«, in: *Expressionismus*, hrsg. von Paul Raabe, Olten und Freiburg i. Br. 1965, S. 153 ff.

4 Vgl. auch Justus Müller-Hofstede, »Bonn 1913. Die ›Rheinischen Expressionisten‹. Historisches Profil einer Künstlergruppe«, in: *Bonn in der Kaiserzeit 1871–1914. Festschrift zum 100jährigen Bestehen des Bonner Heimat- und Geschichtsvereins*, Bonn 1986; Joachim Heusinger von Waldegg, »Zur kunsthistorischen Einordnung des Rheinischen Expressionismus«, in: *Die Rheinischen Expressionisten. August Macke und seine Malerfreunde*, Recklinghausen 1979, S. 5–32.

5 Vgl. Peter Dering, »Die Rheinischen Expressionisten im Kunstsalon Cohen 1913. Bilder einer Ausstellung«, in: *Die Rheinischen Expressionisten 1913. Der Schock der Moderne in Bonn*, Schriftenreihe August Macke Haus Bonn 8, Bonn 1993, S. 59–103.

6 Die Eltern von Seehaus bestanden auf einem Pseudonym, damit der Familienname nicht mit moderner Kunst in Verbindung gebracht würde. Vgl. Peter Dering, *Paul Adolf Seehaus (1891–1919). Das Werk eines Rheinischen Expressionisten. Mit einem Katalog des Œuvres*, Diss., Bonn 1993, u. a. S. 32.

7 Vgl. Peter Dering, »Die Villa von Plüskow in Graurheindorf. Mythos und Realität einer ›Künstlerkolonie‹«, in: *Die Rheinischen Expressionisten* 1993 (Anm. 5), S. 39–58.

8 Der Kunstsalon Cohen befand sich direkt gegenüber dem Universitätshauptgebäude. Er wurde von Friedrich und Heinrich Cohen geführt, mit deren Bruder, dem Kunsthistoriker Walter Cohen, Macke befreundet war. Vgl. Ruth Diehl, »Die Kunstszene Bonn am Ende des Kaiserreichs«, in: *Die Rheinischen Expressionisten* 1993 (Anm. 5), S. 9–21, hier S. 11 ff.

9 Vgl. *Die Rheinischen Expressionisten* 1993 (Anm. 5), S. 58, 114, 116 und Umschlag.

10 Diese Eigenschaften hatte Macke unter anderem bewiesen, als er innerhalb kurzer Zeit die Führung im Kölner »Gereonsklub« übernommen hatte. Vgl. *Der Gereonsklub 1911–1913. Europas Avantgarde im Rheinland*, Schriftenreihe August Macke Haus Bonn 9, Bonn 1993, S. 13.

11 Die Ausstellung hatte mit 1400 Besuchern und überwiegend lobenden Zeitungskritiken eine überraschend gute Resonanz. Vgl. *Die Rheinischen Expressionisten* 1993 (Anm. 5), S. 114 ff.

12 Franz Henseler, Joseph Kölschbach, Heinrich Campendonk, Max Ernst, Helmuth Macke, Carlo Mense, Paul Adolf Seehaus, Hans Thuar.

13 Ruth Diehl, »Die Ausstellung der Rheinischen Expressionisten. Realisierung einer zeittypischen Idee«, in: *Die Rheinischen Expressionisten* 1993 (Anm. 5), S. 109–117, hier S. 111.

14 Vgl. Katharina Schmidt, »August Macke in Bonn – 1910 bis 1913. Kulturpolitische Aktivitäten und Aspekte seiner Malerei«, in: *August Macke und die Rheinischen Expressionisten im Kunstmuseum Bonn. Die Sammlung*, Bonn 1991, S. 19–53, hier S. 38 f. Vgl. auch den Brief von Macke an Marc: »Ich werde auch mit der Zeit nicht mehr darauf hinarbeiten, in den Augen der Menge ausgerechnet als Schüler v. Marc und Kandinsky zu gelten.« Brief vom 5. Februar 1912, in: *August Macke. Franz Marc. Briefwechsel*, hrsg. von Wolfgang Macke, Köln 1964, S. 102.

15 Vgl. den Brief von Macke an Bernhard Koehler vom 30. Juni 1913: »Sie [die Ausstellung] wird am 9. vorbesichtigt und am 10. dem Bonner Mob übergeben. Hoffentlich werden keine Scheiben eingeschlagen. Ich trage die gesamten Kosten […].« *August Macke. Briefe an Elisabeth und die Freunde*, hrsg. von Werner Frese und Ernst-Gerhard Güse, München 1987, S. 307.

16 »Du Spanier, laß Dir mal ganz lieb was erzählen. Dieses Bonn ist eine rechte Rentnerstadt. Alles sehr still, seriös, unauffällig. Die Gegend, in der wir wohnen, hat viel Anreizendes. Hundemeuten, Reiter und Reiterinnen, Kinder, die sich zerschlagen.« *August Macke. Franz Marc* 1964 (Anm. 14), S. 25.

17 Vgl. Wilhelm Schmidtbonn und August Macke, *Die Faszination des neuen Theaters*, Schriftenreihe August Macke Haus Bonn 12, Bonn 1994, v.a. S. 65ff.

18 Ebd., S. 98ff.

19 Im Frühjahr 1910; vgl. Ernst-Gerhard Güse, »August Macke, der Impressionismus und die Fauves. Ein Beitrag zu Mackes Rezeption französischer Malerei«, in: *August Macke. Gemälde. Aquarelle. Zeichnungen*, hrsg. von Ernst-Gerhard Güse, München 1987, S. 23–38, hier S. 32f.

20 Macke sah in Hagen eine Ausstellung der *Neuen Künstlervereinigung* und schrieb darüber am 26. Dezember 1910: »Die Vereinigung ist sehr ernst und mir als Kunst das liebste von allen. Aber, aber – es schüttelt mich nicht [...] die Ausdrucksmittel sind zu groß für das, was sie sagen wollen.« Brief an Marc, in: *August Macke. Franz* Marc 1964 (Anm. 14), S. 32.

21 *Der Blaue Reiter*, hrsg. von Wassily Kandinsky und Franz Marc, München 1912. Mackes Beitrag war betitelt »Die Masken«.

22 Beispielsweise *Einsiedler führt Rosse zur Tränke*, um 1850, Schack-Galerie, München. Franz Marc verehrte Schwind sehr; die (von Macke geschenkte) Reproduktion eines Schwind-Bildes hing über seinem Bett.

23 Vgl. *Der Gereonsklub* 1993 (Anm. 10), S. 21.

24 Brief vom 25. Mai 1912 in: *August Macke. Franz Marc* 1964 (Anm. 14), S. 123.

25 August Macke, Antwort auf eine Rundfrage über »Das neue Programm«, in: *Kunst und Künstler*, XII, 1914, S. 309–311.

26 Andrea Firmenich, »Verweilen und Vorübergehen. Spaziergänger in der Bildwelt August Mackes«, in: *August Macke. »Gesang von der Schönheit der Dinge«. Aquarelle und Zeichnungen*, hrsg. von Andrea Firmenich, Köln 1992, S. 122–203, hier S. 126.

27 Zu Nauen siehe auch: Klara Drenker-Nagels, *Heinrich Nauen (1880–1940). Monographie und Werkverzeichnis*, Köln 1996, sowie: Ausst.kat. *Heinrich Nauen. Retrospektive*, Kunstmuseum Bonn, Köln 1996.

28 August Macke, Brief an Franz Marc, 8. Januar 1912, in: *August Macke. Franz Marc* 1964 (Anm. 14), S. 96.

29 Vgl. die Abbildung in: *Die Rheinischen Expressionisten* 1993 (Anm. 5), S. 61.

30 Die sechs Bilder des Drove-Zyklus, entstanden 1912/13, waren eine Auftragsarbeit für den Kunsthistoriker und Sammler Edwin Suermondt. Sie befinden sich heute im Besitz des Kaiser-Wilhelm-Museums, Krefeld.

31 Zu Seehaus siehe auch: Dering 1993 (Anm. 5).

32 Magdalena M. Moeller, »Delaunay, Macke und die Rheinischen Expressionisten«, in: *Delaunay und Deutschland*, hrsg. von Peter-Klaus Schuster, Köln 1986, S. 243–257, hier S. 253.

33 Zu Campendonk siehe auch: Andrea Firmenich, *Heinrich Campendonk (1889–1957). Lebensgeschichte und stilkritische Analyse seines expressionistischen Werkes mit Werkkatalog des malerischen Œuvres*, Recklinghausen 1989.

34 Zum Frühwerk von Max Ernst siehe auch: *Max Ernst und Bonn. Student. Kritiker. Rheinischer Expressionist*, Schriftenreihe August Macke Haus Bonn 13, Bonn 1994.

35 Helmut R. Leppien, »Max Ernst, August Macke und Robert Delaunay«, in: *Delaunay und Deutschland* 1986 (Anm. 32), S. 258–263, hier S. 261.

36 Zu Mense siehe auch: Klara Drenker-Nagels, *Carlo Mense. Sein Leben und sein Werk von 1909 bis 1939*, Köln 1993.

37 Zu Thuar siehe auch: Ute Eggeling, *Hans Thuar (1887–1945). Ein rheinischer Expressionist. Mit Œuvreverzeichnis*, Recklinghausen 1984.

38 Zu Franz Henseler siehe auch: *Franz S. Henseler. Von der Stilkunst zum Expressionismus*, Schriftenreihe August Macke Haus Bonn 11, Bonn 1994.

39 Vgl. Joachim Heusinger von Waldegg, »Franz S. Henseler – August Macke. Annäherungen«, ebd., S. 43.

165 August Macke, Hutladen an der Promenade, 1914, Kat.-Nr. 252

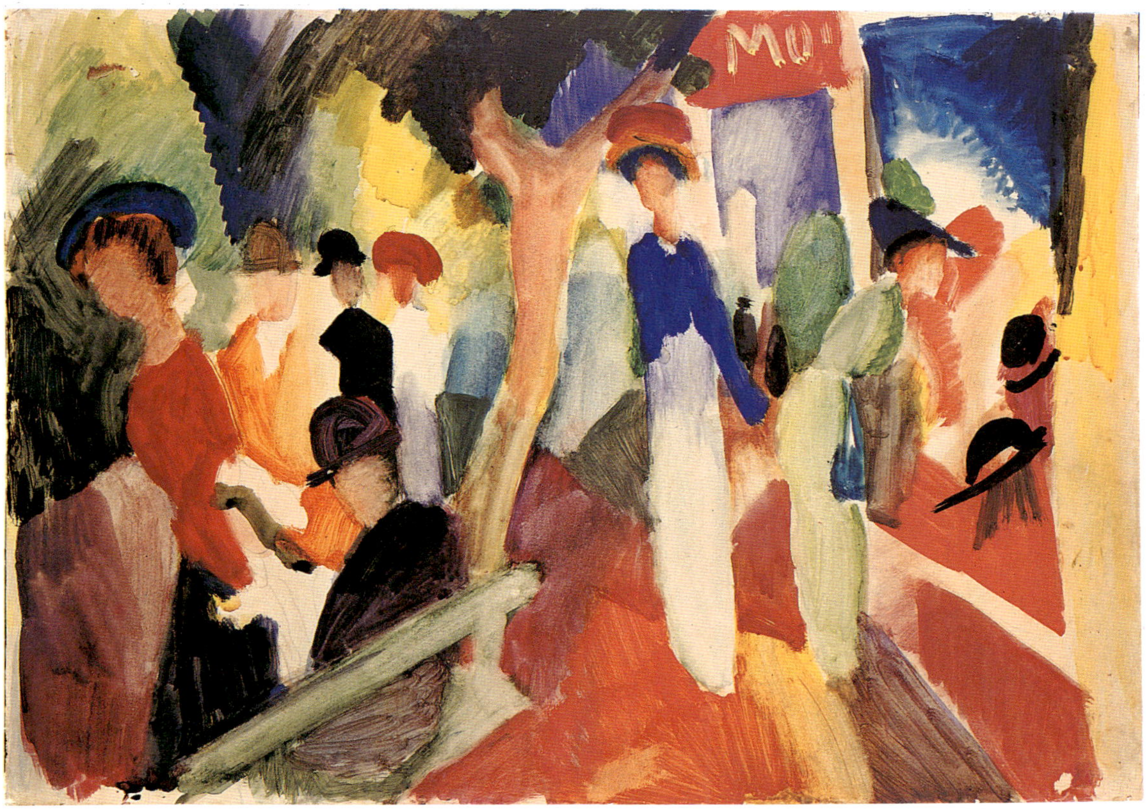

166 August Macke, Indianer auf Pferden, 1911,
Öl auf Holz, 44 x 60 cm, Städtische Galerie
im Lenbachhaus, München

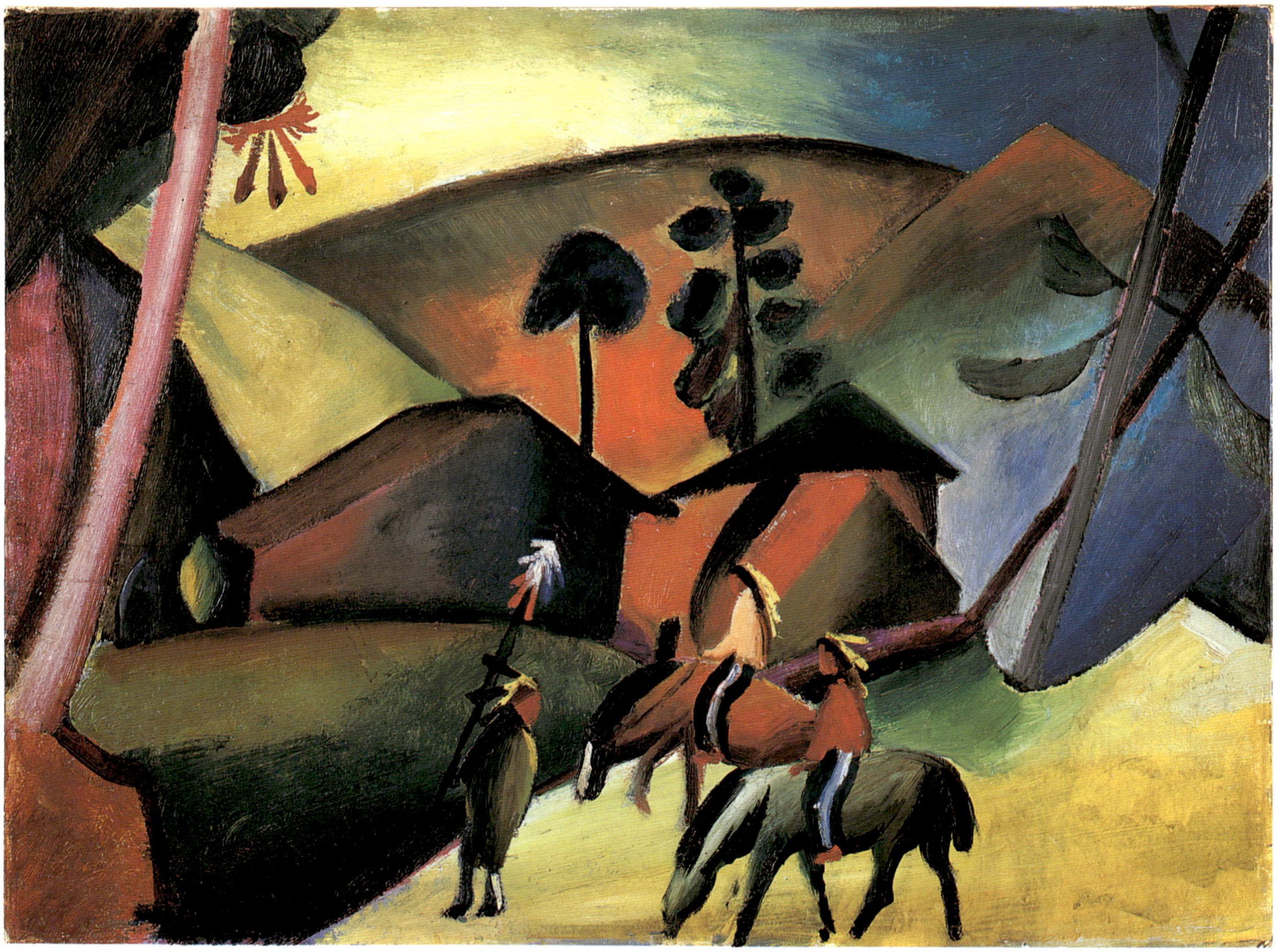

167 August Macke, Spaziergänger am See I, 1912, Kat.-Nr. 244

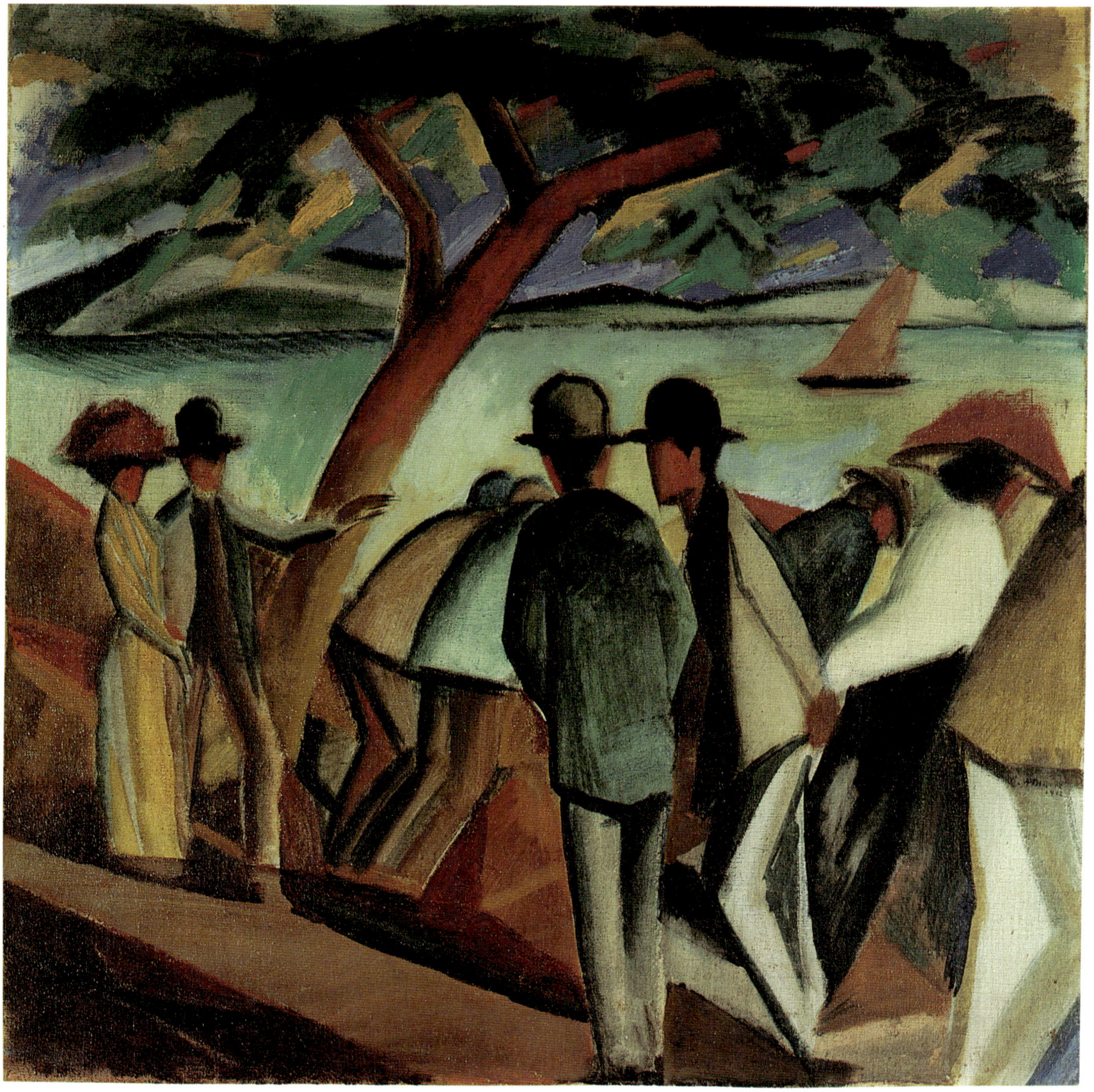

168 August Macke, Modefenster, 1913,
Kat.-Nr. 248

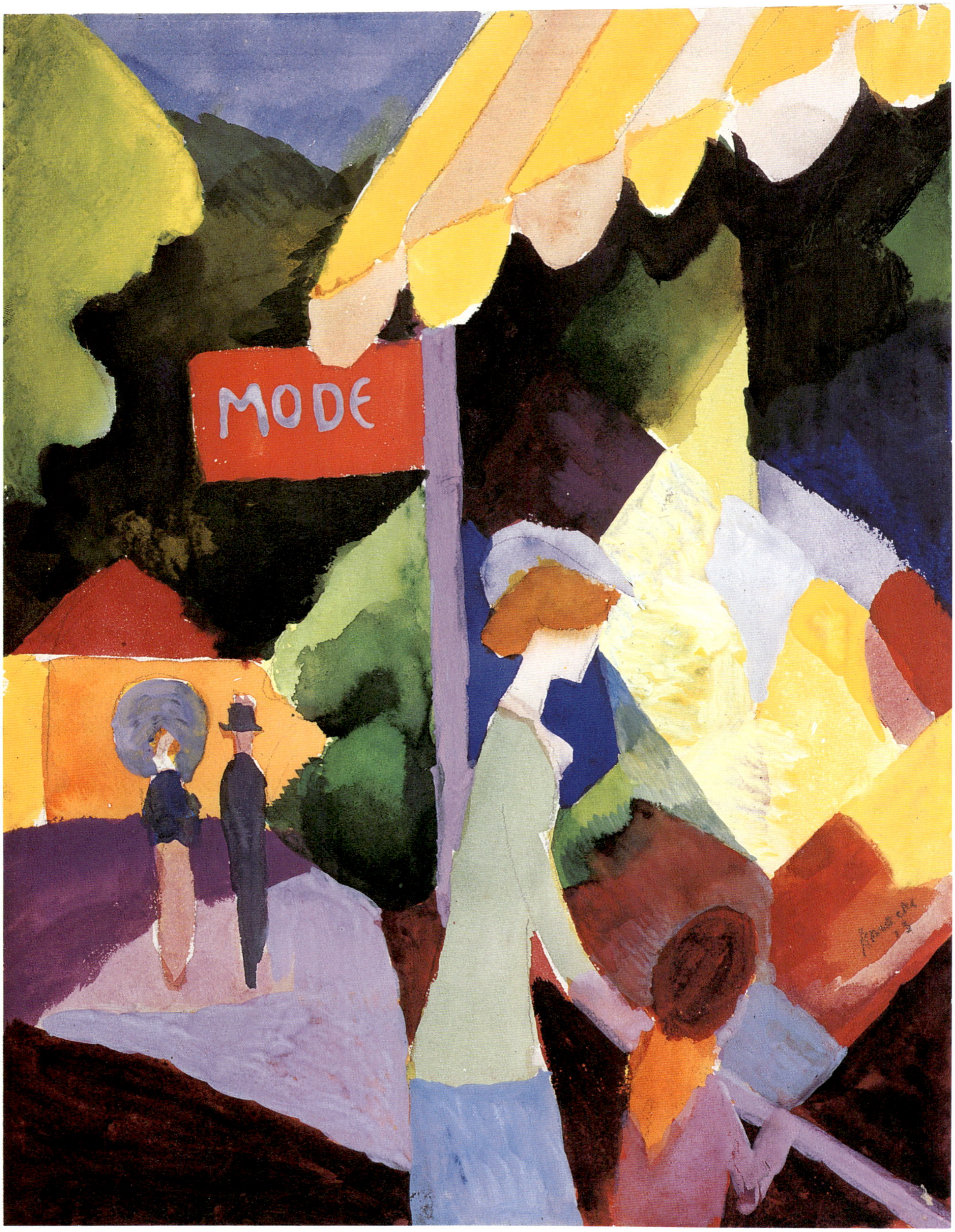

169 August Macke, Dame in grüner Jacke, 1913, Kat.-Nr. 246

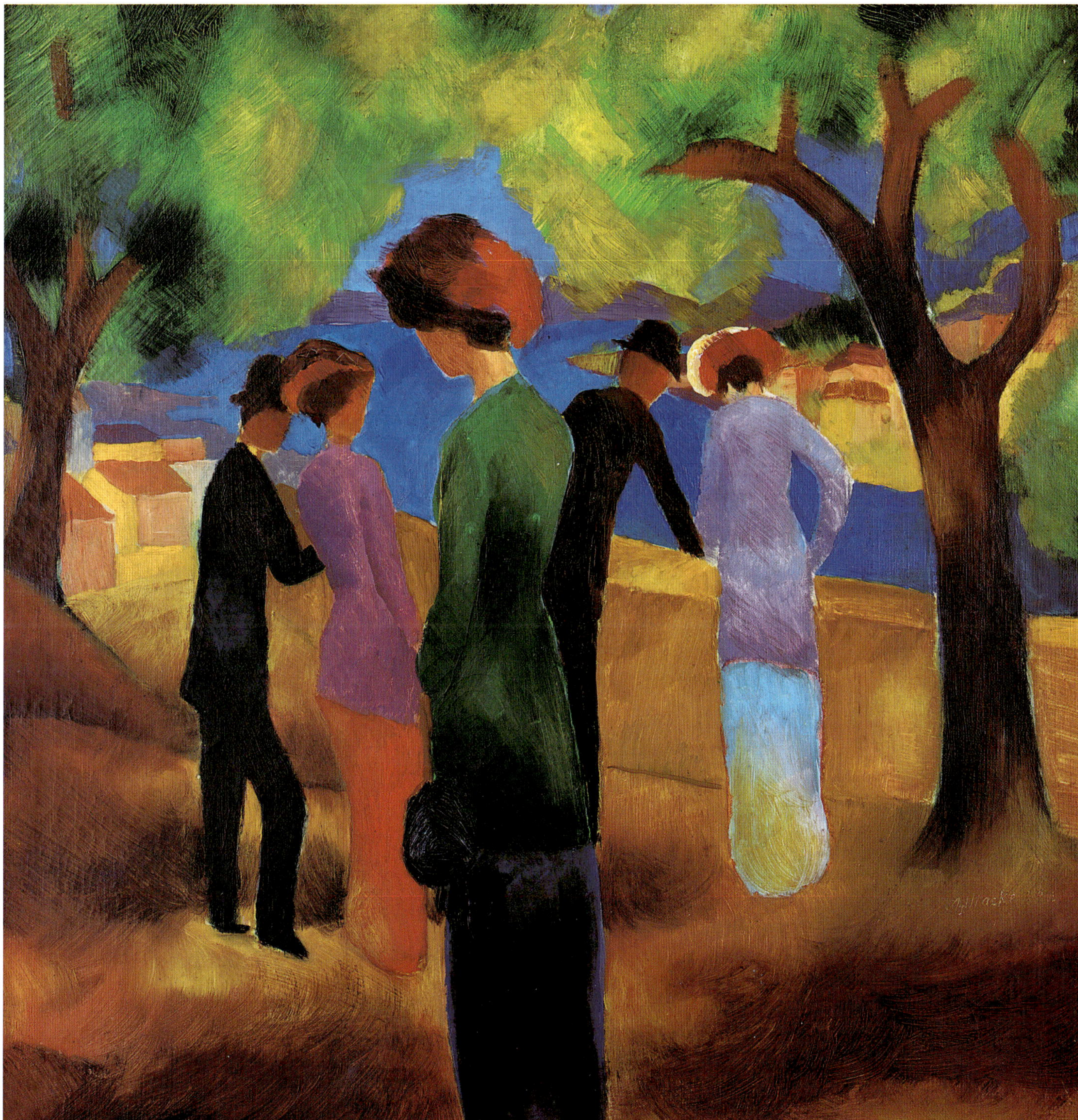

170 August Macke, Lesender Mann im Park,
1914, Kat.-Nr. 251

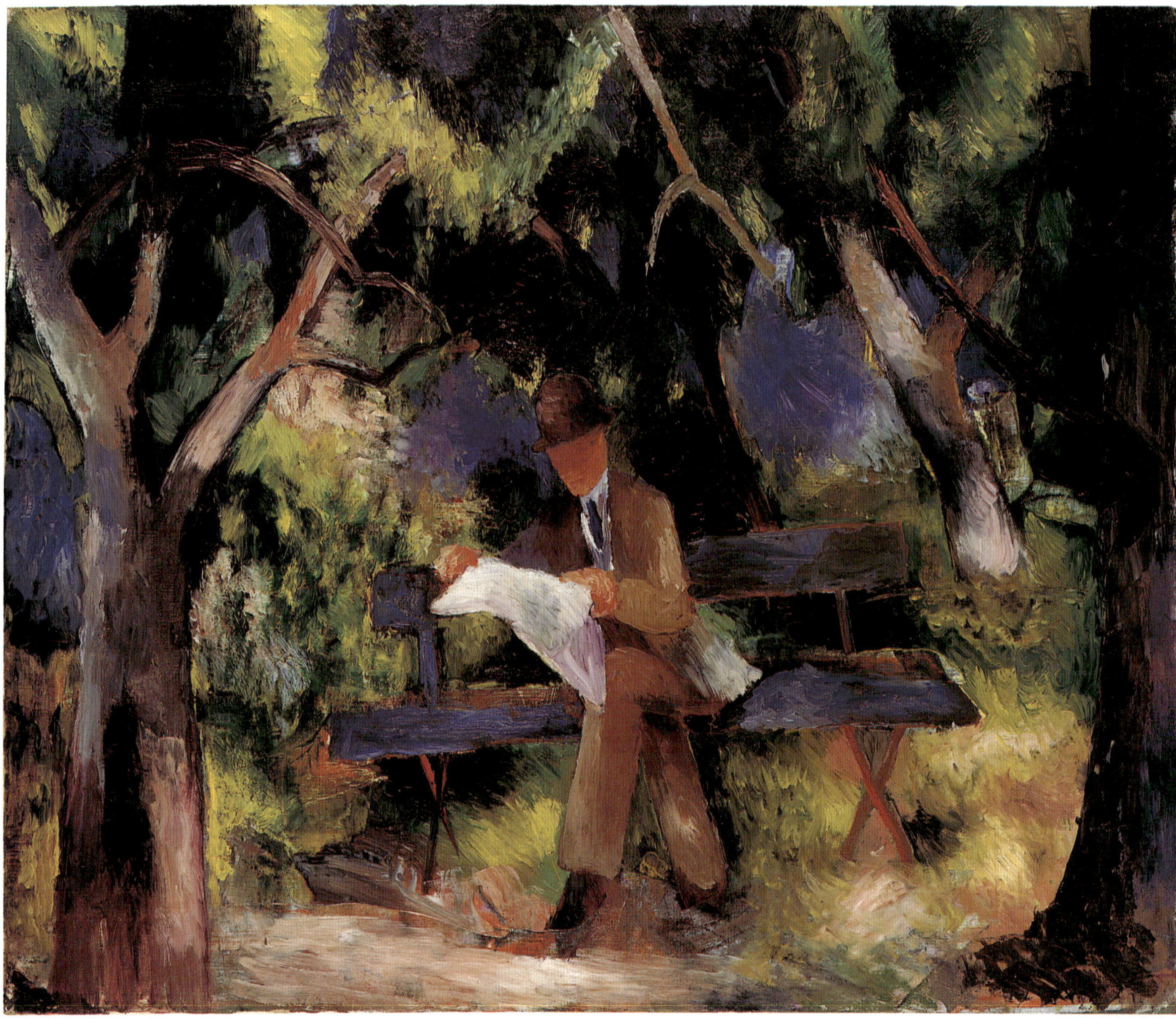

171 August Macke, Abschied, 1914,
Kat.-Nr. 253

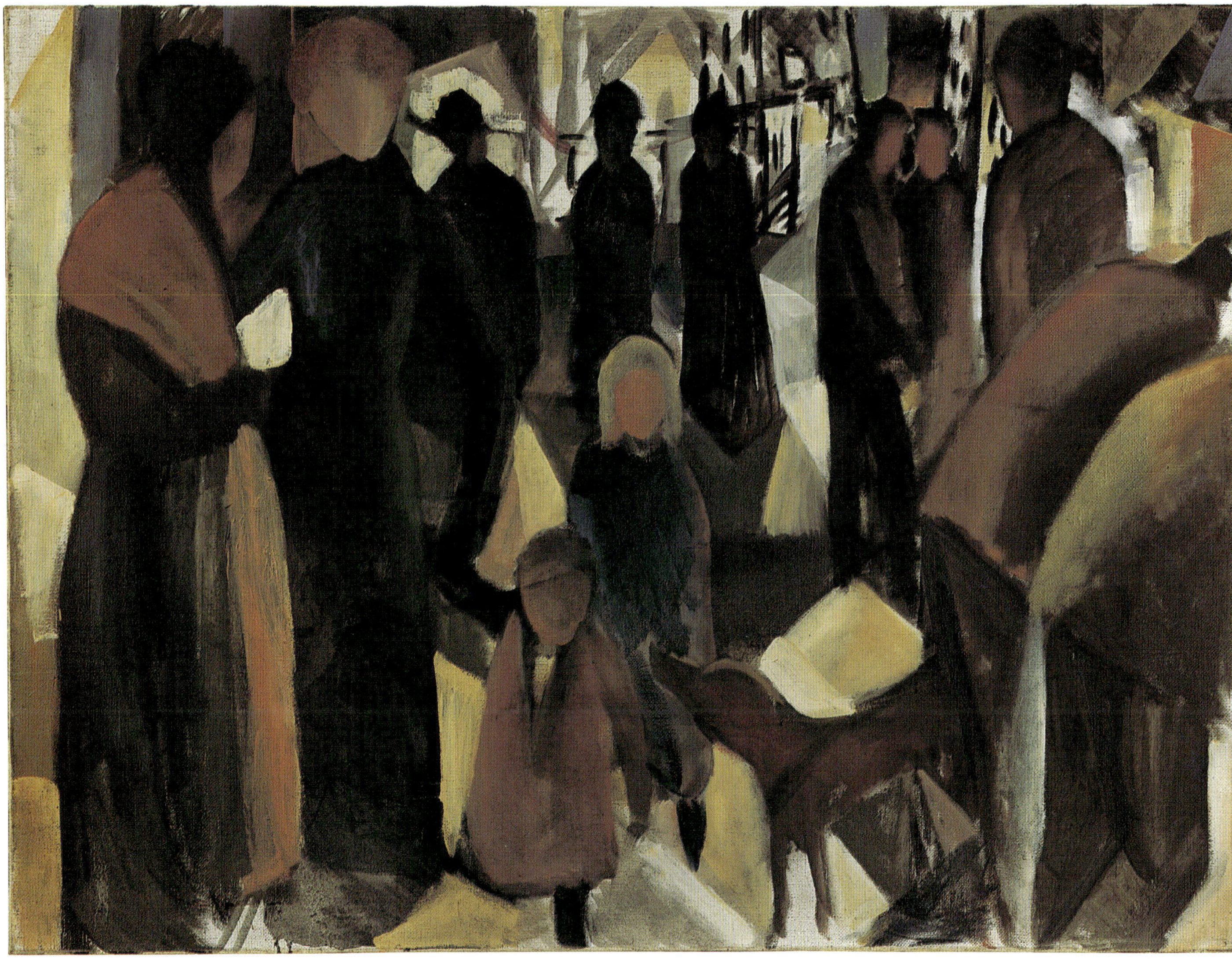

172 Max Ernst, Kreuzigung, 1913, Kat.-Nr. 57

173 Max Ernst, Laon, 1916, Kat.-Nr. 58

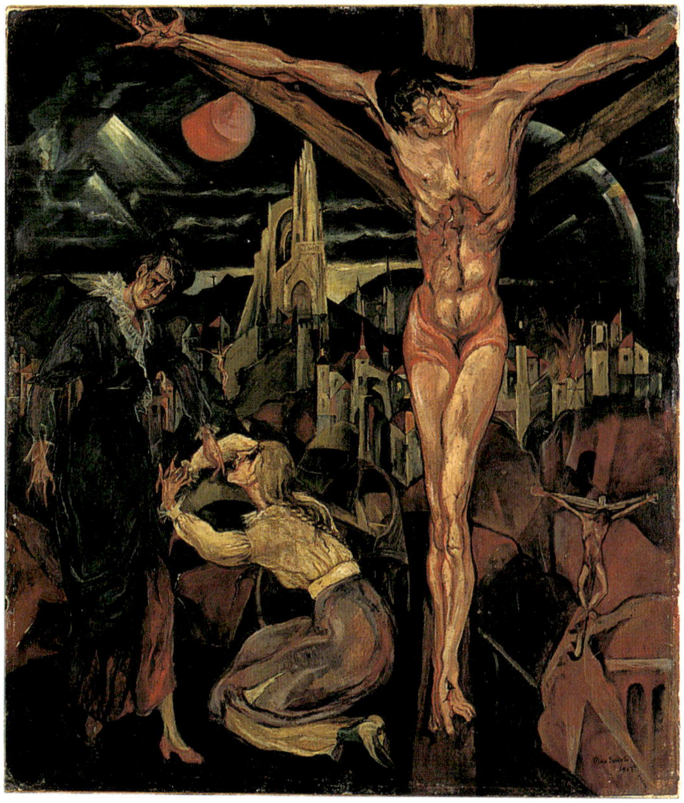

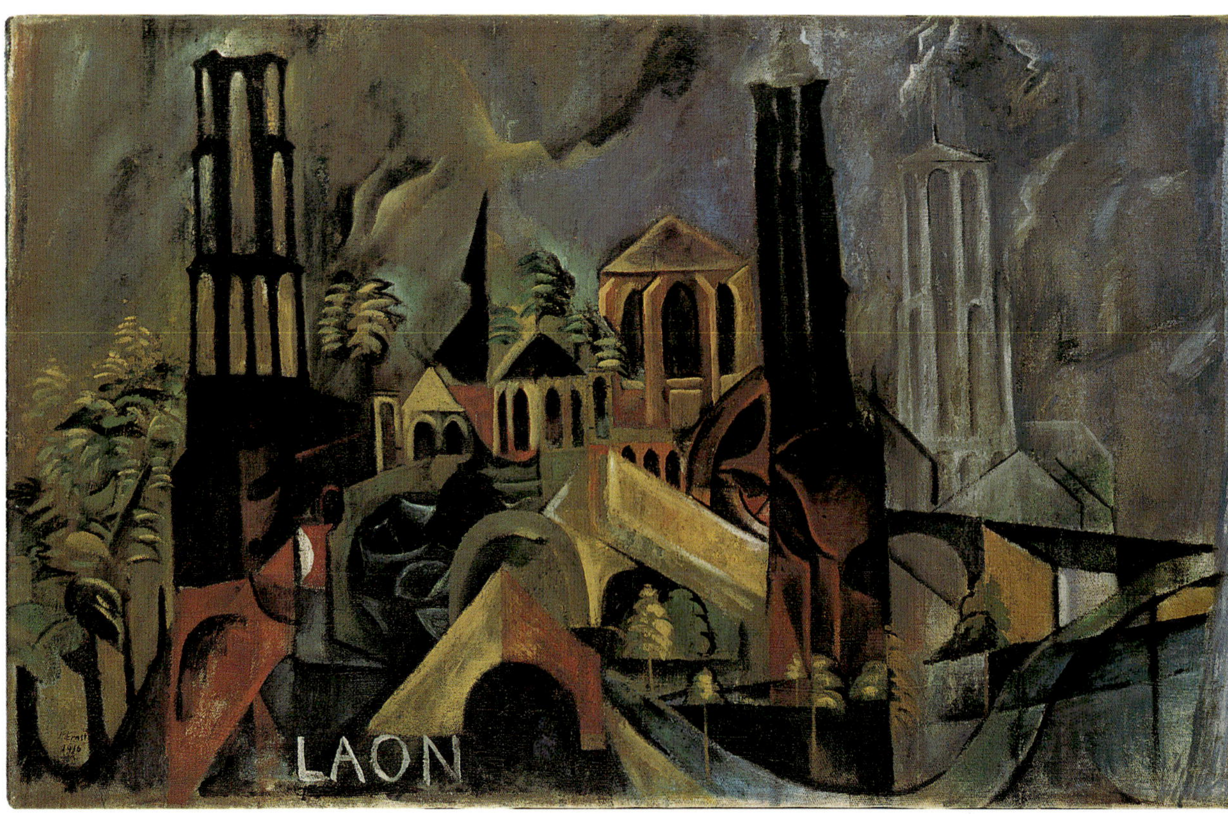

174 Max Ernst, Rankender Wunsch in Pflanzen, 1917, Kat.-Nr. 59

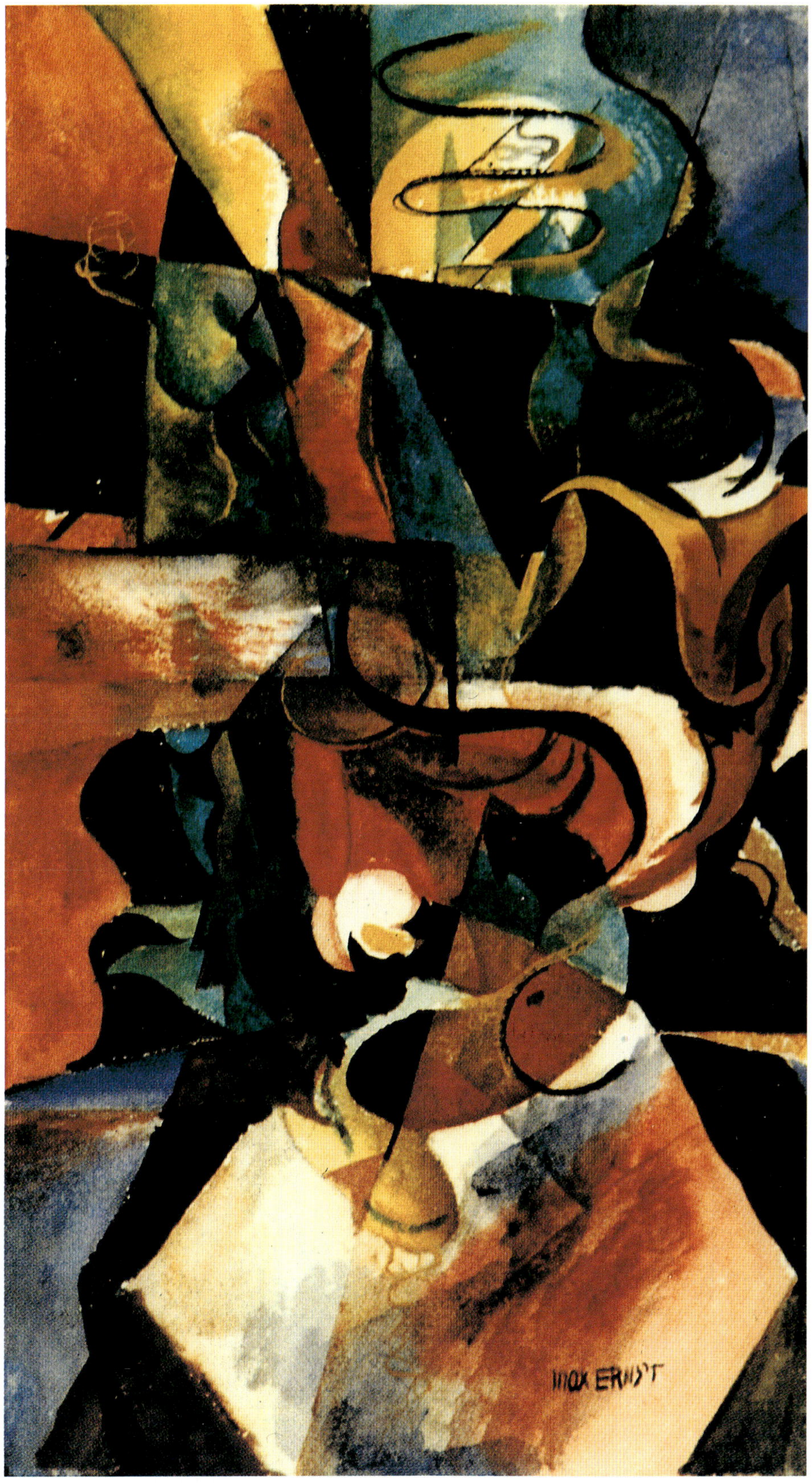

175 Heinrich Campendonk, Komposition mit Ziege, 1918, Kat.-Nr. 53

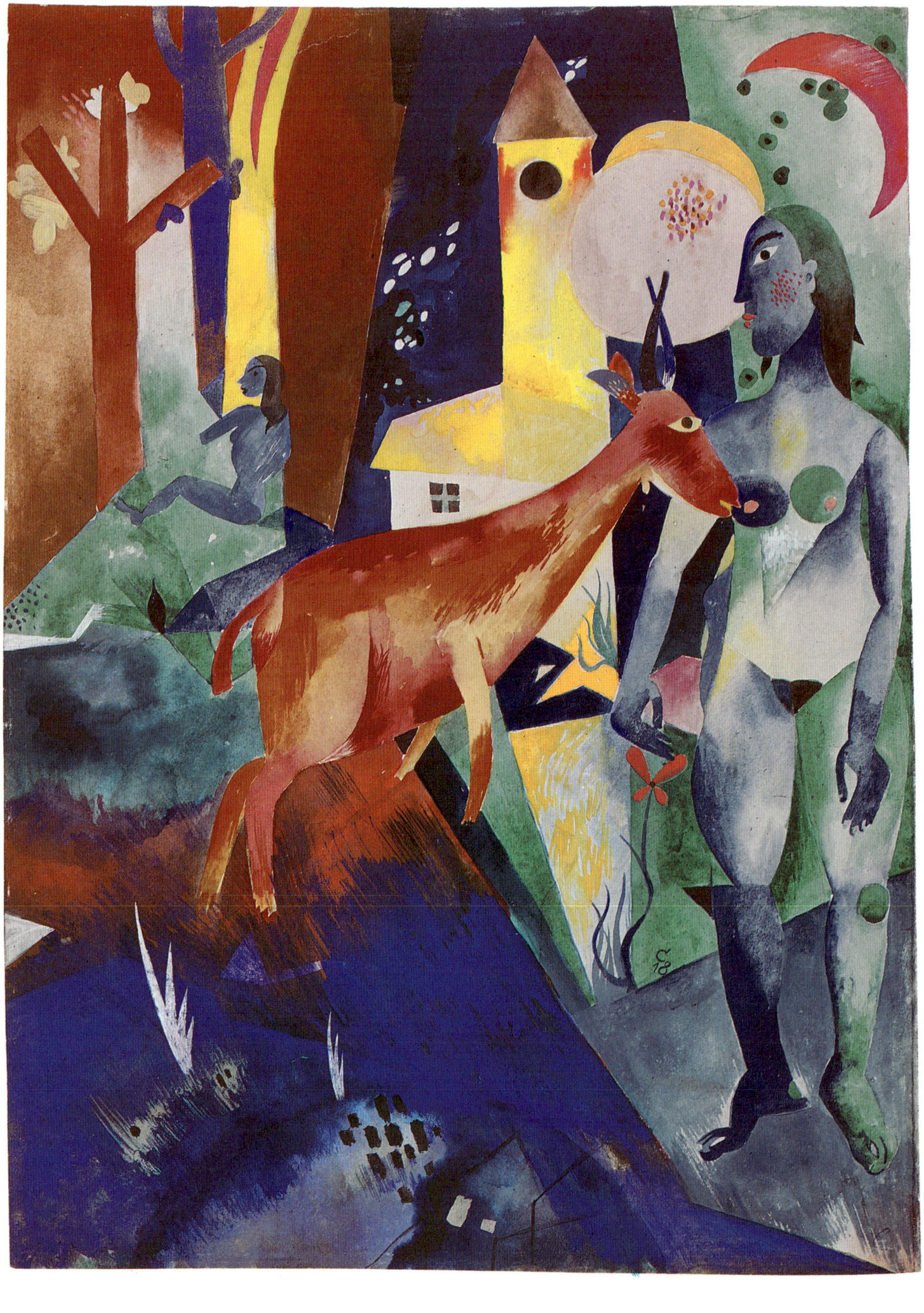

176 Heinrich Campendonk, Mädchen mit Katze, 1918, Kat.-Nr. 52

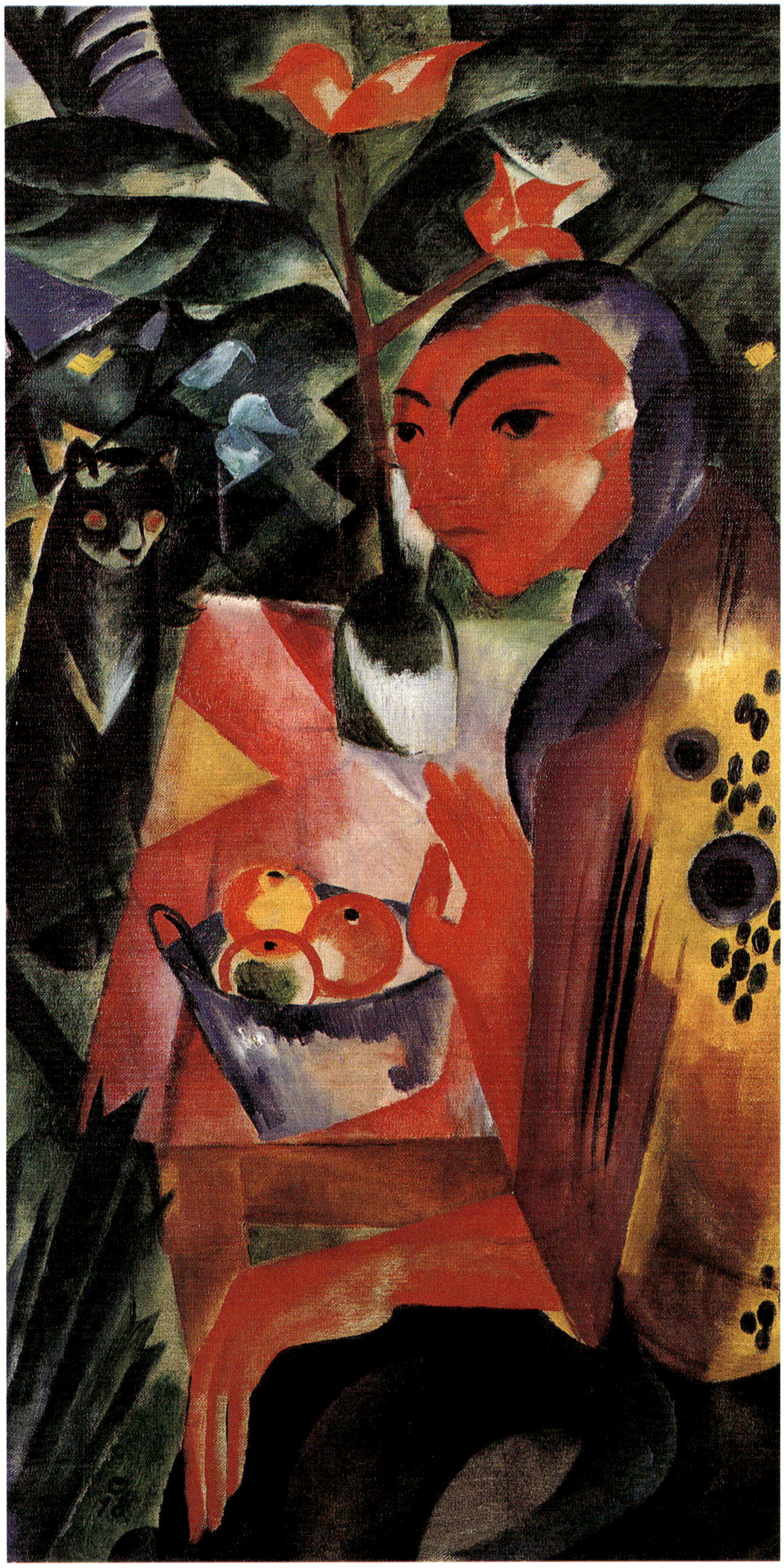

177 Paul Adolf Seehaus, Die roten Türme, 1917, Kat.-Nr. 390

178 Paul Adolf Seehaus, Schottische Landschaft mit Leuchtturm, um 1914, Kat.-Nr. 388

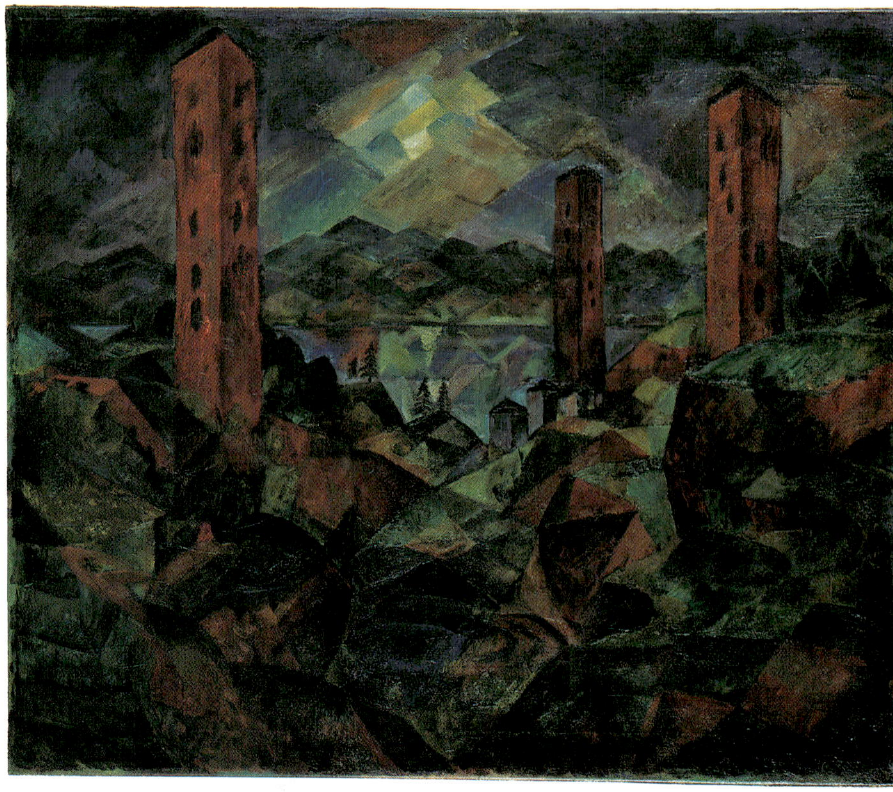

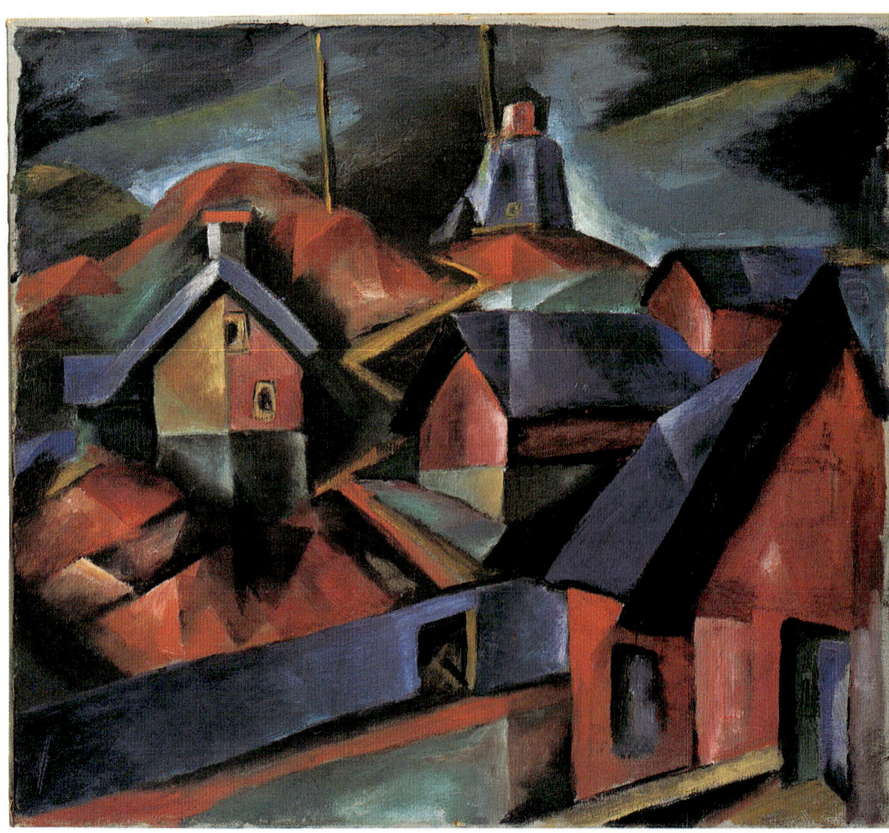

179 Hans Thuar, Rheinische Landschaft (Bahnstrecke), 1912, Kat.-Nr. 401

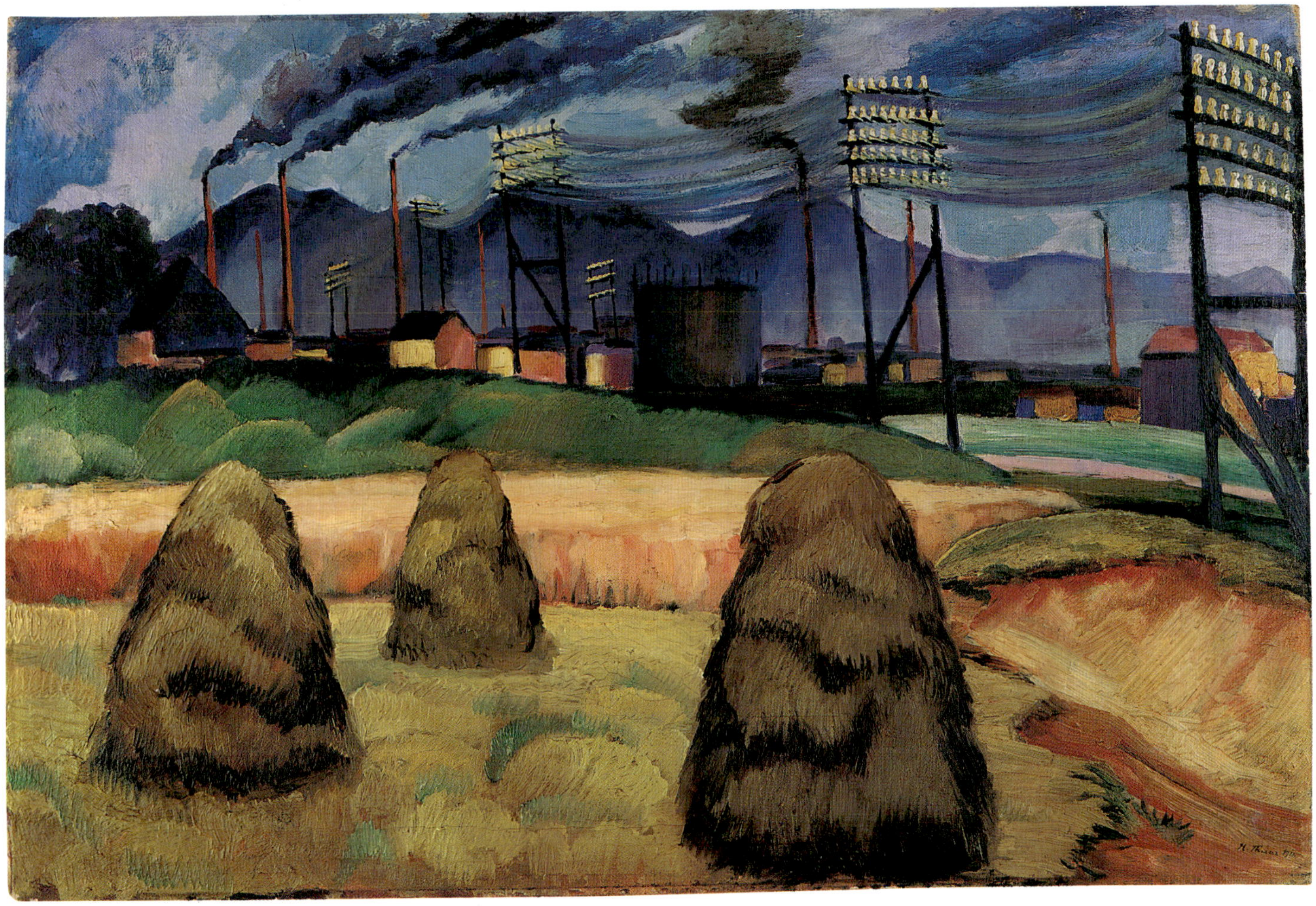

ÜBER DIE GRAPHISCHEN ARBEITEN DER DEUTSCHEN EXPRESSIONISTEN

Aquarelle, Zeichnungen und Druckgraphiken

Hubertus Froning

Wenn sich die Kunst von der Realität abwendet, ist, so scheint es, der Freiheit und vielleicht mehr noch der Willkür Tür und Tor geöffnet, wird sogar die Schönheit eingeschränkt. Ob dies ein Mangel ist oder »ob freilich dem Geiste ein solches verräterisches Verhalten auch nur nützt, ob er nicht jedenfalls und sogar noch auf diese Weise gar nicht umhin kann, dem Zweck zu dienen [...], nämlich der Aufhebung der materiellen Welt durch die Lösung der Seele aus ihr«, wie Thomas Mann am Anfang seines *Joseph-Romans* betont, war zu Beginn unseres Jahrhunderts noch eine offene Frage. Indes sind die Illusionen über den Wahrheitsgehalt der wirklichkeitsgetreuen Darstellungen längst zerronnen.[1] Die Emanzipationstendenzen richteten sich in kritischer Auseinandersetzung mit den Zeitproblemen gegen bestehende Normen und bildeten die Grundlage für ein neues existentielles Lebensgefühl, dessen Echtheit und Wahrheit sich in einem ursprünglichen Ausdruckswillen, dem Spiegel des unverfälschten Menschen, manifestierte. Wenn Emil Nolde einmal sagte: »Instinkt ist zehnmal mehr wert als Wissen«, so begründete er damit ein Kunstwollen, dessen Triebkraft der innere Impuls ist. Die Formwerdung des inneren Erlebnisses war verbunden mit der Suche nach einer neuen Ästhetik, für die Schönheit oder Häßlichkeit im herkömmlichen Sinn kein ausschlaggebendes Kriterium mehr war. In der Auseinandersetzung mit einer von der geschichtlichen Tradition befreiten Wirklichkeit suchten die Künstler im Spannungsfeld zwischen dem eigenen Ich und der Welt nach neuen Darstellungsmöglichkeiten, die auch in die Zonen des Seelischen vordringen sollten. Es war klar, daß für eine Kunst, die Neues aussagen sollte, auch neue Formen gefunden werden mußten.

Nun sind Aquarelle und Zeichnungen, wenn sie, wie im Expressionismus, weitgehend skizzenhaft reduziert behandelt werden, dazu prädestiniert, die »Aufhebung der materiellen Welt« durch die Loslösung von der realistischen Form zu erreichen. Die eher rasch als bedeutsam verwendete Maltechnik des Aquarells bot die Möglichkeit, spontane farbige Eindrücke unmittelbar festzuhalten. In diesem Verfahren können in ein und demselben Malvorgang unterschiedliche Effekte erzeugt werden, je nachdem, ob die Farbe dünn und lasierend, trocken und kräftig, zerlaufend oder deckend aufgetragen wird. Auch hat die Wahl des Papiers, ob glatt oder stark saugend, einen bedeutenden Anteil an der Wirkung. Alle expressionistischen Künstler teilen die Vorliebe für Arbeiten mit Wasserfarben, die für sie mehr beinhaltete als die Bevorzugung des Handschriftlichen, konnten sie doch schnell intensiv empfundene Erlebnisse in farbigen Ausdruck verwandeln. Natürlich hat jeder Künstler die Aquarelltechnik auf sehr persönliche, unnachahmliche Weise gehandhabt. Die jeweilige Spannweite reicht von der raschen Niederschrift eines ersten Augeneindrucks über die Funktion des Vorentwurfs für ein Ölbild bis zu Kompositionen, die nach Form und Inhalt den Gemälden ebenbürtig sind und manchmal auch dem Format nach den traditionellen Rahmen des Aquarells sprengen.

Der Reiz der Zeichnung liegt in der unmittelbaren Lesbarkeit. Diese wird dadurch erreicht, daß der Duktus des Strichs, an dem man übrigens auch den Rang und die Einzigartigkeit des Zeichners sofort erkennen kann, das Auge führt. Auch wenn mitunter erst eine Vielfalt von Linien einen Bildgegenstand erkennen läßt, so vermag doch auch wieder die einzelne Linie über den vordergründigen Sachverhalt hinaus einen derartigen Abstraktionsgrad zu entfalten, daß in ihr die Botschaft des Ganzen schon enthalten ist. Der Grad der Könnerschaft wird also durchaus an der Linie meßbar. In diesem Medium wird dem Künstler nichts geschenkt. Mehr als in anderen Verfahren setzt die Zeichnung darüber hinaus ein unmittelbares, intensives Sehen voraus. Denn mit dem Aufnotieren des Beobachteten ist es nicht getan. Die Faszination, die für den Zeichner von einem bestimmten Objekt ausgeht, bedeutet für ihn gedankliche Sammlung und Hingabe an dieses Objekt. Gemeint ist damit die subjektive Einstellung, die die eigene Erfahrung und das eigene Erlebnis als Impuls für eine künstlerische Neuschöpfung miteinbezieht. Das besagt schon im Vorfeld Konzentration und Auswahl aus einer Vielfalt. Der Bedeutung entsprechend wird dann auch nur noch ein Konzentrat zu Papier gebracht. Denn das aus dem großen Zusammenhang befreite, hervorgehobene, isolierte Motiv macht gerade das optisch sichtbar, was eine bloße Wiedergabe der Wirklichkeit an unoptischen Vorstellungen vernachlässigen würde. Das heißt für den expressionistischen Künstler: auch im Detail oder in abgekürzter Form Totalität gewinnen. Gerade in der Reduktion der Wirklichkeit und in der Stilisierung wird der Sinn für das Bedeutende wach gehalten und führt dank der künstlerischen Bewältigung zur vollstän-

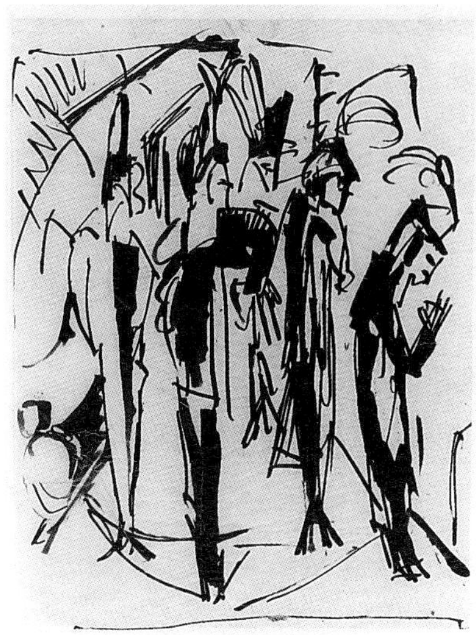

180 Ernst Ludwig Kirchner, Fünf Frauen auf der Straße, 1913, Tuschfeder und Pinsel, 22 x 16,3 cm, Museum Folkwang, Essen

digen Bildimagination. Diese offene Form, für die Kirchner den Begriff »Hieroglyphe«[2] geprägt hat, läßt etwas von dem Entstehungsprozeß sichtbar werden und ist bei vielen expressionistischen Zeichnern ein Formprinzip von ganz besonderem Reiz.

Um die Reduzierung der Ausführung ging es zum Beispiel der frühen *Brücke*-Gemeinschaft[3] bei den sogenannten Viertelstundenakten, über die Fritz Bleyl, eines der Gründungsmitglieder, zu berichten weiß: »Wöchentlich einmal kamen wir regelmäßig, zuerst bei Kirchner, zusammen. Der Wunsch, nach dem lebenden Modell zu zeichnen, wurde verwirklicht und sogleich durchgeführt, nicht in herkömmlicher akademischer Weise, sondern als Viertelstundenakt. Bald hatten wir als Modell ein bezauberndes junges Mädchen. [...] Mit wahrer Begeisterung wurde eine Stunde lang, wohl auch länger, gearbeitet und manche gelungene Akt- und Bewegungszeichnung hingelegt, ja hingehauen. [...] Um eine reiche Ernte an Aktzeichnungen herauszuholen und einzuheimsen, wurde sogar oft der Platz schon bei Halbzeit der Viertelstunde gewechselt, so waren wir von geradezu herrlicher Arbeitswut besessen [...].«[4] Auch Kirchner äußert sich über die zwanglose Arbeitsweise: »Es wurde gezeichnet und gemalt. 100e von Blättern am Tag, dazwischen Rede und Spiel, die Maler wurden zu Modellen und umgekehrt. Alle Begegnungen des täglichen Lebens wurden so dem Gedächtnis einverleibt. Das Atelier wurde eine Heimstadt den Menschen, die gezeichnet wurden: Sie lernten von den Malern, die Maler von ihnen [...].«[5]

Es ging demnach den Künstlern nicht um die traditionellen Atelierposen, wie zahlreiche Beispiele belegen (Abb. 73, 208). Den Äußerungen ist zu entnehmen, daß das Streben nach Unmittelbarkeit und freier Natürlichkeit eine völlig neue Einstellung zum Modell mit sich brachte, die vom Künstler ein schnelles Erfassen der Situation forderte, das nach Abkürzung verlangte und die Sicherheit des Sehens und Erkennens schulte. Beliebt war das Skizzieren mit Zimmermannsbleistift, Feder oder Wachskreide in knappen, manchmal vehementen Linien, die sowohl die Form umreißen als auch bestimmendes Element in der Bildorganisation werden (Abb. 62, 72, 201). In dem Paar von Kirchner, das in der ungezwungenen Augenblicksbewegung die vom Künstler gesuchte natürliche Freizügigkeit wiedergibt, liegt die Bedeutung allein in den Konturlinien, die ohne die geringste Korrektur die Körper in flüssig weichen Formen umschließen. Die Linienmelodik unterbricht Kirchner durch die »optische Synkope« (Gabler), zum Beispiel in der linken Achsel der weiblichen Figur, die aber vom Betrachter zur kompletten Bildvorstellung vervollständigt wird. Schwarze Tuschakzente setzt Kirchner pointiert ein. Dennoch ist trotz der starken Formreduzierung ein gewisser Illusionismus nicht zu leugnen, der die Einheit von Figur und Raum mit noch tiefenperspektivischer Wirkung erkennen läßt. Auch das Lineament steht noch im Banne von Naturformen. Gleichzeitig macht sich darin eine Tendenz bemerkbar, die eher anschauliche Zeichen setzt, als zu beschreiben.

Auf der Rohrfederzeichnung *Drei Badende* kann man infolge der ungebundenen Strichführung eine größere Entfernung vom Naturvorbild erkennen und sehen, wie Kirchner sich um Abbreviaturen bemüht, um durch die bezeichnende Linie das Wesen der Dargestellten zu erfassen und sie in die Form zu zwingen. Gemäß der Hieroglyphenschrift deutet der Federstrich die zerzauste Vegetation und die Körper in fast stenogrammartigen Notationen und Kürzeln an. Mit schnellen, heftigen Schriftzeichen wird auf die Wirklichkeit ohne objektive Richtigkeit hingewiesen. Selbst wenn Kirchner einmal gesagt hat, daß seine Skizzen wie in Trance entstanden sind, so spürt man doch hinter der Flüchtigkeit der Form keine Automatik, sondern den gestalterischen Willen zur straffen Komposition. Diese nervös belebte Zeichnung kann durchaus schon mit dem Stil der Großstadthektik – Kirchner zog im Oktober 1911 nach Berlin um – verbunden werden. Jetzt verbrachte er die Sommermonate nicht mehr an den Moritzburger Teichen, sondern an der Fehmarnküste, die zu seinem bevorzugten Aufenthaltsort wurde. Hier hielt er sich zusammen mit Erich Heckel und dessen Begleiterin, der Tänzerin Sidi Riha, 1912 auf. Hierhin begleiteten ihn wahrscheinlich auch die eben erst in Berlin kennengelernten Schwestern Erna und Gerda Schilling, die als Varietétänzerinnen ihren Lebensunterhalt verdienten. Da Kirchner, wie schon an den

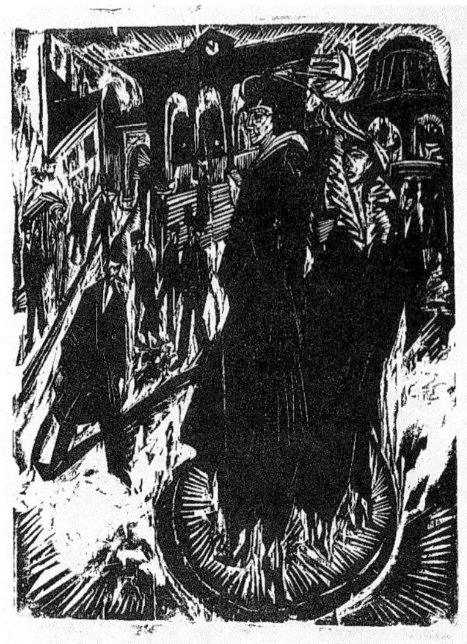

181 Ernst Ludwig Kirchner, Frauen auf dem Potsdamer Platz, 1914, Holzschnitt, 51 x 37,5 cm, Museum Folkwang, Essen

Moritzburger Teichen, auf Modelle angewiesen war, können die Dargestellten in diesem Bekanntenkreis gesucht werden.

Kirchners typischer Großstadtstil ist von drängender Unruhe und äußerster Gespanntheit geprägt. Sichtbarer Ausdruck dafür sind vor allem die Straßenbilder mit Kokotten, auch Symbol für die Entfremdung des Menschen in der Metropole (Abb. 78). Zu diesem Gemälde besitzt Köln eine vorbereitende Skizze, die die Bildelemente der späteren Komposition in lockerer, malerischer Hell-Dunkel-Verteilung mit teilweise lavierender Tusche festhält. Eine zweite Studie im Museum Folkwang, Essen (Abb. 180), die zu einem vom Künstler selbst zusammengestellten Skizzenbuch gehört, betont die für das Bild wichtigen Teile in einer straffen kompositionellen Ordnung. Dieses Blatt ersetzt das räumliche Hintereinander durch ein dichtes Nebeneinander und steht damit dem ausgeführten Gemälde näher als die Kölner Skizze. Als letztes Glied der Kette von Kokottendarstellungen gibt es einen Holzschnitt *Frauen auf dem Potsdamer Platz* (Abb. 181). Während Kirchner auf dem Gemälde die Dekadenz des Großstadtlebens vor allem durch die ordinäre Farbgebung hervorhebt, benutzt er im Holzschnitt spitze, schmale Keile, brüchige Konturen und große Helligkeitsgegensätze. Die Steigerung ins Erregte bewirken die Schraffuren, die die Formen auffächern und flimmernd und vibrierend erscheinen lassen. Der Verlust an Individualität wird durch die stereotypen Gesichtsmasken und die Marionettenhaftigkeit der Figuren festgelegt.

Kirchners Arbeiten der frühen zwanziger Jahre sind gegenüber den Vorjahren von einer neuen Wirklichkeitsaneignung geprägt. In Davos ging er verstärkt auf die Aquarellmalerei ein, um die Landschaftseindrücke farbig einzufangen. Hier entwickelte er eine eher dingbezeichnende Pinselschrift, um sich so wieder der Natur anzunähern (Abb. 200).[6] Wie beim Zeichnen mit dem Stift gliedern nun rhythmische, spontan gesetzte Pinselstriche die Bildordnung. Jetzt wird auch der bis dahin weitgehend unbestimmt gelassene Raum wieder neu organisiert. Kirchner ging es jedoch auch in dieser Schaffensphase nicht um Naturnachahmung, sondern um eine Anpassung der Grundformen der Natur an die Bildgesetze.

Der Tanz galt in der *Brücke*-Gemeinschaft als eine von allen intellektuellen Fesseln befreite Lebensäußerung. Vor allem der Ausdruckstanz konnte spontan und unmittelbar innere Regungen in Bewegungsabläufen mitteilen und war deswegen für die Künstler universalverständlich (Abb. 45, 196, 237). Er vermochte darüber hinaus Leben und Kunst überzeugend miteinander zu verbinden. Kein Wunder also, daß der Tanz zu einem bevorzugten Motiv wurde und daß Kirchner und Heckel sogar Tänzerinnen zu ihren Lebensgefährtinnen erwählten. Die Arbeitsweise der auf eine Bezeichnungsschrift und auf Reduktion bedachten Form gilt auch für Heckels *Tanzenden Akt* (Abb. 201), der in treffender und zugleich knappster Form – ein Ergebnis der Matisse-Rezeption – in schwungvoll fließenden Linien als Ausdruck des Bewegungsimpulses festgehalten ist. Das in tiefen Schwärzen wiedergegebene Rauminventar kontrastiert spannungsreich mit den ausgesparten Weißflächen des Körpers und betont seine Nacktheit. Die Dargestellte ist offensichtlich die Lebensgefährtin des Künstlers, Sidi Riha. Heckel lernte sie 1910 kennen und zog sich zeitweise mit ihr zurück, um sein neues Lebensglück zu genießen, wie Kirchner zu berichten weiß: »Eine kleine Tänzerin nahm ihn uns Armen. ELK.«[7] Mit ihr bezog er in Dresden ein neues Atelier an der Falkenbrücke 2a. Ein Indiz für die Identifikation ist die Wanddekoration mit der leicht gerundeten Hügelkette und den kugeligen Bäumen, die Heckel im Frühjahr 1910 für dieses Atelier malte. Die Geschmeidigkeit der Linie, die die Zwanglosigkeit der Bewegung und die Unbefangenheit des tanzenden Aktes unterstützt, weicht zunehmend einem harten, eckigen Formenduktus, der den Arbeiten eine straffere Struktur gibt. Man konstatiert auf solchen Blättern wie *Frau auf dem Ruhelager* zwar eine größere Sprödigkeit, aber auch – mit der vornehmlich flächig eingesetzten Farbe, die in mehr oder weniger handschriftlichen, teils deckenden, teils transparenten Pinselzügen dem Körperrhythmus folgt – ein einheitliches Zusammenwachsen aller Bildelemente. In dieser Zeit arbeitet Heckel mit Vorliebe ohne Verwendung von Zwischentönen in ungebrochenen Primärfarben, damit sich ihre Leuchtkraft und Intensität voll entfalten kann.

Bedingt durch den Ersten Weltkrieg kamen die *Brücke*-Künstler in den zwanziger Jahren zur Besinnung. Die nervösen Spannungen der ersten beiden Jahrzehnte konsolidierten sich zu einer ausgleichenden Ordnung, zur Synthese, ein Phänomen, das vielleicht am meisten bei Heckel zu beobachten ist. Jetzt stand nicht länger die Befreiung der schöpferischen Kräfte im Vordergrund, sondern von einer größeren Harmonie geprägte Darstellungen, die zweifellos auch lyrische Züge aufweisen (Abb. 200, 209). Räumlichkeit, Plastizität, Lichtwirkung und kompositionelle Ausgewogenheit im Sinne der klassischen Malerei stellten sich ein.[8]

Um 1908/09 hatten die *Brücke*-Künstler zu einem kollektiven Ausdruck gefunden, ehe sie nach der Übersiedlung nach Berlin wieder einem Individualstil nachgingen. Dieser typische *Brücke*-Stil ist von Spontaneität geprägt und konzentriert sich mit gestalterischer Kraft nur auf das Wesentliche des Bildgegenstandes. Ebenso wie Heckels *Tanzender Akt* zeigt Max Pechsteins *Im Atelier* (Abb. 208) jene damals neuartige Großzügigkeit, deren Ordnung und Rhythmik ein unmittelbares Erlebnis spiegeln. Spannungsvoll sind dabei die Divergenzen zwischen dem Beobachteten und der Konzeption des Künstlers. Hinter der Aggressivität der Farbe tritt die stoffliche Darstellung völlig zurück. Der kräftige Tuschpinselstrich gibt zwar das Gerüst des Sachverhaltes wieder, strebt aber gleichzeitig graphische Selbständigkeit an, spricht sogar teilweise als abstrakte Bildfaktur für sich. Vor allem der Mann in Gelb fungiert als expressive Bildchiffre, und das gilt auch für die Farbe, die Signalwert hat und nicht mehr auf die Wirklichkeit eingeht. Pinsel- und Kreidestrukturen, als Linie und Farbwert eingesetzt, entfalten in ihrer Flächenhaftigkeit eigenständige Qualitäten und steigern die Lebendigkeit und Expressivität des Bildmotivs. Der gemeinsame *Brücke*-Stil wird, so kann man sagen, zum Bekenntnis einer gewandelten Realität, in der sich Idee und subjektiver Gestaltungswille mit emotional Erlebtem verbinden.

Nach dem Ersten Weltkrieg löst sich auch Pechstein, ähnlich wie Heckel, weitgehend vom Formenzeichen und nähert sich trotz Vereinfachung den Naturformen an. Fremde Einflüsse treten allmählich zurück, und als Folge wird nun mehr auf die Erscheinung des Gesehenen Wert gelegt. Vergleichen wir Arbeiten der Vorkriegszeit etwa mit einigen später entstandenen Aktzeichnungen, so wird deutlich, wie sehr Pechstein sich vom expressionistischen Pathos entfernt hat (Abb. 207). Der fließende Umrißkontur übernimmt zwar wie in früheren Jahren die Führung; ihm eignet aber nicht mehr die dramatische Gebärde. In Konzentration und Gelassenheit übernimmt die Linie die Definition des Körperlichen, verdeutlicht sogar Volumen, wenn man verfolgt, wie sie im einzelnen den Körperrundungen nachgeht. Mitunter verhilft eine leichte Lavierung dazu, die taktilen, haptischen Werte zu unterstreichen. Auch Pechstein begann nun, die Mittel zu kultivieren und zu harmonisieren, ohne die Blickrichtung auf die Wirklichkeit aufzugeben.

Werfen wir einen kurzen Blick auf Karl Schmidt-Rottluff, so fällt auf, daß in seinen Werken mehr als bei denen der Künstlerkollegen die Suggestivkraft der Farbe von Bedeutung ist. Besonders in den um 1909 entstandenen Blättern fungiert die Linie zwar als Strukturgerüst, mehr jedoch wirkt sie als Farbwert. Lediglich in einem kurzen Zeitraum, um 1912/13, als Schmidt-Rottluff sich intensiv mit der Skulptur der Primitiven auseinandersetzte, trat die Farbe als nebengeordnetes Bildelement in Erscheinung (Abb. 205). In den Figurendarstellungen, einem bevorzugten Motiv dieser Phase, schließen sich die weichen, runden Linien zu organischen, flächenhaften Formen zusammen. Bald jedoch setzt wieder eine neue farbige Ausdrucksintensität ein, die, nur noch einmal unterbrochen von den sogenannten Schwarzblättern,[9] bis zum Lebensende des Künstlers andauert. Selbst in der Zeit, als sich andere schwerpunktmäßig mit Großstadtthemen auseinandersetzten, blieb für Schmidt-Rottluff stets die Landschaft im Mittelpunkt des Interesses (Abb. 204). Bei präziser Konturierung der Objekte dieser Bilder wird die Atmosphäre in ihrer Dichte an kräftige, leuchtende Farben gebunden, welche sich flächenhaft in klaren Abgrenzungen voneinander absetzen. Das flüssig gemalte Aquarell *Flußlandschaft* mit der spärlichen Vegetation gewinnt durch den segmentartig gekrümmten Horizont eine bildhafte Geschlossenheit. Die rhythmisch gestaffelten Farbflächenareale übernehmen auf diesem Blatt die Tiefenwirkung. Seit den Tessiner Aufenthalten Ende der zwanziger, Anfang der dreißiger Jahre weist sein Stil jedoch in eine andere Richtung. Die Kompositionen werden unter Mitwirkung von Farbe und zentralperspektivischen Tendenzen kompakter. Nicht nur die

Annäherung der Farbe an die Realität, sondern auch die Raumwirkung bedingt den statischen, blockhaften Charakter dieser Arbeiten.

Otto Mueller, der erst 1910 zur *Brücke*-Gemeinschaft gestoßen war, verfolgte eine eigene Linie. Da er sich zu den Zigeunern, schon immer eine Randgruppe der Gesellschaft, hingezogen fühlte, trägt er auch den Beinamen »Zigeunermueller«. Aus ihrem Umfeld wählte er seine Bildmotive, meistens Zigeunermädchen (Abb. 94), die wie eine Beschwörung einer paradiesischen Welt außerhalb der Zivilisation anmuten, einer Welt, in welcher der Mensch in völligem Einklang mit der Natur steht. Mit lyrischer Empfindsamkeit wandelt er das Geschaute in eine klar geordnete Bildvorstellung, in der Abstoßendes oder Kritisches keinen Platz hat. Seine naturnahen Geschöpfe sind meistens mit Kreide, seltener mit Aquarell, in kontrastarmem Gleichklang koloriert (Abb. 209, 210). Seine Schilderungen sind weder emotional noch visionär, aber sie spiegeln immer aufs neue die eigene Sehnsucht nach Harmonie und Schönheit. Mit seiner poetisch verträumten Grundstimmung wurde Mueller zum Einzelgänger, der sich entschieden vom ekstatischen Stil seiner Kollegen absetzt.

Ein anderes Temperament hatte Emil Nolde, der 1906/07 für eineinhalb Jahre Mitglied der Gruppe war. Er verstand es wie kein anderer, dem Aquarell eine ausschließlich auf der physischen Leuchtkraft der Farben beruhende Intensität und Aussage abzugewinnen. Er verstand es ebenfalls, mit sparsamsten koloristischen Mitteln ein Spannungsfeld aufzubauen, in der Form und Farbe unlöslich miteinander verbunden sind (Abb. 212–214). Der auf bräunlichem Papier gemalte *Dampfer auf der Elbe* demonstriert eindringlich, wie die offene Form bis an die Grenze des Ungegenständlichen geht. Das optisch Registrierende wandelt sich unter der Hand des Künstlers in scheinbar zufälligen, halb automatischen Pinselschlägen zum Zeichen. Im Gegensatz zum flüssigen Blau mit darübergesetzten Schwärzen steht das ausgesparte Braun des Papiers mit leichter Lavierung des Wassers und des Himmels in Gelb. Nolde notiert mit Energie und Impetus schnell und sicher eher die Vorstellung von Rauch, Boot und deren Spiegelung im Wasser. Zur ungestümen Heftigkeit der Pinselschläge, die die Bindung an den Gegenstand und die freie Setzung in der Schwebe hält, gehört die strikte Konzentration auf das Kernmotiv, nicht aber auf nebensächliche Details. Sehen, Erkennen und Malen verschmelzen zu einem Vorgang, zu einer Handlung.

Noch wuchtiger geht Beobachtetes im Tanz in visionäre Vorstellung über (Abb. 98).[10] Öfter als seine Künstlerkollegen verschrieb Nolde sich der Darstellung des Tanzes als rauschhaft leidenschaftlichem Ausdruck einer elementar befreienden Lebensäußerung. Er hatte, wie er selbst bekennt, »an dem Tanz als Kunstäußerung oder auch als Bewegung, als Leben, immer Freude«.[11] Nach eigener Aufstellung hat er diesem Motiv allein einundfünfzig Gemälde gewidmet. Natürlich thematisierte er nicht den Gesellschaftstanz mit seinen steif kontrollierten Abläufen, sondern den freien, ekstatischen Tanz, der von konventionellen Zwängen gelöst ist, wie unser Beispiel zeigt. Mit dem gleichen Impetus geht er auch an die Arbeit: »Festgelegte ästhetische Regeln gibt es nicht. Der Künstler schafft seiner Natur, seinem Instinkt folgend das Werk. [...] Die Kunst will sich selbst geben, sie will nicht vom Willen oder dem Verstand diktiert sein.«[12] Auch auf seinem Aquarell *Tanz* wächst aus dem eruptiven Rot, einem Zeichen enthemmter Sinnenfreude, die heftige Bewegung der Tänzerin heraus. Die Suggestivkraft der Farbe und die Nahsicht überhöhen das Erlebnis zur inneren Vision, ähnlich wie die in Haltung und Bewegungsrhythmus nahestehenden berühmten *Kerzentänzerinnen*.[13] Auch in seinen Landschaftsdarstellungen interpretiert Nolde mit einem furiosen Farbenspiel die Natur. Auf strukturierende Linien als Kompositionsgerüst verzichtet er vollends, jeder Pinselstrich breitet sich farbig aus, nimmt einen wäßrigen, fließenden Verlauf, vermischt sich in kalkulierter Zufälligkeit mit anderen Farben, um eine eigenständige Dynamik zu entfalten.

Der süddeutsche Expressionismus ist von anderen Ausgangsbedingungen bestimmt als der norddeutsche. Wassily Kandinsky und sein Kreis,[14] von theosophischem und anthroposophischem Gedankengut geprägt, entwickelten eine pantheistische Weltsicht, die sich künstlerisch in der allmählichen Abkehr von der Dingwelt manifestiert.[15] Die Verwirklichung von abstrakten Ideen spielte, wie die Schrift Kandinskys *Über das Geistige in der Kunst* von 1911 darlegt, für die Formfindung eine entscheidende Rolle. Der Künstler macht deutlich, daß ihn nicht in erster Linie die Darstellung des materiell Gegenständlichen interessiert: »Diese Liebe zur Natur bestand hauptsächlich aus reiner Freude und Begeisterung für

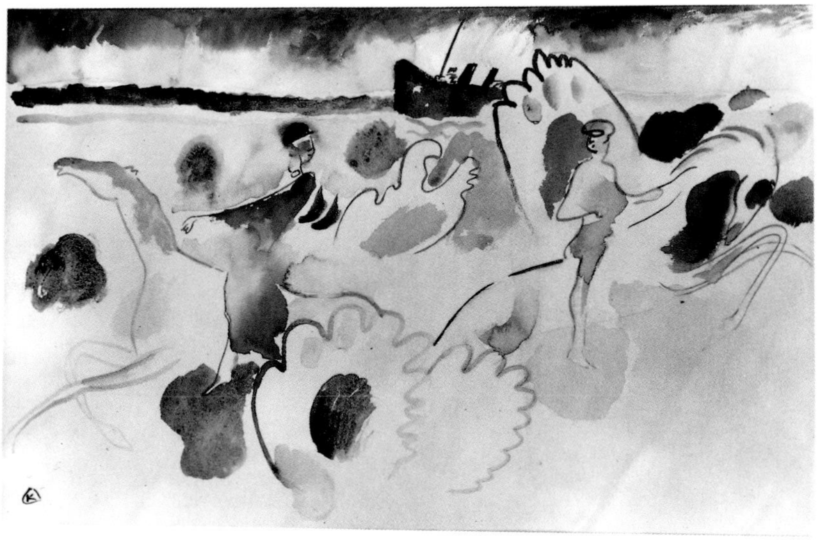

182 Wassily Kandinsky, Reiter am Strand, um 1911, Aquarell, 31 x 48 cm, Museum Ludwig, Köln

das farbige Element. Oft beherrschte mich ein stark klingender und duftiger blauer Fleck im Schatten eines Baumes so stark, daß ich die ganze Landschaft malte, nur um den Fleck zu fixieren. [...] Dann versuchte ich die weniger wirksamen Teile auf der Leinwand sichtbar zu machen. Aus diesen Übungen entstand meine Fähigkeit, nach meiner Art klingende Landschaften zu malen [...].«[16]

Die *Reiter am Strand*, ein Titel, der bezeichnenderweise nicht von Kandinsky stammt, demonstrieren konsequent die neue Kürzelschrift (Abb. 182). Mehr noch als die dichte Konsistenz eines Ölbildes betont gerade die flüssig transparente Malweise des Aquarells das Immaterielle und Unsubstantielle des Gegenständlichen. Die erzählerischen, konventionellen Bildelemente wie Pferde, Reiter, Dampfer, Wasser und Himmel werden in großzügigen Linienzügen zu Chiffren umgedeutet und mit locker eingestreuten, räumlich voneinander isolierten, ungegenständlichen Farbflecken spannungsreich in Beziehung gesetzt. Die flächigen Elemente sind unabhängig vom Sujet in die Komposition eingeflochten. Ihre komplementäre Farbgebung schließt das ganze Gefüge zu einer optisch pulsierenden Oberfläche zusammen. Gleichberechtigt mischen sich also abstrahierte, gegenstandsbezogene mit dingunabhängigen Formen und kreieren eine neue, mit der »Hieroglyphenschrift« der *Brücke*-Künstler nicht zu vergleichende Ästhetik, damit, um mit Kandinsky zu sprechen, der »innere Klang« sich zur »inneren Kraft« im Bild entfalten kann.

Noch deutlicher manifestiert sich der pantheistische Gehalt in Franz Marcs Werken. Er basiert auf der Empfindung für das Einssein alles Geschaffenen, deren Wurzel noch aus dem Gedankengut der deutschen Romantik stammt. Der Grundvorstellung seines expressionistischen Stils liegt die Sehnsucht nach Erlösung durch die Aufgabe der eigenen Persönlichkeit an das große Geheimnis des Seins zugrunde. Wie bei den *Drei Rehen an der Quelle* (Abb. 112) versucht der Künstler mit Hilfe der Farbgebung seine Legende vom Tier zu verwirklichen, mit der er sich in ein erträumtes Bewußtsein einzustimmen suchte, um eine Verbindung zwischen Wirklichkeit und Vorstellung herzustellen. Die unwirklich erscheinenden Weißhöhungen weisen auf ein transzendentes Licht, durch das die Kreatur symbolhaft in das Spiel der kosmischen Kräfte der Natur einbezogen ist. Die Lichtmystik, dem Mittelalter verwandt, spiegelt das sakrale Mysterium. Sicher hat Marc diese Wirkung auch in tieferem Sinn so gemeint, wollte er doch »ein unirdisches Leben zeigen, das hinter allem wohnt, den Spiegel des Lebens zu zerbrechen, daß wir das Sein schauen«.

Mit Sicherheit griff Heinrich Campendonk die Idee des Tierbildes von Marc auf, um ähnlich wie dieser symbolhaft die Einheit von Tier und Mensch mit der Natur darzustellen (Abb. 175).[17] Im Unterschied zu Marc jedoch fehlt seinen Arbeiten wegen der anekdotischen Schilderung jener höhere Gleichniswert, der die Wegrichtung zum »inneren mystischen Aufbau« der Wirklichkeit andeutet. Den Bildern eignet aufgrund der Bewunderung für die Volkskunst und den Maler Rousseau[18] eine gewisse Naivität mit surrealem Effekt. Die »märchenhafte Verklärung«[19] beruht auf dem marionettenhaften, wie gefroren erscheinenden Figürlichen sowie der kräftigen Farbe, die, vergleichbar der Glasmalerei, aus sich selbst heraus leuchtet.

August Macke setzt den visionären Werken Marcs in unproblematischen Farbklängen ein anderes, heiteres Spiel vom Zusammenwirken geheimer Kräfte entgegen. Die äußere Ausgeglichenheit, die er während seines Aufenthaltes in Hilterfingen am Thuner See (Ende September 1913 bis Juni 1914, nur unterbrochen von der Tunisreise im April) gewann, machte sich in einem von anderen Richtungen unabhängigen Denken und starken künstlerischen Selbstbewußtsein bemerkbar. Er stellte dort fest, daß »Kubismus, Futurismus, Expressionismus, abstrakte Malerei nur Bezeichnungen für eine Wendung sind, die unser malerisches Denken machen will und macht«. »Blödsinn« nennt er die »absolute Herrschaft irgend eines Rezeptes«.[20] In den am Thuner See entstandenen Arbeiten offenbart sich, so können wir heute sagen, die ganze Konsequenz seines Künstlerlebens besonders in der geläuterten Ordnung der Hutladenbilder, in denen er eine großartige farbige Gespanntheit mit souveräner Kraft bewältigt. Hier auch gewinnt die vorher vernachlässigte Aquarellmalerei wieder Priorität. Selbst Relikte der Delaunayschen Fensterbilder, wie zum Beispiel auf dem Blatt *Modefenster* (Abb. 168), werden durch eigene Eindrücke und formale Eigenwilligkeit überwunden. Macke verbindet die Farben, die Delaunay immer in die vorderste Bildebene setzt, mit perspektivischer Vorstellung, gibt sie in raumschaffender Verkürzung wieder. Das Licht zerlegt er in Farbprismen, deren strahlende Leuchtkraft so nur im Aquarell möglich ist. Ein solches Maß an Lebendigkeit und Eindringlichkeit vermag dasselbe Sujet in Öl,[21] das einen größeren gegenständlichen Illusionismus mit ins Spiel bringt, weit weniger zu vermitteln.

Die Nachkriegsjahre, die politisch einen Neubeginn durch die Weimarer Republik bedeuteten, ließen viele Künstler eine gesellschaftskritische, soziale Richtung einschlagen. Die expressiven Tendenzen wurden in rhetorischer Beredsamkeit den neuen Zwecken nutzbar gemacht. Besonders George Grosz' pessimistischer Grundtenor ist durch einen verzerrenden, beißenden Sarkasmus charakterisiert. Masse und Individuum bilden für ihn keine potentiell revolutionäre Kraft, sondern sind Unterdrückte oder Ausbeuter. In der Federzeichnung *Sanatorium* zeigt Grosz in feinnervigem, graffitiähnlichem Umriß unter Verzicht auf weitere graphische Elemente Gebäude und Menschen in eigentümlicher Labilität. Die naiv geführte Feder – Kinderzeichnungen regten ihn wegen ihrer Eindeutigkeit an – beraubt die Wirklichkeit aller Illusionen, versetzt den Menschen in eine brüchig gewordene Welt, der er ausgesetzt ist. Auch die scheinbar belanglose *Straßenszene* ist für Grosz nicht neutral. Die stereotypen Mienen der Passanten und der Schematismus der Bildstruktur, Erinnerungen an die Pittura metafisica, sind so effektvoll herausgehoben, daß sie die verborgene Wirklichkeit hinter der menschlichen Fassade aufdecken. Grosz' geballter Haß galt gleichermaßen dem Militär wie der Profitgier, dem Kapitalismus, als deren Vertreter die nach links gehenden Figuren gekennzeichnet sind.

Otto Dix ging es weniger darum, die versteckte Amoral der Menschen anzuprangern, als das Leben aus seiner Sicht mit unverstelltem Blick aufzudecken. Dazu arbeitete er mit der Kategorie des Häßlichen.[22] In diesem Sinne verstand er es auch, die *Vorstadtszene* mit desillusionierender Kraft darzustellen. Der Daseinsmißklang offenbart sich ungetarnt in der verbrauchten Prostituierten mit ihrem gemein aufleuchtenden roten Rock, dem verhärmten Kriegskrüppel dahinter, dem Betrunkenen auf der Straße und den Kindern, die dazu verdammt sind, in diesem Milieu aufzuwachsen. Unverfälscht spiegelt sich auch das rein Existentielle in den Bildnissen wider, denen Dix einen großen Stellenwert innerhalb seines Werkes einräumte. In diesem Metier bot das Aquarell eine freie und spontane Ausdrucksweise. Dem Künstler ging es dabei nicht um die strenge Aufzeichnung einer Einzelperson, sondern um eine durch die Überzeichnung typisierende Individualität, wobei die namentliche Identität ohne Belang ist.[23] Demnach geht auch der weiche, gerundete Strich des *Mädchens mit rosa Bluse* nicht auf markante Charakteristika einer speziellen Person ein, sondern auf die Typik einer Fettleibigen, die mit ihrem Volumen fast den Bildrahmen sprengt. Die bewußte Nahsicht verstärkt ihre aufdringliche Präsenz. Ohne persönliches Raffinement stiert das grobschlächtige Mädchen mit aufgedunsenem Gesicht am Betrachter vorbei. Das wäßrige Violettrot der Bluse und das indezente Wangenrot sind auf die derbe, simple Person abgestimmt.

Ludwig Meidners Stärke liegt ebenfalls in der Portraitdarstellung. Er konzentriert sich hauptsächlich auf das eigene Bildnis als Objekt der existentiellen Selbsterfahrung (Abb. 24). Der expressionistische, zum Pathos neigende Naturalismus der Kopfstudie gibt in leidenschaftlicher Gefühlserregung die seelische Konstitution des Künstlers wieder. Der Kopf, leicht von unten gesehen, erscheint ohne Symmetrie und Gleichmaß in einer verdrückten Perspektive. Aus dieser Ansicht wirkt er lebendig und spannungsvoll. Dramatisch ist auch die Einzelausführung der tiefen Schwärzen, die kontrastreich zum hellen Grund stehen. Wie die quälerische Selbstanalyse des Bildnisses kündet der *Niedergestürzte* (Abb. 227), schon eine Zeichnung des Ersten Weltkrieges, von der Verstörung des Menschen, welche in der Verdrehung des Körpers und den durcheinandergewirbelten Gliedern sichtbar gemacht werden soll. Anregun-

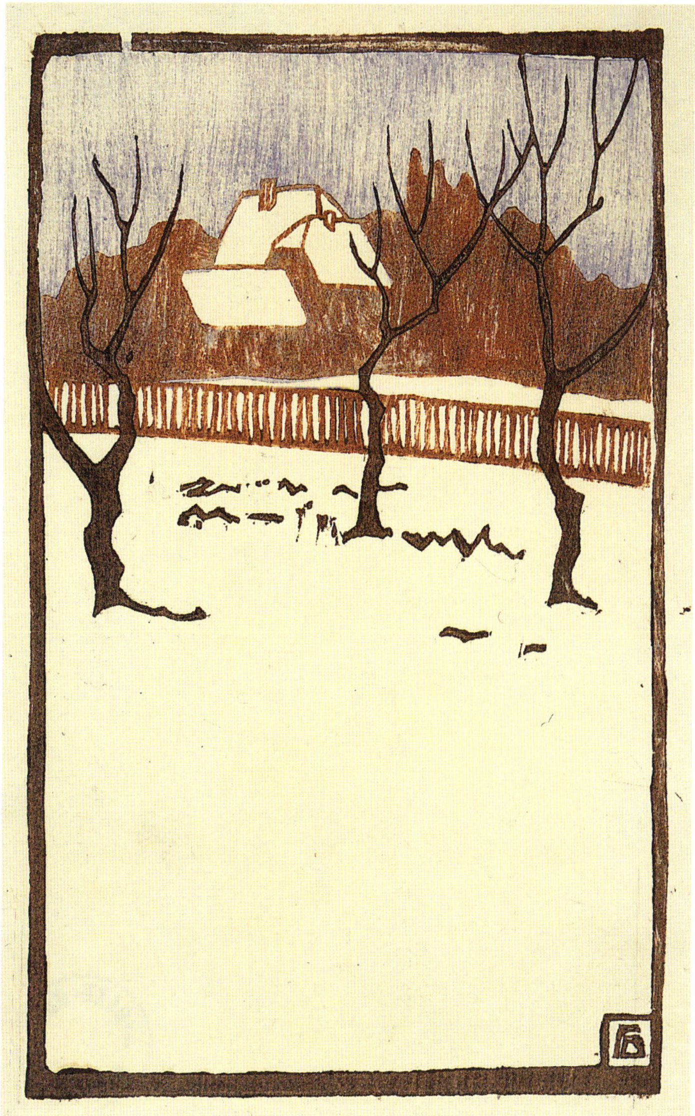

183 Fritz Bleyl, Winter, 1905, Kat.-Nr. 41

184 Fritz Bleyl, Am Saaler Bodden, 1912/13, Kat.-Nr. 43

In der Druckgraphik bevorzugten die *Brücke*-Künstler zunächst vor allem den Holzschnitt mit seinen ausgeprägten Schwarz-Weiß-Kontrasten, der scharfen linearen Abgrenzung und der flächenhaften Wirkung. Gleichzeitig war der Holzschnitt als formklärendes Mittel von Bedeutung, da der Widerstand des Materials zur Besinnung und zur knappen Gestaltung zwang wie kein anderes Medium. Bei der Suche nach einer neuen, auf Eindringlichkeit abgestimmten Wirkung versprachen in der Frühzeit der Gemeinschaft die formalen Kriterien des japanischen Holzschnitts Ansätze für eine neue Bildgestaltung zu bieten. Man spürt den Einfluß noch deutlich in Bleyls *Winter* (Abb. 183), dessen extremes Hochformat eine additive Aufreihung der Bildelemente nach oben hin begünstigt und nicht mehr die Raumtiefe mit illusionistischer Fernwirkung. Die Aufgabe des orthogonalen Systems zeigt sich unvermittelt in den Bäumen, die ohne Basis vor der weißen Fläche schweben. Natürlich machen sich auch andere, sehr unterschiedliche Einflüsse bemerkbar. So sucht Kirchner in *Religiöse Tempelorgie aus Tausendundeiner Nacht* aus der Wirkung des Jugendstils, van Goghs und Munchs[26] sein eigenes Vokabular zu finden. Ornament, arabeskenartige Muster, Flächenhaftigkeit und flackernde Lichtverteilung sind zwar mit Kühn-

gen zu einer derartigen Bildsprache erhielt Meidner von Max Beckmann, dessen Bildorganisation jedoch mehr auf Tektonik und straffe Form zielt.

Den sozialen Aspekt, den Grosz und Dix mit Sarkasmus gestalten, sehen Pankok und Kollwitz mit den Augen des Schmerzes und Mitleids. Mit dem malerisch aufgerauhten Kohlestift sucht Pankok, etwa in der *Weinenden Frau* (Abb. 233), Gefühlswerte zu vermitteln. Die physische Not ist in Gebärde und Haltung zu erkennen. Die Tragik des Lebens ist auch bei Kollwitz Hauptthema. Besonders die Todesproblematik[24] (Abb. 234) vermag die Künstlerin vom Einzelschicksal in allgemeingültiges menschliches Empfinden zu projizieren.

Ernst Barlachs graphisches Werk steht, da er hauptsächlich Bildhauer war, in engem Zusammenhang mit seiner körperlich plastischen Vorstellung (Abb. 224, 225). Die stilisiert wuchtigen Gestalten, bei denen Körper, Gewand und Schatten zu einer Form zusammenschmelzen, tendieren zur blockhaften Geschlossenheit. Die Landschaft als erzählerisches Moment wird entweder gar nicht oder nur spärlich angedeutet.[25]

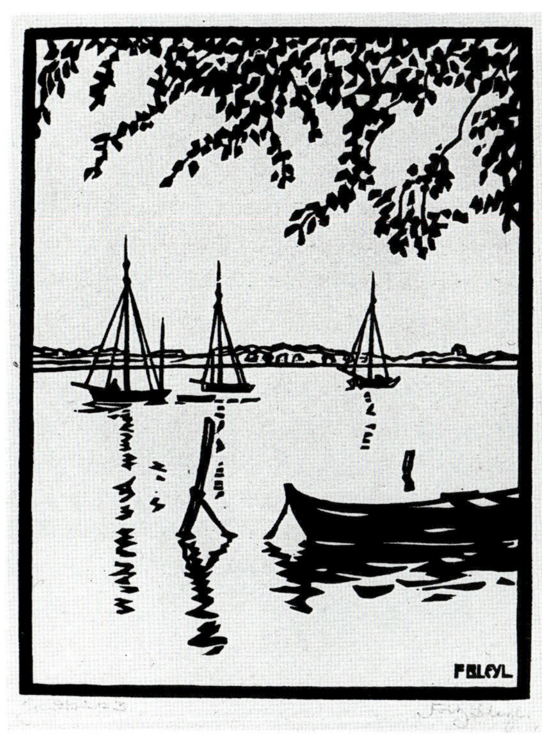

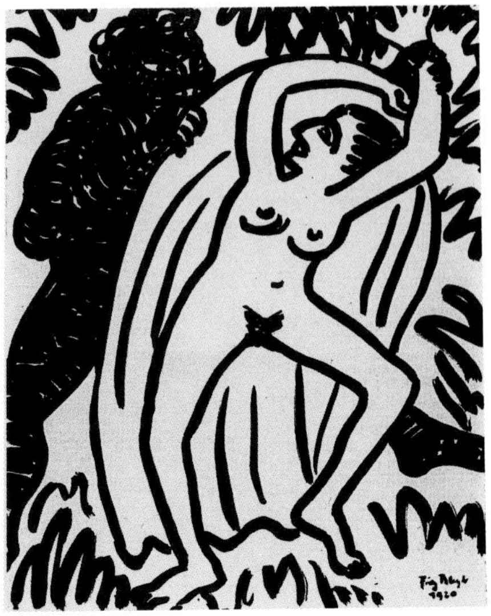

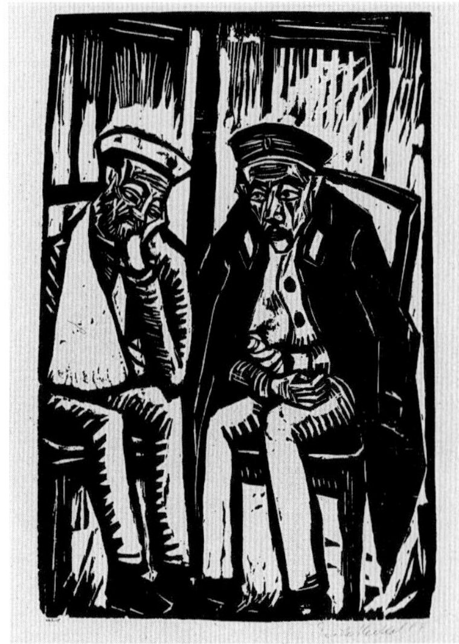

185 Fritz Bleyl, Der Raub, 1920, Kat.-Nr. 44

186 Erich Heckel, Zwei Verwundete, 1914, Kat.-Nr. 85

heit zusammengefaßt, aber noch nicht gestalterisch ausgereift. Zur gleichen Zeit schuf Heckel Holzschnitte (Abb. 186), bei denen die Holzpartikel aus dem Stock herausgerissen zu sein scheinen. Diese auf die Sprödigkeit des Materials Rücksicht nehmende Bearbeitung, die die Künstler bei Munch kennengelernt hatten, macht sich auch Schmidt-Rottluff durch eine nervöse Aufsplitterung des Holzstocks zu eigen (Abb. 204, 205). Pechstein, der als einziger eine künstlerische Ausbildung besaß und technisch versiert war, liebte die Geschmeidigkeit der stilisierten Form. Während seiner Parisaufenthalte 1907/08 stand er im Banne der Fauvisten, vor allem adaptierte er die eleganten Abbreviaturen von Matisse. Dem französischen Einfluß konnten sich auch die anderen Künstler nicht entziehen. Heckel reduziert die Formen radikal, nimmt auf Details keine Rücksicht mehr und wandelt das konkret Gegenständliche zu eigenständigen, in Rundungen zusammengefaßten Form-Flächengebilden, die auf die Gesamtwirkung hin orientiert sind.

Die extreme Flächenorganisation des Bildes, die von 1909 an mehr und mehr künstlerisches Ausdrucksmittel wurde, leitet bald den sogenannten »harten« Stil ein, der unter anderem durch Schnitzereien der Palau-Inseln angeregt wurde. Die *Brücke*-Künstler hatten diese Schnitzereien im Dresdener Völkerkundemuseum gesehen und waren von der Ausdrucksstärke und Lebendigkeit beeindruckt. Die in Kerbschnitt eingeschnitzten Figuren ließen wegen des harten Materials keine starken Kurven zu.

Die Orientierung an der sogenannten primitiven Kunst[27] war jedoch nicht ausschließlich eine Stilfrage, sie bedeutete sicherlich auch Ablehnung der bürgerlichen Wirklichkeit, der »wohlnangesessenen Kräfte«, und war ein Protest gegen den falschen Fortschrittsglauben einer entmenschlichten Industriegesellschaft. Das Bekenntnis zum Primitivismus sollte die verschütteten natürlichen Kräfte menschlichen Vermögens wieder aufdecken. Die

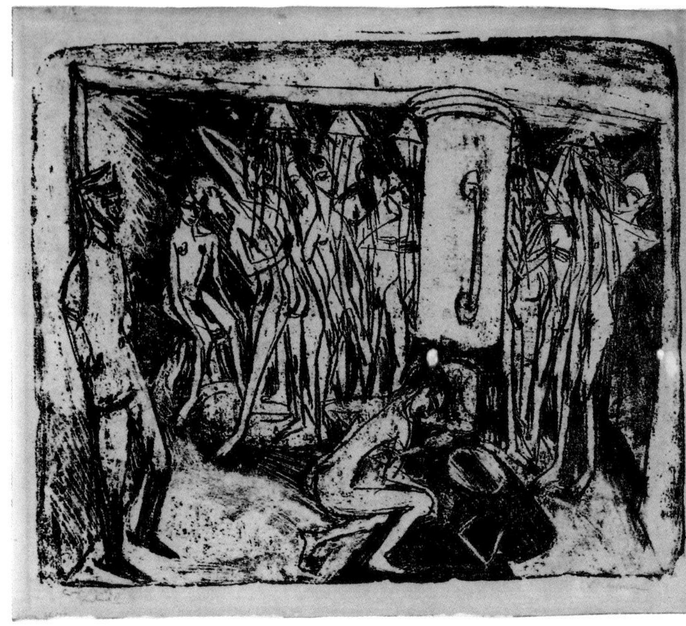

187 Ernst Ludwig Kirchner, Artilleristenbad, 1915/16, Kat.-Nr. 154

ungebrochene schöpferische Energie, die die Künstler in der Afrika- und Südseekunst verwirklicht sahen, glaubten sie selbst in der Abgeschiedenheit der Natur zu finden, die zugleich auch eine Flucht aus den gesellschaftlichen Zwängen ermöglichte. Malerische und einsame Orte fanden sie an den Moritzburger Teichen, in Dangast, Nidden, Fehmarn, Hiddensee und Prerow. Zu den bevorzugten Themen gehörte der nackte Mensch in der Natur, aber auch im Atelier (Abb. 190). Der Akt wurde ebenso als Befreiung von falschen Moralbegriffen wie als Verneinung überkommener Wertebegriffe empfunden. Priorität hatte die natürliche Haltung der Modelle, die auch der Spontaneität ihrer Schöpfung entgegenkam.

Nolde war nach kurzer *Brücke*-Mitgliedschaft seine eigenen Wege gegangen, da ihm als dem zwanzig Jahre Älteren das kollektive Leben und Arbeiten nicht zusagte. Durch seine Freunde war er zum Holzschnitt

188 Ernst Ludwig Kirchner, Hugo Biallowons fiel für uns, 1916, Kat.-Nr. 156

189 Botho Graef und Hugo Biallowons in Kirchners Atelierwohnung in Berlin-Friedenau, Körnerstr. 45, 1914/15, Kat.-Nr. 203. Photo: Kirchner

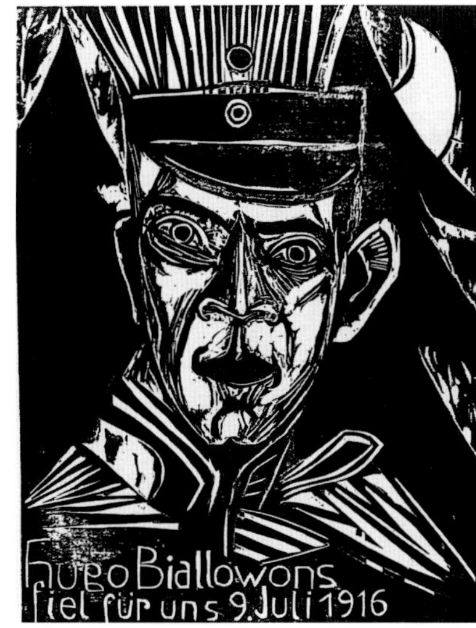

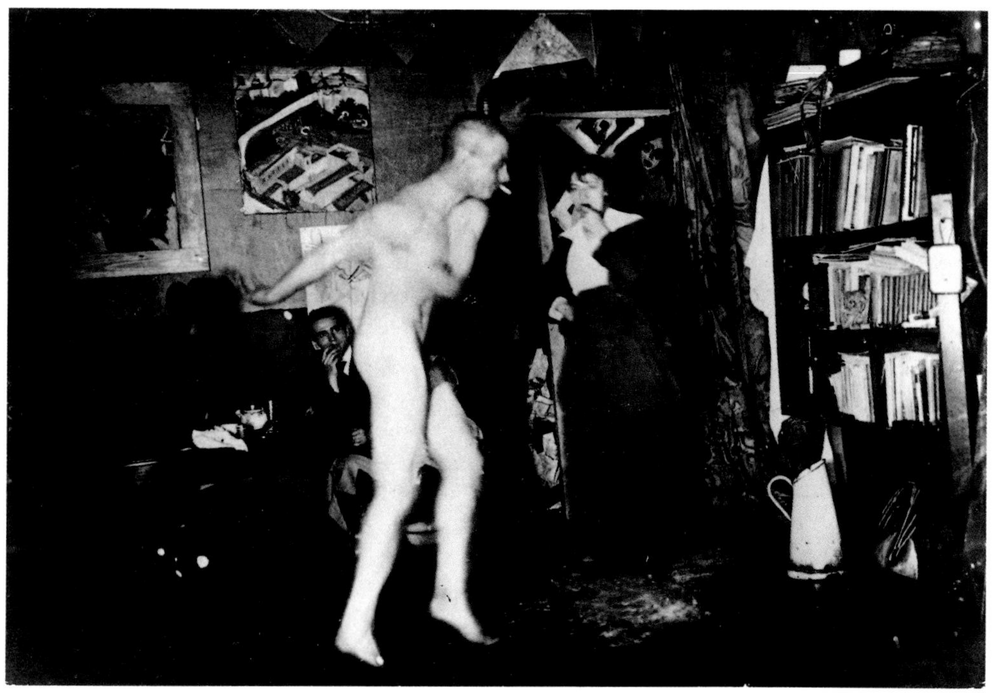

gekommen, dem er erstaunliche Wirkungen abzugewinnen wußte (Abb. 191). Starke Hell-Dunkel-Kontraste, aufgesplitterte, absichtlich stehengelassene Holzpartikel führen zu einer aggressiven Bildstruktur, die im Gegensatz zum gewohnten Schönheitskanon zur malerischen Formauflösung tendiert. Noldes eigentliche Stärke als Maler entfaltet sich am reinsten in der Lithographie, in der wie im Aquarell der Pinselduktus dominiert (Abb. 211). Ohne Vorzeichnung wird mit einem breiten Strich die Farbe mit Schwung und Kraft aufgetragen, so daß das Druckwerk gemalten Aquarellen ähnelt. Dazu kommt die bildschöpferische Phantasie, die selbst religiöse Szenen wie Spukgesichter einer anderen Welt erscheinen läßt.

Der Erste Weltkrieg brachte bei vielen Künstlern einen radikalen Bruch in der Themenstellung. Im Vordergrund stand mehr und mehr das Leiden des Menschen. Religiöse Themen als Sinnbild der Erlösung und Themen der Selbstaufgabe wurden nun erarbeitet. In einem Brief an Gustav Schiefler drückt Kirchner das aus, was man mit Identitätsverlust bezeichnen könnte: »Schwerer als alles andere lastet der Druck des Krieges und die überhandnehmende Oberflächlichkeit. Ich habe immer den Eindruck eines blutigen Karnevals. Man fühlt, daß die Entscheidung in der Luft liegt, und alles geht drunter und drüber. Aufgedunsen schwankt man, um zu arbeiten, wo jede Arbeit vergeblich ist und der Ansturm des Mittelmäßigen alles umreißt. Wie die Kokotten, die ich malte, ist man jetzt selbst. Hingewischt, beim nächsten Male weg. Trotzdem versuche ich immer wieder, noch Ordnung in meine Gedanken zu bringen und dem Verwirrenden ein Bild der Zeit zu schaffen, was ja meine Aufgabe ist.«[28] Sichtbarer Ausdruck für die existentielle Situation des Künstlers ist der *Kopf des Kranken*, ein

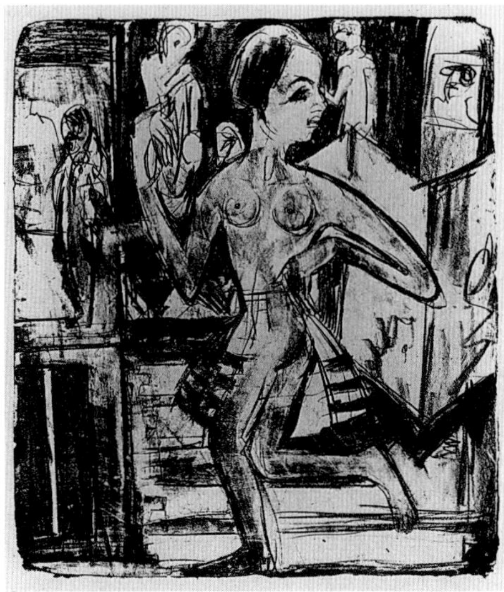

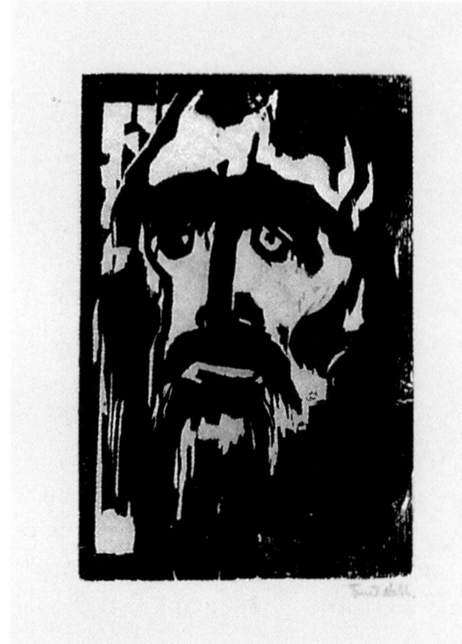

190 Ernst Ludwig Kirchner, Nackttänzerin, 1921, Kat.-Nr. 171

191 Emil Nolde, Prophet, 1912, Kat.-Nr. 320

erschütterndes Selbstportrait (Abb. 242). In dieser hochexpressiven Graphik war nicht die Bildnistreue maßgebend, sondern die Deformation als Ausdruck der seelischen Spannung. Zersprengte Hektik und Nervosität haben dem Künstler das Messer zur unmißverständlichen Darlegung dessen geführt, was er mit der unnatürlichen Verzerrung meint: drängende Unruhe und innere Krise.

In der Zeitschrift *Die Aktion* erschienen von 1916 bis 1918 Sonderhefte mit dem Titel *Friede auf Erden*, *Weihnachten 1917* und *Golgatha*. Schmidt-Rottluff fertigte 1918 eine Folge von Christusdarstellungen an, die diese Thematik in demonstrativer Weise herausstellt. Alle Motive sind auf knappe, meist kantig angerissene, hieroglyphische Formeln gebracht. Vor allem in den Köpfen beschränkt er sich auf »kubistische« Abbreviaturen mit archaisierender, magischer Wirkung, die an überzeitliche Kultbilder erinnern. Auch Heckels Graphik bezieht sich in dieser Zeit auf die Kriegsereignisse. Als Sanitäter erlebte er zwar das Leid der Soldaten (Abb. 186), aber insgesamt spiegelt seine Kunst verhältnismäßig wenig von den unmittelbar erfahrenen Schrecknissen. Nach Schieflers Aussage war er eher bemüht, den Verwundeten, Genesenden und Sterbenden die schweren Stunden zu erleichtern. Als stets ausgleichende Persönlichkeit suchte er schon seit 1913 den Ausdruck stiller Ergriffenheit und Vergeistigung.

Die expressionistische Nachkriegskunst besaß für viele Künstler nicht mehr das formal kritische Ferment der einstigen Ausgangssituation. Ihr Sinn und Tun war weitgehend durch ein neues Selbstbewußtsein geprägt, das auf Formentdeckungen verzichtete und der Natur wieder näher kam. Einige Künstler blieben sich auch jetzt in der formalen und inhaltlichen Gestaltung treu. So verfolgten zum Beispiel Kollwitz und Barlach ihre alte Problematik, ohne an künstlerischer Kraft zu verlieren (Abb. 225, 226). Auch Pankoks ursprüngliche Aggressivität wurde noch in den dreißiger Jahren durch die nationalsozialistische Herrschaft stimuliert (Abb. 25). Geht man von der Situation der Nachkriegszeit aus, so kann Kirchner als derjenige gelten, der formal eine umfassende Neuorientierung suchte. Der Bildgegenstand gewinnt bei ihm zusehends ein abstrakteres Aussehen, wobei schwerpunktartig die arabeskenhafte Lineatur hervorgehoben wird. Bereits der *Akt* von 1924 ist auf Außenkontur und Binnenlineament ausgerichtet. Noch kühner sind die *Stafettenläuferinnen* und *Palucca* formuliert (Abb. 196, 198). Ausgehend vom visuellen Erlebnis verweist das filigrane Geflecht auf eine übergreifende Bildornamentik, die eine unabhängige Eigendynamik entfaltet. Wenn wir hier an Paul Klee und Pablo Picasso erinnern, dann folgt Kirchner mit seiner Auffassung einem internationalen Trend, Form- und Dinggebilde durch ein anschauliches Zeichen zu ersetzen, das Symbol oder Analogie unserer Selbsterkenntnis ist.

1 Zum Wandel der Kunstauffassung: Paul Vogt, Einführung, in: *Expressionism. A German Intuition 1905–1920*, hrsg. von Paul Vogt, New York und San Francisco 1980, S. 302 ff.; Arnold Gehlen, *Zeit-Bilder. Zur Soziologie und Ästhetik der modernen Malerei*, Frankfurt am Main und Bonn 1960, S. 133ff.

2 Hieroglyphen versteht Kirchner »in dem Sinne, daß sie die Naturformen in einfache Flächenformen bringen und dem Beschauer ihre Bedeutung suggerieren, wie das geschriebene Wort Pferd jedem die Form Pferd vor Augen stellt. Es sind nicht Hieroglyphen in dem bekannten Sinne des Wortes, daß eine bestimmte Form für immer denselben Gegenstand oder Begriff gebraucht wird.«

3 Vgl. den Beitrag von Magdalena M. Moeller.

4 Fritz Bleyl, »Erinnerungen«, zit. nach Hans Wentzel, »Fritz Bleyl. Gründungsmitglied der Brücke«, in: *Kunst in Hessen und am Mittelrhein. Schriften der Hessischen Museen*, 8, 1968, S. 93ff.

5 Lothar Grisebach, *E. L. Kirchners Davoser Tagebuch*, Köln 1968, S. 78 (6. März 1923).

6 *Genius*, 1920, S. 216–234.

7 Die Postkarte Heckels an Otto Mueller mit dem Nachsatz Kirchners befindet sich im Altonaer Museum, Hamburg. Abb. in: *Erich Heckel und seine Zeit. Dokumente. Fotos. Briefe. Schriften*, ausgew. von Karlheinz Gabler, Stuttgart und Zürich 1983, S. 76.

8 Max Sauerlandt, »Erich Heckels Aquarelle von der schleswigschen Ostseeküste«, in: *Genius*, 3, 1921, S. 73–77.

9 Hans-Werner Schmidt, »Die Aquarelle der dreißiger Jahre. Die Entwicklung des weichen Stils«, in: *Karl Schmidt-Rottluff. Aquarelle*, hrsg. von Magdalena M. Moeller, Stuttgart 1991, S. 26ff.

10 Manfred Reuther, »Der Tanz im Leben und Werk Emil Noldes«, in: Ausst.kat. *Emil Nolde*, hrsg. von Ingried Brugger und Manfred Reuther, Kunstforum Bank Austria, Wien 1994, S. 29–49.

11 Emil Nolde, *Jahre der Kämpfe (1902–1914)*, Berlin 1934, 6. Aufl., Köln 1991, S. 148.

12 *Emil Nolde. Briefe aus den Jahren 1894–1926*, hrsg. von Max Sauerlandt, Hamburg 1967, S. 81.

13 Urban WV. 512.

14 Vgl. den Beitrag von Annegret Hoberg.

15 Armin Zweite, »Die Linie zum inneren Klang befreien«, in: *Wassily Kandinsky. Kleine Freuden. Aquarelle und Zeichnungen*, hrsg. von Vivian Endicott Barnett und Armin Zweite, München 1992, S. 9ff.

16 *Wassily Kandinsky. Die gesammelten Schriften*, Bd. I, hrsg. von Hans K. Roethel und Jelena Hahl-Koch, Bern 1980, S. 53.

17 Andrea Firmenich, *Heinrich Campendonk 1889–1957. Leben und expressionistisches Werk*, Recklinghausen 1989, S. 102, 103.

18 Andrea Firmenich, »Im Kreis des Blauen Reiter. Harmonie der Farben und Form«, in: Ausst.kat. *Heinrich Campendonk. Ein Maler des Blauen Reiter*, hrsg. von Sabine Röder, Krefeld, Kaiser-Wilhelm-Museum/München, Städtische Galerie im Lenbachhaus, Krefeld 1989, S. 94.

19 Alfred Fischer, *100 Arbeiten auf Papier aus der Graphischen Sammlung des Museum Ludwig Köln*, Köln 1986, S. 62.

20 *August Macke. Briefe an Elisabeth und die Freunde*, hrsg. von Werner Frese und Ernst-Gerhard Güse, München 1987, S. 300.

21 Vriesen 433.

22 Suse Pfäffle, *Otto Dix. Werkverzeichnis der Aquarelle und Gouachen*, Stuttgart 1991, S. 16, 19.

23 Ebd., S. 26.

24 Alexandra von dem Knesebeck, »Abschied und Tod«, in: Ausst.kat. *Käthe Kollwitz. Meisterwerke der Zeichnung*, hrsg. von Hannelore Fischer, Köln, Käthe-Kollwitz-Musum, Köln 1995, S. 59.

25 Harald Knobling, *Studien zum zeichnerischen Werk Ernst Barlachs 1892–1912*, Worms 1989, S. 122.

26 Eberhard Roters, »Beiträge zur Geschichte der Künstlergruppe ›Brücke‹ in den Jahren 1905–1907«, in: *Jahrbuch der Berliner Museen*, N.F., II, 1960, S. 172ff.

27 Evmarie Schmitt, »Die Rezeption primitiver Kunst«, in: Ausst.kat. *Künstler der Brücke in Moritzburg*, hrsg. von Ingrid Möbius, Museum Schloß Moritzburg, 1995, S. 38ff.

28 *Ernst Ludwig Kirchner und Gustav Schiefler. Briefwechsel 1910–1935/38*, bearb. von Wolfgang Henze, Stuttgart und Zürich 1990, Nr. 65.

192 Ernst Ludwig Kirchner, Straßenszene
(Grüne Kokotten), 1914, Kat.-Nr. 151

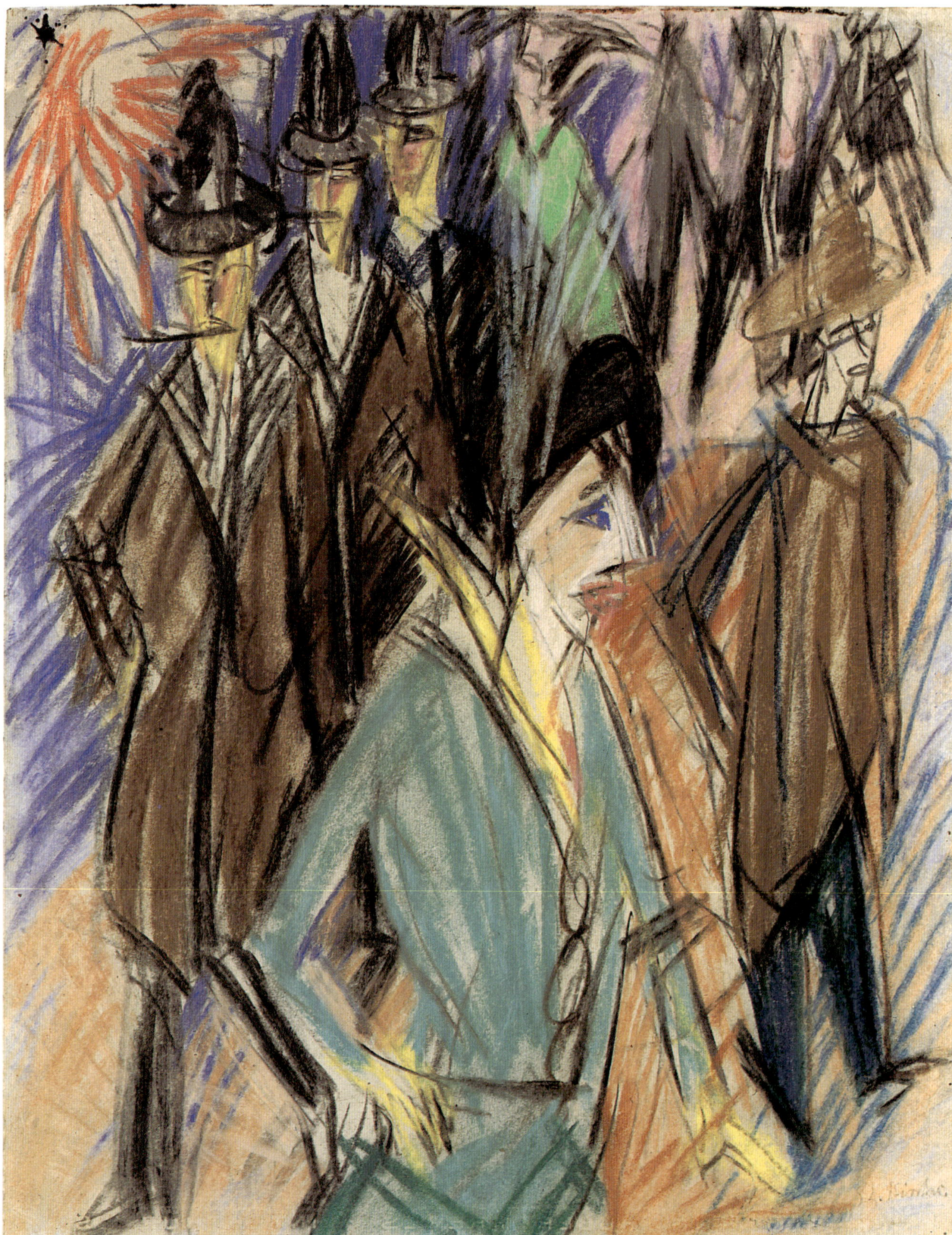

193 Ernst Ludwig Kirchner, Der Tanz zwischen den Frauen, 1919, Kat.-Nr. 164

194 Ernst Ludwig Kirchner, Sitzende Mutter mit Kind vor Holzplastiken, 1925, Kat.-Nr. 176

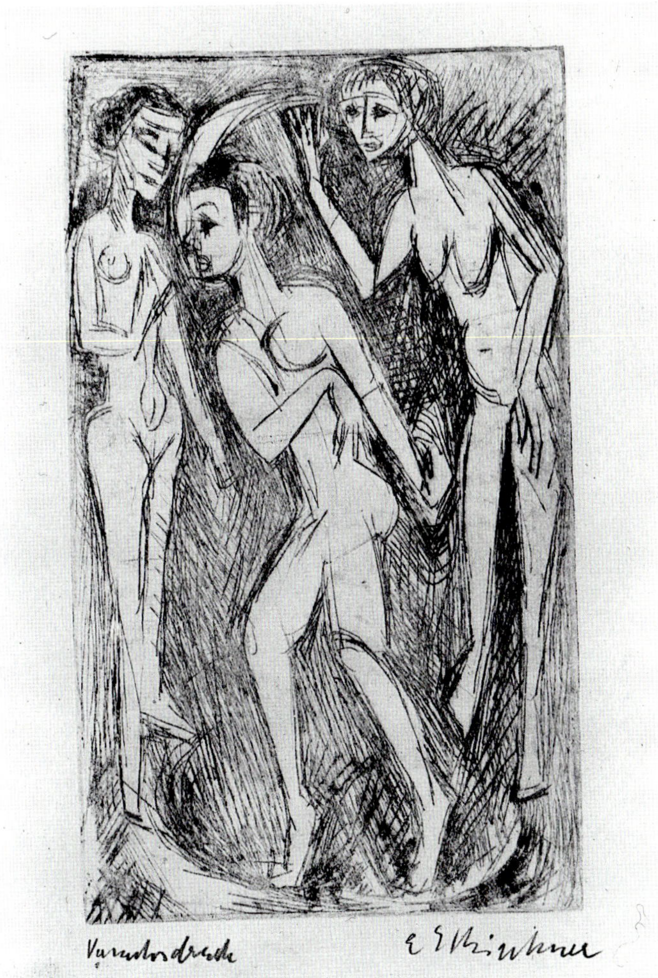

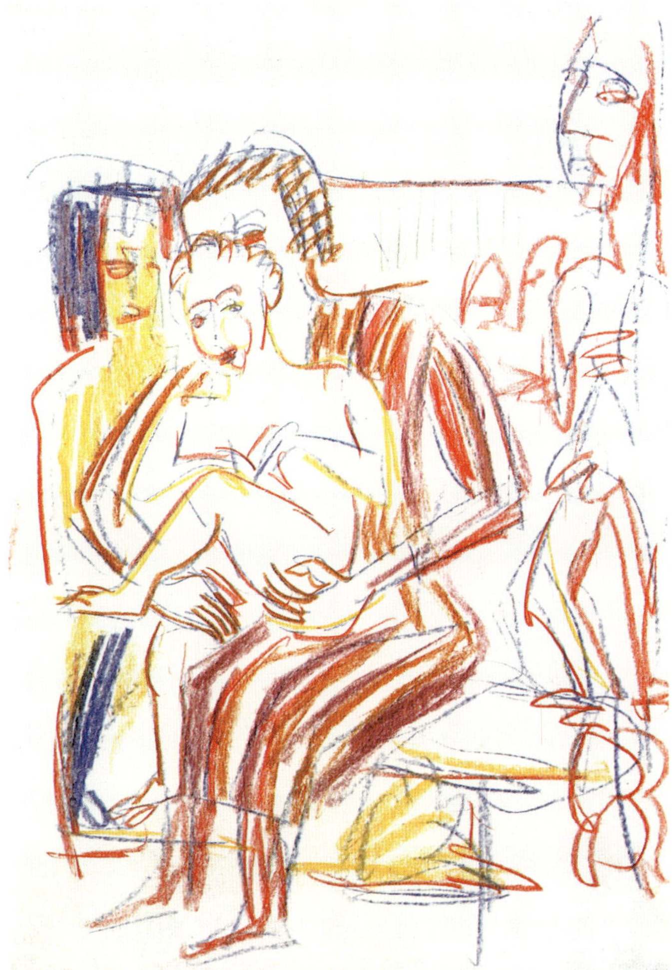

195 Ernst Ludwig Kirchner, Profilkopf (Selbstbildnis), 1930, Kat.-Nr. 186

196 Ernst Ludwig Kirchner, Palucca, 1930, Kat.-Nr. 187

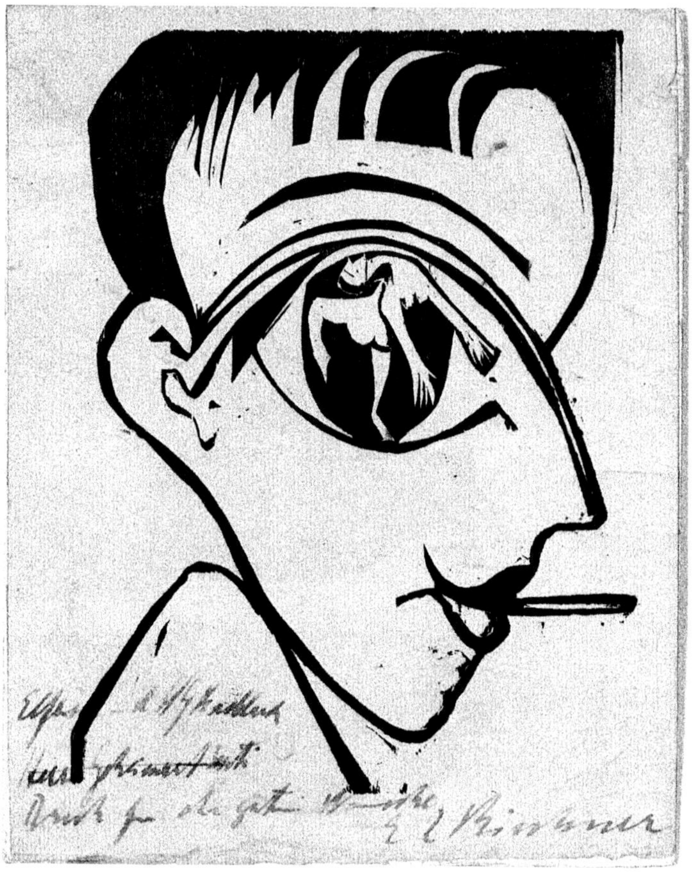

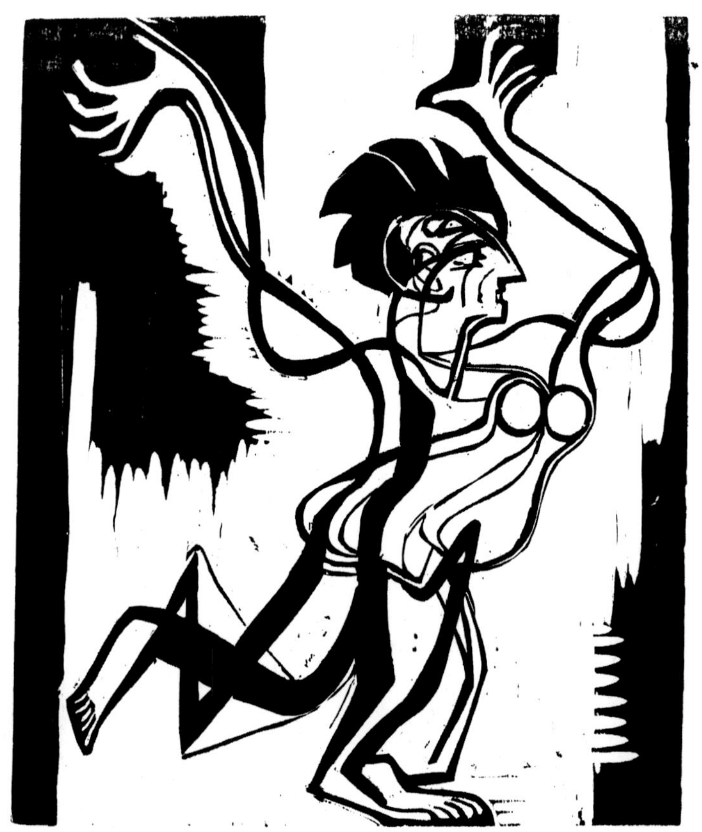

197 Ernst Ludwig Kirchner, Gegentanz, 1926, Kat.-Nr. 180

198 Ernst Ludwig Kirchner, Stafettenläuferinnen, 1929, Kat.-Nr. 185

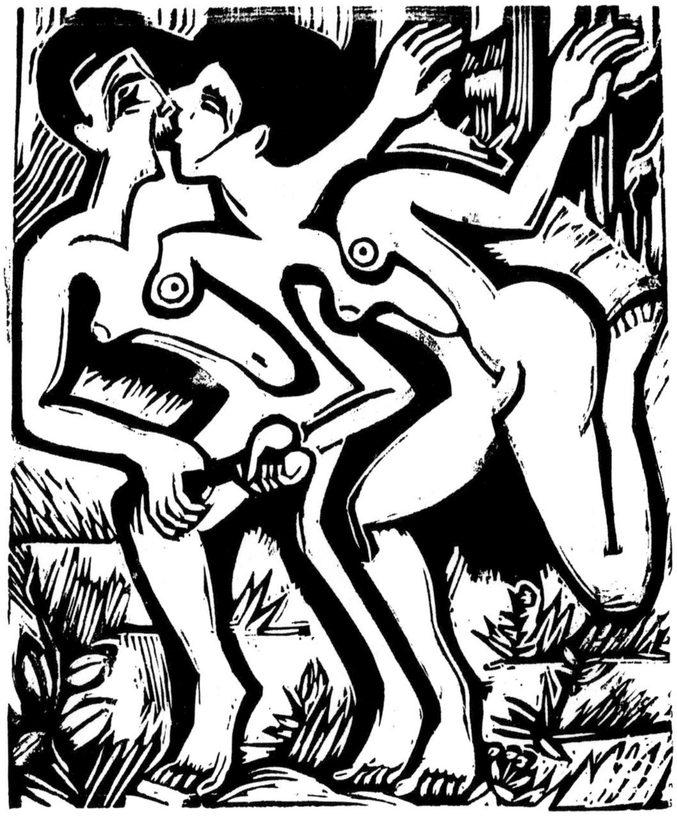

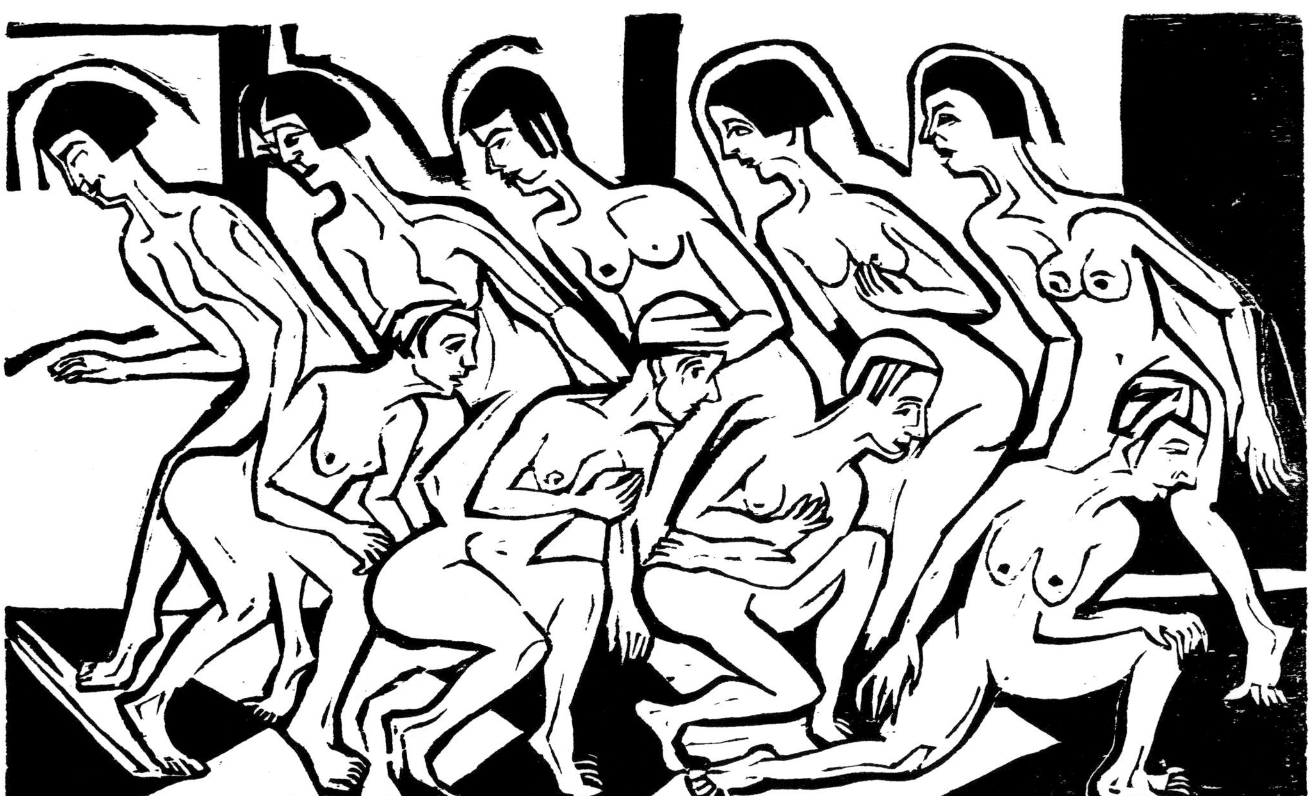

199 Erich Heckel, Sich Waschende, 1912,
Kat.-Nr. 81

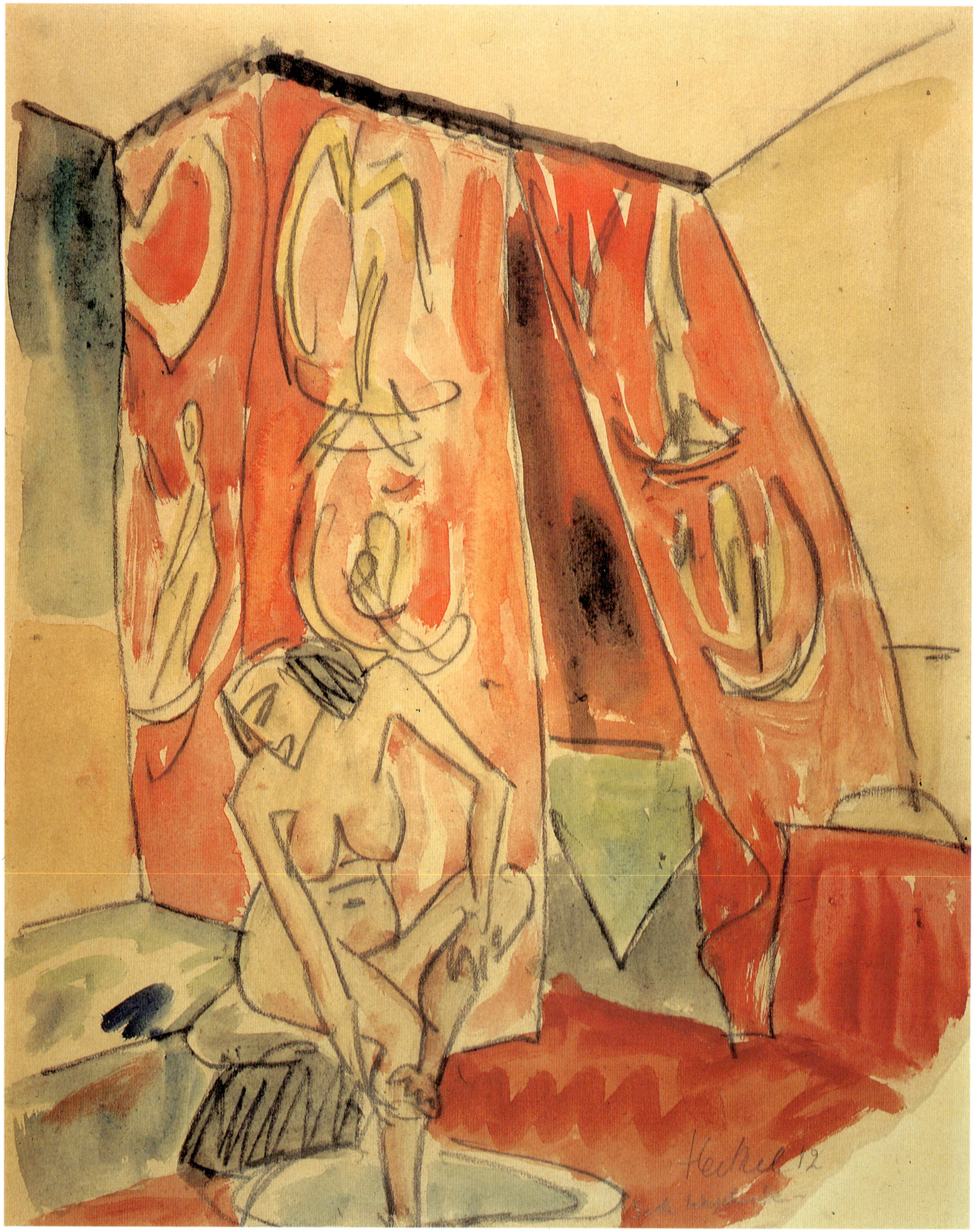

200 Ernst Ludwig Kirchner, Mädchenakt am Ofen, um 1919, Kat.-Nr. 163

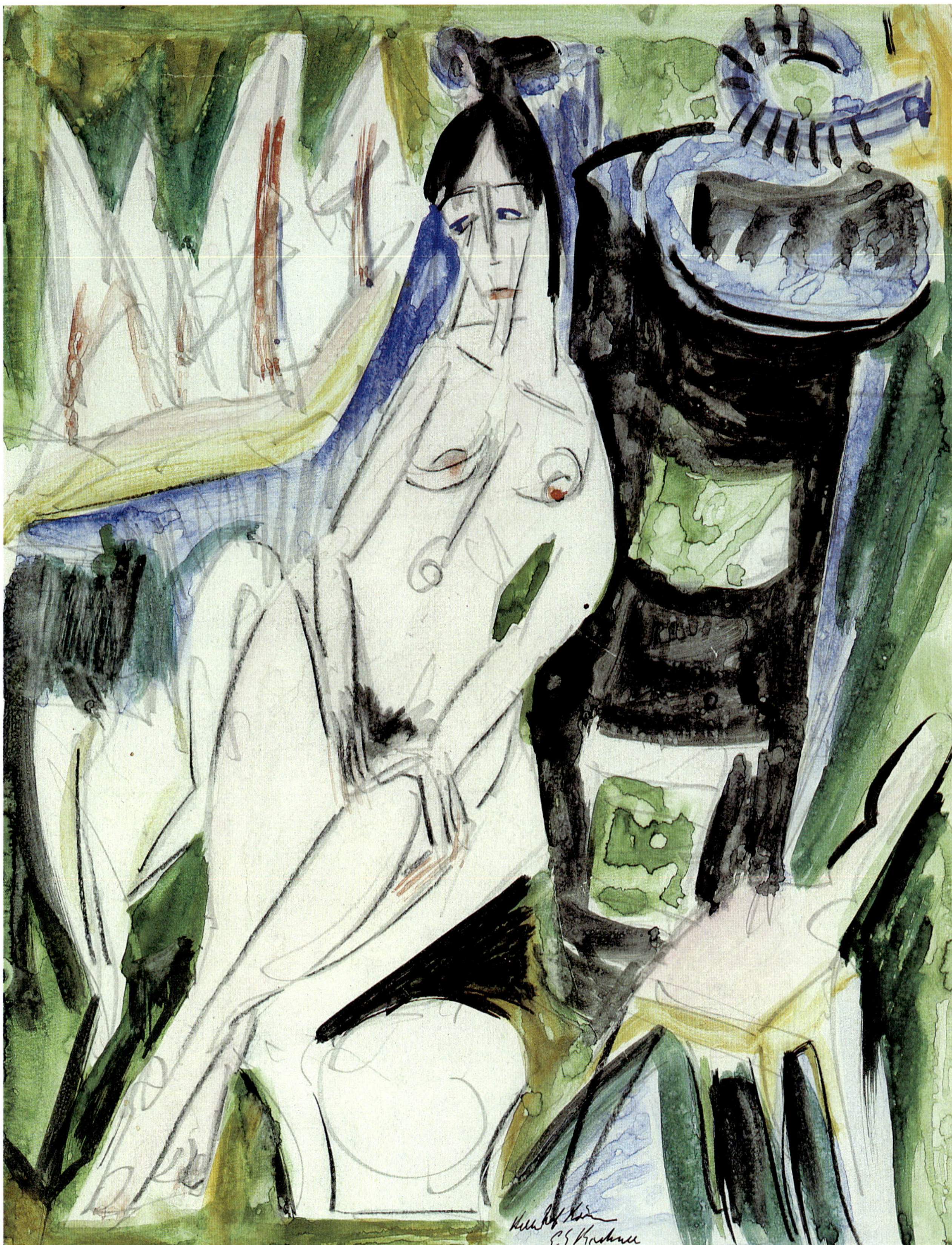

201 Erich Heckel, Tanzender Akt, 1908/10, Kat.-Nr. 74

202 Erich Heckel, Kirchner und Fränzi, 1909, Kat.-Nr. 77

203 Karl Schmidt-Rottluff, Toilette, 1909, Kat.-Nr. 367

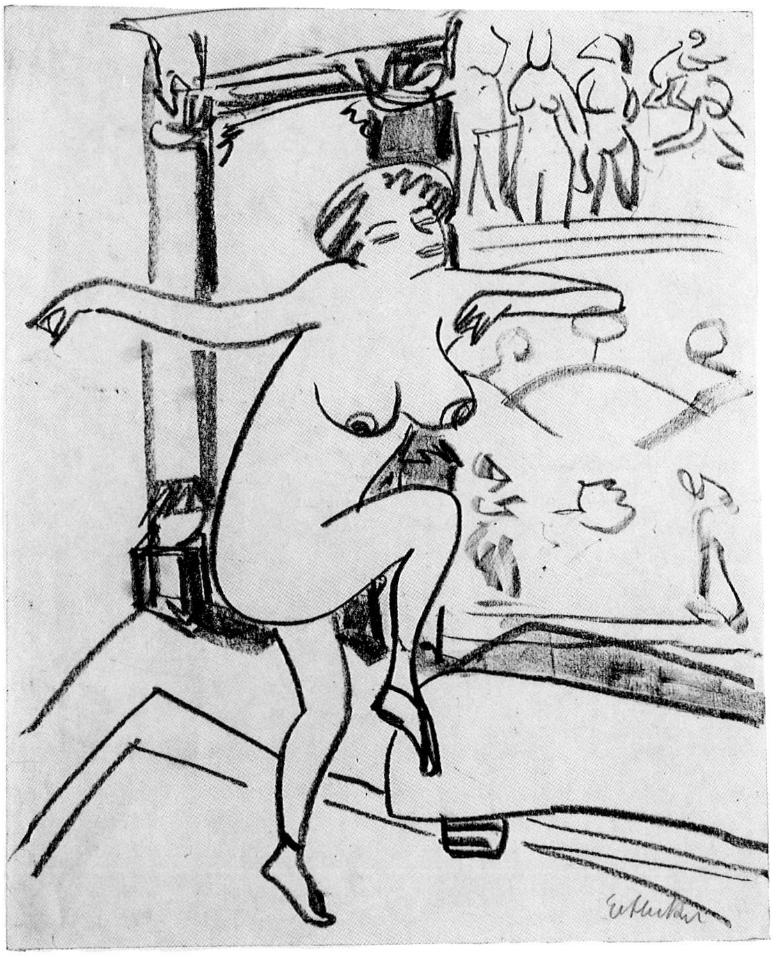

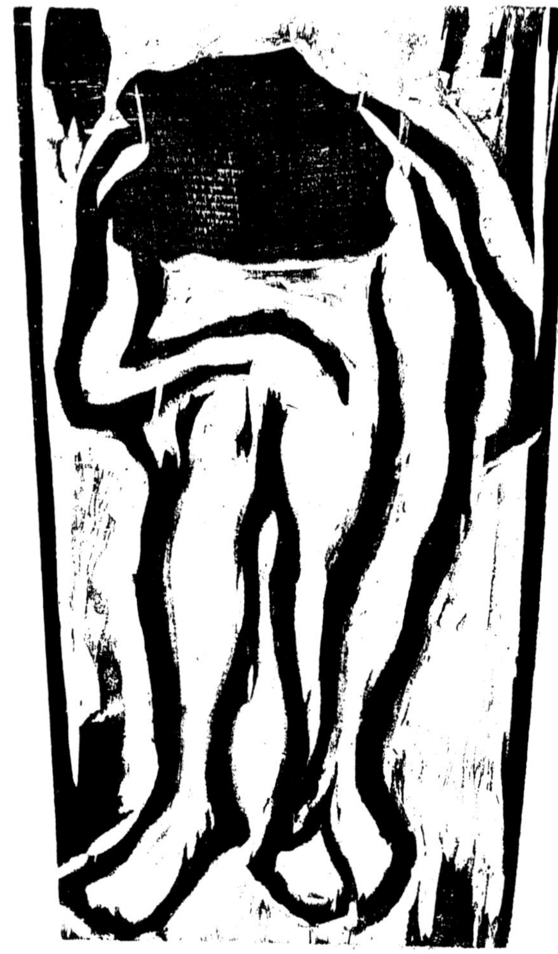

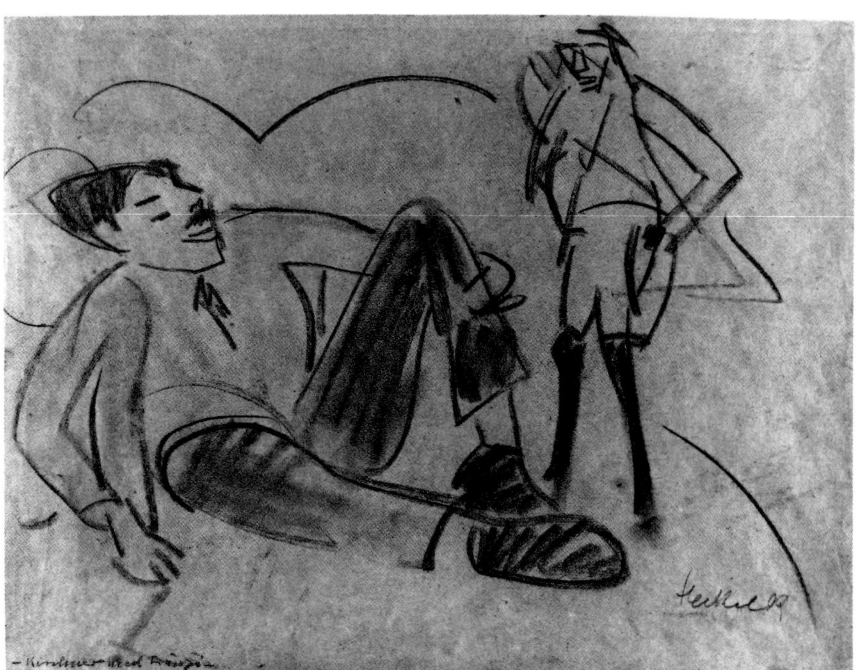

204 Karl Schmidt-Rottluff, Trocknende Segel, 1913, Kat.-Nr. 375

205 Karl Schmidt-Rottluff, Andacht, 1912, Kat.-Nr. 371

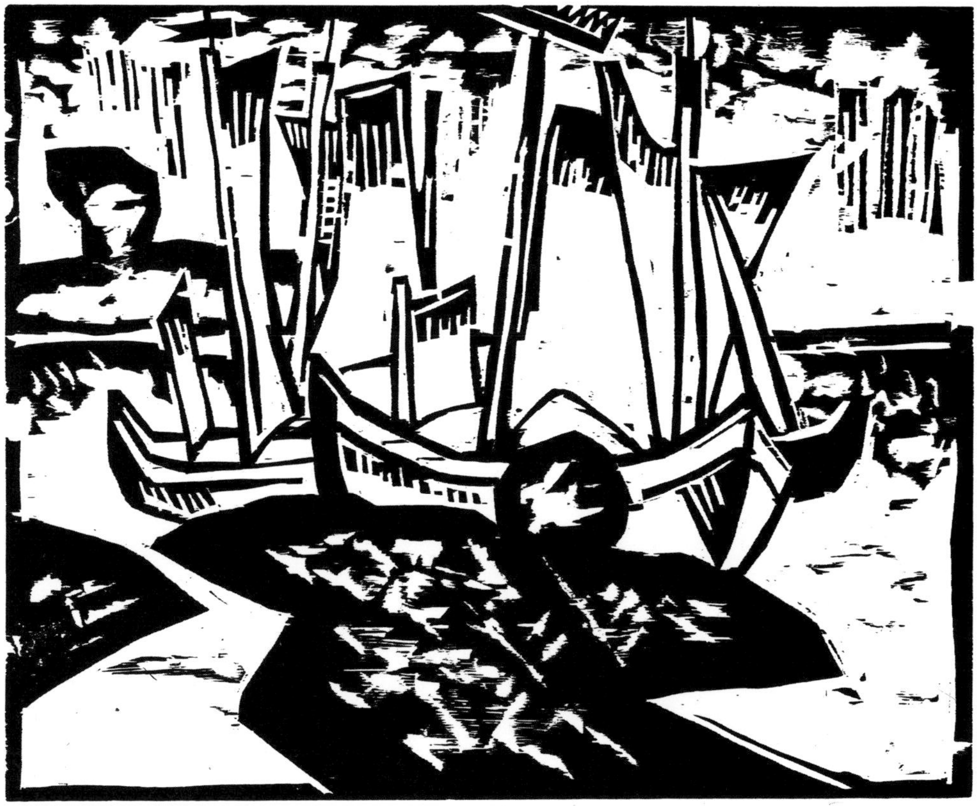

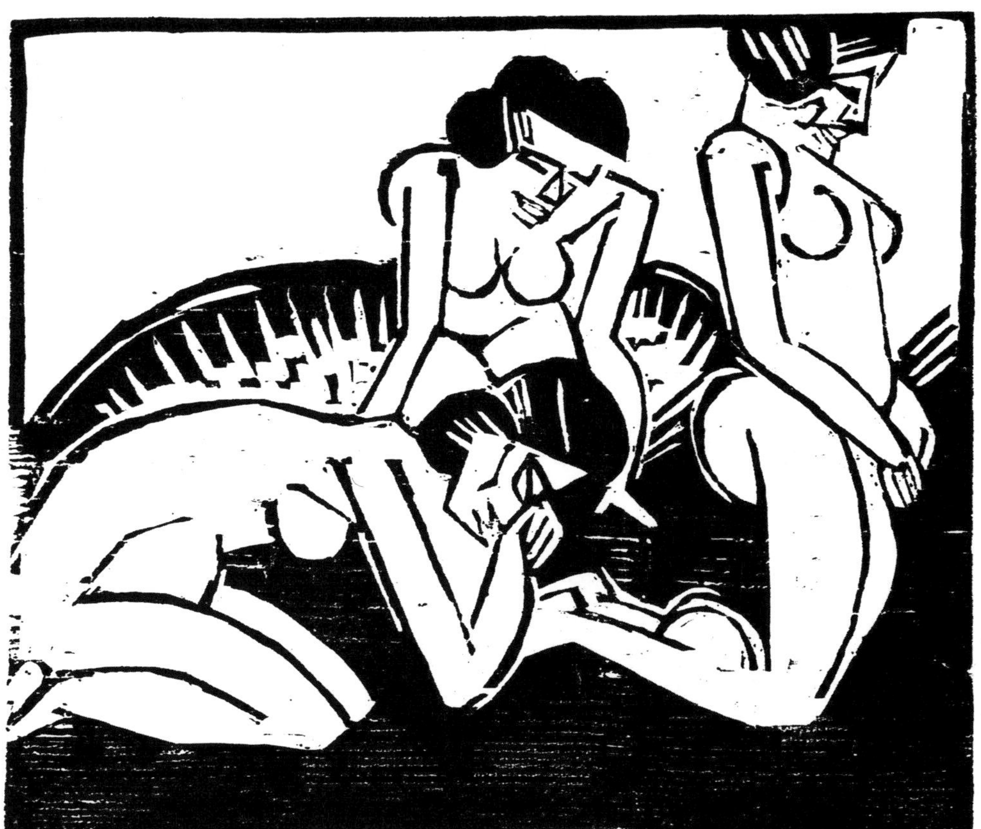

206 Max Pechstein, Fischer in der Brandung, 1920, Kat.-Nr. 355

207 Max Pechstein, Stehender weiblicher Akt mit Strümpfen, 1919, Kat.-Nr. 354

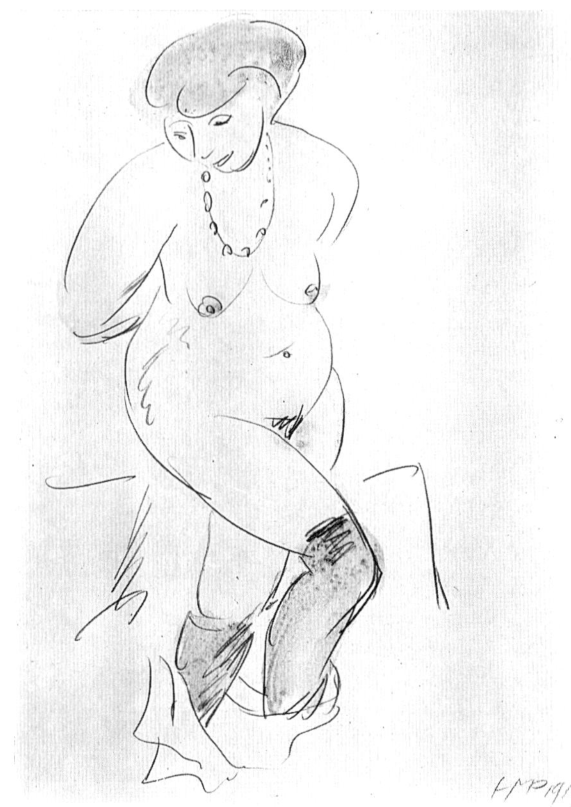

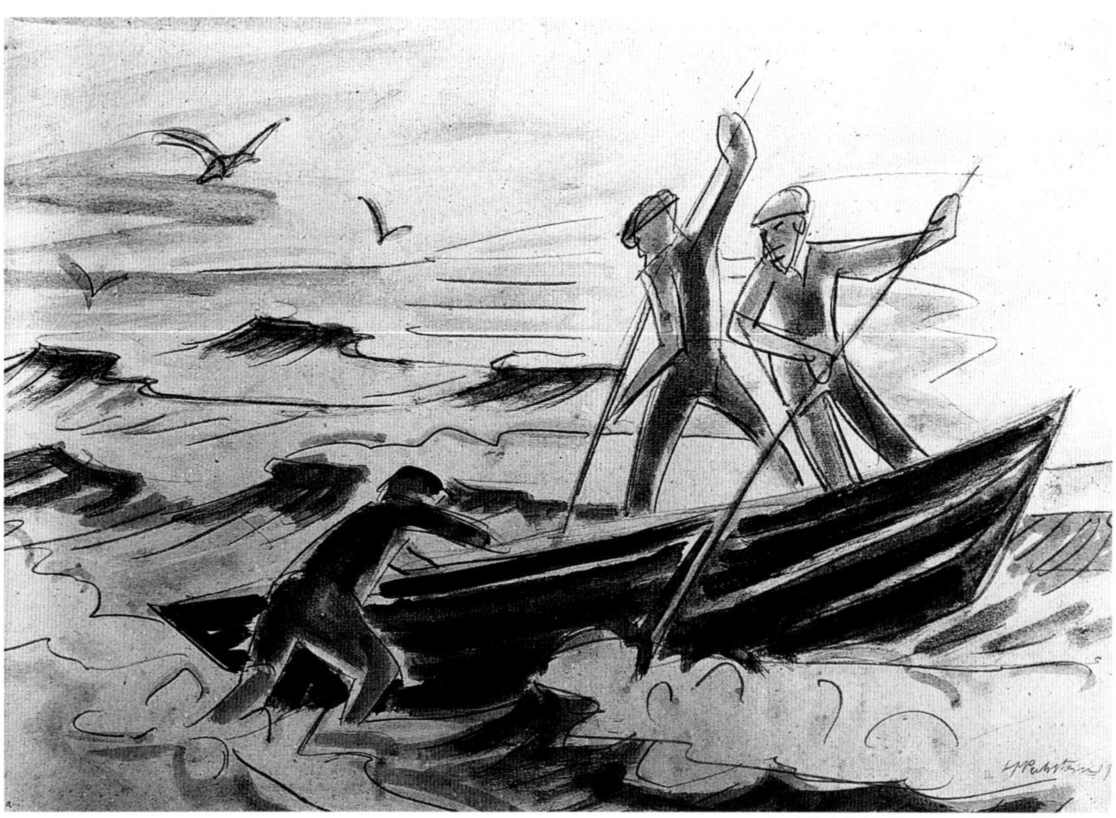

208 Max Pechstein, Im Atelier (Schmidt-Rottluff und Mann im gelben Anzug), um 1908–1910, Kat.-Nr. 343

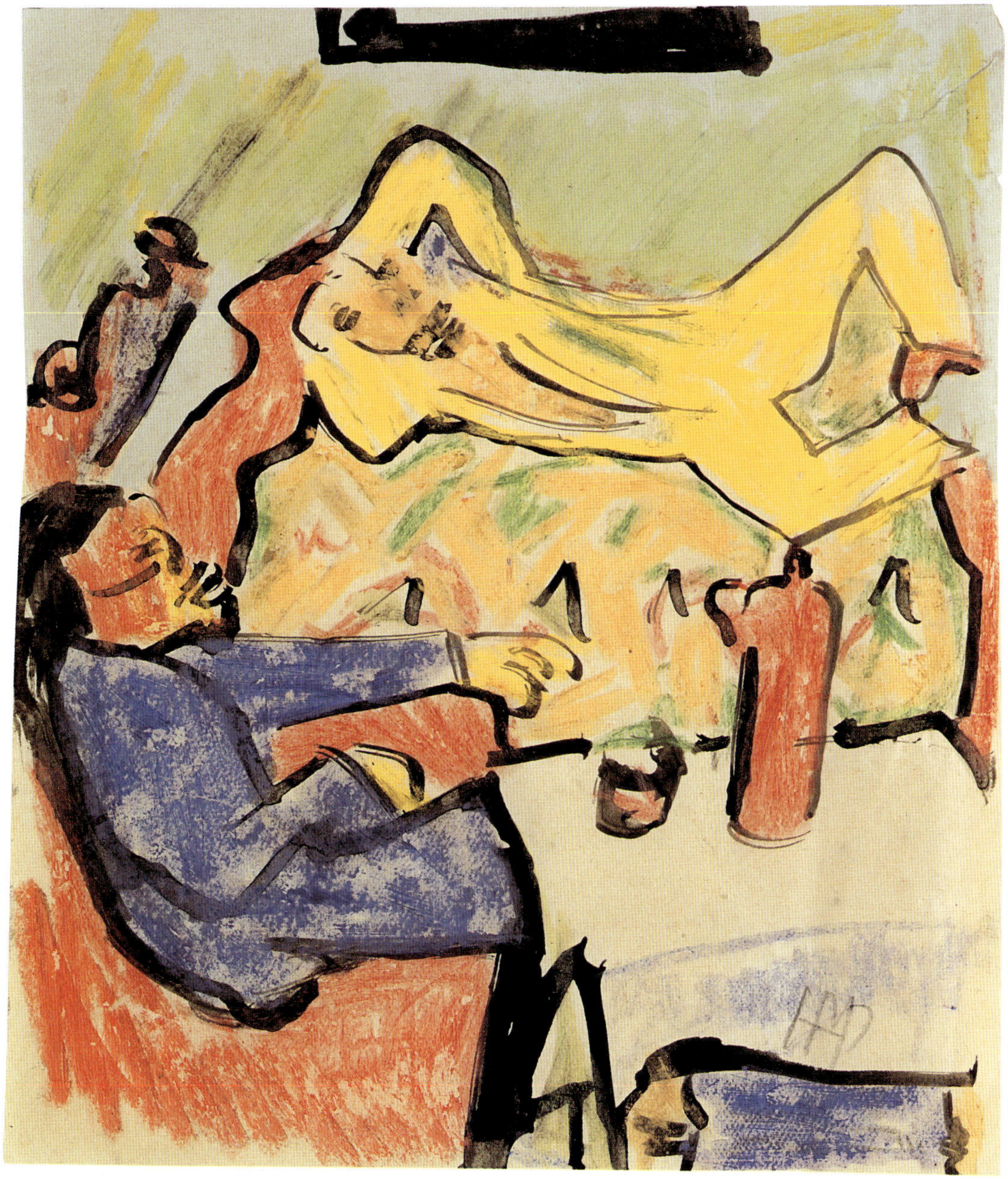

209 Otto Mueller, Drei Akte, um 1925,
Kat.-Nr. 307

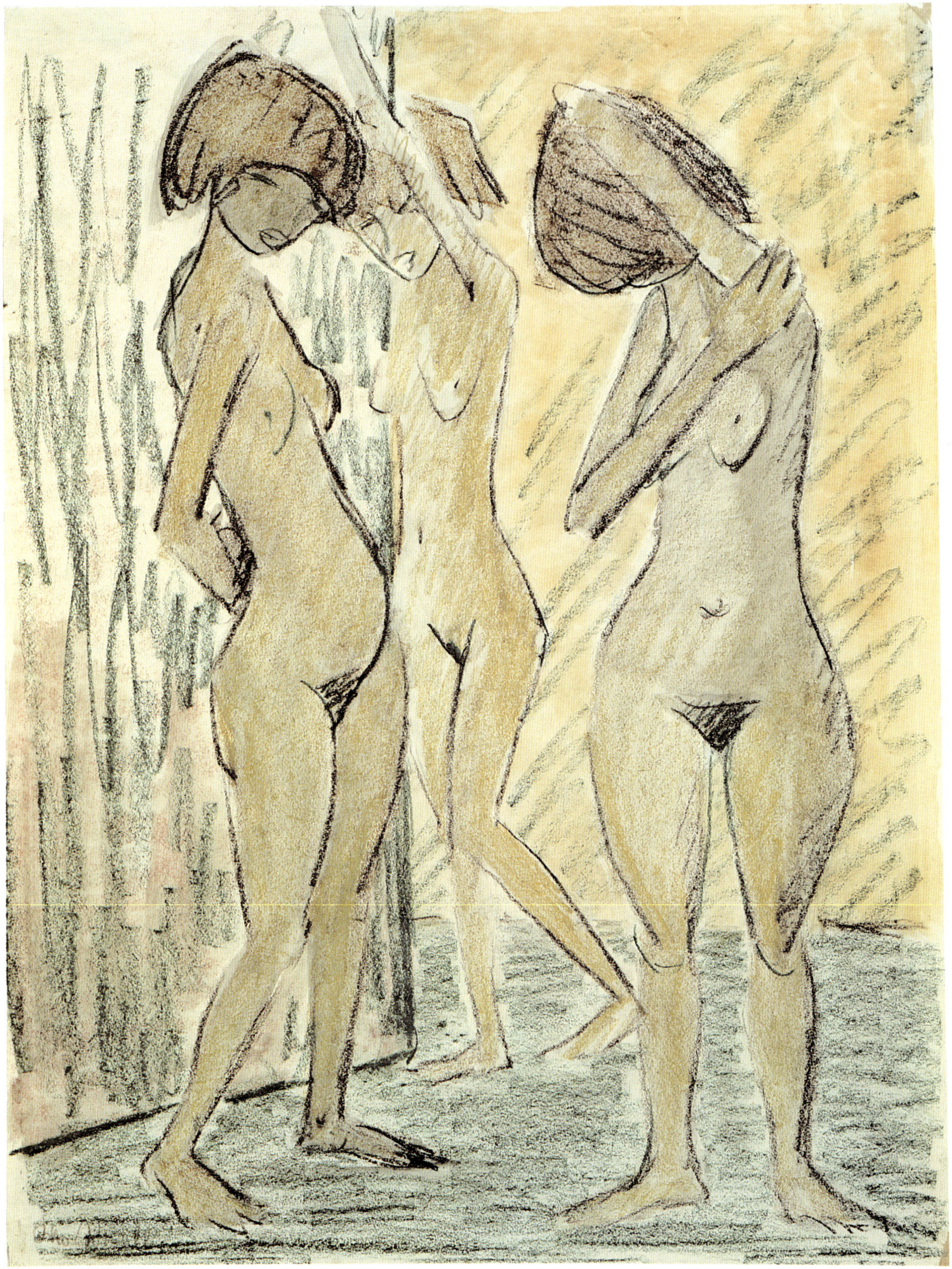

210 Otto Mueller, Mädchenakt auf dem Sofa,
Kat.-Nr. 302

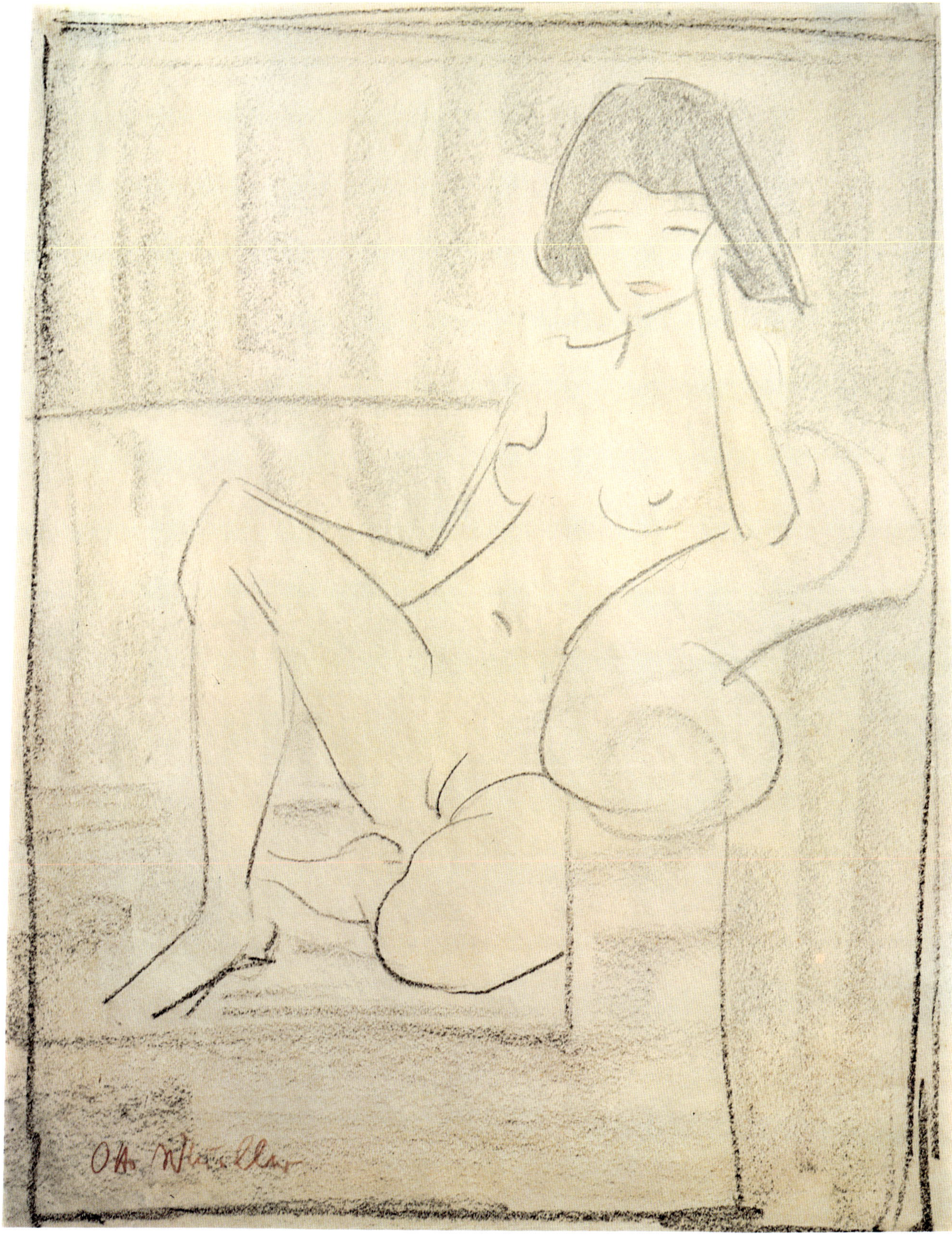

211 Emil Nolde, Die Heiligen Drei Könige,
1913, Kat.-Nr. 321

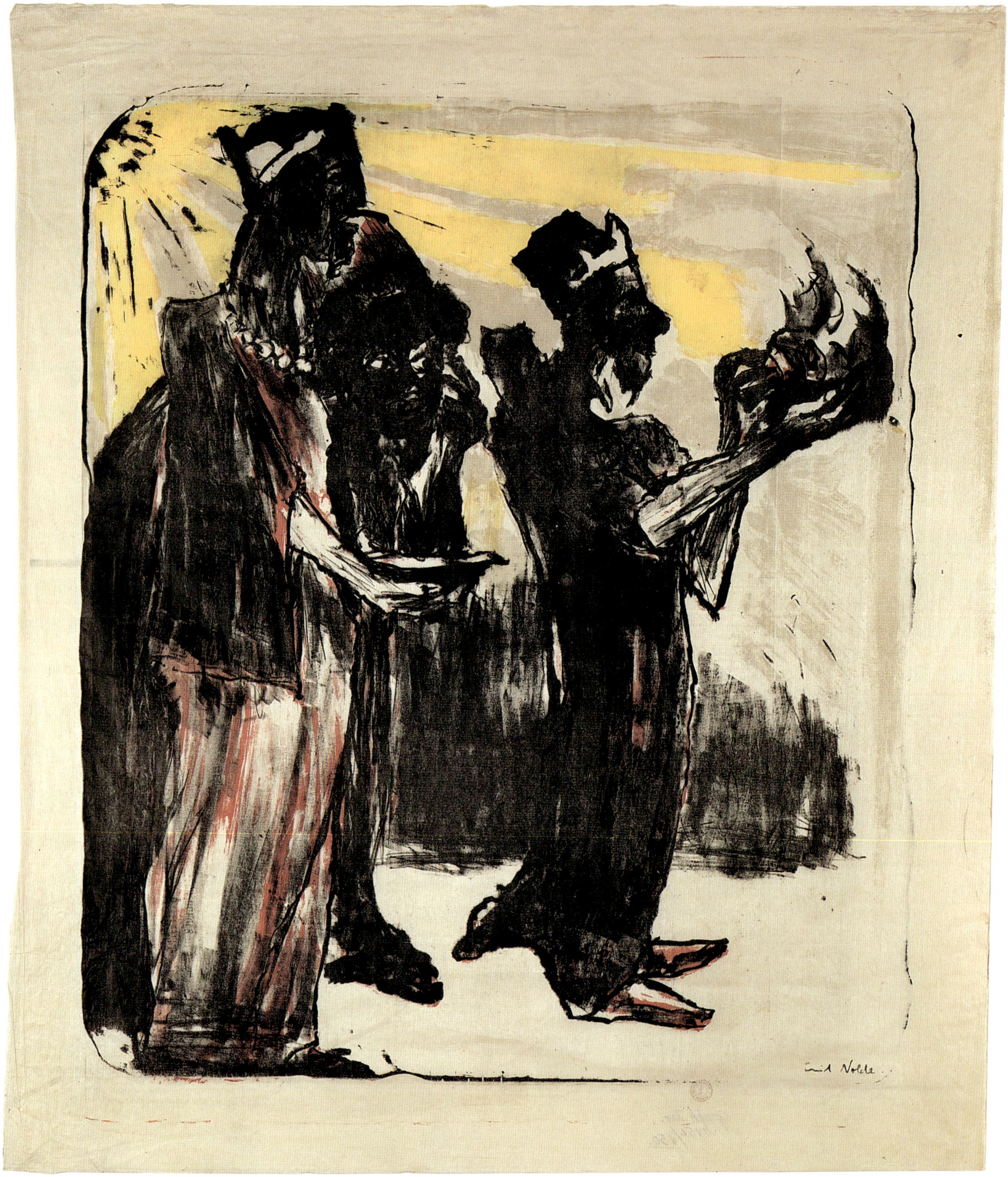

212 Emil Nolde, Kopf eines Südseeinsulaners in Trauer, um 1914, Kat.-Nr. 327

213 Emil Nolde, Kopf eines Südseeinsulaners, um 1914, Kat.-Nr. 326

214 Emil Nolde, Chinesische Dschunken, 1913/14, Kat.-Nr. 324

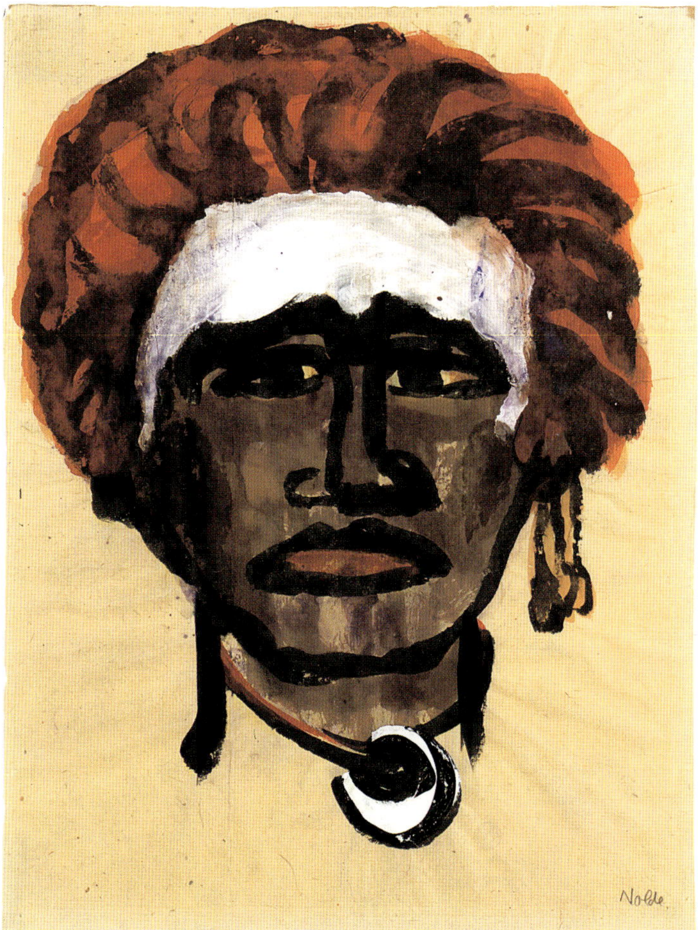

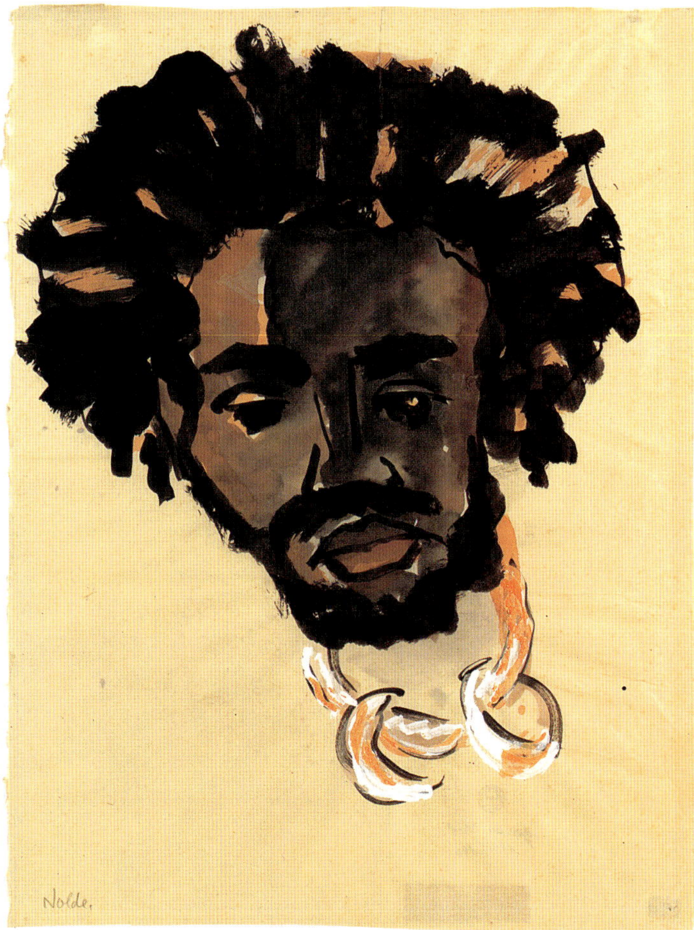

215 Max Kaus, Selbstbildnis, 1920,
Kat.-Nr. 115

216 Max Kaus, Mädchen am Strand, 1922,
Kat.-Nr. 116

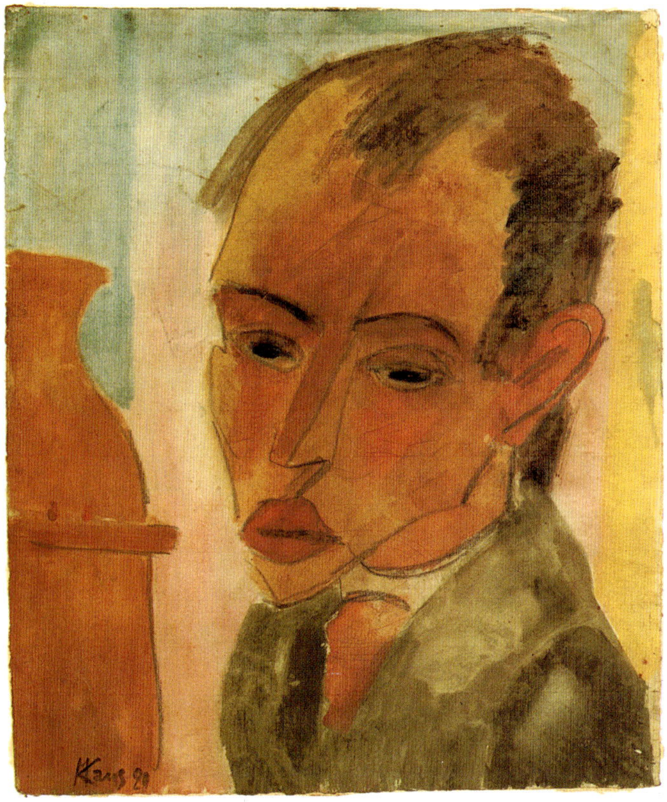

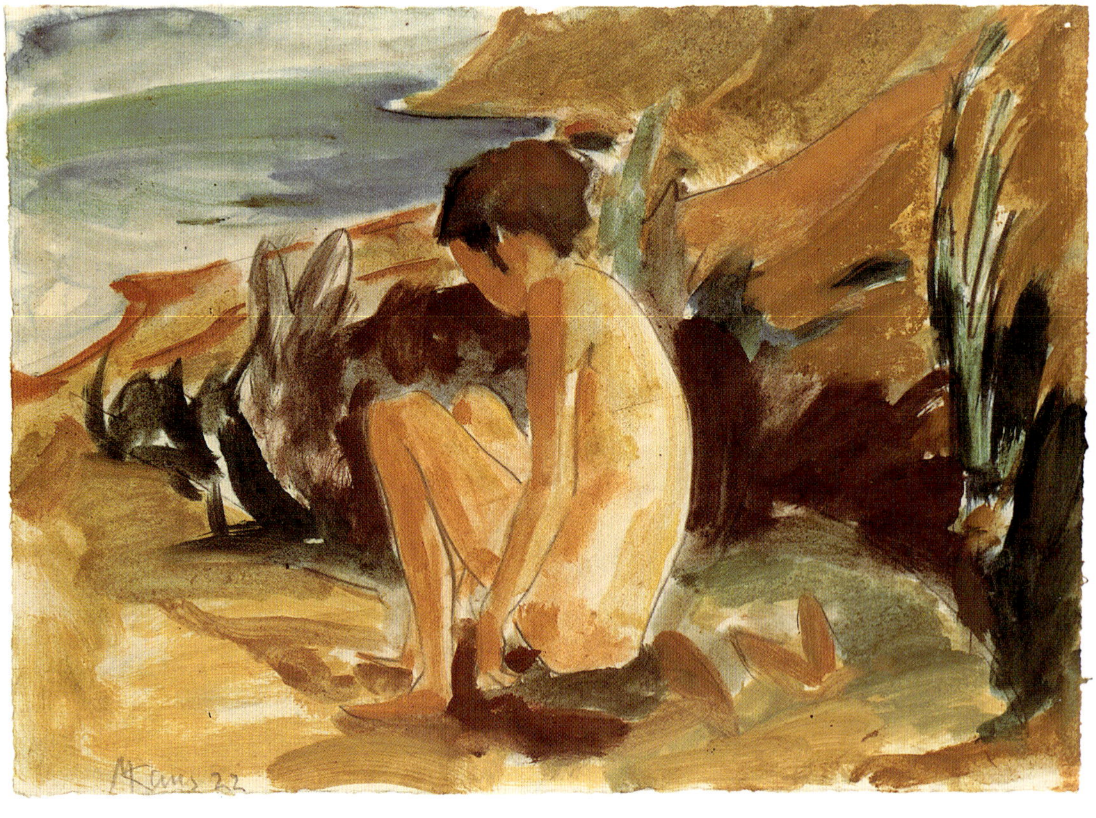

217 Hermann Scherer, Bühnenentwurf für Mozarts »Zauberflöte«, 1924/25, Aquarell auf Papier, 39,7 x 49,7 cm (Motiv), Nachlaß Scherer, Efringen-Kirchen

218 Hermann Scherer, Kostümentwurf für Mozarts »Zauberflöte«, 1924/25, Aquarell auf Papier, 39,7 x 49,7 cm (Motiv), Nachlaß Scherer, Efringen-Kirchen

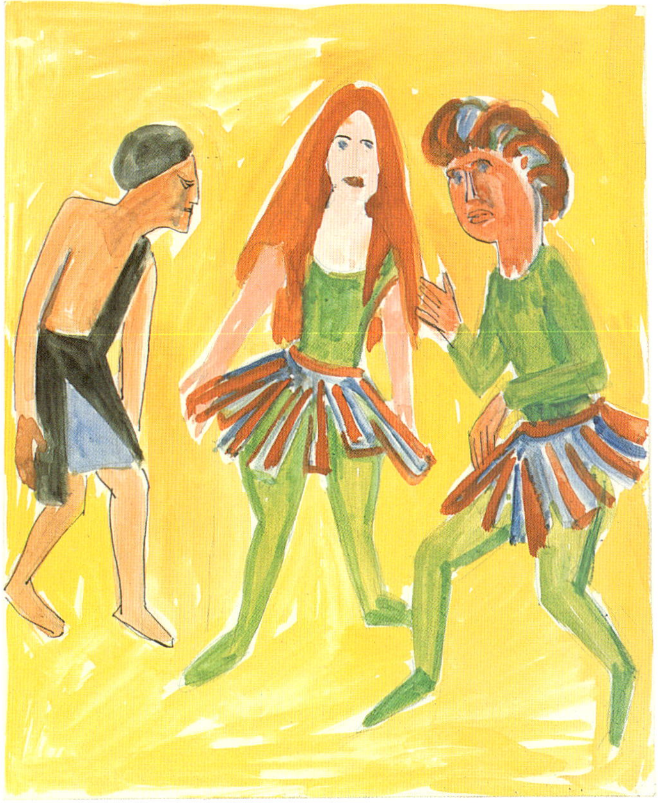

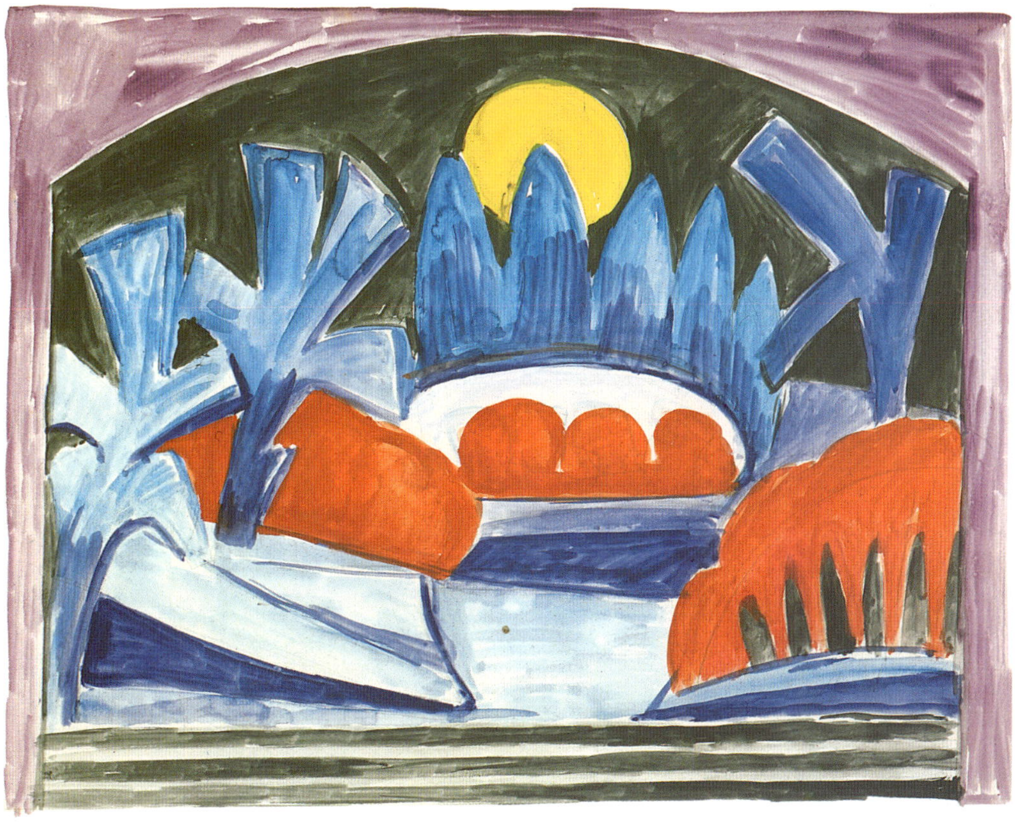

219 Hermann Scherer, Der Fremde, um 1925, Holzschnitt, 54,8 x 42,5 cm (Motiv), Nachlaß Scherer, Efringen-Kirchen

220 Hermann Scherer, Selbstportrait, um 1925, Holzschnitt, 59,7 x 39 cm (Motiv), Nachlaß Scherer, Efringen-Kirchen

221 Hermann Scherer, Judenpogrom, um 1925, Holzschnitt, 54,5 x 42,2 cm (Motiv), Nachlaß Scherer, Efringen-Kirchen

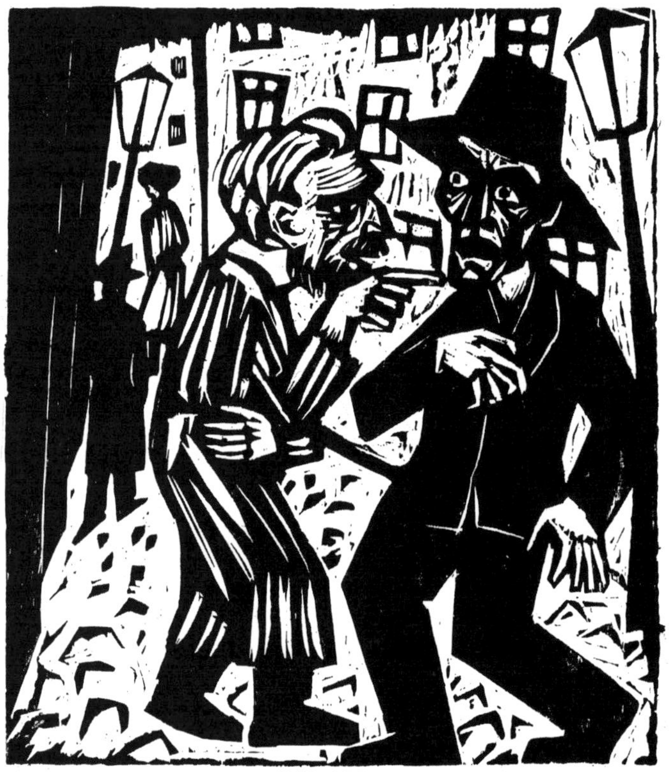

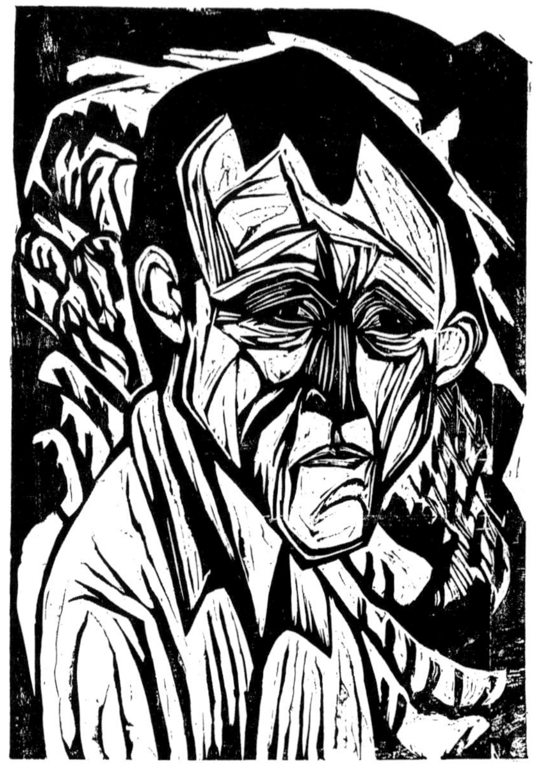

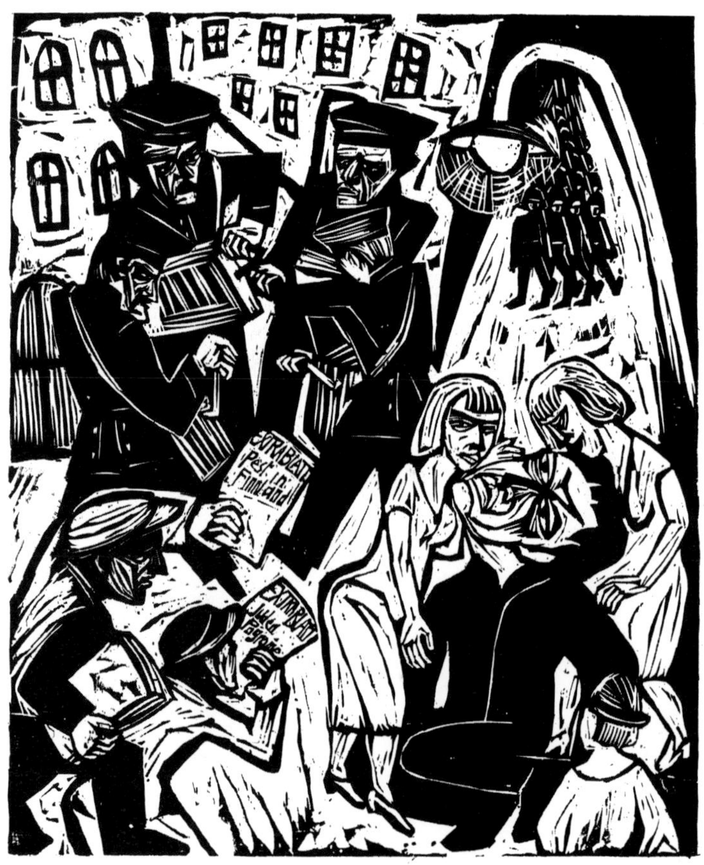

222 Franz Marc, Schöpfungsgeschichte, 1914, Kat.-Nr. 265

223 Franz Marc, Geburt der Pferde, 1913, Kat.-Nr. 264

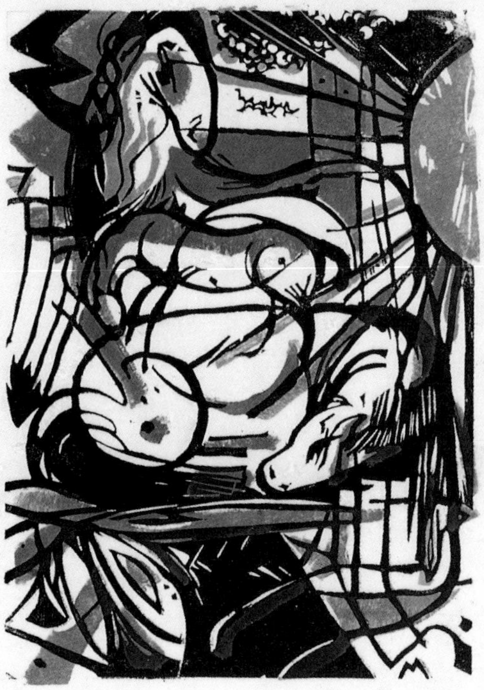

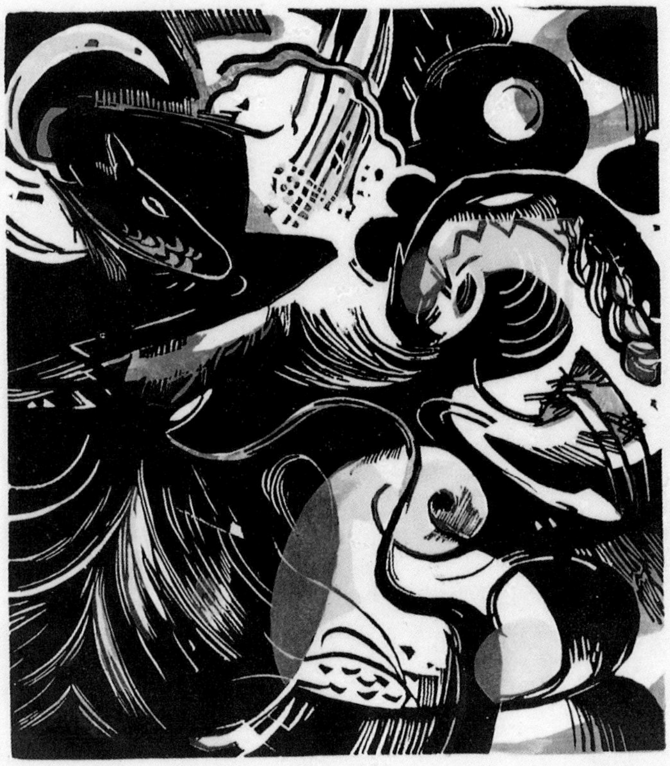

224 Ernst Barlach, Aus einem neuzeitlichen Totentanz, 1916, Kat.-Nr. 9

225 Ernst Barlach, Aus einem neuzeitlichen Totentanz, 1933/34, Kat.-Nr. 19

226 Käthe Kollwitz, Maria und Elisabeth (III. Fassung), 1928, Kat.-Nr. 238

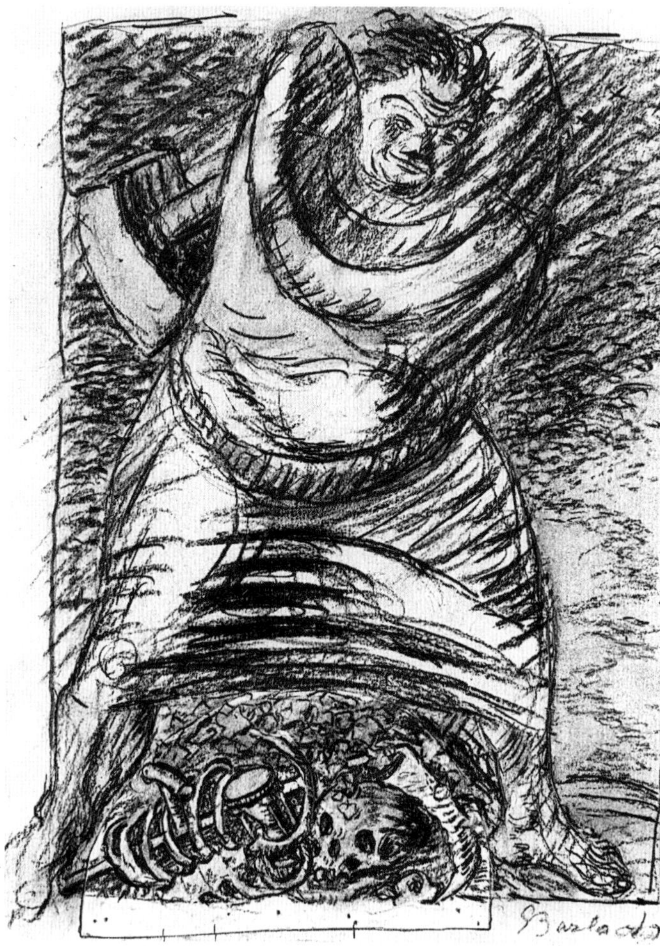

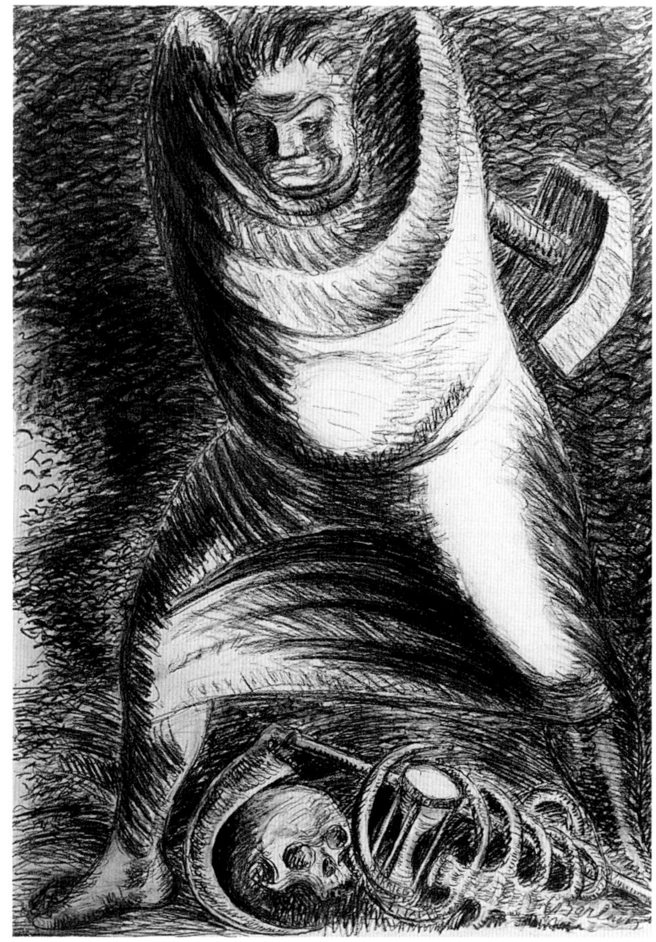

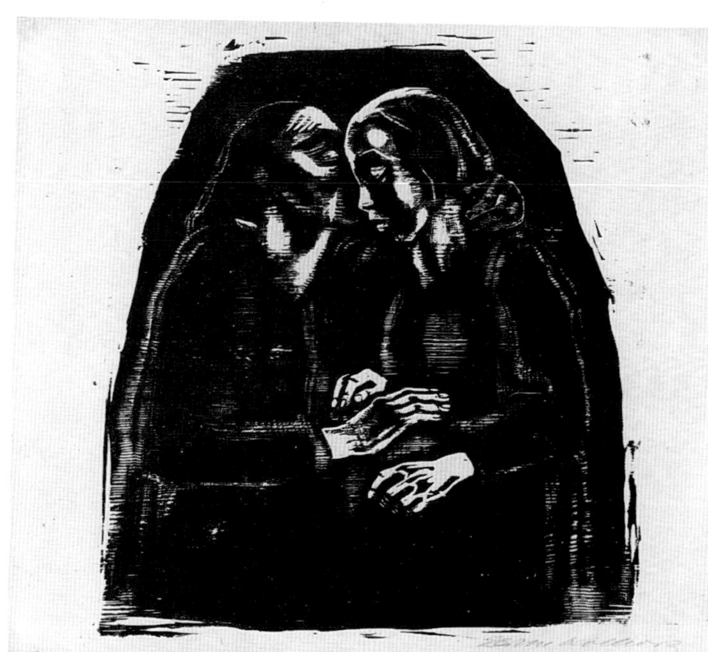

227 Ludwig Meidner, Niedergestürzter, 1915, Kat.-Nr. 294

228 Ludwig Meidner, Cholera, 1912, Kat.-Nr. 291

229 Ludwig Meidner, Die Gestrandeten, 1911, Kat.-Nr. 290

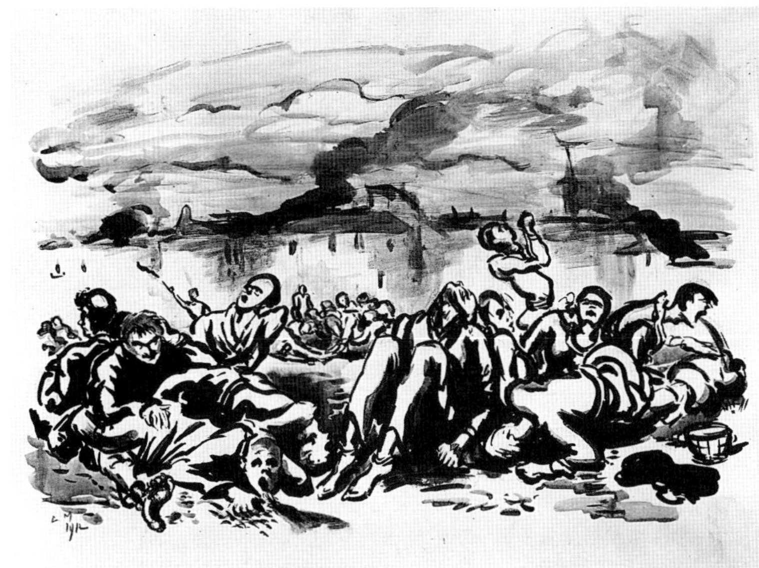

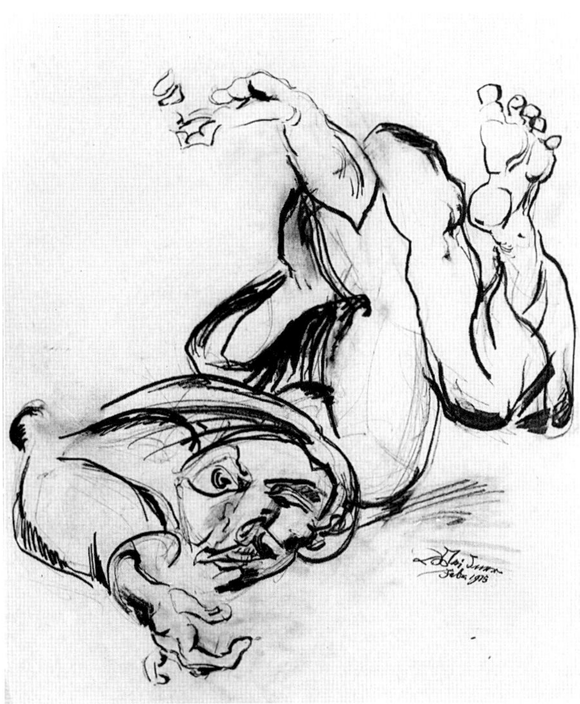

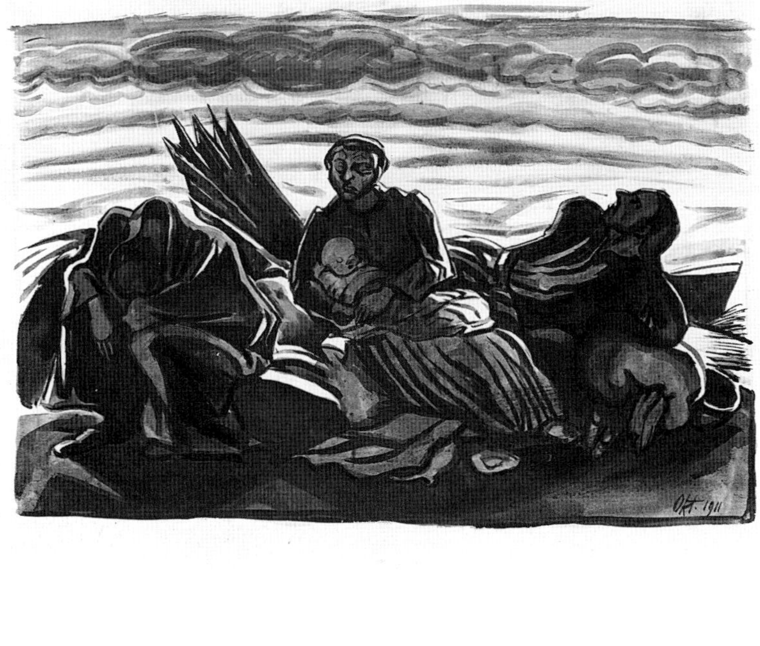

230 Gerhard Marcks, Trommler, 1921,
Kat.-Nr. 273

231 Gerhard Marcks, Pfeifer, 1921,
Kat.-Nr. 274

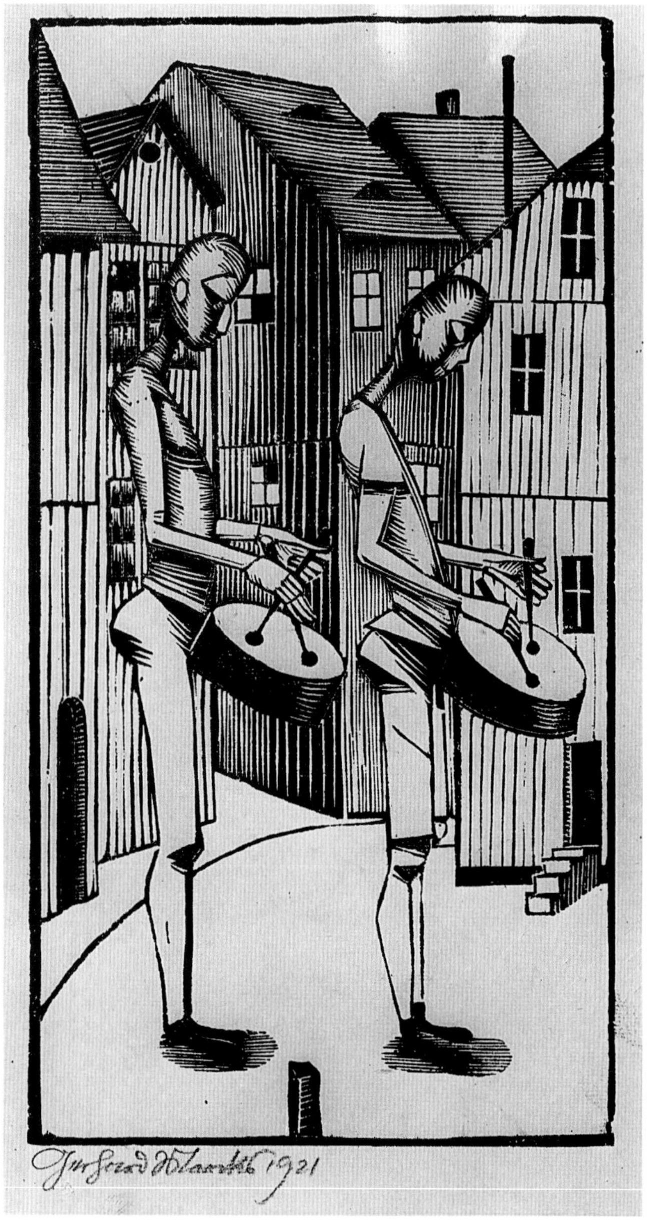

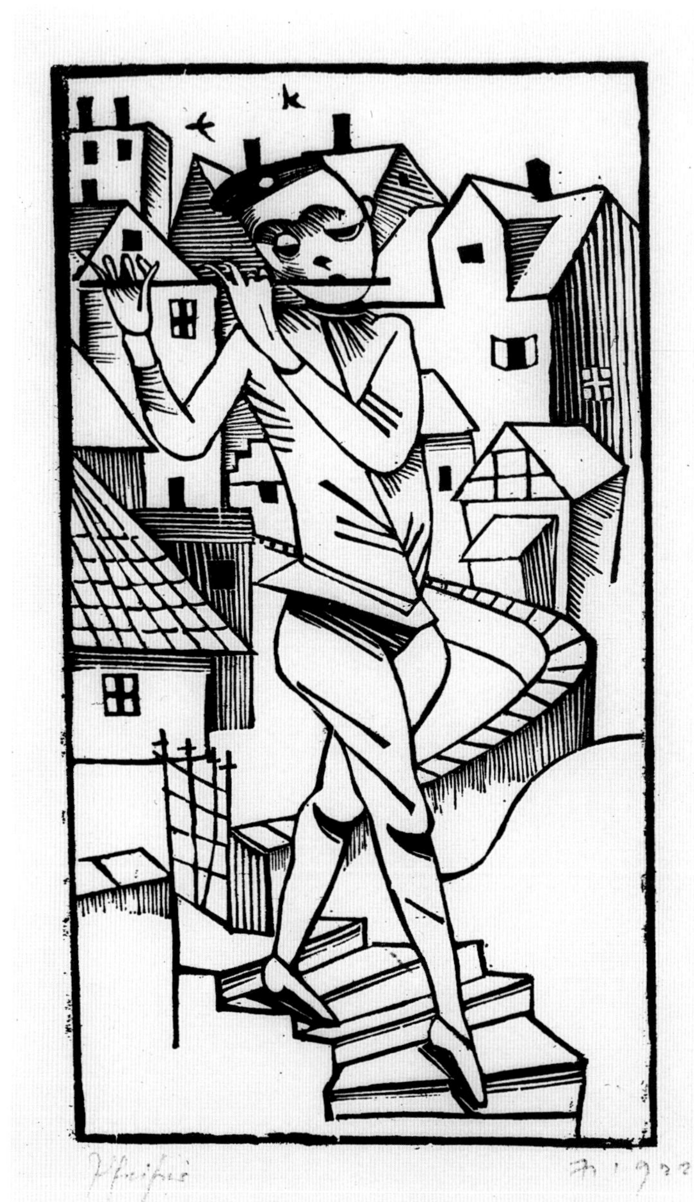

232 Heinrich Campendonk, Der Taucher, 1919, Kat.-Nr. 54

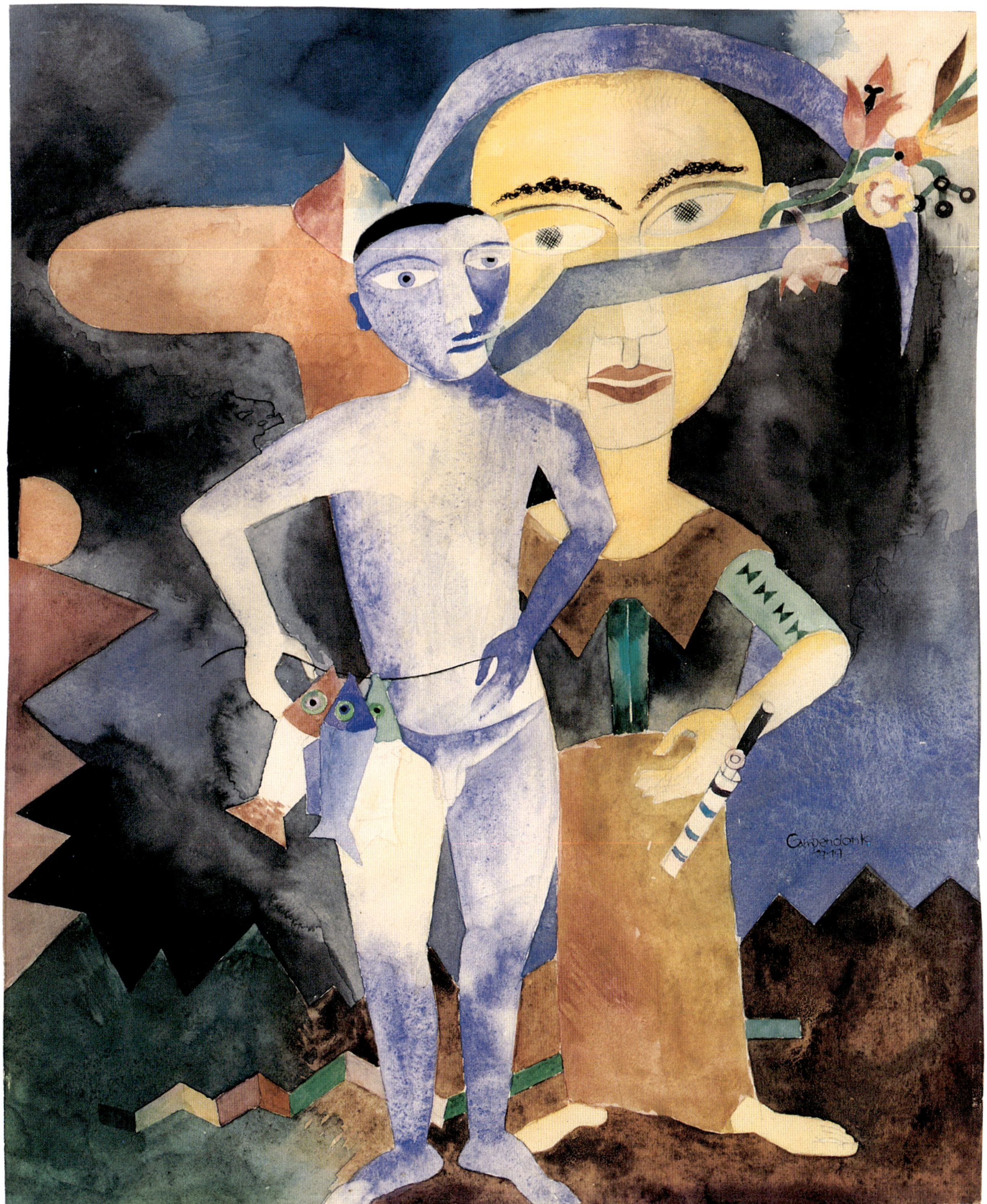

233 Otto Pankok, Weinende Frau II, 1914,
Kat.-Nr. 336

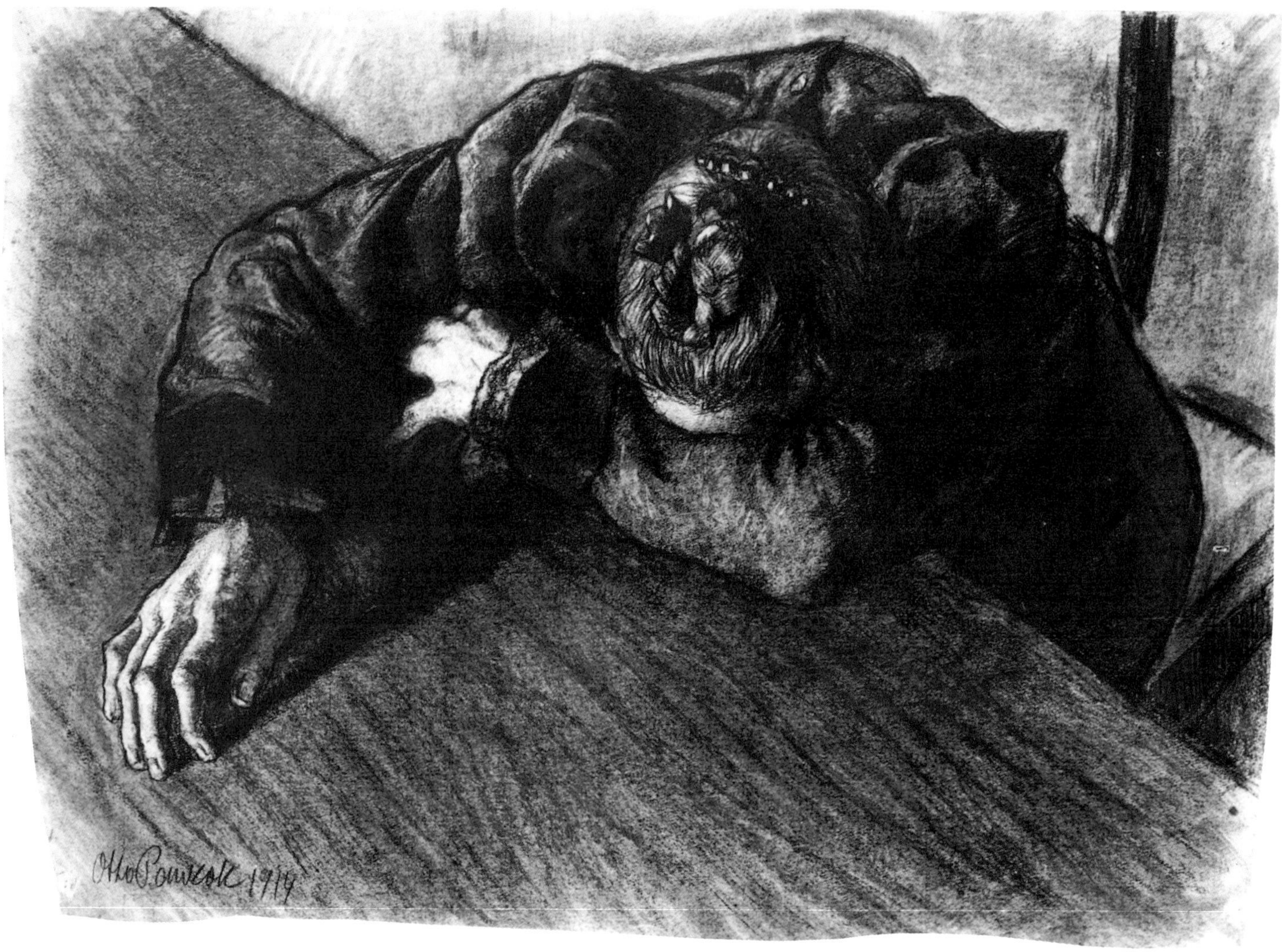

234 Käthe Kollwitz, Frau mit totem Kind, 1903, Kat.-Nr. 234

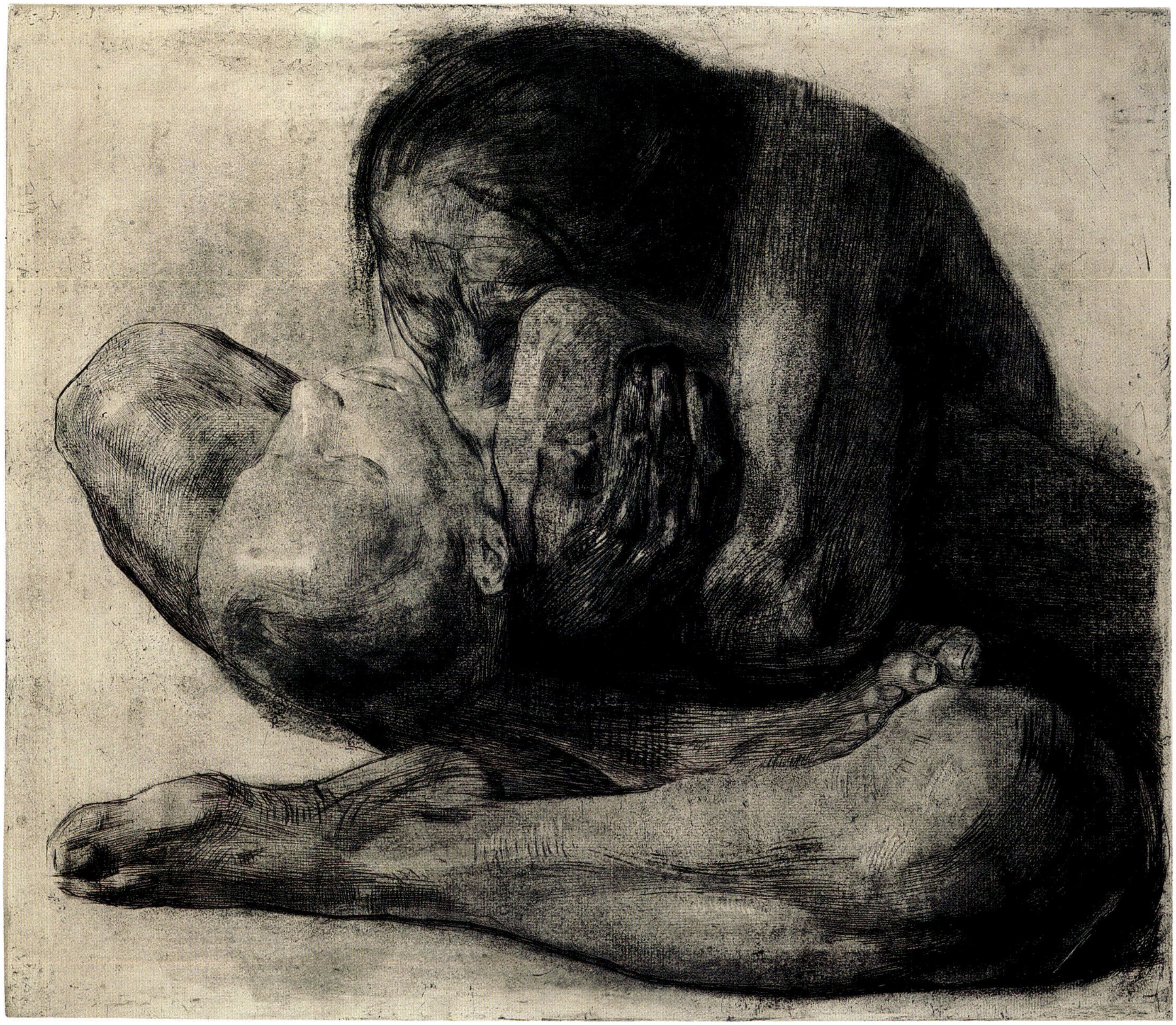

235 Max Beckmann, Blick aus dem Fenster
auf den Eiffelturm, 1930, Kat.-Nr. 34

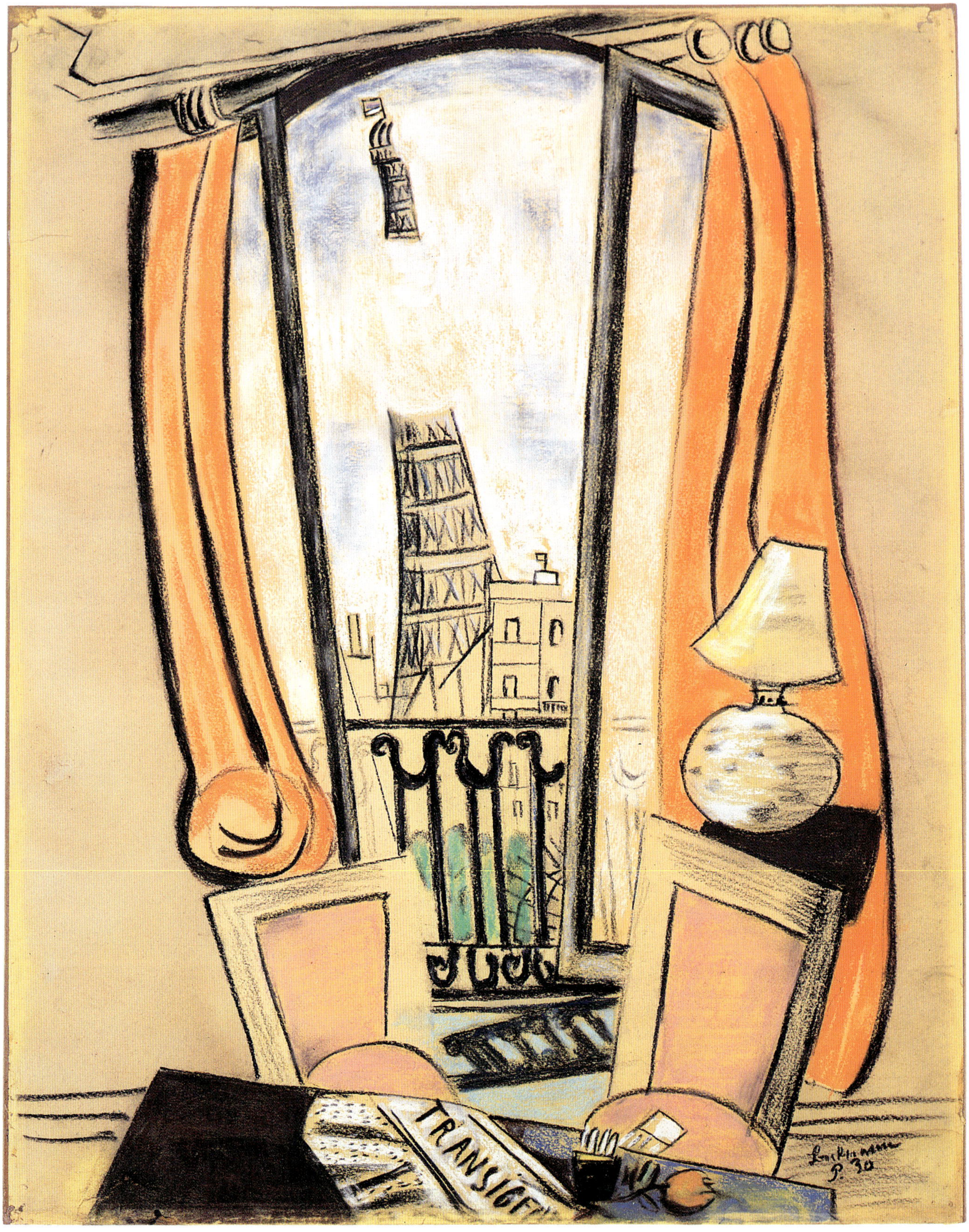

ERNST LUDWIG KIRCHNER UND DIE SCHWEIZER EXPRESSIONISTEN

Gabriele Lohberg

Als sich Ernst Ludwig Kirchner 1918 in Davos-Frauenkirch niederließ, war der 38jährige Maler, Bildhauer und Graphiker in Deutschland längst ein anerkannter Künstler. Seine Einzelausstellungen im Folkwang-Museum, Hagen, im Kunstsalon Fritz Gurlitt, Berlin (beide 1913), und im Kunstverein Jena (1914) und vor allem die große Gesamtschau des Künstlers mit 76 Bildern in der Galerie Ludwig Schames in Frankfurt (1916) hatten sein Werk bekannt gemacht. In nur elf Jahren (1906–1917) war er in Dresden, Berlin, Bremen, Leipzig, Köln, Mannheim, München, Hamburg, Chicago, Boston, Helsingfors, Tokio, Rom und anderen Orten an über fünfzig Gruppenausstellungen beteiligt gewesen.

Seine große Furcht vor dem mörderischen Weltkrieg veranlaßte Kirchner, sich selbst durch geringe Nahrungsaufnahme und Tablettensucht kriegsuntauglich zu machen. Doch als diese Selbstzerstörung bedrohlich für sein Leben wurde, waren seine Freunde zur Stelle. Durch Vermittlung von Eberhard Grisebach, dem Schwiegersohn des in Davos tätigen Arztes Dr. Lucius Spengler, kam Kirchner im Winter 1917 zunächst nur für einige Wochen nach Davos; dann kehrte er im Sommer wieder und wohnte außerhalb des Ortes auf der Stafelalp (Abb. 236). 1918 mietete Kirchner ein Bauernhaus der Hofgruppe »In den Lärchen« und richtete sich dort mit selbstgeschnitzten Möbeln ein.

Kirchners Motive, in die Schweiz zu ziehen, mögen anfangs mit der Einsicht ins Unvermeidliche verbunden gewesen sein, aber die Faszination der Landschaft war sicherlich der wichtigste Grund für seine Entscheidung, tatsächlich zu bleiben. Als dann im November 1918 der Erste Weltkrieg zu Ende war, besserte sich sein Gesundheitszustand, und sein Blick richtete sich in die Zukunft.

In dieser Zeit entsteht das *Glaubensbekenntnis eines Malers.*[1] Es handelt von der Verantwortung der Menschen gegenüber den Menschen und des Einzelnen gegenüber sich selbst. Kirchner spricht äußerst poetisch vom intuitiven Vertrauen zueinander und von der Arbeit, die das Leben, das Geben und Nehmen der Menschen rechtfertigt und begründet. Das neue, fast hymnisch verkündete Vertrauen resultierte wohl auch aus den positiven Erfahrungen, die er mittlerweile auf der Stafelalp und »In den Lärchen« machen konnte (Abb. 237), und aus seiner Auffassung, daß ein Künstler wie er die Aufgabe hat, als Erneuerer zu wirken.

Fast wie ein weiteres »Glaubensbekenntnis« klingen einige Zeilen, die er seinem Freund Henry van de Velde am 5. Juli 1919 schreibt:

»Ich bin so froh und glücklich hier zu sein und zu bleiben. Hier kann ich wenigstens in den guten Tagen etwas arbeiten und ruhig unter diesen einfachen und guten Menschen sein. Ich habe mir hier in der Einsamkeit den Weg erkämpft, der mir eine Fortexistenz bei diesen Leiden ermöglicht. Meine Zeiten des Zirkus, der Kokotten und der Gesellschaft sind vorbei. Ich habe daraus geschaffen, was ich erfassen konnte, und glaube, daß es in dieser Weise noch nicht gemacht wurde. Sonst verbindet mich nichts mehr mit diesen Evenements. Ich habe mich von der ganzen inneren Art dieser Gattung während meines 7jährigen Berliner Aufenthaltes genügend durchdringen lassen, um sie von Grund auf zu kennen und verlassen zu können. Ich habe heute andere Aufgaben, die hier liegen. [...] Vor allen Dingen bin ich aber hier mit meiner Arbeit erst am Anfang dessen, was ich machen könnte.«[2]

Bedenkt man, daß Kirchner in seiner Kunst immer Wert darauf gelegt hat, Menschen in ihren spontanen, unverstellten Regungen wiederzugeben, so ist es nicht verwunderlich, daß er sich unter der ländlichen Davoser Bevölkerung wohl fühlte. Ihm war jedoch auch wichtig, eine gute ärztliche Betreuung zu finden und, mehr noch, Helene und Dr. Lucius Spengler und später Dr. Frédéric Bauer sogar zu seinen Freunden zählen zu können. Daß es in Davos einige an seiner Kunst interessierte Personen gab, muß ihm viel bedeutet haben, da er leicht unter Einsamkeit, unter dem Gefühl, falsch verstanden zu werden und nicht genügend Anerkennung zu finden, litt.

Kirchner ist vom ländlichen Leben, vom Leben der Menschen nicht nur in der Natur, sondern mit ihr, völlig fasziniert. Er zeichnet, photographiert und malt Alltagsszenen: eine Herde, die am Haus vorbeigetrieben wird, Hirten (Abb. 252), Bauern, die sich im Gras ausruhen, Familien, die gemeinsam zu Tisch sitzen, gemeinschaftliches Kartenspiel der Männer, Tanzabende (Abb. 239) und so fort. Die Vielzahl der Photos von Nachbarn, Freunden und der Bergwelt ist direkter Ausdruck für die Auseinandersetzung mit seiner engsten Umgebung.[3] In eindrücklichen Gemälden wie *Rückkehr der Tiere* (Abb. 252) spürt man die tiefe Verbindung mit der Landschaft, obwohl Kirchner doch gerade erst die Großstadt verlassen hat. Aber wenn ihm auch die Wirklichkeit als Anre-

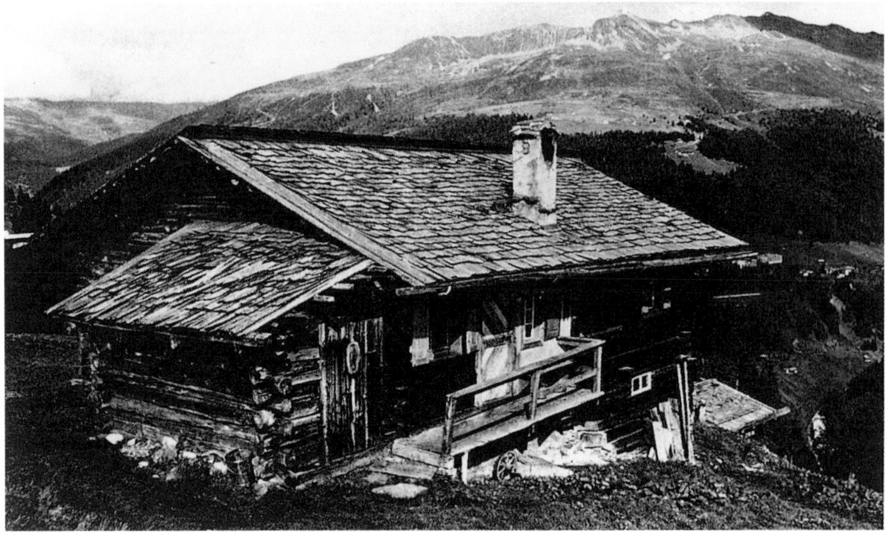

236 Kirchners Hütte auf der Stafelalp, um 1964

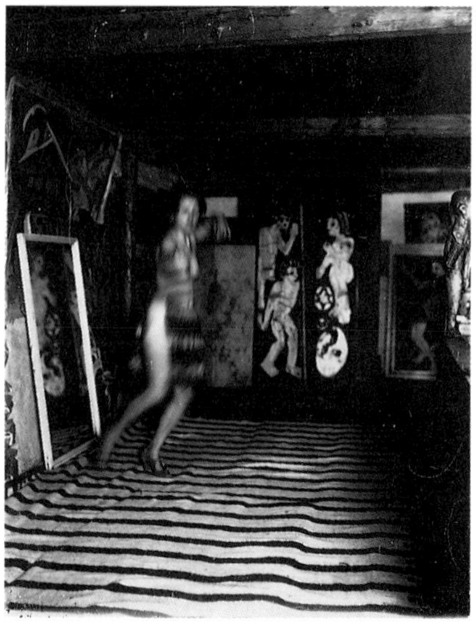

237 Nina Hard tanzend in Kirchners Haus »In den Lärchen«, Davos-Frauenkirch, um 1921, Kat.-Nr. 214. Photo: Kirchner

gung für seine Bildkompositionen äußerst wichtig ist, er sogar Photos als Vorlage für seine Arbeiten anfertigt, so transportiert die künstlerische Verarbeitung den realen Ausschnitt stets in eine überindividuelle Aussage. Dem Gemälde *Die drei alten Frauen* (Abb. 241) von 1925/26 liegt zwar die Photographie von Margreth, Dorothe und Elsbeth Rüesch zugrunde (Abb. 240); im Ölbild aber verdichtet Kirchner die Komposition, so daß die drei Bäuerinnen zu Parzen oder Nornen werden, die weissagen können und Schicksalhaftes verkörpern. Die sichtbare Welt übernimmt letztlich die Funktion einer Larve.

Bei einer Betrachtung der Schweizer Jahre bis 1923/24, dem Beginn des Kontaktes zu den Künstlern der Gruppe *Rot-Blau*, ist festzustellen, daß Ernst Ludwig Kirchner in seinem Stil keinen eindeutigen, linearen Weg verfolgt.[4] Allerdings bemerkt man, daß der expressive Duktus in den ersten Jahren stärker ausgeprägt ist als in der späteren Zeit. In Werken wie dem Holzschnitt *Kopf des Kranken – Selbstbildnis* von 1917/18 (Abb. 242) wird in der Dekonstruktion der Physiognomie der ausdrucksstarke Stil, den Kirchner in den späten Berliner Jahren entwickelt hat, aufgegriffen und womöglich nochmals gesteigert. Aldous Huxley beschreibt in dem Essay *Die Pforten der Wahrnehmung* Sinneseindrücke und durch sie vermittelte Erkenntnisse, die der Thematik dieses Selbstbildnisses verwandt scheinen. Einerseits schildert Huxley den Reichtum an Erkenntnis, der durch eine visionäre Wahrnehmung (mit der Hilfe von Meskalin) gewonnen wird, andererseits auch die kaum zu ertragende Übersteigerung der Gefühle bis zur »Schwelle der Panik«:

»Die Furcht, wie ich sie nun analysiere, galt einem Überwältigtsein, einem Zerfallen unter einem Druck der Wirklichkeit, der so stark wurde, daß ihn ein die meiste Zeit in einer kosigen Welt von Symbolen zu leben gewohnter Geist unmöglich ertragen könnte. Die Literatur religiösen Erlebens ist überreich an Hinweisen auf die Schmerzen und Schrecken, von denen diejenigen überwältigt werden, die sich plötzlich einer Offenbarung des mysterium tremendum gegenübersehen.«[5]

Dieses Gefühl vom »brennenden Ich« ist in den heftigen Kontrasten, der aufgesplitterten Linienführung und in der Bewegung im Bild von Kirchner symbolisch umgesetzt worden. Gerade in der Zerrissenheit des Antlitzes, dem brennenden Augenausdruck und den bedeutungsvollen Gesten wird die schmerzvolle Einheit von Erkenntnis und Schrecken deutlich. Dieses Gefühl, von einem »erschreckenden Grad wundervoll«,[6] findet sich nicht nur in den Selbstportraits, sondern kann sich ebenso in Blumenstilleben oder Landschaften äußern. Kirchner geht von der sichtbaren Oberfläche der Dinge aus und sucht durch Manipulation eine entsprechende bildnerische Deutung zu erreichen. Der Zweifel am Wahrheits- und Wirklichkeitscharakter der Dinge, der Verlust des Vertrauens in die Welt wird jedoch in den Landschaftsbildern oft genug zurückgedrängt, etwa in *Rückkehr der Tiere* und *Vor Sonnenaufgang* (Abb. 252, 261). Statt dessen setzt der Künstler die Manipulation ein, um die den Dingen innewohnende Schönheit und Wahrheit zu betonen.

Hermann Hesse gibt in seiner 1920 erschienenen Erzählung *Klingsors letzter Sommer* ein intensives Bild von einer ähnlich durchglühten Art der Form- und Farbfindung: »Nun, das Braunrot vor dem bösen metallenen Blau war da, das war gut, das war um keine kleine Tönung, um keine kleinste Schwingung gefälscht oder mißglückt. Ohne caput mortuum hätte man das nicht herausbekommen. Hier, auf diesem Gebiet, lagen die Geheimnisse. Die Formen der Natur, ihr Oben und Unten, ihr Dick und Dünn konnten verschoben werden, man konnte auf alle die biederen Mittel verzichten, mit

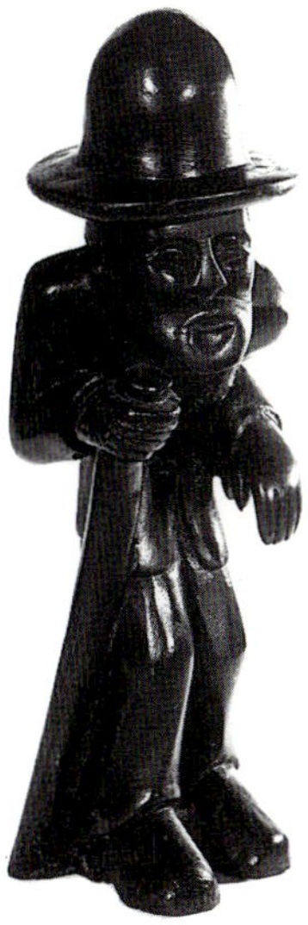

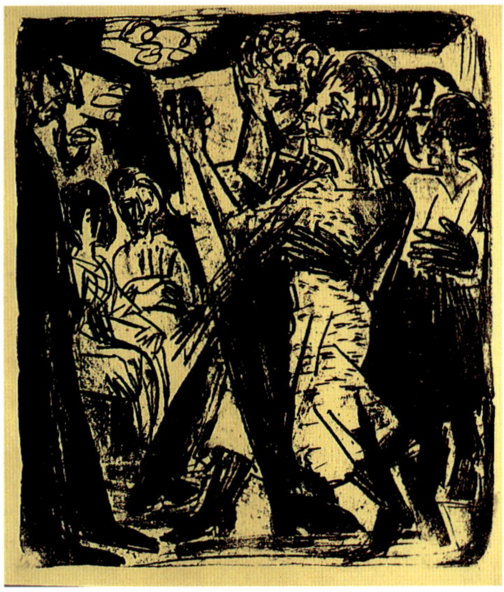

238 Ernst Ludwig Kirchner, David Ambühl mit Stock und hohem Hut, 1918, Kat.-Nr. 160

239 Ernst Ludwig Kirchner, Tanzendes Bauernpaar, 1920, Kat.-Nr. 169

240 Margreth, Dorothe und Elsbeth Rüesch vor Kirchners Scheune neben seinem Haus auf dem Wildboden, Davos-Frauenkirch, um 1925/26, Kat.-Nr. 219. Photo: Kirchner

241 Ernst Ludwig Kirchner, Die drei alten Frauen, 1925/26, Öl auf Leinwand, 110 x 130 cm, E. L. Kirchner Stiftung (Kirchner Museum Davos), Davos

denen die Natur nachgeahmt wird. Auch die Farben konnte man fälschen, gewiß, man konnte sie steigern, dämpfen, übersetzen, auf hundert Arten. Aber wenn man mit Farbe ein Stück Natur umdichten wollte, so kam es darauf an, daß die paar Farben genau, haargenau im gleichen Verhältnis, in der gleichen Spannung zueinander standen wie in der Natur. Hier blieb man abhängig, hier blieb man Naturalist, einstweilen, auch wenn man statt Grau Orange und statt Schwarz Krapplack nahm.«[7]

Gemälde wie *Stafelalp im Schnee*, *Waldschlucht Stafelalp*, *Wald im Winter* und sogar noch sein letztes Bild, *Schafherde* (Abb. 254, 258, 267) von 1938, sind ganz ungewöhnliche Hymnen auf die Natur und zeigen die Fähigkeit des Künstlers, sich den Gegenstand seiner Kunst ganz zu eigen zu machen. Kirchner beschreibt immer wieder, wie beeindruckt er vom Landwassertal mit seinen Bergzügen ist: »Sie glauben nicht, wie schön die Berge im Winter sind. Von früh an leuchtet die Sonne in mein Zimmer und von meinem Lager aus übersehe ich das reizvolle Tal und die stete Veränderung der Farben [...].«[8] Die Natur ist ihm nicht Vorwand zur Darstellung innerer Vorgänge, sondern ergibt zusammen mit einem visionären Innenbild die »innere Notwendigkeit« (Kandinsky) des jeweiligen Kunstwerks. Die Sicht des Künstlers geht über die bloße Anschauung hinaus. Die starke Einfühlung in die Landschaft versetzt diese in eine subjektive Welt, die durch die Formfindung überpersönliche Bedeutung erhält.[9]

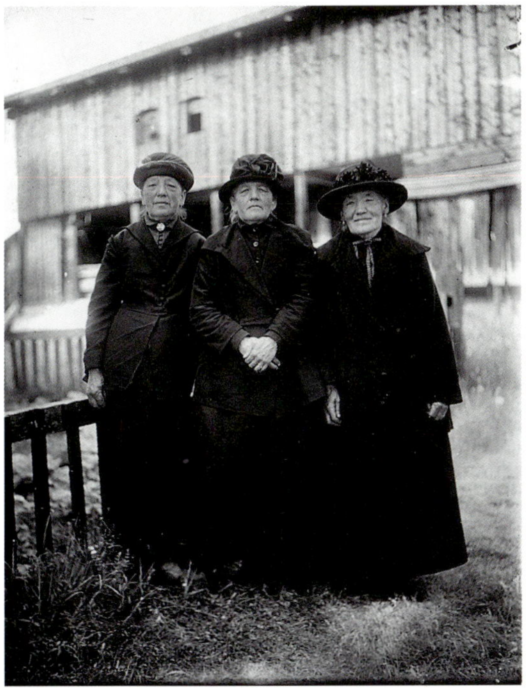

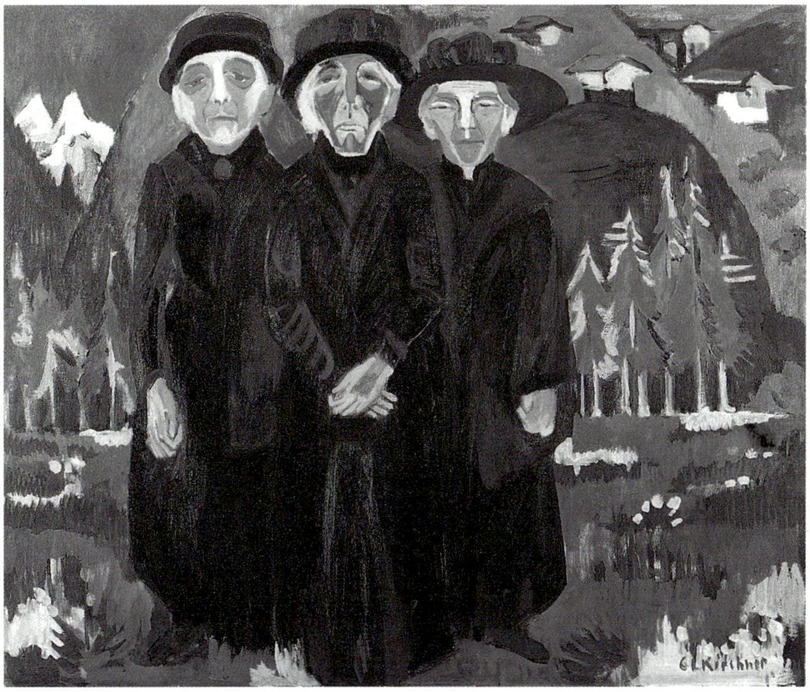

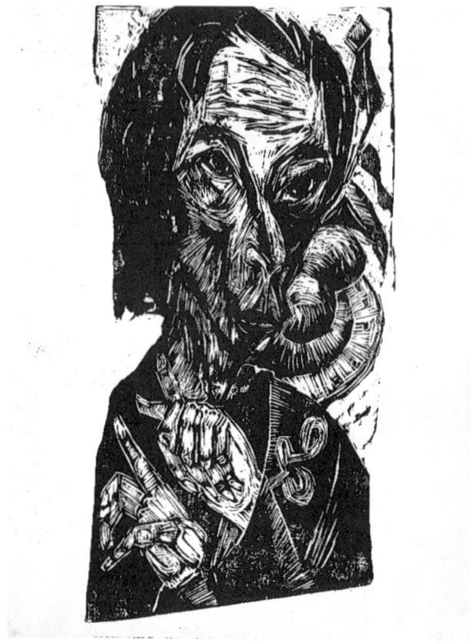

242 Ernst Ludwig Kirchner, Kopf des Kranken – Selbstbildnis, 1917/18, Kat.-Nr. 159

Um 1923 beruhigt sich der Bildaufbau von Ernst Ludwig Kirchners Arbeiten. Seine Kompositionen werden großflächiger, Überschneidungen werden zugunsten von Reihungen und flächigen Ornamenten vermieden (Abb. 45). Bei aller damit verbundenen Distanz zum Gegenstand erhält dieser durch die Klärung von Form und Farbe dennoch etwas Zwingendes, was von der Großzügigkeit der Bildorganisation unterstützt wird. Diese Entwicklungen sind von Kirchners Ambitionen, seiner Arbeit einen kunsttheoretischen Hintergrund zu geben und als Lehrer zu wirken, nicht zu trennen. Seine Bemühungen um eine Professur in Dresden (1926) und sein damaliges Engagement als Spiritus rector der 1924 gegründeten Künstlergruppe *Rot-Blau* sind ebenfalls in diesem Zusammenhang zu sehen. Als eine Reflexion über seine Position als Künstler und über Kunst dürfen die beiden fast programmatisch zu nennenden Gemälde *Drei Künstler; Hermann Scherer, Kirchner, Paul Camenisch* (Abb. 243) und *Eine Künstlergemeinschaft (Die Maler der Brücke)* (Abb. 46) von 1925 gelten.

In der Schweiz waren die Werke Kirchners und der *Brücke*-Künstler 1907 in Solothurn und dann erst wieder 1913 in der Kunsthalle Basel zu sehen gewesen. Bereits nach seinem ersten Aufenthalt im Januar/Februar 1917 bemühte sich Kirchner um eine Ausstellung im Kunsthaus Zürich. Als es dann 1918 dazu kommt, erhält er zwar für seine elf Gemälde und ebensoviele Druckgraphiken einen eigenen Saal, doch werden insgesamt etwa zweihundert Exponate von meist unbekannten Künstlern gezeigt, so daß eine besondere Aufmerksamkeit für Kirchners Beitrag vorerst ausbleibt.

Die expressionistischen Tendenzen in der Schweiz fanden ihren Ausgangs- und ersten Sammelpunkt in der überragenden Gestalt Ferdinand Hodlers. Kirchners Beurteilung von dessen künstlerischer Leistung wechselt, aber grundsätzlich sind seine Ansichten Hodlers tieferer Einsicht in die Welt der Natur verbunden. Unter dem Pseudonym Louis de Marsalle schreibt Kirchner 1933: »In einer seltsamen Parallele brachte Kirchner eine Neuformung der schweizerischen Landschaft, die in ihrer geschichtlichen Stellung der einige Jahrzehnte früher durch Hodler vollzogenen entsprach. Und im allgemeinen künstlerischen Geschehen der Zeit hat Kirchner mit Hodler ein gleiches Ziel, mögen seine Sprache und ihre Ausdrucksformen anderer Art sein.«[10] Als Ferdinand Hodler 1918 starb, schuf Kirchner als Hommage an den verehrten Künstler den Holzschnitt *Hodlerkopf* (Abb. 244).

Innerhalb der Schweizer Kunstszene hatte Cuno Amiet die Funktion eines Katalysators. Seine künstlerische Kraft hatte die Mitglieder der *Brücke* stark beeindruckt: »Mit Bewunderung und Begeisterung haben wir Ihre Werke gesehen, und wir erlauben uns, Sie zu fragen, ob sie unserer Gruppe ›Brücke‹ beitreten wollen. Einstimmig haben wir in Ihnen einen der Unseren erkannt und hoffen, daß sie unsere Sache als eine Bestrebung nach gleichen künstlerischen Zielen unterstützen werden.«[11] Amiets künstlerische Persönlichkeit veranlaßte Giovanni Giacometti seinerseits zu einer neuen Auffassung von Malerei, deren Ergebnisse er 1908 bei einer Ausstellung der *Brücke* im Kunstsalon Richter in Dresden zeigte. Jedoch war 1908 auch das Jahr, in dem das Trennende zwischen Amiet und der Künstlergruppe stärker hervortrat. Amiet verließ die Gruppierung, ohne eine nachhaltige Wirkung in der *Brücke*-Kunst zu hinterlassen.

Die expressionistischen Tendenzen in der Schweiz richteten sich zum einen nach dem französischen, fauvistischen Vorbild, orientierten sich jedoch gleichzeitig auch an den neuesten avantgardistischen Strömungen in Dresden, Berlin und München. Die Einflüsse sind nicht klar zu trennen, zumal die Künstler der *Brücke* selbst von Matisse und den anderen Fauves beeindruckt waren.

1911 sammelten sich die Schweizer expressionistischen Strömungen in der Gruppe *Moderner Bund*, den Walter Helbig, Hans Arp und Oscar Lüthy in Weggis gründeten. Er war die erste Gruppierung in der Schweiz, deren Mitglieder sich bewußt als Teil der internationalen Avantgarde sahen, wie ihre Auswahl der Künstler belegt, die sie zur Teilnahme an ihren Ausstellungen aufforderten.[12] Der Zürcher Hermann Huber stieß bald zum *Modernen Bund*, an dessen erster Ausstellung im Dezember 1911 sechzehn Künstler beteiligt waren, darunter auch Cuno Amiet und Ferdinand Hodler. Aber neben Helbig und Huber war doch eher der Einfluß der französischen Kunst und der Künstlervereinigung *Blauer Reiter*

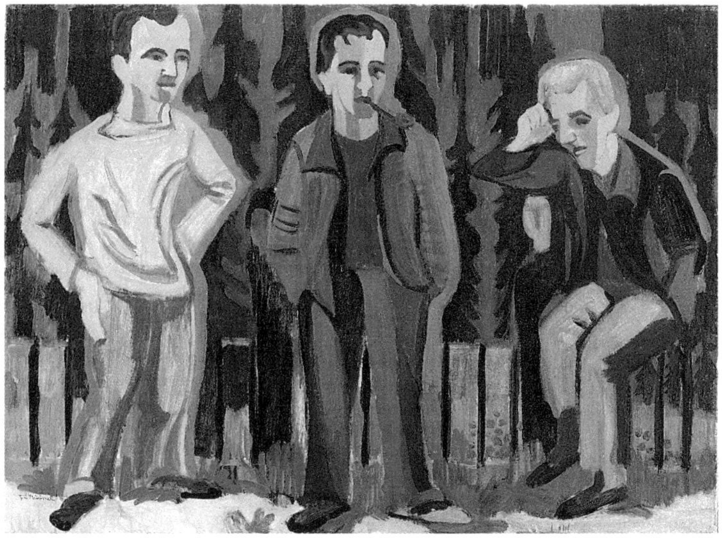

243 Ernst Ludwig Kirchner, Drei Künstler, 1926, Öl auf Leinwand, 91 x 120 cm, E. L. Kirchner Stiftung (Kirchner Museum Davos), Davos

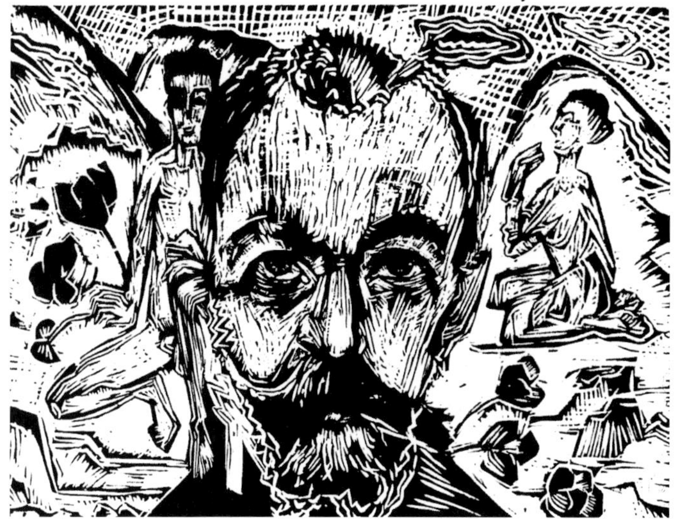

244 Ernst Ludwig Kirchner, Hodlerkopf, 1918, Holzschnitt, 38 x 48 cm, Museum of Fine Arts, Boston

für die Gruppe wegweisend. Nach der Ausstellungstournee 1913 in der Galerie Hans Goltz in München und in Herwarth Waldens *Sturm*-Galerie in Berlin trat sie nicht mehr gemeinsam auf.

Der Erste Weltkrieg machte die neutrale Schweiz zum Zufluchtsort von Kriegsgegnern und politischen Flüchtlingen vor allem aus Deutschland. Sie kamen in Zürich zusammen, wo schnell eine künstlerische und intellektuelle Szene entstand. Aus ihrer spezifischen Überlebenssituation entwickelte sich weniger expressionistisches Denken, sondern die Dada-Bewegung. Nach dem Krieg bildete sich in der Schweiz bald eine zweite Generation von Expressionisten mit Künstlern wie Ignaz Epper, den Brüdern Eduard, Ernst und Max Gubler sowie Fritz Pauli, Karl Hindenlang und Johann Robert Schürch heraus, um nur einige zu nennen. Die Nachkriegssituation mit der gespannten gesellschaftspolitischen Lage, den Streiks (1918 Generalstreik in Zürich) und Demonstrationen, der allgemeinen Teuerung, Ernährungsengpässen und der fortschreitenden Verelendung der armen Bevölkerungsschichten veranlaßte die Künstler zu teilnehmenden, expressiven Bildbeiträgen. Diese Entwicklung zur sozialen und kritischen Kunst hatte in Deutschland ihre Entsprechung in den Bildern von George Grosz, Otto Dix oder den Künstlern des *Jungen Rheinland*. Andere Gruppen wie *Neues Leben*, 1918 in Basel gegründet, verfolgten ähnliche Inhalte in kubistischer Formensprache, während sich *Artistes radicaux* 1919 in Zürich zu einer dadaistisch orientierten Gruppierung zusammenschlossen.

Die Ankunft Ernst Ludwig Kirchners in Davos 1918/19 blieb von den Künstlern in der Schweiz nicht ganz unbemerkt. In den ersten Jahren, 1918 bis 1922, besuchten ihn unter anderem Henry und Nele van de Velde, Hermann Huber, Philipp Bauknecht, Karl Stirner, Fritz Pauli, Robert Wehrlin, Jan Wiegers, vermutlich Giovanni Giacometti sowie Otto Meyer-Amden, den er 1921 zuerst in Zürich traf. Mit einigen Künstlern, darunter Meyer-Amden, blieb er lange Jahre freundschaftlich verbunden.[13]

Einen der ersten Kontakte dürfte Kirchner zu Hermann Huber geknüpft haben, der seit 1918/19 recht zurückgezogen im nahen Klosters lebte. Zu dieser Zeit hatte sich der *Moderne Bund* bereits aufgelöst, und Huber verfolgte seine Bildfindungen eigenständig weiter. Kirchner schreibt über ihn am 12. Februar 1919 an Helene Spengler: »Die Bilder, die ich sah, sprechen wirklich von einem harten Ringen mit sich selbst. Und das ist doch eine feine freie Ehrlichkeit, wenn einer wie er den ganzen byzantischen Reiz, den er doch sehr interessant interpretierte, wegwirft, um zu sich selbst zu kommen.«[14]

Der Maler Philipp Bauknecht lebte aus gesundheitlichen Gründen seit 1910 in Davos. Als Sohn württembergischer Eltern wurde er 1884 in Barcelona geboren, wo er die ersten neun Jahre verbrachte; dann zog die Familie nach Süddeutschland. Seine künstlerische Ausbildung erhielt Bauknecht an der Kunstgewerbeschule in Stuttgart bei Otto Pankok (Abb. 233). Als er schwer an Tuberkulose erkrankte, fand er in Davos gute Bedingungen zur Genesung, konnte jedoch nicht vollständig geheilt werden. Er starb 1933 im Davoser Spital. Bevor er Kirchner 1920 kennenlernte, hatte er bereits seine eigene formale Gestaltungsweise und Farbauffassung gefunden. Bedeutende Gemälde wie *Genesend nach der Krankheit* (1911/14) und *Hirtenknabe* von 1914 (Abb. 245, 257) stellen seine intensive Wahrnehmung und das expressionistisch gedeutete Bild vom Menschen deutlich vor Augen. Die zweite Komposition wiederholte Bauknecht 1915/16 in der Version *Hirtenjunge mit Ziege*, in der die intensive Farbigkeit noch ein wenig verstärkt ist.

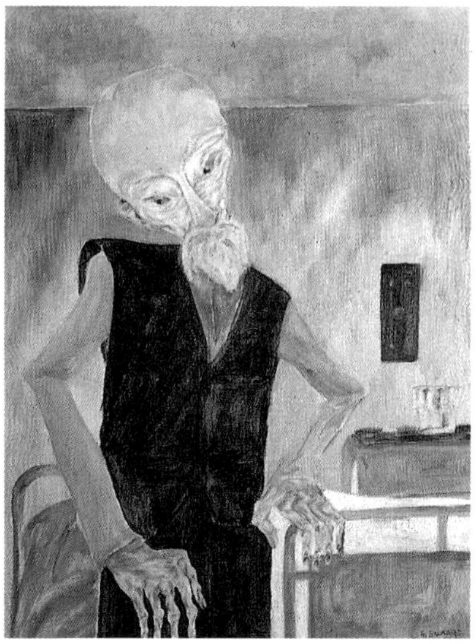

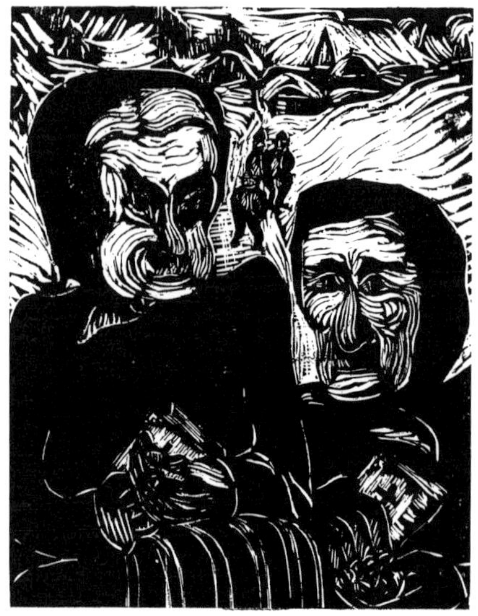

245 Philipp Bauknecht, Genesend nach der Krankheit, 1914, Öl auf Leinwand, 70 x 52 cm, Galerie Iris Wazzau, Davos

246 Philipp Bauknecht, Kirchgang I, 1922/24, Kat.-Nr. 27

Die Gemälde bestehen aus leuchtenden Farbkontrasten, bei denen das Gelb oft eine dominante Rolle erhält. Diese für Bauknecht typischen Farbzusammenstellungen etwa von Gelb/Rot, Gelb/Blau, allen Primärfarben, gewagten Rot-Rosa-Abstufungen, ließen Zeitgenossen vermuten, daß Kirchner, der die Farben seiner Palette seit Mitte der zwanziger Jahre veränderte, sie auf die des wenig jüngeren Bauknecht abgestimmt hätte. »Wenn Kirchner [...] sich einer neuen Farbigkeit zugewandt hat [...], wenn er Menschen und Tiere jetzt in ungeschlachter, mehr als bäuerlicher Derbheit hinstellt, so scheint er mir dabei von dem etwas jüngeren Bauknecht beeinflußt, nicht umgekehrt [...].«[15] Diese Behauptung gab Anlaß zu dem noch immer andauernden Streit, ob Kirchner tatsächlich die maßgeblichen Veränderungen von Bauknecht übernahm: »Es gibt Bauknecht-Fanatiker, die glauben lassen wollen, Kirchners früher Davoser Stil sei von Bauknecht beeinflusst worden. Zu einem Lehrer-Schüler-Verhältnis ist es hier nicht gekommen, aber der stark Beeinflusste ist hier ganz offensichtlich Bauknecht gewesen.«[16] Bauknecht selbst notierte »salomonisch« neben der oben zitierten Ausstellungskritik: »Wenn zwei Künstler im selben Zeitalter, in selber Gegend und unter gleichen Lebensbedingungen die selben Stoffe behandeln, sollte man nicht von persönlicher Beeinflussung reden.«[17]

Kirchner stellte sein Verhältnis zu Bauknecht unterschiedlich dar und war bemüht, seine eigene Leistung positiv hervorzuheben.[18] Außergewöhnlich scheint mir jedoch zu sein, daß er Bilder von Bauknecht besaß, was trotz seiner herablassenden Haltung auf eine gewisse Wertschätzung schließen läßt. Auch ein Photo, auf dem er ihn mit zwei Nachbarskindern vor seinem Haus »In den Lärchen« und dem Gemälde *Hirtenknabe* von 1914 portraitierte, belegt sein Interesse an dem Künstler. Die Beteiligung Bauknechts an der »Dresdner Kunstausstellung« von 1926 geht auf die Initiative Kirchners zurück. Daß Bauknecht bei aller Gemeinsamkeit einen eigenständigen Weg beschritt, ist an Aquarellen wie *Jenisberg* von 1920 und besonders eindrucksvoll an Holzschnitten wie *Kirchgang I* (um 1922/24) nachzuvollziehen (Abb. 246). Die Frage nach der Originalität der Blätter erscheint angesichts der spätexpressiven Zeit, in der sie entstanden, müßig; es zählt die schlüssige Gestaltung dieser bemerkenswerten künstlerischen Beiträge. Der gezeichnete Mensch, der mit apathischer Duldung, illusionärer Hoffnung oder hellsichtigem Wahn seinem Schicksal, seinem todgeweihten Leben begegnet, ist das Thema von Bauknechts bedeutenden Holzschnitten.

Ernst Ludwig Kirchner beurteilte die Schweizer Kunstszene allgemein äußerst kritisch. So klagt er 1917: »[...] überhaupt wird nicht viel Gutes gemacht in der Schweiz«,[19] und noch 1921 hat sich seine Ansicht nicht wesentlich verändert: »Hier ist in Kunstdingen absolut nichts. Weder interessierte Maler noch Interessenten, seit Hodler tot ist. Die paar Modernen sind auf ihren Lorbeeren eingeschlafen [...] dazu herrscht eine große Spießigkeit.«[20] Offensichtlich nimmt Kirchner die Zürcher Kunstszene der Dadaisten nicht wahr oder ernst und orientiert sich weiter an den expressiven Tendenzen.

Sein von großer Subjektivität geprägtes Urteil ändert sich, als ihm nach seiner ersten großen Einzelausstellung in der Kunsthalle Basel 1923 die Künstler Paul Camenisch, Albert Müller, Hermann Scherer und Hans Schiess voller Bewunderung begegnen. »Man beschäftigte sich damit [mit Kirchners Bildern], wie ich es noch nie vorher erlebt hatte und es erfüllte mich mit großer Freude, wie diese jungen Künstler auf meine Arbeit eingingen. Besonders der Bildhauer Hermann Scherer und der Maler Albert Müller [Abb. 247] setzten sich sehr dafür ein.«[21]

Der gelernte Steinbildhauer Hermann Scherer ist der erste, der Kirchner 1923 im Lärchenhaus aufsucht; sogleich entwickelt sich ein äußerst anregendes Lehrer-Schüler-Verhältnis. Von diesem Besuch berichtet Kirchner Gustav Schiefler am 6. August 1923: »Bei uns ist es

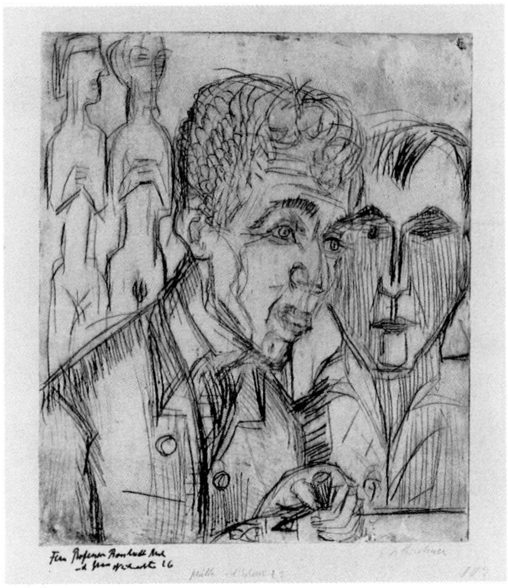

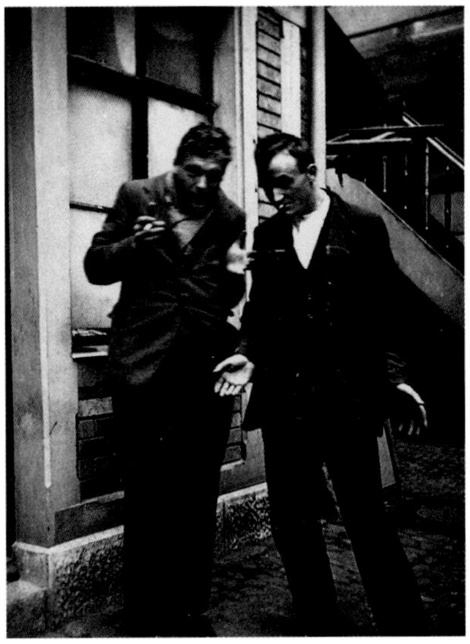

247 Ernst Ludwig Kirchner, Müller und Scherer, 1924, Kat.-Nr. 175

248 Albert Müller und Hermann Scherer (rechts), um 1924/25

nun wieder ruhig, und der Tag ist voll Arbeit geworden denn Freund Scherer ist kein ›Besuch‹. Man merkt ihn nicht, er schafft neben mir und vertieft sich in die Berglandschaft, ein selten angenehmer Mensch und Künstler.«[22] Scherer übernimmt für seine Bildhauerkunst verschiedene Techniken Kirchners, die inhaltliche und gestalterische Konsequenzen haben. So beginnt er in Holz zu arbeiten und die Skulpturen direkt alla prima herzustellen (Abb. 298). Zur Vorbereitung dienen nicht länger Modelle aus Ton, sondern zahlreiche Zeichnungen, um das jeweilige bildhauerische Thema zu konkretisieren. Er folgt darin ganz der Einstellung Kirchners, die er 1925 unter seinem Pseudonym Louis de Marsalle im *Cicerone* formulierte: »Es ist sehr bezeichnend, daß Kirchner von allem Anfang an die heute allgemein übliche Arbeitsweise der Bildhauer aus dem Tonmodell über den Gipsabguß zum eigentlichen Material als unkünstlerisch ablehnt und seine Figuren direkt aus dem Material schafft. [...] Wie anders sieht gegen solche Figuren eine Plastik aus, die der Künstler selbst mit seinen Händen aus dem echten Material bildet, wo jede Wölbung und Vertiefung von der Sinnlichkeit der Hand des Schaffenden geformt wird, wo scharfer Hieb und zartestes Schnitzen unmittelbar das Gefühl des Künstlers ausdrücken.«[23]

Nur wenig später kühlte sich das Verhältnis von Kirchner zu Scherer merklich ab. Scherer hatte mit seinem langjährigen Freund Albert Müller eine Auseinandersetzung um die Ausstellung »Jüngere Basler«, in der Scherer bevorzugt behandelt wurde (Abb. 248). Kirchner, der die Partei Müllers ergriff, schrieb wohl deshalb erbost: »Er [Müller] ist ein ganz anderer Kerl wie Scherer, dieser falsche und eigene und sture Kerl, der Kunst mit Handwerk verwechselt. Nein, er ist wirklich nichts, gar nichts.«[24] Diesen impulsiven Bewertungen darf jedoch nicht zuviel Bedeutung beigemessen werden, da sich Kirchners Meinung immer wieder ändern konnte. In den folgenden Jahren verbesserte sich das persönliche Verhältnis offensichtlich wieder. »Ich staunte über Scherer, der sich in dieser kurzen Zeit als Künstler und Mensch entwickelt hat, wie ich es kaum für möglich gehalten hätte.«[25] Auf freundschaftlichen Umgang deutet auch Scherers Besuch bei Kirchner hin. Wohl vor allem, um Paul Camenisch bei Kirchner einzuführen, verbrachte er einige Tage auf dem Wildboden; bei dieser Gelegenheit entstand das gemeinsame Photo (Abb. 270).

Bei aller Nähe zu Kirchner ist Hermann Scherers Werk von großer individueller gestalterischer Überzeugungskraft, besonders wenn er, wie in der *Totenklage* von 1924/25 (Abb. 300), Menschen in Grenzsituationen darstellt. In ihren formalen und motivischen Anklängen nimmt diese mehrfigurige Skulptur Bezug auf die traditionelle Darstellung der Kreuzabnahme Christi. Doch in der Holzfigur verdichtet Scherer formale Gestaltung und direkten Ausdruck zu einer ergreifenden, modernen Aussage. Bedenkt man, daß der Erste Weltkrieg erst sechs Jahre zuvor beendet wurde, so ist diese Totenklage eher die Klage der Kriegswitwen, wobei der Topos der Kreuzabnahme auf das scheinbar ewige Leid der Frauen und Männer verweist.

Das *Liebespaar* (Abb. 298) findet in Kirchners Werk direkte Entsprechungen – nicht in der Skulptur gleichen Namens, die zur selben Zeit wie Scherers Plastik entstanden ist, sondern im Vorbild der Skulptur von 1913/14, die Kirchner in Berlin schuf (Abb. 249). In den Gesten, der Physiognomie und im rhythmischen Aufbau der Figuren drückt Scherer die seelische Nähe wie auch die sexuelle Gestimmtheit aus. Während Kirchners *Liebespaar* von 1924/25 ganz im Sinne der von ihm propagierten »Kameradschaftsehe« gemeint zu sein scheint, so betonte er in der frühen Version die sexuelle Erregung »unmittelbar und unverfälscht« (Manifest der *Brücke* von 1906).[26]

Für Hermann Scherer bedeutete das Arbeiten mit Ernst Ludwig Kirchner nicht nur Neuerungen in der Plastik, sondern auch in seiner druckgraphischen Produktion (Abb. 219–221) und in der Malerei (Abb. 264).

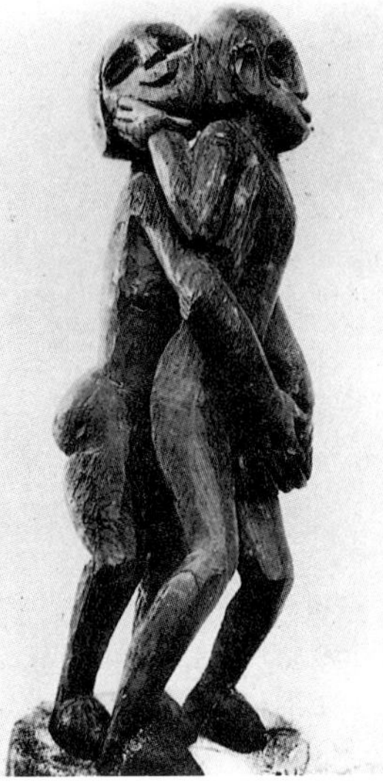

249 Ernst Ludwig Kirchner, Liebespaar (Das Paar), um 1912/13, Eichenholz, Höhe 85 cm, zweiter Zustand, Verbleib unbekannt

Erst kurz vor dem Aufenthalt bei Kirchner hatte er begonnen, in diesem Medium seine Ausdrucksform zu finden. Bei der Begegnung mit Kirchner suchte er vor allem hier neue Anregungen. Eine intuitiv verständliche Symbolsprache und kompositionelle Bildlösungen hatte er zuvor bei Edvard Munch gefunden, dessen Ausstellung 1922 in Basel auch für seinen Freund Albert Müller von großer Bedeutung war. Durch die Rezeption von Munch wurde der Boden für die Auseinandersetzung mit Kirchner bereitet. Gerade für Hermann Scherer war es wichtig, in Kirchner einen Künstler zu finden, für den die Verarbeitung eines Sujets in verschiedenen künstlerischen Techniken geradezu ein Markenzeichen war. Der Bildhauer Scherer fand besonders im Holzschnitt überzeugende Lösungen bildnerischen Gestaltens. Das »Nacharbeiten in anderen Techniken« wird am Beispiel des *Liebespaars* von 1925 (Abb. 297) anschaulich: Während die Skulptur (Abb. 298) das Paar durch seine Vereinzelung nahezu symbolisch präsentiert, zeigt der Holzschnitt sie in einer szenischen Gestaltung. Hier bleibt die fast monumentale Auffassung erhalten, jedoch ist gleichzeitig die Situation der Liebesbeziehung intimer geschildert. Zwischen nächtlichem Mond und elektrischer Glühbirne werden dem Betrachter Gefühle in aller Offenheit dargeboten.

Das in Holz geschnittene Selbstportrait von 1925 (Abb. 220) ist ebenfalls in einer solchen Wechselwirkung zu sehen. Das Gemälde *Selbstbildnis in der Landschaft* erweitert das reine Portrait zur Halbfigur vor einem weiträumigeren Landschaftsausschnitt. Der konzentrierte, aber auch herbe, schroffe Charakter des Kopfes in Holzschnittechnik wird durch den Vergleich mit dem farbigen Gemälde besonders deutlich. In der unperspektivischen Auffassung der Druckgraphik wirkt die Haarkalotte als Teil der Landschaft.

Die Landschaft wird ein Thema, das Scherer in seinen Holzschnitten, Aquarellen, Zeichnungen und Gemälden seit seinem Aufenthalt in Davos-Frauenkirch immer wieder beschäftigen sollte, sei es in Davos, wo er in der Nähe von Kirchners Wohnhaus auf dem Wildboden arbeitet, oder im Tessin, in der *Landschaft in Mendrisiotto* (Abb. 255). Dieses Genre ist neben den Personendarstellungen das zweite große Thema im Schaffen des Malers und Graphikers. Im Aquarell *Tessiner Landschaft* von 1925 (Abb. 256) wird seine Auffassung von klarer, kraftvoller Farbigkeit deutlich, die den Landschaftseindruck zu einem unverwechselbaren künstlerischen Ausdruck steigert. Die leuchtenden Töne verleihen dem Bild eine bewegte Farbkomposition. In den eher spröden Zeichnungen in Kohle, Bleistift, schwarzer oder farbiger Kreide werden Ideen fixiert und wird in wenigen Zeichen und Linien eine Komposition angelegt. Kohlezeichnungen wie *Sertigtal/Davos* von 1925/26 geben in äußerst reduzierter Form, als Umriß, die Landschaft wieder und versuchen, in kurzen Formeln Rückschlüsse auf das Wesentliche einer Aussage zu vermitteln.

»Was Scherer nach Basel mitbrachte«, schreibt Beat Stutzer, »was er dort weiterverarbeitete und vor allem was er von Kirchner erzählte, führte um 1923/24 wohl auch Albert Müller auf den neuen Weg: Die deutsche Moderne verkörperte sich jetzt und auch in Zukunft für diese jungen Basler in der Gestalt Kirchners.«[27] Die »jungen Basler« waren außer Scherer, Müller und Paul Camenisch die Gründungsmitglieder von *Rot-Blau* in der Silvesternacht 1924/25 in Obino; kurz darauf kam Werner Neuhaus hinzu. Ähnlich wie die Kollegen der *Brücke* schlossen sich die Künstler zusammen, um ihrer Arbeit gegenüber der anerkannten Akademiekunst mehr Geltung zu verschaffen. Zur Unterstützung trugen sich etliche passive Mitglieder ein, so daß die Gruppe bald um eine größere Zahl von »Freunden« erweitert wurde. 1928 löste sich der Verbund auf, wurde jedoch als *Rot-Blau II* reorganisiert. Diese Künstlervereinigung bestand bis 1932 und ging teilweise in der *Gruppe 33* auf.

Albert Müller, seine Frau Anna und die beiden Zwillinge standen Ernst Ludwig und Erna Kirchner besonders nahe. Müller begleitete ihn 1926 auf seiner Reise nach Deutschland, wo Kirchner in Dresden bei der »Internationalen Kunstausstellung« seinen Ausstellungsraum mit Bauknecht, Scherer und Müller teilte. Er verstand sich als Lehrer und wohl auch als Erneuerer einer Schweizer Kunstszene, die sich seiner Meinung nach auf seine Initiative hin zum Positiven verändert hatte:

212 Emil Nolde, Kopf eines Südseeinsulaners in Trauer, um 1914, Kat.-Nr. 327

213 Emil Nolde, Kopf eines Südseeinsulaners, um 1914, Kat.-Nr. 326

214 Emil Nolde, Chinesische Dschunken, 1913/14, Kat.-Nr. 324

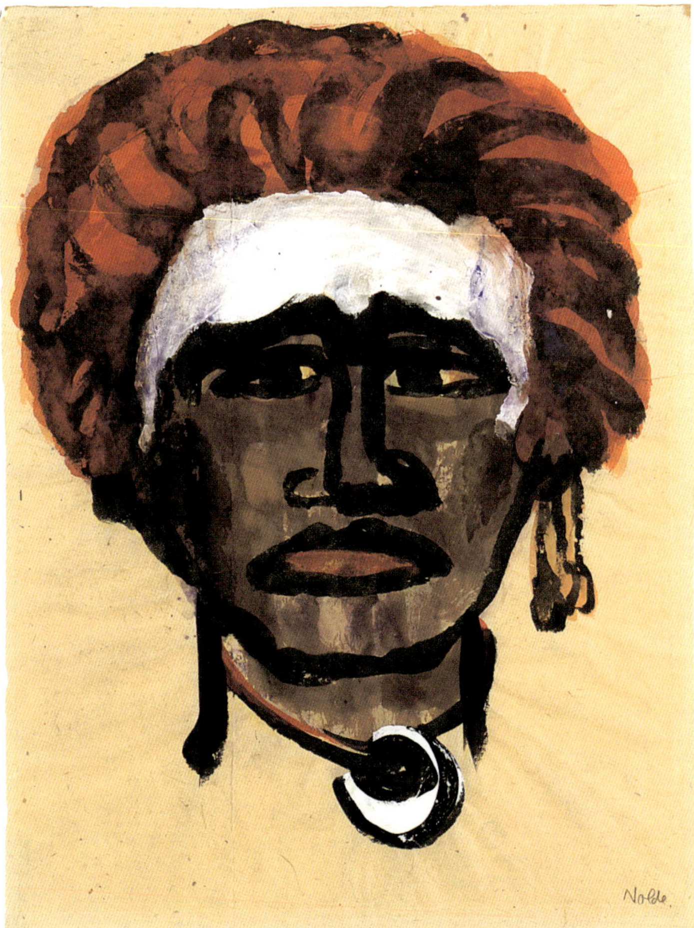

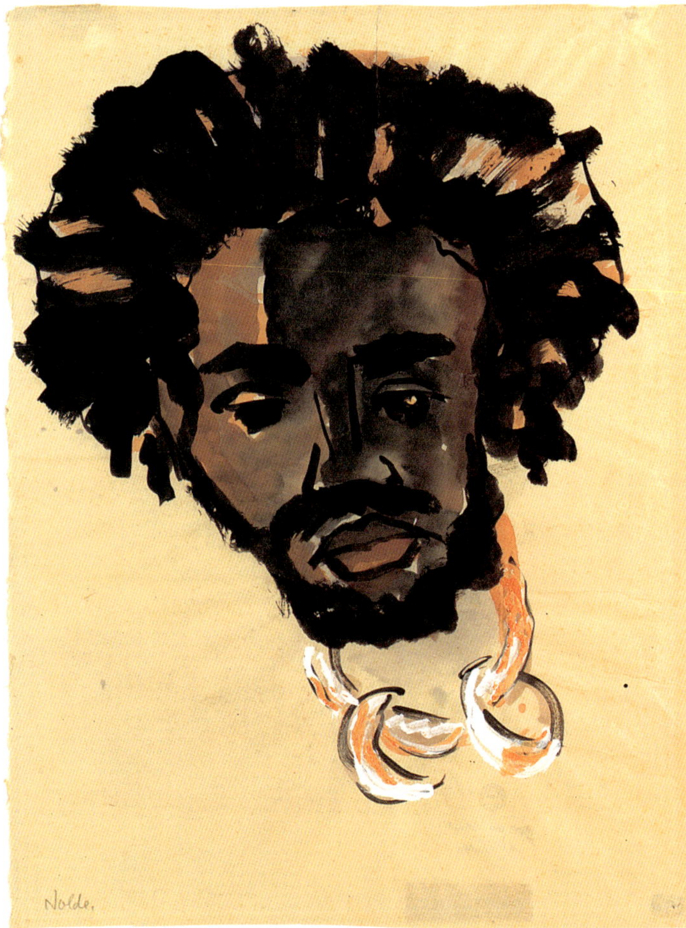

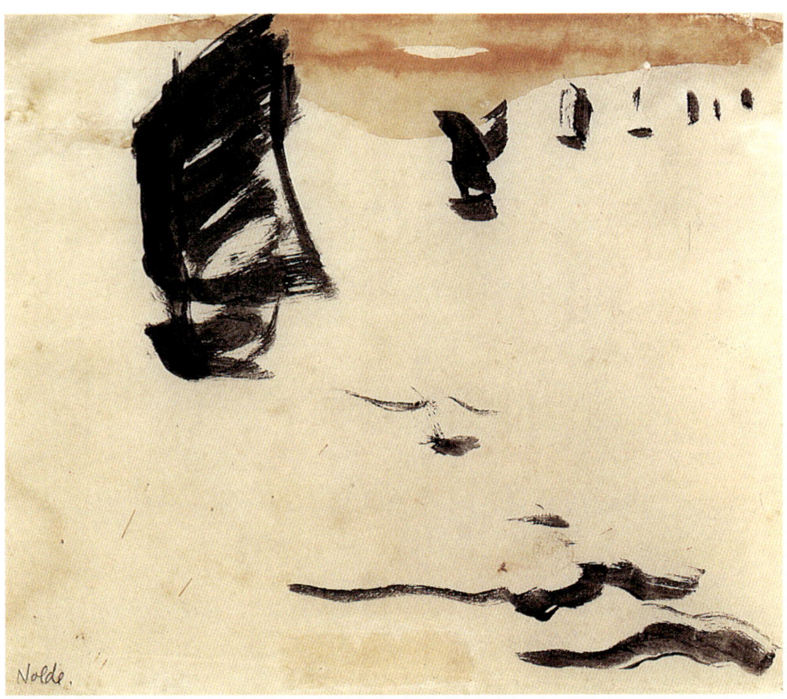

215 Max Kaus, Selbstbildnis, 1920, Kat.-Nr. 115

216 Max Kaus, Mädchen am Strand, 1922, Kat.-Nr. 116

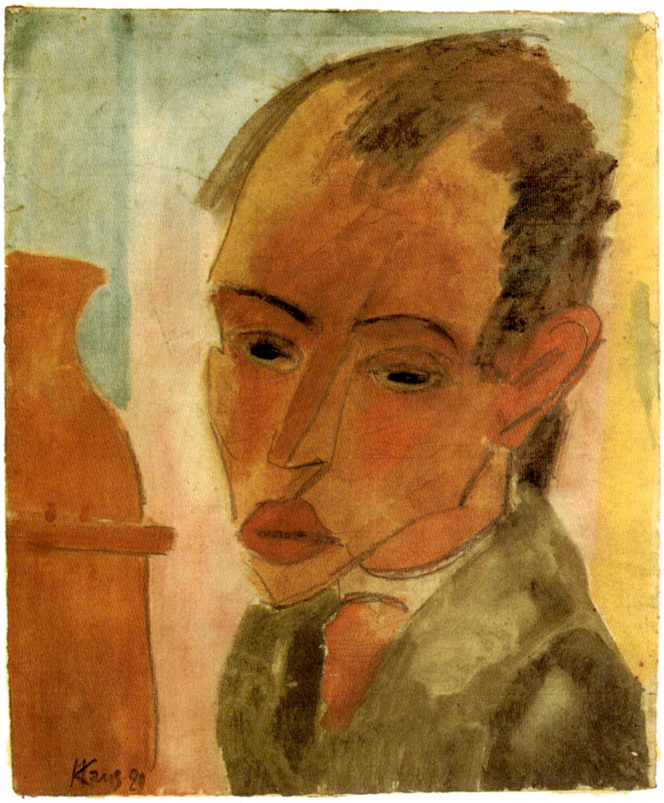

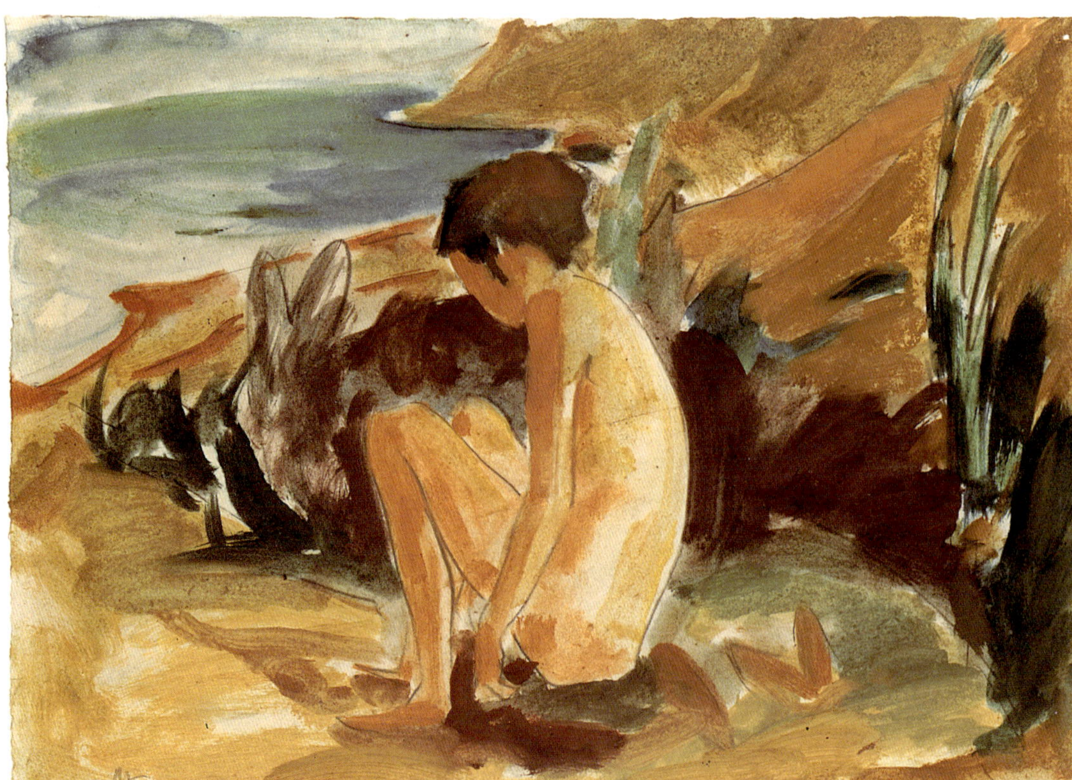

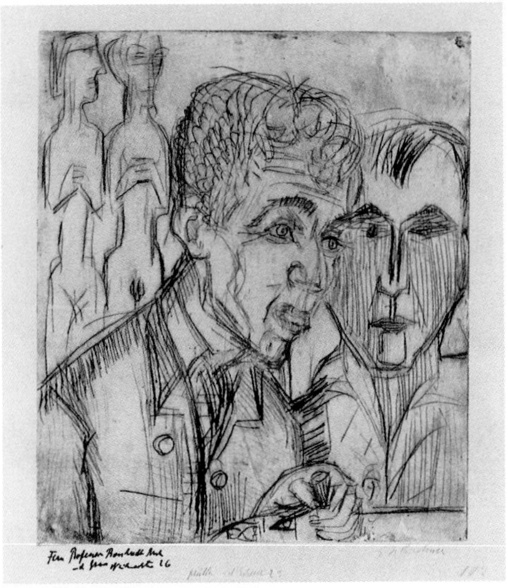
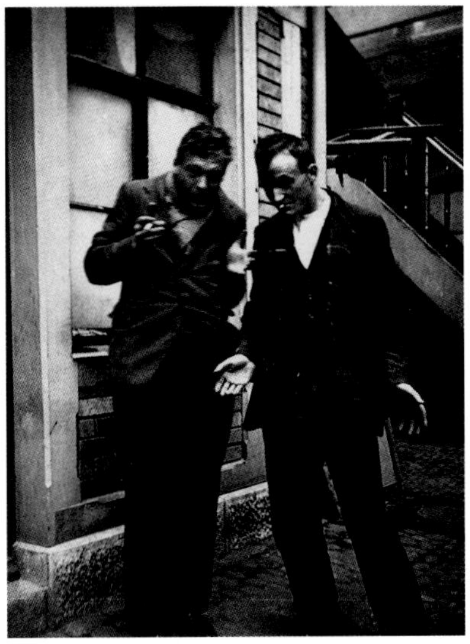

247 Ernst Ludwig Kirchner, Müller und Scherer, 1924, Kat.-Nr. 175

248 Albert Müller und Hermann Scherer (rechts), um 1924/25

nun wieder ruhig, und der Tag ist voll Arbeit geworden denn Freund Scherer ist kein ›Besuch‹. Man merkt ihn nicht, er schafft neben mir und vertieft sich in die Berglandschaft, ein selten angenehmer Mensch und Künstler.«[22] Scherer übernimmt für seine Bildhauerkunst verschiedene Techniken Kirchners, die inhaltliche und gestalterische Konsequenzen haben. So beginnt er in Holz zu arbeiten und die Skulpturen direkt alla prima herzustellen (Abb. 298). Zur Vorbereitung dienen nicht länger Modelle aus Ton, sondern zahlreiche Zeichnungen, um das jeweilige bildhauerische Thema zu konkretisieren. Er folgt darin ganz der Einstellung Kirchners, die er 1925 unter seinem Pseudonym Louis de Marsalle im *Cicerone* formulierte: »Es ist sehr bezeichnend, daß Kirchner von allem Anfang an die heute allgemein übliche Arbeitsweise der Bildhauer aus dem Tonmodell über den Gipsabguß zum eigentlichen Material als unkünstlerisch ablehnt und seine Figuren direkt aus dem Material schafft. [...] Wie anders sieht gegen solche Figuren eine Plastik aus, die der Künstler selbst mit seinen Händen aus dem echten Material bildet, wo jede Wölbung und Vertiefung von der Sinnlichkeit der Hand des Schaffenden geformt wird, wo scharfer Hieb und zartestes Schnitzen unmittelbar das Gefühl des Künstlers ausdrücken.«[23]

Nur wenig später kühlte sich das Verhältnis von Kirchner zu Scherer merklich ab. Scherer hatte mit seinem langjährigen Freund Albert Müller eine Auseinandersetzung um die Ausstellung »Jüngere Basler«, in der Scherer bevorzugt behandelt wurde (Abb. 248). Kirchner, der die Partei Müllers ergriff, schrieb wohl deshalb erbost: »Er [Müller] ist ein ganz anderer Kerl wie Scherer, dieser falsche und eigene und sture Kerl, der Kunst mit Handwerk verwechselt. Nein, er ist wirklich nichts, gar nichts.«[24] Diesen impulsiven Bewertungen darf jedoch nicht zuviel Bedeutung beigemessen werden, da sich Kirchners Meinung immer wieder ändern konnte. In den folgenden Jahren verbesserte sich das persönliche Verhältnis offensichtlich wieder. »Ich staunte über Scherer, der sich in dieser kurzen Zeit als Künstler und Mensch entwickelt hat, wie ich es kaum für möglich gehalten hätte.«[25] Auf freundschaftlichen Umgang deutet auch Scherers Besuch bei Kirchner hin. Wohl vor allem, um Paul Camenisch bei Kirchner einzuführen, verbrachte er einige Tage auf dem Wildboden; bei dieser Gelegenheit entstand das gemeinsame Photo (Abb. 270).

Bei aller Nähe zu Kirchner ist Hermann Scherers Werk von großer individueller gestalterischer Überzeugungskraft, besonders wenn er, wie in der *Totenklage* von 1924/25 (Abb. 300), Menschen in Grenzsituationen darstellt. In ihren formalen und motivischen Anklängen nimmt diese mehrfigurige Skulptur Bezug auf die traditionelle Darstellung der Kreuzabnahme Christi. Doch in der Holzfigur verdichtet Scherer formale Gestaltung und direkten Ausdruck zu einer ergreifenden, modernen Aussage. Bedenkt man, daß der Erste Weltkrieg erst sechs Jahre zuvor beendet wurde, so ist diese Totenklage eher die Klage der Kriegswitwen, wobei der Topos der Kreuzabnahme auf das scheinbar ewige Leid der Frauen und Männer verweist.

Das *Liebespaar* (Abb. 298) findet in Kirchners Werk direkte Entsprechungen – nicht in der Skulptur gleichen Namens, die zur selben Zeit wie Scherers Plastik entstanden ist, sondern im Vorbild der Skulptur von 1913/14, die Kirchner in Berlin schuf (Abb. 249). In den Gesten, der Physiognomie und im rhythmischen Aufbau der Figuren drückt Scherer die seelische Nähe wie auch die sexuelle Gestimmtheit aus. Während Kirchners *Liebespaar* von 1924/25 ganz im Sinne der von ihm propagierten »Kameradschaftsehe« gemeint zu sein scheint, so betonte er in der frühen Version die sexuelle Erregung »unmittelbar und unverfälscht« (Manifest der *Brücke* von 1906).[26]

Für Hermann Scherer bedeutete das Arbeiten mit Ernst Ludwig Kirchner nicht nur Neuerungen in der Plastik, sondern auch in seiner druckgraphischen Produktion (Abb. 219–221) und in der Malerei (Abb. 264).

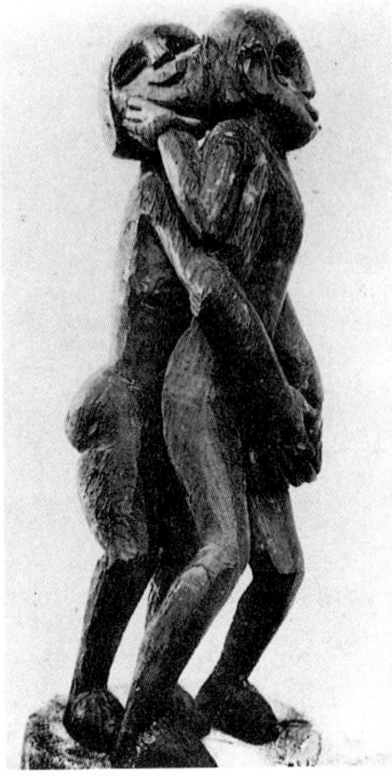

249 Ernst Ludwig Kirchner, Liebespaar (Das Paar), um 1912/13, Eichenholz, Höhe 85 cm, zweiter Zustand, Verbleib unbekannt

Erst kurz vor dem Aufenthalt bei Kirchner hatte er begonnen, in diesem Medium seine Ausdrucksform zu finden. Bei der Begegnung mit Kirchner suchte er vor allem hier neue Anregungen. Eine intuitiv verständliche Symbolsprache und kompositionelle Bildlösungen hatte er zuvor bei Edvard Munch gefunden, dessen Ausstellung 1922 in Basel auch für seinen Freund Albert Müller von großer Bedeutung war. Durch die Rezeption von Munch wurde der Boden für die Auseinandersetzung mit Kirchner bereitet. Gerade für Hermann Scherer war es wichtig, in Kirchner einen Künstler zu finden, für den die Verarbeitung eines Sujets in verschiedenen künstlerischen Techniken geradezu ein Markenzeichen war. Der Bildhauer Scherer fand besonders im Holzschnitt überzeugende Lösungen bildnerischen Gestaltens. Das »Nacharbeiten in anderen Techniken« wird am Beispiel des *Liebespaars* von 1925 (Abb. 297) anschaulich: Während die Skulptur (Abb. 298) das Paar durch seine Vereinzelung nahezu symbolisch präsentiert, zeigt der Holzschnitt sie in einer szenischen Gestaltung. Hier bleibt die fast monumentale Auffassung erhalten, jedoch ist gleichzeitig die Situation der Liebesbeziehung intimer geschildert. Zwischen nächtlichem Mond und elektrischer Glühbirne werden dem Betrachter Gefühle in aller Offenheit dargeboten.

Das in Holz geschnittene Selbstportrait von 1925 (Abb. 220) ist ebenfalls in einer solchen Wechselwirkung zu sehen. Das Gemälde *Selbstbildnis in der Landschaft* erweitert das reine Portrait zur Halbfigur vor einem weiträumigeren Landschaftsausschnitt. Der konzentrierte, aber auch herbe, schroffe Charakter des Kopfes in Holzschnittechnik wird durch den Vergleich mit dem farbigen Gemälde besonders deutlich. In der unperspektivischen Auffassung der Druckgraphik wirkt die Haarkalotte als Teil der Landschaft.

Die Landschaft wird ein Thema, das Scherer in seinen Holzschnitten, Aquarellen, Zeichnungen und Gemälden seit seinem Aufenthalt in Davos-Frauenkirch immer wieder beschäftigen sollte, sei es in Davos, wo er in der Nähe von Kirchners Wohnhaus auf dem Wildboden arbeitet, oder im Tessin, in der *Landschaft in Mendrisiotto* (Abb. 255). Dieses Genre ist neben den Personendarstellungen das zweite große Thema im Schaffen des Malers und Graphikers. Im Aquarell *Tessiner Landschaft* von 1925 (Abb. 256) wird seine Auffassung von klarer, kraftvoller Farbigkeit deutlich, die den Landschaftseindruck zu einem unverwechselbaren künstlerischen Ausdruck steigert. Die leuchtenden Töne verleihen dem Bild eine bewegte Farbkomposition. In den eher spröden Zeichnungen in Kohle, Bleistift, schwarzer oder farbiger Kreide werden Ideen fixiert und wird in wenigen Zeichen und Linien eine Komposition angelegt. Kohlezeichnungen wie *Sertigtal/Davos* von 1925/26 geben in äußerst reduzierter Form, als Umriß, die Landschaft wieder und versuchen, in kurzen Formeln Rückschlüsse auf das Wesentliche einer Aussage zu vermitteln.

»Was Scherer nach Basel mitbrachte«, schreibt Beat Stutzer, »was er dort weiterverarbeitete und vor allem was er von Kirchner erzählte, führte um 1923/24 wohl auch Albert Müller auf den neuen Weg: Die deutsche Moderne verkörperte sich jetzt und auch in Zukunft für diese jungen Basler in der Gestalt Kirchners.«[27] Die »jungen Basler« waren außer Scherer, Müller und Paul Camenisch die Gründungsmitglieder von *Rot-Blau* in der Silvesternacht 1924/25 in Obino; kurz darauf kam Werner Neuhaus hinzu. Ähnlich wie die Kollegen der *Brücke* schlossen sich die Künstler zusammen, um ihrer Arbeit gegenüber der anerkannten Akademiekunst mehr Geltung zu verschaffen. Zur Unterstützung trugen sich etliche passive Mitglieder ein, so daß die Gruppe bald um eine größere Zahl von »Freunden« erweitert wurde. 1928 löste sich der Verbund auf, wurde jedoch als *Rot-Blau II* reorganisiert. Diese Künstlervereinigung bestand bis 1932 und ging teilweise in der *Gruppe 33* auf.

Albert Müller, seine Frau Anna und die beiden Zwillinge standen Ernst Ludwig und Erna Kirchner besonders nahe. Müller begleitete ihn 1926 auf seiner Reise nach Deutschland, wo Kirchner in Dresden bei der »Internationalen Kunstausstellung« seinen Ausstellungsraum mit Bauknecht, Scherer und Müller teilte. Er verstand sich als Lehrer und wohl auch als Erneuerer einer Schweizer Kunstszene, die sich seiner Meinung nach auf seine Initiative hin zum Positiven verändert hatte:

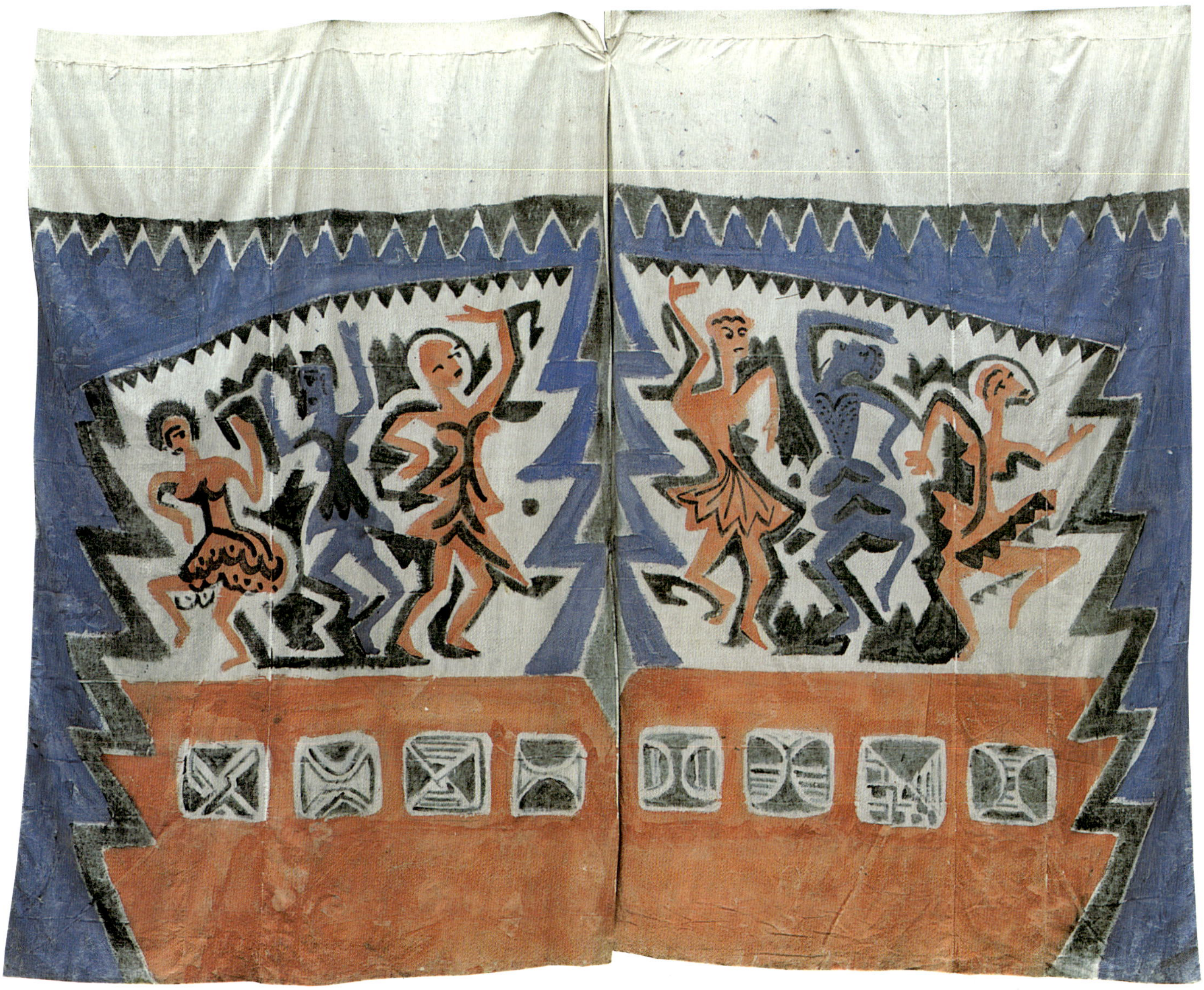

250 Ernst Ludwig Kirchner, Theatervorhang, 1927, Kat.-Nr. 183

256 Hermann Scherer, Tessiner Landschaft, um 1925, Kat.-Nr. 362

257 Philipp Bauknecht, Hirtenknabe, 1914, Kat.-Nr. 26

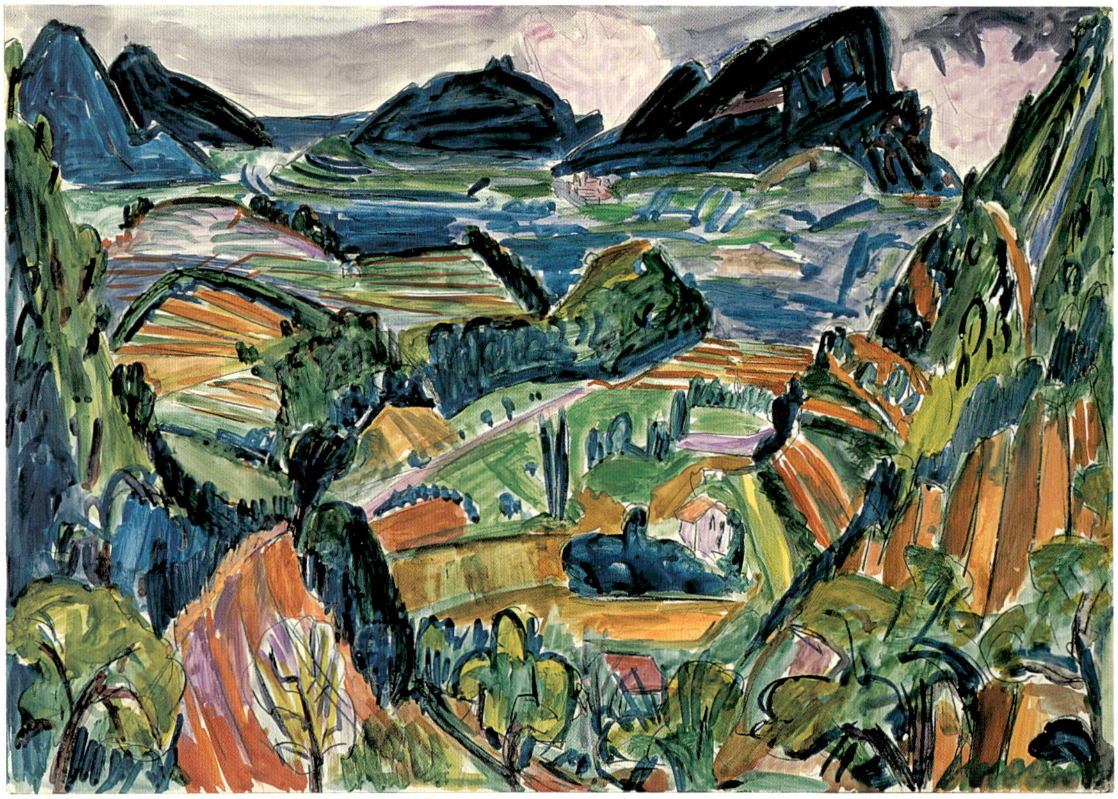

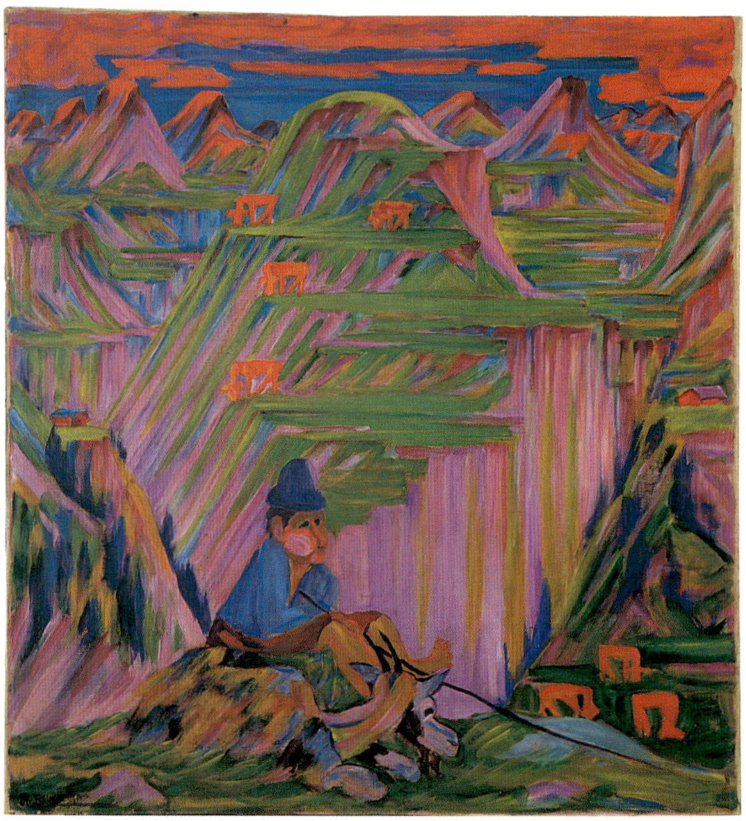

258 Ernst Ludwig Kirchner, Waldschlucht
Stafelalp, 1919, Kat.-Nr. 166

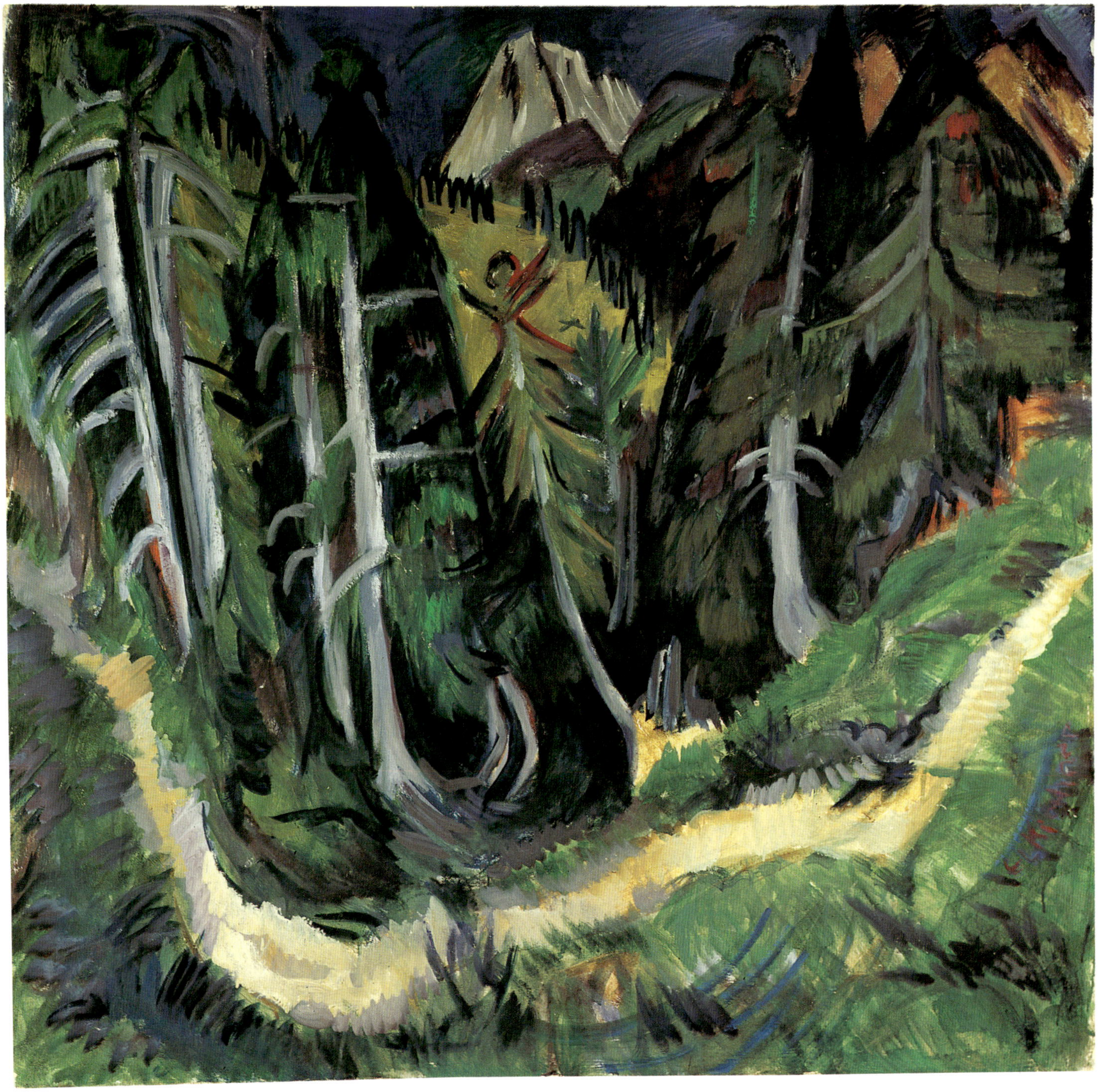

259 Paul Camenisch, Frauen in der Laube (Erna Kirchner und Martha Hoerler), 1926, Kat.-Nr. 49

260 Albert Müller, Sertigtal mit Kirchnerhaus, um 1925, Kat.-Nr. 301

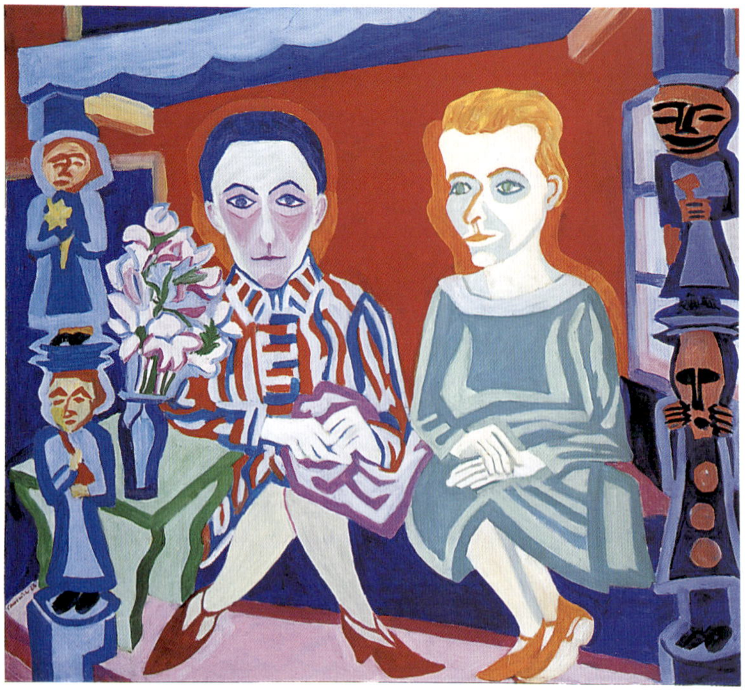

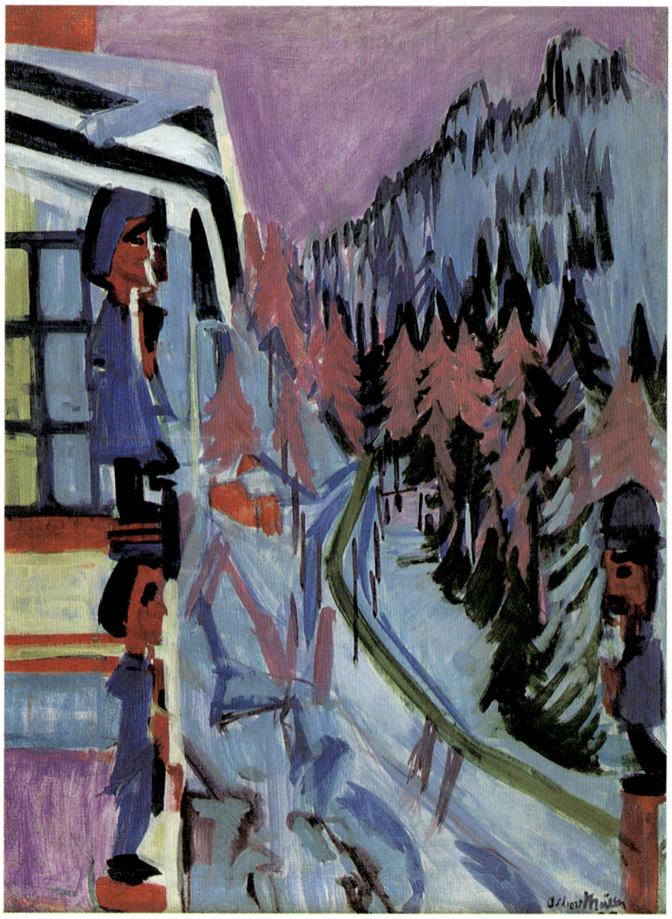

261 Ernst Ludwig Kirchner, Vor Sonnenaufgang, 1925/26, Kat.-Nr. 177

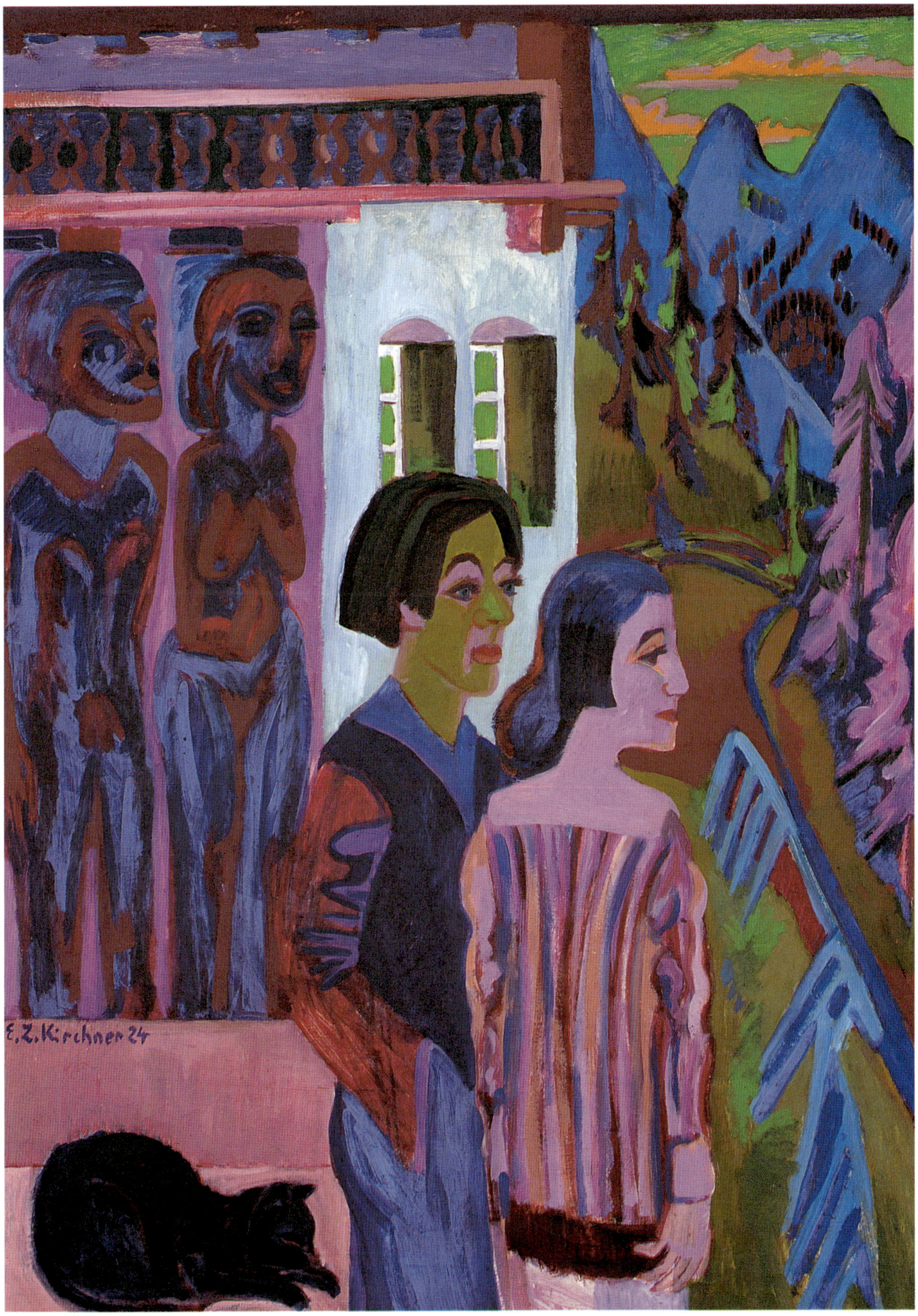

262 Albert Müller, Bildnis Anna, 1924, Kat.-Nr. 299

263 Albert Müller, Bildnis Paul Camenisch, 1925, Kat.-Nr. 300

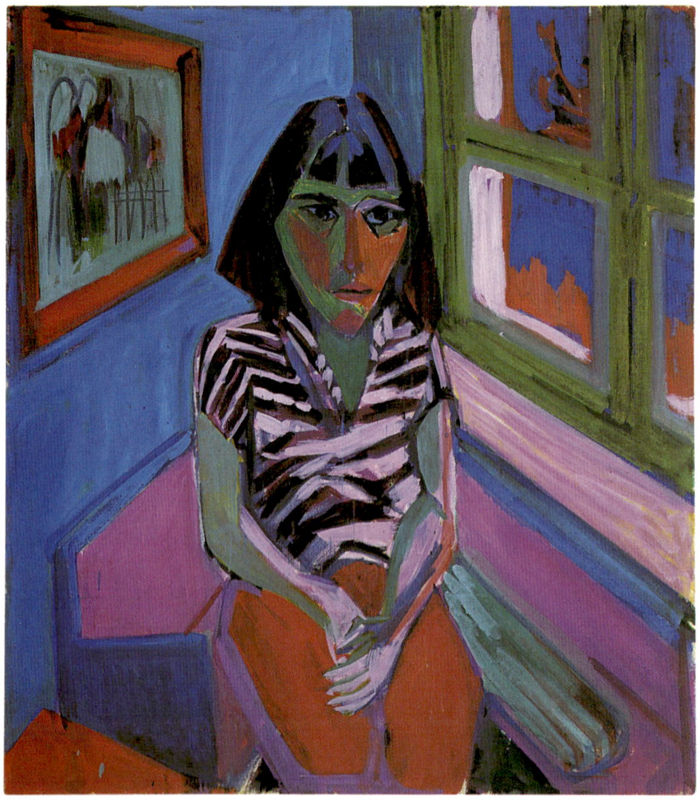

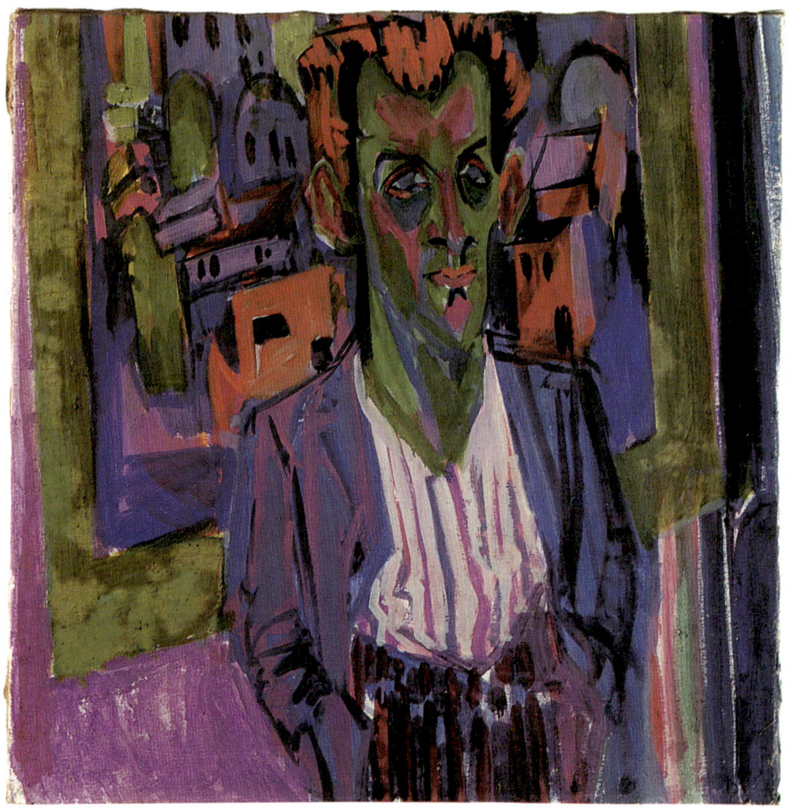

264 Hermann Scherer, Zwei Mädchen, um 1925, Kat.-Nr. 364

265 Ernst Ludwig Kirchner, Portrait Erna mit Katze und Holzfigur, 1927, Kat.-Nr. 182

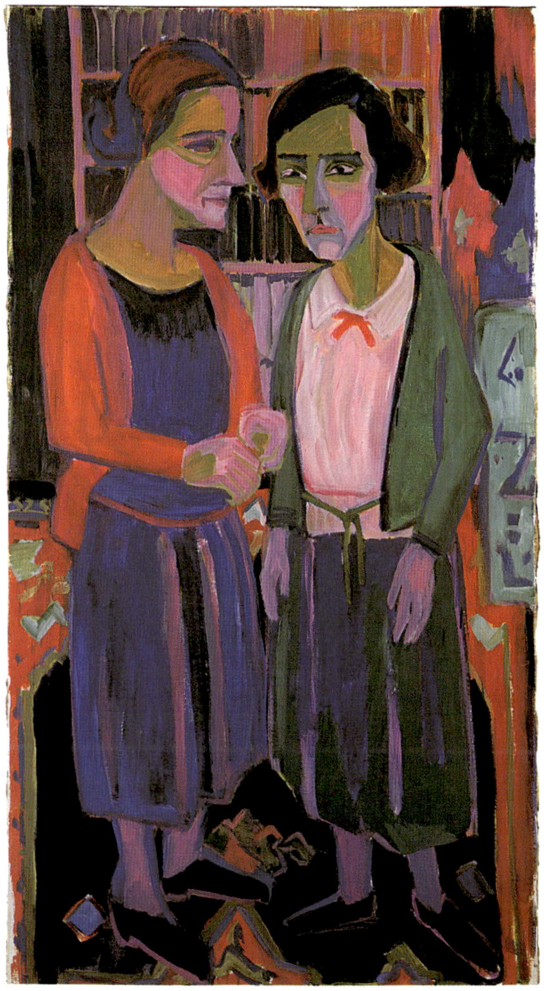

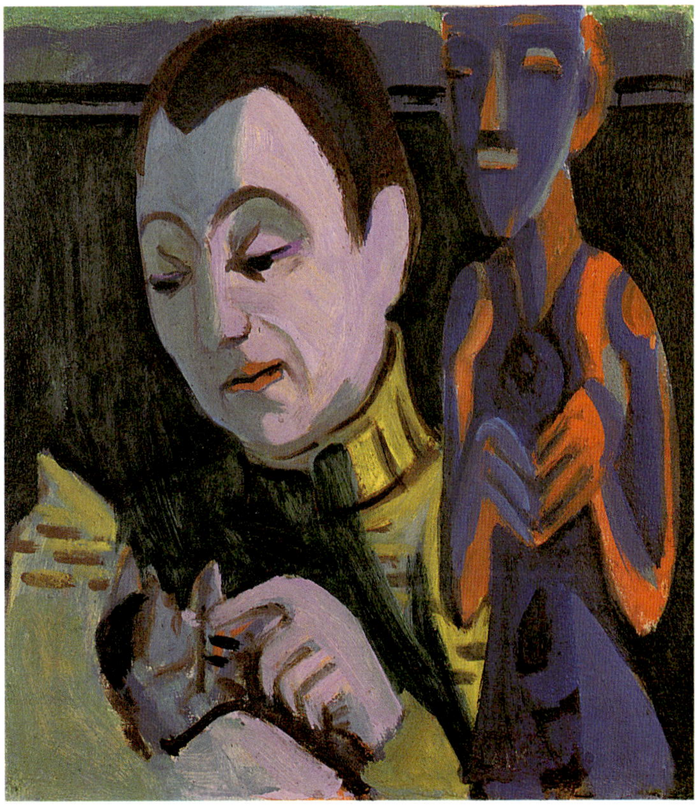

266 Ernst Ludwig Kirchner, Der Wanderer,
1922, Kat.-Nr. 172

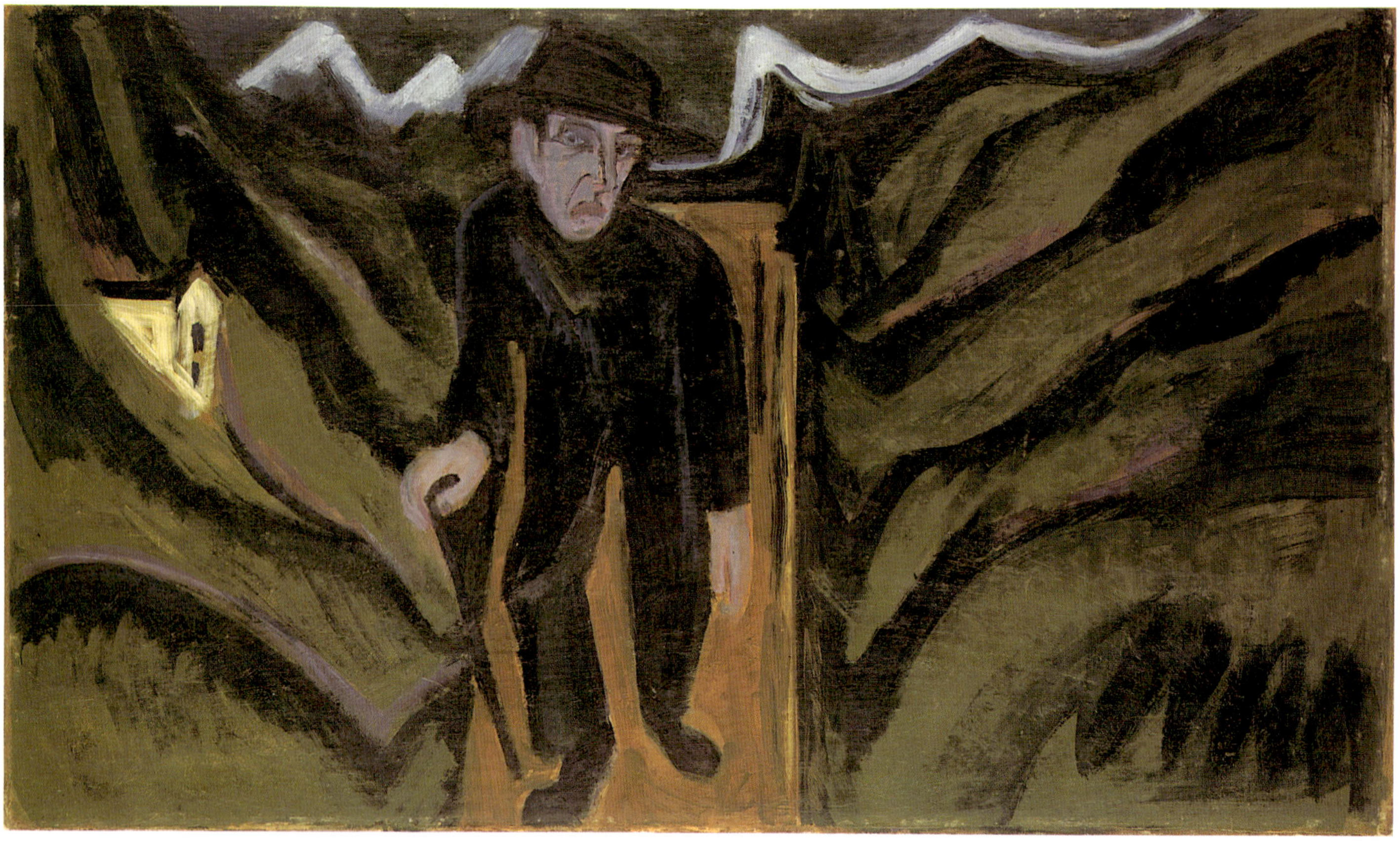

267 Ernst Ludwig Kirchner, Schafherde, 1938, Kat.-Nr. 193

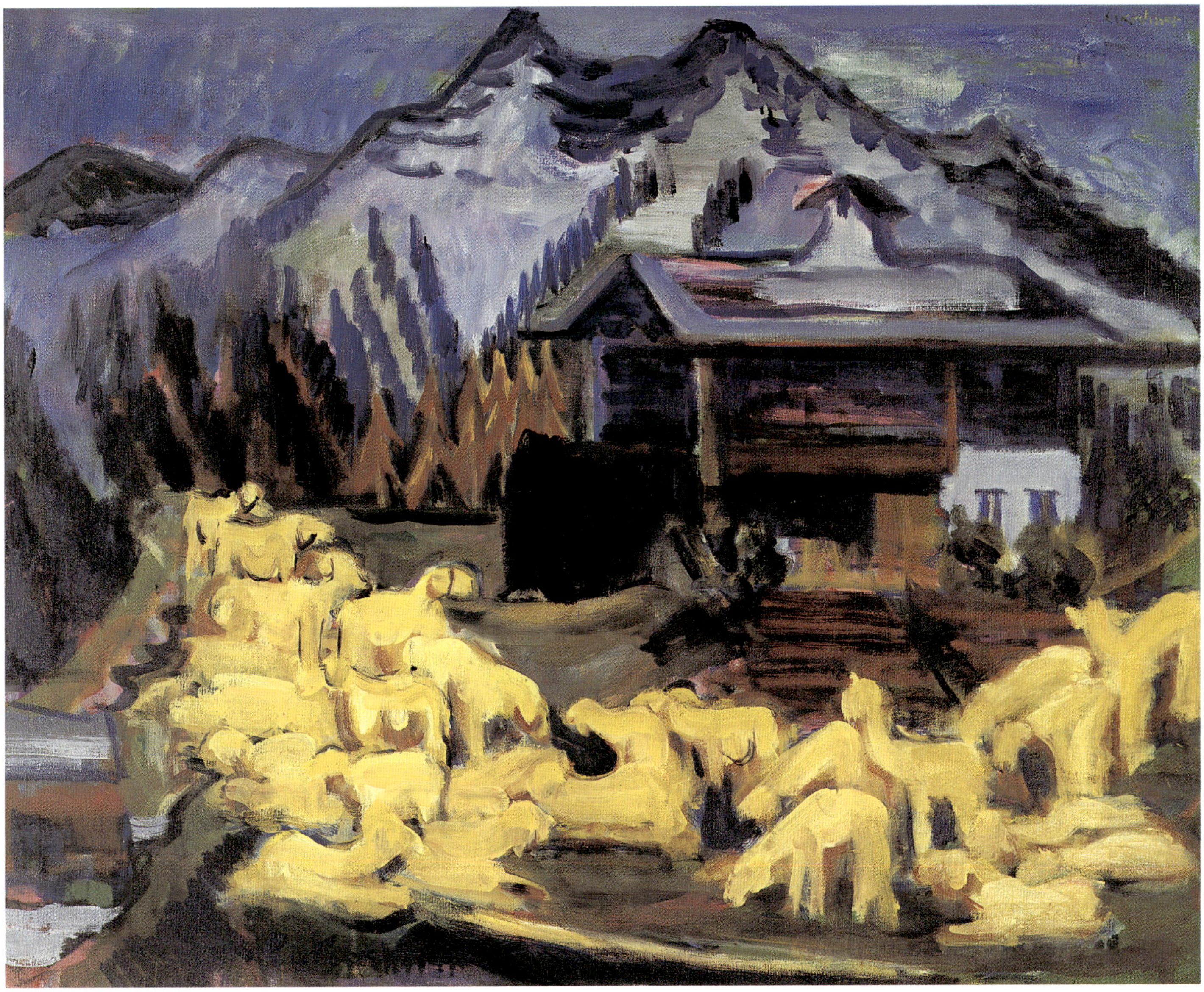

»WAS IST DES MENSCHEN BILD?«

Skulpturen des Expressionismus

Gerhard Kolberg

Wie die gesamte, alle künstlerischen Medien umfassende Bewegung des Expressionismus ist auch die expressionistische Skulptur der Ausdruck einer Revolution gegen alles Stilistische und Konventionelle. Sie ist von größter Freiheit in ihrer Weltanschauung und in den gestalterischen Mitteln; sie ist geprägt von dem Willen der Künstler, dem plastische Gestalt zu geben, was sie »zum Schaffen drängt«.[1] Eigentlich wäre die gesamte avantgardistische Kunst der ersten zwei Jahrzehnte unseres Jahrhunderts grundsätzlich als expressionistisch zu bezeichnen. Kubismus, Futurismus und Expressionismus in Frankreich, Deutschland, Italien oder Rußland gehen oft ineinander über, bilden – auch in der Skulptur – stilistische Symbiosen oder geben einander Impulse für neue, fortschrittliche Wege der Gestaltung. Auf der Suche nach neuen Mitteln des bildnerischen Ausdrucks abstrahierten die Kubisten um 1910 in analytischer Weise die sichtbare Welt zu kubischen Formen, und die italienischen Futuristen versuchten, in phasenhaften Abläufen die Dynamik des technischen Zeitalters darzustellen. Die Expressionisten hingegen orientierten sich vornehmlich an den plastischen Werken der archaischen Kunstepochen, der Romanik und der Gotik sowie an der in gestalterischer Hinsicht unverbrauchten und zugleich exotisch wirkenden Skulptur Afrikas, Ozeaniens, Indiens und Südostasiens. In Paris, Dresden und Berlin besuchten die jungen Künstler die völkerkundlichen Museen oder sammelten sogar persönlich Skulpturen aus diesen fernen Ländern (Abb. 20). Von den erwähnten kunsthistorischen Vorbildern inspiriert, arbeiteten zahlreiche expressionistische Bildhauer vorrangig in Holz, wobei in Betracht gezogen werden muß, daß viele von ihnen eigentlich Maler und Graphiker waren und dieses Medium ihnen am besten die Möglichkeit bot, ihren künstlerischen Absichten unmittelbar plastische Form zu geben.

Die zur damaligen Zeit bekannteste Abhandlung über die sogenannte »Negerplastik« veröffentlichte 1915 der Schriftsteller und Kunstwissenschaftler Carl Einstein (1885–1940). Einstein erkannte, daß die meisten afrikanischen Skulpturen den Sockel entbehren können, und hielt fest, daß »die Kunst des Negers […] vor allem religiös bestimmt« sei und das »Negerkunstwerk« nichts bedeute, »es symbolisiert nicht; es ist der Gott, der seine abgeschlossen mythische Realität bewahrt, worein er den Adoranten einbezieht und auch ihn zu einem Mythischen verwandelt und seine menschliche Existenz aufhebt«.[2] Einsteins Bemerkungen zur afrikanischen Skulptur deuten einen wesentlichen Aspekt an, den auch viele Maler-Bildhauer der ersten Expressionistengeneration anstrebten: In erster Linie galt es, eine Skulptur, eine Figur (Abb. 293) zu schaffen. Erst die Auseinandersetzung mit den Schrecken und Folgen des Ersten Weltkrieges brachte jene Plastiken hervor, die »die innere Erfahrung des Menschlichen sichtbar machen. Sie nehmen das Bild des Menschen […] in den Blick.«[3] Sie erforschen ferner menschliche, seelische Konflikte, die sowohl in übersteigerten als auch in maßvollen, aber psychologisch wirksamen Gebärden zum Ausdruck kommen (Abb. 323, 347).

Die Expressionisten beschäftigen sich mit den sozialen und politischen Verhältnissen einer konfliktreichen Gesellschaft, in deren Mühlen vor allem die Schwächeren geraten (Abb. 345), und sie geben in ihren plastischen Werken Visionen und Utopien von einer neuen Menschheit (Abb. 316, 329) Form. Wohl gerade die letzteren Aspekte, die von kreativer Gedankenfreiheit künden, ohne die eine Kultur keine wesentlichen fortschrittlichen Erkenntnisse gewinnen kann, mögen sie mehr noch als die angeprangerten formal-gestalterischen Ergebnisse den Nationalsozialisten verhaßt gemacht und sie zu dem Entschluß geführt haben, die Kunst der Expressionisten als »entartet« zu diffamieren. Es paßte den Nazis nicht in ihr geistig beschränktes Weltbild, daß eine ganze künstlerische Bewegung sich intensiv und undogmatisch, dabei gestalterisch vielfältig, mit der universellen Frage beschäftigte: »Was ist des Menschen Bild?«[4]

Auch die jungen Künstler der 1905 in Dresden gegründeten *Brücke* – Ernst Ludwig Kirchner, Erich Heckel und Karl Schmidt-Rottluff – setzten sich mit den Skulpturen Afrikas und Ozeaniens auseinander (vgl. den Beitrag von Magdalena M. Moeller). Das Völkerkundemuseum in Dresden bot ihnen die Möglichkeit zum Studium der exotischen Kunstwerke. Ernst Ludwig Kirchner interessierte sich darüber hinaus für die farbigen figürlichen Wandmalereien in den buddhistischen Höhlentempeln von Ayanta in Indien, deren farbige Reproduktionen von John Griffith er 1910 in der Zentralbibliothek der Dresdener Museen bewunderte und denen er in vielen Zeichnungen (Abb. 268) nacheiferte. Die intensive Beschäftigung mit der plastischen Kunst

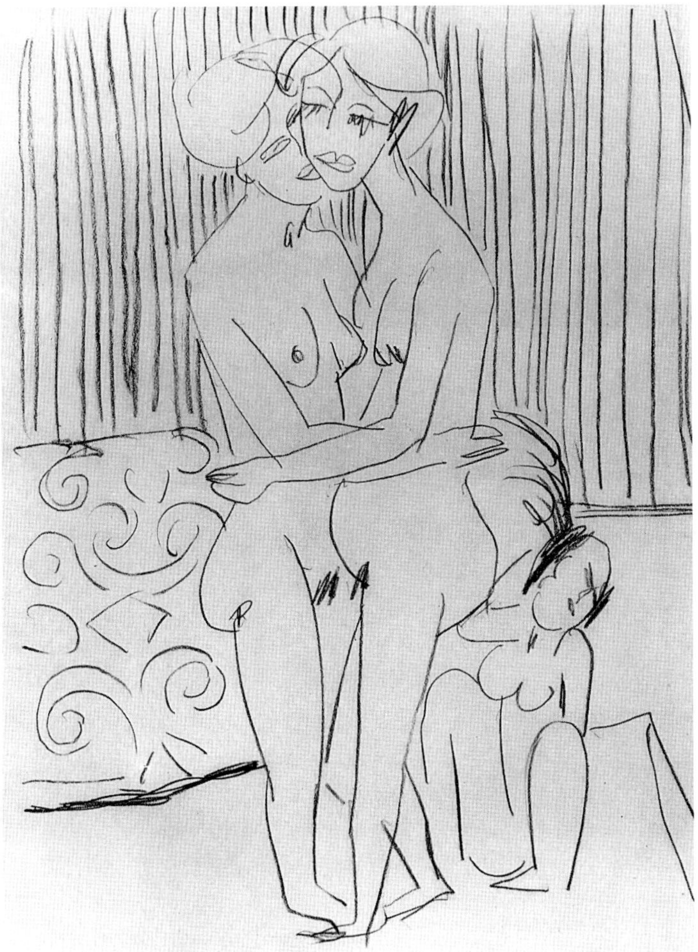

268 Ernst Ludwig Kirchner, Zwei sich umarmende Frauen, 1911, Kat.-Nr. 133

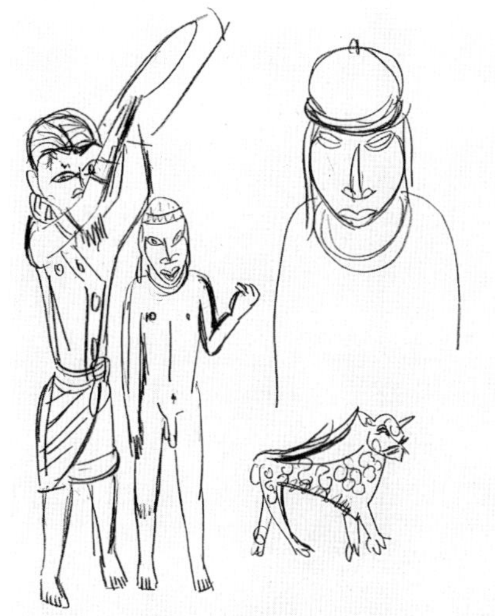

269 Ernst Ludwig Kirchner, Zeichnung nach Benin-Bronzereliefs, 1910, Kat.-Nr. 128

Afrikas belegen viele gleichzeitig entstandene Studien und Gemälde (Abb. 269). Ein Photo seines bohèmehaft dekorierten Berliner Ateliers in der Durlacher Straße beweist, daß er afrikanische Skulpturen zu Übungszwecken stets vor Augen hatte. Noch während der Dresdener Zeit entstand 1909/10 als eine seiner ersten bemalten Holzplastiken das *Stehende Mädchen* (Abb. 293), das in der Haartracht und der vitalen Körpergestaltung viel mehr den Einfluß der Ayanta-Figuren als den Afrikas verrät. Eine eindeutigere Orientierung an der afrikanischen Plastik (Abb. 17) vermittelt hingegen die eingeknickte Beinhaltung der schon bedeutend perfekter aus dem Holze geschnittenen *Tanzenden Frau* (Abb.296) von 1911. Doch auch ihre gerundeten Körperformen, ihre gelbe Bemalung und schwarze Konturierung stellen Bezüge zu den Motiven von Ayanta her.[5]

Ernst Ludwig Kirchner bildete seine Skulpturen nicht nur in Gemälden, Zeichnungen und Druckgraphiken (Abb. 194, 261) ab, sondern es existieren – da er um 1910 mit dem Photographieren[6] begann – auch zahlreiche historisch wertvolle Aufnahmen von ihnen (Abb. 270). Zudem legte der Künstler eine sorgfältige Dokumentation (mit Photographien) an, schrieb unter seinem Pseudonym Louis de Marsalle Abhandlungen über sie[7] und gab strenge Maßstäbe für die Gestaltung von Ausstellungskatalogen vor, in denen auch die Plastiken nicht fehlen durften. »Dank dieser guten Quellenlage«, schrieb Wolfgang Henze, »können wir heute ein skulpturales Werk von mehr als einhundert Stücken überblicken, so gut wie alle in Holz gearbeitet«.[8]

Wie wertvoll Kirchner die Bildhauerei für sein Gesamtschaffen war, bezeugt sein Brief vom 27. Juni

270 Scherer, Camenisch und Kirchner auf der Veranda von Kirchners Haus auf dem Wildboden, Davos-Frauenkirch, Juli 1926, Kat.-Nr. 222. Photo: Kirchner

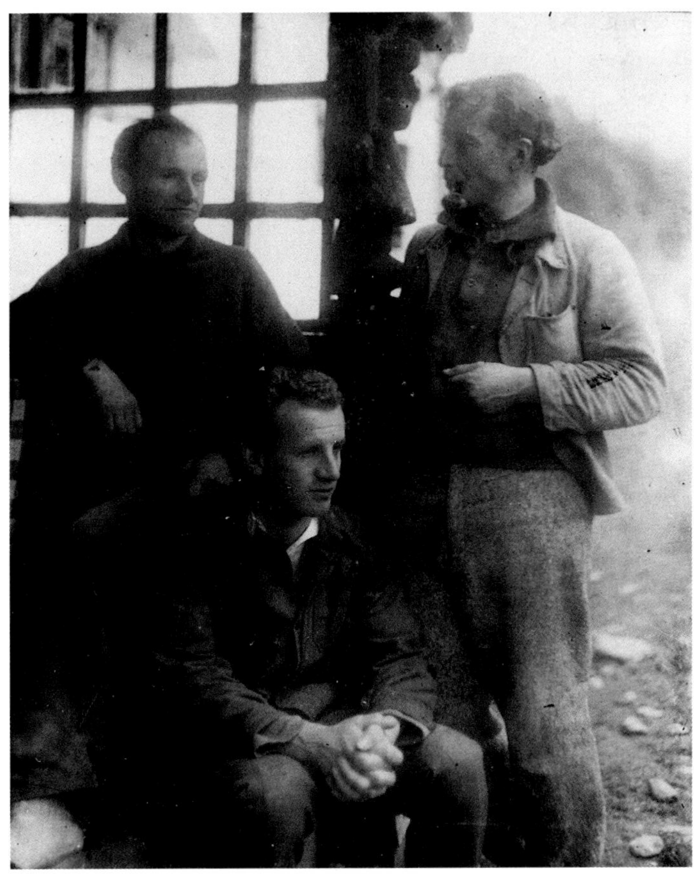

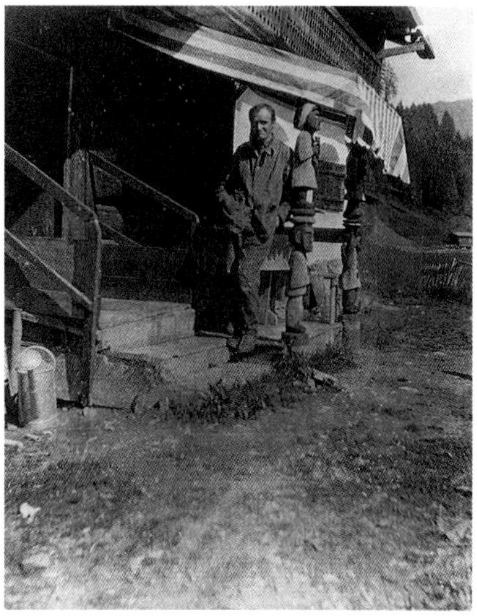

271 Scherer vor Kirchners Haus auf dem Wildboden, Davos-Frauenkirch, Sommer 1924, mit einer der beiden soeben für den Vorplatz gemeinsam geschaffenen Karyatiden

1911 an den Hamburger Juristen und Expressionisten-sammler Gustav Schiefler: »Ich habe eine sitzende Figur mit Schale auf dem Kopf gemacht und arbeite jetzt an einer stehenden, in Tanzstellung. Es ist so gut für das Malen und Zeichnen, Figuren zu machen, es gibt der Zeichnung Geschlossenheit, und es ist ein sinnlicher Genuß, wenn Schlag für Schlag mehr die Figur aus dem Stamm herauswächst. In jedem Stamm steckt eine Figur, man braucht sie nur herauszuschälen.«[9]

Als Kirchner sich 1918 endgültig in Davos niederließ, entdeckte er für seine Schnitzerei das Holz der Arve, einer alpinen Zirbelkiefer. »Das schneidet sich so leicht, wie ich noch keines gehabt habe«, und »es ist sehr widerstandsfähig trotz seiner Weichheit«.[10] Aus ihm schnitzte Kirchner 1918 den Stafler Bauern *David Ambühl mit Stock und hohem Hut* (Abb. 238), und zwar in »einem gegenüber den letzten Berliner Schnitzarbeiten stark veränderten Stil«, der »hier eine durch Bergwelt und Bauern geprägte neue Ausdrucksform gewinnt«.[11] Und um 1917, wahrscheinlich sogar noch einige Jahre früher, schuf er aus Holz das *Stehende Mädchen* (Abb. 294), von dessen Verbleib man bis vor kurzem wenig wußte. Ab 1919 schnitzte er in Davos figurlich-ornamental gestaltete Gebrauchsmöbel[12] sowie die bedeutenden Reliefs *Der Tanz zwischen den Frauen* und *Alpaufzug auf die Stafelalp*. Beide Reliefs sind aus zwei Holzbrettern geschnitten und zu einer Tür zusammengeleimt, die für Kirchners geplantes, aber nicht ausgeführtes Atelier bestimmt war. Das Thema »Tanz zwischen den Frauen«[13] hat er in verschiedenen künstlerischen Techniken mehrfach variiert dargestellt (Abb. 193).

Erst im Jahre 1923 schnitzte Kirchner wieder eine vollplastische und bemalte Holzskulptur: *Frau und Mädchen* (Abb. 295) entstand zu einem Zeitpunkt, als der junge Basler Bildhauer Hermann Scherer im Juli 1923 einige Wochen in Kirchners Haus »In den Lärchen« verbrachte und zusammen mit ihm zeichnete (vgl. den Beitrag von Gabriele Lohberg). Kirchner äußerte sich begeistert über die beginnende Freundschaft. Scherer kam danach öfter nach Davos-Frauenkirch und half ihm bei der Umgestaltung des Hauses »Auf dem Wildboden«, in das er im Herbst 1923 umgezogen war. Beide Künstler schufen damals gemeinsam die figürlich gestalteten Stützpfosten zum Vorbau des Hauses, die in Photographien (Abb. 271), Zeichnungen und Gemälden (Abb. 259–261) festgehalten wurden. Der jüngere Hermann Scherer lernte schnell von Kirchner und konnte sich als gelernter Steinmetz und Bildhauer rasch in das neue Material Arvenholz einfühlen (vgl. den Beitrag von Helga Behn). So entstanden im Laufe des Jahres 1924 unter den Augen Kirchners zahlreiche beachtenswerte Holzskulpturen, darunter das *Liebespaar* (Abb. 298).[14] Im Januar 1924 schrieb Scherer an seinen Basler Künstlerfreund Albert Müller: »Eine gehauene Form ist doch auch als Ausdruck etwas ganz anderes, als eine modellierte Form. [...] Diese Art zu arbeiten verdanke ich Kirchner.«[15]

Scherers Holzskulpturen erreichen zwar nie die unkonventionelle und unbekümmerte, dabei sichere und charakterisierende Formgebung Kirchners, aber in ihrer stilleren Statuarik und kräftigeren Körperlichkeit vermitteln seine *Mütter*, *Kinder* und *Liebespaare* eine äußerst sensible Gefühlswelt, die eigenartig zwischen Zuneigung und Distanziertheit pendelt. Mit seiner Gestaltung der Gruppe *Adam und Eva* (Abb. 299) leistete Scherer eine Weiterentwicklung des Liebespaar-Themas. Kubischer geformt, aber dennoch naturalistischer in der Wirkung als die Plastik von 1924, steht das aus Lärchenholz geschnitzte Paar »in auratischer Distanziertheit im Raum – ganz auf sich selbst und die Beziehung, die es verbindet, ausgerichtet«.[16] Diese Isoliertheit bei gleichzeitiger körperlicher Nähe finden wir auch in der Situation der *Schlafenden* (Abb. 301) ausgedrückt, die Scherer 1924 aus Tannenholz schuf und in klassischer Farbgebung charakterisierte: die träumende Frau im helleren, leichteren Gelb, den Mann in kräftigem, erdverbundenem Rotbraun. Im Dezember 1924 begann Scherer in seinem Basler Atelier an der monumentalen Skulptur *Totenklage* (Abb. 300) zu arbeiten, um sie in intensiver Arbeit binnen eines guten Monats aus einem Lindenholzstamm zu hauen. Mit wenigen zeichnerischen Skizzen fand der Bildhauer 1924 zur endgültigen Idee dieser »Pietà-Gruppe von drei Figuren«.[17] Erst die zweite Frau, die zu Füßen des vom Kreuz Genommenen kniet, macht die

272 Gruppe von Skulpturen Scherers und Kirchners Holzplastik Die Freunde, 1924. Photo: Kirchner

273 Nina Hard vor dem Eingang von Kirchners Haus »In den Lärchen«, Davos-Frauenkirch, 1921, mit zwei Skulpturen (Adam und Eva), Kat.-Nr. 211. Photo: Kirchner

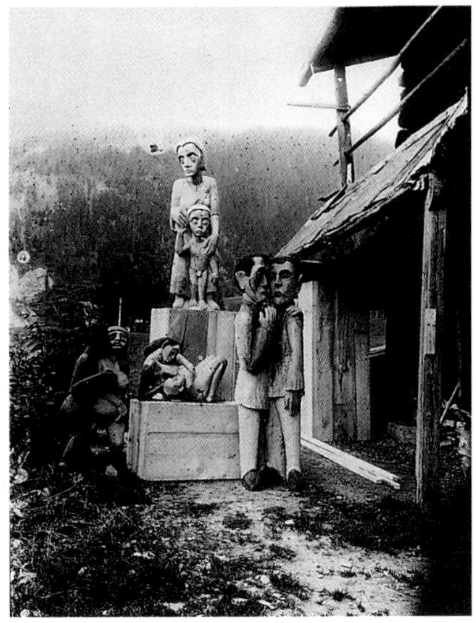

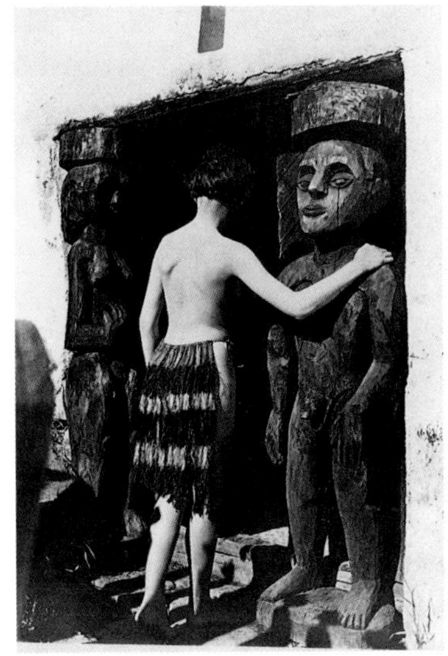

Pietà zur Totenklage. Der Trauer um den Toten hat Scherer nicht allein in einfühlsamer und freier Körpergestaltung, sondern ebenso mit einer entsprechenden Farbgebung Ausdruck verliehen. Das vitale rotbraune Inkarnat steht in deutlichem Kontrast zum grünlichen Leib des Verblichenen. Und ebenso ist das violette Schwarz nicht nur als Farbe der Klage zu verstehen, sondern es verbindet in seinem spezifischen Ton wirksam das Grün des toten Jesus mit der Farbe der beiden hierarchisch bis naiv nach ihrer Körpergröße angeordneten Frauen.

Die beeindruckende Schaffenskraft des jungen, lernwilligen Scherer verunsicherte Kirchner und verleitete ihn zur Bezichtigung, er sei ein sklavischer Nachahmer seiner eigenen Kunst.[18] Erzürnt sagte Kirchner die Teilnahme an einer bevorstehenden gemeinsamen Ausstellung im Kunstverein Basel ab. Wenig später zerbrach auch Scherers Freundschaft mit Albert Müller,[19] der sich auf derselben Ausstellung gegenüber Scherer benachteiligt fühlte. Die einstige Freundschaft der beiden Basler Künstler hat Kirchner 1924 in einer farbig gefaßten Holzskulptur (Abb. 272) verewigt. Kirchners Verhältnis zu Scherer besserte sich, mit Vorbehalten, als er ihn auf seiner Reise nach Deutschland im Dezember 1925 in Basel besuchte. Als Scherer 1927 jung verstarb, schrieb Kirchner einen Nachruf auf seinen Freund.

Seit seinen frühesten *Brücke*-Tagen in Dresden interessierte sich Kirchner für das Thema des Tanzes (Abb. 296). Auch in Davos skizzierte und malte er tanzende Bauern, hatte die Tänzerin Nina Hard zu Gast (Abb. 273) und schuf bewegt-dynamische Holzschnitte von Tänzerinnen, zum Beispiel von der berühmten *Palucca* (Abb. 196). Ebenso vermitteln viele Werke sein früh gewecktes Interesse an Zirkus und Akrobaten, das 1932 in der grazilen Arvenholz-Skulptur *Akrobatenpaar* (Abb. 302) in meisterhafter Schnitzkunst zum Ausdruck gebracht wurde. Kirchner hatte spätestens seit der Berliner Zeit mit einer angegriffenen Gesundheit zu kämpfen (Abb. 242) und war zudem wegen seiner Diffamierung als »entarteter« Künstler zutiefst betroffen. Bevor er sich im Jahre 1938 in depressiver Stimmung in Davos das Leben nahm, vernichtete er aus Furcht, nach dem im selben Jahr erfolgten Anschluß Österreichs könnten plötzlich deutsche Soldaten vor seinem Haus stehen, alle erwähnten Skulpturen der Fassade.[20]

»Heckel hat in der letzten Zeit schöne herbe Holzplastiken gemacht, und er hat mir die Freude gemacht, zwei von ihnen in mein Zimmer zu setzen«, schrieb Emil Noldes Frau Ada aus Dresden an Gustav Schiefler in Hamburg.[21] Diese frühen Plastiken des Künstlers sind jedoch nicht näher bestimmbar.[22] Im selben Zeitraum entstand die naiv geschnitzte, karyatidenartige kleine *Trägerin* (Abb. 309), die zu Heckels frühesten Skulpturen zählt. Öfters finden wir auf seinen Gemälden und Aquarellen Plastiken dargestellt, was auf ihren sehr hohen gestalterischen Stellenwert im Schaffen Heckels und seiner *Brücke*-Freunde schließen läßt. In einem Aquarell von 1913 (Abb. 274), das möglicherweise sein Berliner Atelier zeigt, sehen wir eine weibliche Holzfigur, die auf einem hohen Sockel präsentiert steht. Sie weist große Ähnlichkeit zu einer anderen auf, die wir auf einer Photographie des zum großen Teil im Kriege zerstörten Berliner Ateliers erkennen (Abb. 275). Belegen einige seiner Holzplastiken die Inspiration durch afrikanische Plastik, so verraten andere die gestalterischen Impulse, die Heckel von der sakralen gotischen Skulptur[23] erhielt.

Obwohl Emil Nolde in Flensburg eine Lehre als Bildhauergehilfe abgeschlossen hatte und sich danach im Schnitzhandwerk fortbildete, schlug er nicht die Bildhauerlaufbahn ein, sondern wurde ein berühmter Maler und Graphiker. Nolde war von 1906 bis 1907 kurze Zeit Mitglied der *Brücke* gewesen und wurde von Erich Heckel, der ihm 1907 Fotos seiner Skulpturen zusandte und in einem Brief von seinen eigenen plastischen Werken berichtete, mit zeitlicher Verzögerung zur Bildhauerei angeregt. »Ich habe zwei neue Holzplastiken fertig –

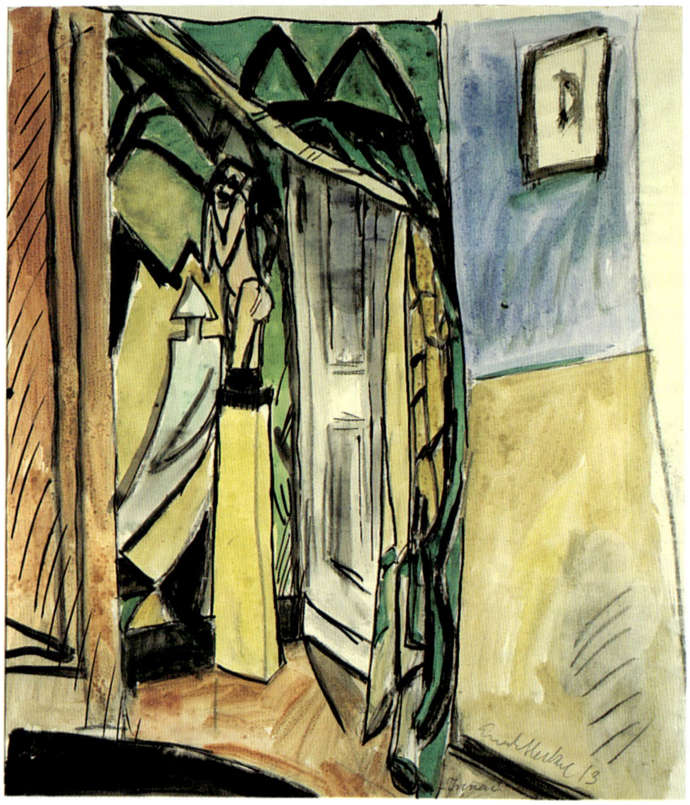

274 Erich Heckel, Innenraum, 1913, Kat.-Nr. 82

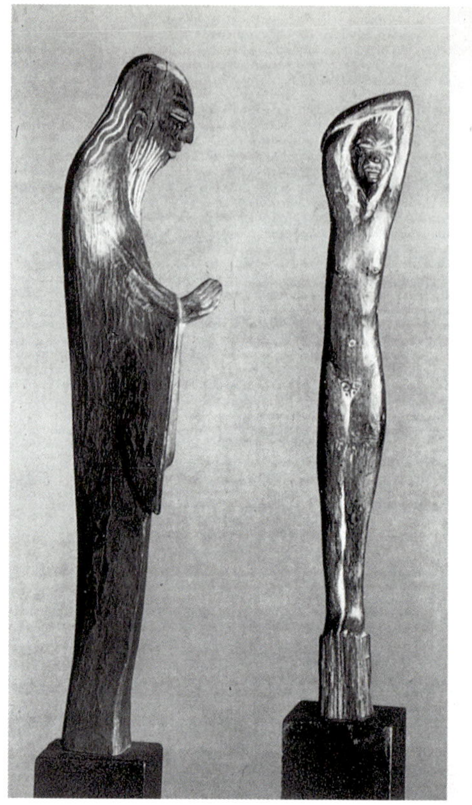

276 Emil Nolde, Prophet, 1913/14, Holz, teilweise bemalt, Höhe 24,2 cm; Mädchen mit erhobenen Armen, 1913/14, Holz, teilweise bemalt, Höhe 22,4 cm, Stiftung Seebüll Ada und Emil Nolde, Neukirchen über Niebüll

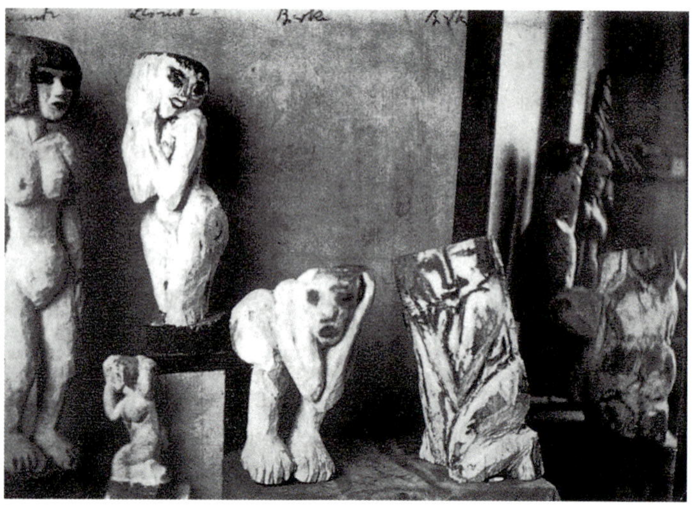

275 Heckels Holzskulpturen in seinem Atelier, um 1912. Vorn links: Hockende, 1912, Lindenholz

das Holz war sehr fest, aber es ist so fein, auf Widerstand zu stoßen und nun auch alle physischen Kräfte einsetzen zu müssen.«[24] Erst auf seiner Schiffsreise in die Südsee, in den Jahren 1913/14, begann Emil Nolde, Skulpturen kleinen Formats zu fertigen (Abb. 276). Ob es sich nun um eine *Java-Tänzerin* oder um die phantasievolle Gestalt eines bärtigen Mannes handelt, allen Figuren ist eine alraunenhafte, eine archaische oder auch nordisch-mythologische Verbundenheit mit dem Holz eigen, das sie zugleich materiell sind. Nolde arbeitete seine Skulpturen spontan aus dem Holz. »Mit dem Material in der Hand, zwischen den Fingern, entstehen die Werke der Naturvölker«,[25] schrieb er 1911/12 und charakterisierte damit auch sein eigenes bildhauerisches Arbeiten.

Auch Max Pechstein hatte durch seine Dekorationsmalerlehre, die er vor dem Besuch der Dresdener Akademie absolvierte, eine gediegene handwerkliche Ausbildung erhalten, die ihn ebenfalls in die Lage versetzte, plastische Versuche durchzuführen. Nur eine einzige Holzskulptur von 1913, ein *Kopf* (Abb. 277), ist bisher bekannt geworden. Sie zeugt noch von der Begegnung mit der afrikanischen und ozeanischen Kunst im Dresdener Völkerkundemuseum.[26] Anders als die meisten *Brücke*-Künstler modellierte Pechstein jedoch lieber Skulpturen für den Bronzeguß, die zum großen Teil verlorengegangen sind, oder schuf zum Beispiel 1917, während eines kurzen Ostseeaufenthaltes, kleine Figürchen aus dem kalkigen Mergelstein.

Karl Schmidt-Rottluff wandte sich erst ab 1912 intensiver der plastischen Gestaltung zu, die sich bei ihm wesentlich aus der experimentellen Auseinandersetzung mit dem Kubismus entwickelte. Ein Ergebnis sind die 1912 entstandenen, in Messing getriebenen und farbig bemalten *Evangelisten*-Köpfe (Abb. 303–306), die je von einem hohen Kastenrahmen geschützt werden. Leopold Reidemeister, der in seiner Publikation von 1975 die vier

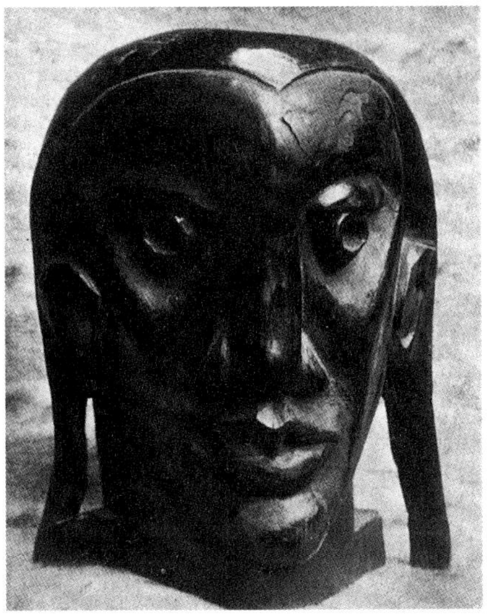

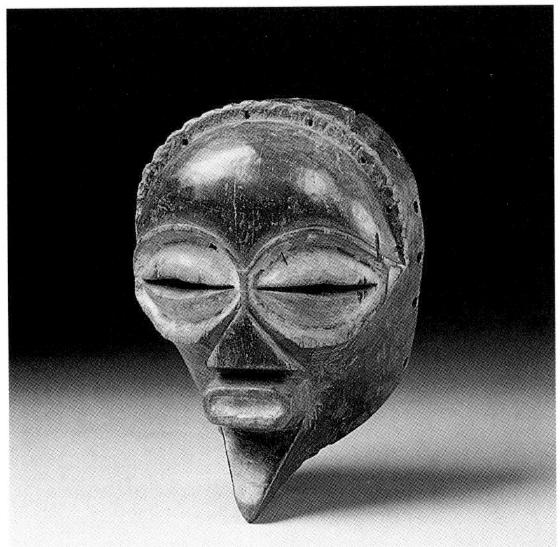

277 Max Pechstein, Kopf, 1913, Holz, Verbleib unbekannt

278 Afrikanische Maske, Mbagani, Zaire, Holz, Höhe 32 cm, Privatsammlung

Reliefs zum ersten Mal farbig abbildete, beschreibt dort seine Überraschung über ihre »dunkle Farbigkeit« und verweist auf die religiösen Bilder Emil Noldes aus dieser Zeit (Abb. 97).[27] Entstanden waren die vierfarbigen Reliefs für eine »Kapelle« mit Glasfenstern von Jan Thorn-Prikker (Abb. 374) auf der Kölner *Sonderbund*-Ausstellung von 1912 (vgl. den Beitrag von Alfred M. Fischer). Sie sind jedoch nicht im Katalog der *Sonderbund*-Ausstellung aufgeführt, woraus Reidemeister mit Hinweis auf ein undatiertes Schreiben Ernst Ludwig Kirchners an Gustav Schiefler folgerte, daß »die für die Kapelle geplanten Evangelistenköpfe, die vermutlich wie Kapitelle an vier Pilastern der einschiffigen Kapelle angebracht werden sollten, [einer] geistlichen Jury zum Opfer fielen«.[28] In dem Brief Kirchners, der zusammen mit Erich Heckel die Kapelle auszugestalten hatte, heißt es weiter: »[...] auf die 13 m hohe Rückwand malte ich eine 4 m große Madonna. [...] Die Seitenfenster erhielten erst sechs Darstellungen von Wundern des Alten und Neuen Testamentes, mußten von uns aber in Ornamentik umgestaltet werden, auf Wunsch der Geistlichkeit.«[29] Schmidt-Rottluffs *Evangelisten*-Reliefs werden in Kirchners Brief überhaupt nicht erwähnt, was Reidemeister zusammen mit dem Inhalt von Noldes Brief an Schiefler vom 14. August 1912 annehmen ließ, daß die Kölner Geistlichkeit selektierenden Einfluß auf religiöse expressionistische Werke nahm. Emil Nolde, dessen religiöse Bilder schon auf der »Internationalen Ausstellung für religiöse Kunst« in Brüssel (Mai/Juni 1912) einen Protest katholischer Kreise provoziert hatten und dem von der *Sonderbund*-Auswahlkommission auch ein biblisches Bild ausjuriert wurde, äußerte nach zunächst sehr positiven Bemerkungen zur *Sonderbund*-Ausstellung: »Ich selbst bin drüben ungenügend vertreten. Daß mein biblisches Werk nicht ausgestellt wurde und daß mir etwas Unrecht geschah, ist nachträglich wohl dem Sonderbund bewußt geworden, denn es kam telegrafisch die Mitteilung, daß ich in den Kunstausschuß gewählt sei.«[30]

Beeindruckend an den vier Reliefs von Schmidt-Rottluff ist die gestalterische Beteiligung des Lichts (dem in einer dunklen Kapelle sakrale Bedeutung beigemessen werden kann) an der Heraushebung ihrer in physiognomischer Abstraktion erfaßten Charaktere und Temperamente. Der Künstler hat die farbig schattierten Gesichter der *Evangelisten* in bewußter, den Betrachter eindringlich berührender Konzentration stark ansgeschnitten, bereits ganz im Sinne seiner in einem Brief von 1913 an Gustav Schiefler geäußerten Ansicht, den »Kopf als einen Sammelpunkt aller Psyche, allen Ausdrucks«[31] zu betrachten.

Zumeist während seines Kriegsdienstes an der russischen Front schuf Schmidt-Rottluff in den Jahren 1916/17 eine große Anzahl Holzskupturen, von denen etwa vierzig heute nachweisbar sind (Abb. 307, 308). Für Gerhard Wietek scheint angesichts dieser gewaltigen Produktion der »Druck des Krieges gleichsam in die Skulpturen eingeschlossen«.[32] Der *Grüne Kopf* von 1916/17 erweckt den Eindruck kontemplativer Ruhe, und wenn auch den zu kubischen Formen abstrahierten Gesichtszügen etwas Archaisches oder Exotisches immanent ist, handelt es sich doch um nicht mehr als die persönliche Gestaltung eines Kopfes. Hingegen weist der *Blaurote Kopf* (Abb. 307), gleichfalls von einer dem Formverlauf folgenden Holzbearbeitung strukturiert, in seiner konkav gebogenen Gesichtsbildung und der gespitzten runden Mundöffnung auf die Kenntnis bestimmter afrikanischer Masken (Abb. 278) hin. Berechtigt ist jedoch die schon früh geäußerte Kritik, daß Schmidt-Rottluffs Skulpturen der Kriegszeit, die öfters mit seiner Zustimmung zusammen mit sogenannter »Negerplastik«[33] ausgestellt wurden, zu undifferenziert mit der afrikanischen Plastik verglichen worden sind. Möglicherweise fand Alfred Kuhn 1922 auf diese triviale exotische Deutung die richtige Antwort, als er unter anderem in Pechsteins und Schmidt-Rottluffs Skulpturen »eine Suche nach der Steigerung des Körpergefühls in den Kulturen lebens-

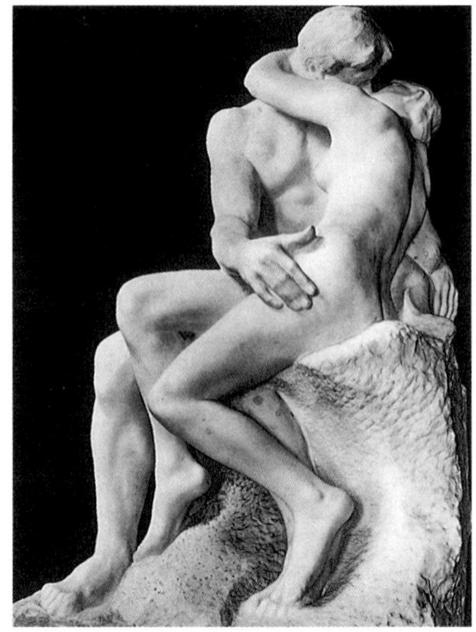

279 Auguste Rodin, Der Kuß, 1886, Marmor, 183,6 x 110,5 x 118,3 cm, Musée Rodin, Paris

naher Menschen« vermutete, die »keine Flucht der Seele weg vom verachteten Leib« war. »Im Gegenteil [...] sich reinigend vom verwirrenden Gifte westlicher Aktivität, erstrebt die Seele Ruhe in der klaren festen Form exotischen Seins.«[34]

Bereits um 1905 modellierte Franz Marc, der spätere Mitbegründer des *Blauen Reiter*, gelegentlich in Wachs und gestaltete naturgetreue Abbilder von Hunden und Schafen (vgl. den Beitrag von Annegret Hoberg). Im Jahre 1910, als er bereits eine größere Anzahl Tierskulpturen geformt hatte, benannte er seine diesbezügliche Motivation: »Ich suche kein glücklicheres Mittel zur Animalisierung der Kunst als das Tierbild«, und gab seiner Bewunderung Ausdruck, daß »bei einem van Gogh oder einem Signac [...] alles animalisch geworden [sei], die Luft, selbst der Kahn, der auf dem Wasser ruht, und vor allem die Malerei selbst. [...] Meine Plastik ist ein tastender Versuch nach derselben Richtung.«[35] Marcs kleinformatige Tierskulpturen (Abb. 312–314) und analytisch gezeichnete anatomische Tierstudien (Abb. 311) sind Zeugnisse seiner Absicht, sich künstlerisch »der inneren Wahrheit der Dinge«[36] und der »inneren Konstruktion«[37] der Natur zu nähern. Angesichts der in Bronze gegossenen Tierplastiken stellt sich allerdings nicht der Eindruck abbildhafter Naturwiedergabe ein; vielmehr löste sich der Maler Franz Marc, auf der Suche nach der wenige Jahre später artikulierten »inneren Konstruktion«, von ihr zugunsten eigenständiger künstlerischer Gesetze[38] (Abb. 222).

In Marcs Streben nach der »Animalisierung« der Kunst verbindet sich in synonymer Weise die Auseinandersetzung mit dem »Tierischen«, also den natürlichen Wurzeln, die auch das Wesen des Menschen bestimmen, und dem lateinischen Begriff »anima« (»Seele«). Letzterer kann auch als Reduktion auf die erwähnte »innere Wahrheit der Dinge« gedeutet werden. In ihrer Plastizität beziehen sich Marcs Skulpturen jedoch weniger auf den realen Raum, sondern konzentrieren sich auf das Körperliche des dargestellten Tieres. Der Raum, in den der *Panther* (Abb. 313) blickt oder in dem sich die *Zwei Pferde* (Abb. 314) umkreisen, ist vielmehr ein geistiger, der unsere Vorstellungen anregt. Dazu trägt insbesondere die geringe Größe der Tierskulpturen bei, die bildlich lebensgroße Dimensionen einnehmen können. Marcs Bestrebung war hier, einen durchdringenden Blick in die »Seele der Natur« und auf die »Kräfte«, die sie bewegen, zu werfen[39] oder, wie Klaus Lankheit am Beispiel des vitalen *Panthers* formulierte, »den Schritt vom individuellen Abbild zum Inbegriff der Gattung und zum Sinnbild« zu leisten.[40] Alfred Hentzen beschrieb 1937 diesen gestaltungspsychologischen Vorgang als »Wesensdurchdringung«, die »über das Formale hinaus [...] alle Bilder Marcs zu menschlichen Dokumenten macht«.[41]

Wie in Franz Marcs malerischen und graphischen Werken finden wir auch in seinem relativ kleinen skulpturalen Œuvre die menschliche Figur verhältnismäßig selten dargestellt. Eine bemerkenswert bewegte, die ursprüngliche Wachsmodellierung sichtbar betonende Oberflächenstruktur macht den zunächst klassizistisch anmutenden *Frauentorso* (Abb. 310) von 1910 zu einem sinnlich geformten plastischen Körper, der auch nicht mehr sein will; darüber hinaus geht nur die persönliche Empfindung.

Obwohl er derselben Generation wie die Künstler der *Brücke* und des *Blauen Reiter* angehörte, führte Wilhelm Lehmbrucks Weg zur »expressionistischen Gestaltung von Symbolfiguren«[42] über eine traditionelle akademische Ausbildung. Der Arbeitersohn aus Meiderich war an der Düsseldorfer Kunstakademie Meisterschüler bei dem Bildhauer Karl Janssen gewesen. Den Einfluß der Akademie, von Auguste Rodin (Abb. 279), Constantin Meunier und Aristide Maillol begann Lehmbruck erst um 1909/10 zu überwinden. 1910 zog der junge Künstler mit seiner Familie nach Paris und blieb dort bis 1914. Er hatte Kontakte zu Archipenko, Derain, Modigliani, Picasso und Brancusi, dessen formal reduzierte Skulpturen (Abb. 280) ihn sicherlich beeindruckten. Längere Zeit wirkten auch die statuarischen Figuren des Malers Hans von Marées, die er in der Berliner Marées-Ausstellung von 1909 bewundert hatte, in seinen plastischen Arbeiten nach.

Die »Gotik« von Lehmbrucks 1911 geschaffener monumentaler Skulptur *Kniende* brach völlig mit seiner bisherigen Figurendarstellung, die erkennbar noch in

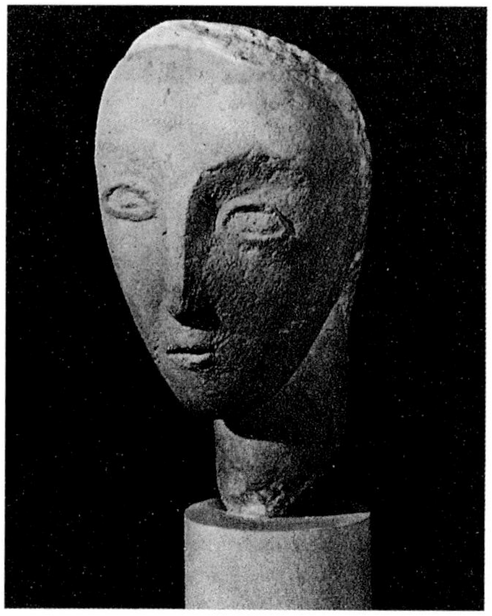

280 Constantin Brancusi, Kopf, um 1908, Stein, Höhe 30 cm, Sammlung Apollinaire, Paris

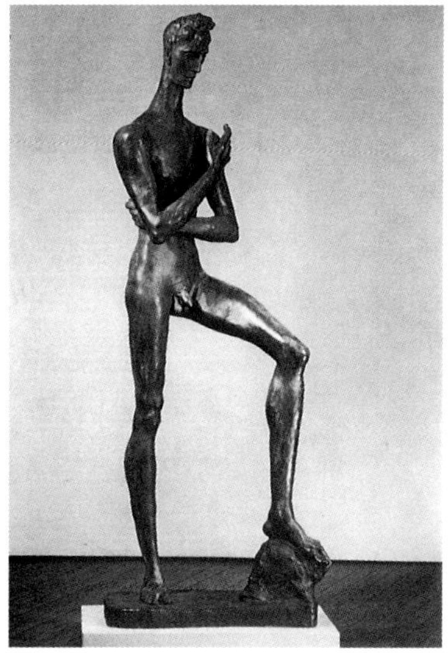

281 Wilhelm Lehmbruck, Emporsteigender Jüngling, 1913, Bronze, Höhe 228 cm, Wilhelm-Lehmbruck-Museum der Stadt Duisburg

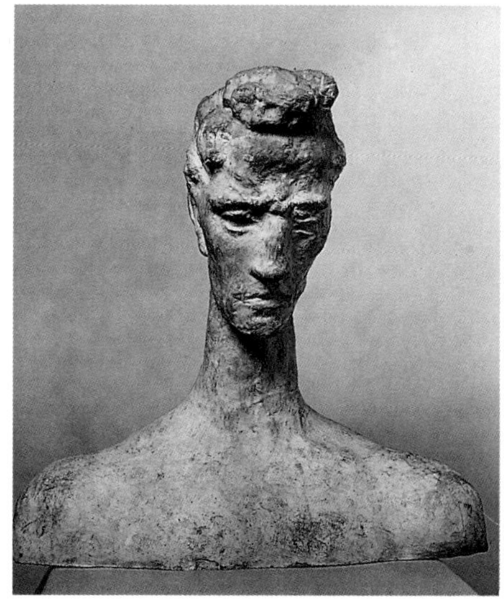

282 Wilhelm Lehmbruck, Jünglingskopf, 1913, Steinguß, Höhe 46 cm, Museum Ludwig, Köln

den lyrisch-melancholischen Skulpturen *Rückblickende* von 1911/15 und *Kleiner weiblicher Torso* (Abb. 315) von 1910/11 nachwirkt. Zehn Jahre später deutete Alfred Kuhn diese Epoche in Lehmbrucks Schaffen als »beginnende Auflösung der Plastik im Sinne des Bildhauerischen [...]. Nur der Geist scheint vorhanden [...]. Im Drange nach oben reckt sich die Form aus, in gotischer Inbrunst strebt die Seele empor.«[43] Auch im *Mädchentorso, sich umwendend* (Abb. 316) aus dem Jahre 1913/14 macht sich diese Tendenz in der übersteigerten Einschnürung der Taille bemerkbar, die den Unterleib und den Oberkörper in zwei kubische Hauptelemente teilt, sowie in der sich abzeichnenden Längung des zur Seite gedrehten Hauptes. Aus demselben Jahr stammt der *Emporsteigende Jüngling* (Abb. 281), zuweilen auch *Schreitender* genannt, über den der expressionistische Dichter und Freund Lehmbrucks Theodor Däubler 1916 schrieb: »Seine Beine hat ein Meistergriff eingeteilt, damit ein menschlicher Körper Architektur werde.«[44] Paul Westheim verglich die Plastik 1919 mit einem »Denker«, der ihm zudem »fast wie ein geistiges Selbstportrait seines Schöpfers erschien«.[45] Die Steingußskulptur *Jünglingskopf* (Abb. 282) von 1913 entspricht dem Kopf des *Emporsteigenden Jünglings* und zeugt von Lehmbrucks großem Interesse an Köpfen als besonderen Ausdrucksträgern, das wir auch bei anderen Bildhauern seiner Zeit finden. »Lehmbruck war neben Barlach die große Zukunftshoffnung unserer deutschen Bildhauerkunst«,[46] hieß es 1919 in einem Nachruf des *Kunstblattes*.

Einer der wichtigsten Bildhauer des deutschen Expressionismus und zudem ein bedeutender Graphiker und Dichter war Ernst Barlach. Sein jugendstilgeprägtes Frühwerk wandelte sich unter dem Eindruck einer Rußlandreise, die er 1906 unternahm, durch die Begegnung mit der Weite der Landschaft und den formabstrahierend in Tücher und lange Mäntel gehüllten Bauern grundlegend. Wie viele Künstler seiner Generation glaubte auch Barlach zunächst an die reinigende Kraft des Krieges, dem er zutraute, eine neue Gesellschaft und eine gerechtere soziale Ordnung hervorzubringen, und schuf die futuristisch-dynamisch anmutende, zu kubischen Formen vereinfachte Skulptur *Der Rächer* (Abb. 319). Die während des Ersten Weltkrieges entstandene Kohlezeichnung *Der Krieg* (Abb. 224), eine Studie zur gleichnamigen Lithographie der Folge *Aus einem neuzeitlichen Totentanz*, zeigt uns, daß der Künstler angesichts der Schrecken und Folgen des Krieges seine Meinung grundsätzlich änderte. So schuf er 1916 aus Eiche den *Ekstatiker*, auch *Der Verzweifelte* genannt, und die Bronzeplastik *Der Flüchtling* von 1920 kündet in ihrer formal reduzierten, aber psychologisch expressiven Körpersprache von der Angst des Entwurzelten. »Niemals noch war ein Bildhauer so ohne Barock wie Ernst Barlach«, schrieb 1918 Willi Wolfradt. »Keine seiner Gestalten entläßt ihre Gebärde so weit aus sich heraus, daß man sie abzubrechen vermöchte.«[47]

In den zwanziger Jahren war Barlachs Ansehen enorm gestiegen, und seine Ausstellung von 1926 in der Berliner Galerie Paul Cassirer, die 37 Skulpturen präsentierte, fand großen Beifall bei Kritik und Publikum. Damals erhielt er den Auftrag für sein vielleicht berühmtestes Werk, das *Güstrower Ehrenmal*, einen monumentalen schwebenden Engel, der die Züge der von Barlach verehrten Künstlerin Käthe Kollwitz trägt. Ernst Barlach schenkte die 1927 fertiggestellte Skulptur der Domkirche zu Güstrow und ließ sich nur die Bronze bezahlen. Der *Schwebende Engel* wurde 1937 auf Betreiben der Nazis aus dem Dom entfernt, ausgelagert und als Schrottmate-

283 Georg Kolbe, Zorn, 1923, Holz, Höhe 165 cm, Georg-Kolbe-Museum, Berlin

284 Georg Kolbe, Tänzerin, 1922, Kat.-Nr. 233

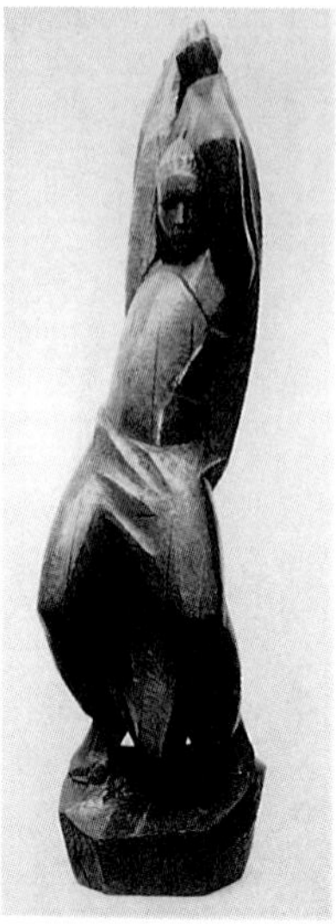

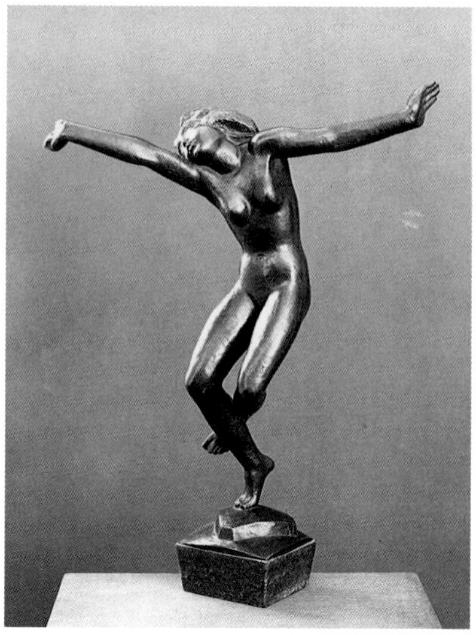

rial eingeschmolzen. Von der Originalform hat man 1942 einen zweiten Bronzeguß angefertigt, der heute in der Antoniterkirche zu Köln hängt. Nach diesem Zweitguß wiederum wurde eine weitere Skulptur gegossen, die den ursprünglichen Platz des Originals in der Güstrower Domkirche einnahm.

Der *Singende Mann* (Abb. 318) von 1928 ist eine der populärsten und heitersten Skulpturen in Barlachs Werk, das sich stets auf das Wesentliche im Alltag des Menschen konzentriert und vor allem Leid, Hunger, Tod, Einsamkeit und Trauer zum Thema hat. Seine aus Gabunholz geschnitzte *Hockende Alte* (Abb. 317) von 1933 vermittelt in ihrer geschlossenen Blockhaftigkeit den Eindruck zeitloser Gelassenheit. An ihr schienen auch die um 1935 forciert einsetzenden Attacken der Nazis gegen Barlachs Kunst abzuprallen. Im Jahre 1937, als man fast vierhundert Werke Barlachs aus deutschen Museen entfernte und die Nationalsozialisten ihn mit Ausstellungsverbot belegten, schuf der Künstler bezeichnenderweise seine kleine Plastik *Die Lachende Alte*.

Ernst Barlachs Holzskulpturen sind nicht in spontaner und direkter Weise entstanden wie zum Beispiel die der *Brücke*-Künstler. Auch stehen sie handwerklich nicht in der Tradition der spätgotischen Figurenschnitzerei, wie früher vermutet wurde. »Man sah nicht, wie auch in Barlachs ›Hölzern‹ der künstlerische Nachdruck auf den Hauptverhältnissen ruhte, wie diese Hölzer der Planung bedurften und in kleinen Modellskizzen auf das Wesentliche vorbedacht werden mußten«,[48] erläutert Wolf Stubbe und zitiert dazu Barlachs Erklärung: »Ich brauche gewöhnlich nur ganz kleine Modelle, denn es liegt auf der Hand, daß in einem kleinen Stück Plastik Kleinigkeiten [...] sich nicht mehr breit machen können.«[49] Eine dieser kleinen, der expressiven Abstraktion förderlichen Vorarbeiten für eine Holzskulptur (Abb. 320) ist das farblich getönte Gipsmodell *Lesender Klosterschüler* von 1930 (Abb. 321).[50] Noch 1937 bemerkte Alfred Hentzen kritisch, daß Barlach »nur von wenigen in seiner Bedeutung erkannt« und »verwundert als Außenseiter betrachtet, teils heftig als Verderber der deutschen Kunst bekämpft«[51] werde.

Im Jahre 1919 lernte der in Berlin lebende Bildhauer Georg Kolbe beim Begräbnis Wilhelm Lehmbrucks Karl Schmidt-Rottluff kennen. Aus der Begegnung wurde eine lebenslange Freundschaft. Unter dem Einfluß des expressionistischen Malers und Bildhauers wandte Kolbe sich für wenige Jahre dem Expressionismus zu. Der Naturalismus seiner frühen Skulpturen machte nun einem expressiv geformten Gefühlsausdruck in Gestalt bewegter Gestik und einer von größerer anatomischer Freiheit geprägten Körpersprache Platz. Möglicherweise durch die Skulpturen Schmidt-Rottluffs und anderer *Brücke*-Künstler angeregt, setzte sich Kolbe mit dem Material Holz auseinander und schuf 1923 seine monumentale Skulptur *Zorn*, die ursprünglich auch als *Flamme* (Abb. 283) bezeichnet wurde. Im Grunde blieb Georg Kolbe, der als Schüler Max Klingers in München Malerei studiert hatte und sich erst ab 1900 der Bildhauerei zuwandte, zeitlebens dem naturalistischen Menschenbild treu. In seinen schlanken, jugendlich beschwingten plastischen Mädchenfiguren, die er teilweise in Zeichnungen vorbereitete, formulierte der Künstler aber auch sein individuelles ästhetisches Ideal, das dem Ordnen und Hervorheben des Wesentlichen gewidmet war. Diese gestalterische Grundtendenz vermittelt uns auch Kolbes 1922 geschaffene Bronzeskulptur einer *Tänzerin* (Abb. 284). Scheint seine gleichnamige Plastik von 1911 (Abb. 285) noch einer verträumten, »eurhythmisch« sich bewegenden Mädchengestalt zu gleichen, so kommt die Figur von 1922 eher dem dynamischen »Ausdruckstanz« einer Palucca (Abb. 196) oder Mary Wigman nahe. Allein schon die bewältigte Statik des sich grazil im Raum drehenden Frauenkörpers nötigt Bewunderung ab. Alfred Kuhn notierte 1922 bei der Betrachtung von Kolbes schlanken Bronzegestalten: »Wie Figuren sich von innerer Musik bewegt im Tanze drehen, wie Sehnsucht sie emporzieht, Freude sie sich öffnen läßt, wie Lebenshingabe sie dehnt, wie sie auf das eigene Blut horchend dastehen und nach innen lauschen, diese Begründung menschlichen Seins im Musikalisch-Rhythmischen zieht durch Kolbes gesamte Plastik.«[52]

Gegen Ende der zwanziger Jahre gelangte Georg Kolbe wieder zu einer realistischer formulierten, zugleich aber monumentaleren und statuarischeren Auf-

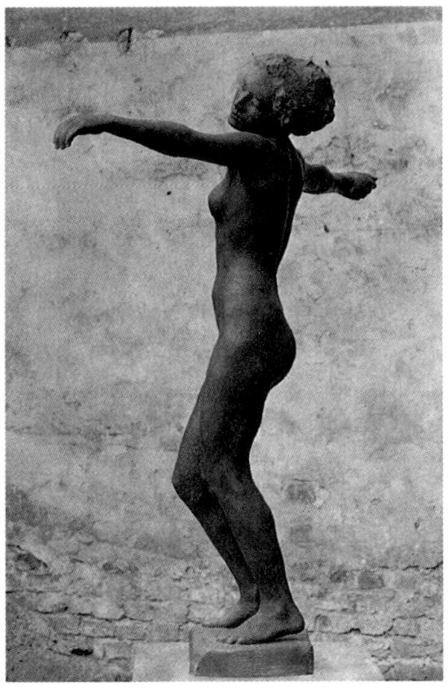
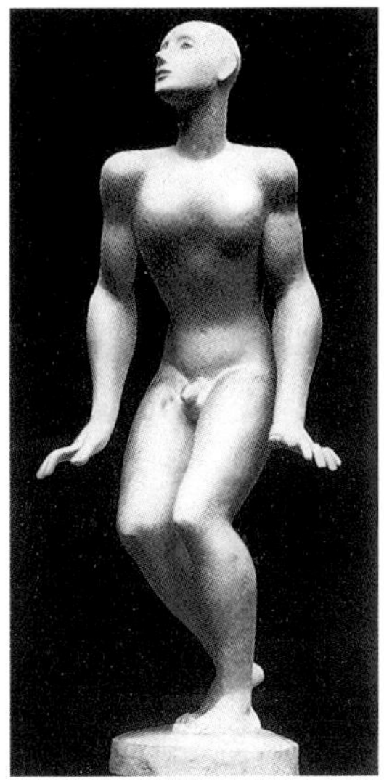
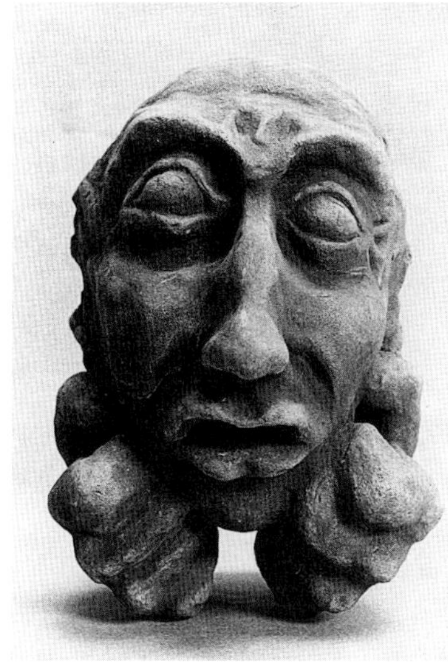

285 Georg Kolbe, Tänzerin, 1911/12, Bronze, Höhe 154 cm, Staatliche Museen zu Berlin, Nationalgalerie

286 Ernesto de Fiori, Tänzer, 1914/15, Gips

287 Ernesto de Fiori, Portrait Flechtheim mit Händen, 1925/28, Kat.-Nr. 68

fassung der menschlichen Gestalt. In seinen idealisierten, muskulösen Frauen- und Männerfiguren, darunter ein bronzener Zehnkämpfer von 1933, erblickte der Kunsthistoriker Rudolf Binding im selben Jahr »ein kühnes, aufstrebendes Geschlecht«, »das die Jugendlichkeit und Gegenwärtigkeit seiner selbst behauptet und auf seine Fahnen schreibt. Ein solches Geschlecht ist es, nach dem die Welt ruft, die wir hier betreten: Georg Kolbes Welt.«[53] Bedenkt man den Tenor der Kommentare Bindings zu Kolbes Arbeiten ab 1930, ist man überrascht, daß Hitler ihn zu den »entarteten Künstlern« rechnen wollte, was nur durch Goebbels' aktiven Einsatz unterblieb. Kolbe konnte während des Dritten Reiches ungehindert arbeiten, und seine Skulpturen wurden bei offiziellen Ausstellungen günstig aufgenommen.

Auch der deutsch-italienische Künstler Ernesto de Fiori studierte zunächst Malerei in München und Rom und wandte sich erst während seines Aufenthaltes in Paris 1911–1914 der Bildhauerei zu. Vorbilder waren ihm die Plastiken Aristide Maillols und des impressionistischen Malers Edgar Degas, doch entwickelte er bald seinen persönlichen Stil. Ernesto de Fiori ist kein Expressionist im engeren Sinne gewesen, obwohl in einigen seiner plastischen Werke, etwa im gliederpuppenartig abstrahierten *Tänzer* von 1914 (Abb. 286), Anzeichen sinnlicher Expressivität, »innerer Bewegung« und kubistischer Abstraktion[54] zu entdecken sind. »Man erkennt bei allen seinen Werken«, schrieb Alfred Hentzen 1937 über de Fiori, »die Freude an der nervösen Lebendigkeit der Oberfläche, an der Unmittelbarkeit des Natureindruckes [...] und die Lust an der Impression führt ihn [...] auf das gefahrvolle Gebiet der bemalten Plastik. [...] Seine Fähigkeit, schnell den Reiz zu erfassen, macht ihn zu einem beliebten Bildniskünstler [...].«[55] Einen Eindruck davon gibt uns sein *Bildnis Carina Ari* von 1922, das Portrait einer berühmten schwedischen Primaballerina.[56] In seiner Kunststeinskulptur *Portrait Flechtheim mit Händen* (Abb. 287) von 1925/28 abstrahierte de Fiori ähnlich wie Rudolf Belling (Abb. 331) die Züge des bekannten Kunsthändlers auf das Wesentliche. Die Skulptur erinnert zum einen an eine antike Maske, wie sie uns von der Bauplastik her bekannt ist, andererseits an die Maske (Persona) der antiken Tragödie, die hier von den Händen des Dargestellten oder Darstellenden gestützt beziehungsweise gehalten wird.

Die Rheinländerin Milly Steger war eine Schülerin Georg Kolbes. Bei Karl Janssen in Düsseldorf hatte sie ihr Studium der Bildhauerei begonnen; in Paris setzte sie die künstlerische Ausbildung bei Auguste Rodin und Aristide Maillol fort. Karl Ernst Osthaus, der damalige Direktor des Folkwang-Museums in Hagen, erkannte frühzeitig ihre ausgeprägte Begabung für die am Gesamtkunstwerk orientierte Bauplastik, wie sie nach 1900 vorbildlich der Bildhauer und Architekt Bernhard Hoetger vertrat. Osthaus lud Milly Steger nach ihrer Ausstellung in der *Berliner Secession* 1910 nach Hagen ein. In dieser Zeit wird in ihren Arbeiten der Einfluß des belgischen Bildhauers Georges Minne erkennbar, dessen berühmter Brunnen mit dem Kranz fünf kniender Jünglinge im Folkwang-Museum[57] ihr stets vor Augen war. Durch die Vermittlung Osthaus' führte sie ab 1911 in Hagen mehrere bauplastische Aufträge aus. Nicht zuletzt durch ihre architekturbezogenen Figuren wurde Milly Steger in Deutschland bekannt. Käthe Kollwitz schrieb 1917, daß sie wie ein Mann arbeite, und die expressionistische Dichterin Else Lasker-Schüler pries sie, worauf Erich Ranfft[58] hinwies, 1916 in einem Gedicht.

Erst nach ihrer Rückkehr nach Berlin im Jahre 1918 geriet sie unter den Einfluß des Expressionismus. Schon damals erkannte Hans Hildebrandt in den jüngsten Werken der Bildhauerin »den Drang, die Form in Ausdruck reichster Beseelung bis zu extatischer Inbrunst aufzulösen. Die Bewegungen wurden immer freier, die Rhythmik immer erregter. Fast drohte die Gefahr, daß die Geflossenheit der Form gesprengt ward.«[59] Ihre Skulpturen, nun nicht mehr im statischen Stein, sondern im

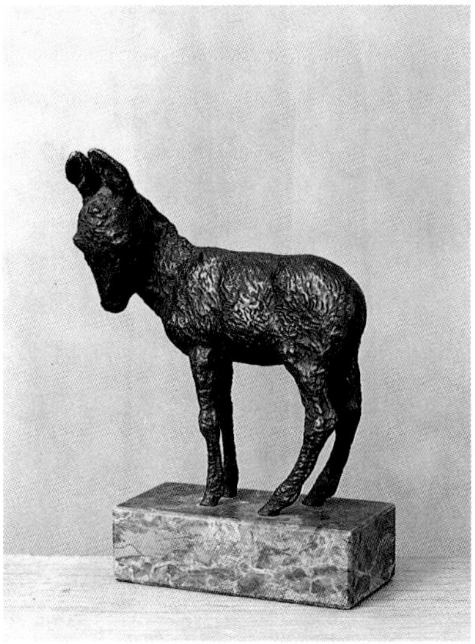

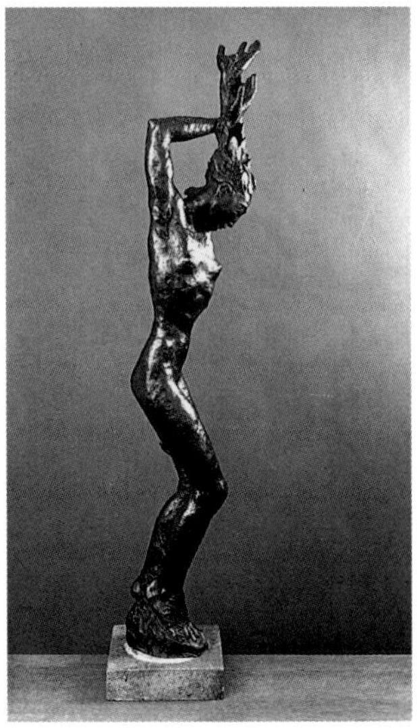

288 Renée Sintenis, Junger Esel, 1923, Kat.-Nr. 395

289 Renée Sintenis, Kleine Daphne, 1918, Kat.-Nr. 393

expressiven Holz ausgeführt, werden sichtlich dynamischer und diagonal-raumgreifender. Sie vermitteln im Sinne der von ihr portraitierten Ausdruckstänzerin Mary Wigman eine sich tänzerisch im Raum drehende und windende Körperbewegtheit. »Das innere Leben der Figur in dynamisch rhythmische Formen auszudrücken, wird jetzt die Aufgabe.«[60]

Dieses innere Leben wird jedoch nicht allein in bewegt gestalteten Skulpturen zum Ausdruck gebracht, sondern ebenso in motivisch statischer angelegten Holzplastiken wie dem *Auferstehenden Jüngling* (Abb. 323) aus der Zeit um 1919. Im spannungsvollen Kontrast zu den sich soeben aus den Fesseln des kubisch drapierten und verschachtelten Stoffes befreienden Beinen teilt sich im Oberkörper der schlanken Figur ein expressiver seelischer Konflikt mit. Dramatisch rahmen die rechtwinklig gebeugten Arme den über die linke Schulter gedrehten Kopf, dessen übergroße Augen herab zum Boden blicken, von dem der Körper sich gerade, wie die bewegte Physiognomie verrät, mit großer Anstrengung erhebt. Die leidensvolle Mimik des Jünglings, die rahmenden Armwinkel und die asketische Schlankheit der knienden Gestalt assoziieren einerseits einen geschnitzten gotischen Schmerzensmann, andererseits die langgliedrig empordrängenden Figuren Wilhelm Lehmbrucks. Stegers flaches Relief *Ohne Titel* von 1925 entstand bereits in der Zeit, als die Künstlerin wieder zu stärkerer Naturnähe zurückfand.

Von größerer Popularität als Milly Stegers Arbeiten sind die Skulpturen, vor allem die Tierplastiken, von Renée Sintenis. Sie studierte ab 1908 an der Kunstgewerbeschule in Berlin, zunächst Portraitmalerei bei Leo van König, danach Bildhauerei bei Wilhelm Haverkamp. Berühmt gemacht haben die Künstlerin ihre kleinformatigen Plastiken zumeist ungelenk und liebenswert wirkender junger Tiere (Abb. 288). Ferner beschäftigte sie sich intensiv mit der weiblichen Figur, dem Selbstportrait und der Darstellung von Athleten. Auf der Ausstellung der *Berliner Secession* von 1915 präsentierte sie ihre Tierskulpturen und lernte bei dieser Gelegenheit Künstler wie Ernst Barlach, Georg Kolbe, Wilhelm Lehmbruck und Ernesto de Fiori kennen. Rainer Maria Rilke, der eine Zeitlang Sekretär von Auguste Rodin gewesen war, schätzte Renée Sintenis' Frühwerk und stellte wertvolle Verbindungen zu kunstinteressierten Personen und bedeutenden Literaten her.[61]

Während die Künstlerin in ihren Tierplastiken und Athletenfiguren »kein Abbild der Wirklichkeit, sondern ein Bild einer Wirklichkeit«[62] schuf und ähnlich wie Franz Marc (Abb. 312–314) das Tier unsymbolisch und allein in seiner natürlichen Existenz darstellte, ging es ihr in den antik-mythologischen Werken, zum Beispiel in ihrer berühmten Skulptur *Daphne* (Abb. 289), mehr um das Symbolische und Metaphorische des Themas. Zunächst schuf die Bildhauerin 1918 eine kleine Fassung der *Daphne* und übertrug diese dann 1930 für das Lübecker Museum für Kunst und Kulturgeschichte (Behnhaus) fast ohne Abweichungen in eine große Bronzeplastik, die zudem vergoldet wurde. Renée Sintenis schildert in der Skulptur das Ende eines Dramas, für das Cupido verantwortlich war, der sich für einen Spott an Apollo rächen wollte. Er sendet ihm einen Liebespfeil, der ihn in Liebe zu Daphne entbrennen läßt, während die jungfräuliche Nymphe von einem Pfeil, der die Liebe nicht erwidern läßt, getroffen wird. Sie flieht vor Apollo. Als sie bemerkt, daß sie die Verfolgungsjagd nicht durchstehen kann, fleht sie ihren Vater, den Flußgott Peneios, um Hilfe an, der sie in einen Lorbeerbaum verwandelt. Den Baumstamm meinend, gibt die Künstlerin der Daphne eine anmutige und schlanke Mädchengestalt, die entfernt ihrer eigenen gleicht. Lorbeerzweige ranken an ihren Beinen empor, und Lorbeerblätter bilden ihr Haupthaar. Andere entsprießen ihren Achseln und den nach oben gekehrten Handflächen der winklig wie Zweige hoch über den Kopf gereckten Arme. »Zum einen ziehen sie die Gestalt der Daphne noch schlanker nach oben, und zum anderen erwecken sie den Eindruck, als wollten sie der anthropomorphen Gestalt ein neues Kleid überwerfen [...].«[63]

Der Expressionismus war keine Stilrichtung, sondern eine Bewegung, die in loser Orientierung an Vorbildern neue und unkonventionelle gestalterische Wege beschritt. Mancher Künstler bewegte sich nur kurze Zeit im Umfeld der Expressionisten, erhielt oder gab selbst wertvolle Impulse und setzte dann seine künstlerische Entwicklung mit anderen formalen Mitteln fort. Ein Beispiel bietet das Werk von Otto Freundlich, der sich zunächst mit musiktheoretischen Studien bei dem späteren Galeristen und Verleger (*Der Sturm*) Herwarth Walden beschäftigte, mit dem er bis 1911 einen regen Briefverkehr führte. Nach einigen Italienaufenthalten kehrte Freundlich nach Berlin zurück, um bei Arthur Lewin-Funcke Bildhauerei und bei Lovis Corinth Malerei zu studieren. Sein erster Parisaufenthalt 1908/09 brachte ihn in Kontakt mit Picasso und den Kubisten. Von 1909 bis 1911 nahm Freundlich jährlich an den Ausstellungen der *Neuen Berliner Secession* teil und lernte auf der Ausstellung von 1911 den Expressionisten Karl Schmidt-Rottluff und den Kölner Kunstsammler Josef Feinhals kennen, der für die folgenden Jahre sein Mäzen werden sollte. Hier zeigte Freundlich auch seine erste, zunächst in Gips geformte Skulptur *Maske* (Abb. 327) von 1909, die auf den ersten Blick an die Tradition der Theater- und Totenmasken erinnert; möglicherweise wurde sie aber noch mehr vom damals in Kubisten- und Expressionistenkreisen verbreiteten Interesse an den Masken Afrikas und Ozeaniens (Abb. 278) inspiriert.

Wahrscheinlich blieb Otto Freundlich gerade wegen seines Parisaufenthaltes in seiner individuellen künstlerischen Entwicklung vom deutschen Expressionismus unbeeinflußt, wie Uli Bohnen[64] feststellte. So zeigt denn auch die *Maske* von 1909 noch deutliche stilistische Merkmale des Jugendstils und des Symbolismus. Und an van Goghs Malerei schätzte Freundlich besonders »die Kurven und Farbfunktionen der Flächen, die in geeinter Energie die Motive durchdringen und sie aus dem statischen zum dynamischen Leben erwecken. Sie werden dadurch in das Reich der freien Ursachen hinaufgerissen und gehören damit einer neuen Wirklichkeit an.«[65] Diese Bemerkungen über die »freien Ursachen« und die »neue Wirklichkeit« treffen schon auf seine frühen gegenständlich-abstrakten Masken und Köpfe zu. Sie sind Skulptur, kein Portrait, wohl aber Gesicht im übergeordneten Sinne. In Freundlichs *Stehender Maske* von 1909 etwa wird es mit seinen Formen, Flächen, Kurven und Linien zu einer Art von plastischem Bild, einem Relief abstrakter Formen reduziert. Mit der *Stehenden Maske* nahm Otto Freundlich 1910 an der Ausstellung der *Neuen Secession* in Berlin und 1912 an der *Sonderbund*-Ausstellung in Köln teil.

Während eines weiteren Parisaufenthaltes entstand 1910 seine monumental wirkende, in expressivem Gelb gefärbte Gipsplastik *Frauenbüste* (Abb. 328), die den Schritt zu vollplastischen Köpfen markiert. Für »die in Paris lebenden Bildhauer Brancusi, Lipchitz, Laurens und ebenso die sogenannten Maler-Bildhauer Picasso, Matisse, Modigliani und die ›Brücke‹-Künstler [...] ist der Kopf sogar das bevorzugte Sujet ihrer bildhauerischen Arbeit«,[66] schreibt Angela Ziesche, mit dem Hinweis, daß Freundlich fast alle diese Künstler seit 1908 kennengelernt hatte. In ihrer zunehmend radikalen Abstraktion auf das Wesentliche eines Gesichtsreliefs, für das der Kopf eigentlich nur die plastische Form liefert, sind Freundlichs Köpfe – auch in ihrer archaisch wirkenden Reduktion von Augenformen, Nasensenkrechte und Mund – den Skulpturen Brancusis (Abb. 280) und vor allem denen Modiglianis verwandt, die gleichfalls zwischen Idee, Idol und Ideal[67] pendeln. Die »Isolation physiognomischer Elemente«[68] führte in Freundlichs Skulpturen von 1912 (Abb. 392) zu einer »Architektur aus elementaren Massen«,[69] die den Einfluß der Kubisten verrät, auch wenn Freundlich zu ihnen auf Distanz gegangen sein will.

Traurige Berühmtheit erlangte eine dieser Kopf-Skulpturen von 1912, weil sie 1937 in der berüchtigten Ausstellung »Entartete Kunst« gezeigt und auf der Titelseite des »Ausstellungsführers« in diffamierender Absicht abgebildet wurde (vgl. den Beitrag von Agnes von der Borch). Die in Gips ausgeführte, damals zerstörte Skulptur trug den utopistischen Titel *Der Neue Mensch*. Die abstrakt-expressive und dämonische Wirkung des kantigen Kopfes, der darin manchen afrikanischen Masken und den monumentalen Steinköpfen der pazifischen Osterinsel gleicht, kommt erst durch das dramatische Spiel von Licht und Schatten zur vollen Wirkung. Das Licht bricht sich in der durch aufgespachtelte Tonklümpchen strukturierten Oberfläche, die wir an vielen späteren, ungegenständlichen Plastiken Freundlichs beobachten können – eine Gestaltungsweise, die womöglich auf der Absicht beruht, der auf langem Halse den Kopf nach oben richtenden Skulptur »die Eigenschaft des Gemauerten zu vermitteln«.[70] Wie andere Künstler seiner Zeit hatte auch Freundlich Interesse am Architektonischen und an der Vereinigung der bildenden Künste zu einem Gesamtkunstwerk. So schuf er 1918/19 im Auftrage seines Mäzens Josef Feinhals das große visionäre Mosaik *Die Geburt des Menschen*, das heute im Foyer des Kölner Opernhauses installiert ist, aber ursprünglich für Feinhals' Kölner Villa gedacht war. Und zusammen mit dem expressionistischen Architekten Bruno Taut und dem Bildhauer Rudolf Belling gestaltete er 1919/20 das *Erbbegräbnis der Familie Wissinger* auf dem Friedhof Stahnsdorf bei Berlin, das 1923 fertiggestellt wurde. Die von Taut entworfene Architektur aus skelettartigen Betonbögen, die sich am sakralen Stil der Gotik orientiert, birgt im Zentrum die Grabplatte mit Freundlichs Skulptur; sie »repräsentiert eine judaisch-christliche Interpretation des Golem-Rituals von der Erschaffung des Golem-Riesen und seiner Rückkehr zur Erde«.[71]

Otto Freundlich war seit 1919 mit dem Kölner Künstler Franz Seiwert befreundet, der besonders als Mitbegründer der *Gruppe Progressiver Künstler* und als Maler und Graphiker von konstruktivistisch-figurativen Werken bekannt wurde, die Menschengestalten statisch und typisiert darstellen. Sie sind engagierter Ausdruck seiner politischen Kritik an den gesellschaftlichen Kräften, die den Ersten Weltkrieg verursacht hatten, und an der politischen Wirklichkeit der zwanziger Jahre. Aus seiner frühen, expressionistischen Schaffensphase stammen einige bemerkenswerte, ausdrucksvolle Kleinskulpturen, darunter ein *Christuskopf* (Abb. 330), um 1916/17 entstanden, und *Der Rufer I* (Abb. 329) von 1919. Der *Christuskopf* aus Terrakotta mag noch den unbeholfenen Umgang mit dem Material verraten, doch ist Seiwerts Einfühlung in die Leiden Christi durch die Ausdruckskraft des geneigten und in seiner übersteigerten, gotisch-sakralen Längung an Figuren El Grecos erinnernden Kopfes überzeugend umgesetzt. In den Kölner Kirchen wird der Künstler viele gotische Schmerzensmänner gesehen haben, und es ist anzunehmen, daß dieses Haupt des Leidens, dessen abstrahierte kubische Formen und plastische Linien ein ausdrucksstarkes physiognomisches Licht- und Schattenspiel hervorrufen, an die Schrecken des Krieges erinnern soll. Während der *Christuskopf* bei aller künstlerischen Eigenständigkeit noch an die traditionelle christliche Ikonographie erinnert, führte Seiwert bei der Gestaltung seines *Rufers* die expressive Abstraktion noch konsequenter durch, wobei es ihm auf anatomische Korrektheit nicht ankam. Vor den kleinen Kopf hat die Gestalt mit Rufergestus die Hände erhoben, während die auseinandergespreizten Beine in einfachster Weise geformt sind. Möglicherweise ist die Figur »als Aufruf an die Expressionisten zu verstehen, in dieser revolutionären Zeit«[72] zusammenzustehen.

Über die »ernsten Kopf-Plastiken« Seiwerts schreibt Uli Bohnen, daß »ihr zumeist vom Leiden geprägter Ausdruck [...] direktes Resultat der Auseinandersetzung mit der Materialeigenschaft in Verbindung mit einem materialbezogenen Formverständnis«[73] ist. Diese Beobachtung wird von einem 1925 verfaßten gesellschafts- und kunstkritischen Artikel des Künstlers gestützt: »Kurz, jedes Kunstwerk trägt in sich die Möglichkeit, aus sich die gesellschaftlichen Zustände ablesen zu lassen, in denen es entstand. Und zwar nicht einfach so, in dem, was dargestellt ist, sondern noch viel mehr in dem, wie es gemacht ist.«[74]

Das »Kopf«-Thema, von Künstlern wie Schmidt-Rottluff, Freundlich und Seiwert in verschiedenster Weise gestalterisch und weltanschaulich interpretiert, prägte in erheblichem Maße auch das plastische Schaffen von William Wauer. Es ist kaum bekannt, daß Wauer ab 1911 in Berlin als erfolgreicher Filmregisseur und Drehbuchautor wirkte. Seine Skulpturen stehen sichtlich unter dem Einfluß des Kubismus und des bewegungsorientierten Futurismus; in der dramatischen und mutigen Gesamtanlage aber sind sie vom gefühlsmäßigen Elan des Expressionismus inspiriert. So erscheint es nur konsequent, daß der Regisseur Wauer, der mit dem bewegten, dem filmischen Bild gestaltete, unter dem Eindruck der 1912 in Berlin gesehenen Ausstellung der italienischen Futuristen die eigene bildnerische Arbeit wieder aufnahm. Das Gemälde *Wirbelnde Kräfte* von 1917 demonstriert in totaler Abstraktion auf dynamische, farbige Formen und Spuren seine Beschäftigung mit der Kinetik im Raum, die er, in Anlehnung ans Figürliche, auch auf seine formabstrahierten Skulpturen übertrug. Es ist gewissermaßen ein Kubofuturismus, der in Wauers bekannten Monumentalbüsten in charakterisierenden dynamischen Linien und kubischen Formflächen zur Sprache kommt, zum Beispiel in der Büste Rudolf Blüm-

290 Rudolf Belling, Dreiklang, 1919, Bronze, 90 x 85 x 77 cm, Wilhelm-Lehmbruck-Museum der Stadt Duisburg

291 Rudolf Belling, Kopf in Mahagoni, 1921, Holz, 53 x 20 x 20 cm, Von der Heydt-Museum, Wuppertal

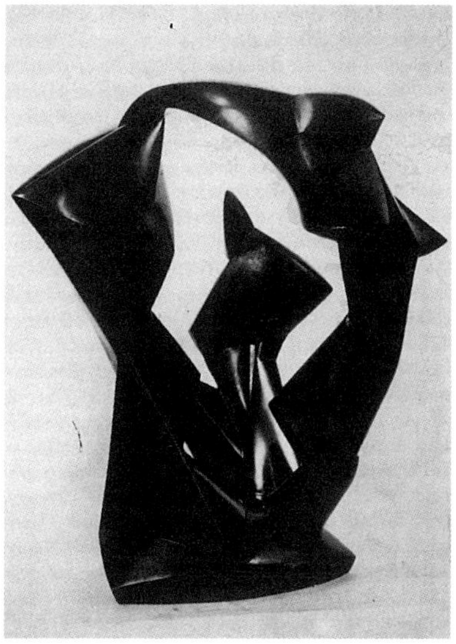

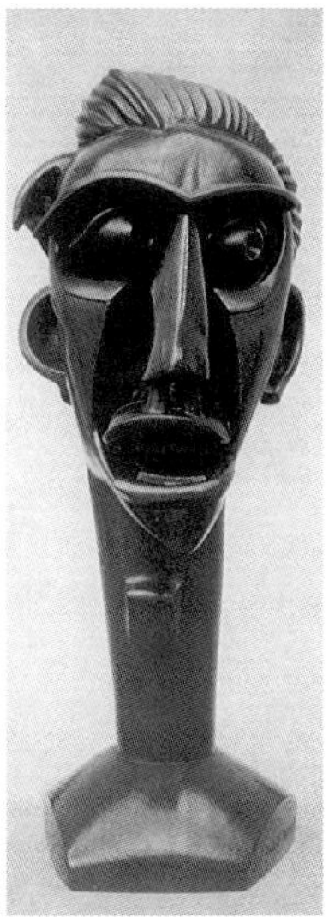

ners (Abb. 333), des berühmten Rezitators expressionistischer Lyrik und Prosa aus dem *Sturm*-Kreis, oder in der des Galeristen und Verlegers Herwarth Walden (Abb. 16).

William Wauer strebte eine plastische Kunst an, »die befreit ist von dem Vorurteil des ›Natürlichen‹, befreit vom Zwange des ›Körperlichen‹, befreit von der Unzulänglichkeit alles ›Grob-Realen‹«.[75] Gemildert in seiner noch sichtbar dem Natürlichen, dem Organischen und Sinnlichen verbundenen Skulptur *Zwei-Einheit* (Abb. 334) von 1919, bedeutend konsequenter aber im auf dynamische, plastische Kraftlinien im Raum reduzierten *Steinstoßer* (Abb. 335) von 1920, dem schon vom Sujet her das Bewegungsthema immanent ist, wird folgende Anschauung Wauers über die expressionistische Skulptur umgesetzt: »Auch die Plastik ist nur lebendige Kunst, wenn sie wie alle Kunst Leben in Bewegung umsetzen kann, nach ihren Impulsen, wenn sie wieder – wie der Expressionismus die Plastik versteht – Flächen und Linien kontrastiert, im Lichte bewegt, rhythmisch lebendig macht nach ihrem Ausdruckswillen und ihrem schöpferischen Ausdrucksvermögen im Raum, wie es die Malerei auf der Fläche tut.«[76] Als sich um 1924 durch die gewandelte Realität der Expressionismus dem Ende näherte und der Kreis um Herwarth Waldens *Sturm* sich aufzulösen begann, versuchte Wauer, mit Waldens Zustimmung, die Bewegung des Expressionismus und des *Sturm* zu retten, indem er die *Internationale Vereinigung der Expressionisten, Kubisten, Futuristen und Konstruktivisten*, später *Die Abstrakten* genannt, gründete. Sowohl der *Sturm* als auch die *Abstrakten* wurden nach der Machtübernahme der Nationalsozialisten verboten und alle ihnen angehörenden Künstler diffamiert.

Über die einflußreichen Skulpturen Alexander Archipenkos – eigentlich aber Bellings Werke charakterisierend, wie Heusinger von Waldegg hervorgehoben hat – schrieb 1921 Alfred Kuhn, damals einer der bedeutendsten Kenner der neueren Plastik: »Möglicherweise muß nach so viel falschem Expressionismus, so viel verlogener Ekstase, das nur Verstandesmäßige wieder betont werden, das zweifellos der Mentalität des heutigen Menschen mehr entspricht, als die gottseeligen Schreie und menschheitsumfassenden Gebärden.«[77] In den Arbeiten Rudolf Bellings, der als Pionier der abstrakten Skulptur und als »rhythmischer Bewegungsplastiker«[78] gilt, vereinen sich ähnlich wie bei William Wauer Tendenzen des Kubismus, des Futurismus und des Expressionismus.

Eine Inkunabel der abstrakten Plastik des zwanzigsten Jahrhunderts in Deutschland[79] ist seine 1919 geschaffene Skulptur *Dreiklang* (Abb. 290). Der bewegte, rhythmische Dialog von Massen, Volumen und geformten Leerräumen zeugt von Bellings Orientierung an den Skulpturen Archipenkos, aber in der figürlichen Abstraktion erzielte der Berliner bedeutend konsequentere Ergebnisse, die im *Dreiklang* zu einer dem Thema entsprechenden rhythmischen Harmonie führten. In dieser Skulptur, die den Raum eher wie eine Architektur umschließt, kommen die revolutionären Ansichten der Maler, Bildhauer und Architekten zum Ausdruck, die sich zum Beispiel in der 1918 gegründeten *Novembergruppe* zusammenschlossen, unter anderem um das sogenannte Gesamtkunstwerk in neuer Form wiederzubeleben (vgl. den Beitrag von Helga Behn). Ganz in diesem Sinne plante Belling auch die Ausführung des *Dreiklangs* »6 Meter hoch in Ziegel gemauert und farbig verputzt«[80] und »als Podium für eine Musikkapelle für Aufführungen von Hindemith, Schönberg und Strawinsky«.[81] Und im Taumel der Begeisterung für den »uralten Rhythmus vom Gemeinsamen der verschiedenen Prinzipien« schrieb Heinz Geier 1921 angesichts einer projektierten großen Ausführung des *Dreiklang*: »Das ist Religion, ist Architektur.«[82]

In einem Brief an den Galeristen Alfred Flechtheim erklärte Belling 1920 seine neue skulpturale Gestaltungsweise, die auch im plastischen und maskenhaften *Bildnis Alfred Flechtheim* (Abb. 331) von 1927 anschaulich umgesetzt scheint: »Darum verarbeite ich die Luft ebenso wie festes Material und erreiche, daß der Durchbruch, früher ›tote Form‹ genannt, den selben Formwert darstellt, wie seine Eingrenzung, das bearbeitete Material. [...] Ich möchte den Raum der Skulptur als gewichtslose Form bezeichnen, die gebildet und gestaltet wird durch das sie begrenzende Material.«[83] Für Alfred Kuhn war Rudolf Belling »unzweifelhaft der prägnanteste Ausdruck einer Komponente der heutigen Kultur, die im Gegensatz zur romantisch-klassizistischen der Hoetger, Fiori und Pechstein die aktivste Bejahung des Lebens darstellt, fern aller exotischen Träumereien, allem retrospektiven Schauen, fern aller Sehnsucht nach dem Anderssein, dem reinen, wunschlosen Sein«.[84] Seine in Messingbronze ausgeführte *Skulptur 23* (Abb. 332) bedeutet – auch in ihrer der *Novembergruppe* gemäßen Materialsprache – gegenüber dem 1921 noch im »expressionistischen« Holz ausgeführten *Kopf in Mahagoni* (Abb. 291) eine »Versachlichung«. Zwar zeichnet diese agitatorisch-ekstatisch wirkende Kopfskulptur eine kubisch-konstruktivistische Kompositionsweise aus, dennoch wirken in ihr noch latente Einflüsse der afrikanischen Plastik nach. In dem utopischen, roboterähnlich anmutenden Kopf teilt sich hingegen die bereits von den Futuristen um 1910 proklamierte Verherrlichung der technischen Welt, die gestalterische Verschmelzung von Mensch und Maschine, von organischen und technischen Formen mit, wie wir sie beispielsweise in der metallenen weiblichen Robotergestalt aus Fritz Langs berühmtem Film *Metropolis* wiederfinden.

Bereits 1918 trat Ewald Mataré der *Novembergruppe* bei. Während in Matarés frühen Holzschnitten noch Einflüsse der *Brücke*-Künstler zu erkennen sind, geht er, der als Maler unter anderem Schüler von Lovis Corinth gewesen war, ab 1920 in der Bildhauerei eigene Wege. Er möchte in der *Novembergruppe*, wie er 1923 in seinem Tagebuch notierte, Werke sehen, »die wirklich das Material [...] wieder auf seinen Platz stellen«.[85] So bevorzugte Mataré als Bildhauer harte Werkstoffe: »Je widerstandsfähiger das Material, desto bildnerischer« sei es, »weil der Arbeitsprozess die Eindeutigkeit des Gestaltungsprozesses schon vor Beginn der Arbeit als feststehend verlangt«.[86] Matarés künstlerischer »Kampf gilt der Vortäuschung«, wie er bereits 1920 bemerkte.[87] Er vermeidet bewußt jede expressive oder gar exzentrische Übersteigerung des Motivs und strebt in seinen Skulpturen die Geschlossenheit der Form, ihre klare Begrenzung und eine glatte Oberfläche ohne expressive Bearbeitungsspuren an, die den Körper seiner Figuren wie eine Haut überspannt.

Wie für seinen Kollegen Rudolf Belling hat das taktile Erlebnis einer Skulptur für Mataré eine hohe Wahrnehmungsbedeutung: »Eine Plastik existiert auch im Dunkeln, aber nicht ein Bild.«[88] Matarés Tierplastiken (Abb. 336, 338, 339) demonstrieren beispielhaft den Reiz, »das Wesen alles Lebendigen und Kreatürlichen«,[89] das in ihnen verborgen zu sein scheint, tastbar werden zu lassen. Sein Verhältnis zum Tier »reicht hinab ins Mythische, Urzeitliche, Primitive, in Zeiten, in denen das Tier noch ›heilig‹«[90] war. Bewundernswert ist, wie Mataré die Maserung und Struktur eines Holzes gestalterisch einfühlsam in die Komposition einbezieht. So hat der Begriff »Materialgerechtigkeit« in seinem Werk nicht nur handwerklich-funktionale, sondern sinnliche Bedeutung. Diese fast heilige Beziehung zum Material Holz teilt sich auch in Matarés archaisch-mythologisch wirkenden weiblichen Idolen (Abb. 337) mit. Man fühlt sich an prähistorische Fruchtbarkeitsidole oder an afrikanische Fetische[91] erinnert, an eine Zeit, in der die Menschen in den gewachsenen Naturmaterialien auch Gottheiten vermuteten.

Gänzlich untraditionell, ohne ein Akademiestudium, lernte Gerhard Marcks das plastische Gestalten zunächst im Atelier des bekannten Tierbildhauers August Gaul, außerdem in der Werkstatt des zehn Jahre älteren Bildhauers Richard Scheibe.[92] Die Skulpturen Georg Kolbes, vor allem dessen *Tänzerin* von 1911/12 (Abb. 285), beeinflußten seine frühen Skulpturen. Martina Ruttloff stellte fest, daß es kaum Hinweise gibt, inwieweit Marcks von der expressionistischen Kunst der *Brücke*-Gruppe oder der *Berliner Neuen Secession* Kenntnis nahm;[93] vielmehr galt sein Interesse im Gegensatz zu Kolbes »Ausdrucksplastiken« der statischeren mittelalterlichen Kunst. »Ich bin jetzt ganz abstrakt. Ich mache ornamentales Relief«, schrieb Marcks 1919.[94] Im gleichen Jahr schuf er zum Beispiel sein ausdrucksstarkes vergoldetes Relief *Frau mit Säugling* aus Lindenholz.

Walter Gropius berief 1919 Gerhard Marcks als einen der ersten Meister an das soeben gegründete Staatliche Bauhaus in Weimar. Marcks leitete den Aufbau einer Keramikabteilung und war in Dornburg an der Saale verantwortlich für die Abteilung Töpferei. Die Zeichnungen und Aquarelle aus seinem *Dornburger Skizzenbuch* vermitteln eine der verstädterten Industriegesellschaft entgegengesetzte Verbundenheit des Menschen mit Landschaft und Natur. Sein Freund und Bauhaus-Meisterkollege Lyonel Feininger inspirierte ihn, Holzschnitte anzufertigen, die sichtlich an die gotische Holzschnittkunst des 15. Jahrhunderts anknüpfen (Abb. 230). Die abstrahierende Zeichenhaftigkeit des Holzschnitts teilt sich auch in Gerhard Marcks' Skulpturen mit. Sie

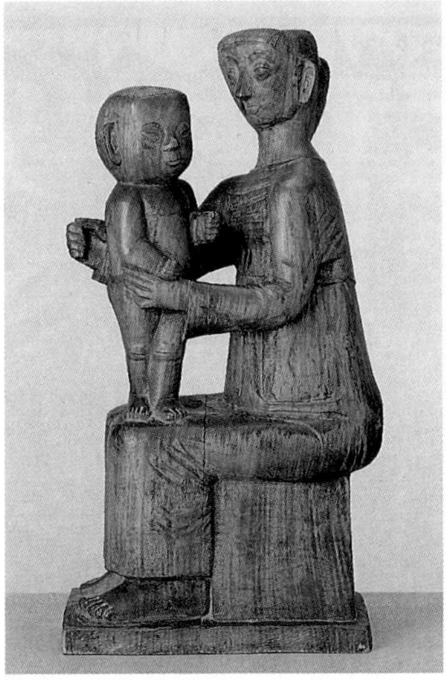

292 Gerhard Marcks, Mutter mit Kind, 1924, Lindenholz, Höhe 77 cm, Gerhard Marcks Haus, Bremen

vermitteln eine in der Bewegung innehaltende lebendige Statuarik. Deutlich wirkt in Holzplastiken wie *Die bekleidete Schwangere* (Abb. 343) von 1923 durch die Betonung einer Schauseite und einer reduzierten, zur Flächigkeit tendierenden Skulpturentiefe das Relief noch nach. Das gleiche trifft auch auf die *Mutter mit Kind* (Abb. 292) zu, die an eine Madonnengruppe denken läßt. Ganz in diesem Sinne schrieb Marcks 1923: »Die Plastik der Zukunft kann nur eine sakrale sein.«[95]

Als 1925 das Bauhaus nach Dessau verlegt wurde und die industrieorientierte Zielrichtung »Kunst und Technik – eine neue Einheit« zur Aufgabe der Dornburger Keramikwerkstätten führte, übernahm Gerhard Marcks eine Dozentur an der Kunstgewerbeschule Burg Giebichenstein in Halle an der Saale. Nun wandte er sich ganz der Bildhauerei zu. 1926 entstand, noch der Bauhausphase verbunden, die aus vergoldetem Birnenholz geschnitzte Skulptur *Maria und Josef* (Abb. 340). Für die von Paul Thiersch (bis 1928 Direktor der Kunstgewerbeschule, dem Marcks als Interimsdirektor folgte) entworfene Brücke direkt unter der Burg Giebichenstein schuf er 1927 die monumentalen Steinskulpturen *Pferd* und *Kuh*. Aus dem Abbruchmaterial der alten Saale-Brücke meißelte er eine monumentale *Betende*, in der man noch den Bauquader der alten Brücke ahnen kann. Aus der Oberfläche sind mit sparsamen Mitteln reliefartige Gesichtszüge, die lang fallenden Haare, die Hände und die Gewandlinien herausgearbeitet. Die voluminöse Frauengestalt und die passive Schwere des Granits halten die Figur fest auf der Erde und steigern die Eindringlichkeit der sehnsüchtig fragend zum Himmel aufblickenden Gestalt. Eine ähnliche, inhaltlich motivierte Körperhaltung nimmt auch die bereits 1926 modellierte, in Bronze gegossene Plastik *Kniender Antäus* (Abb. 341) ein. Der Gigant Antäus der griechischen Mythologie galt als unbesiegbar, solange er die Erde (Gäa), seine Mutter, berührte. Herakles hob ihn vom Boden und erwürgte ihn. Das Erdverbundene teilt sich in dieser Skulptur nicht allein in der knienden Haltung mit und das Gewalttätige nicht allein in den proportional übergroßen Händen und dem gewaltigen Nacken, sondern in gleichem Maße in ihrer groben Modellierung aus dem zudem symbolisch interpretierbaren Material Ton.

Eine 1928 absolvierte Griechenlandreise, auf der er die griechisch-archaische Skulptur bewunderte, veränderte Gerhard Marcks' künstlerische Orientierung grundlegend.[96] Im Jahre 1933 entließen die Nationalsozialisten ihn aus dem Hallenser Lehramt; und obwohl seine in den dreißiger Jahren klassizistischer gewordenen Skulpturen 1936 noch auf der zweiten »Jubiläumsausstellung der Preußischen Akademie der Künste« und auf der »Olympischen Kunstausstellung« zu sehen waren, an der auch Ernesto de Fiori und Milly Steger teilnahmen, wurden die expressionistisch gestalteten Werke der zwanziger Jahre auf der diffamierenden Ausstellung »Entartete Kunst« gezeigt. Nach dem Kriege erhielt Gerhard Marcks den bedeutenden Auftrag, den Zyklus der acht Figuren für die Westfassade der St. Katharinen-Kirche in Lübeck zu vollenden; Ernst Barlach, dessen Arbeit an diesem Auftrag bis zu seinem Tod 1938 unvollendet blieb, hatte Marcks für diese Aufgabe vorgeschlagen.[97] Im Jahre 1950 siedelte Gerhard Marcks nach Köln über, wo er mehrere städtische Außenskulpturaufträge realisierte.[98]

Einen frühen Bekanntheitsgrad erlangte Käthe Kollwitz als Graphikerin, doch schuf sie auch in der Plastik bedeutende Werke. Im Jahre 1904 bildete sich die Künstlerin an der Pariser Académie Julian in der Bildhauerei aus und besuchte Auguste Rodin in seinem Atelier. So glauben wir, in ihrer Bronzeskulptur *Liebespaar II* (Abb. 344) von 1913, der 1911 eine leider verschollene *Kleine Liebesgruppe* aus Gips vorangegangen war, noch einen Nachhall von Rodins beeindruckender Marmorplastik *Der Kuß* (Abb. 279) von 1886 zu bemerken. Ähnlich dieser erhebt sich Kollwitz' Gruppe aus einer groben Basis zu vollplastischer Entfaltung und zeigt eine reliefartige Hauptseite. Kollwitz' Skulptur wirkt jedoch bedeutend blockartiger, was zum Charakteristikum ihrer späteren Arbeiten werden sollte (Abb. 345). Karin Breuer beschreibt das *Liebespaar* als »jung und ernsthaft, von unbeholfener, leicht zurückhaltender Sinnlichkeit«, und weist auf die gute Aufnahme der Gipsplastik durch die Jury der *Berliner Neuen Secession* hin, auf deren Ausstellung das Kunstwerk 1916 zu sehen war, aber seiner uneindeutigen Darstellung wegen vom Publikum auch als »Mutter und Kind« verstanden wurde.[99] Betrachtet man die plastische Komposition von ihrer reliefartigen Schauseite her, kann man sich des Eindrucks nicht erwehren, es könne sich auch um das alte allegorische Thema »Der Tod und das Mädchen« handeln. Käthe Kollwitz hat sowohl die Figur des Erlösung bringenden Todes als auch den Abschied von einem Verstorbenen und die Trauer einer Mutter um ihr totes Kind (Abb. 234) häufig gezeichnet.

Obwohl ihr in der Gestaltung »ein starkes Gefühl« wichtiger war als etwa das Ringen um die Form,[100] wie sie nach einem Besuch im Berliner Atelier der Bildhauerin Milly Steger kritisch schrieb, lehnte Käthe Kollwitz die Plastik der Expressionisten und Neu-Sezessionisten ab.[101] Von 1914, dem Jahr, in dem ihr ältester Sohn Peter in Flandern fiel, bis 1932 arbeitete sie mit großer Energie an den monumentalen Figuren *Vater* und *Mutter*, auch *Trauernde Eltern* genannt, die 1932 auf dem Soldatenfriedhof in Roggevelde/Flandern aufgestellt wurden. Im Jahre 1933 mußte Käthe Kollwitz aus der Preußischen Akademie austreten und ihr Lehramt an der Berliner Kunstakademie abgeben; 1936 erhielt sie inoffizielles Ausstellungsverbot. Ihre 1937/38 geschaffene Bronzeskulptur *Turm der Mütter* (Abb. 345), die einem Rundumrelief gleicht, wurde von den Nazis aus einer Ausstellung mit der Begründung entfernt: »Im Dritten Reich haben Mütter es nicht nötig, ihre Kinder zu schützen, das tut für sie der Staat.«[102]

Auch Christoph Voll, den Roberto Tassi 1973 überschwenglich als einen »Tolstoi der Holzskulptur«[103] bezeichnete, widmete sich in den zwanziger Jahren der Darstellung der einfachen, von Not und Leid heimgesuchten Menschen. Der in München geborene Künstler war in einem Waisenhaus aufgewachsen und absolvierte in Dresden eine Steinmetzlehre. Mit seinen expressiven, wahrhaftig holzschnittartig gestalteten Skulpturen hat Voll das Charakteristische der jeweils dargestellten Situation und besonders das Schicksal der Kinder aus den ärmeren Schichten der Gesellschaft geschildert. Seine Holzfiguren zeigen das Wesentliche der Gestalten enorm gesteigert. Die expressive bildhauerische Formung des Materials und die von aufrichtiger menschlicher Solidarität getragene Thematik befinden sich in einem sich wechselseitig belebenden Dialog, gewissermaßen sogar im Einklang. In der vereinfacht gestalteten Skulptur *Arbeiter mit Kind* (Abb. 347) verschmelzen beide Figuren zu einer plastischen Einheit, die man zugleich thematisch als warme Fürsorglichkeit des Mannes deuten kann. Gerade in ihrer bescheidenen Größe bewirkt die Holzplastik *Kinderbegräbnis* (Abb. 346) von 1923, auch zutreffend als »Begräbnis eines Waisenkindes« bezeichnet, angesichts der gedrängten und größenmäßig gestaffelten Schar kleiner Kinder, die ungläubig oder ahnungsvoll dem Sarg ihres verstorbenen Spielgefährten vorangehen, Ergriffenheit und Mitgefühl beim Betrachter.

Christoph Volls expressionistische Phase in unmittelbarer Nachfolge der *Brücke*-Künstler, die anfänglich seine graphischen Arbeiten beeinflußten, währte nur bis 1925. Voll schnitzte eine Reihe bedeutender Portraits; von besonderem Charakter ist jedoch sein eigenwilliges und sehr realistisches *Selbstbildnis*, das er 1926 in Saarbrücken schuf. Es ist fast überlebensgroß gestaltet und läßt »unwillkürlich an einen Mann ohne Unterleib«[104] denken. Nach 1926 wandte er sich zunehmend vom expressionistischen Holz zugunsten des statischeren Steins ab. Seine Sujets wurden traditioneller und seine gestalterischen Mittel klassischer.[105] Schon frühzeitig hat man Christoph Volls expressionistische Plastiken, zumal die Aktfiguren, ihrer direkten Bildsprache wegen heftig angegriffen. So wundert es nicht, daß ihm als Professor an der Karlsruher Akademie von Denunzianten, NS-Studenten und den nationalsozialistisch geprägten Kulturbehörden das Leben schwer gemacht wurde. 1937 verlängerte man seinen Lehrvertrag nicht; seine Skulpturen wurden auf der berüchtigten Ausstellung »Entartete Kunst« gezeigt.

Der Westfale Otto Pankok zählt ebenfalls zu den deutschen Künstlern, die sich durch ein starkes menschliches Mitempfinden auszeichneten und sich in den zwanziger Jahren der expressiven Schilderung zeitgenössischer gesellschaftlicher Wirklichkeit widmeten. In der Formgebung näherte sich Pankok den gestalterischen Mitteln des Expressionismus an, indem er emotional das Wesentliche des Geschauten und Erlebten umriß. In der Thematik und der Wahl des Sujets hingegen war er ein engagierter Realist. Die zeichnerische Beschäftigung mit der Wirklichkeit mag Pankok frühzeitig angeregt haben, diese auch bildhauerisch zu erfassen. So gibt es in seiner »expressiven Phase nach dem Ersten Weltkrieg [...] Gebilde, die rücksichtslos das Verunstaltete herausstellen«.[106]

Wie andere Bildhauer des Expressionismus beschäftigte sich auch Pankok mit idol- und totemartigen Skulpturen, die als Ausdruck der Überwindung akademischer Traditionen zu bewerten sind. In besonderem Maße interessierte den Künstler aber der Alltag der fahrenden Zigeuner, den er nicht nur in großen Kohlezeichnungen festhielt, sondern auch durch bewegt und lebendig modellierte Skulpturen plastisch zur Sprache brachte. Gerade in einer Zeit, als die Nationalsozialisten begannen, Menschen ihrer Ansichten und ihrer Rasse wegen zu verfolgen und tödlich zu bedrohen, gewann Otto Pankoks unbeirrbare Solidarität mit dem schrecklichen Schicksal der verfolgten Zigeuner und Juden, die er unter Gefahr für Leib und Leben während des Dritten Reiches standhaft aufrecht erhielt, den Rang allerhöchster Menschlichkeit und Zivilcourage. Einige der Skulpturen, zum Beispiel *Drei sitzenden Juden* (Abb. 348), sind geradezu eine Übertragung seiner gemalten Figuren ins Plastische. Zunächst existierten sie nur in gezeichneter Form; erst nach 1945 konnten sie modelliert und in Bronze gegossen werden.[107] Pankoks Bronzeplastiken verkörpern nachvollziehbar »die Herrschaft des Emotionalen über das Formale«, wie Kurt Schifner es 1963 formulierte, und sind »im Zugriff des Mitleidens geballte und gestaltete Materie«.[108]

Ein hoffnungsvolles Talent der Bildhauerei war der 1942 jung in Rußland gefallene Hermann Blumenthal. 1905, also im Jahr der *Brücke*-Gründung geboren, zählte Blumenthal, der in Berlin beim expressionistischen Bildhauer Edwin Scharff studierte, zur zweiten Expressionistengeneration. Noch während des Studiums begann er 1926 die Skulptur *Sitzender Jüngling* zu modellieren, die in ihrer vereinfachten und strengen Formensprache seine Orientierung an der archaischen Plastik Griechenlands und der Skulptur der Gotik belegt. Die Terrakottaplastik *Sitzender mit Tuch* (*Campagnahirt*) hingegen, die er auch in Bronze (Abb. 349) ausführte, entstand zu der Zeit, als er zusammen mit Gerhard Marcks und anderen Künstlern, darunter zeitweilig auch Käthe Kollwitz, in der Berliner Klosterstraße in einer Ateliergemeinschaft arbeitete. Möglicherweise ist etwas von der strengen Archaik wie auch von der beginnenden Klassizität einiger Skulpturen Marcks' in Blumenthals nach herkömmlichen Regeln komponierte Plastiken eingeflossen; ein Romaufenthalt 1931/32 als Stipendiat der Deutschen Akademie war eine weitere Inspirationsquelle.

Die Bronzeskulptur *Sitzender Jüngling* (Abb. 350) weist noch eine unstatisch wirkende Modellierung auf, eine unbeholfene Positionierung der Glieder zum schlanken Rumpf und eine eigenartige statuarische Dynamisierung des Körpers durch angewinkelte und gerade Glieder, die in diesem Falle sozusagen Kraft- oder visuelle Richtlinien zum Raum bilden und den aufwärts gerichteten Blick des Jünglings unterstreichen. Die Figur ist viel mehr dem Expressionismus verbunden als der klassizistischere, statisch in sich ruhende *Campagnahirt*.

Werner Haftmann erwähnte 1949, daß Blumenthals Werke Ende der vierziger Jahre zunächst in vielen deutschen Städten gezeigt wurden. »Dann wurde es stiller um ihn.«[109] Seine Feststellung trifft auf zahlreiche talentierte Künstlerinnen und Künstler des Expressionismus zu – auf die der ersten, mehr noch aber auf die der zweiten Generation, die durch die diffamierende Kunstpolitik der Nationalsozialisten und den von Hitler entfesselten Zweiten Weltkrieg kaum die Chance hatten, sich künstlerisch frei und unabhängig zu entwickeln und das gestalterisch zum Ausdruck zu bringen, was sie zum Schaffen drängte.

1 Programm der Künstlergruppe *Brücke*, Dresden 1906, in Holz geschnitten von Ernst Ludwig Kirchner (vgl. Abb. 47).

2 Carl Einstein, *Negerplastik*, Leipzig 1915, 2. Aufl., München 1920, S. XIII.

3 Stephanie Barron, »Die Skulptur des Expressionismus. Eine Einführung«, in: Ausst.kat. *Die Skulptur des Expressionismus*, hrsg. von Stephanie Barron, Josef-Haubrich-Kunsthalle, Köln, u. a., München 1984, S. 15.

4 Lothar Schreyer, *Erinnerungen an Sturm und Bauhaus. Was ist des Menschen Bild?*, München 1956.

5 Wolfgang Henze, »Ernst Ludwig Kirchner«, in: *Die Skulptur des Expressionismus* 1984 (Anm. 3), S. 109 und 113, Anm. 12.

6 *Ernst Ludwig Kirchner. Kirchner Museum Davos. Katalog der Sammlung*, Bd. 2: *Fotografie*, hrsg. von Gabriele Lohberg, Davos 1994.

7 Louis de Marsalle, »Über die plastischen Arbeiten E. L. Kirchners«, in: *Der Cicerone*, 17, 14, 1925, S. 695–701.

8 Henze 1984 (Anm. 5), S. 108.

9 Ernst Ludwig Kirchner, Brief an Gustav Schiefler, 27. Juni 1911; zit. nach Henze 1984 (Anm. 5), S. 109.

10 Ernst Ludwig Kirchner, *Briefe an Nele und Henry van de Velde*, München 1961, S. 10–11.

11 Eberhard W. Kornfeld, *Ernst Ludwig Kirchner. Nachzeichnungen seines Lebens.*

Mit einem Katalog der Sammlung von Werken von E. L. Kirchner im Kirchner Haus Davos, Bern 1979, S. 124.

12 Ebd., Abb. S. 136, 137, 159; ein Stuhl und ein Bett für Erna und Szenen aus dem alpinen Bauernleben.

13 Thomas Röske, *Ernst Ludwig Kirchner: Tanz zwischen den Frauen*, Frankfurt am Main und Leipzig 1993.

14 Vgl. Gerhard Kolberg, »Das Liebespaar. Begebenheiten um eine Holzskulptur von Hermann Scherer«, in: *Kölner Museumsbulletin*, 2, 1995, S. 4.

15 Brief an Albert Müller, undat. (Jan. 1924), zit. nach Martin Schwander, *Hermann Scherer*, Basel und Stuttgart 1988, S. 50.

16 Schwander 1988 (Anm. 15), S. 116.

17 Hermann Scherer, Brief an Albert Müller, undat. (Anfang Dezember 1924), zit. nach Schwander 1988 (Anm. 15), S. 90.

18 Vgl. Kolberg 1995 (Anm. 14), S. 10.

19 Albert Müller schuf zur selben Zeit ebenfalls Holzskulpturen. Vgl. Beat Stutzer, *Albert Müller (1897–1926) und die Basler Künstlergruppe »Rot-Blau«*, Basel und München 1981, S. 169.

20 Kornfeld 1979 (Anm. 11), S. 321.

21 Zit. nach Gerhard Wietek, »Erich Heckel«, in: *Die Skulptur des Expressionismus* 1984 (Anm. 3), S. 87.

22 Vgl. Paul Vogt, *Erich Heckel*, Recklinghausen 1965, o.S.

23 Wietek 1984 (Anm. 21), S. 89; Wietek vergleicht die Skulptur *Frau mit Tuch* von 1912 mit den geschnitzten »gotischen Marien unter dem Kreuz«.

24 Erich Heckel, Postkarte aus Dresden an Emil Nolde in Jena, 2. März 1907; zit. nach Martin Urban, »Emil Nolde«, in: *Die Skulptur des Expressionismus* 1984 (Anm. 3), S. 154.

25 Emil Nolde in der Einleitung zu seinem Buch *Kunstäußerungen der Naturvölker*, an dem er 1911/12 arbeitete; zit. nach Urban 1984 (Anm. 24), S. 153.

26 Gerhard Wietek, »Max Pechstein«, in: *Die Skulptur des Expressionismus* 1984 (Anm. 3), S. 158; vgl. Max Osborn, *Max Pechstein*, Berlin 1922; teilweise abgedruckt ebd., S. 219–221.

27 Leopold Reidemeister, »Die vier Evangelisten von Karl Schmidt-Rottluff und die Sonderbundausstellung in Köln 1912«, in: *Brücke-Archiv*, 8, 1975/76, S. 13, Abb. S. 17–23.

28 Ebd., S. 15.

29 Ernst Ludwig Kirchner, undatierter Brief an Gustav Schiefler, Hamburg, zit. nach Annemarie Dube-Heynig, *Ernst Ludwig Kirchner. Graphik*, München 1961, S. 47.

30 Emil Nolde, Brief an Gustav Schiefler, 14. August 1912, zit. nach *Emil Nolde. Briefe aus den Jahren 1894–1926*, hrsg. von Max Sauerlandt, Hamburg 1967, S. 86.

31 Karl Schmidt-Rottluff, Brief an Gustav Schiefler, 1913, zit. nach Gerhard Wietek, »Karl Schmidt-Rottluff«, in: *Die Skulptur des Expressionismus* 1984 (Anm. 3), S. 173.

32 Ebd.

33 P. E. Küppers in: Ausst.kat. *Schmidt-Rottluff-Negerkunst*, Kestner-Gesellschaft, XXXIII, Hannover 1920, o.S.; vgl. auch Wietek 1984 (Anm. 31), S. 173.

34 Alfred Kuhn, *Die neuere Plastik. Von 1800 bis zur Gegenwart*, München 1921, 2., erw. Aufl., München 1922, S. 11.

35 Franz Marc, Brief an R. Piper, 20. April 1910, in: *Franz Marc. Briefe, Schriften und Aufzeichnungen*, hrsg. von Günter Meißner, 2., erw. Aufl., Leipzig und Weimar 1989, S. 30.

36 Franz Marc, Brief an Maria Franck, ebd., S. 26.

37 Franz Marc, »Die konstruktiven Ideen der neuen Malerei«, ebd., S. 239–242.

38 Denn im Gegensatz zum Kosmos des Bildes ist für Marc »die Natur [...] gesetzlos, weil unendlich, ein unendliches Neben- und Nacheinander«. Franz Marc, Brief an Maria Franck, 20. Februar 1911, ebd., S. 53.

39 Erich Franz, Einführung, in: *Franz Marc. Kräfte der Natur. Werke 1912–1915*, hrsg. von Erich Franz, Stuttgart 1993, S. 9–13.

40 Klaus Lankheit, *Franz Marc. Sein Leben und seine Kunst*, Köln 1976, S. 43.

41 Alfred Hentzen, *Deutsche Bildhauer der Gegenwart*, Berlin 1937, S. 34.

42 Dietrich Schubert, »Wilhelm Lehmbruck«, in: *Die Skulptur des Expressionismus* 1984 (Anm. 3), S. 133.

43 Kuhn 1922 (Anm. 34), S. 111.

44 Theodor Däubler, *Der neue Standpunkt*, 1916; hrsg. von Fritz Löffler, Dresden 1957, S. 162.

45 Paul Westheim, »Wilhelm Lehmbruck«, in: *Das Kunstblatt*, III, 1919, S. 196.

46 »Wilhelm Lehmbruck«, in: *Das Kunstblatt*, III, 1919, S. 129.

47 Willi Wolfradt, »Ernst Barlach«, in: *Das Kunstblatt*, II, 1918, S. 1.

48 Wolfgang Stubbe, *Ernst Barlach. Plastik*, München 1959, S. 21.

49 Ebd.

50 Der Güstrower Fabrikant und Sammler R. van Tongel beauftragte Barlach, einen Schrank für seine Zeichnungen anzufertigen, auf dem der *Lesende Klosterschüler* plaziert sein sollte. Nur die Figur wurde in Holz ausgeführt; Auskunft von Frau Marion Eckart-van Tongel, Bonn. Briefe Ernst Barlachs an R. van Tongel vom 31. Dezember 1931 und 21. Dezember 1932 befinden sich im Besitz von Frau Eckart-van Tongel.

51 Hentzen 1937 (Anm. 41), S. 17.

52 Kuhn 1922 (Anm. 34), S. 85.

53 Rudolf Binding, *Vom Leben der Plastik*, Berlin 1933, S. 5.

54 Kuhn 1922 (Anm. 34), S. 96.

55 Hentzen 1937 (Anm. 41), S. 55.

56 Der Galerist Alfred Flechtheim organisierte in Berlin die Ausstellung »Das schwedische Ballett« und veröffentlichte dazu auch ein Buch; er inserierte es in der von ihm herausgegebenen Zeitschrift *Der Querschnitt* (Frühjahr 1922).

57 Die fünf Brunnenfiguren von Georges Minne befinden sich heute im Folkwang-Museum in Essen.

58 Erich Ranfft, »German Women Sculptors 1918–1936. Gender Differences and Status«, in: *Vision of the »Neue Frau«. Women and the Visual Arts in Weimar Germany*, Guildford 1995, S. 53, Anm. 53.

59 Hans Hildebrandt, »Milly Steger«, in: *Das Kunstblatt*, II, 12, 1918, S. 376.

60 Kuhn 1922 (Anm. 34), S. 102.

61 Ursel Berger, »Renée Sintenis in der Kunst ihrer Zeit«, in: Ausst.kat. *Renée Sintenis. Plastiken. Zeichnungen. Druckgraphik*, hrsg. von Ursel Berger, Georg-Kolbe-Museum, Berlin, u.a., Berlin 1983, S. 9.

62 Hanna Kiel, *Renée Sintenis*, Berlin 1986, S. 46.

63 Britta Buhlmann, »Die Bildhauerin Renée Sintenis«, in: *Renée Sintenis* 1983 (Anm. 61), S. 97.

64 *Otto Freundlich. Ein Wegbereiter der gegenstandslosen Kunst. Schriften*, hrsg. von Uli Bohnen, Köln 1982, S. 15.

65 Otto Freundlich, »Zu van Goghs 40. Todestag«, 1930, zit. ebd.

66 Angela Ziesche, »Die Verwandlung der sichtbaren Welt. Otto Freundlichs gelbe Frauenbüste von 1910«, in: *Wallraf-Richartz-Jahrbuch*, 53, 1992, S. 179.

67 Vgl. Gerhard Kolberg, »Amedeo Modigliani scultore«, in: Ausst.kat. *Der unbekannte Modigliani. Zeichnungen aus der Sammlung Paul Alexandre*, Museum Ludwig, Köln, u. a., Gent 1993, S. XXIII und XXVI.

68 Joachim Heusinger von Waldegg, *Otto Freundlich. Werkverzeichnis*, Köln 1978, S. 17.

69 Günther Aust, *Otto Freundlich 1878–1943*, Köln 1960, S. 13.

70 Heusinger von Waldegg 1978 (Anm. 68), S. 76.

71 Erich Ranfft, »Expressionist Sculpture c. 1916–1930 and the Significance of Its Dual Architectural/Ideological Frame«, in: *Expressionism Reassessed*, hrsg. von Shulamith Behr u.a., Manchester und New York 1993, S. 70, Abb. 7 a, b.

72 Peter W. Günther, »Franz Seiwert«, in: *Die Skulptur des Expressionismus* 1984 (Anm. 3), S. 182.

73 Uli Bohnen, *Franz W. Seiwert. Leben und Werk. Mit einem Werkverzeichnis*, Köln 1978, S. 15.

74 Franz W. Seiwert, »Unser Maibild. Proleten marschieren zum 1. Mai«, in: *Sozialistische Republik*, Mai 1925; *»Der Schritt, der einmal getan wurde, wird nicht zurückgenommen«. Franz W. Seiwert. Schriften*, hrsg. von Uli Bohnen und Dirk Backes, Berlin 1978, S. 46–47.

75 William Wauer, »Das Körperliche in der Plastik«, in: *Expressionismus. Die Kunstwende*, hrsg. von Herwarth Walden, Berlin 1918, S. 48; vgl. auch Lothar Schreyer, »Die neue Kunst«, in: *Der Sturm*, 10, 20, 1919, S. 104.

76 Wauer 1918 (Anm. 75), S. 48.

77 Kuhn 1922 (Anm. 34), S. 70.

78 Ebd., S. 122.

79 *Die Skulpturen im Wilhelm Lehmbruck Museum Duisburg. Bestandskatalog*, hrsg. von Christoph Brockhaus und Gottlieb Leinz, Duisburg 1992, S. 58.

80 Katalog der Berliner Kunstausstellung von 1920, zit. nach Joachim Heusinger von Waldegg, »Rudolf Belling«, in: *Die Skulptur des Expressionismus* 1984 (Anm. 3), S. 69.

81 Katalog der Doppelausstellung H. M. Pechstein und Rudolf Belling, Galerie Goyert, Köln 1921, zit. ebd.

82 Heinz Geier, »Einiges vom Wesen der Kunst und der Plastik im Besonderen«, in: *Max Pechstein und Rudolf Belling*, Buch III der Galerie Goyert, Köln 1921, S. 9.

83 Rudolf Belling, Brief an Alfred Flechtheim, in: *Das Kunstblatt*, IV, 1920, S. 374.

84 Kuhn 1922 (Anm. 34), S. 123.

85 *Ewald Mataré. Tagebücher*, hrsg. von Annemarie Mataré und Franz Müller, Köln 1973, S. 50.

86 Ewald Mataré zit. nach Eduard Trier, *Ewald Mataré*, Köln 1956, S. 9.

87 Ewald Mataré zit. nach *Ewald Mataré* 1973 (Anm. 85), S. 25.

88 Ewald Mataré zit. nach Carola Giedion-Welcker, *Plastik des 20. Jahrhunderts*, Stuttgart 1955, S. 274.

89 Hans Theodor Flemming, *Ewald Mataré*, München 1955, S. 20.

90 Ebd.

91 Gerhard Kolberg, *Ewald Mataré. »Ich mache mir einen Fetisch«*, in: *Vierteljahresschrift »Köln«*, 2, 1987.

92 Marcks und Scheibe teilten sich in Berlin-Wilmersdorf, Durlacher Straße, ein Atelier neben den Arbeitsstätten von Max Pechstein und Ernst Ludwig Kirchner.

93 Martina Rudloff, »›Die Persönlichkeit bejahen‹. Der künstlerische Weg von der Kriegszeit bis zum Bauhaus«, in: Ausst.kat. *Gerhard Marcks 1889–1981*, hrsg. von Martina Rudloff, Museum Ludwig, Köln, u.a., München 1989, S.15.

94 Ebd., S. 30.

95 Gerhard Marcks, Brief an Walter Gropius, zit. ebd., S. 52.

96 Gerhard Kolberg, »Gerhard Marcks und Griechenland«, ebd., S. 337–344.

97 Martina Rudloff, *Ernst Barlach. Gerhard Marcks. Der Lübecker Figurenfries*, Bremen 1978.

98 Gerhard Kolberg, »Das Kölner Totenmal«, in: *Colonia Romanica. Jahrbuch des Fördervereins Romanischer Kirchen Köln e.V.*, III, 1988, S. 123–127; ders., »Die Außenskulpturen von Gerhard Marcks in Köln«, in: *Gerhard Marcks* 1989 (Anm. 93), S. 318–330.

99 Karina Breuer, »Käthe Kollwitz«, in: *Die Skulptur des Expressionismus* 1984 (Anm. 3), S. 129–130.

100 *Käthe Kollwitz. Die Tagebücher*, hrsg. von J. Bohnke-Kollwitz, Berlin 1989, Nr. 299, 1. Februar 1917, und Nr. 476, 25. Juni 1920.

101 Ebd., Nr. 134, November 1913, und Nr. 542, Dezember 1922.

102 Carl Krahmer, *Käthe Kollwitz*, Reinbek 1981, S. 113.

103 Roberto Tassi, »Ein Tolstoi der Holzskulptur«, in: *Il Mondo*, Dezember 1973, zit. nach Ausst.kat. *Christoph Voll. Skulpturen, Aquarelle und Zeichnungen*, Galleria del Levante, München 1981, S. 1.

104 Anne-Maria Kassay-Friedländer, *Der Bildhauer Christoph Voll 1897–1939. Mit einem Verzeichnis der plastischen Werke*, Manuskripte zur Kunstwissenschaft in der Wernerschen Verlagsgesellschaft 39, Worms 1994, S. 95.

105 Ebd., S. 265, Kat.-Nr. 88–90.

106 Kurt Schifner, *Otto Pankok*, Dresden 1963, S. 54.

107 Vgl. Rainer Zimmermann, *Otto Pankok. Das Werk des Malers, Holzschneiders und Bildhauers*, Berlin 1964, S. 82.

108 Schifner 1963 (Anm. 106), S. 55.

109 Werner Haftmann, »Hermann Blumenthal«, in: *Zeitschrift für Kunst*, 3, 4, 1949, zit. nach Joachim Heusinger von Waldegg, »Karneval zwischen den Zeiten«, in: *Hermann Blumenthal 1905–1942. Skulpturen. Zeichnungen. Druckgraphiken*, Berlin 1992, S. 12.

293 Ernst Ludwig Kirchner, Stehendes Mädchen, 1909/10, Kat.-Nr. 123

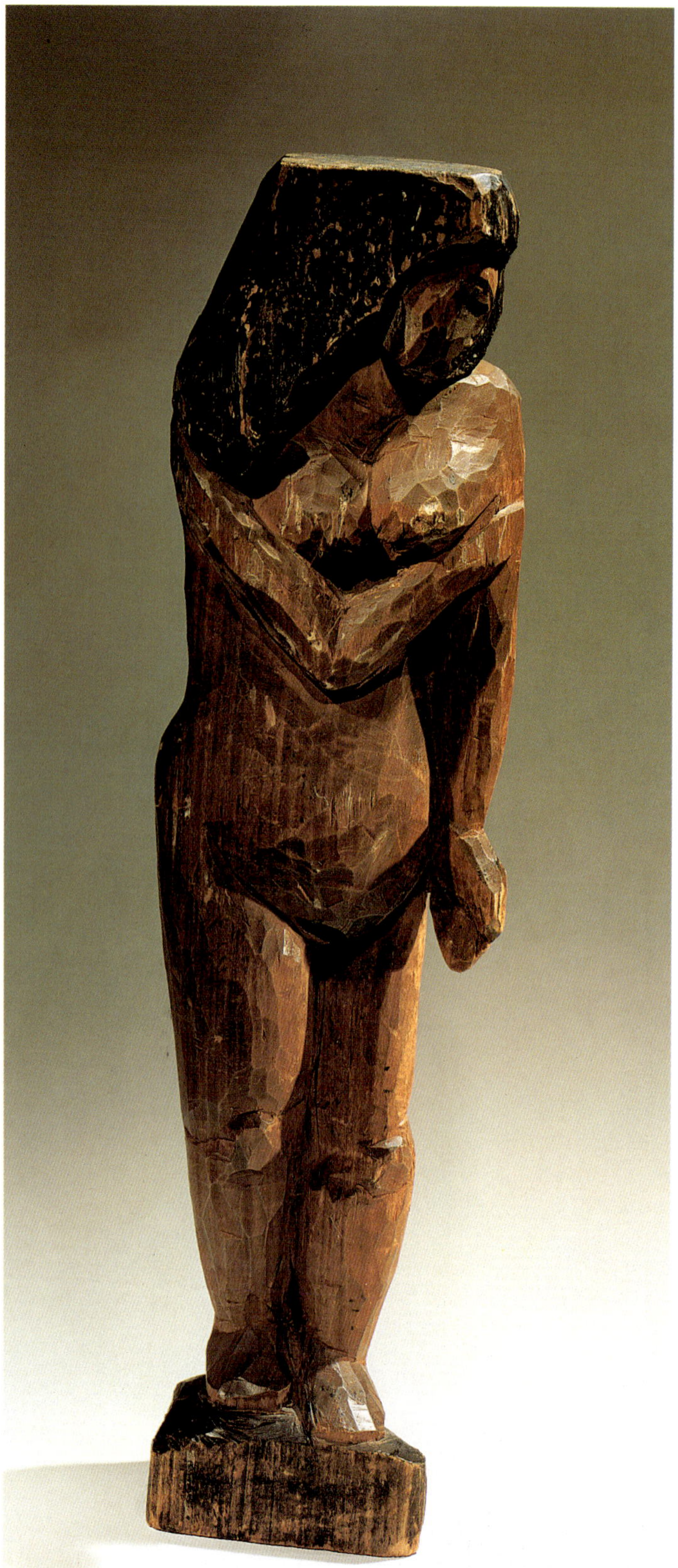

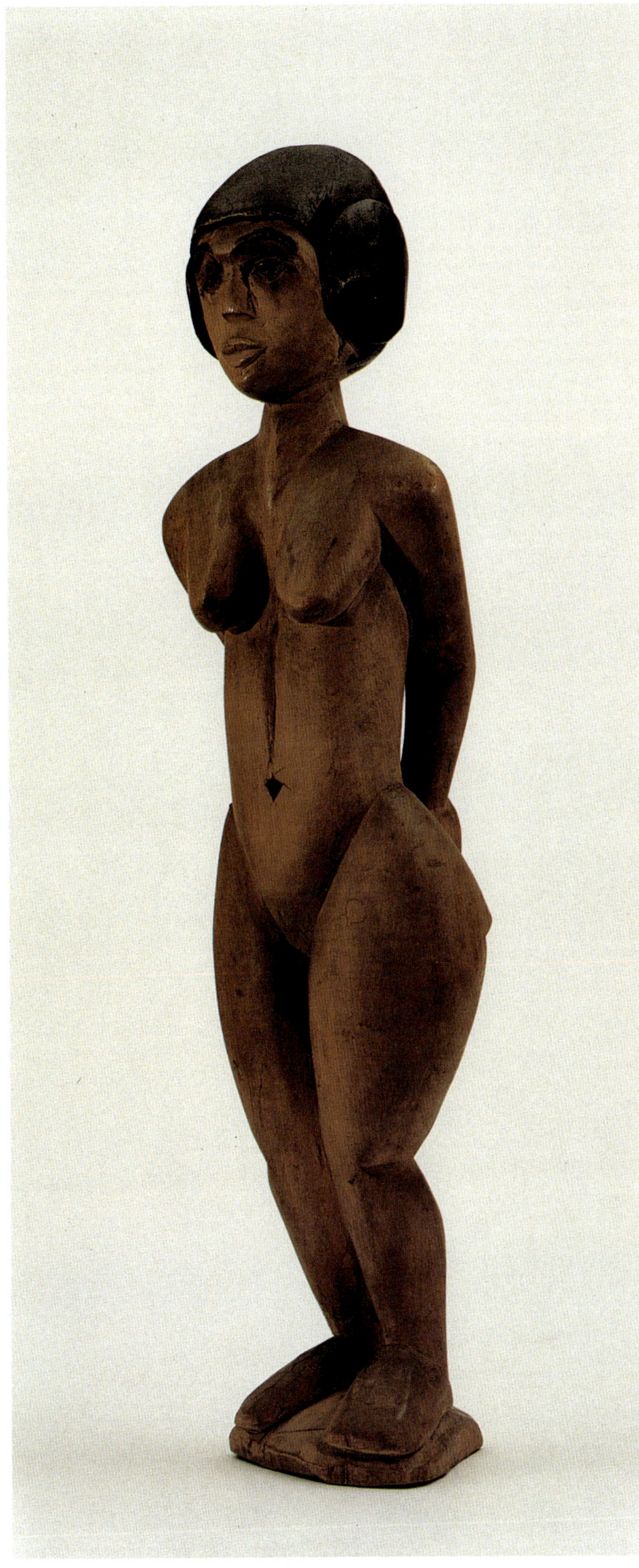

294 Ernst Ludwig Kirchner, Stehendes Mädchen, 1915/17, Kat.-Nr. 158

295 Ernst Ludwig Kirchner, Frau und Mädchen, 1923, Kat.-Nr. 173

296 Ernst Ludwig Kirchner, Tanzende Frau, 1911, Holz, gelb und schwarz bemalt, 87 x 35,5 x 27,5 cm, Stedelijk Museum, Amsterdam

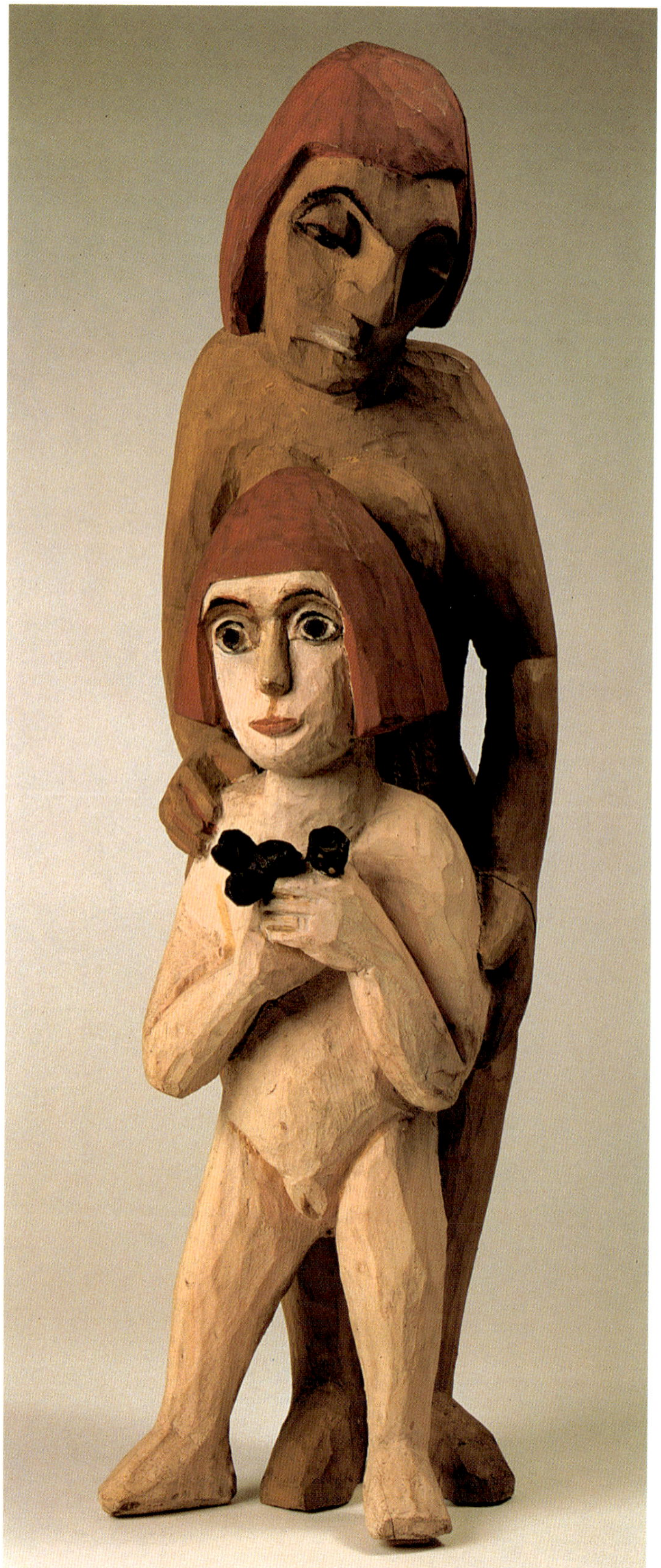

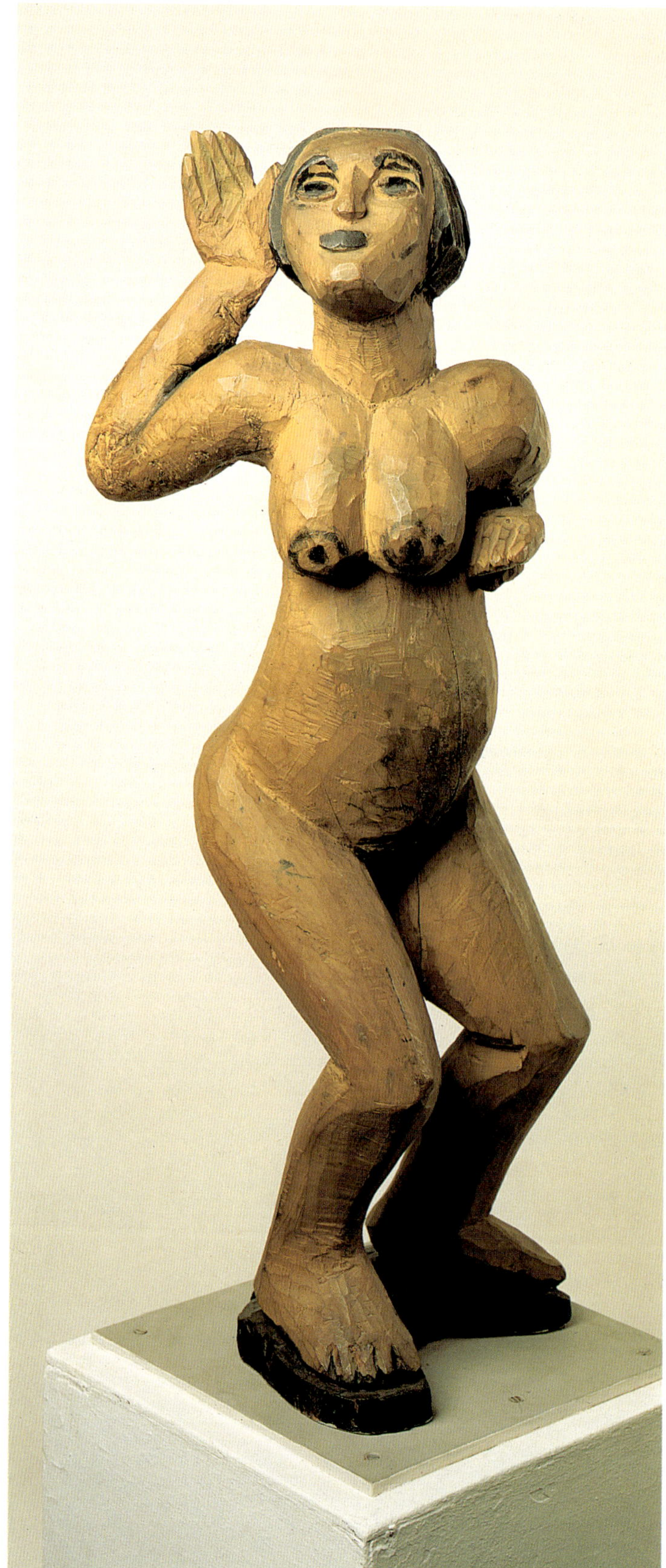

297 Hermann Scherer, Liebespaar, 1925, Kat.-Nr. 361

298 Hermann Scherer, Liebespaar, 1924, Kat.-Nr. 358

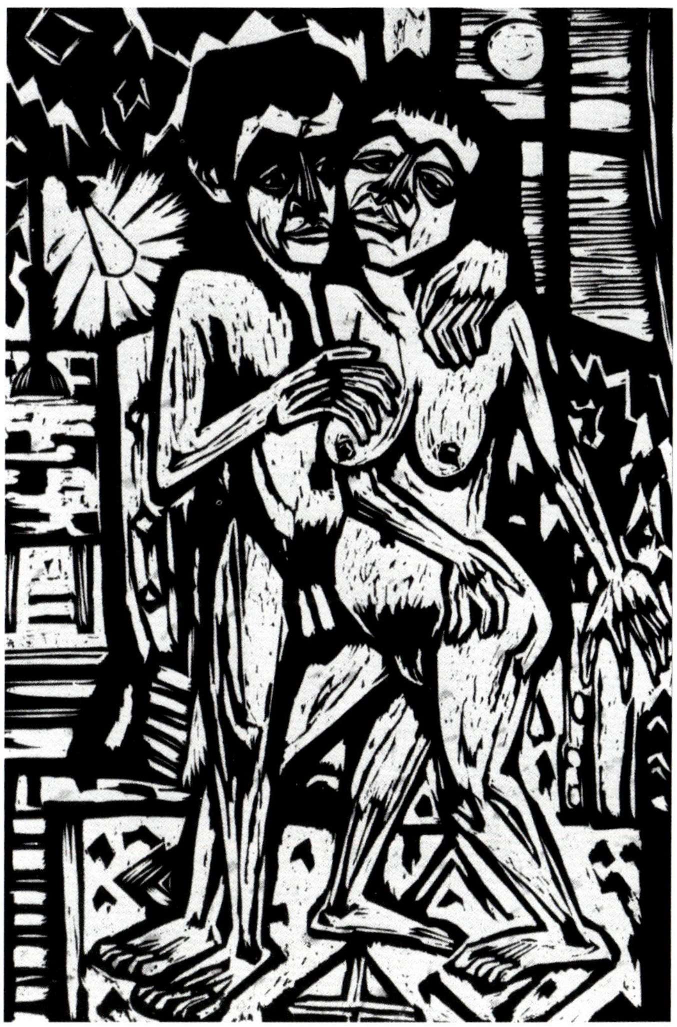

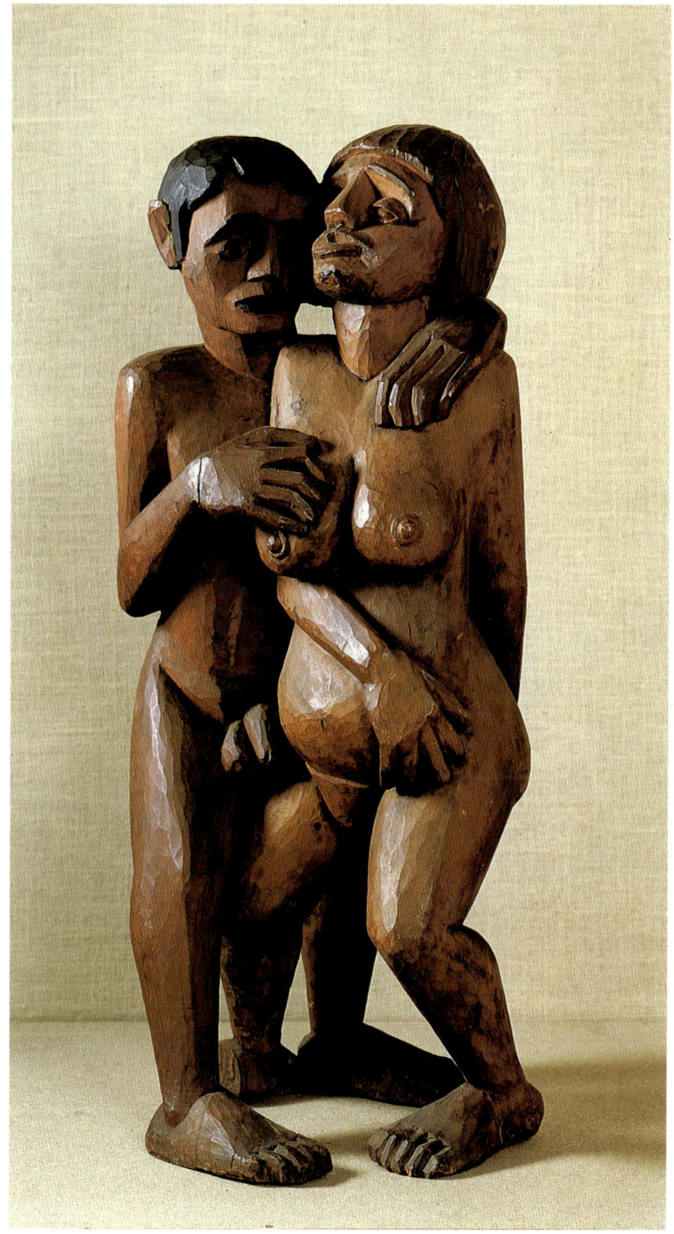

299 Hermann Scherer, Adam und Eva, 1925, Kat.-Nr. 363

300 Hermann Scherer, Totenklage, 1924/25, Kat.-Nr. 359

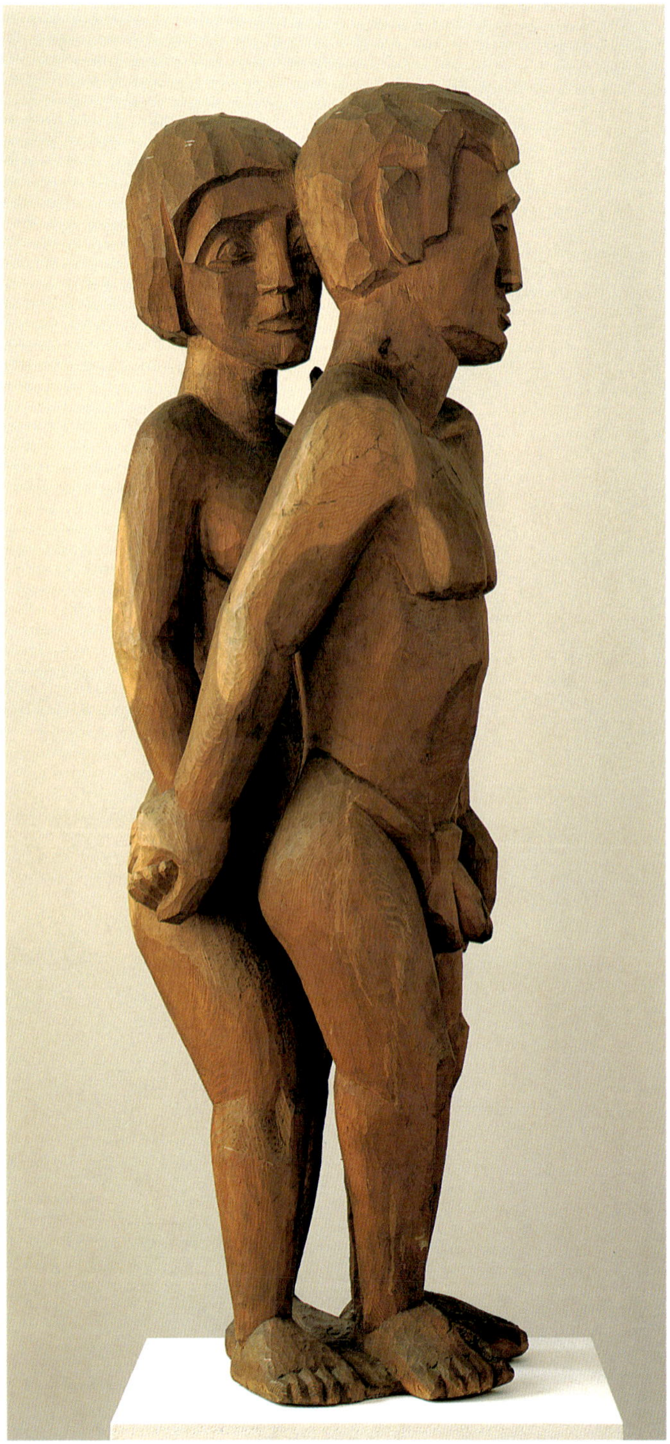

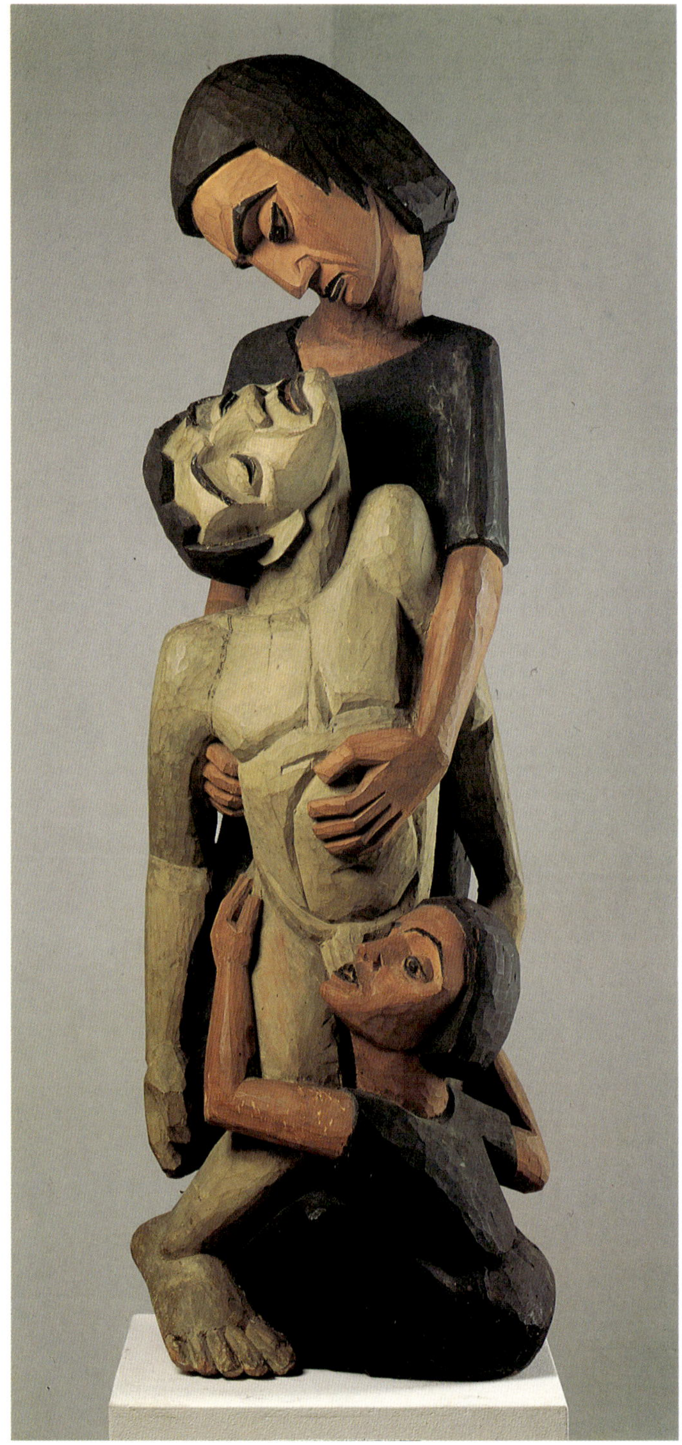

301 Hermann Scherer, Die Schlafenden, 1924, Kat.-Nr. 357

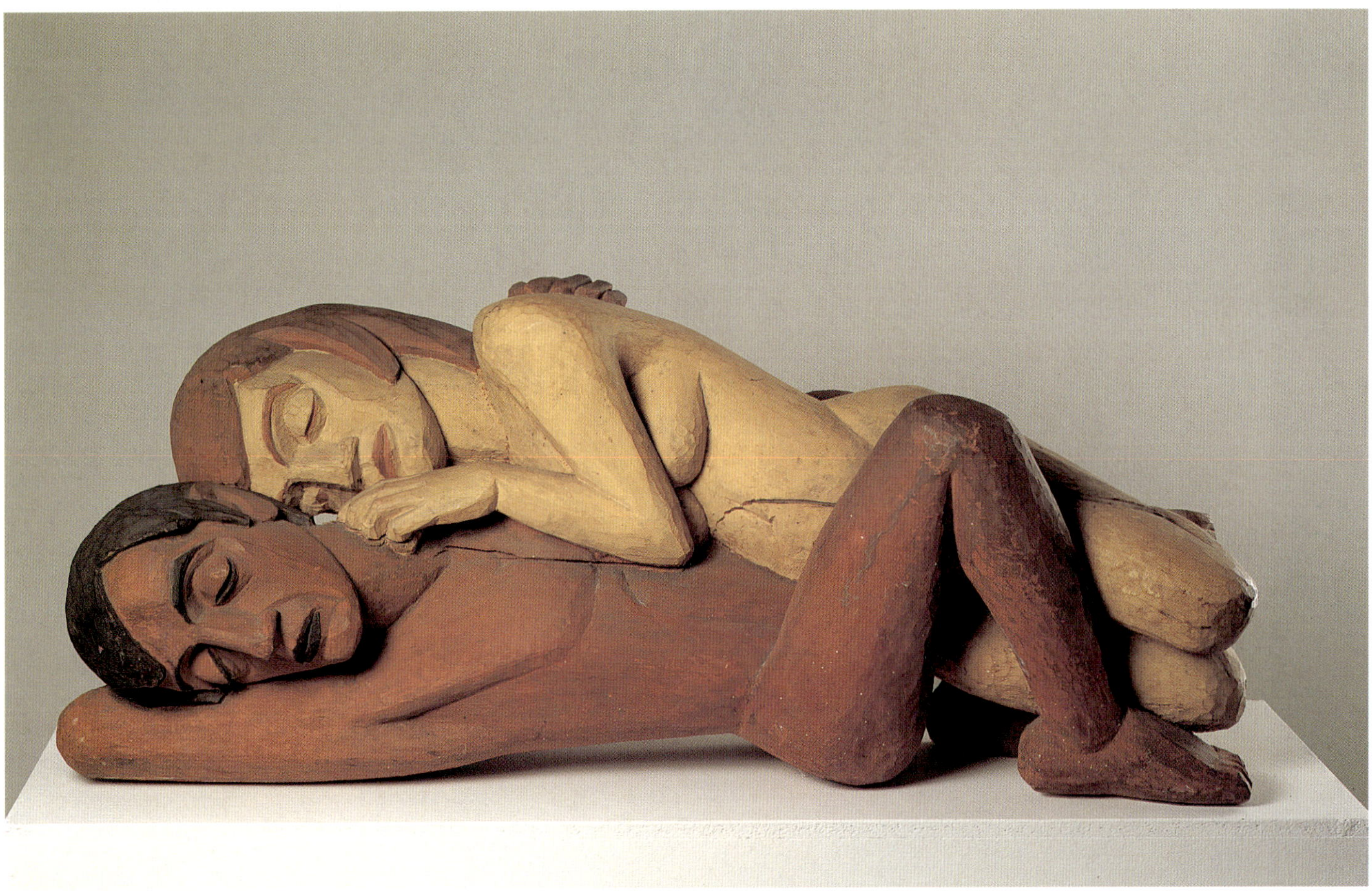

302 Ernst Ludwig Kirchner, Akrobatenpaar,
1932/33, Kat.-Nr. 190

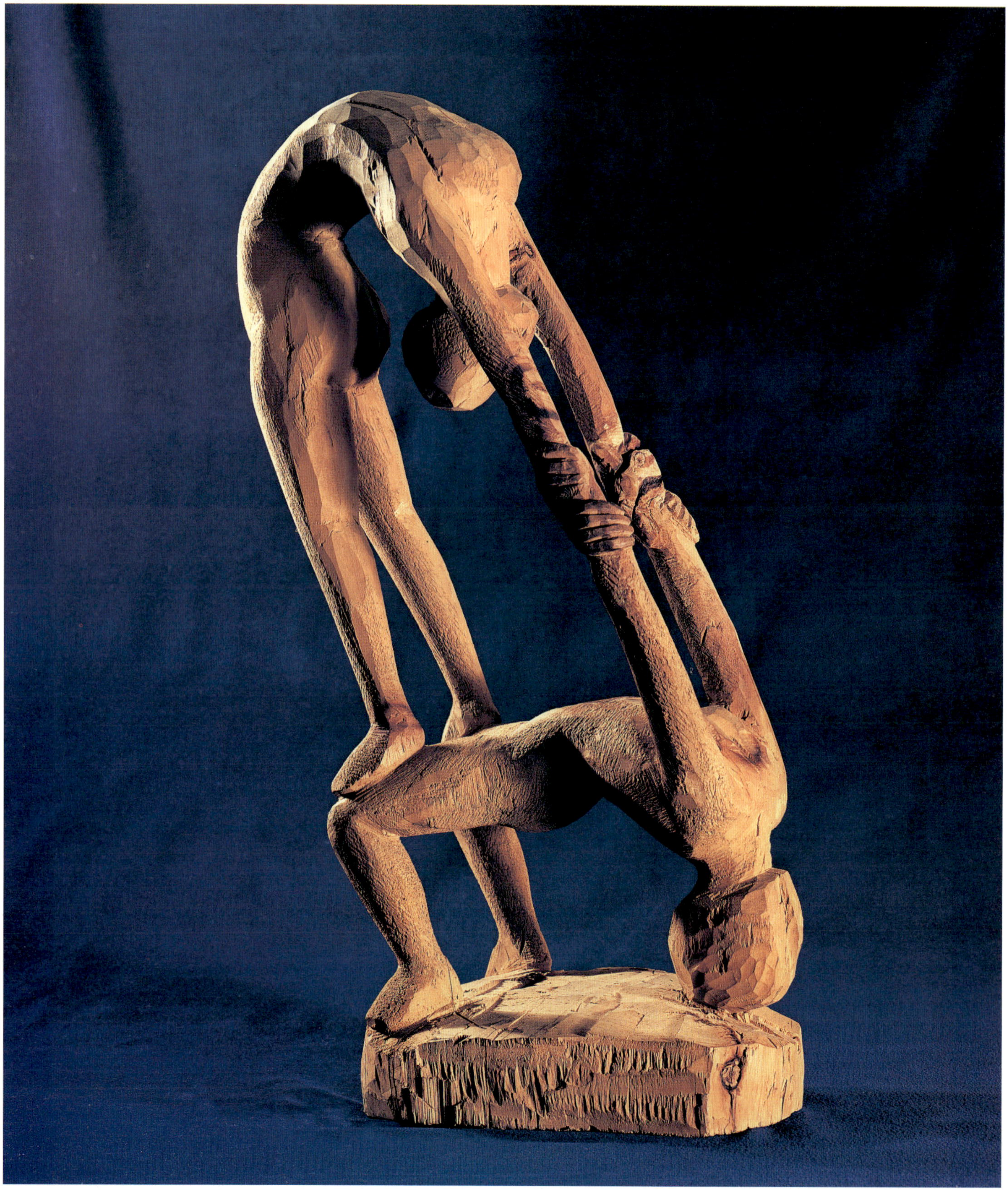

303 Karl Schmidt-Rottluff, Der Evangelist Matthäus, 1912, Kat.-Nr. 372

304 Karl Schmidt-Rottluff, Der Evangelist Markus, 1912, Kat.-Nr. 372

305 Karl Schmidt-Rottluff, Der Evangelist Johannes, 1912, Kat.-Nr. 372

306 Karl Schmidt-Rottluff, Der Evangelist Lukas, 1912, Kat.-Nr. 372

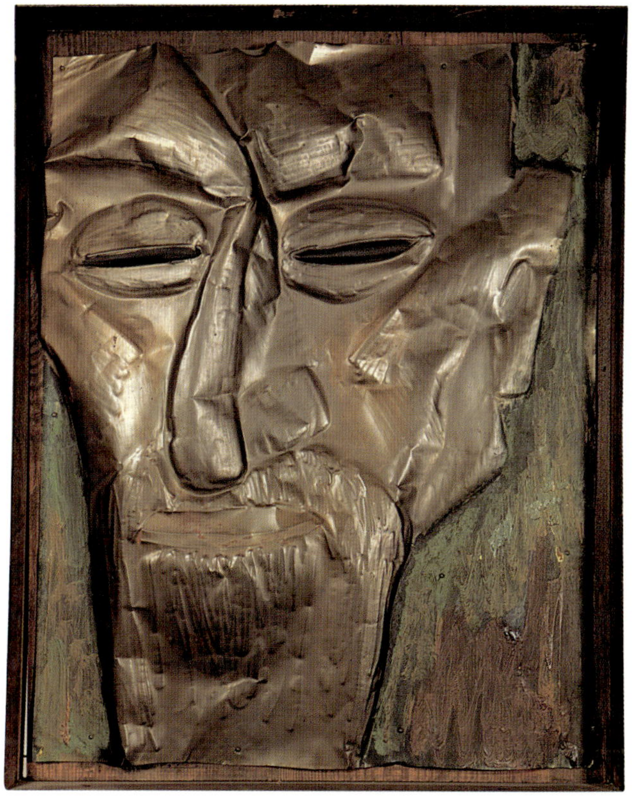

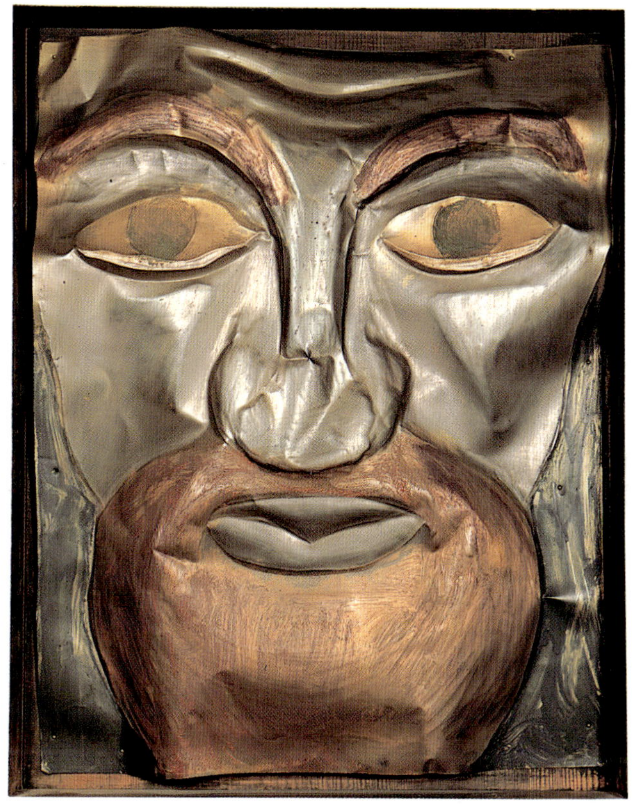

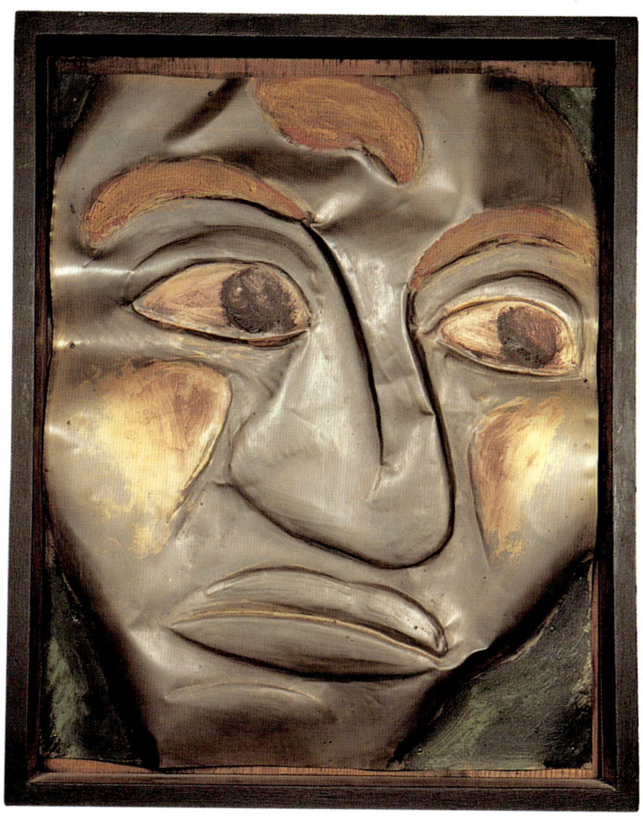

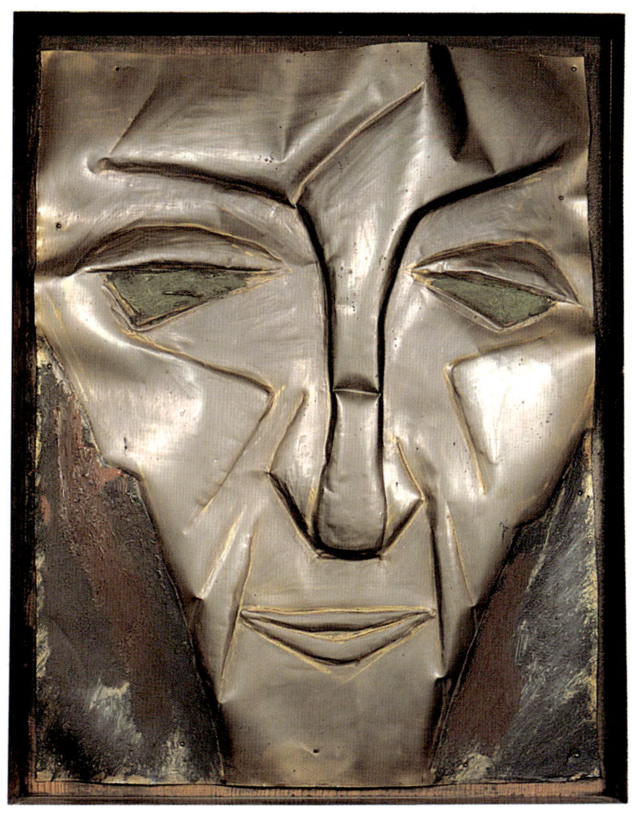

307 Karl Schmidt-Rottluff, Blauroter Kopf, Panischer Schrecken, 1917, Kat.-Nr. 377

308 Karl Schmidt-Rottluff, Grüner Kopf, 1917, Kat.-Nr. 378

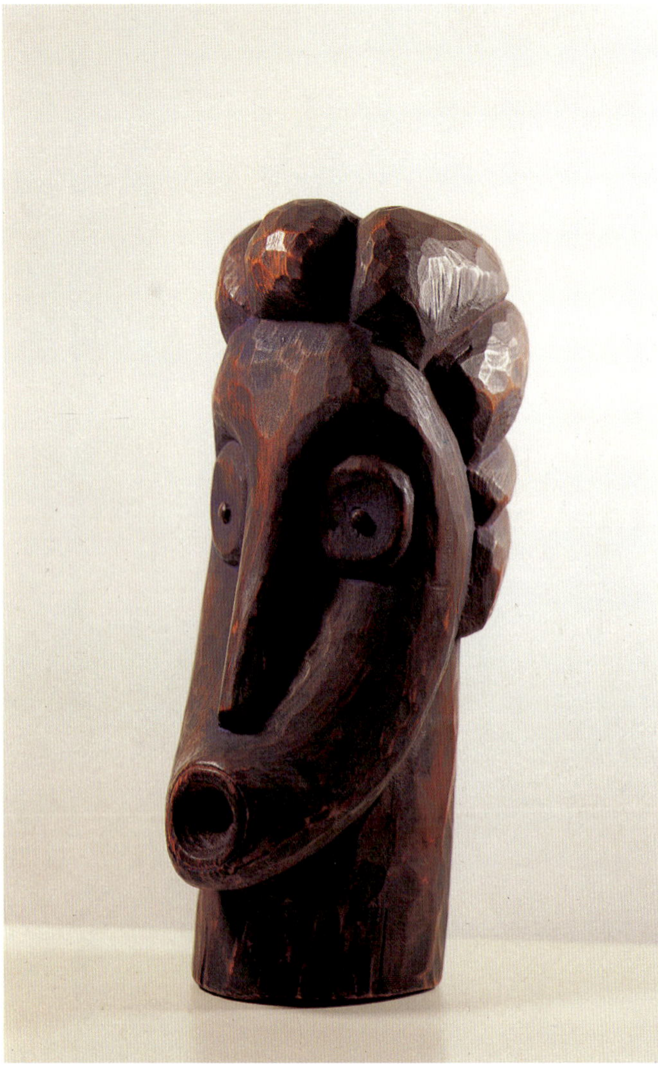

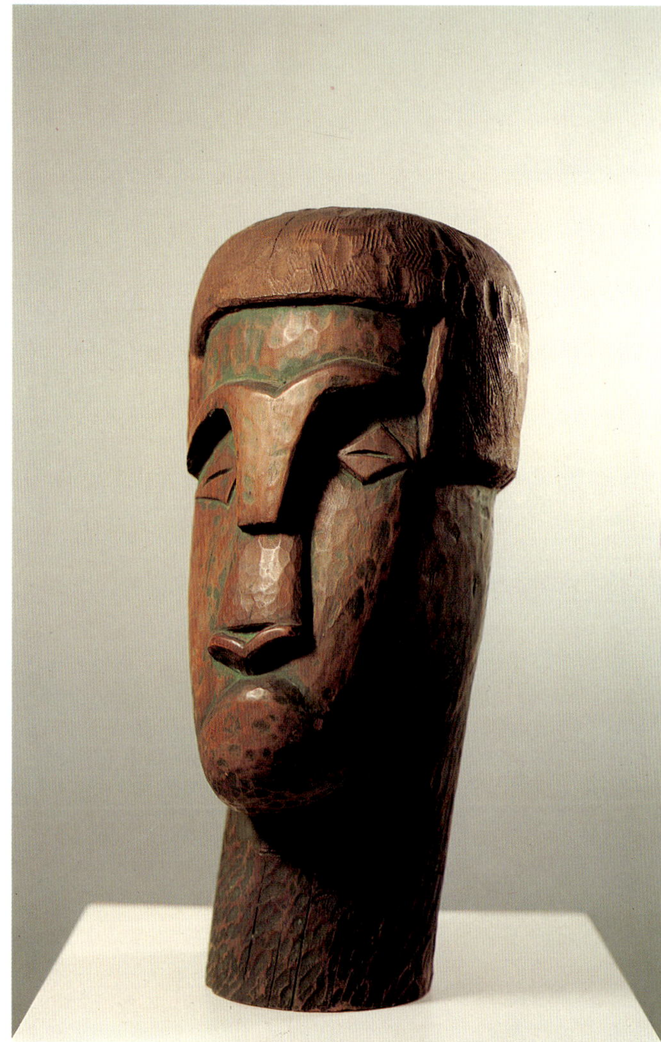

309 Erich Heckel, Trägerin, 1906, Kat.-Nr. 72

310 Franz Marc, Frauentorso, 1910, Kat.-Nr. 259

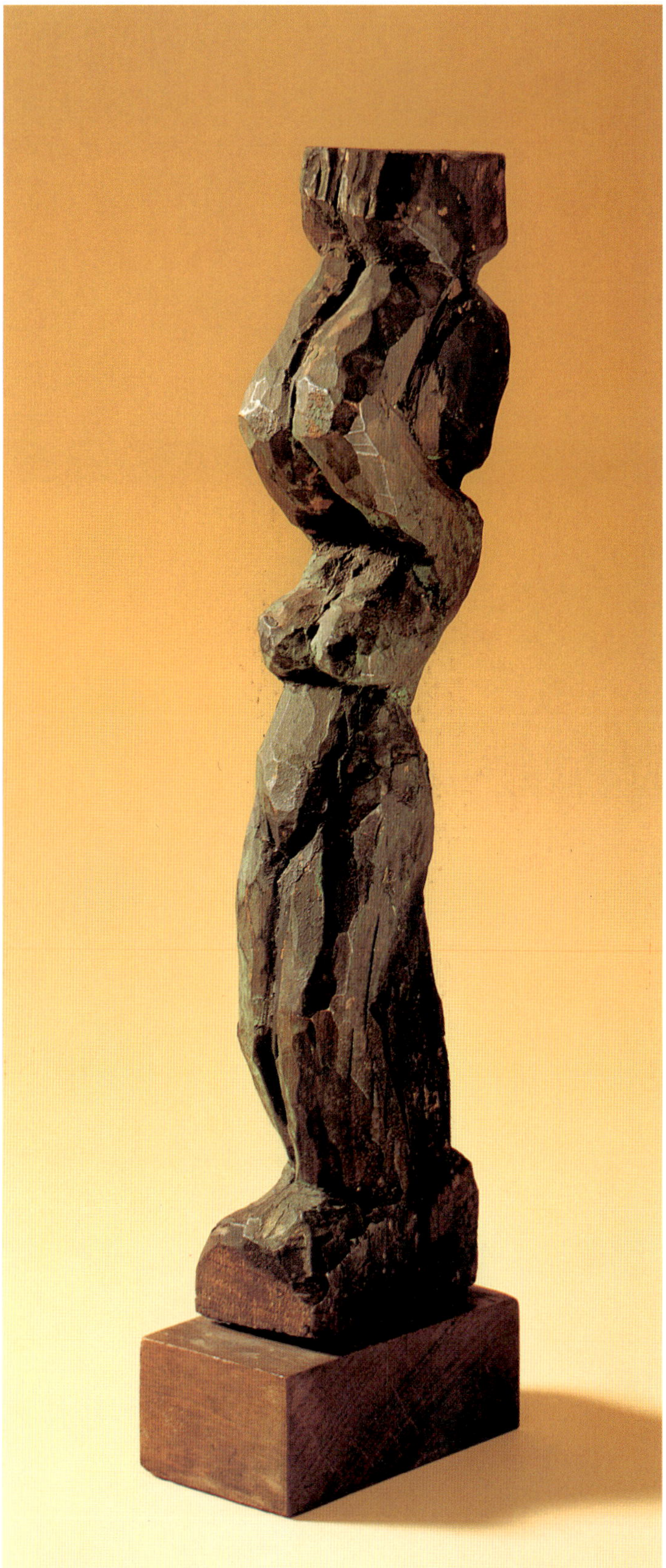

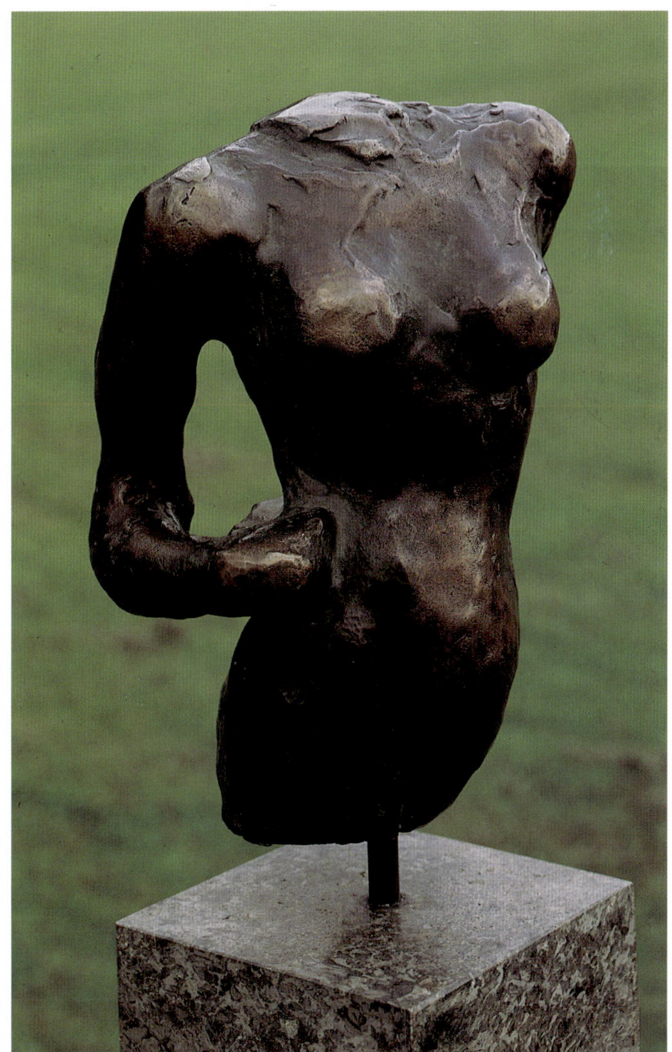

311 Franz Marc, Anatomische Tierstudien, 1908, Kat.-Nr. 255

312 Franz Marc, Zwei Bären, 1910, Kat.-Nr. 258

313 Franz Marc, Der Panther, 1908, Kat.-Nr. 256

314 Franz Marc, Zwei Pferde, 1908/09, Kat.-Nr. 257

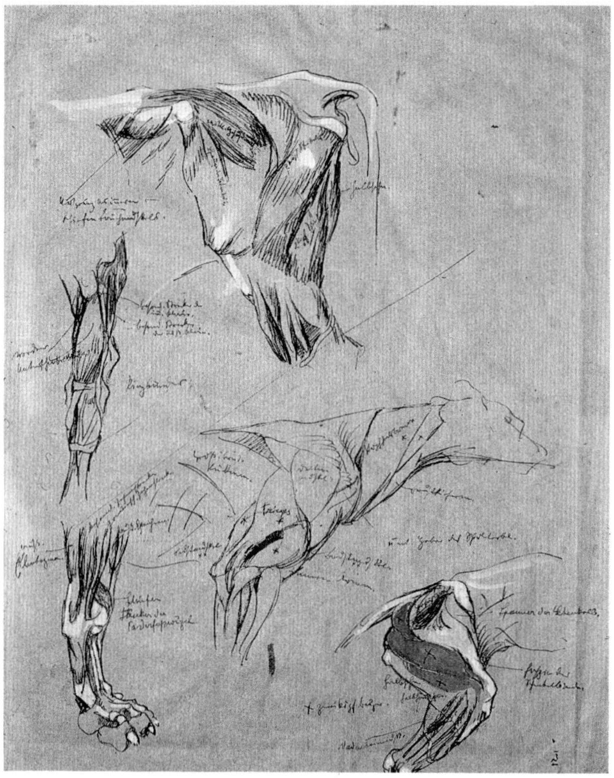

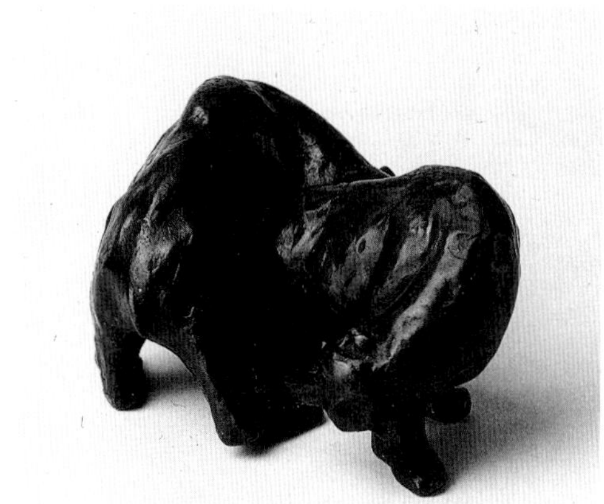

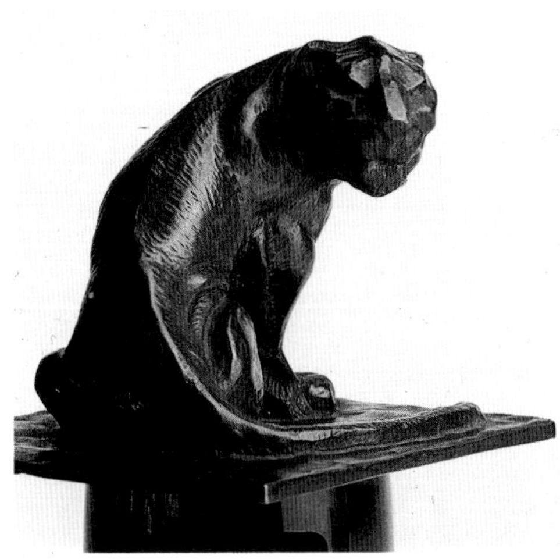

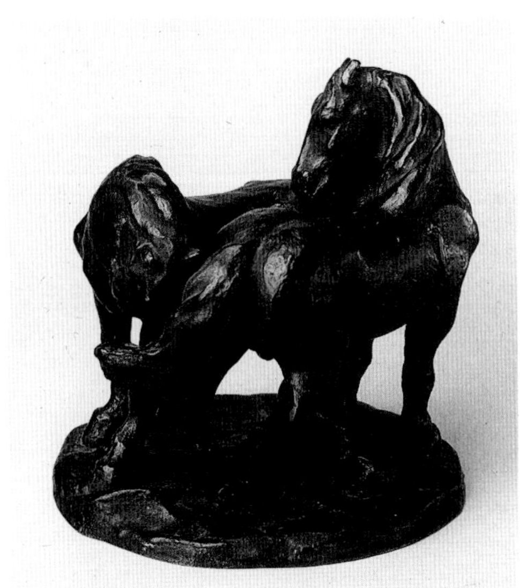

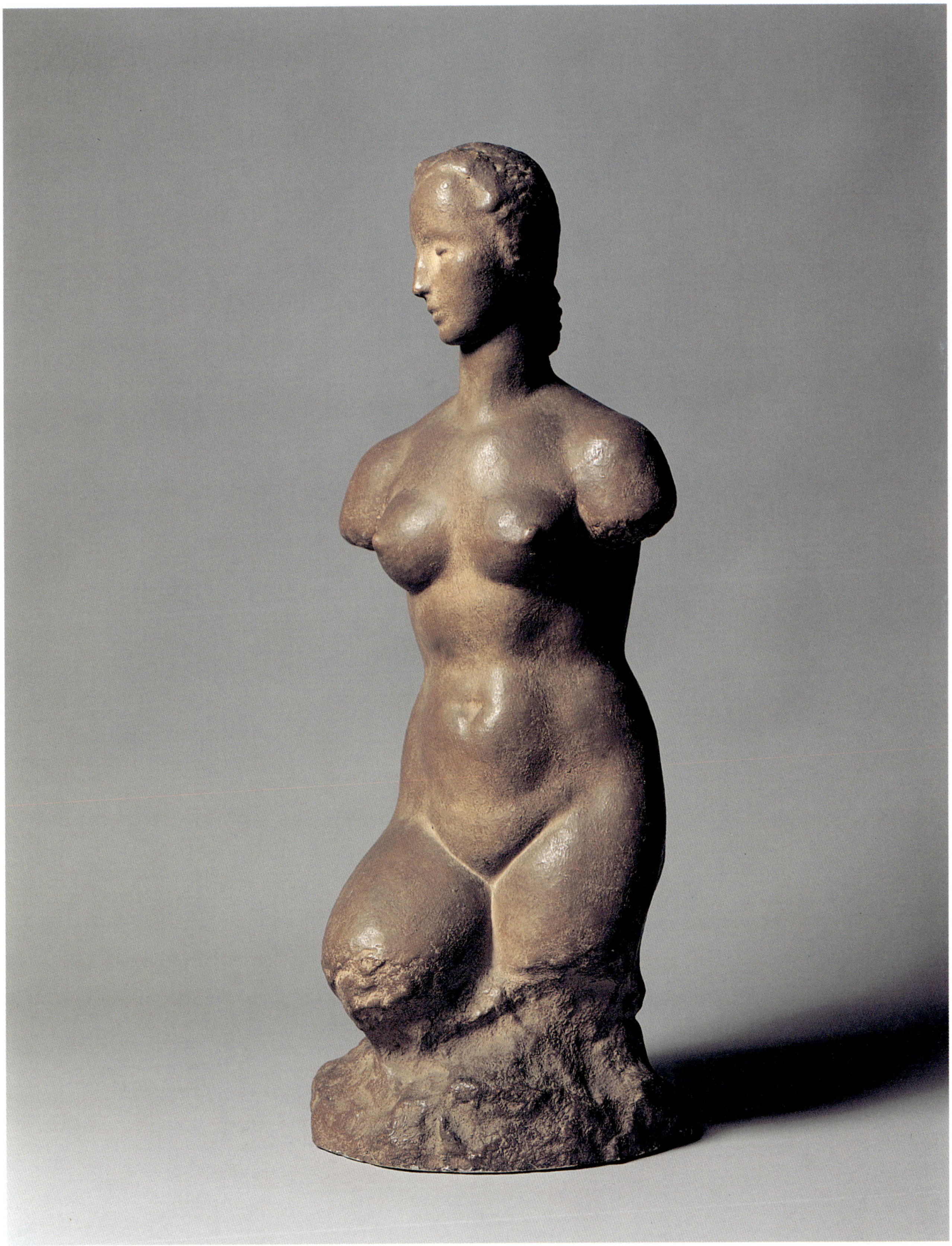

315 Wilhelm Lehmbruck, Kleiner weiblicher Torso, 1910/11, Kat.-Nr. 241

316 Wilhelm Lehmbruck, Mädchentorso, sich umwendend, 1913/14, Kat.-Nr. 243

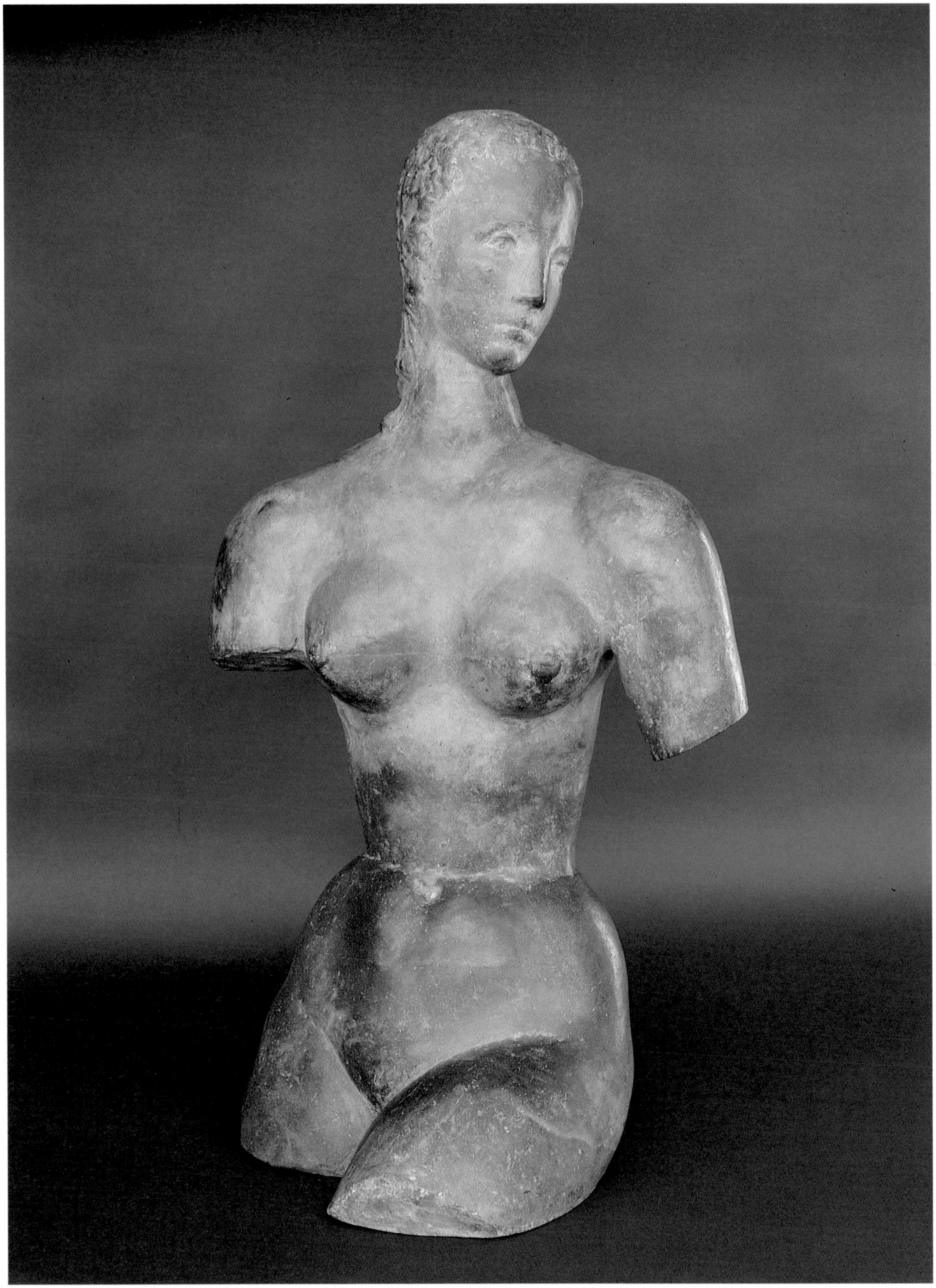

317 Ernst Barlach, Hockende Alte, 1933, Kat.-Nr. 20

318 Ernst Barlach, Singender Mann, 1928, Kat.-Nr. 15

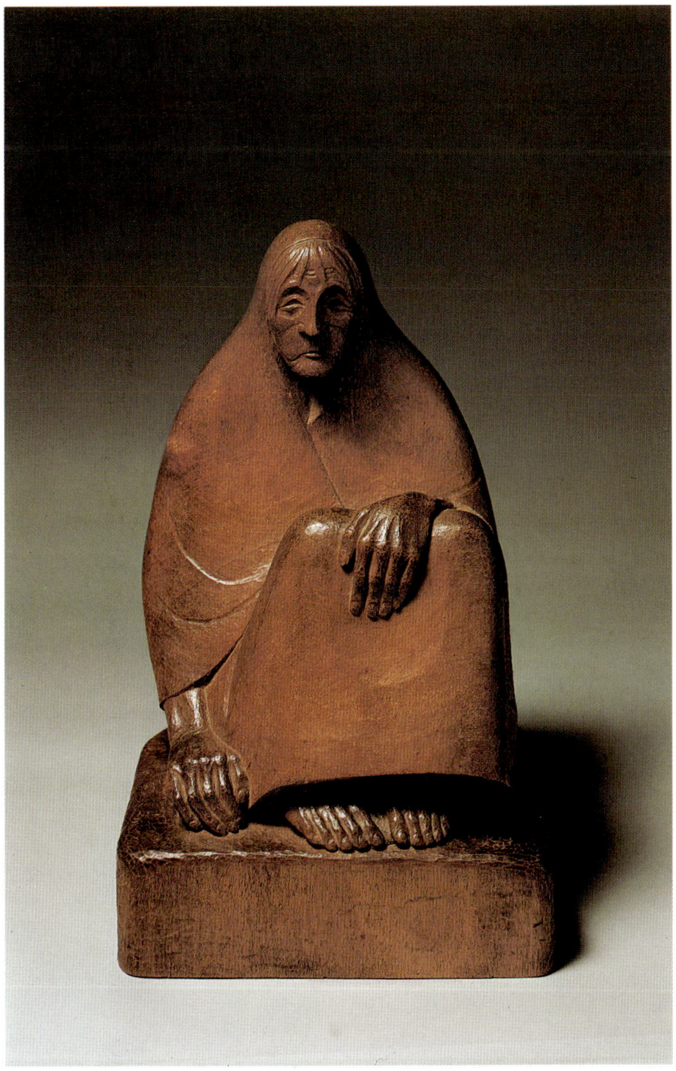

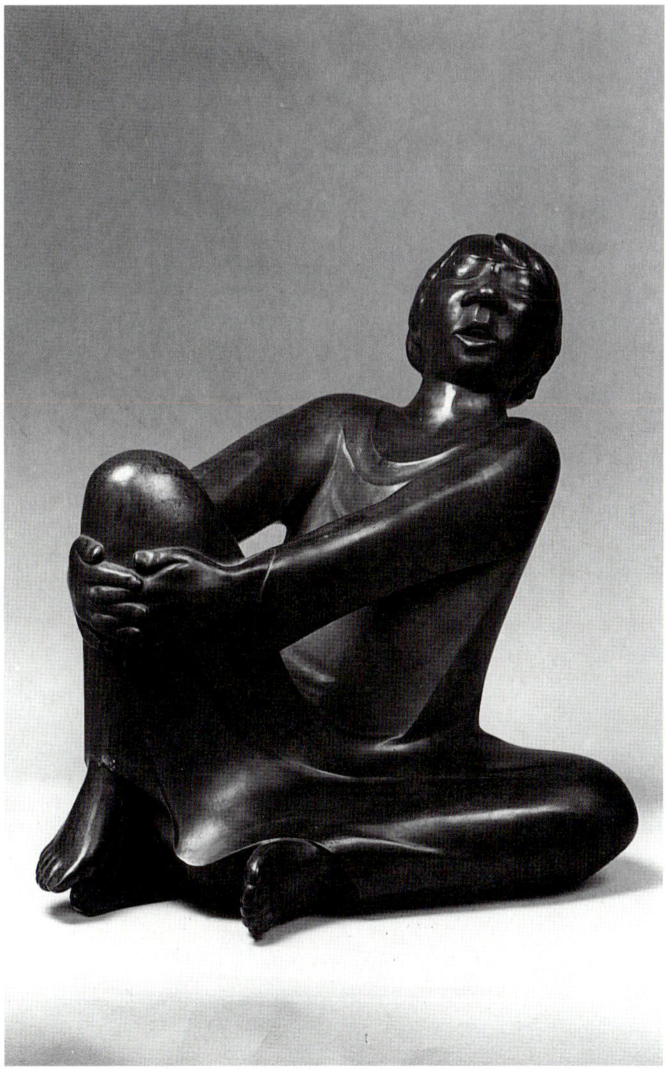

319 Ernst Barlach, Der Rächer, 1914, Kat.-Nr. 7

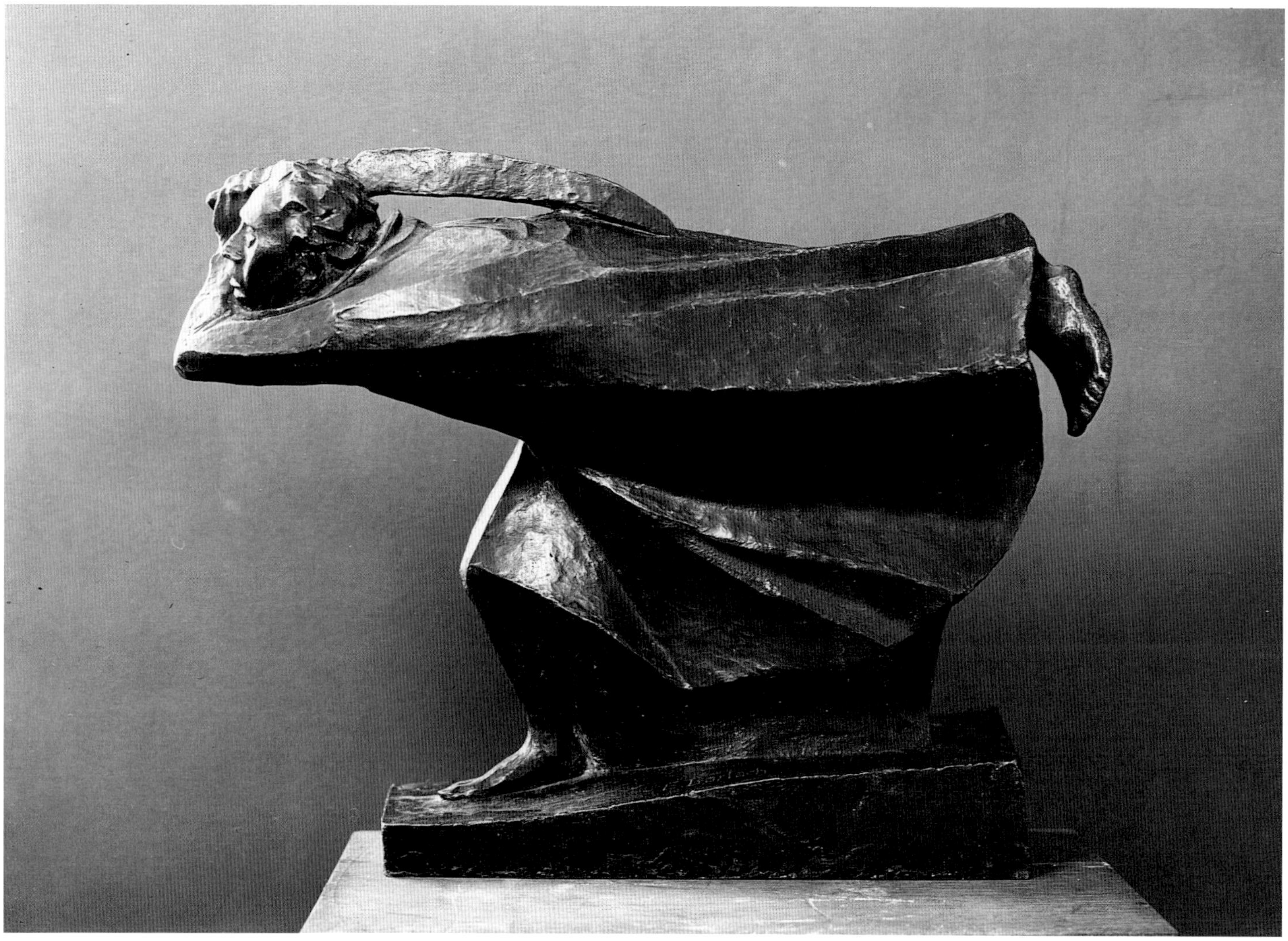

320 Ernst Barlach, Lesender Klosterschüler, 1930, Nußholz, Höhe 115 cm, Ernst Barlach-Stiftung, Güstrow

321 Ernst Barlach, Lesender Klosterschüler, 1930, Kat.-Nr. 16

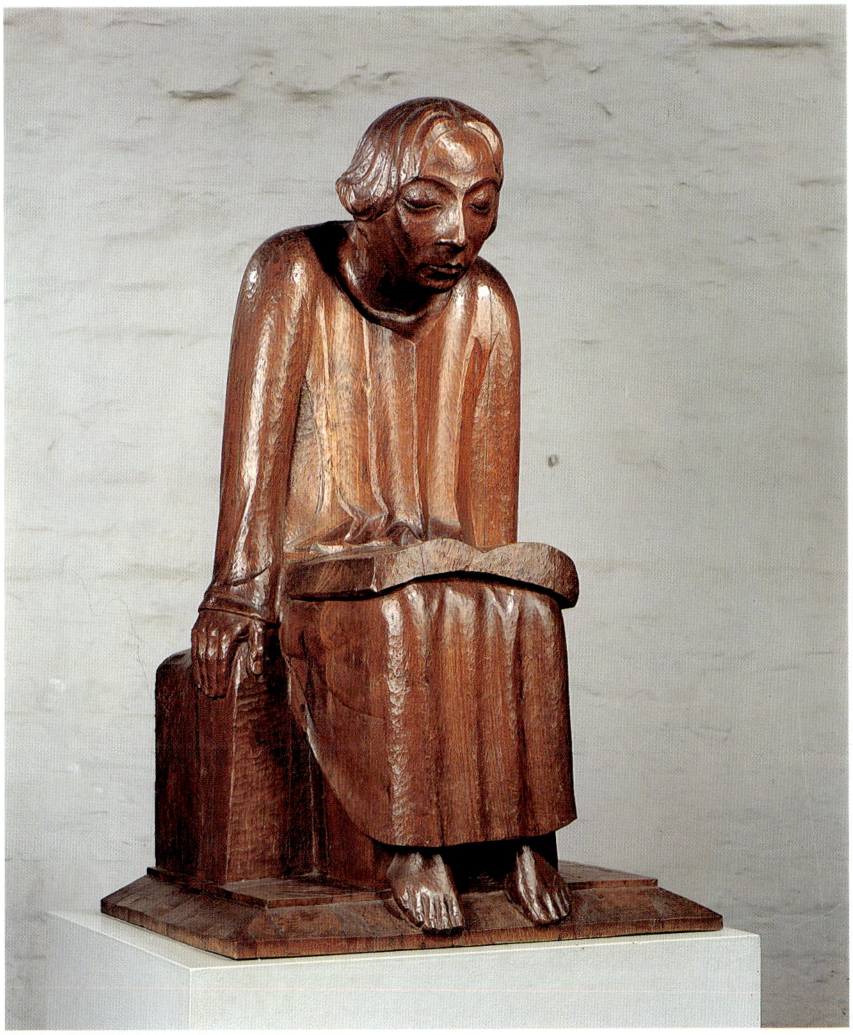

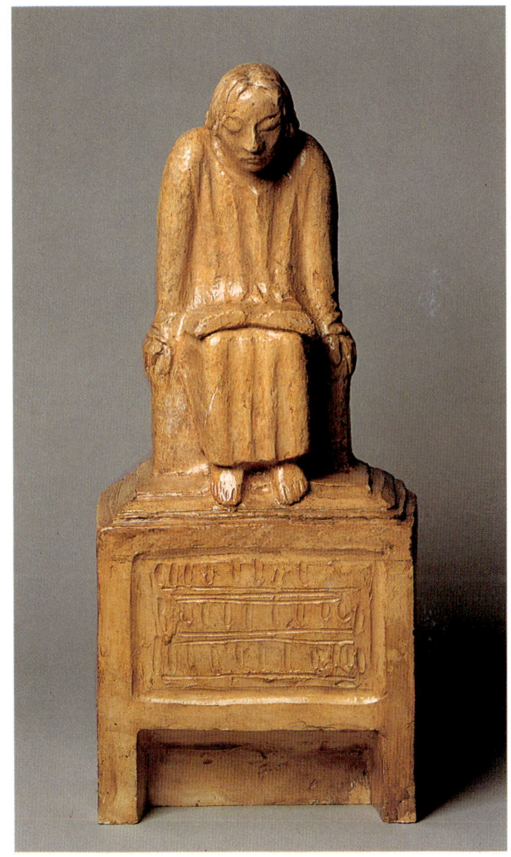

325 Renée Sintenis, Junges Reh, 1920, Kat.-Nr. 394

326 Renée Sintenis, Boxer (Erich Brandl), 1925, Kat.-Nr. 396

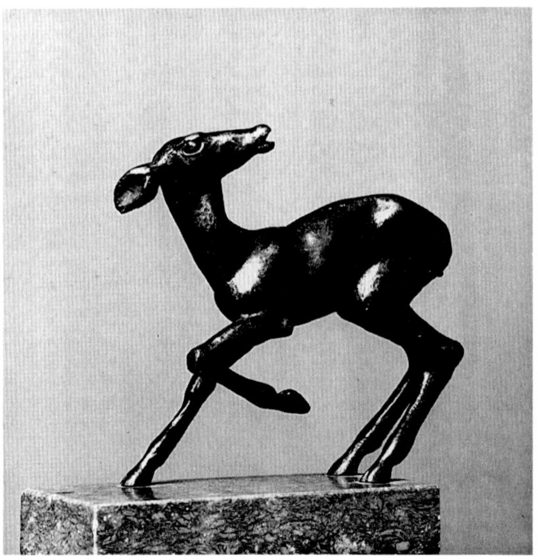

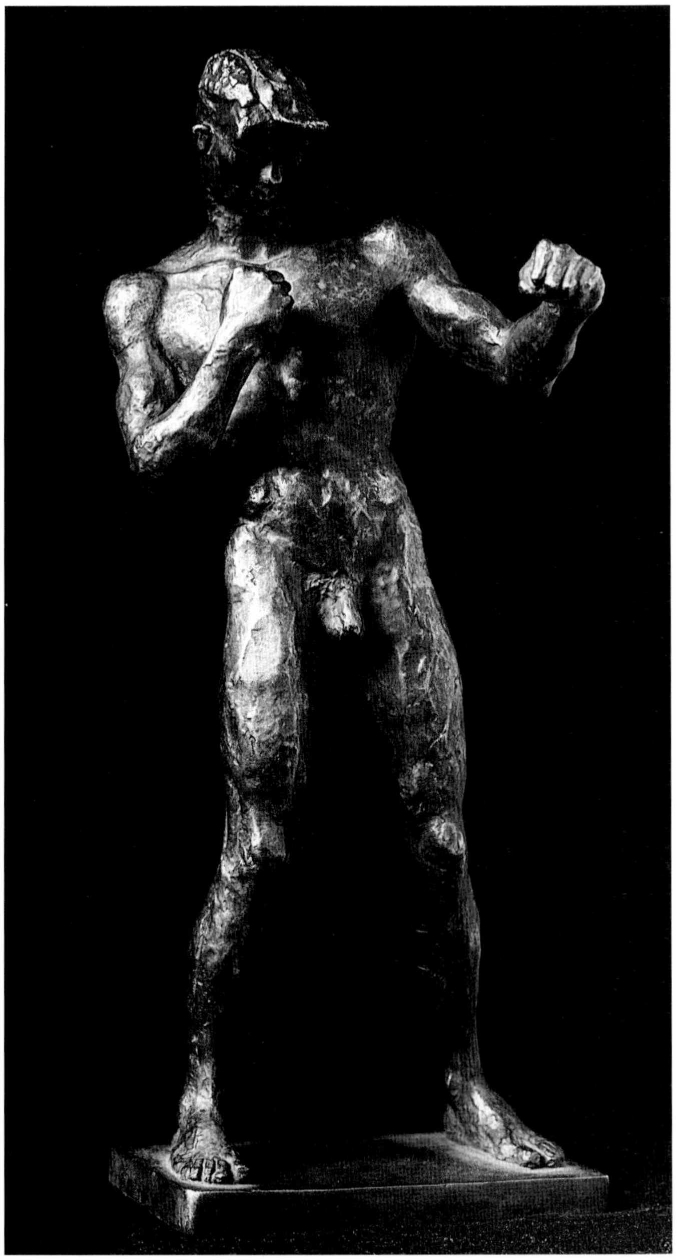

327 Otto Freundlich, Maske, 1909, Kat.-Nr. 69

328 Otto Freundlich, Frauenbüste (Gelbe Frauenbüste), 1910, Kat.-Nr. 70

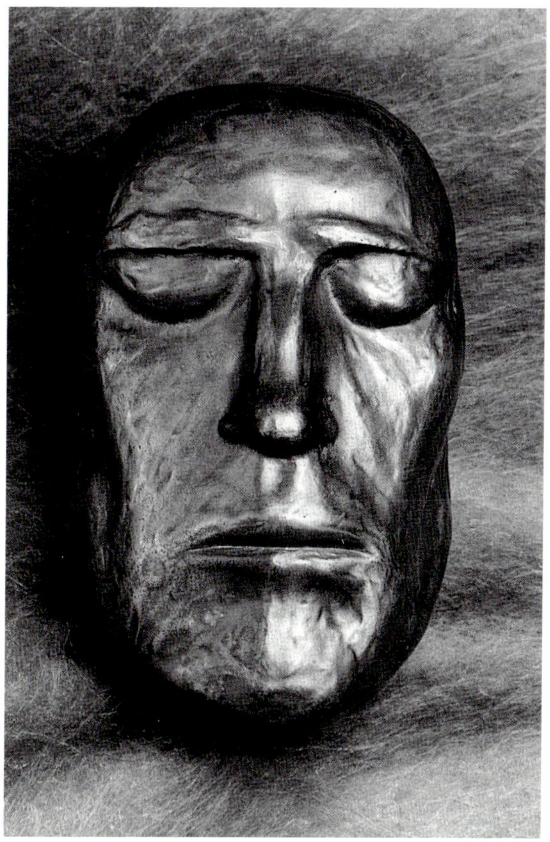

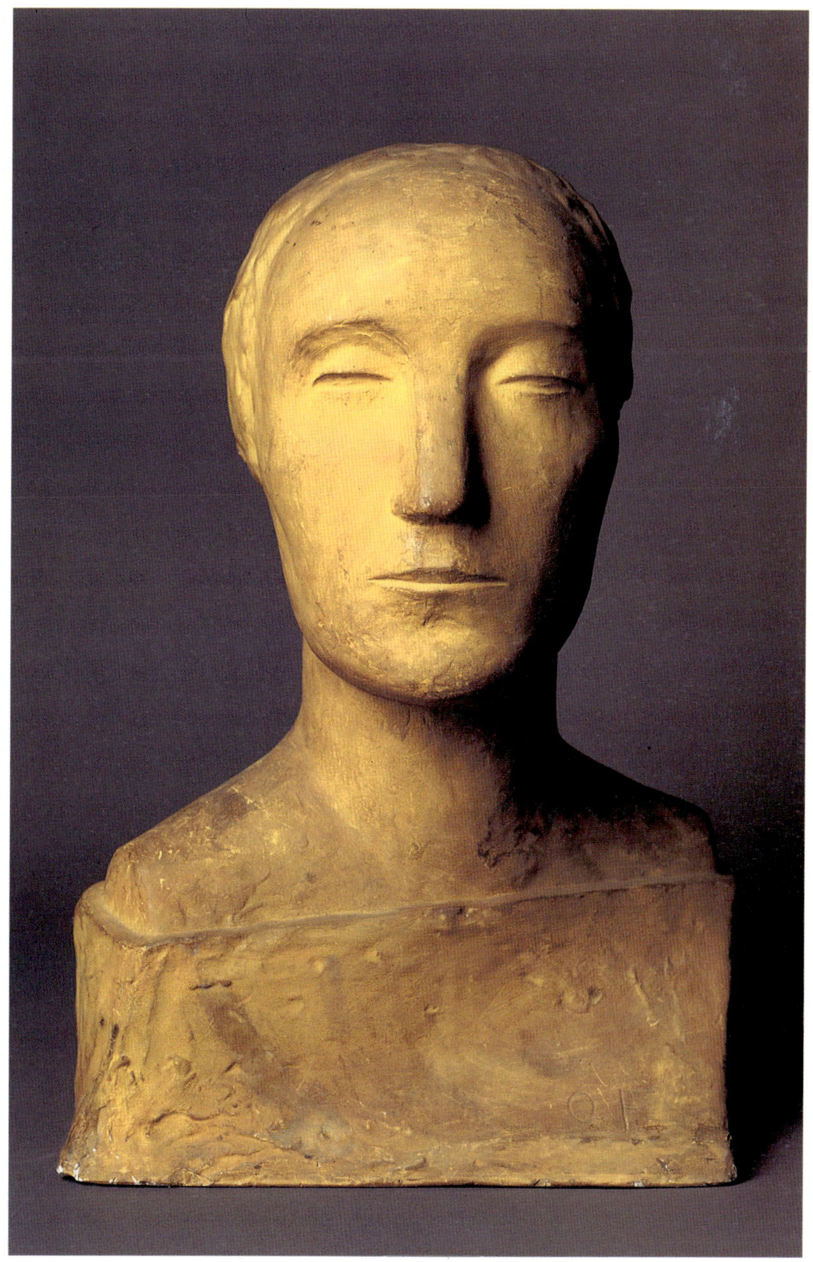

329 Franz Wilhelm Seiwert, Der Rufer I, 1919/20, Kat.-Nr. 392

330 Franz Wilhelm Seiwert, Christuskopf, 1916/17, Kat.-Nr. 391

331 Rudolf Belling, Bildnis Alfred Flechtheim, 1927, Kat.-Nr. 40

332 Rudolf Belling, Skulptur 23, 1923, Kat.-Nr. 39

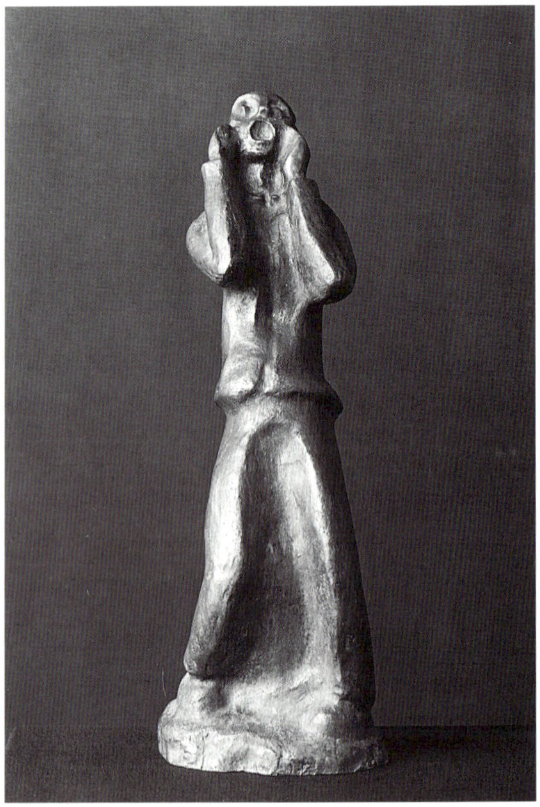

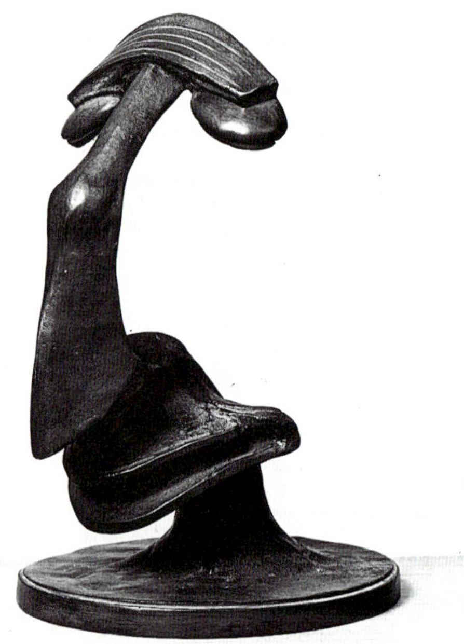

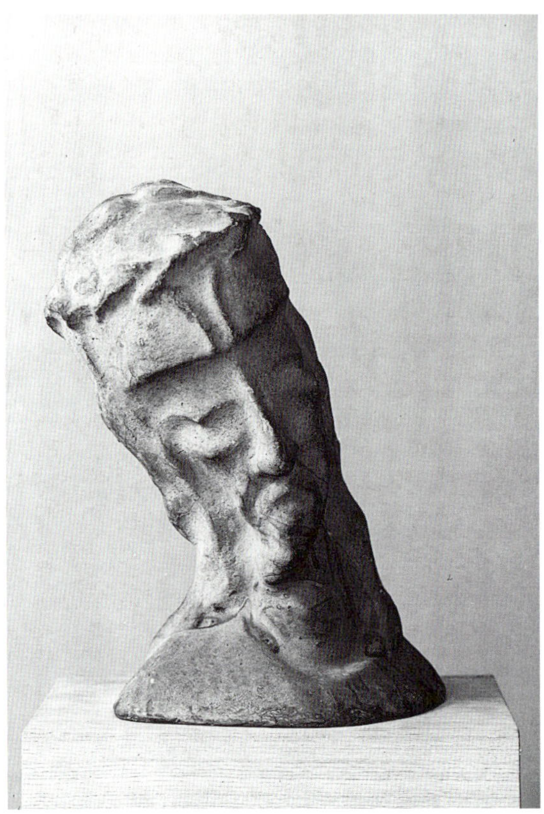

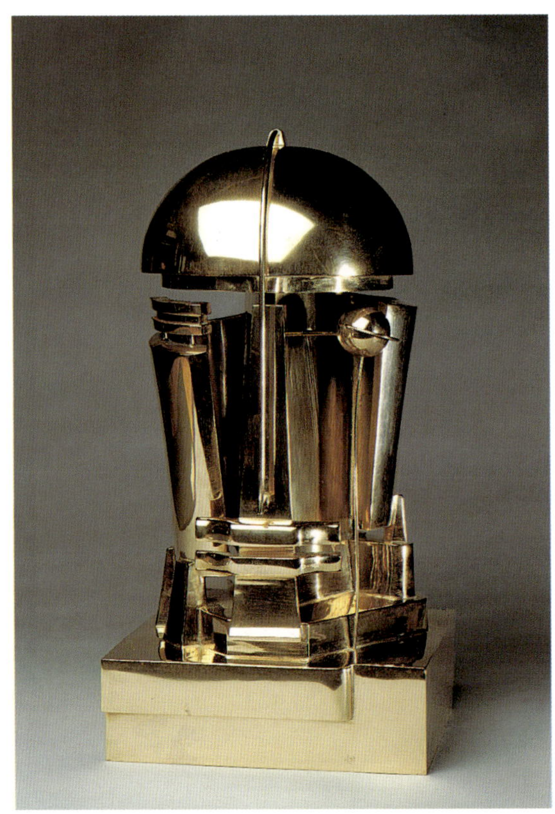

333 William Wauer, Portrait Rudolf Blümner, 1919, Kat.-Nr. 410

334 William Wauer, Zwei-Einheit (Ekstase), 1919, Kat.-Nr. 411

335 William Wauer, Steinstoßer, 1920, Kat.-Nr. 412

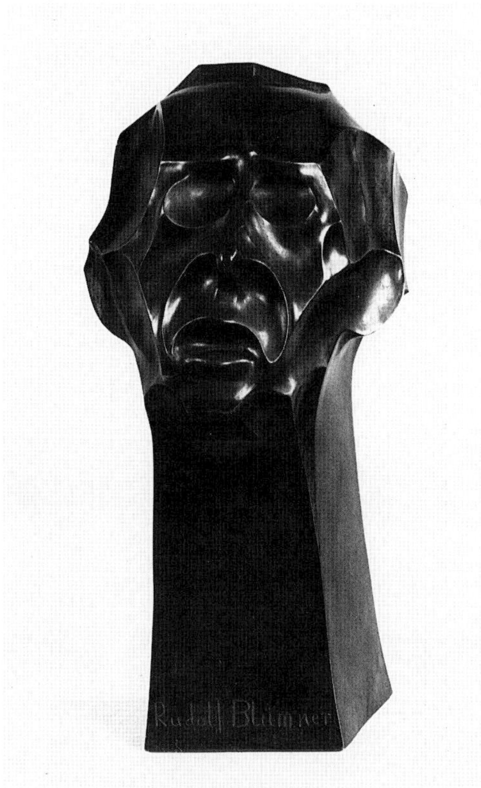

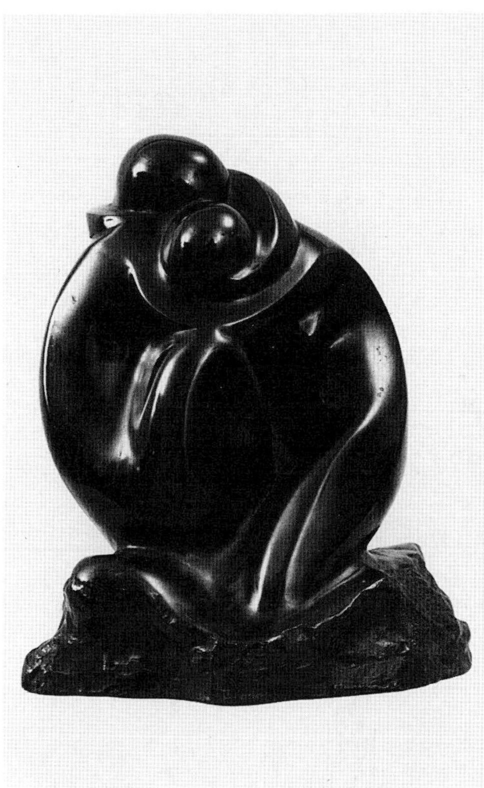

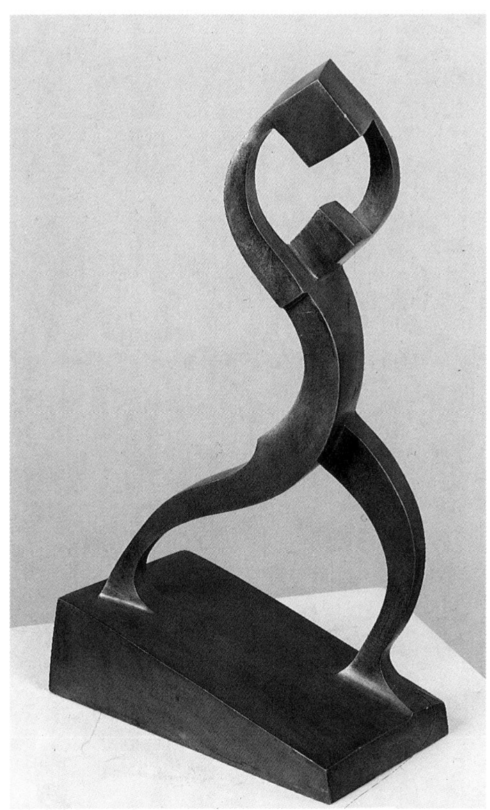

336 Ewald Mataré, Schlafende Katze, 1929,
Kat.-Nr. 289

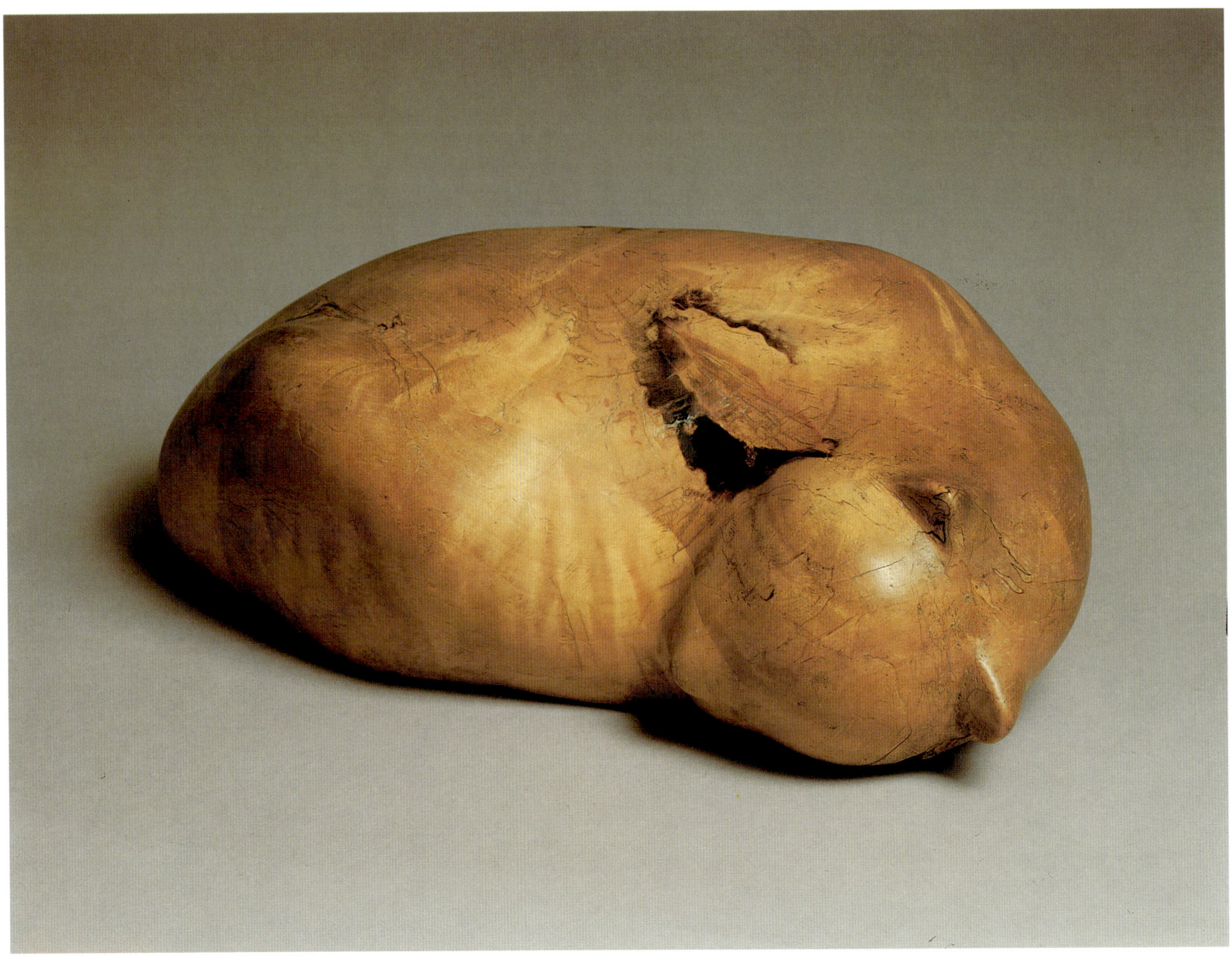

337 Ewald Mataré, Weiblicher Torso, 1932, Kat.-Nr. 286

338 Ewald Mataré, Huhn, 1924, Kat.-Nr. 287

339 Ewald Mataré, Große Schweizer Kuh, 1928, Kat.-Nr. 288

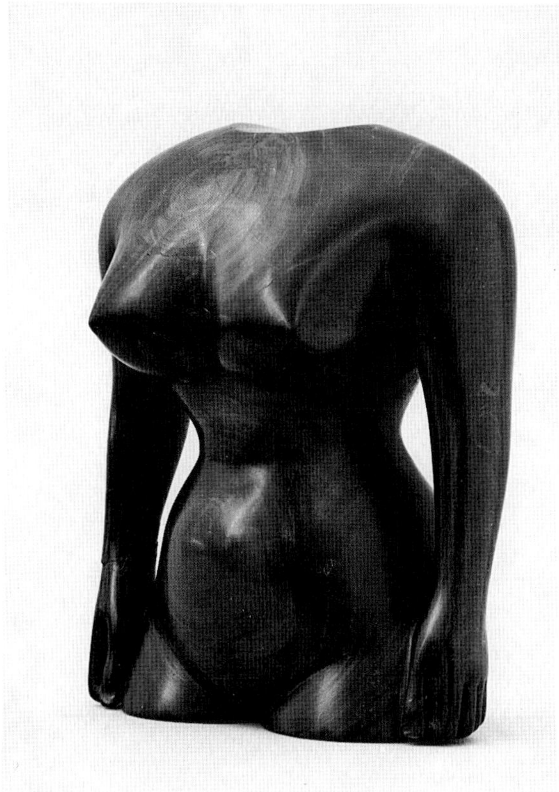

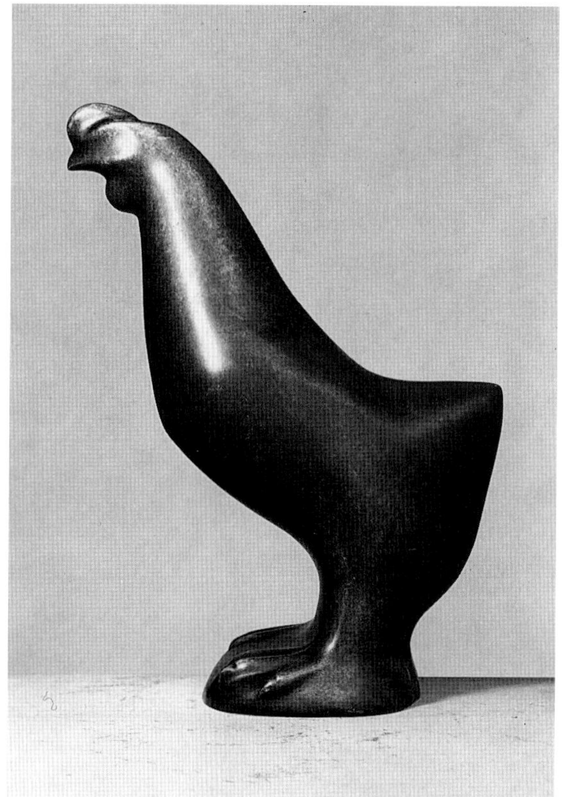

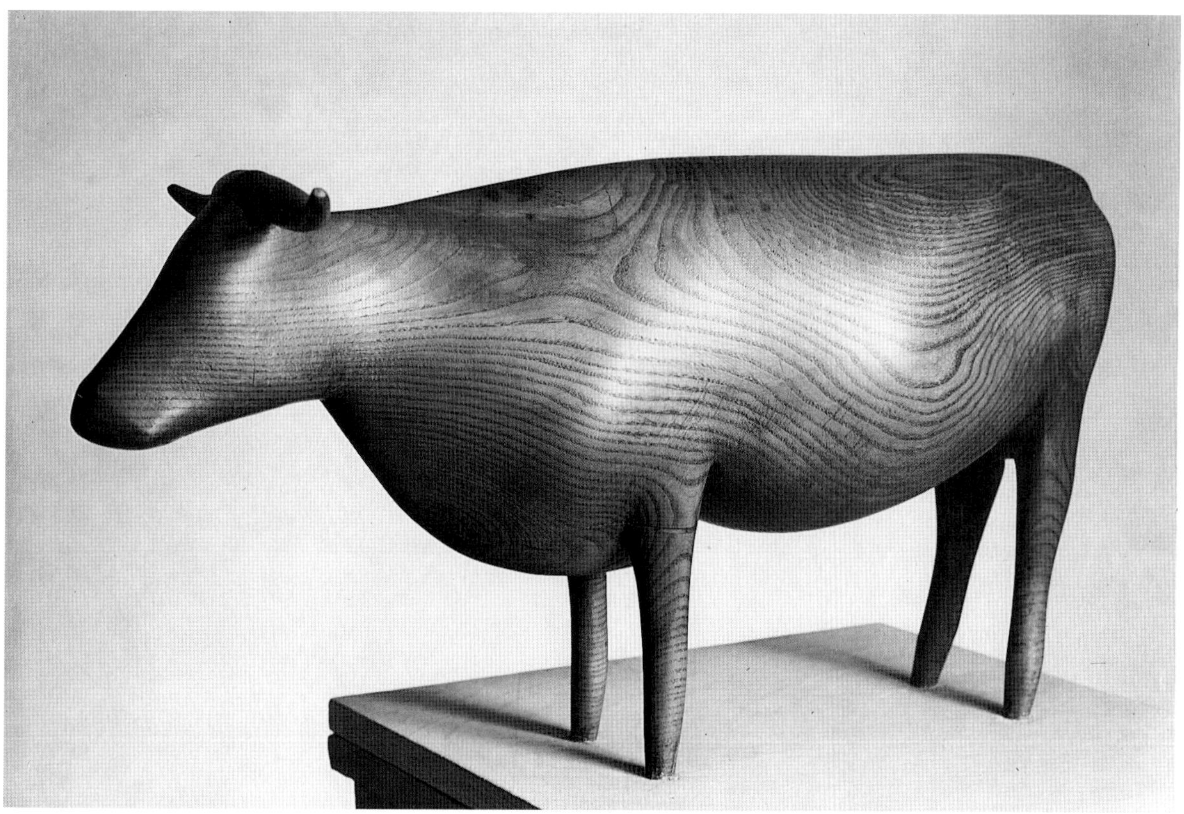

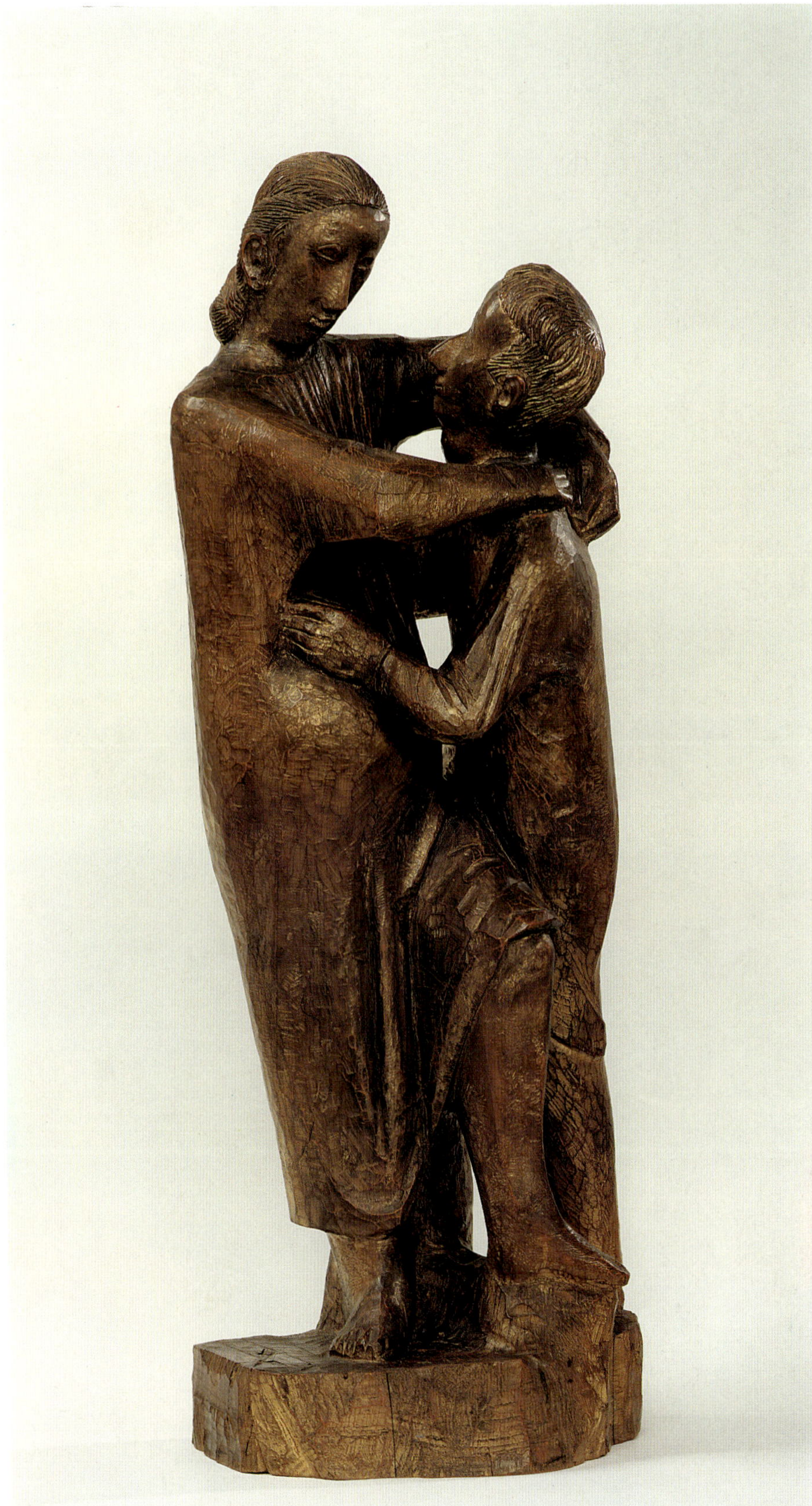

340 Gerhard Marcks, Maria und Josef, 1926, Kat.-Nr. 282

341 Gerhard Marcks, Kniender Antäus, 1926, Kat.-Nr. 281

342 Gerhard Marcks, Trauernder Eros, 1934, Kat.-Nr. 284

343 Gerhard Marcks, Bekleidete Schwangere, 1923, Kat.-Nr. 280

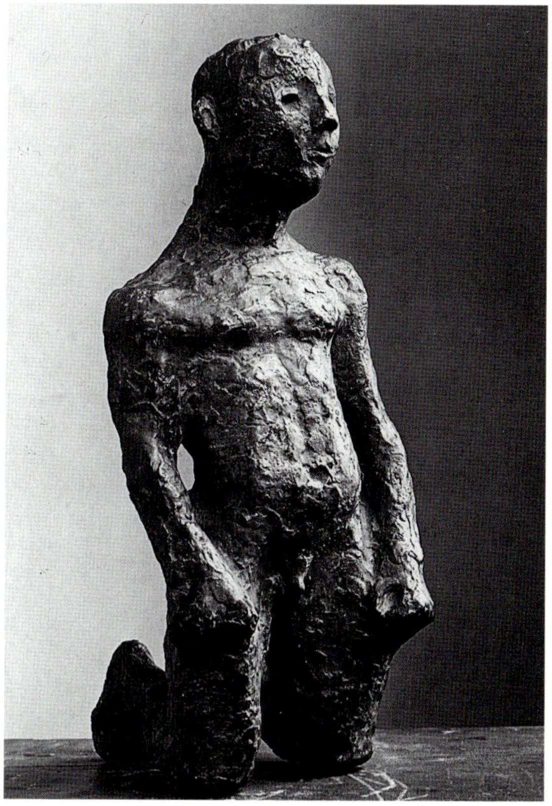

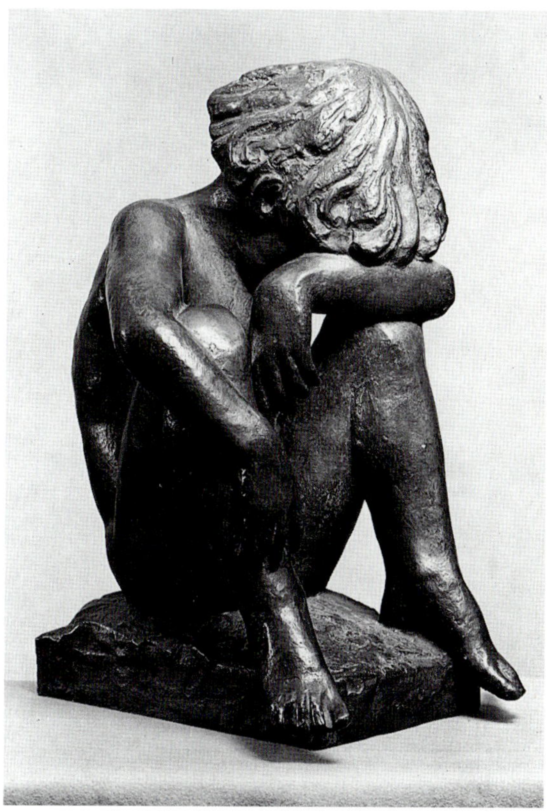

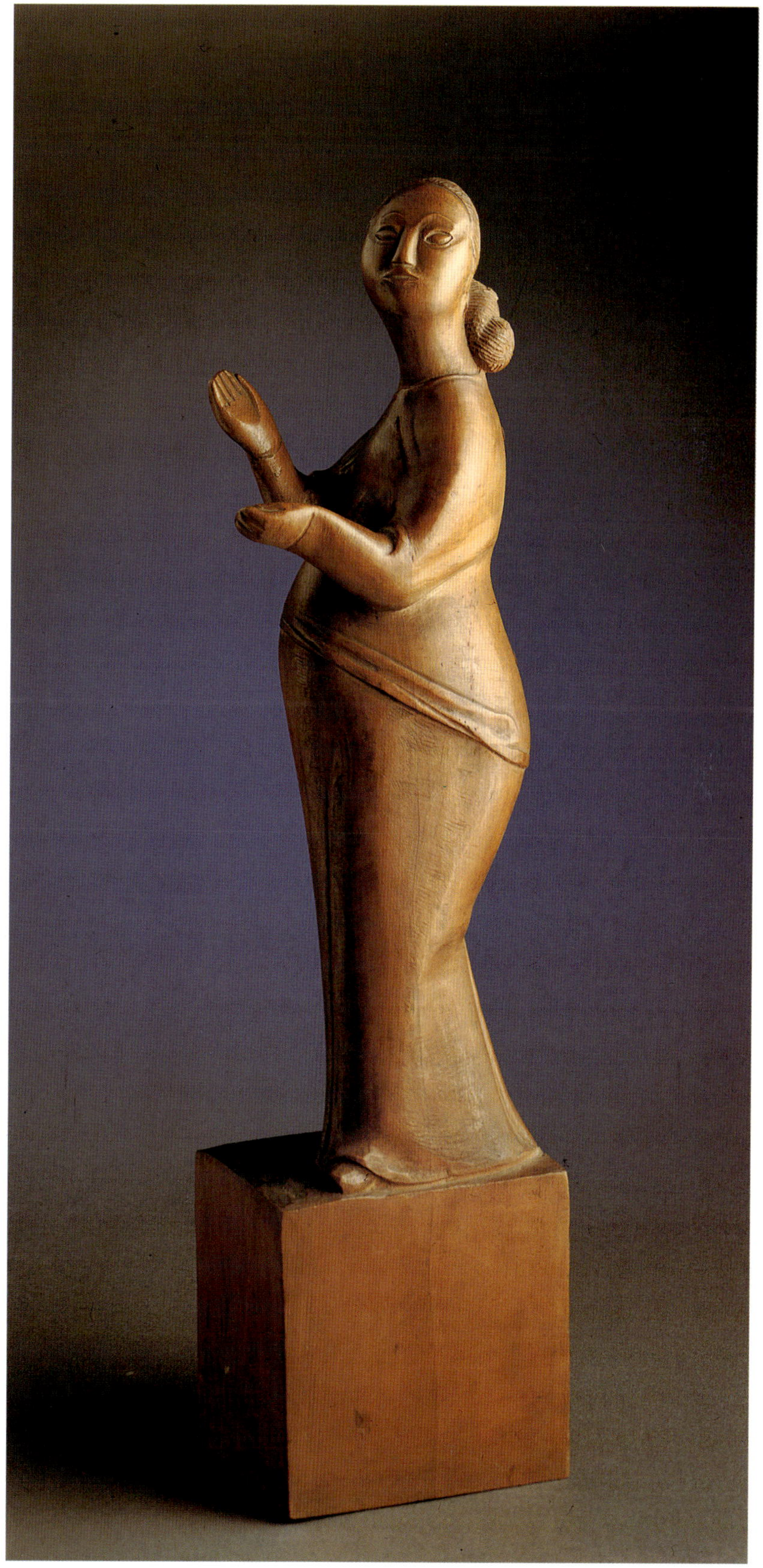

344 Käthe Kollwitz, Liebespaar II (Große Liebesgruppe), 1913, Kat.-Nr. 236

345 Käthe Kollwitz, Turm der Mütter, 1937/38, Kat.-Nr. 240

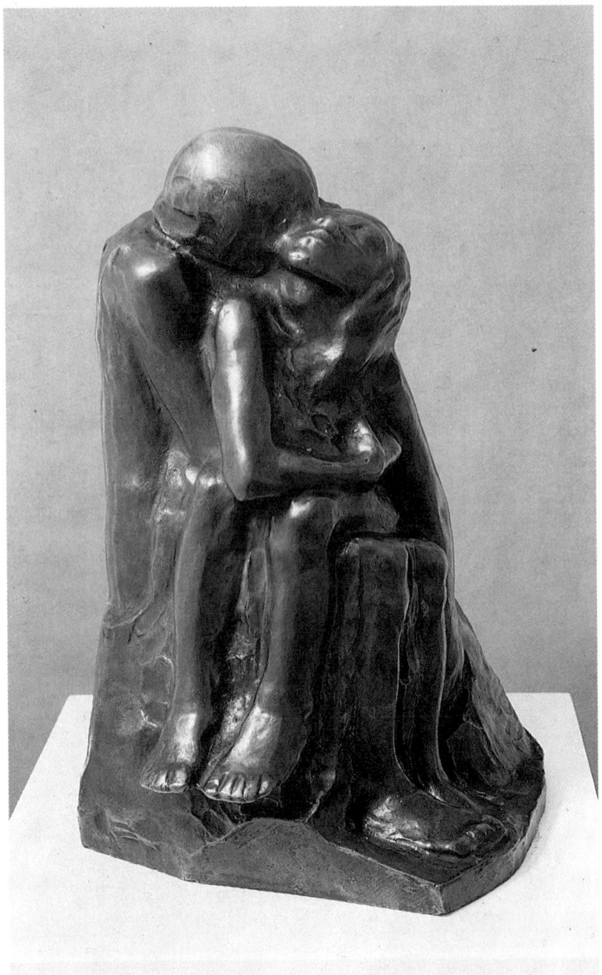

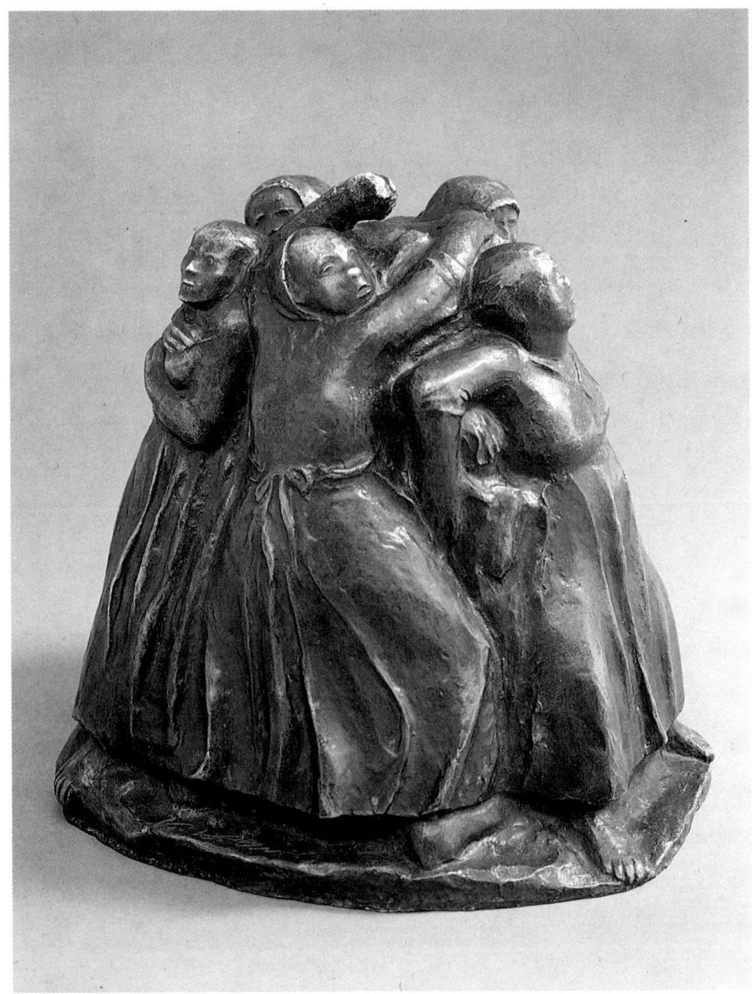

346 Christoph Voll, Kinderbegräbnis, um 1923, Kat.-Nr. 406

347 Christoph Voll, Arbeiter mit Kind, um 1922, Kat.-Nr. 402

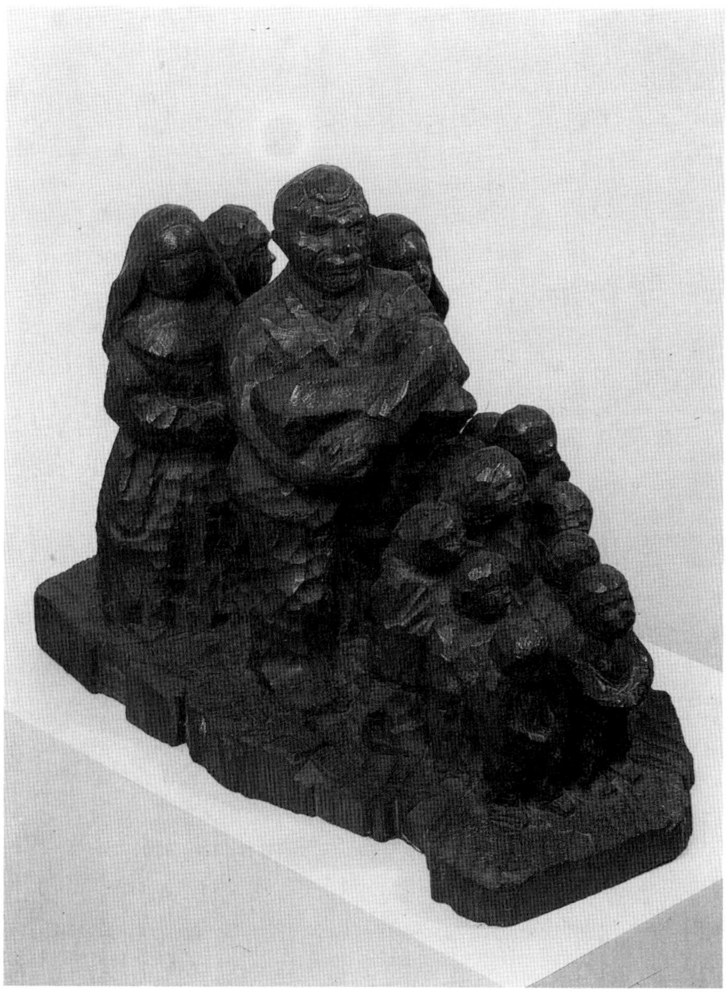

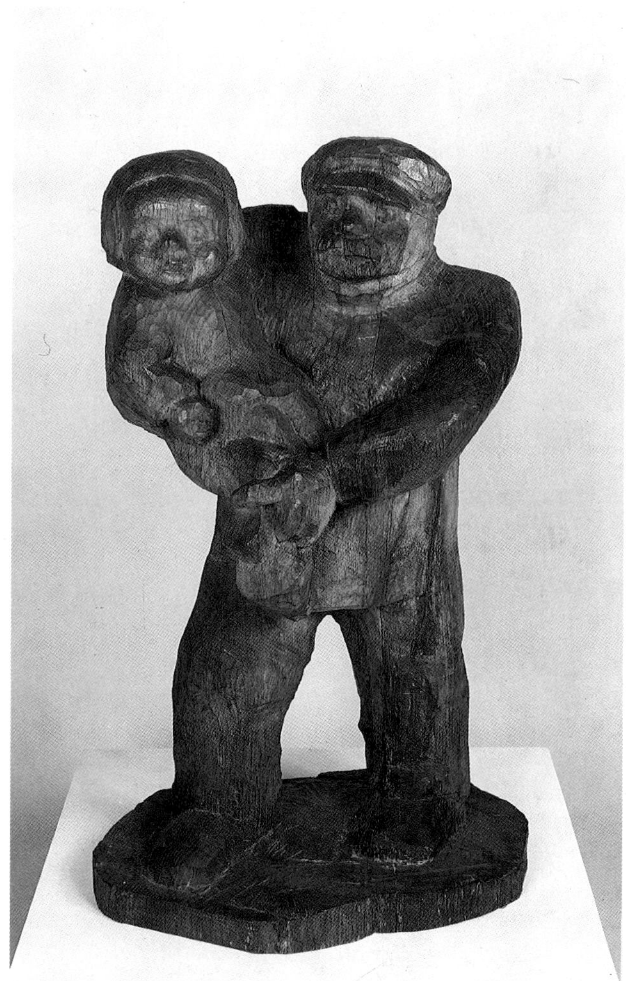

348 Otto Pankok, Drei sitzende Juden,
1940–1949, Kat.-Nr. 341

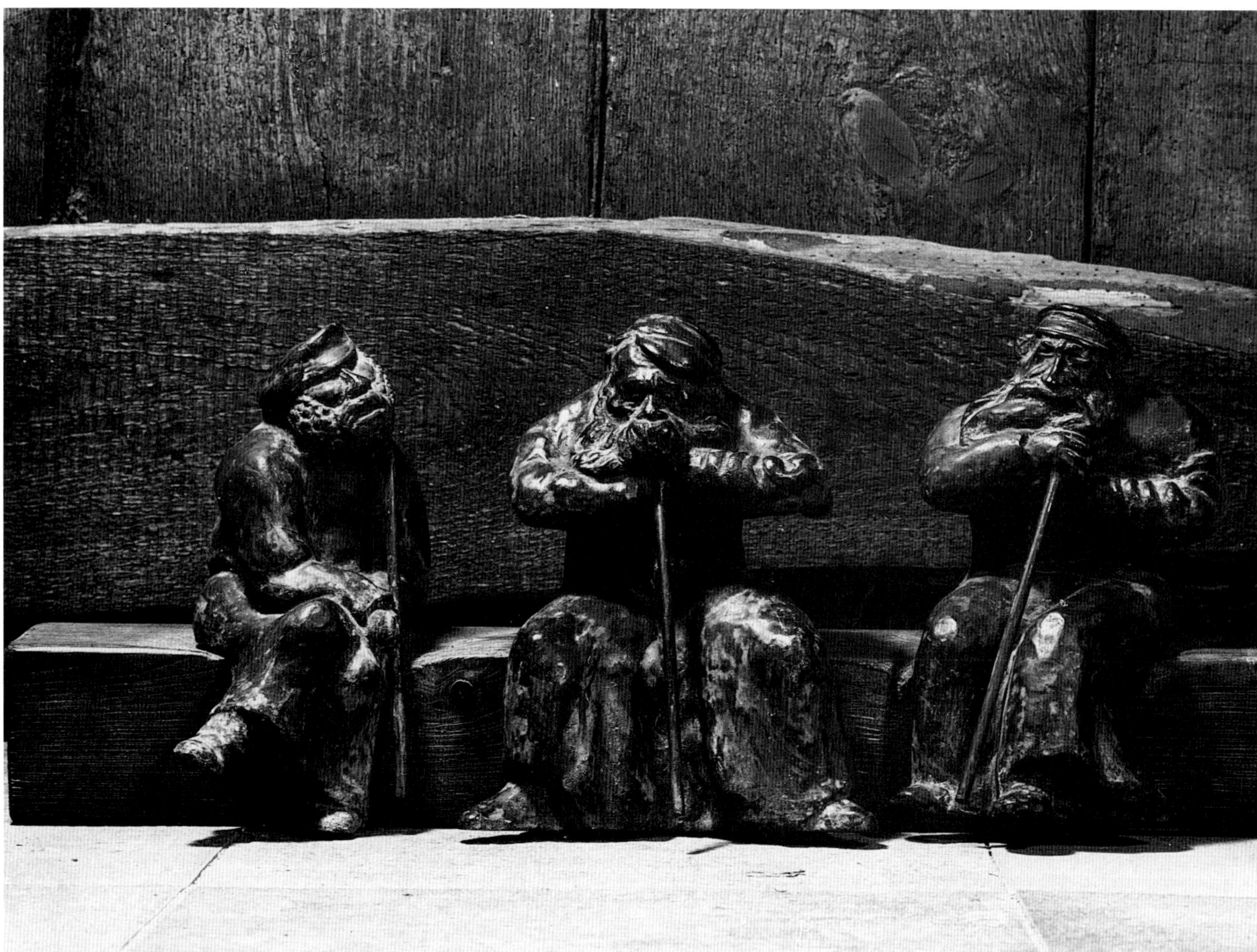

349 Hermann Blumenthal, Campagnahirt, 1937, Kat.-Nr. 48

350 Hermann Blumenthal, Sitzender Jüngling, 1930/31, Kat.-Nr. 47

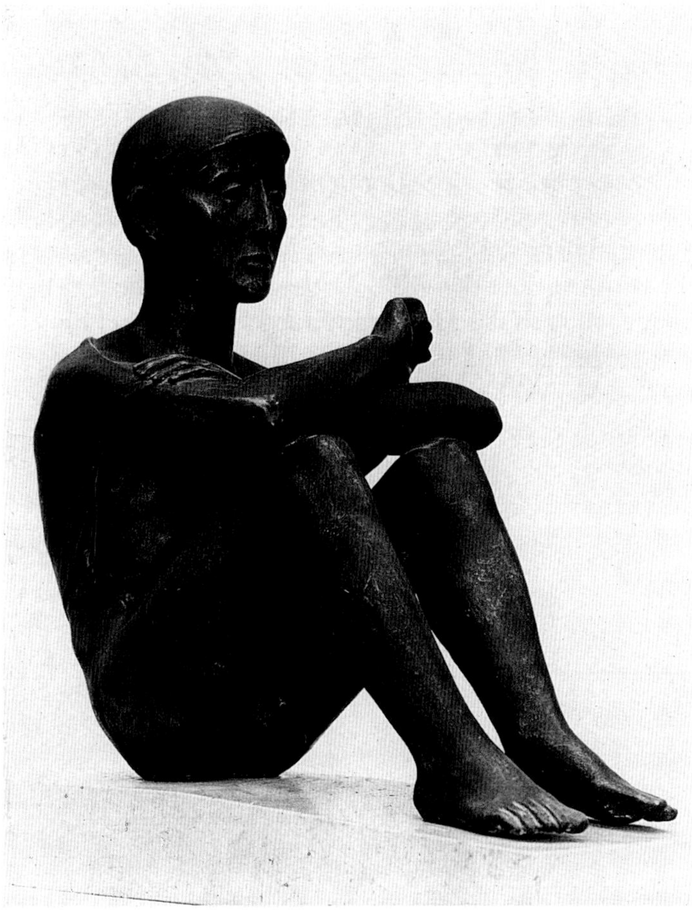

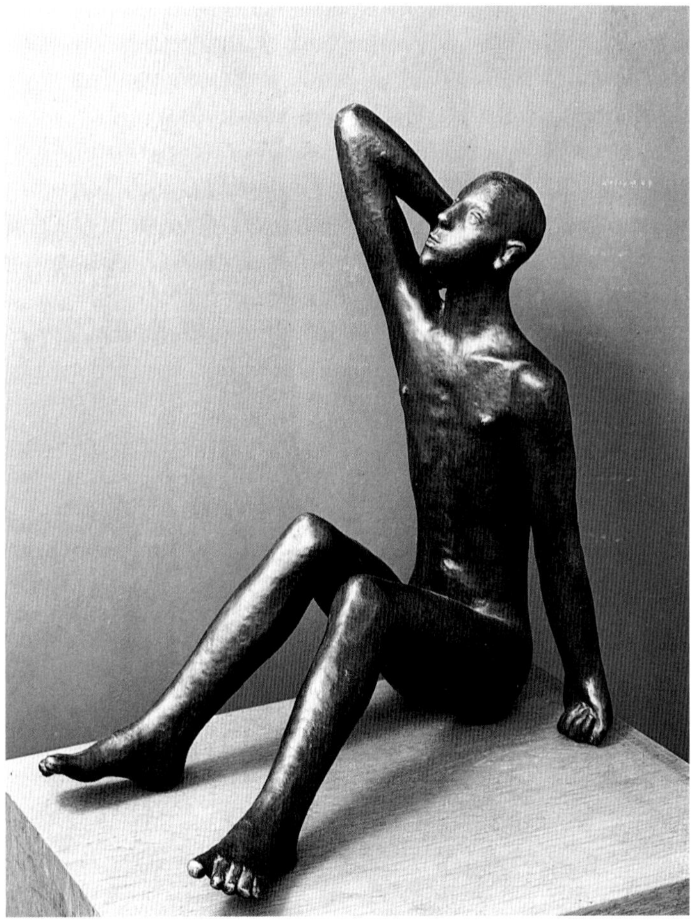

des Tieres und des Frauenkörpers ist ein bewußtes Mittel, dem Thema der Gewalt ein Höchstmaß an Unmittelbarkeit zu verleihen, nicht jedoch im Sinne einer expressiven Handlung, sondern als emblematischer Zustand. Gerade diese Fixierung auf ein stehendes, monumental gesteigertes Bild mit scharfen Konturen bringt die Szene an die kritische Randzone, an der sich ästhetische Wahrnehmung und Erschrecken im Auge des Betrachters treffen. Tier- und Frauenkörper sind in einer starken Verkürzung und gegenseitigen Verschränkung nur teilweise zu sehen. Mit den Farben Dunkelbraun, Gelb und Blau sind die wesentlichen Partien charakterisiert und ausgezeichnet. Fast denselben Ton wie für das Inkarnat der Frau verwendet Beckmann für die mondförmig gebogenen Hörner. Die aggressive Bewegung des Stierkopfes und die als große Klammer kopfüber hängende Europa geben dem Motiv eine fatal zwiespältige Wirkung: die Siegerpose des bekränzten Kämpfers ist nicht mehr vom Vernichtungswillen des Eroberers zu trennen. In der Attitüde eines klassizistischen Repertoires, wie es die herrschenden Diktatoren bevorzugten, erklärt Beckmanns *Raub der Europa* den Mythos zur fragwürdigen Behauptung auf das Recht des Stärkeren und dessen pathetische Glorifizierung.

Beckmann, ein passionierter Leser, stand mit dem Rückgriff auf mythologische Themen in seiner Kunst nicht allein. Für ihn waren sie in den dreißiger Jahren nicht zuletzt ein Mittel der Verkleidung und einer notwendigen Tarnung. Das galt damals nicht in gleichem Maße für Picasso, der sich jedoch zur selben Zeit mit dem Thema des Stierkampfs auseinandersetzte und auch dem antiken Stoff des Minotaurus und der Minotauromachie zum Leben verhalf. Mit dem Deckblatt der ersten Nummer der Surrealistenzeitschrift *Minotaure* von 1933 wurde der Mythos ein Programm. Zeichnungen und Radierungen erweiterten sprunghaft die inhaltlichen und graphischen Aktionsräume, die Picasso im plötzlichen Bewußtsein seines Auftrags für *Guernica* 1937 zur Verfügung standen. Die Doppelrolle des Stiers, seine Macht und Ohnmacht, erwies sich als Kategorie, die nicht nur ihren speziellen biographischen Hintergrund hatte, sondern eine allgemeinere Bewußtseins- und Stimmungslage erfaßte. Sie war öffentlich in dem Augenblick faßbar, als die Idee der europäischen Demokratien schwächer wurde und der Auftritt der organisierten Demagogie in Gestalt der starken Männer näher rückte und in seine rituellen Posen schlüpfte.

357 Saal mit den Gemälden Beckmanns, Legat Lilly von Schnitzler, im Wallraf-Richartz-Museum / Museum Ludwig, 1980

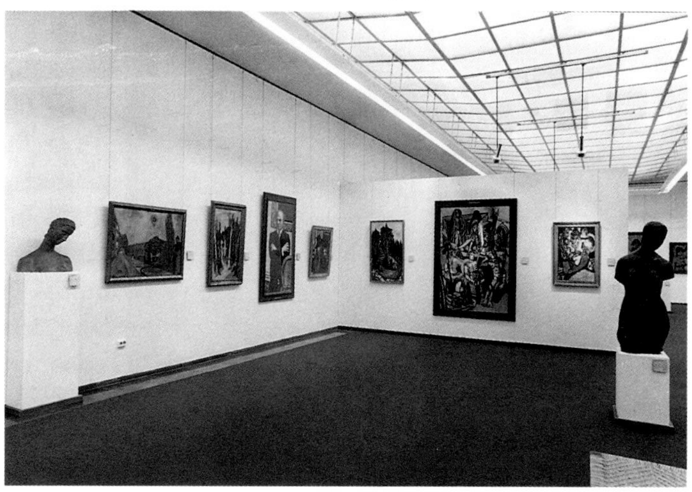

Lilly von Schnitzler hatte in den dreißiger Jahren über ihren Ehemann viele Verbindungen zu den neuen Machthabern in Europa. Sie sah den falschen Glanz und hatte daran teil. Über allen Zweifel erhaben war ihr die Kunst Beckmanns. In ihrem öffentlichen und privaten Leben blieb er für sie gegenwärtig. Die Kraft seiner Bilder erschreckte sie nicht, sondern bestärkte sie, die Zwiespältigkeiten, denen sie ausgesetzt war, zu erkennen. Sie war davon überzeugt, daß kein anderer Künstler der Aufgabe gewachsen sei, sich den massiven Bedrohungen der Individualität zu widersetzen und sich angesichts der physischen Macht durch die entschiedene Anwendung der Form vor den Augen der wenigen Zeitgenossen, die daran teilhaben konnten, in Freiheit zu behaupten. Bei dem Gespräch über *Departure* in Berlin, schreibt sie später, habe er ihr erklärt: »Auf dem rechten Flügel sehen Sie sich selbst, wie Sie versuchen, Ihren Weg in der Dunkelheit zu finden [...].« Wieviel näher muß es ihr gelegen haben – auch ohne ausdrückliche Hinweise des Künstlers –, ihre Rolle in der Parabel der Europa wiederzuerkennen. Das Aquarell entsprach genau ihren täglichen Erfahrungen von der Ambiguität der Machtverteilung in ihrem Leben. Beckmann selbst hatte die Herausforderung für sich erkannt und angenommen. Der *Raub der Europa* kam in die seinerzeit einzig richtigen Hände. Und dort verblieb das Blatt, das im Jahr 1933 eine Auskunft über Europa gibt und ein wenig über die Besitzerin sagt.

358 Max Beckmann, Raub der Europa, 1933, Aquarell über Bleistift, 101 x 68 cm, Privatsammlung

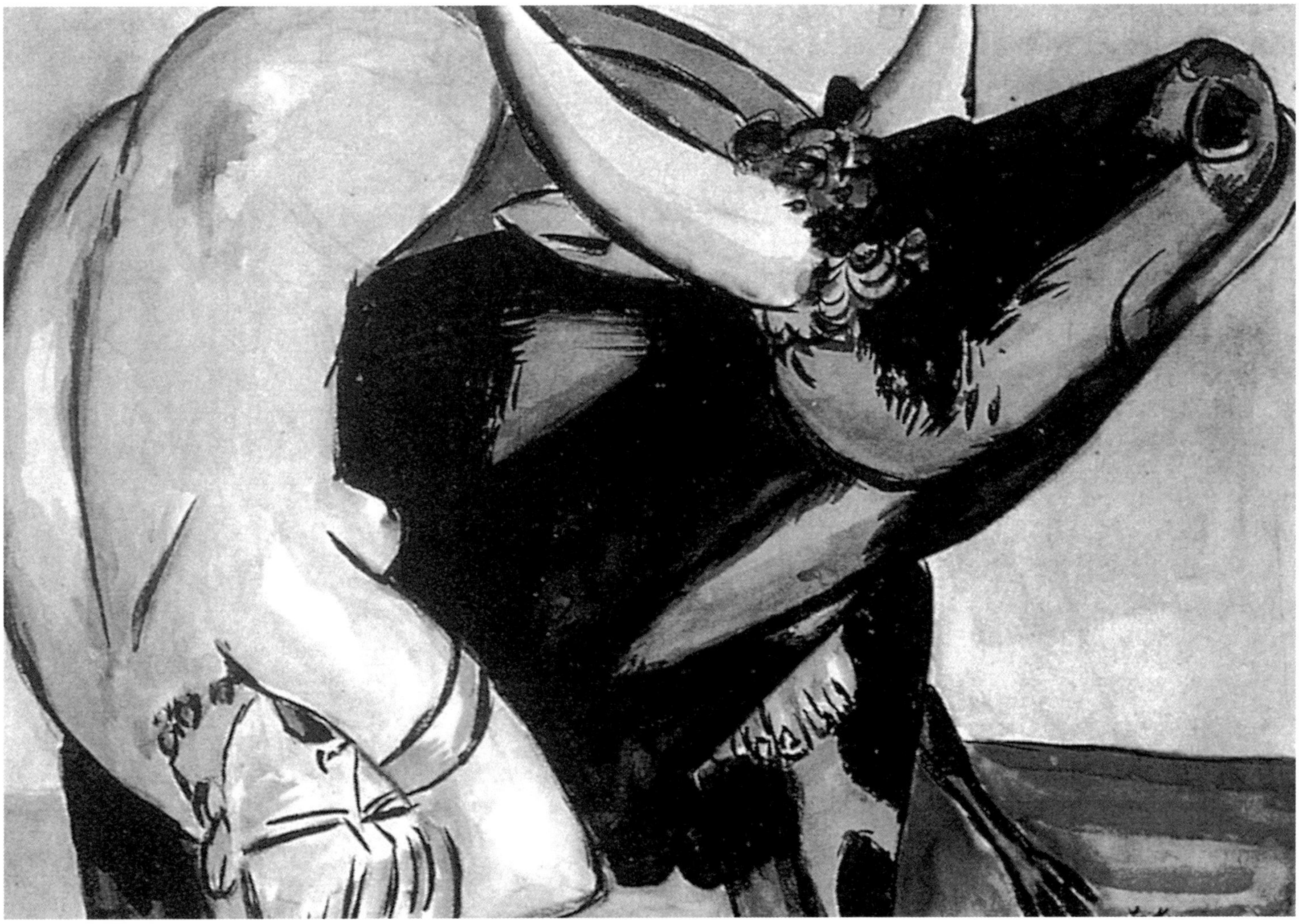

359 Max Beckmann, Christus und die Sünderin, 1917, Öl auf Leinwand, 149,2 x 126,7 cm, The Saint Louis Art Museum

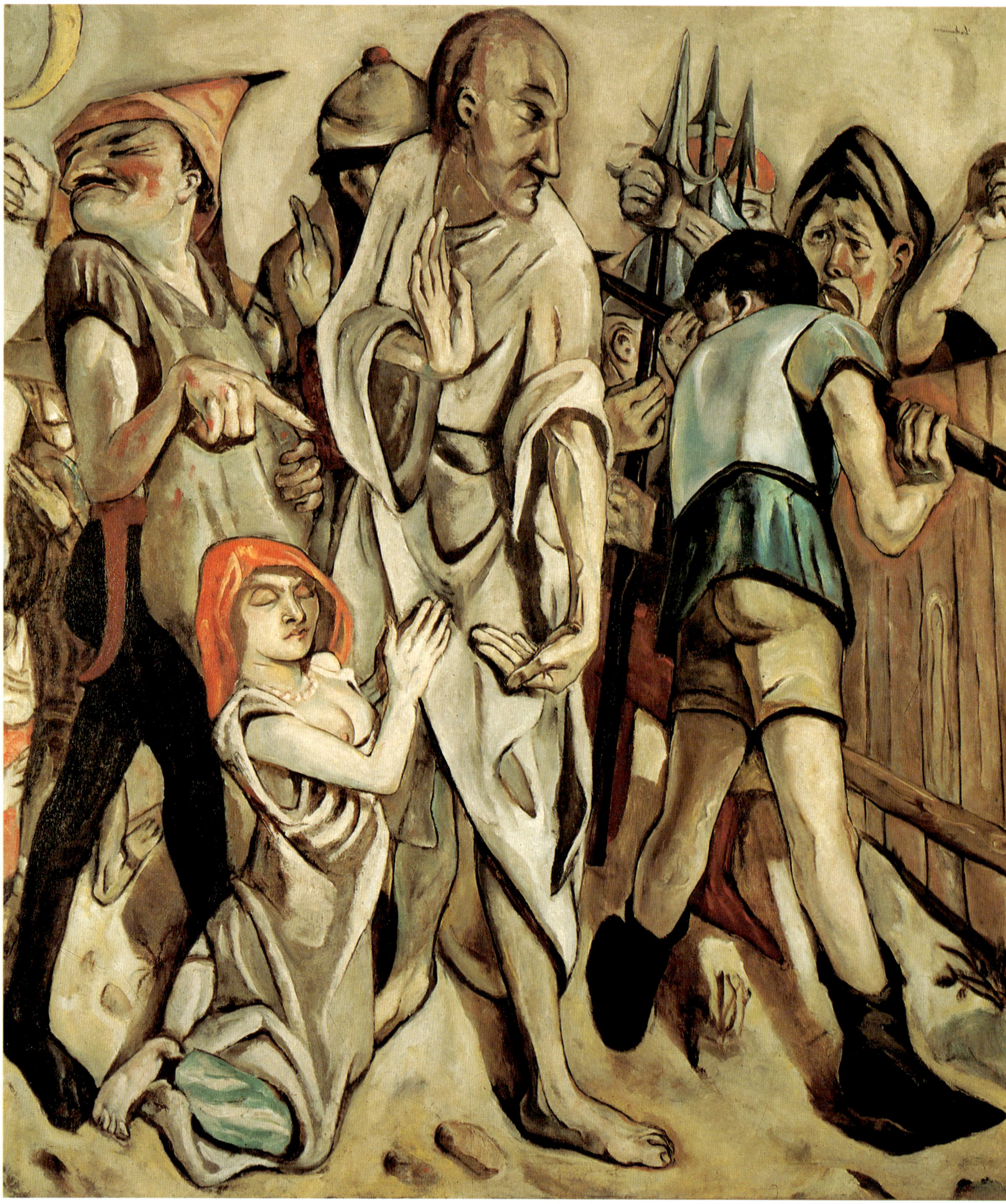

360 Max Beckmann, Kreuzabnahme, 1917, Kat.-Nr. 29

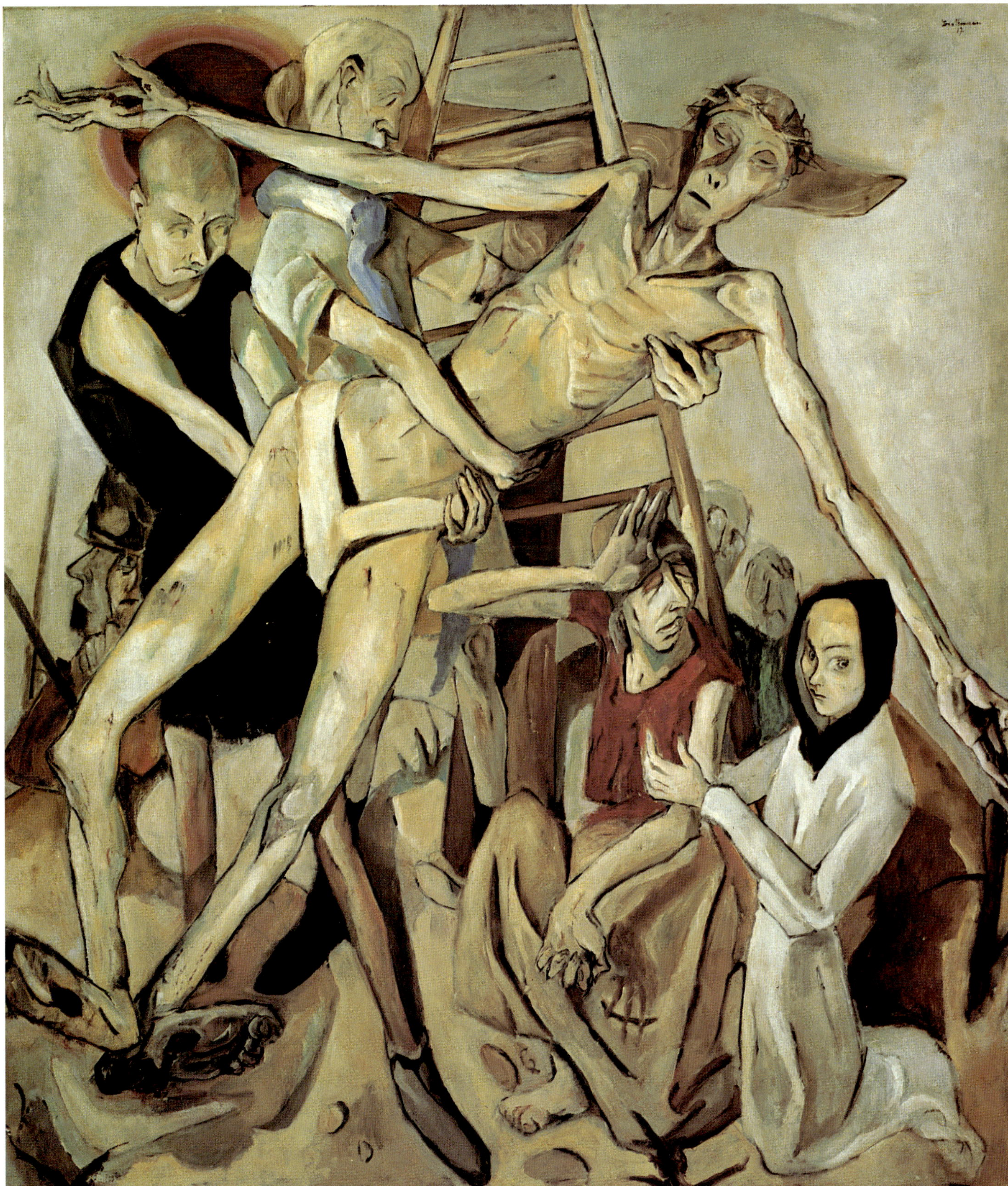

361 Max Beckmann, Frühlingslandschaft im Park Louisa, 1924, Kat.-Nr. 31

362 Max Beckmann, Landschaft mit Luftballon, 1917, Kat.-Nr. 28

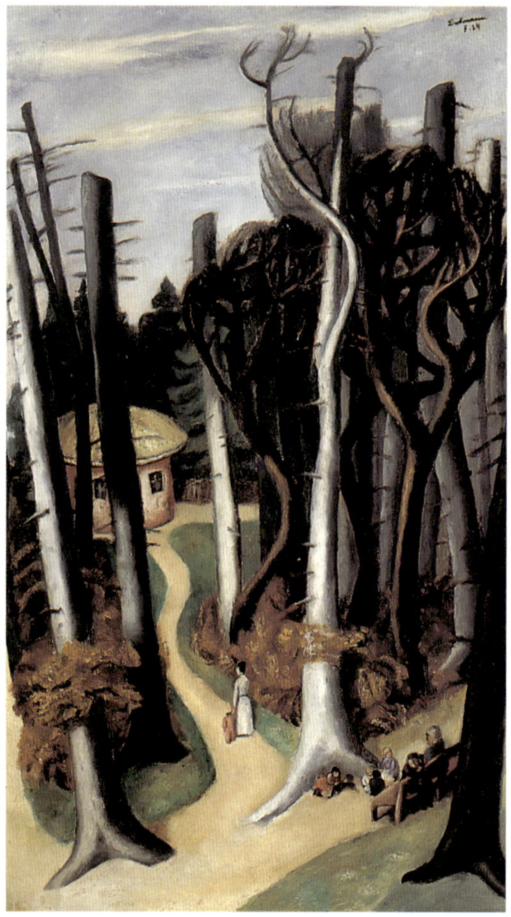

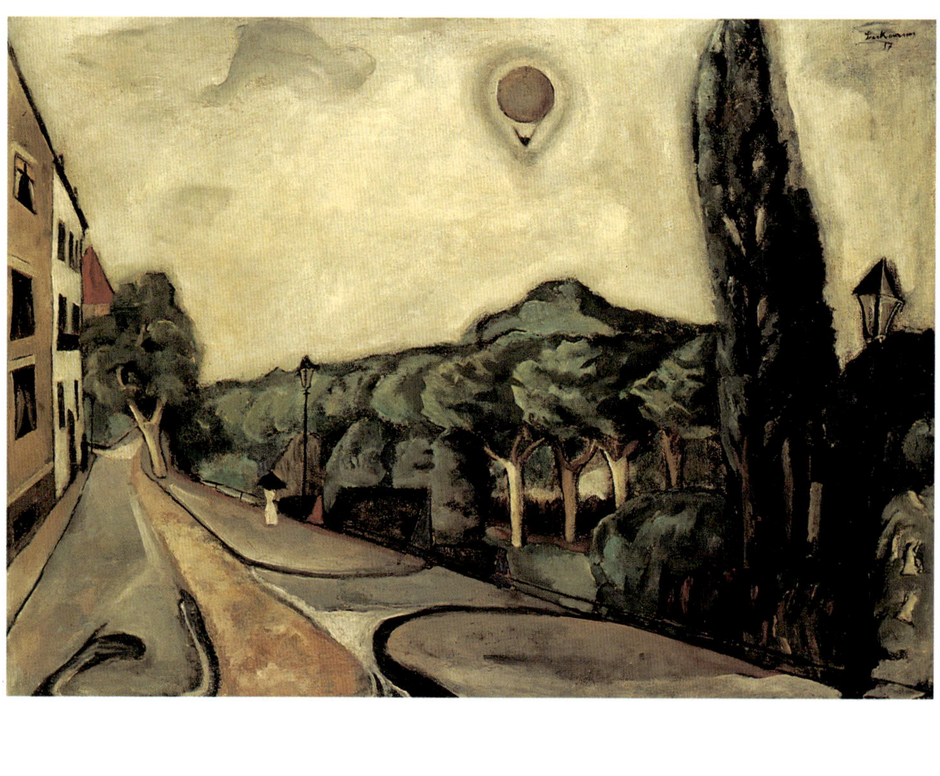

363 Max Beckmann, Blick aufs blaue Meer, 1928, Kat.-Nr. 32

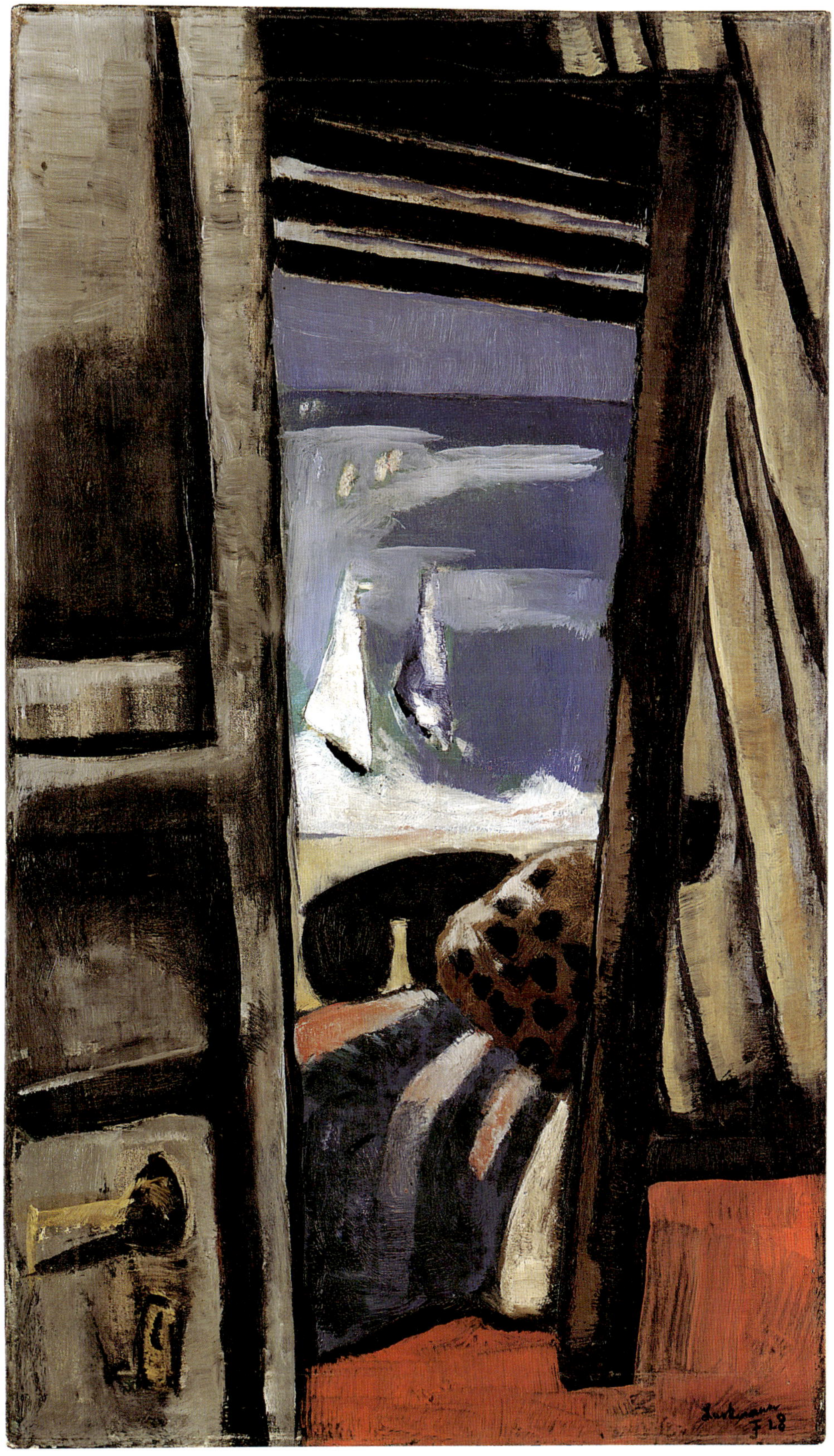

364 Max Beckmann, Zwei Frauen, 1940, Kat.-Nr. 38

365 Max Beckmann, Selbstbildnis mit schwarzer Kappe, 1934, Kat.-Nr. 35

366 Max Beckmann, Frau mit Schlange (Schlangenbeschwörerin), 1940, Kat.-Nr. 37

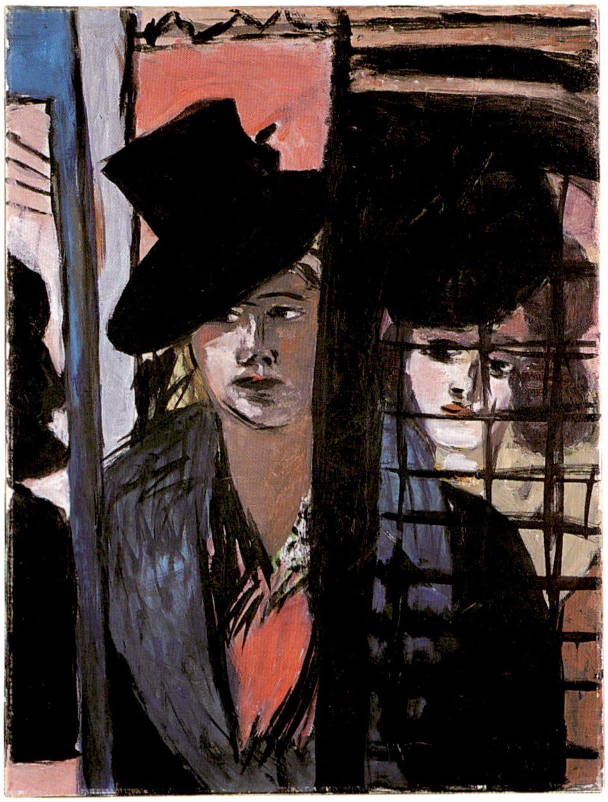

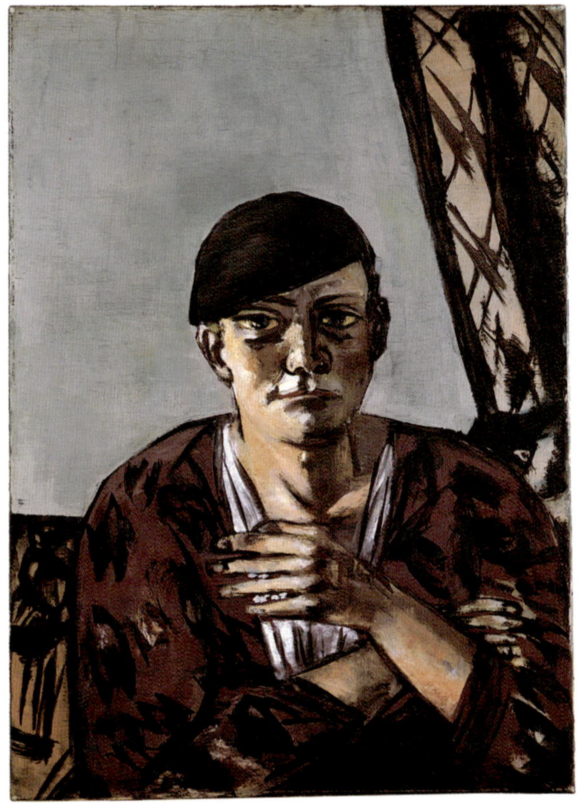

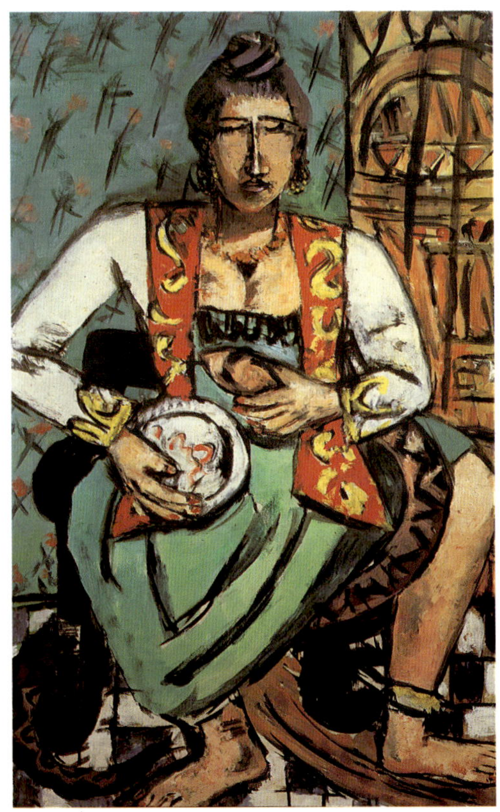

367 Max Beckmann, Der Leiermann, 1935,
Kat.-Nr. 36

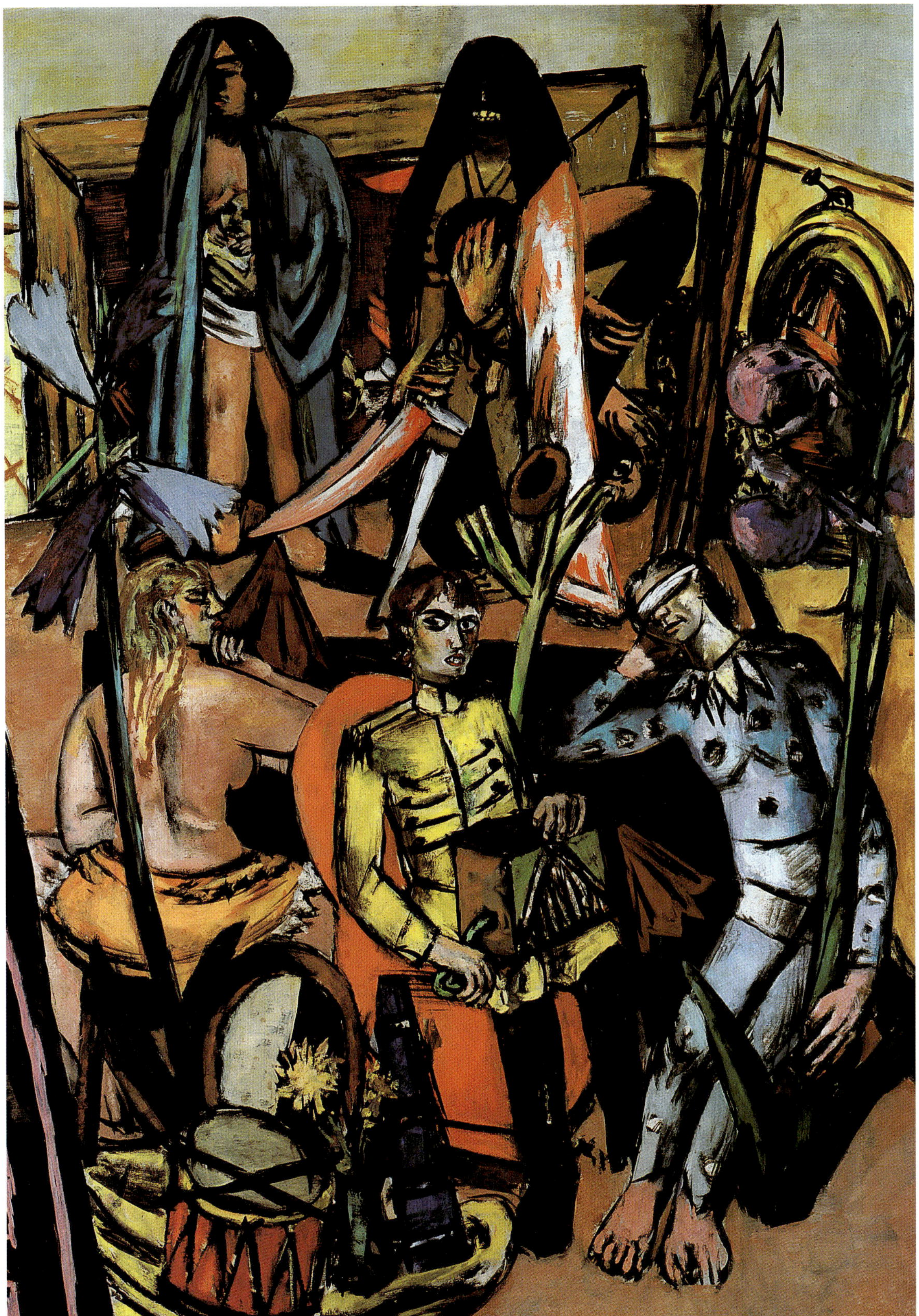

368 Ernst Ludwig Kirchner, Rheinbrücke
(Rheinbrücke in Köln), 1914, Kat.-Nr. 146

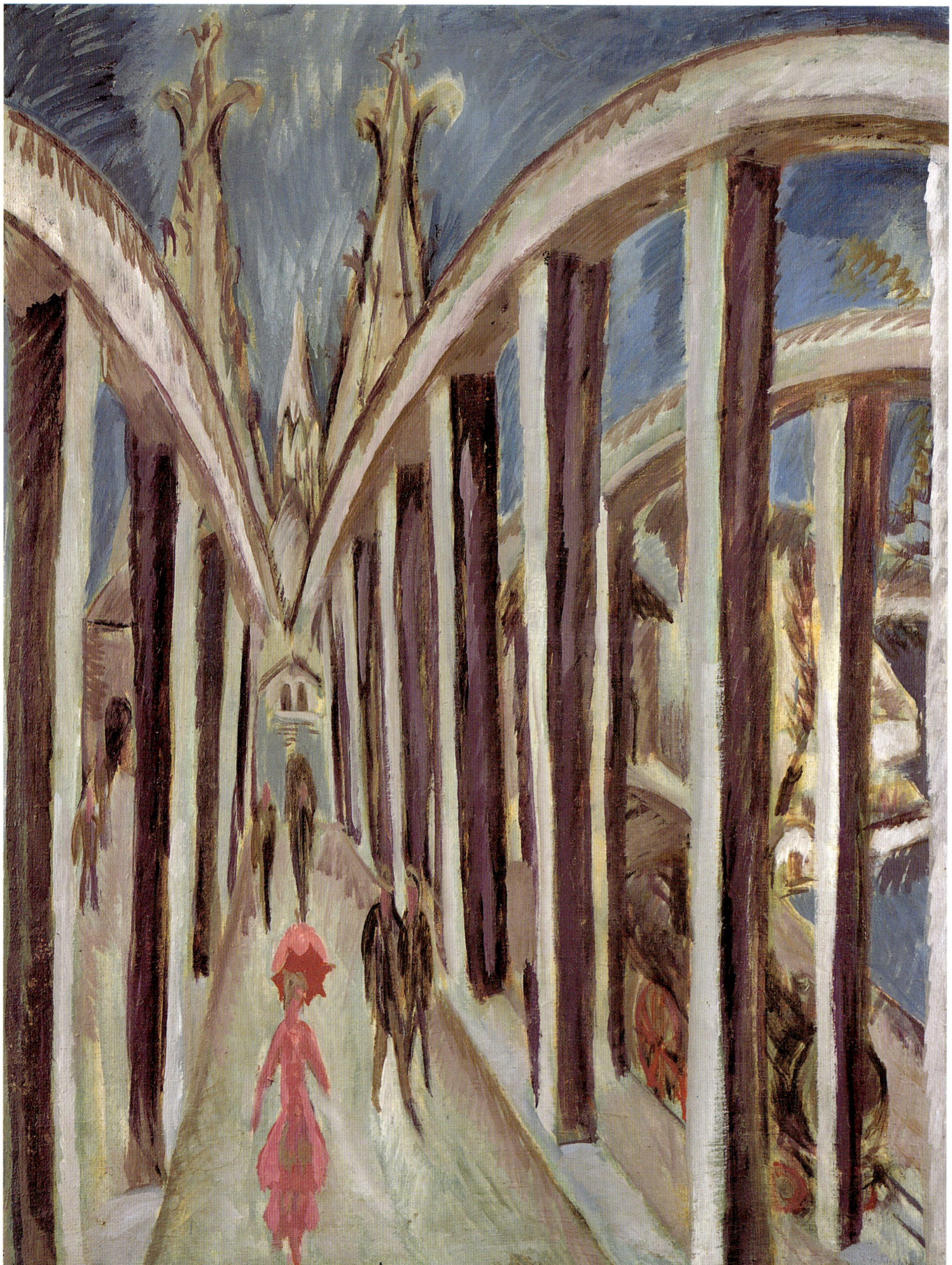

ZUR KÖLNER »SONDERBUND«-AUSSTELLUNG UND IHRER KAPELLE

Alfred M. Fischer

»Daß die Beziehungen des neuen Cöln zur modernen Kunst so innig werden wie die des alten zur Kunst seiner Zeit, dafür möchte der Sonderbund an seinem Teile mitwirken.«[1]

Richard Reiche

Was die Kunst der Moderne und der Gegenwart betrifft, kann man aus mehreren Gründen die »Internationale Kunstausstellung des Sonderbundes Westdeutscher Kunstfreunde und Künstler«, die vom 25. Mai bis zum 30. September 1912 in Köln stattfand, ohne Übertreibung als das Ausstellungsereignis des 20. Jahrhunderts bezeichnen, nicht nur für Köln. Dabei war ihr imponierender Umfang – 1009 Katalogeintragungen,[2] davon 584 Gemälde und Werke auf Papier, 58 Plastiken sowie 365 kunstgewerbliche Arbeiten und eine Kapelle mit Glasfenstern und »Malereien« – zu jener Zeit gar keine Seltenheit. Von der Konzeption her jedoch war die Ausstellung ohne Beispiel. Sie »verkörperte einen neuen Ausstellungstyp«, wie Günther Aust feststellt: »Es ist jener Typus, der in unserer Zeit etwa der ersten ›Documenta‹ 1955 in Kassel und der Kunstschau der Brüsseler Weltausstellung 1958 zugrunde lag, welche beide ebenfalls von einem bestimmten Zeitpunkt der Vergangenheit aus bis an die Gegenwart heranführten.«[3]

Der didaktische Anspruch mit der Zielsetzung, die historischen Entwicklungen gründlich zu dokumentieren und dem Unverständnis nicht nur des breiten Publikums der modernen Kunst gegenüber entgegenzuwirken,[4] wurde nie zuvor mit solchem Nachdruck von den Ausstellungsorganisatoren in den Vordergrund gerückt. Dies lag daran, daß Museumsdirektoren die Richtung der *Sonderbund*-Ausstellung maßgeblich bestimmten. Sie sorgten für eine Raumfolge, die eine systematische Erschließung ermöglichte, und förderten sicherlich auch die Herausgabe des umfangreichen *Führers*, der Verständnis für die neuen Kunstströmungen zu wecken versucht und die Ausstellung Raum für Raum erläutert.[5] Im Vorwort des Katalogs formulierte der geschäftsführende Vorsitzende des Vorstandes und des Arbeitsausschusses, Dr. Richard Reiche, unmißverständlich Sinn und Zweck der Präsentation: »Die diesjährige vierte Ausstellung des Sonderbundes will einen Überblick über den Stand der jüngsten Bewegung in der Malerei geben, die nach dem atmosphärischen Naturalismus und dem Impressionismus der Bewegung aufgetreten ist und nach der Vereinfachung und Steigerung der Ausdrucksformen, einer neuen Rhythmik und Farbigkeit, nach dekorativer und monumentaler Gestaltung strebt, einen Überblick über jene Bewegung, die man als Expressionismus bezeichnet hat.«[6] Zugleich »will eine retrospektive Abteilung die historische Grundlage aufzeigen, auf der sich diese viel umstrittene Malerei unserer Tage aufbaut«.[7]

Diese Doppelstrategie überzeugte so sehr, daß sogar in New York die Veranstalter einer mitten in der Planung befindlichen Ausstellung ausschließlich neuerer amerikanischer Kunst nach Durchsicht des Kölner Katalogs ihre Konzeption gemäß dem Vorbild der *Sonderbund*-Ausstellung änderten und einen Vertreter nach Köln schickten: Das Ergebnis war die berühmte »Armory Show« von 1913.[8] Auch der ebenfalls 1913 von Herwarth Walden veranstaltete »Erste Deutsche Herbstsalon« in Berlin ist ohne die Kölner *Sonderbund*-Ausstellung kaum denkbar, wiewohl nur eine Gesamtschau aktueller Kunst angestrebt war.[9]

Aber nicht nur als erste umfassende Präsentation moderner Kunst gehört die *Sonderbund*-Ausstellung »zu den Ruhmestiteln der Kulturgeschichte« Kölns.[10] Trotz der ablehnenden Haltung und zum Teil vernichtenden Kritik der lokalen Presse[11] war sie ein Riesenerfolg (Abb. 369). Die Besucher kamen in Scharen, der Verkauf ausgestellter Werke lief glänzend,[12] Köln stand vier Monate lang im Rampenlicht der Kunstwelt. Dennoch konnten die Einnahmen (insgesamt 73479,70 Mark) die Gesamtausgaben (78684,48 Mark) nicht ausgleichen, so daß laut der an Karl Ernst Osthaus, Besitzer des Hagener Museums Folkwang, geschickten »Abrechnung/Rechnung« vom 5. Mai 1913 ein Betrag von 5204,78 Mark fehlte.[13] Der langfristige materielle und »geistige« Gewinn für Köln überwog die negative Kritik und Bilanz allerdings bei weitem. Selbstbewußt trugen engagierte Vertreter der Stadtverwaltung im Kielwasser der aufsehenerregenden Ausstellung die Idee von Köln als Kunststadt in die Öffentlichkeit.[14] Der Beigeordnete W. Laué, der im Vorstand des *Sonderbundes* saß, fragte nach Ausstellungsende: »Und dann, wäre der Gedanke so verwegen, in Köln, alter Tradition folgend, eine neue Kunststätte zu schaffen, in der Deutschlands Kunst sich zeigte und die Kunst der Nachbarländer zu frohem Stelldichein lüde? Köln, das Kunstzentrum des Westens auf musikalischem Gebiet, warum könnte es nicht das Zentrum der

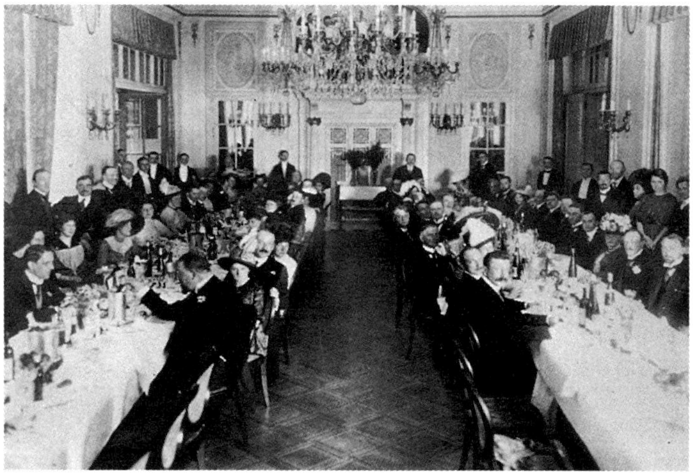

369 Abschlußbankett der Kölner »Sonderbund«-Ausstellung, 1912

bildenden Künste werden?«[15] Überhaupt ist die starke »politische« Unterstützung des Projekts bemerkenswert, wo doch allen Beteiligten bewußt war, daß für die neue Kunst hauptsächlich nur Tadel und Spott zu ernten waren. Auftrieb für die Bestrebungen des Wallraf-Richartz-Museums, moderne und zeitgenössische Kunst zu fördern und zu sammeln, gab die auch durch führende Persönlichkeiten aus Handel und Gewerbe unterstützte *Sonderbund*-Ausstellung auf alle Fälle. So konnte der Direktor, Dr. Alfred Hagelstange, noch 1912 das Gemälde Kokoschkas *Dents du Midi* (Abb. 400) ankaufen und erhielt 1913 als Schenkung Gauguins *Reiter am Strand*,[16] von weiteren Erwerbungen in den folgenden Jahren gar nicht zu reden. Wie die Ausstellung auf den damals 23jährigen Josef Haubrich wirkte, werden wir wohl nie genau erfahren. Sicherlich hat er hier »die für sein Verhältnis zur Kunst entscheidenden Eindrücke empfangen«,[17] sicherlich wurde hier die Saat seiner späteren Vorliebe für den Expressionismus gelegt, die nach dem Zweiten Weltkrieg dem Kölner Museum eine so reiche Ernte bringen sollte.

Dabei ist es nur glücklichen Umständen zu verdanken, daß Köln überhaupt Ausrichtungsort wurde. Wie die ersten drei *Sonderbund*-Ausstellungen sollte auch diese in Düsseldorf stattfinden, war doch dort der *Sonderbund* zu Hause. Er ging aus einer losen Gruppierung von acht Künstlern hervor,[18] die sich offensichtlich auf die Initiative August Deussers zusammentaten, um eine Ausstellungsmöglichkeit zu bekommen; im Mai 1908 waren denn auch ihre Werke in der Kunsthalle Düsseldorf unter dem Titel »Sonder-Ausstellung« zu sehen. Der *Sonderbund* – der Ursprung des Namens läßt sich immer noch nicht restlos klären – öffnete seine Türen nach der ersten Ausstellung im Jahre 1909 jedoch nicht nur für Künstler, sondern für Interessierte der modernen Kunst im allgemeinen: Museumsleute, Sammler, Persönlichkeiten des kulturellen Lebens, die dann die Führung übernahmen und die Förderung zeitgenössischer Kunst, auch der außerhalb des Rheinlands, durchsetzten.[19] Waren in der ersten *Sonderbund*-Ausstellung in der Düsseldorfer Kunsthalle lediglich Werke der französischen Impressionisten und der deutschen Mitglieder des Vereins vertreten gewesen, so kamen bei der zweiten – 1910 im Düsseldorfer Kunstpalast – auch die jüngeren Künstler Deutschlands und Frankreichs zum Zuge: unter anderem Nolde, Kirchner, Schmidt-Rottluff, Pechstein, Hofer, Derain, Matisse, Vlaminck, Braque, Picasso.[20] Erwähnenswert ist die Angliederung einer kunstgewerblichen Abteilung, weil sie den Anlaß zur Gründung der Kölner *Gilde – Westdeutscher Bund für angewandte Kunst* gab[21] und Vorbild für die kunstgewerbliche Abteilung in Köln wurde. Im Vorstand der zweiten *Sonderbund*-Ausstellung saßen dieselben Personen, die die Ausstellung in Köln ausrichten sollten[22] (ihnen wurden zusätzliche Mitglieder zur Seite gestellt).

Aus dem vom Schriftführer Wilhelm Niemeyer verfaßten Vorwort des *Sonderbund*-Katalogs von 1910[23] läßt sich erahnen, mit welchen Schwierigkeiten die Organisatoren wegen der starken ausländischen Beteiligung zu rechnen hatten: Jedenfalls fühlte sich Niemeyer gezwungen, die in der Ausstellung deutlich sichtbare hohe Wertschätzung französischer Kunst zu rechtfertigen. Im folgenden Jahr nahm die chauvinistische Stimmung noch zu, im Bereich der Kunst erst recht mit dem Erscheinen von Carl Vinnens *Protest deutscher Künstler*, der sich gegen die Bevorzugung französischer Kunst seitens der deutschen Museumsleiter richtete. In der dritten *Sonderbund*-Ausstellung – sie war erheblich kleiner als die letzte und fand in der Düsseldorfer Kunsthalle statt – waren französische Künstler, vorwiegend die *Nabis* und *Fauves*, zur Entrüstung der Öffentlichkeit und vor allem der nicht beteiligten Düsseldorfer Künstler wieder gut vertreten. Im Vorwort des begleitenden Katalogs schrieb Richard Reiche, der Niemeyer als Schriftführer abgelöst hatte, fast provozierend: »In den gegenwärtigen Zeitläufen, da enge Geister deutsche Kunst in enge Grenzen bannen möchten, ist es uns ein Bedürfnis und Freude, Frankreichs Künstler besonders herzlich willkommen zu heißen.«[24] Ein Jahr später, dem Zeitgeist Rechnung tragend, drückte sich Reiche im Vorwort zum Kölner *Sonderbund*-Katalog zurückhaltender aus und spielte die französische Beteiligung herunter: »Sonderausstellungen« (innerhalb der Gesamtpräsentation) der »Neoimpressionisten« Cross und Signac seien, betonte er, »der

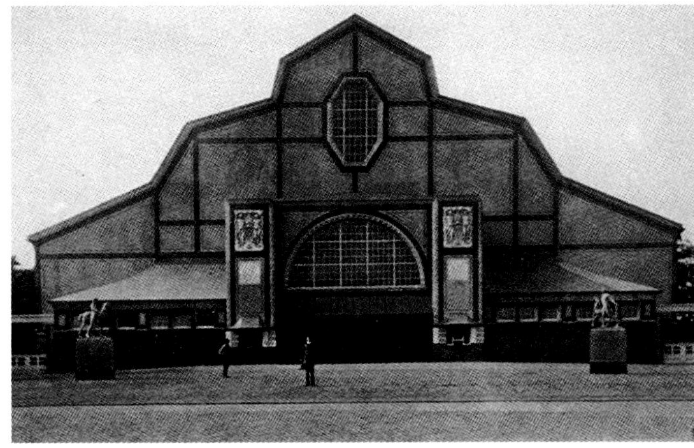

370 Halle der »Sonderbund«-Ausstellung am Aachener Weiher in Köln, 1912

Opferwilligkeit befreundeter deutscher Sammler« zu verdanken.[25] Vincent van Gogh ließ er als Ausländer gar nicht gelten. Mit 108 Katalogeintragungen bildeten ja die Werke des »großen Holländers, den wir stolz zu unserer Rasse rechnen«, wie er schrieb, den »eigentlichen Halt der Ausstellung«.[26] In seiner Eröffnungsrede wurde Hagelstange noch deutlicher: »Denn als Germane sei van Gogh anzurechnen; es sei das maßgebenste, was man dem Vorwurf des Franzosentums der neuen Richtung entgegenhalten könne.«[27]

Die Empörung, die der *Sonderbund* durch seine Zulassung neuerer Tendenzen und ausländischer Künstler im konservativen Düsseldorf auslöste, dürfte der Grund gewesen sein, warum der »Verein zur Veranstaltung von Kunstausstellungen« dem Vorstand des *Sonderbundes* den bereits zugesagten Kunstpalast verweigerte. So wurde im Spätsommer 1911 der *Sonderbund*, dessen Ziel es ja war, die »neuen, zeiternsten Bestrebungen der Düsseldorfer Kunst nach außen bekannt zu machen« und für »Düsseldorf als Kunststadt die Bedeutung wieder[zu]gewinnen, die dem hier gesammelten Talente entspricht«,[28] in die unangenehme und ironische Lage versetzt, für sein großangelegtes Projekt keine Ausstellungshalle in Düsseldorf mehr zu haben. Bangen mußten die Organisatoren allerdings nicht lange. Ungewohnt schnell und entschlossen stimmte die Stadt Köln mit »glücklichem Instinkt« und »sympathischer Vorurteilslosigkeit«, wie ein Zeitgenosse damals berichtete,[29] der Durchführung in Köln zu. Zwei Tage nach Weihnachten 1911 konnte Geschäftsführer Reiche den Mitgliedern des Gesamtvorstandes mitteilen, »daß die Kölner Stadtverordneten in geheimer Sitzung am 23. ds. Mts. auf Gesuch an den Oberbürgermeister vom 26. September 1911 beschlossen haben, uns die von der Stadt Köln am Aachener Tor zu errichtende große Ausstellungshalle für die von uns geplante Ausstellung für die Zeit vom 1. Juni bis 1. Nov. 1912 mietfrei zu überlassen«.[30]

Bei der im Brief erwähnten Halle handelt es sich um das Gebäude, das auf Beschluß des Rates der Stadt Köln vom 19. Oktober 1911 angekauft wurde, eine Eisenkonstruktion, die als »Kultushalle« für die Weltausstellung 1910 in Brüssel gedient hatte (Abb. 370).[31] Daß die zwei Angebote, das eine für eine große Ausstellungshalle, das andere für eine große Ausstellung, unabhängig voneinander fast gleichzeitig in Köln eingingen, begünstigte zweifellos die Annahme beider erheblich, zumal im Hintergrund dem scheinbaren Zufall kräftig nachgeholfen wurde: Der Kölner Baurat Karl Rehorst, der sich für den Ankauf der Halle besonders stark einsetzte, war schon 1910 Mitglied des *Sonderbundes*, wie auch A. F. Flender, dessen Benrather Firma nach dem Entwurf des Münchener Architekten Emanuel von Seidl die Halle baute (in Köln war er sowohl Mitglied des Ehrenausschusses zur Förderung der *Sonderbund*-Ausstellung als auch dessen Stifter). Überhaupt wurde dieser Ehrenausschuß von den Spitzen der Kölner Politik besetzt – vornan Oberbürgermeister Max Wallraf und Regierungspräsident Otto Steinmeister. So gelang es der Stadt, innerhalb von vier Monaten die Eisenkonstruktion auf dem heutigen Aachener Weiher aufzubauen und einen Vorbau für Büros und Garderobe anzugliedern.[32] Zusammen mit den Emporen stand eine Ausstellungsfläche von fünftausend Quadratmetern zur Verfügung. Die *Sonderbund*-Ausstellung beanspruchte jedoch nur die Hälfte der Fläche, die man in dreißig Räume unterschiedlicher Größe, durchgehend mit Oberlicht versehen, unterteilte. Da die Höhe des lichten Raumes knapp fünfzehn Meter maß, konnte in der Halle sogar eine Kapelle spontan und problemlos eingerichtet werden. Für die Ausstellung ließ man die Türrahmen und Eckleisten schwarz, die Wände aber weiß streichen, was damals als Hintergrund für Bilder ungewohnt war.

In seiner im Mai 1911 erschienenen *Denkschrift* legte Wilhelm Niemeyer als »Vorausblick auf das, was der Sonderbund MCMXII zeigen wird«, ein Konzept fest, das er in der Ausstellung von 1910 nicht hatte verwirklichen können: eine Darstellung der historischen Zusammenhänge unter besonderer Berücksichtigung von Manet, Cézanne und van Gogh (Gauguin schätzte er nicht).[33] Als Osthaus in einem Brief vom 19. Juni 1911 Niemeyer über den Antrag des *Sonderbundes* bei der Stadt Düsseldorf auf Überlassung des gesamten Kunstpalastes unterrichtete, fügte er sogleich mit einem Satz sein eigenes Ausstellungskonzept hinzu: »Es wäre damit die Möglichkeit einer Gesamt-Deutschen Ausstellung und der Gründung unseres Bundes gegeben.«[34] Trotz dieser eindeutigen Worte ist nicht anzunehmen, daß sich Osthaus grundsätzlich gegen eine Darstellung der historischen Grundlage zu stemmen beabsichtigte – schließlich hatte er bereits früh französische Kunst gesammelt und als erster Museumsmann in Deutschland van Gogh erworben –, doch scheint er schon im Vorfeld dem konservativeren und vor allem der französischen Kunst zugeneigten Niemeyer gegenüber deutlich machen zu wollen, daß die zeitgenössische Kunst im Mittelpunkt zu stehen habe und die gesamte Breite deutschen Kunstschaffens zu berücksichtigen sei.

Über dieses Abstecken zweier allgemeiner Grundpositionen hinaus ist der weitere Verlauf der Ausarbeitung des Ausstellungskonzeptes leider nicht mehr nachvollziehbar: Die entsprechenden Unterlagen scheinen sämtlich verschollen zu sein.[35] Im oben zitierten Brief vom 27. Dezember 1911, in dem Reiche den Mitgliedern des Gesamtvorstandes mitteilte, daß die Stadt Köln dem *Sonderbund* die Halle zur Verfügung stelle, schrieb er weiter: »Durch den Beschluß der Kölner Stadtverordneten sind wir in die Lage versetzt, das Ausstellungsprogramm, wie es in den August-Mitteilungen entwickelt worden ist, in vollem Umfang durchzuführen.«[36] Das heißt wohl, daß die Grundstruktur der Ausstellung, wie sie dann auch verwirklicht wurde – mit einem retrospektiven Teil, einschließlich umfangreicher Werkgruppen von van Gogh, Cézanne und Gauguin, und einem zeitgenössischen Teil –, im August 1911 feststand. Ob aber die größere Beteiligung von Künstlern aus der Schweiz, Österreich, Ungarn und Norwegen, ob eine Einzelpräsentation des Werkes von Edvard Munch und Pablo Picasso[37] oder der Titel »Internationale Kunstausstellung« schon zu diesem Zeitpunkt beschlossen waren, wissen wir nicht. Nach dem noch erhaltenen Briefverkehr zu urteilen, kann über die Art und Weise der Beteiligung der deutschen Expressionisten noch nicht entschieden worden sein, wenn darüber zu dieser Zeit überhaupt diskutiert wurde. Jedenfalls wurden Vor-

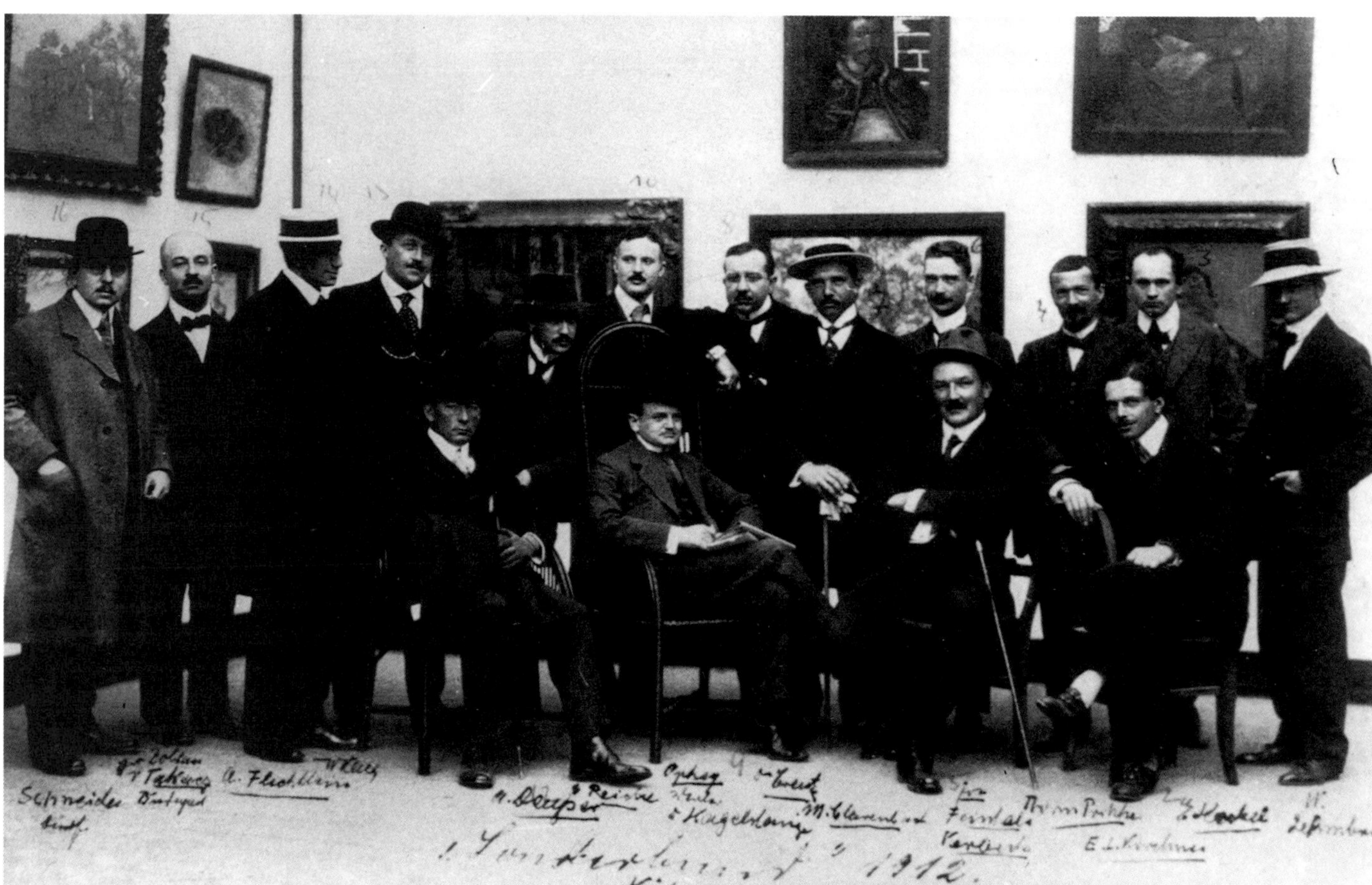

371 Veranstalter und beteiligte Künstler im Van-Gogh-Raum der »Sonderbund«-Ausstellung, Köln, 1912. Vorn sitzend, von rechts: Kirchner, Feinhals, Hagelstange, Deusser; hinten stehend, von rechts: Lehmbruck, Heckel, Thorn-Prikker, Verbeek, Clarenbach, Creutz, Ophey, Klug, Flechtheim, Takacz, Schneider

schläge bis in das nächste Jahr hinein entgegengenommen; so schrieb Osthaus am 17. Januar 1912 an Heckel, daß er seine Anregung einer Kollektivpräsentation der *Brücke* »sehr gut« finde, und versprach ihm, in der nächsten Sitzung des *Sonderbundes* den Vorschlag »warm zu empfehlen«.[38]

In der Ausstellung präsentierte der *Sonderbund* erstmals in Deutschland den Expressionismus in voller Breite, was erst recht Sinn machte, als die wesentlichen Vorläufer wie van Gogh, der vier Säle belegte, und Gauguin und Munch, die jeweils einen eigenen Raum erhielten, auf glänzende Weise hervorgehoben wurden und die französischen *Fauves* und Schweizer Künstler wie Amiet und Hodler zumindest beschränkt Berücksichtigung fanden. Die deutschen Expressionisten wurden nur zu einem gewissen Grad nach Gruppierungen – *Brücke*, *Blauer Reiter* oder rheinländische Künstler – eingeteilt. Die *Brücke*-Künstler Kirchner, Heckel, Schmidt-Rottluff und Mueller waren im Raum 16 vereint, in dem sich allerdings außerdem Bilder von César Klein, Georg Tappert, Wilhelm Morgner, Hans Keller, Carlo Mense und Franz Marc sowie eine Bronzeskulptur von Karl Albiker befanden (auch von Pechstein hing ein Gemälde in diesem Raum und jeweils eines in den Räumen 18 und 22).

Die Künstler des *Blauen Reiter* kamen als »Gruppe«, sehr zum Ärger Marcs und trotz der Tätigkeit Mackes im Arbeitsausschuß, wesentlich ungünstiger weg.[39] So waren zum Beispiel die fünf Arbeiten Mackes auf drei Räume (17, 21, 22) verteilt, wie auch die fünf Marcs (Raum 16, 17, 18), der sich nicht nur über die auseinandergerissene Präsentation, sondern auch über die Auswahl älterer Bilder beklagte. Kandinsky und Nolde waren jeweils mit nur zwei Bildern vertreten (Nolde allerdings mit einer Abbildung im Katalog), die allesamt im Raum 17 ausgestellt wurden. Die gesamte deutsche Beteiligung (73 Maler und 12 Plastiker mit 182 bzw. 28 Katalogeintragungen) nahm neun Räume in Anspruch (die Kapelle nicht mitgezählt), die letzten im numerierten Rundgang der Ausstellung – ausgenommen den von den Van-Gogh-Sälen aus zugänglichen Raum 20, der für Munch reserviert war. Ein einziger deutscher Künstler wurde, wohl mit Rücksicht auf Düsseldorf und die Absichtserklärung des *Sonderbundes*, mit einem Einzelsaal geehrt: August Deusser, Vorstandsmitglied, Vorsitzender der Kunstkommission und Jury, Mitbegründer und Stifter des *Sonderbundes*.

In der Jury, die über die endgültige Auswahl der Werke entschied, saßen neben Deusser der Düsseldorfer Maler Max Clarenbach und die Museumsdirektoren Hagelstange und Reiche (Abb. 371). Die Uneinigkeit war wie bei den meisten Ausstellungsprojekten dieser Größe beträchtlich[40] und die Qualitätsunterschiede entsprechend gewaltig, was 84 Jahre später erst recht auffällt. Aber schon damals erkannte Paul Ferdinand Schmidt die »völlig ungenügende Scheidung der selbständigen und der untergeordneten Geister« und die »mangelhafte Vertretung der ersten« in der deutschen Sektion,[41] was die Leistung der *Sonderbund*-Ausstellung jedoch nicht schmälern kann: In seiner künstlerischen Bilanz aus heutiger Sicht stellt Günther Aust fest, daß neben einzelnen Persönlichkeiten wie Modigliani, Brancusi oder Duchamp lediglich die italienischen Futuristen und die zur Abstraktion hin arbeitenden Künstler wie Delaunay, Kupka, Picabia und Léger fehlten, und diese hätten ja bei der Vorbereitung der Ausstellung im Jahre 1911 größtenteils »noch in ihren Anfängen« gestanden.[42] So heftig gingen die Meinungen und Ansichten auseinander, daß zwei Monate vor Eröffnung der harte Kern der Düsseldorfer Künstlermitglieder, Deusser, Clarenbach, Bretz, Schmurr und Ophey, unter dem Namen *Die Friedfertigen* eine neue Künstlervereinigung gründete.[43] Nach dem Ende der Ausstellung traten Hagelstange, Reiche und Flechtheim aus dem *Sonderbund* aus.[44] Ende Juli 1915 wurde der Verein offiziell aufgelöst.

Die Kapelle

Vor dreißig Jahren fragte Helmut R. Leppien: »Gern wüßte man, wer auf den Gedanken gekommen ist, inmitten der […] Ausstellung des Sonderbundes […] eine ›Kapelle‹ zu errichten und welchen Zweck er damit verfolgte.«[45] Dank inzwischen zugänglich gemachter Dokumente und Briefe sowie Skizzenbücher Kirchners im Kirchner-Museum, Davos, wissen wir heute etwas mehr über diese Kapelle, die zwischen den zwei kleineren ungarischen und norwegischen Räumen und dem großen österreichischen Saal eingerichtet wurde (Abb. 372, 373) und von der Rückseite aus in den letzten Van-Gogh-Saal führte (oder umgekehrt). Sicher ist, daß der Vorschlag, Glasfenster von Jan Thorn-Prikker auszustellen, die Idee einer Kapelle aufkommen ließ; und dieser Vorschlag stammte von Gottfried Heinersdorff, Besitzer der Glasmalerei-Anstalt Puhl und Wagner in Berlin, und

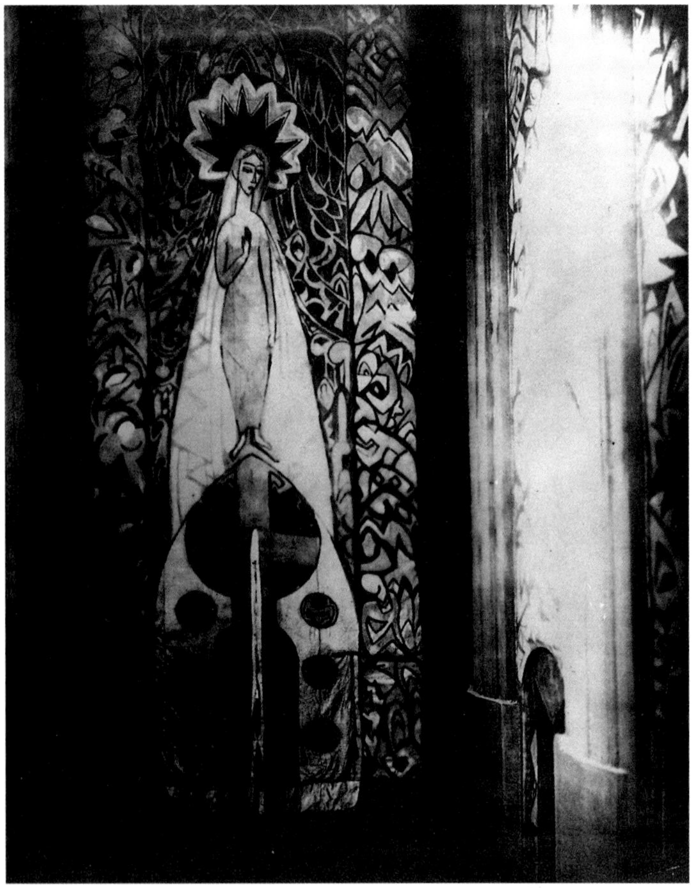

372 Ernst Ludwig Kirchners Madonna in der Kapelle der »Sonderbund«-Ausstellung, Köln, 1912, Batik und Malerei auf Rupfen, Höhe 400 cm (laut Kirchner)

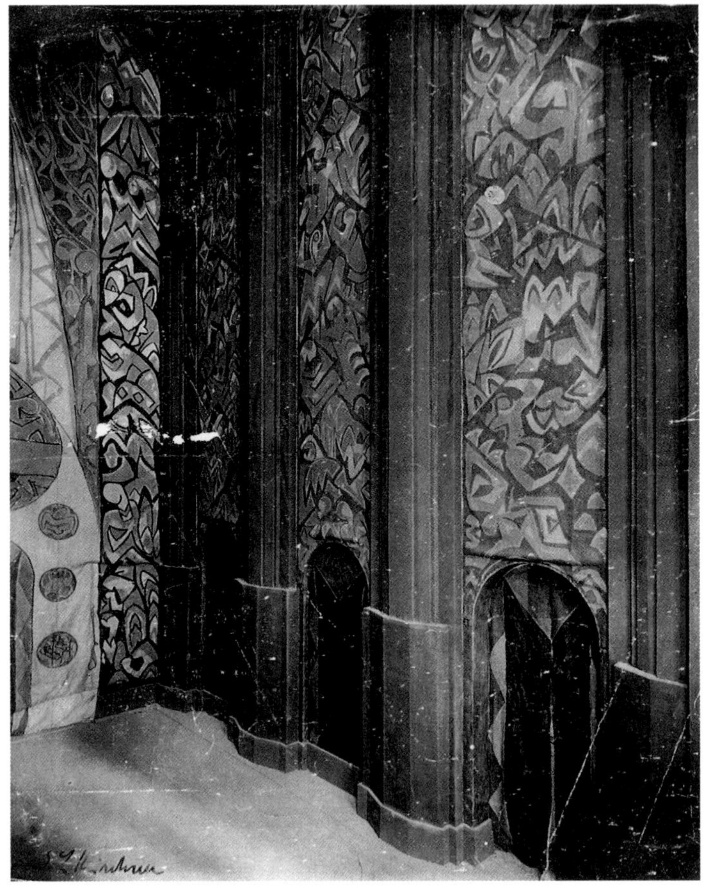

373 »Sonderbund«-Ausstellung, Köln, 1912, Kapellenraum, Kat.-Nr. 199. Photo: Kirchner

Karl Ernst Osthaus, der 1910 Thorn-Prikker den Auftrag für das Glasfenster in der Eingangshalle des Hagener Bahnhofs vermittelt hatte[46] und ihn im allgemeinen stark förderte. So nahm er zum Beispiel seine Glasfenster in die von ihm verantwortete deutsche Abteilung der »Internationalen Ausstellung für religiöse Kunst« in Brüssel (Mai/Juni 1912) auf und zeigte ebenfalls 1912 weitere Fenster von ihm in einer Glasmalerei-Ausstellung in seinem Hagener Folkwang-Museum.[47]

Im Osthaus-Archiv, Hagen, befindet sich ein Brief vom 2. Februar 1912 von Osthaus an Reiche, der Licht in die Angelegenheit bringt: »Es wird mir morgen wohl wiederum unmöglich sein nach Köln zu kommen. Ich gestatte mir daher, Ihnen einen Brief des Glasmalers Heinersdorff in Berlin zur Vorlegung an die Herren des Vorstandes zu übersenden. Die Glasbilder, um die es sich handelt, entwirft Thorn-Prikker für eine Kirche in Neuss. Sie stellen in ihrer Gesamtheit jedenfalls das Bedeutenste dar, was die Glasmalerei seit lange geleistet hat. Die Kosten der Aufstellung würden wohl von Heinersdorff ganz übernommen werden. Es dürften also der Ausstellung wohl kaum ernstere Bedenken entgegenstehen.«

Schon drei Tage später, am 5. Februar, konnte Osthaus Heinersdorff melden, daß die letzte Sitzung des *Sonderbundes* seinem »Auftrage stattgegeben hat, die Thorn-Prikkerischen Fenster in einem besonderen Raume einzubauen«.[48] Weil die Glaskunst Thorn-Prikkers (seit 1910 Mitglied des *Sonderbundes*) allgemein anerkannt war und die Kosten keine Rolle spielten, dürfte das Angebot vom Vorstand einhellig angenommen worden sein. Am 7. Februar beantwortete Heinersdorff den Brief von Osthaus unter anderem mit der Bemerkung, daß Pechstein bei ihm gewesen sei, und »bittet sehr darum, daß es ihm auch ermöglicht wird, ein Fenster zu zeigen«.[49] Um wohl andere Gedanken von vornherein auszuschließen, fügte er hinzu: »Das wichtigste ist, [...] daß vor allem Thorn-Prikkers große Scheiben gut für sich abgeschlossen gezeigt werden«, und schlug vor: »Vielleicht kann man die Seiten des Raumes mit den Kartons vom Hagener Bahnhof schmücken?«[50] In seinem kurzen Antwortschreiben vom nächsten Tag ging Osthaus auf diesen Vorschlag nicht ein, schloß aber die Möglichkeit eines Pechstein-Fensters nicht aus.[51] Am 10. Februar 1912 erhielt Osthaus einen Brief von Reiche, aus dem hervorgeht, daß das Thorn-Prikker-Projekt angenommen und die Angelegenheit diskutiert und zur Verwirklichung weitergeleitet wurde: »Die 3 Chorfenster von Thorn-Prikker können nach Rücksprache mit Rehorst in einem besonderen Chor-Raum der Ausstellung zu Aufstellung gelangen, und evt. Heinersdorff's Vorschlag von Lauweriks[52] den Raum als Altarraum ausstatten zu lassen, verwirklicht werden. Ich schrieb dieserhalb gleichzeitig an Heinersdorff, Thorn-Prikker und Lauweriks und bat die Herren, sich auch mit Ihnen deswegen in Verbindung zu setzen.«[53]

Diesem Schreiben können wir entnehmen, daß es Heinersdorff war, der für die Präsentation der Glasmalereien Thorn-Prikkers (»3 Chorfenster«) offensichtlich erstmals die Idee eines »Altarraumes« vorbrachte,[54] aus dem bei Reiche dann »ein besonderer Chor-Raum« wurde. Wie sich jedoch aus dem »Chor-Raum« die »Kapelle« entwickelte – schließlich hätte man den Raum hinter dem »Chor« als konventionellen Ausstellungssaal gestalten können –, ist aus den zugänglichen Informationsquellen nicht rekonstruierbar. Interessant ist hier die Bemerkung Osthaus' in einem Brief vom 8. März 1912 an Heinersdorff, daß er für die Fenster Thorn-Prikkers bei der Ausstellung in Brüssel versuchen werde, »eine Kapelle von van de Velde durchzusetzen«.[55]

Bei den Glasbildern Thorn-Prikkers handelt es sich um sechs Chorfenster, die er für die im gotisierenden Stil errichtete Dreikönigenkirche zu Neuss entwarf. Deren Rektor, Josef Geller, erteilte ihm 1911 den Auftrag, ohne der konservativen erzbischöflichen Behörde gegenüber den Namen des Künstlers preiszugeben.[56] Geller berichtet, wie Heinersdorff ihn »solange quälte, bis ich einige der Fenster ausstellen ließ, allerdings unter der Bedingung, daß man nicht erfahren dürfe, für welche Kirche die Fenster bestimmt seien«.[57] Trotz der Geheimhaltung erfuhren die kirchlichen Instanzen davon und vereitelten den Einbau in die Dreikönigenkirche. Gellers Bruder Johannes, Rechtsanwalt in Neuss und 1910 Mitglied des *Sonderbundes*, legte Revision ein, doch ohne Erfolg. Zusammen mit Heinersdorff wirkte Johannes Geller maßgeblich daran mit, daß die Neusser Fenster in einer eigenen Halle (»Haus Heinersdorff«) auf der »Deutschen Werkbund-Ausstellung« 1914 in Köln erneut gezeigt wurden. Die Präsentation beeindruckte sehr und führte am Ende dazu, daß die erzbischöfliche Behörde nach dem Kriege die Genehmigung doch noch erteilte: 1919 wurden die Fenster in der Dreikönigenkirche installiert und sind heute noch dort zu betrachten (Abb. 374). Im Hauptteil zeigen sie Darstellungen aus dem Leben Christi und im Sockelbereich Ornamente.

Welche von ihnen in der *Sonderbund*-Ausstellung zu sehen waren, läßt sich nicht mehr ermitteln. In einem Brief vom 11. März 1912 bat Heinersdorff Osthaus, ihm mitzuteilen, was er für Brüssel »gebrauchen« könne, und zu berücksichtigen, daß auf der *Sonderbund*-Ausstellung eine »zusammenhängende Gruppe« gezeigt werden sollte.[58] Daraufhin schrieb Osthaus nach Brüssel und forderte die genauen Maße an, »weil die Fenster in Berlin noch angefertigt werden müssen«.[59] Weitere Informationen fehlen leider (im Katalog der Brüsseler Ausstellung[60] ist lediglich der Fensterteil *Geburt Christi* abgebildet). Auf alle Fälle waren in Köln nicht sechs (wie häufig berichtet wird), sondern drei Fenster Thorn-Prikkers in der Kapelle zu sehen;[61] möglicherweise wurden die »Szenen aus dem Leben Christi« und das »ornamentale Muster« – so die Angaben im Katalog – separat gezählt. Vielleicht war eines von ihnen das Magdalenenfenster,[62] dessen purpurroten und grünen Grundton Kirchner auch für seine Entwürfe einer Madonna verwandte. Wie lange vor der Eröffnung die Fenster installiert wurden, wissen wir nicht. Osthaus schrieb am 10. Mai an Heinersdorff: »Die Kölner Ausstellung beginnt am 25. Es wäre gut, wenn die Fenster bis zum 20. sässen.«[63]

Zu welchem Zeitpunkt während der Vorbereitungen Heckel und Kirchner mit den »Malereien der Jute-Bespannung an Wänden und Decken« (Katalogangabe) beauftragt wurden, ist ebenfalls unbekannt, wahrscheinlich jedoch relativ spät. Denn zuvor wurde wohl ein anderer Künstler ins Spiel gebracht: Emil Nolde. Jedenfalls schrieb Reiche am 2. Mai 1912 an Osthaus: »Es ist sehr bedauerlich, daß Sie das große Altarwerk von Nolde schon für Bruxelles zugesagt haben und wir darauf verzichten müssen; es hätte sich sehr gut in der Kapelle mit den Fenstern von Thorn-Prikker anbringen lassen.«[64] Es handelt sich um das neunteilige Altarwerk mit biblischen Szenen (240 x 630 cm), das Osthaus im März 1912 in Hagen ausgestellt hatte und das Mittelpunkt der deutschen Abteilung auf der Brüsseler Ausstellung werden

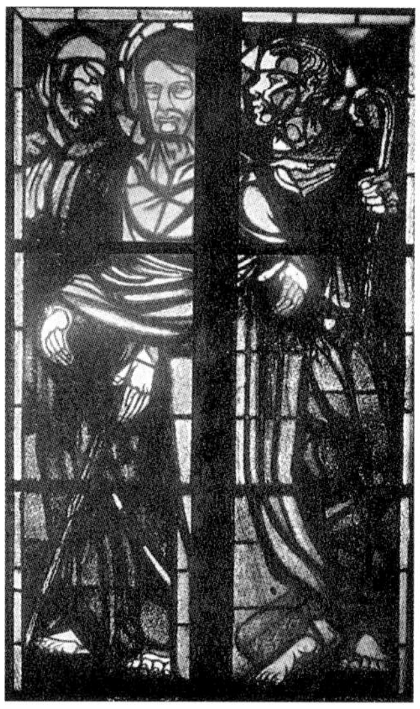

374 Jan Thorn-Prikker, Jünger auf dem Weg nach Emmaus, 1911, Glasfenster, Dreikönigenkirche, Neuss

sollte. Wäre die Ausstattung der Kapelle durch Heckel und Kirchner bereits beschlossen gewesen, hätte Reiche diese Möglichkeit wohl kaum in Erwägung gezogen.

In Brüssel kam es jedoch zum Eklat: Auf Druck katholischer Geistlicher forderte die Ausstellungsleitung die Entfernung des Altarwerkes;[65] da ihm aber Juryfreiheit zugesichert worden war, schloß Osthaus statt dessen die deutsche Abteilung.[66] Damit stand Noldes Altarwerk unerwartet zur Verfügung, so daß Osthaus am 11. Mai Reiche mitteilen konnte: »Wir haben soeben nach Brüssel die Aufforderung gerichtet, das große Altarwerk von Nolde sogleich an die Ausstellung des Sonderbundes abzusenden.«[67] Reiche, wohl Böses ahnend, erinnerte Osthaus zwei Tage später: »Wir müssen es dann der Jury überlassen, ob sie es übernehmen will.«[68] Tatsächlich wollte sie es »aus Platzmangel unter keinen Umständen« zeigen,[69] in Wahrheit aber wohl aus Angst, mit dem Werk einen Skandal wie in Brüssel zu verursachen.[70] Den erhaltenen Briefen Noldes ist zu entnehmen, daß weder Reiche noch Osthaus mit ihm die Kapelle als Ausstellungsort für das Altarwerk besprochen haben. Nach dem Brüsseler Eklat schlossen beide diese Möglichkeit wahrscheinlich aus, wollten mit Rücksicht auf Thorn-Prikker sicherlich auch großes Aufsehen vermeiden und dachten wohl nun eher an eine Aufstellung in einem der üblichen Räume.

Wegen der Ausmalung der Kapelle sollten auch Heckel und Kirchner (Abb. 375) Schwierigkeiten mit den Geistlichen bekommen. Im undatierten Brief (wohl Juni/Juli 1912) von Kirchner an Gustav Schiefler, den Leppien abdruckt,[71] hieß es: »Die Seitenfelder enthielten erst 6 Darstellungen von Wundern des alten und neuen Testamentes mussten von uns aber in Ornamentik umgestaltet werden.« Die Photographie einer Seitenwand mit dreien dieser Felder hat Kirchner selbst – leider erst nach der Umgestaltung –[72] aufgenommen und signiert (Abb. 373). Daß er sich überhaupt nicht über die Intervention aufregte, verwundert. Daraus läßt sich unter anderem schließen: Kirchner und auch Heckel dürften nicht viel Zeit und schöpferische Kraft in dieses Projekt investiert haben, weder bei der Konzeption noch bei der Ausführung, und entwickelten daher keine innere Beziehung zum Werk, was wiederum darauf hindeutet, daß beide mit dem Projekt wahrscheinlich erst spät beauftragt wurden. Ihre Beziehungen zu Osthaus und Reiche waren gut, auch Macke (im Arbeitsausschuß aktiv) schätzte ihre Kunst, so daß es leicht zu einer spontanen Zusammenarbeit hätte kommen können, hatten doch Heckel und vor allem Kirchner Erfahrung mit und Freude an Stoffbemalungen und der dekorativen Gestaltung ihrer Wohnräume und Ateliers.

Schon die saloppe Formulierung in seinem Brief an Schiefler weist darauf hin, daß dem Künstler bewußt war, daß die Bemalung hauptsächlich dekorativen Zwecken diente und nicht für die Nachwelt bestimmt war (die Bespannungen wurden nach der Ausstellung zerstört): »Ich war inzwischen mit ihm [Heckel] in Cöln, wo wir eine Kapelle in der Sonderbundausstellung ausgemalt haben, d.h. mehr gebatikt in der Art, wie Sie das in meinem Atelier in Dresden sahen. Die Arbeit hat uns viel Freude gemacht und gefällt selbst den Vertretern des Klerus in Cöln. [...] auf die 13 m hohe Rückwand malte ich eine 4 m grosse Madonna, es ist eine feine Sache, eine Madonna zu malen [...].« Ohnehin war der

375 Heckel, Anna Amiet und Kirchner während der »Sonderbund«-Ausstellung, Köln, 1912

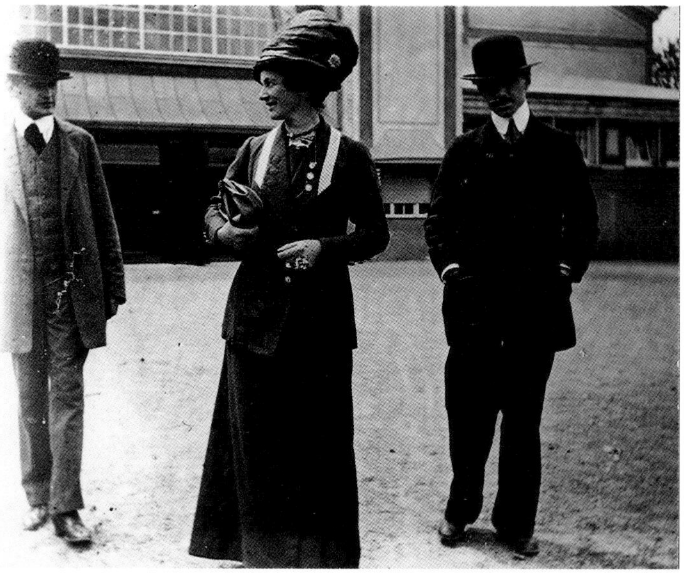

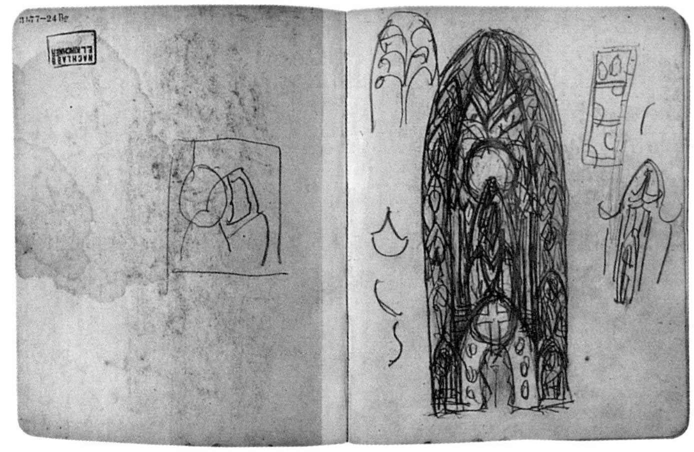

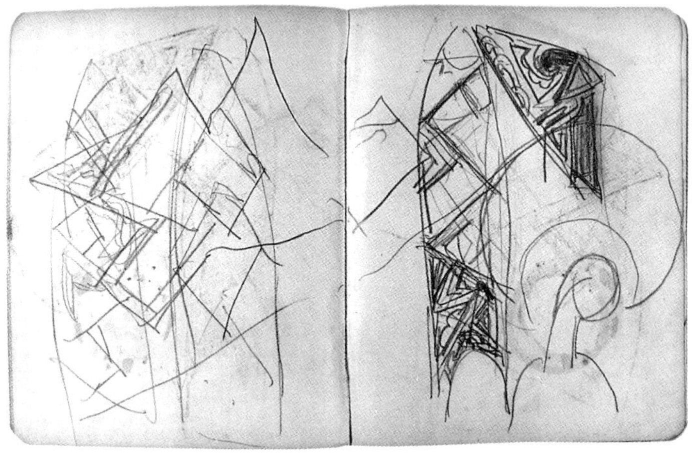

376 Ernst Ludwig Kirchner, Entwurf für die Kapelle der »Sonderbund«-Ausstellung, Köln, 1912, Skizzenbuch 70, Blatt 1, Kat.-Nr. 138

377 Ernst Ludwig Kirchner, Entwurf für die Kapelle der »Sonderbund«-Ausstellung, Köln, 1912, Skizzenbuch 70, Blatt 3, Kat.-Nr. 138

gotische Raum ziemlich dunkel, denn, wie Leppien vermerkt, der 3/8-Schluß der Apsis, wo die drei Fenster Thorn-Prikkers eingelassen wurden, bildete die einzige Lichtquelle.[73] Außerdem lagen die Hauptpartien der Malereien, einschließlich der Madonna, relativ hoch, nämlich oberhalb der durch Vorhänge zugedeckten Durchgänge, von der Decke – auf einer Höhe von dreizehn Metern – gar nicht zu sprechen. Alle sechs spitzbogigen Arkaden an den zwei Seiten hatten je einen Durchgang, wie auch die Rückwand, an der die Madonna angebracht war. Einzelne Details können kaum erkennbar gewesen sein.[74] Die allgemeine Wirkung war dennoch wohl sehr eindrucksvoll, wie Kirchner auch gegenüber Schiefler betonte: »Durch die übereinandersteigenden Spitzbogen wirkt die Rückwand himmelhoch und die Decke fast schwebend. Die Fenster sind sehr dunkel, sodaß alle Formen schwimmen, und dadurch dass der Stoff gebeizt ist, die Farbe nicht darauf sitzt gewinnt sie an Tiefe und Pracht.«

Wir wissen von Macke und durch andere Quellen, daß Kirchner und Heckel bei der Eröffnung der *Sonderbund*-Ausstellung am 24. Mai 1912 zugegen und angeblich sogar wie Nolde und Pechstein »sehr zufrieden« waren.[75] Auf einer Postkarte mit einer eigenhändigen Zeichnung dreier Tänzerinnen im Varieté und dem Kölner-Poststempel vom 27. Mai 1912 ließ Heckel seine Freundin Sidi Riha (die Tänzerin Milda Frieda Georgi) wissen: »Leider sind wir so kaput und haben so wenig gesehen, dass wir nichts zeichnen konnten. Varietés ziemlich unbedeutend [...].«[76] Ohne Zweifel verbrachten beide Künstler die letzten Wochen vor Ausstellungseröffnung mit der Ausführung des Auftrags.

Ob Heckel und Kirchner die verschiedenen Bereiche der auszumalenden Kapellenpartien strikt unter sich aufgeteilt haben, läßt sich kaum mehr feststellen. Nach den entsprechenden Ausführungen in seinen Skizzenbüchern, die erst vor kurzem ausgewertet wurden und demnächst vom Kirchner-Museum in Davos publiziert werden, schenkte Kirchner hauptsächlich der Rückwand gegenüber den Fenstern Thorn-Prikkers seine Aufmerksamkeit. Von den acht Skizzen, die in unmittelbarem Zusammenhang mit der Kapelle entstanden, sind fünf der Rückwand gewidmet (Abb. 376, 377). Zwei Zeichnungen befassen sich mit den engen, hochgestreckten Feldern der Seitenwände, und Kirchner scheint mit dem unangenehmen Hochformat durchaus Schwierigkeiten gehabt zu haben. Sicherlich ließen sich die wahrscheinlich ohnehin stark abstrahierten Darstellungen von »Wundern« leicht in Ornamentik umgestalten, so daß dem »Wunsch der Geistlichkeit« ohne Groll – vielleicht sogar mit Erleichterung – entsprochen werden konnte. Wie die ursprünglichen Darstellungen dem extremen Hochformat angepaßt werden sollten, ist, wie Leppien vermerkt, überhaupt »schwer vorstellbar«.[77]

Den wahrscheinlich ersten Entwurf der Rückwandgestaltung enthüllt die Skizze auf der Rückseite der Farbstiftzeichnung (Abb. 378): der Schwerpunkt der Darstellung liegt in diesem Blatt weniger im Zentrum als auf den Seiten. Die endgültige Strukturierung der Rückwand mit einer zentralen Figur hielt Kirchner mehrmals fest; Fixpunkte bilden die drei Kreise: einer für das Kreuz oberhalb des Durchganges, ein zweiter, der den Strahlenkranz der Madonna umgeben wird, und der ovalförmige Kreis im Scheitelpunkt des Spitzbogens. »Magdhaft-einfach« nennt Karlheinz Gabler die Madonna, deren Ausführung auch in den Skizzen schon feststeht, »mit gewaltigem Zackennimbus, eingeschlossen in einen weiten, hellen Schutzmantel, der wie ein Brautschleier vom Kopf niederfällt. Ruhig und licht steht sie vor dem dunklen, unruhvollen Hintergrund der Welt, der in runden Bergformen mit spitzen Tannenreihen aufsteigt, über dem ein himmlisches Tor sich öffnet.«[78] Stilistisch

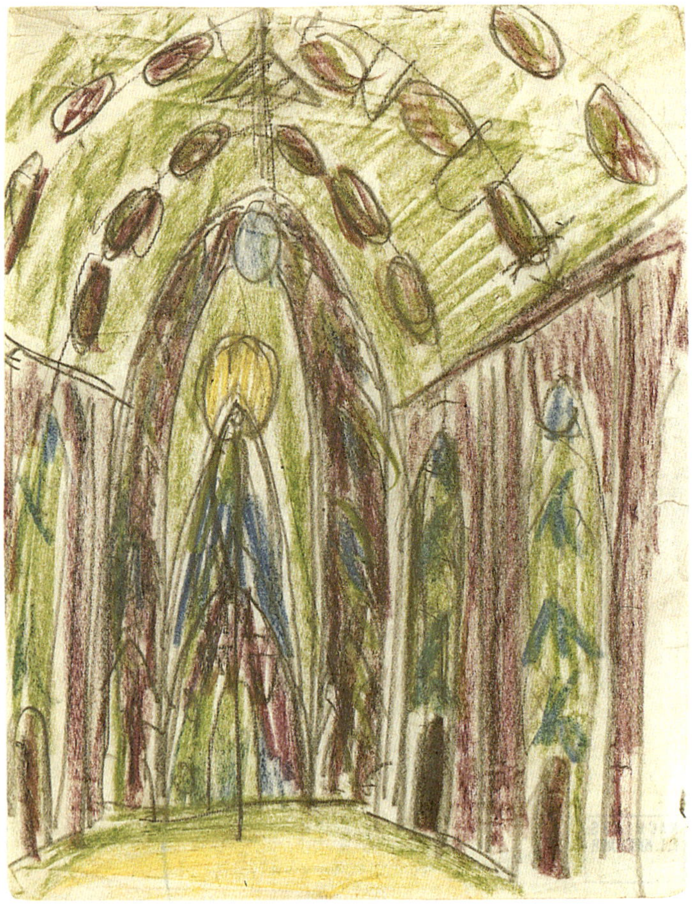

378 Ernst Ludwig Kirchner, Entwurf für die Kapelle der »Sonderbund«-Ausstellung, Köln, 1912, Kat.-Nr. 137

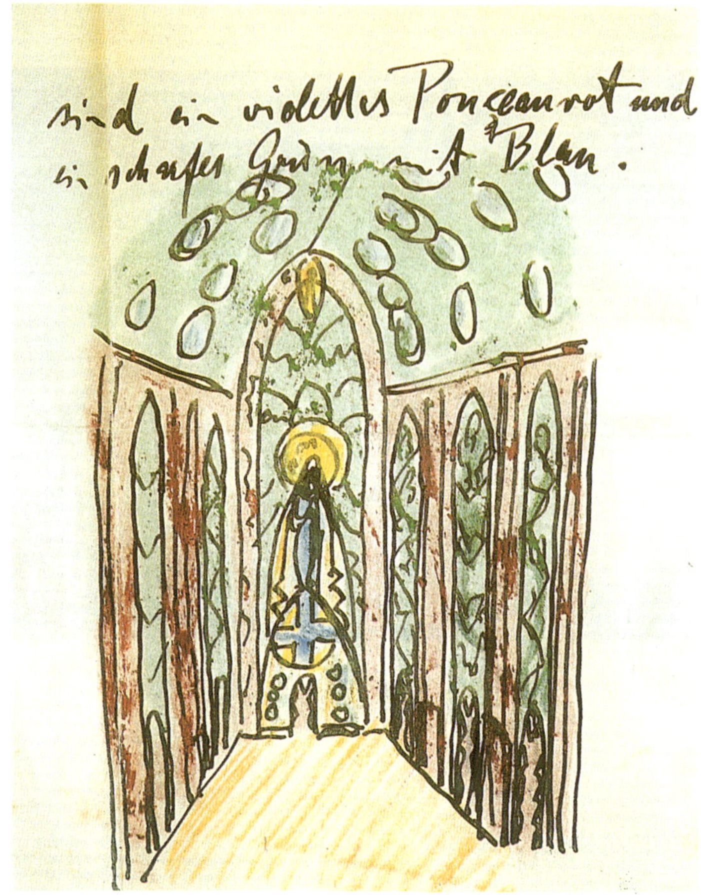
sind ein violettes Ponceaurot und
ein scharfes Grün mit Blau.

379 Ernst Ludwig Kirchner, Zeichnung der Kapelle der Kölner »Sonderbund«-Ausstellung, Seite aus einem Brief, Juni/Juli 1912

vergleicht er einige Details mit denen des Gemäldes *Weiblicher Halbakt mit Hut* (1911) im Museum Ludwig – sie lassen sich ebensogut Figuren Heckels gegenüberstellen –, seine Bewertung jedoch, »daß mit diesem Werk das bedeutendste Stück deutscher Sakralkunst im 20. Jahrhundert vernichtet worden ist, das keinen Vergleich mit Vence oder Audincourt hätte scheuen müssen«, scheint allerdings übertrieben.

In den das Hauptfeld rahmenden Vertikalstreifen waren ornamentalisierte Pflanzen- und Landschaftsformen und Figuren von Betenden, Knienden und Lesenden dargestellt, wie aus der Photographie, wohl auch von Kirchner aufgenommen, zu ersehen ist. Ihnen gegenüber präsentierten sich die (weiblichen) Figuren inmitten der zackigen Ornamentik auf den zumindest in der Photographie erkennbaren Seitenfeldern in weniger rundlichen und in sich gekehrten Haltungen. Die zwei hier abgebildeten Aufnahmen sind die einzigen, die von der Kapelle überliefert sind. Ob Kirchner weitere, inzwischen verlorengegangene Photos machte oder nur diese Teile dokumentierte, weil er hauptsächlich in diesem Bereich arbeitete, werden wir wohl nie erfahren, ebensowenig, ob er das Marienthema von sich aus wählte oder ob es Wunsch der Auftraggeber war. Dank seines oben erwähnten Schreibens an Schiefler, das er mit einer farbigen Skizze illustrierte (Abb. 379), dank eines Briefs an Marc[79] und einer kürzlich aufgetauchten Zeichnung in Farbstiften und Bleistift von der Rückwand der Kapelle (Abb. 378) wissen wir etwas über die Farbgebung zumindest der Rückwandbemalung. Auf beiden Skizzen sind alle Bogen in einem violetten Rot gehalten (von Kirchner in seinem Brief an Schiefler als »violettes Ponceaurot« bezeichnet), die Wände und das Gewölbe in hellem Grün. Im Brief an Schiefler sind die eiförmigen Ornamente blau gestaltet, in der Zeichnung violettrot. Bei beiden erscheint der Mantel Marias blau, in der Schwarzweißphotographie allerdings so hell, daß es sich höchstens um ein sehr helles Blau handeln kann. In der Zeichnung kommt die orangene Farbe überhaupt nicht vor, die in der Skizze des Briefes das Kolorit des Marienkleides, des Vorhangs und des Fußbodens bildet. Ob die Farbe so auch auf der Jutebespannung verwendet wurde, läßt sich nicht klären; Leppien zieht die Zuverlässigkeit der Farbskizze in Kirchners Brief in Zweifel, unzweifelhaft bleibt jedoch: »Violett-rot und grün mit blau sind die Farben.«[80]

Leider liegt die Art der Beteiligung Heckels an der Kapellendekoration völlig im Dunkeln. Ein weiteres Rätsel ist die Rolle, die man, wenn überhaupt, Karl Schmidt-Rottluff bei der Auftragserteilung zuwies.

Immer wieder werden die vier in Messingblech getriebenen und farbig gefaßten Evangelistenreliefs (Abb. 303–306), die seine Auseinandersetzung mit dem Kubismus dokumentieren, mit der Kapelle in Zusammenhang gebracht.[81] Wie zuletzt Gerhard Wietek[82] behauptet auch Gunther Thieme, daß die Köpfe »ursprünglich für die Kapelle der Sonderbundausstellung von 1912 vorgesehen waren«.[83] Tatsächlich jedoch ist diese Annahme nicht zu belegen. Leopold Reidemeister zieht aus der oben zitierten Bemerkung Kirchners gegenüber Schiefler zum Umgestaltungswunsch der Geistlichkeit folgenden Schluß: »Aber es wird hierdurch sehr wahrscheinlich, daß auch für die Kapelle geplante Evangelistenköpfe, die vermutlich wie Kapitelle an den vier Pilastern der einschiffigen Kapelle angebracht werden sollten, dieser geistlichen Jury zum Opfer fielen.«[84] Auch wenn sich die Empörung Noldes über eine Ausjurierung in Grenzen hielt und von Kirchner und Heckel keine verärgerten Kommentare zur kirchlichen Einmischung bekannt sind, ist es kaum anzunehmen, daß ein Vorfall, wie ihn Reidemeister in bezug auf Schmidt-Rottluff beschreibt, nicht auf irgendeine Weise Erwähnung gefunden hätte (für die Existenz einer »geistlichen Jury« gibt es außerdem nicht die geringsten Indizien).

Am 15. November 1912 schreibt Schmidt-Rottluff an Ernst Beyersdorff: »Dass die Ausstellung nicht den Eindruck gemacht hat, den sie hätte machen können, das hat halt ein ganzens Stück mit an der Leitung gelegen. Ich hatte 3 Bilder juryfrei. Ich hatte neuere Sachen ebenfalls mitgeschickt und der Leitung die Wahl überlassen. Sie haben selbst gesehen, man nahm die älteren. Und so ist's nicht nur mir ergangen!«[85] Es ist kaum vorstellbar, daß der Künstler im Rahmen dieser Darstellung nicht die Evangelistenköpfe erwähnt hätte, wenn Reidemeisters Annahme zuträfe. Wahrscheinlicher ist, daß in den weiteren Diskussionen über die Kapelle nach Annahme der Fenster von Thorn-Prikker die Einbeziehung der Messingreliefs erwogen (vielleicht auf Anregung des Vorstandsmitglieds Niemeyer, der eng mit Schmidt-Rottluff befreundet war), doch dann, wie bei Noldes Altarwerk, verworfen wurde. Wie dem auch sei: Es ist zu hoffen, daß weitere Dokumente und Materialien auftauchen, die unser noch trübes Wissen von der *Sonderbund*-Ausstellung und ihrer Kapelle aufzuhellen vermögen.

1 Vorwort zum *Katalog der Internationalen Kunstausstellung des Sonderbundes Westdeutscher Kunstfreunde und Künstler zu Cöln*, Köln 1912, S. 7 (Faksimile-Ausgabe: Wienand-Verlag, Köln 1981).

2 Die nicht alle Leihgaben einschlossen, etwa die Gemälde von El Greco, mit denen die Van-Gogh- und Picasso-Abteilungen didaktisch ergänzt wurden.

3 Günther Aust, »Die Ausstellung des Sonderbundes 1912 in Köln«, in: *Wallraf-Richartz-Jahrbuch*, XXIII, 1961, S. 290.

4 Um der zu erwartenden »herben Kritik eines Teils der Presse« den Wind aus den Segeln zu nehmen, gab selbst der Direktor des Wallraf-Richartz-Museums, Dr. Alfred Hagelstange, in seiner Eröffnungsrede zu, in der Ausstellung seien Werke enthalten, und zwar »ein halbes Hundert [...], für die mir persönlich das Verständnis fehlt«, unterstrich jedoch, daß ihren Schöpfern »ein ernstes Wollen den Pinsel geführt hat«. (Mit diesen Worten ließ er auch durchblicken, daß er nicht mit allen Entscheidungen der Jury einverstanden war.) Auszüge aus seiner Eröffnungsrede in: *Kölner Stadt-Anzeiger*, Nr. 237, 24. Mai 1912, und Nr. 238, 25. Mai 1912, abgedruckt in: *Frühe Kölner Kunstausstellungen. Sonderbund 1912. Werkbund 1914. Pressa USSR 1928*, hrsg. von Wulf Herzogenrath, Köln 1981, S. 158.

5 Der von Heinrich von Wedderkop verfaßte, im Bonner Albert-Ahn-Verlag erschienene *Führer nebst Vorwort* scheint allerdings unabhängig von den Verantwortlichen des *Sonderbundes* herausgegeben worden zu sein (und dies über zwei Monate nach Ausstellungseröffnung). Der Autor vertritt zwar durchaus die Anschauungen der Organisatoren, erlaubt sich jedoch kritische Bemerkungen: »Pechstein ist nicht günstig vertreten«; und über Kirchners *Badende*: »[...] über die Verzeichnung der Beine kann man, so skizzenhaft sie sind, nicht hinwegsehen«. Nachdruck in: *Frühe Kölner Kunstausstellungen* 1981 (Anm. 4), S. 240–269.

6 Vorwort zum Katalog der *Sonderbund*-Ausstellung 1912 (Anm. 1), S. 3. Reiche (1876–1943) war von 1907 bis 1929 Leiter des Barmer Kunstvereins und zeigte dort vor der *Sonderbund*-Ausstellung Künstler wie Jawlensky, Kandinsky, Luce, Manguin, Vlaminck, Marc, Kokoschka und Nolde.

7 Ebd., S. 5.

8 Siehe hierzu: Barbara Rose, *Amerikas Weg zur modernen Kunst*, Köln 1967, S. 69f.; sowie: Walt Kuhn, *The Story of the Armory Show*, New York 1958.

9 Die eng mit Walden zusammenarbeitenden Mitglieder des *Blauen Reiter* – maßgeblich an Zustandekommen und Organisation des »Ersten Deutschen Herbstsalons« beteiligt – ärgerten sich über die zahlenmäßig begrenzte Annahme ihrer Werke in der *Sonderbund*-Ausstellung, vor allem Franz Marc, der Walden dazu brachte, 1912 in seiner *Sturm*-Galerie eine Ausstellung der »Refüsierten« zu zeigen (»Deutsche Expressionisten. Zurückgestellte Bilder des Sonderbundes Köln«).

10 Aust 1961 (Anm. 3), S. 292.

11 »Jedenfalls steht so viel fest, daß weitaus die meisten Kölner [...] die Leistungen des Sonderbunds, von vereinzelten Ausnahmen abgesehen, für schlechtweg widerwärtig, für einen Rückfall in rohes Barbarentum halten.« *Kölner Stadt-Anzei-*

ger, 15. Oktober 1912; weitere Stimmen abgedruckt in: *Frühe Kölner Kunstausstellungen* 1981 (Anm. 4), S. 158–175.

12 Im ersten Monat wurden 8849 Besucher registriert; vgl. Aust 1961 (Anm. 3), S. 292. In den Zeitungen und in der *Kunstchronik* wurde laufend über die einzelnen Verkäufe berichtet; vgl. *Frühe Kölner Kunstausstellungen* 1981 (Anm. 4), S. 173. Am Ende der Ausstellung wurden Werke mit einem Gesamtwert von 390000 Mark verkauft. Für die Abwicklung der Verkäufe verpflichtete man einen eigenen Geschäftsführer: Walter Klug von der Kölner Kunsthandlung Abels.

13 Das Dokument befindet sich im Osthaus-Archiv, Hagen (Rechnungen 160). Weil Osthaus eine Garantiesumme in Höhe von 1000 Mark gegengezeichnet hatte, wurden ihm 163,67 Mark in Rechnung gestellt.

14 »Köln als Kunststadt« ist die Überschrift des Beitrags im *Kölner Stadt-Anzeiger* (15. Oktober 1912), aus dem das Zitat in Anm. 11 entnommen ist.

15 *Frühe Kölner Kunstausstellungen* 1981 (Anm. 4), S. 174.

16 Beide sind im Katalog der *Sonderbund*-Ausstellung illustriert (Abb. 37 und 25); beide wurden 1937 durch eine Kommission der Reichskammer der bildenden Künste als »entartet« beschlagnahmt.

17 Auch wenn er zu jener Zeit noch mit seiner Promotion im Bereich der Rechtswissenschaft beschäftigt war; vgl. Aust 1961 (Anm. 3), S. 292.

18 Bretz, Clarenbach, Deusser, Ophey, Schmurr, Alfred und Otto Sohn-Rethel sowie der von Darmstadt kommende, seit 1907 in Düsseldorf ansässige Architekt und Kunstgewerbler Joseph Maria Olbrich. Zu den Ursprüngen des *Sonderbundes* vgl. Magdalena M. Moeller, *Der Sonderbund. Seine Voraussetzungen und Anfänge in Düsseldorf*, Köln 1984.

19 Die Gründungsmitglieder waren allesamt »Düsseldorfer« Künstler: die sieben in Anm. 18 erwähnten sowie von Wätjen, te Peerdt, der Plastiker Bosselt und der Schriftkünstler Ehmke; als einziger auswärtiger Künstler wurde Christian Rohlfs als zwölftes Mitglied aufgenommen. Im August 1909 verfaßte Niemeyer einen Aufruf, dem Verein beizutreten, der sich dann offiziell *Sonderbund Westdeutscher Kunstfreunde und Künstler* nannte.

20 Auch die »Nachimpressionisten« wie Signac, Vuillard, Roussel und Denis wurden zur Teilnahme eingeladen.

21 Laut »Vorrede« im *Sonderbund*-Katalog 1912 (Anm. 1), S. 78.

22 Adolf Brüning, Direktor des Landesmuseums Münster, ist 1912 nicht mehr dabei.

23 Niemeyer war seit 1905 Dozent an der Düsseldorfer Kunstgewerbeschule; nach der Ausstellung folgte er einem Ruf an die Staatliche Kunstgewerbeschule Hamburg.

24 Ohne französische Beteiligung wanderte die Ausstellung weiter nach Barmen, Köln (Kölnischer Kunstverein und Wallraf-Richartz-Museum, wo auch die *Sonderbund*-Ausstellung von 1909 zu sehen war) und Bonn.

25 *Sonderbund*-Katalog 1912 (Anm. 1), S. 6.

26 Ebd., S. 5.

27 *Kölnische Volkszeitung*, 25. Mai 1912, zit. nach *Frühe Kölner Kunstausstellungen* 1981 (Anm. 4), S. 159.

28 Wilhelm Niemeyer in seinem Gründungsschreiben vom August 1909, zit. nach Moeller 1984 (Anm. 18), S. 149.

29 Paul Ferdinand Schmidt, »Die internationale Ausstellung des Sonderbundes in Köln 1912«, in: *Zeitschrift für bildende Kunst*, 23, 1912, S. 229.

30 Osthaus-Archiv, Hagen, Akte S (= *Sonderbund*).

31 Siehe hierzu: Magdalena M. Moeller, »Eine Ausstellungshalle für Köln«, in: *Köln*, 2, Juni/Juli 1977, S. 20 ff.

32 Die Halle stand – mit einigen Veränderungen und Erweiterungen – bis Anfang der zwanziger Jahre am Aachener Tor. Dann verwendete man die Eisenkonstruktion für einen Konzert- und Versammlungsraum in der Großen Halle auf der neu gegründeten Kölner Messe; durch Bombenangriffe 1942/43 wurde die Halle zerstört.

33 *Malerische Impression und koloristischer Rhythmus. Betrachtungen über Malerei der Gegenwart von Wilhelm Niemeyer. Denkschrift des Sonderbundes auf die Ausstellung MCMX*, Düsseldorf 1911.

34 Osthaus-Archiv, Hagen, Akte P 660.

35 Die ergiebigste Quelle ist das Osthaus-Archiv, Hagen, das jedoch nicht über die Protokolle der Vorstandssitzungen – falls sie angefertigt wurden – verfügt.

36 Siehe Anm. 30.

37 Fünf der 16 ausgestellten Bilder stammten aus der Sammlung des Düsseldorfer Kunsthändlers Alfred Flechtheim, der als Schatzmeister im Vorstand saß.

38 Osthaus-Archiv, Hagen, Akte P 616. Am selben Tag leitete er das Anliegen mit seiner Empfehlung an Reiche weiter.

39 Macke, der in die Jury gewählt, doch von Deusser zurückgewiesen wurde, war zufrieden, daß er seine Vorschläge im großen und ganzen durchsetzen konnte; wehren mußte er sich allerdings: Am 8. Januar 1912 teilte er Kandinsky mit, daß er »sehr indigniert« an Reiche geschrieben habe, »ich wolle als Mitglied des Arbeitsausschußes (Sonderbund) mehr Beachtung meiner Arbeit, nachdem ich von Cohen hörte, die Liste der einzuladenden Künstler sei schon fertig« (zit. nach *August Macke. Briefe an Elisabeth und die Freunde*, hrsg. von Werner Frese und Ernst-Gerhard Güse, München 1987, S. 276). Hieraus ist zu entnehmen, daß die Künstler für die Ausstellung bis Anfang Januar 1912 ausgewählt wurden und die Düsseldorfer Flechtheim, Clarenbach und Deusser die großen Kontrahenten Mackes waren. Im übrigen verteidigte er die Arbeit der Museumsleute im Vorstand gegenüber den Anfeindungen Marcs; vgl. *Franz Marc. Briefe, Schriften und Aufzeichnungen*, hrsg. von Günter Meißner, 1980, 2., erw. Aufl., Leipzig und Weimar 1989, S. 73 ff.; *Franz Marc. Schriften*, hrsg. von Klaus Lankheit, Köln 1978, S. 132 ff.

40 Darüber berichtet Macke am 23. Juli 1912 Franz Marc: »Die Jury tagte, trotzdem man sich gegenseitig hasste, und sich am liebsten gefressen hätte. [...] Die Franzosen wurden von Hagelstange und Reiche, die Deutschen von Clarenbach und Deusser gehängt (die in der fünfstimmigen Jury nebenbei drei Stimmen! hatten).« Zit. nach *August Macke. Franz Marc. Briefwechsel*, hrsg. von Wolfgang Macke, Köln 1964, S. 135.

41 Schmidt 1912 (Anm. 29), S. 236.

42 Aust 1961 (Anm. 3), S. 289.

43 August Macke an Bernhard Köhler in einem Brief vom 21. März 1912: »Es ist großartig: in Köln Sonderbund, in Düsseldorf friedfertig. Na, es ist alles

möglich.« Zit. nach *August Macke* 1987 (Anm. 39), S. 285.

44 Als erster Vorsitzender ersetzte Deusser Osthaus, dem zuvor Hagelstange vorgeworfen hatte, nie zu Sitzungen gekommen zu sein und kaum Leihgaben (Osthaus war Besitzer des Hagener Folkwang-Museums) zur Verfügung gestellt zu haben (Macke im Brief vom 23. Juli 1912 an Marc; vgl. *August Macke* 1987 [Anm. 39], S. 136); Niemeyer löste Reiche ab, Nolde Hagelstange. Dennoch setzten sich die Differenzen fort: Den Vorstoß Niemeyers und Noldes, *Sonderbund*-Ausstellungen 1913 in München und 1914 in Frankfurt am Main zu organisieren, brachte Deusser zu Fall; vgl. Moeller 1984 (Anm. 18), S. 153.

45 Helmut R. Leppien, »Kirchner und die Sonderbund-Ausstellung«, in: *Jahrbuch der Hamburger Kunstsammlungen*, 11, 1966, S. 111.

46 Das Fenster führte die Firma Heinersdorffs aus.

47 Osthaus in einem Brief vom 27. September 1912 an Heinersdorff: »Die Fenster von Thorn-Prikker haben hier einen Bombenerfolg, genau wie in Köln.« Osthaus-Archiv, Hagen, Akte S.

48 Osthaus-Archiv, Hagen, Akte Kü 395.

49 Es wurde nicht ermöglicht.

50 Siehe Anm. 48.

51 Ebd.

52 J. L. M. Lauweriks (1864–1932), 1906–1909 Lehrer an der Kunstgewerbeschule Düsseldorf, 1906–1916 bei Osthaus in Hagen tätig, war mit Altargeräten in der deutschen Abteilung der »Internationalen Ausstellung für religiöse Kunst« 1912 in Brüssel vertreten.

53 Osthaus-Archiv, Hagen, Akte S.

54 Leider scheint der Brief von Heinersdorff verschollen zu sein.

55 Osthaus-Archiv, Hagen, Akte S. Es gelang ihm jedoch nicht.

56 »Nach dem Namen des Künstlers wurde nicht gefragt.« Siehe die Aufzeichnungen Gellers in: *Rheinischer Almanach*, hrsg. von Hans Peters, 1954, abgedruckt bei: Horst Richter, »Die Glasfenster von Jan Thorn-Prikker in St. Dreikönige«, in: *Neusser Jahrbuch*, 1961, S. 20–21. Neben den sechs Chorfenstern wurden auch die vier Fenster des Querschiffs in Auftrag gegeben. Bezüglich der Fenster vgl. auch: *Erläuterungen zur Entstehung und Ausführung der von Thorn-Prikker geschaffenen großen Kirchen-Fenster. Bisherige Besprechungen in Zeitschriften und Zeitungen. Deutsche Werkbund-Ausstellung Köln a. Rh.*, 1914.

57 Richter 1961 (Anm. 56), S. 21.

58 Osthaus-Archiv, Hagen, Akte S.

59 Brief vom 14. März 1912 an Louis Gendebien; Osthaus-Archiv, Hagen, Akte S.

60 Ausst.kat. *XIXme Exposition de la Société Royale des Beaux-Arts*, Palais du Cinquantenaire, 6. Mai – 19. Juni, Brüssel 1912.

61 Osthaus im Schreiben vom 18. August 1912 an Dr. Gerhardi, Lüdenscheid, bezüglich der für Neuss bestimmten Kirchenfenster: »drei davon sind in der Sonderbund-Ausstellung in Köln«. Osthaus-Archiv, Hagen, Akte S.

62 Farbabbildung in: August Hoff, *Johan Thorn Prikker*, Recklinghausen 1958, S. 9.

63 Osthaus-Archiv, Hagen, Akte S.

64 Ebd.

65 Wie auch von Bildern von Beckmann, Liebermann und Weisgerber.

66 Siehe hierzu: Hertha Hesse, »Karl-Ernst Osthaus und Emil Nolde«, in: *Westfalen. Hefte für Geschichte, Kunst und Volkskunde*, 45, 2/3, 1967, S. 199ff.

67 Osthaus-Archiv, Hagen, Akte S.

68 Brief vom 13. Mai 1912; Osthaus-Archiv, Hagen, Akte S.

69 Wie Nolde die Begründung in einem Brief vom 13. Juni 1912 an Osthaus wörtlich zitiert; abgedruckt in: *Emil und Ada Nolde. Karl Ernst und Gertrud Osthaus. Briefwechsel*, hrsg. von Hertha Hesse-Frielinghaus, Bonn 1985, S. 88.

70 Anläßlich des zehnjährigen Bestehens des Museum Folkwang stellte Osthaus das Altarwerk im Juli 1912 wieder in Hagen aus. Nolde war in der *Sonderbund*-Ausstellung mit zwei Bildern vertreten, hatte jedoch vor dem 20. Februar 1912 keine Einladung erhalten, wie er in einem Brief an Osthaus mitteilte, als er das Altarbild für den *Sonderbund* anbot; abgedruckt in: *Emil und Ada Nolde. Karl Ernst und Gertrud Osthaus* 1985 (Anm. 69), S. 78.

71 Leppien 1966 (Anm. 45), S. 114. Ebenfalls abgedruckt in: *Ernst Ludwig Kirchner. Gustav Schiefler. Briefwechsel*, hrsg. von Wolfgang Henze, Stuttgart und Zürich 1990, S. 59.

72 Vor der Umgestaltung wäre eine Aufnahme kaum möglich gewesen, denn zweifellos bemalten Heckel und Kirchner die Jutebahnen vor ihrer Anbringung an der Wand. Die ursprüngliche Version kam wahrscheinlich nicht zur Hängung.

73 Leppien 1966 (Anm. 45), S. 114.

74 In seinem Bericht über die Ausstellung vermerkt Schmidt bezüglich der Kapelle: »[...] leider etwas zu dunkel und als Durchgang angelegt. Die ganze architektonische Stimmung dieser schönen gemeinsamen Arbeit leidet etwas darunter.« Schmidt 1912 (Anm. 29), S. 229.

75 So Macke in einem Brief vom 25. Mai 1912 an Bernhard Koehler, abgedruckt in: *August Macke* 1987 (Anm. 39), S. 288; und in einem Brief an Franz und Maria Marc (Poststempel 25. Mai 1912), abgedruckt in: *August Macke. Franz Marc* 1964 (Anm. 40), S. 124.

76 Annemarie Dube-Heynig, *Ernst Ludwig Kirchner. Postkarten und Briefe an Erich Heckel im Altonaer Museum in Hamburg*, Köln 1984, S. 198.

77 Leppien 1966 (Anm. 45), S. 114.

78 Karlheinz Gabler, »Die Gemälde Ernst Ludwig Kirchners«, in: Ausst.kat. *Ernst Ludwig Kirchner*, Kunstverein für die Rheinlande und Westfalen, Düsseldorf 1960, o. S.

79 Ernst Ludwig Kirchner, Brief an Franz Marc, 8. November 1912; vgl. Ausst.kat. *Ernst Ludwig Kirchner 1880–1938*, hrsg. von Lucius Grisebach und Annette Meyer zu Eissen, Nationalgalerie, Berlin, u.a., München 1979, S. 62.

80 Ebd.

81 Will Grohmann, *Karl Schmidt-Rottluff*, Stuttgart 1956, S. 159; Ausst.kat. *Karl Schmidt-Rottluff*, Museum Folkwang, Essen 1964, S. 22.

82 Gerhard Wietek, *Schmidt-Rottluff. Oldenburger Jahre 1907–1912*, Oldenburg 1994, S. 194.

83 Gunther Thieme, »Karl Schmidt-Rottluff. 1912. Experiment Kubismus«, in: *Städel-Jahrbuch*, 13, 1991, S. 249 (sowie S. 245).

84 Leopold Reidemeister, »Die vier Evangelisten von Karl Schmidt-Rottluff und die Sonderbundausstellung in Köln 1912«, in: *Brücke-Archiv*, 8, 1975/76, S. 15.

85 Zit. nach Wietek 1994 (Anm. 82), S. 143.

Ende natürlich die Ausgeburt einer irren Phantasie; Anstaltsleiter Caligari hat alles im Griff; Francis kann ruhig weiterspinnen. Das verkehrte Mayer/Janowitz' Idee ins totale Gegenteil. Der Sturz der Autoritäten ist Hirngespinst von Wahnsinnigen; die Autoritäten werden mit solcherlei Unfug natürlich fertig, so daß alles seine gute alte Ordnung hat. Die Rahmenhandlung war nun beileibe nicht als Gesinnungszensur eingefügt worden; vielmehr dachten Lang und Pommer, daß das Publikum die Urfassung ablehnen würde, so aber mit der bizarren Geschichte ohne Ängste leben könnte.

Der kommerzielle Erfolg des Caligari-Films war mäßig, der Erfolg bei der Kritik um so überwältigender. Endlich hatte das Medium Film die Gefilde der Kunst erreicht, war die einhellige Meinung. *Das Cabinet des Dr. Caligari* wurde ein großer Exportschlager. Der Ruf des deutschen Films ist von keinem anderen Leinwandprodukt auch nur annähernd vergleichbar bestimmt worden. Das entscheidende Moment war die szenische Gestaltung, der Einsatz des Lichts und die suggestive Weise der Schauspielerführung. Robert Wiene hatte die Regie übernommen, ein Routinier, der den Film noch am wenigsten prägte. Die Gestaltung der Kulissen sollte nach Janowitz' Vorschlag der Maler Alfred Kubin ausführen. Alles sollte gemalt werden, selbst Licht und Schatten (Abb. 381). Wiene war begeistert von der Idee, Pommer ebenso, denn ganz nebenbei wäre so viel Geld gespart worden. Doch Wiene entschied sich gegen Kubin und verpflichtete drei Maler, die dem Umkreis des Expressionismus zugerechnet wurden: Walter Reimann, Hermann Warm und Walter Röhrig. Das Trio gehörte der Gruppe des *Sturm* an, die in ihrer Zeitschrift vehement den »expressionistischen« Künstler forderte und förderte.

Film muß Graphik werden, hieß das Schlagwort nach dem Erscheinen des *Caligari*. In der Tat übte die realitätsferne Landschaft der Straßen, Häuser, Dächer, Stuben, Zelte mit der akzentuierten Licht-Schatten-Führung eine beklemmende Wirkung auf den Betrachter aus; die Angst als konstituierendes Element einer betont wirklichkeitsenthobenen Handlung spiegelt sich im Dekor ebenso wie in der Gestik der Akteure, allen voran Werner Krauß in der Rolle des Caligari und Conrad Veidt als Cesare. Die Sprache des Drehbuchs fügt sich stilistisch nahtlos in das optische Konzept. Die Zwischentitel erscheinen im Fortgang der Handlung zunehmend »graphischer«. Der expressionistische Film war geboren.

In den meisten Filmgeschichtsbüchern, in Aufsätzen und zeitgeschichtlichen Betrachtungen ist dem deutschen Film der zwanziger Jahre ein Assortiment von Etiketten aufgedrückt worden: Expressionismus, Kammerspiel, Realismus. Hinzu kamen die Merkmale: Märchen, Phantasie, Seelenlandschaft (Abb. 382). »Expressionismus« war der beherrschende Begriff bei der Zuordnung der Filme, und natürlich ist *Das Cabinet des Dr. Caligari* der stete Bezugspunkt gewesen – freilich auch der einzige. Rudolf Kurtz hatte recht, als er 1926 rückblickend feststellte:

»Die Geschichte des expressionistischen Films in Deutschland ist die Geschichte einer Reihe von Wiederholungen. Der Anfang ist nicht übertroffen worden. Mit der sich verfeinernden Technik ist manche Form reizvoller und wirksamer geworden: aber es ist immer nur eine Nuancierung der Front, während der Grundriß unverändert gelassen ist. Erst im absoluten Film schafft sich das Lebensgefühl eine neue radikale Form. Der expressionistische Film ist eine Episode, vielleicht wertvoll durch seine Bereicherungen – aber in dem Sinne unfruchtbar, daß er es zu einer allgemein erregenden und umformenden Bedeutung nicht gebracht hat. In *Caligari* ist ein Akkord angeschlagen, dessen Klangfülle durch seine Nachfolger nicht reicher, nicht kraftvoller geworden ist.«[1]

Expressionistische Filme im engsten Sinne des Wortes hat es nur zwei gegeben: *Caligari* und Karl Heinz Martins *Von morgens bis mitternachts* (in Filmgeschichtsbüchern und -listen wird er meist als *Von morgens bis Mitternacht* geführt; wir verwenden hier den ursprünglichen Titel der Zensurkarte). Georg Kaisers gleichnamiges Drama bildete die Vorlage, an der sich das Drehbuch von Herbert Juttke und Karl Heinz Martin eng anlehnte. Die Filmarchitektur wurde dem Maler Neppach anvertraut. Die Hauptrollen übernahmen Roma Bahn und Ernst Deutsch.

Von morgens bis mitternachts ist die Geschichte eines (namenlosen) Bankkassierers, der tagaus, tagein mit den dickbäuchigen Schalterkunden konfrontiert ist und zusehen muß, wie sie die prallen Geldbündel in ihre Taschen stopfen, um das Leben in noch volleren Zügen zu genießen. Auf ihn wartet der Häkeldeckchen-Mief einer engen Wohnung mit Tochter und Mutter. Er greift in die Kasse. Das große Leben wartet nun auf ihn. Sein Umfeld ist wie vom Schlag getroffen. Aber die Polizei ist

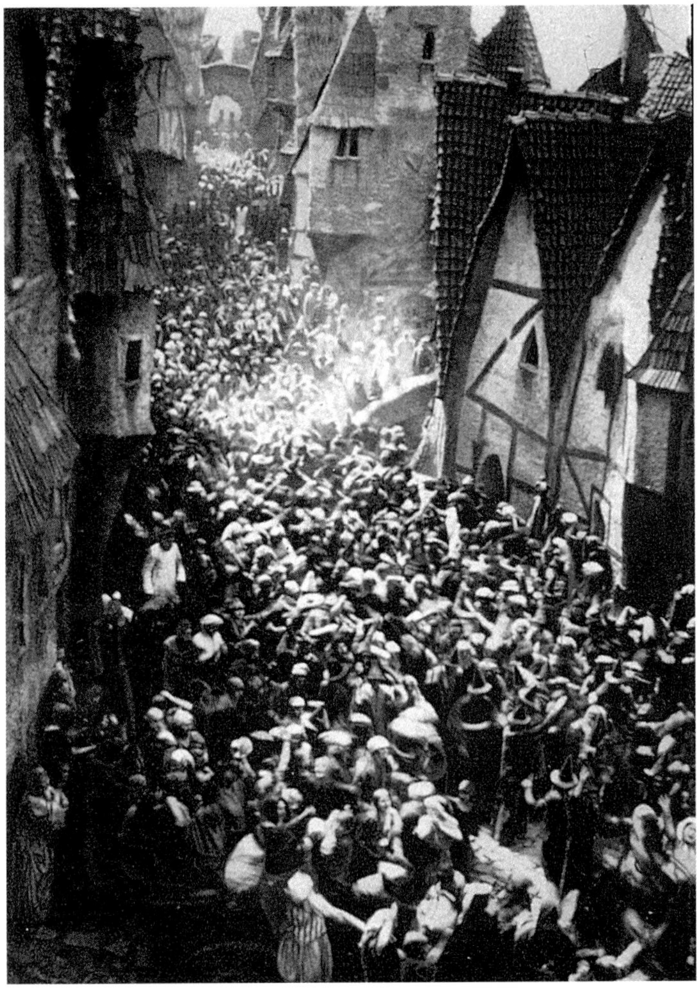

384 Der Golem, wie er in die Welt kam, Stummfilm, 1920, Regie Paul Wegener, Szenenphoto

ihm auf der Spur. Für den Kassierer, der sich die Welt mit einer Tasche voller Geld erkaufen wollte, stellt sich schnell die Erkenntnis ein: So kann man das Leben nicht fassen, man muß es selbst gestalten. Und während sich die Köpfe der schmeichelnden Frauen in Totenköpfe verwandeln, geht er seinem Ende entgegen. Das Leben: eine Jagd von morgens bis mitternachts.

Martins Film ist vom Kameramann Hoffmann als grautönige Szenerie photographiert worden. Ob innen oder außen: Neppachs Architektur ist Flächenlandschaft, Graphik. Die Darsteller erscheinen als Bestandteile dieses Dekors; kein kommunikatives Moment zwischen Betrachter und Film entsteht durch die Akteure. Martins radikal expressionistisches Werk fand in der Öffentlichkeit nicht statt. Kein Kino wollte den Film zeigen. Lapidar merkt Kurtz an: »In Japan soll er Erfolg gehabt haben.«[2]

Es ist müßig, darüber zu streiten, ob der deutsche Film oder der Film überhaupt die Chancen expressionistischer Gestaltungsmöglichkeiten leichtfertig verspielte oder ob der kommerzielle Mißerfolg künstlerisch hochgelobter »expressionistischer« Produktionen sie vereitelte. Tatsache ist, daß der Expressionismus sich in den Jahren von 1919 bis 1924 in zahlreichen Filmen regelrecht austobte; sei es als hohles Dekorationsspektakel wie in Robert Wienes *Genuine*, sei es als effektvolles Szenarium wie in seinem *Raskolnikow* (Abb. 383) oder in Fritz Langs *Dr. Mabuse, der Spieler*, in dem das expressionistische Element die Gestaltung der Interieurs, aber auch die Lichtführung prägte. Vergleichbare Einflüsse weisen Fritz Langs *Der müde Tod* und Paul Lenis *Wachsfigurenkabinett* auf. In der dritten Episode des *Wachsfigurenkabinett* (»Jack the Ripper«, mit Werner Krauß) gelingt es Leni eindrucksvoll, die Akteure, das Dekor und die Lichtsetzung vollendet zu harmonisieren. Dieser Teil des Films könnte neben *Caligari* und *Von morgens bis mitternachts* als drittes Beispiel expressionistischen Films klassifiziert werden.

Das Bemühen um eine Erklärung

Sucht man eine allgemein verbindliche Definition des Expressionismus, so stößt man bereits in der zeitgenössischen Literatur auf eine Vielzahl von Bestimmungsversuchen. Das gilt in besonderem Maße für den Bereich des Films. Wenn René Clair 1922 in der französischen Zeitung *Théâtre* schreibt: »Der Expressionismus im Film ist eine Sache des Gehirns«, so trifft er damit ins Schwarze. Clairs ein wenig simpel wirkende Definition würde zumindest das durchgehende Scheitern der expressionistischen Filme beim breiten Kinopublikum erklären. Kasimir Edschmid postuliert in seinem Manifest *Über den dichterischen Expressionismus:* »Die Realität muß von uns geschaffen werden. Der Sinn des Gegenstands muß erfüllt sein«; Carl Hauptmann schreibt: »Expressionismus ist die Gestaltung von primitiven Erkenntnissen und Eindrücken.« Sechs Kriterien lassen sich als gemeinsamer Nenner der verschiedensten Erklärungs- und Definitionsbemühungen auflisten:

gegen den aus Oberflächenreizen gespeisten Impressionismus;

gegen den Versuch, mittels psychoanalytischer Methoden in die nur durch die äußere Form sinnlich erfaßbare Gestalt einzudringen;

gegen die Normen und Spielregeln einer Gesellschaft, die den Menschen nicht zur Entfaltung kommen läßt;

gegen den Naturalismus einer zufälligen Form, die die eigentliche Gestalt verbirgt oder verzerrt;

für eine schöpferische Gestaltung; die Welt ist, wie der Mensch sie erschafft;

für den Willen des schöpferischen Menschen; der Wille ist alles.

Angst

Die Angst, die sich in dieser Epoche in allen bedeutenden Filmen deutschen Ursprungs artikuliert (Abb. 384), ist einerseits eine kreatürliche Disposition des Menschen. Andererseits wird sie von den unterschiedlichsten Autoritäten instrumentalisiert: von den Mächtigen in Staat, Wirtschaft und Gesellschaft – von den Politikern, den Besitzenden, den Kirchen, der Justiz, den Wissenschaftlern. Psychoanalytische Erklärungsmuster sind da ebensowenig hilfreich wie die Hoffnung auf Erlösung. Bezeichnend ist, daß die »Korrekturen« der Drehbücher von *Caligari* und *Der letzte Mann* (Regie: F. W. Murnau) durch Einfügung einer Rahmenhandlung oder Anfügung eines Happy-End die von der ursprünglichen Fabel portraitierten Ängste durch Erlösungsakte aufheben – und damit stabilisieren – wollen (was bei *Caligari* mißlang, beim *Letzten Mann* zumindest beim Publikum funktionierte), auf daß der Betrachter erleichtert den Heimweg antreten kann. Der Gedanke einer echten Befreiung von diesen Ängsten verliert sich in eskapistischen Träumen.

Genau das war die Sache der Expressionisten nicht. Die Klaustrophobie einer vorgegebenen oder von außen gewollten Gefangenschaft muß überwunden werden. Das wiederum kann nur durch den Ausdruck des eigenen Willens geschehen, der zugleich die Welt so erschafft, wie der Mensch sie von sich aus sieht und gestalten will. Eine solche Position muß den Machthabenden eine latente Bedrohung sein. Für diejenigen, die die bestehenden Zustände ändern wollen, kann sie hingegen ein Movens werden. So ist der Einfluß des Expressionismus im Bereich des sowjetischen Films jener Jahre nicht zu übersehen. Das Stichwort heißt: revolutionäre Kunst. Aber wohin steuerte die Bewegung?

Siegfried Kracauer sah in seinem Buch *Von Caligari zu Hitler* in den Filmen jener Periode eine Prophetie des aufkeimenden Faschismus. Der Aufmarsch der Tyrannen, angeführt von Caligari und Mabuse, unter Einbeziehung expressionistischer Gestaltungsformen, ist für Kracauer eine apokalyptische Vision des Tausendjährigen Reichs. Rückblickend nehmen sich solch gradlinige Deutungen immer ein wenig eng aus. Unstreitig ist jedoch, daß die Künstler unterschiedlicher Disziplinen nach den Erfahrungen einer ersten Katastrophe die zweite vorausahnten. Die Angst manifestierte sich in Visionen. Und wenn die Drahtzieher der Macht im Grunde die gleichen geblieben waren, so konnte man diese Angst auch an ganz konkreten Personen und Erscheinungsformen festmachen. Die erwähnte Änderung des *Caligari*-Drehbuchs muß keineswegs eine Zensur oder vorauseilender Gehorsam gewesen sein, wie Kracauer vermutet. Es genügt, daß hier »kommerzielle« Überlegungen dem System zuarbeiteten. Die Aufbegehrenden sind Spinner, um die wir uns schon – liebevoll, versteht sich – kümmern werden. Die Verzweifelten werden schon irgendwie das große Los ziehen. Und wenn es ein Millionär ist, der in den Armen des Toilettenwärters stirbt und ihn zum Alleinerben einsetzt.

Epilog

Was ist mit Murnau? Ist Deutschlands bedeutendster Filmschöpfer Friedrich Wilhelm Murnau dem expressionistischen Film zuzuordnen? Kann man *Nosferatu*, *Phantom* oder *Faust* nicht zumindest im Blick auf einzelne Sequenzen expressionistisch nennen? Natürlich kann man. Aber es wäre irreführend. So unbestreitbar es ist, daß Murnau die Zeitströmungen, die Aufbruchstimmung, die Schreie nach einer neuen Welt in seinen Filmen verarbeitete, so unbestreitbar ist es auch, daß er den schicken Gebrauch expressionistischer Versatzstücke ablehnte. Liest man Carl Mayers Drehbuch *Der letzte Mann*, wird man ohne Kenntnis des Films sagen müssen: Das ist Expressionismus pur. Murnau aber geht in der filmischen Umsetzung über die strengen Linien der Vorlage hinweg und erschließt eine kinematographische Dimension, die für die Filmschöpfer seiner Zeit und die kommender Jahrzehnte richtungweisend wurde. Kurtz hat recht behalten. Der Expressionismus war eine – faszinierende – Episode der Filmgeschichte. Murnau *ist* Filmgeschichte.

1 Rudolf Kurtz, *Expressionismus und Film*, Berlin 1926, S. 62.

2 Ebd., S. 70.

»UNMITTELBAR UND UNVERFÄLSCHT« EXPRESSIONISTEN ALS LEHRER UND VERMITTLER

Helga Behn

Im Vertrauen auf die Richtigkeit autodidaktischer Arbeit und spontaner Experimente lehnen sich die jungen Expressionisten gegen die erstarrten Unterrichtsformen der staatlich bestellten Akademieprofessoren auf. Die aufrüttelnden Ausdrucksgebärden ihrer Malerei befreien die Künstler aus den Fesseln der akademischen Tradition. Mit ihrem im Jahr 1906 an die Öffentlichkeit gerichteten Aufruf: »Jeder gehört zu uns, der unmittelbar und unverfälscht das wiedergibt, was ihn zum Schaffen drängt« (Abb. 47), formuliert die neu gegründete Künstlergemeinschaft *Brücke* expressis verbis ihren Drang nach freier, spontaner Kunstäußerung und einer radikalen Erneuerung der Kunst aus sich selbst heraus. Die Initiatoren des *Blauen Reiter* haben sich die Gestaltung einer neuen Epoche der geistigen Kultur auf ihre Fahnen geschrieben. Allen gemeinsam ist das Prinzip der Öffentlichkeit. Statt sich wie um 1900 in kleinen elitären Kreisen von der Masse des Volkes abzuschließen, wenden sich die Expressionisten mit Manifesten und Programmen an ein breites Publikum, um es in ihrem Sinne zu beeinflussen.

Dazu gehört, daß sich die Künstler Schüler suchen, mit dem Ziel, eine neue Generation Kunstschaffender heranzuziehen. Ernst Ludwig Kirchner steht hier im Mittelpunkt der Betrachtung. Nach der stürmischen Aufbruchphase beginnen die Expressionisten damit, ihrer Kunst ein theoretisches Fundament zu geben und ihre Theorien durch Publikationen zu verbreiten. Der Almanach *Der Blaue Reiter* und die Zeitschrift *Der Sturm* gehören zu den bekanntesten Vermittlungsorganen der neuen Ideen; Kandinsky tritt dazu auch als Pädagoge in Erscheinung. Nach dem Ersten Weltkrieg gehen viele Expressionisten der ersten Generation im Verein mit expressionistisch gesonnenen Intellektuellen, Schriftstellern und Architekten ins Lager der Revolutionäre über. Sie wollen sich nach Jahren des Leidens und der Unterdrückung in aller Öffentlichkeit zu ihren utopisch-revolutionären Programmen bekennen. Organisiert im *Arbeitsrat für Kunst* und in der *Novembergruppe*, bekennen sich Künstler wie Max Pechstein, Karl Schmidt-Rottluff, Ludwig Meidner, Lyonel Feininger, Rudolf Belling oder Heinrich Campendonk zu einer »Sozialisierung der Künste«. In diesem Zusammenhang nimmt die Diskussion um die grundlegende Reform der staatlichen Akademien und des Unterrichts breiten Raum ein; ihr sind ausführliche Stellungnahmen der Künstler gewidmet.

Kirchner, Pechstein und das MUIM-Institut in Berlin 1911/12

Gegen 1910 verlassen die *Brücke*-Künstler einer nach dem anderen Dresden und gehen nach Berlin. Im Oktober 1911 zieht es auch Ernst Ludwig Kirchner dorthin. Im Stadtteil Wilmersdorf findet er in der Durlacher Straße 14 zwei Wohnungen. Gemeinsam mit Max Pechstein richtet er in der zweiten Etage das MUIM-Institut ein (»Moderner Unterricht in Malerei«), eine Art »Mini-Akademie auf privater Basis«[1] (Abb. 386). In einem von Kirchner gestalteten Prospekt werben die beiden Künstler für ihr Unterrichtskonzept: »Moderner Unterricht in Malerei, Graphik, Plastik, Teppich-, Glas-, Metall-Arbeit. Malerei in Verbindung mit Architektur. Unterricht mit

385 Ernst Ludwig Kirchner, Plakat für das MUIM-Institut, 1911, Kat.-Nr. 132

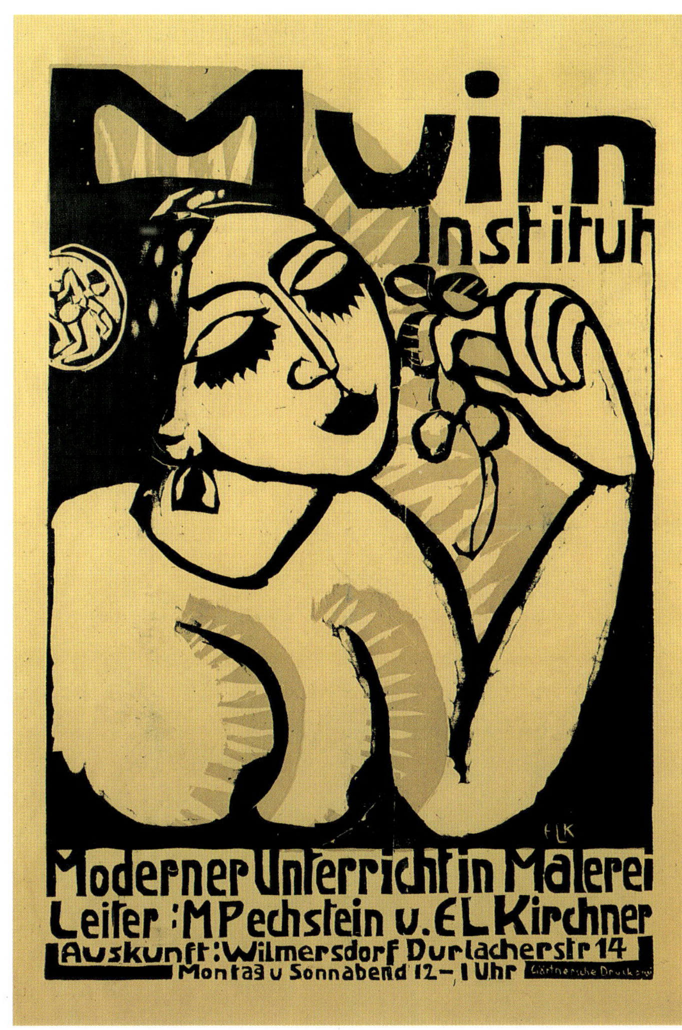
Muim
Institut
Moderner Unterricht in Malerei
Leiter: M Pechstein u. E L Kirchner
Auskunft: Wilmersdorf Durlacherstr 14
Montag u Sonnabend 12–1 Uhr

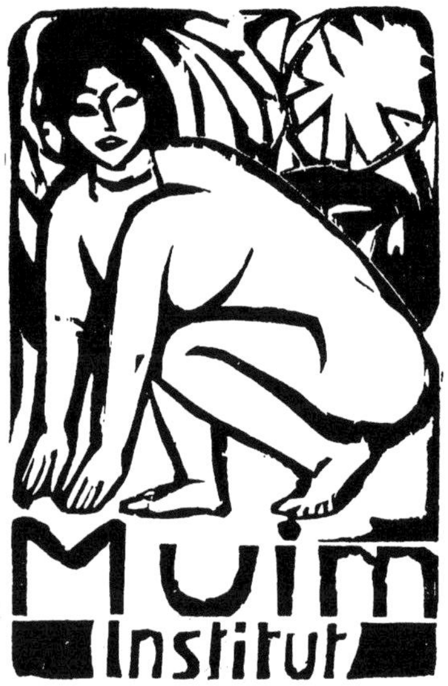

386 Ernst Ludwig Kirchner, Titelseite und Prospekt für das MUIM-Institut, 1911, Holzschnitt, 93 x 60 cm, E. L. Kirchner Stiftung (Kirchner Museum Davos), Davos

neuen Mitteln auf neue Art. Skizzieren nach dem Leben, verbunden mit Komposition. Unterricht im Institut oder Atelier des Einzelnen. Institut tagsüber zur Verfügung. Im Sommer Freilichtakt an der See. Fördernde Korrektur aus der Eigenart des Einzelnen heraus. Das neuzeitliche Leben ist der Ausgangspunkt des Schaffens. Die Konversation gibt Einblick in die neuen Kunstbestrebungen. Anleitung zum Verständnis und Anregung durch Anschauung und Erleben (auch für Nichtausübende).«[2] Mit den Einnahmen, 60 Mark im Monat pro Schüler, wollen Kirchner und Pechstein zwar auch ihre Existenzsorgen verringern, ihr übergeordnetes Ziel aber ist es, »der neuen Kunstbewegung zu nützen«, »eine gute Nachkommenschaft [zu] erzeugen und viele neue Freunde vom Wert unserer Sache [zu] erzeugen«, wie aus Briefen Kirchners an Luise Schiefler hervorgeht.[3]

Für ihr MUIM-Institut werben Kirchner und Pechstein außerdem noch mit einem Plakat (Abb. 385)[4] und mit regelmäßigen Anzeigen in den Zeitschriften *Der Sturm*[5] und *Fackel*. Dennoch bleibt der erhoffte Erfolg der Schule aus. Die einzigen Schüler sind der in Karlsruhe geborene Werner Gothein und der Hannoveraner Hans Gewecke. Von Kirchner und Pechstein selbst sind uns nur wenige Details über das MUIM-Institut überliefert. Ausgerechnet eine polizeiliche Überwachungsakte aus dem Staatsarchiv Potsdam aus den Jahren 1911/12[6] erlaubt Einblick in die Unterrichtspraxis. Mittels einer »Vertrauensperson« wurde der Direktor der Königlichen akademischen Hochschule für die Bildenden Künste zu Berlin, Anton von Werner, über den seiner Ansicht nach schamlosen Unterricht des MUIM-Instituts »informiert«: »dieses Unkraut überwuchert und erstickt ja alles gesunde Leben und bringt uns im Namen der Freiheit der Kunst immer weiter herunter«. Der Spitzel stellte fest, »daß es sich um zwei Maler als Inhaber dieses Instituts handelt, welche durch Wanderungen durch Kunstinstitute, Museen etc. sowie auch Theaterbesuche ihre Schüler bzw. auch nur Kunstliebhaber auf Schönheiten der Linie aufmerksam zu machen gedenken, um somit das Interesse an der Kunst mehr zu fördern. Augenblicklich haben sie noch keine Schüler, sondern liegen ihren eigenen Kunstschaffungen ob.«

Nach Beginn der ersten Kurse gibt der Informant dann am 19. Februar 1912 jedoch »enttäuscht« zu Protokoll, daß er nur gewöhnliches Aktstudienzeichnen in beschränkter Teilnehmerzahl beobachten konnte. Aus einer anderen Akte ist zu erfahren, daß »im Atelier Unterrichtskurse eingerichtet werden, bei denen nach lebenden Aktmodellen gearbeitet werden wird. Auch an diesen Aktkursen sollen nichtausübende Kunstliebhaber teilnehmen, welche, ohne zu zeichnen, auf die Schönheiten und Fehler der Modelle hingewiesen und dadurch im Sehen und Betrachten von Kunstwerken geübt werden.«[7] Aufgrund mangelnder Teilnehmerzahlen gibt das MUIM-Institut jedoch keinen Anlaß mehr zu polizeilichem Einschreiten. Resigniert schreibt Kirchner am 28. Februar 1912 an Luise Schiefler von der »unsteten Art, in der man in Berlin lebt, wenn man um das Leben kämpfen muß. Es ist schrecklich ordinär hier. Ich sehe, daß eine feine freie Kultur in diesen Verhältnissen nicht geschaffen werden kann und möchte fort, sobald ich die Baisse überwunden habe.«[8]

Vorbild für den Unterricht im MUIM-Institut, wie er hier beschrieben ist, war der von allem Reglement befreite, ungebundene Lebens- und Arbeitsstil der *Brücke*-Gemeinschaft im Dresdener Atelier und an den Moritzburger Seen, die Darstellung nackter Menschen in freier Natur mit neuen Mitteln (Abb. 62, 87). Jedoch bleibt das MUIM für Pechstein wie für Kirchner nicht mehr als eine Episode, die in der Erinnerung beider Künstler nur am Rande Erwähnung findet.[9] Aus der Sicht Kirchners trägt Pechstein die Verantwortung für das Scheitern der Schule. In seinem Manuskript *Die Arbeit E. L. Kirchners* von 1925/26 schreibt er rückblickend, daß er durch Versprechungen Pechsteins nach Berlin gelockt wurde: »Pechstein aber hielt sein Versprechen, Schüler aus seinem Bekanntenkreis zu bringen nicht ein, er missbrauchte nur mein Vertrauen und drehte den Spiess um, indem er, da von mir in allem Wissen unterrichtet, jetzt behauptete, er habe alles Neue gefunden und mir und den Brücke-Leuten gegeben. So wurde er von dem Berliner Künstlertum irrtümlicherweise einige Jahre als ›Führer‹ und geistiges Haupt der Brücke angesehen [...].«[10] Was Kirchner hier im Rückblick nicht wahrhaben will, ist, daß Pechstein in Berlin in der Tat als Kopf der *Neuen Secession* galt, die seit 1911 alle revolutionären Elemente, vor allem die ehemaligen Mitglieder der *Brücke*, vereinte.

Kirchners Stellung zur *Brücke*

Kirchners ausgeprägte Selbstüberschätzung, die aus diesem Kommentar spricht, zeigt sich bereits in der von ihm 1913 verfaßten *Brücke*-Chronik, die wegen zu subjektiver Darstellung von den Kollegen abgelehnt wird. In mehreren Briefen an den Sammler und Freund Gustav Schiefler (1857–1935) aus den zwanziger Jahren, in denen er auf die *Brücke* zurückblickt, leugnet er mit zum Teil haßerfüllten Worten jeglichen Einfluß der Gemeinschaft auf sein Werk. Tenor seiner Schreiben an Schiefler[11] ist, daß er als ältester *Brücke*-Künstler auch deren Lehrer gewesen sei. In einem Brief aus Frauenkirch vom 24. März 1927 führt er das im einzelnen aus: »Das erste, was ich den jungen Heckel lehren konnte, war die Technik des Holzschnittes, die ihn sehr interessierte, als er meine Arbeiten darin sah. [...] Schmidt-Rottluff [...] ließ sich die Holztechnik von mir zeigen und arbeitete unter meiner Leitung nach Modell etc.« Während Kirchner sich, wie er schreibt, »allein ohne Kunstanstalt« aneignet, auf einem Stein zu lithographieren, bringt er Heckel und auch Mueller diese Technik bei. Pechstein dagegen »bekam alles, alles gelernt und gezeigt. Meine Art, Akt zu zeichnen, den Holzschnitt, Lithographie und Radierung, die Art zu malen, kurz alles.«[12] Kirchners zwanghafter Drang, seine künstlerische Eigenständigkeit beharrlich zu verteidigen, ist gepaart mit seinem Bedürfnis, sich als sein eigener Lehrer vor der Natur, als Autodidakt in allen künstlerischen Medien, in der Technik der Malerei, der Farben- und Formenlehre bestätigen zu müssen.[13]

Kirchners theoretische Schriften

Gegen Ende des Jahres 1919 beginnt Kirchner die Gedanken über sein eigenes künstlerisches Werk und seine Position in der Kunstgeschichte und der Kunst seiner Generation niederzuschreiben. Seit September 1918 lebt er nun endgültig in der Abgeschiedenheit der Schweizer Berge in Frauenkirch bei Davos. Kirchners körperlicher und seelischer Zustand stabilisiert sich allmählich.[14] Seine in der Schweiz zu Papier gebrachten, zum Teil fragmentarisch gebliebenen Abhandlungen sind in das ebenfalls 1919 begonnene Tagebuch notiert oder in die umfänglichen Briefwechsel eingeflossen; andere gelangten unter dem Namen Louis de Marsalle zur Veröffentlichung. Kirchners französisches Pseudonym soll vortäuschen, daß ein französischer Kritiker seinen deutschen Expressionismus bewundert. Damit will er offensichtlich der verbreiteten Meinung entgegentreten, daß die moderne Kunst ihren Ursprung in Frankreich habe.[15]

Viele von Kirchners Texten sind Reflexionen über den eigenen Schaffensprozeß beim Zeichnen, beim Gebrauch der graphischen Techniken, in der Bildhauerei und Malerei, und versuchen, sein Werk theoretisch und programmatisch zu untermauern. Aufschlußreich für sein höchst subjektives, eigenwilliges Denken ist der 1925 in der Zeitschrift *Der Cicerone* erschienene Aufsatz »Über die plastischen Arbeiten E. L. Kirchners«.[16] Darin schreibt er als Louis de Marsalle über sich selbst, daß »die plastische Arbeit Kirchners nicht nur eine sehr große Bedeutung in seinem eigenen Schaffen« habe, sie wirke darüber hinaus »besonders in den letzten Jahren auch anregend auf eine Anzahl junger Künstler und scheint so berufen, eine neue Bewegung in der so sehr zurückgebliebenen Plastik unserer Zeit einzuleiten« (Abb. 295, 296). In den folgenden Zeilen läßt er sein Pseudonym erneut einige Grundsätze seines bildhauerischen Schaffens formulieren: »Er formt wie in seiner Malerei direkt sein Erlebnis aus den Gestalten des heutigen Lebens.« Seiner innovativen Methode des eigenhändigen Herausarbeitens aus dem Material stellt er die klassische Methode des Modellierens als akademisch und »unkünstlerisch« gegenüber.[17] Aus Kirchners tiefer Überzeugung, die deutsche Avantgarde zu verkörpern, ist der Wunsch, seine Kunst einer neuen Generation zu vermitteln, nur logische Konsequenz. So ist er redlich bemüht, Schüler zu empfangen, um sie privatissime in die Grundlagen seiner Kunstauffassung einzuführen. Im Januar 1926 eröffnet sich ihm anläßlich seiner Deutschlandreise die Möglichkeit, eine Professur an der Kunstakademie in Dresden zu erhalten.[18]

Aus dieser Situation heraus notiert er am 10. Oktober im Tagebuch ein Konzept für Kriterien bei der »Beurteilung der Befähigung eines Menschen zum Maler- oder Bildhauerberuf«. Mit Nachdruck wendet er sich gegen die akademischen »Abgucker« und »Copisten«, die mit manueller Geschicklichkeit und Virtuosität die Ideen anderer verarbeiten können.[19] Am 17. April 1927 schreibt

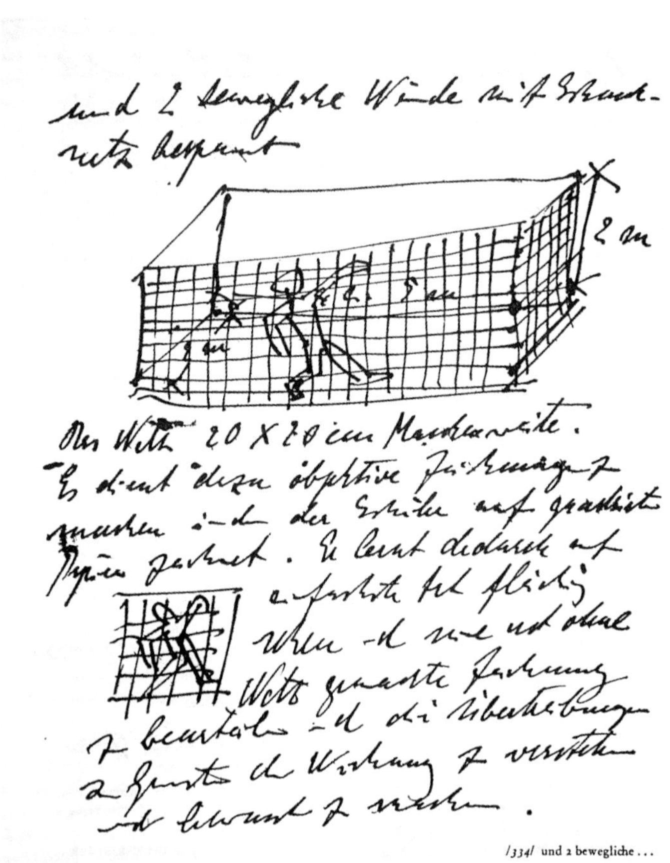

387 Ernst Ludwig Kirchner, Die Reform des Aktunterrichts in der Akademie, Tagebuchauszug, 26. April 1927

er voller Hoffnung und Optimismus hinsichtlich einer Lehrtätigkeit an der Akademie in sein Tagebuch, wie herrlich es wäre, junge Menschen um sich zu haben und mit ihnen zu arbeiten.[20] Im Tagebuch entwickelt Kirchner dann für sich einen Lehrplan zur »Reform des Aktunterrichts in der Akademie«[21] (Abb. 387). Er ist sichtlich um einen möglichst unkonventionellen Unterricht bemüht, in dessen Konzeption sowohl romantische Erinnerungen an die Moritzburger Sommer als auch Erfahrungen aus jüngster Zeit mit verschiedenen Schülern einfließen. Priorität hat für ihn das schnelle Zeichnen des Aktes in Bewegung, die sogenannten Zehn-Minuten- oder Viertelstunden-Akte, die in der *Brücke*-Gemeinschaft in Dresden und Berlin zum alltäglichen Arbeitsrepertoire gehörten.[22]

Kirchner und seine Schüler in Davos

Kirchner lebt in der Abgeschiedenheit der Schweizer Berge nicht isoliert von der Welt. Er steht in ständigem Briefkontakt mit Galeristen, Sammlern und Museumsleuten und empfängt deren Besuche. Für Popularität sorgen darüber hinaus die seit 1917 zahlreicher werdenden Präsentationen seiner Werke in Davos, Zürich und Basel. Im ständigen Wechsel pilgern junge Künstler zu Kirchner, um von ihm zu lernen. Obwohl er sich geschmeichelt fühlt, klingen die Tagebuchnotizen über seine Schüler oft übertrieben gereizt und ungeduldig, empfindet er sie als Störenfriede oder Konkurrenten neben sich (vgl. die Beiträge von Gabriele Lohberg und Gerhard Kolberg). Andererseits macht sein hoher Anspruch an die Eigenständigkeit der Lernenden es auch den jungen Künstlern nicht leicht, mit Kirchner zu arbeiten; immerhin hat er seine wichtigsten Schüler in Graphiken und Gemälden festgehalten (Abb. 247).

Über den Württemberger Rolf Nesch zum Beispiel stellt er in einem Brief an Gustav Schiefler von 1924 verbittert fest: »Wir hatten diesen Sommer so ein Exemplar von Künstler hier, Akademieschüler gewesen, Expressionist, Cubist, Gegenstandslos etc. durchgemacht und war nun buchstäblich am Ende der Wahrheit angekommen und malte Kindereien, dabei manuell nicht unbegabt. Nesch mit Namen, Meier-Gräfe Protegé. Dem sollte ich nun aufhelfen, indem ich seine Bilder corrigierte. Ich habe versucht, ihn auf einen einfachen wahren Weg zur Natur zu bringen. Leider nahm er sich meine Bilder zum Muster und malt nun so und meint Wunder, was er hier weggeschleppt hat. Eine neue Manier, er kam von Kokoschka. Aber en verité hat er nichts begriffen, und ich konnte ihn doch innerlich nicht umkrempeln [...].«[23]

Im Winter 1926/27 kommt Rudolf Zehnder aus Winterthur, Kurpatient in Davos und Frauenkirch, zu Kirchner. Im Tagebuch von 1927 finden wir als »Aufsatz Zehnder« einen Artikel, der, vermeintlich aus der Feder des Schülers, den Lehrer vorstellt. Der Bericht gehört aber in die Reihe der von Kirchner selbst unter Pseudonym verfaßten Schriften über sein eigenes Schaffen.[24] Er vermittelt uns nicht nur Einblicke in seine theoretischen und praktischen Arbeitsmethoden, sondern schildert auch die Motive für seine Berufung zum Lehrer. »Mit stets wachem Interesse verfolgte Kirchner die Jungen und überall sucht er eine Entwicklung, ein Vorwärts zu entdecken. Die Moderne, sagte er, steht noch ganz in den Anfängen. Sie ist kaum entstanden, sie muß erst kommen. Darum ist er in Sorge [um] den geistigen Nachwuchs, der ein begonnenes Werk nicht liegen lassen sondern vollenden soll.«[25] Dieser Satz ist wiederum symptomatisch für Kirchners ungebrochenes Selbstbewußtsein und die Selbstüberschätzung im Hinblick auf die tatsächliche zeitgenössische Kunstentwicklung. Das Scheitern seiner Hoffnung auf eine Gefolgschaft ist vorprogrammiert.

Kirchner und die Basler Gruppe *Rot-Blau*

Kirchners Gedanken über sein künstlerisches Selbstverständnis und seinen Anspruch als Lehrer werden besonders in den Beziehungen zur Basler Künstlergruppe *Rot-Blau* anschaulich. Seit der 1921 in der Basler Kunsthalle eröffneten Ausstellung »Moderne Malerei – deutsche Malerei« mit expressionistischen Gemälden von Kirchner, Karl Schmidt-Rottluff und Erich Heckel sowie einer Kirchner-Ausstellung am selben Ort im Juni 1923 galt er einer Gruppe junger Basler Künstler als Verkörperung der deutschen Moderne. Besonders zwei von ihnen, der Bildhauer Hermann Scherer und der Maler Albert Müller, schließen sich ihm an und arbeiten unter seiner Führung. Die Beschäftigung mit den jungen Künstlern, die seine Freunde werden, ruft in Kirchner die romantische Erinnerung an die Dresdener Jahre der *Brücke* wach. Vor allem aber bietet ihr Interesse ihm die Bestätigung, ein angesehener Künstler zu sein, der sein Werk und sein Wissen an die nächste Generation weitervermitteln kann.[26] In Kirchners im Sommer 1924 entstandener Skulptur der *Freunde* Müller und Scherer (Abb. 272) manifestiert sich sein Engagement. Die große Bewunderung der Schüler für den Lehrer drückt sich umgekehrt darin aus, daß die beiden mit denselben Hüten und Stöcken, wie Kirchner sie zu tragen pflegte, in Basel auftreten. Paul Camenisch, ein weiteres Mitglied der Gruppe *Rot-Blau*, erinnert sich: »Ein unvergeßliches Bild, sozusagen eine bekenntnishafte Manifestation der Nachfolge.«[27] Zeitzeugen aus dem Kreis der Schweizer Künstler attestieren Kirchner ein starkes Charisma. Er soll nicht nur Vorbild und Ansporn, sondern dank seiner ausgeprägten Persönlichkeit auch eine Führerfigur gewesen sein. Die jungen Künstler hätten nicht mit ihm diskutiert, man habe auf ihn gehört; er sei so etwas wie »eine Gottfigur« gewesen.[28]

Kirchner hat es auch diesen Schülern nicht leicht gemacht. Die Überempfindlichkeit gegen alle Kunst, die sich seiner eigenen anzunähern scheint, läßt ihn im Falle Scherers bald zu einem harten und ungerechten Urteil kommen. Angesichts von dessen erstaunlicher Schaffenskraft – sechzehn Holzskulpturen entstehen in etwas mehr als einem Jahr – beschuldigt Kirchner ihn des Plagiats. Im März 1925 notiert er in sein Tagebuch: »Nun ist Scherer zum 4ten oder 5ten Male hier. Er fühlt sich jetzt recht sehr zu Hause. Zu sehr, und seine innere Leere kommt heraus. Er ist ein sklavischer Nachahmer meiner Arbeiten. [...] Was mache ich nur? Solche Schüler will ich nicht. Ich will wohl gerne freie große Künstler anregen und stärken, nicht aber kleine lausige Banausen [...] solche Jünger mag ich nicht, ich will Künstler erziehen, gern und mit Liebe, nicht Nachbeter und Nachtreter. [...] Wer giebt mir denn etwas, wer gibt mir Anregung und neue Ideen. Ich muß sie selbst schaffen aus meiner Phantasie, aus meinen Gedanken.«[29] Was Kirchner irritiert haben mag, ist, daß Scherer als Schüler von sehr schneller Auffassungsgabe und seine Arbeit von erstaunlich guter Qualität war – was Kirchner selbst sich in vielen Jahren erarbeitet hatte, konnte er in kürzester Zeit auf eigene Art und Weise wiedergeben.[30]

Im Sommer 1926 erhält Kirchner das Angebot, in der von Paul Westheim herausgegebenen Zeitschrift *Kunstblatt* einen Artikel über die jungen Schweizer Künstler Camenisch, Müller und Scherer zu verfassen. In seinem Aufsatz »Die neue Kunst in Basel« würdigt er nicht ohne Stolz das Schaffen seiner Schüler, versäumt aber nicht, darauf hinzuweisen, daß seine eigenen Werke über ein Jahr lang im Magazin der Kunsthalle standen, »wo sie fast täglich von den jungen Basler Künstlern betrachtet und diskutiert wurden. Man beschäftigte sich damit, wie ich es noch nie vorher erlebt hatte, und es erfüllte mich mit großer Freude, wie diese jungen Künstler auf meine Arbeit eingingen.«[31] Diesem unterschwellig formulierten Vorwurf der Nachahmung fügt er seine Laudatio auf die jungen Künstler an, Scherer eingeschlossen. In einem Brief an Gustav Schiefler vom Oktober 1927 bestreitet Kirchner vehement, daß die Basler Künstler nicht von ihm allein, sondern von der *Brücke* insgesamt beeinflußt worden seien: »Und stolz bin ich doch darauf, daß meine Art Platz und Raum genug hat, um viele Künstler zu beschäftigen. Keiner der Modernen hat bisher so ›Schule‹ gemacht.«[32]

Nach dem frühen Tod von Müller und Scherer schwinden Kirchners Hoffnungen, auf dem Begonnenen aufzubauen. »So ist das was ich hier anfing, die neue Schule, schon im Vergehen«, notiert er verbittert Ende Dezember 1926 in sein Tagebuch.[33] Die Hoffnungen, als das Haupt einer progressiven schweizerischen Künstlergruppe angesehen zu werden, zerbrechen nun endgültig. Nur noch wenige Künstler suchen Kirchner in den späten zwanziger und dreißiger Jahren auf; einer, mit dem er allerdings intensiven Kontakt pflegte, ist Fritz Winter (1905–1976), damals Bauhausschüler und später einer der

388 Wassily Kandinsky, Umschlagentwurf für »Über das Geistige in der Kunst«, um 1910, Tuschpinsel und Deckfarben über Bleistift, 17,5 x 13,5 cm, Städtische Galerie im Lenbachhaus, München

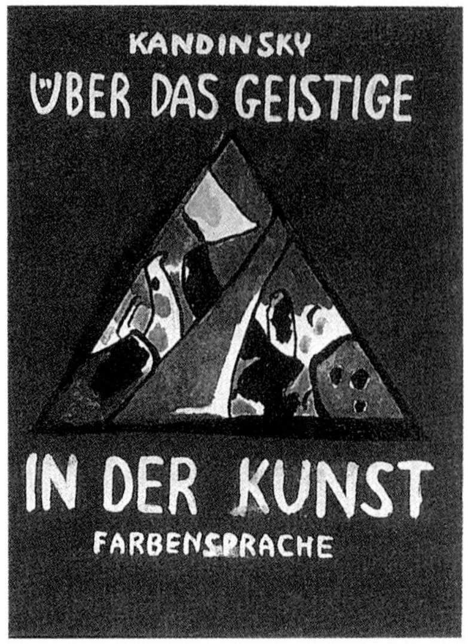

bedeutendsten Vertreter der deutschen Nachkriegsabstraktion.

Der Blaue Reiter

1912 erscheint in München der Almanach *Der Blaue Reiter* (Abb. 103, 114). Kandinsky und Franz Marc schreiben in ihrem 1911 gemeinsam verfaßten Vorwort: »Es beginnt und hat schon begonnen eine große Zeit: das geistige ›Erwachen‹, die entstehende Neigung zum Neugewinnen des ›verlorenen Gleichgewichtes‹, die unvermeidliche Notwendigkeit der geistigen Pflanzungen, das Entfalten der ersten Blüten. Wir stehen in der Thür einer der größten Epochen, die die Menschheit bis jetzt erlebt hat, der Epoche des Grossen Geistigen.«[34] Ihre Botschaft, die vom positivistischen Fortschrittsglauben geprägte Welt einer neuen »Epoche des Grossen Geistigen« entgegenführen zu wollen, richtet sich sowohl an die Künstler, die Museen, die Kunstwissenschaft und die Kritiker als auch an das breite Publikum.[35] Propagiertes Ziel des Almanachs ist, ein neues Kunstverständnis in der Öffentlichkeit zu erkämpfen. Im Glauben an ihre Mission, die Gesellschaft geistig zu erneuern, setzen die Künstler alles daran, ihre Ideen zu verbreiten und zu vermitteln. Vor allem Marc und Kandinsky hatten die Mechanismen der Durchsetzung des Neuen begriffen und bemühten sich, die zu ihrer Zeit üblichen Medien – Ausstellungen, Bücher, Vorträge, Zeitschriftenartikel und anderes – für ihre Zwecke nutzbar zu machen.[36] Im Vorwort zur zweiten Auflage des Almanachs, die im Frühjahr 1914 erscheint, äußern Kandinsky und Marc allerdings ihre Enttäuschung darüber, daß ihr Hauptziel, das Erreichen des Publikums, unerfüllt geblieben sei – trotz des Erfolges, den sie mit ihren Ausstellungen für sich und für die Erneuerung der Kunst erzielt hatten. So schreibt Kandinsky: »das Publikum (zu dem viele Kunsttheoretiker zählen) fährt im Gegensatz zum geistigen Streben der Zeit fort, mehr als je das formelle Element ausschliesslich zu betrachten, zu analysieren, zu systematisieren.«[37] Und Marc fügt hinzu: »Dass uns heute die grosse Menge nicht folgen kann, wissen wir; ihr ist der Weg zu steil und unbegangen.«[38]

Wassily Kandinksky
Über das Geistige in der Kunst

In seiner im Dezember 1911 erschienenen Schrift *Über das Geistige in der Kunst* (Abb. 388) wie in dem im Almanach publizierten programmatischen Aufsatz »Über die Formfrage« sieht sich Kandinsky berufen, in den Menschen die »Fähigkeit des Erlebens des Geistigen in den materiellen und in den abstrakten Dingen zu wecken. Der Wunsch, diese beglückende Fähigkeit in den Menschen, die sie noch nicht hatten, hervorzurufen, war das Hauptziel der beiden Publikationen.«[39] *Über das Geistige in der Kunst*, die erste und grundlegende Darstellung der Kunsttheorie Kandinskys, ist eine Lehre zur Anwendung und zum Verständnis seiner bildnerischen Mittel. Wenn er in der Einleitung schreibt: »›Verstehen‹ ist Heranbilden des Zuschauers auf den Standpunkt des Künstlers«,[40] verweist er auf den weitgefaßten pädagogischen Auftrag, seine Theorien nicht nur an die Künstlerschaft, sondern auch an den ungeschulten Betrachter weiterzuvermitteln.

Kandinsky hat sich jahrelang theoretisch und praktisch mit der Erziehung junger Menschen auseinandergesetzt. In seiner 1913 im *Sturm*-Verlag publizierten Biographie *Rückblicke* resümiert er die eigene Kunstausbildung: die Sklavenarbeit nach Modell in der berühmten Schule von Anton Ažbè, aber auch den für sein weiteres Schaffen wertvollen Zeichenunterricht bei Franz von Stuck.[41] Seine eigene kunsterzieherische und pädagogische Arbeit beginnt er in München im Winter 1902/03 mit der Einrichtung eines privaten Lehrateliers für Malerei, der *Phalanx*-Schule, die zur gleichnamigen, 1901 gegründeten Künstlergemeinschaft gehört. Zu dieser Zeit vertrat Kandinsky noch den naturalistischen Impressionismus und den Jugendstil. Sein sich grob an den klassischen Methoden orientierender Unterricht ist von den Schülern und Schülerinnen als sehr einfühlsam, gründlich und tolerant beschrieben worden.[42] Ende 1903 muß die *Phalanx-Schule* allerdings aus finanziellen Gründen schließen, obwohl Kandinskys Klasse gut besucht ist. 1918 bis 1921 übernimmt Kandinsky dann im nachrevolutionären Moskau umfangreiche erzieherische und kunstpolitische Aufgaben. Für die Zweiten Freien Staat-

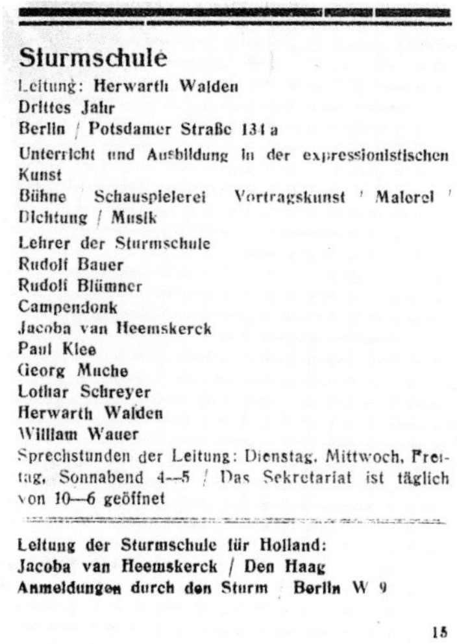
Sturmschule
Leitung: Herwarth Walden
Drittes Jahr
Berlin / Potsdamer Straße 134 a
Unterricht und Ausbildung in der expressionistischen Kunst
Bühne / Schauspielerei / Vortragskunst / Malerei / Dichtung / Musik
Lehrer der Sturmschule
Rudolf Bauer
Rudolf Blümner
Campendonk
Jacoba van Heemskerck
Paul Klee
Georg Muche
Lothar Schreyer
Herwarth Walden
William Wauer
Sprechstunden der Leitung: Dienstag, Mittwoch, Freitag, Sonnabend 4–5 / Das Sekretariat ist täglich von 10–6 geöffnet

Leitung der Sturmschule für Holland:
Jacoba van Heemskerck / Den Haag
Anmeldungen durch den Sturm / Berlin W 9

15

389 Anzeige der Sturmschule, in: »Der Sturm«, Berlin, 1, 1919

lichen Künstlerischen Werkstätten entwickelt er zum Beispiel einfache, grundlegende Unterrichtsthesen, die seine klar strukturierte Bauhauslehre vorausahnen lassen. Mit der Berufung an das Staatliche Bauhaus in Weimar 1922 beginnt dann Kandinskys eigentliche Tätigkeit als Lehrer und Erzieher.

Franz Marc

Franz Marc hat nicht wie Kandinsky pädagogisch gewirkt. Zwar gibt er zwischen 1907 und 1911 Tieranatomieunterricht; diese Tätigkeit dient aber wie bei vielen jungen Künstlern in erster Linie zur Minderung seiner Existenzsorgen. 1913 bietet man ihm an der als reaktionär geltenden Stuttgarter Akademie eine gut dotierte Professur für Abendakt an, um der Moderne dort kraft seiner Fähigkeiten zum Durchbruch zu verhelfen. Er lehnt diese Stelle aber aus persönlichen Gründen ab.[43] Franz Marc sieht sich selbst in erster Linie als Maler und nicht als Theoretiker. An seine Frau Maria schreibt er im Februar 1915: »[...] bedenke, daß ich nicht Schriftsteller oder Gelehrter, sondern Maler bin.«[44] Gleichwohl nimmt er in brillant verfaßten Briefen an seine Frau und den Freund August Macke, in den Korrespondenzen mit Kandinsky und in leidenschaftlich formulierten Schriften, Artikeln, Essays oder Pamphleten zu den aktuellen kunsttheoretischen und -politischen Fragen Stellung. Mit seinem bei Reinhard Piper 1911 erschienenen Artikel »Deutsche und französische Kunst« wird Marc zum Verteidiger und Vermittler avantgardistischer Impulse. Seine Verachtung gilt dem traditionellen künstlerischen Denken.[45] Marcs Beitrag »Die ›Wilden‹ Deutschlands« im Almanach *Der Blaue Reiter* zum Beispiel verleiht dem Buch den Charakter einer Kampfschrift: »In unserer Epoche des großen Kampfes um die neue Kunst streiten wir als ›Wilde‹, nicht Organisierte gegen eine alte, organisierte Macht. Der Kampf scheint ungleich; aber in geistigen Dingen siegt nie die Zahl, sondern die Stärke der Ideen. Die gefürchteten Waffen der ›Wilden‹ sind ihre *neuen Gedanken;* sie töten besser als Stahl und brechen, was für unzerbrechlich galt.«[46] Die theoretischen Texte, die Marc zwischen 1910 und 1914 veröffentlicht oder zur Veröffentlichung vorgesehen hat, sind eher Versuche, das eigene Schaffen zu deuten. Ein Beispiel dafür ist der Aufsatz »Über das Tier in der Kunst«.[47] Mit seinen 1912 im *Pan* abgedruckten Artikeln über »Die neue Malerei« und »Die konstruktiven Ideen der neuen Malerei« reflektiert Marc hingegen über die Grundlagen künstlerischen Schaffens insgesamt. Seinen Appell, weg von der Naturnachahmung und hin zur inneren, geistigen Seite der Natur zu streben, richtet er an die junge Generation der Künstler *und* Laien: »Wir sehen voll Erwartung auf die aufwachsende Generation, die uns ohne Mühe verstehen und folgen wird. Sie wird nicht fühlen, was wir unsern Zeitgenossen angetan haben; daß wir mit einem Schnitt den unentwirrbaren Knoten zerhauen haben, in dem sich die Kunstbegriffe des 19. Jahrhunderts verwickelt hatten.«[48]

Die Kunstschule *Der Sturm*

Im Herbst des Jahres 1916 wird in Berlin eine bemerkenswerte Kunstschule eröffnet, deren Programm ankündigt, Schüler in allen Sparten expressionistischer Kunst ausbilden zu wollen. Initiator ist Herwarth Walden (Abb. 16), der umtriebige Herausgeber der Zeitschrift *Der Sturm*, seit 1910 Kampfblatt und Sprachrohr der literarischen und künstlerischen Avantgarde in Europa. Eine Annonce verspricht Unterricht in den Disziplinen Bühne, Schauspiel, Vortragskunst, Malerei, Dichtung und Musik (Abb. 389). Als Lehrer der am 1. September eröffneten Schule werden genannt: der Schauspieler Rudolf Blümner, die bildenden Künstler Heinrich Campendonk, Jacoba van Heemskerck, Paul Klee, Oskar Kokoschka, Georg Muche, Gabriele Münter, der Dichter Lothar Schreyer und als Leiter der Schule Herwarth Walden. Allerdings kann Walden nicht alle Genannten auch tatsächlich für Meisterkurse gewinnen: Gabriele Münter weilt in Skandinavien; Klee, obwohl er sich zum Kompositionsunterricht bereit erklärt hatte, tritt ebensowenig an wie Heinrich Campendonk, der sich zwar selbst vorgeschlagen hatte, dann aber wegen Zwistigkeiten den *Sturm* verläßt.[49] Auch Kokoschka folgte der Einladung nicht.[50] Unterrichtet haben tatsächlich: in Malerei Rudolf Bauer und Georg Muche, als Lehrer für Plastik Arnold Topp und William Wauer.

Die *Sturm*-Schule behält sich eine sehr hohe Qualität der Ausbildung und strenge Auswahlkriterien einschließlich eines Probemonats vor. Bis 1919/20 sind insgesamt nicht mehr als zehn Schüler aufgenommen worden. Mit seinem rigorosen Auswahlverfahren kontert Walden in einem *Sturm*-Artikel erfolgreich die Meinung der Berliner Kunstkritik, die der Schule Unfähigkeit vorwirft und sie für die zahlreichen Epigonen des Expressionismus verantwortlich macht. Im selben Artikel verteidigt er auch den Unterricht: »Gelehrt wird nicht das Lernen, gelehrt wird das Verlernen. Nämlich die Befreiung von Tatsachen, von Nachahmungen und Nachbildungen.«[51] Das Ziel der Schule ist auf der einen Seite die Entwicklung künstlerischer Begabungen zu eigenständigen Künstlern; auf der anderen Seite ist die Institution neben der Zeitschrift Ort der Umsetzung und Vermittlung der *Sturm*-Kunsttheorie, die sich in erster Linie auf die theoretischen Äußerungen und die künstlerische Praxis Kandinskys stützt. Leider existierte die Schule nur für kurze Zeit, 1920 schon wird sie aufgelöst.[52] Skepsis hatte bereits im Sommer 1916 Lyonel Feininger gegenüber seiner Frau geäußert: »Übrigens steht heute eine kurze Mitteilung im Tageblatt, des wörtlichen Inhalts: ›Der Sturm eröffnet am 1. September eine Kunstschule für den Unterricht bis zur Ausbildung in der expressionistischen Kunst.‹ Was soll man dazu sagen? […] Das einzige, was die expressionistische Kunst am Leben erhalten kann, ist, daß jeder sieht, wie er allein zur Kunst gelangt.«[53]

Arbeitsrat für Kunst und *Novembergruppe*

Nach dem Ersten Weltkrieg formieren sich unter dem Eindruck der Novemberrevolution nach dem Vorbild der Arbeiter- und Soldatenräte die radikal links stehenden Künstlervereinigungen *Arbeitsrat für Kunst* (1918–1921) und *Novembergruppe* (1918–1932). Die politische Umwälzung muß »zur Befreiung der Kunst von jahrzehntelanger Bevormundung« genutzt werden, heißt es im Manifest des *Arbeitsrates für Kunst.* Das voller Enthusiasmus verkündete Ziel ist, ein großes gemeinschaftliches Werk von Künstlern, Malern, Bildhauern und Architekten zu schaffen, »unter den Flügeln einer großen Baukunst«. Zu den Forderungen des *Arbeitsrates,* die gegen die wilhelminische Kulturorganisation gerichtet sind, zählt die Auflösung der Königlichen Akademien der Künste und die »Befreiung des gesamten Unterrichts für Architektur, Plastik, Malerei und Handwerk von staatlicher Bevormundung. Umwandlung des künstlerischen und handwerklichen Unterrichts von Grund auf. Bereitstellung staatlicher Mittel dafür und für Meistererziehung in Lehrwerkstätten.« Die Ideen des *Arbeitsrates* spielen in der ersten Phase des Bauhaus eine große Rolle. Zu den Mitgliedern zählen auch bedeutende bildende Künstler des Expressionismus: Max Pechstein (Abb. 390), Rudolf Belling, Lyonel Feininger, Otto Freundlich, Erich Heckel, Ludwig Meidner, Emil Nolde und Karl Schmidt-Rottluff.[54]

Die *Novembergruppe* ist personell und programmatisch eng mit dem Berliner *Arbeitsrat* verknüpft: neben ihrem Initiator Pechstein gehören Freundlich, Kandinsky, Belling, Feininger und Ewald Mataré dazu – einige Künstler sind beiden Vereinigungen verpflichtet. In den »Richtlinien« der *Novembergruppe* ist als Ziel formuliert, »maßgebenden Einfluß auf die Entscheidungen aller künstlerischen Fragen [zu] erlangen«. Und darüber hinaus wollen die Mitglieder mit den breiten Massen ein neues Publikum für ihre Kunst erschließen. Zu ihren wirkungsvollsten Aktivitäten zählen die achtzehn Ausstellungen zwischen 1918 und 1932. Zur Vermittlung ihrer Kunst an ein breites Publikum gibt die *Novembergruppe* zwischen 1920 und 1924 eigene pädagogisch angelegte Kataloge heraus.[55]

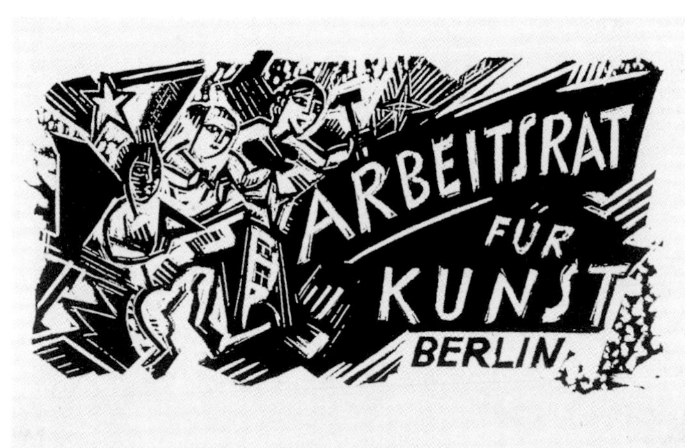

390 Max Pechstein, Vignette des Flugblattes »Arbeitsrat für Kunst«, 1919, Holzschnitt

Ja! Stimmen des Arbeitsrates für Kunst

Ende 1919 veröffentlicht der *Arbeitsrat für Kunst* die Publikation *Ja! Stimmen des Arbeitsrates für Kunst,* eine bibliophile Ausgabe, illustriert von Feininger, Pechstein und Bruno Taut. Darin sind 28 Antworten von Mitglie-

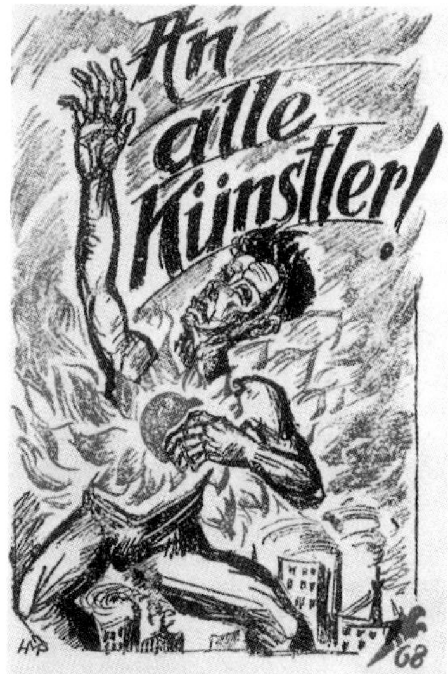

391 Max Pechstein, Titelblatt der Flugschrift »An alle Künstler!«, 1919, Druck in Schwarz und Rot

dern auf die Frage abgedruckt, was die »aktiven Kräfte in der heutigen Künstlergeneration wollen«.[56] Die erste der dreizehn »Fragen, die der Klärung bedürfen«, bezieht sich auf das Lehrprogramm: »Welche Maßnahmen werden geeignet gehalten, eine gründliche Reform der Ausbildung für alle bildnerischen Tätigkeiten zu erreichen?«[57]

Heinrich Campendonk plädiert für eine dem künstlerischen Studium vorangehende handwerkliche Lehrzeit, in der sich der Kandidat prüfen kann, für welche künstlerische Gattung er bestimmt ist. Zentrum seiner Thesen zur Reform der Akademieausbildung und der Auswahl der Lehrkräfte ist allein die innere Berufung der Lernenden wie der Lehrenden. »Eine Aufnahmeprüfung für Akademie oder sonstige Schule sollte unterbleiben, allein die Sehnsucht nach künstlerischer Bestätigung soll für die Aufnahme genügen, wodurch die traurigen Irrtümer im Erkennen einer Begabung wegfallen würden.« Entschieden wendet er sich gegen das Kunstbeamtentum: »Das Lehramt ist als Ehrenamt zu betrachten, welches für eine Lebensversorgung keinerlei Sicherheit bietet. [...] Der Lehrerberuf muß ein Opfer sein, welches der gewählte Lehrer der Sache zu Liebe bringen muß, und keine Ähnlichkeit mehr haben mit einer Lebensversorgung.«[58]

Auch Gerhard Marcks propagiert in seiner Antwort, daß dem Eintritt in eine Kunstschule die Meistererziehung in Lehrwerkstätten vorausgehen müsse. Ebenso denkt Karl Schmitt-Rottluff, der die Ausbildung auf handwerklicher Basis und Aufhebung aller Akademien für Maler und Bildhauer fordert.[59] Ludwig Meidner spricht sich gegen den Massen- und Fabrikbetrieb der Akademien aus, die seiner Meinung nach Mitschuld tragen an der Existenz eines Kunstproletariats. Sein Modell für Kunsterziehung sieht er in der traditionellen Zusammenarbeit weniger Schüler mit einem Meister erfüllt.[60]

Max Pechstein: *An alle Künstler!*
Pechstein, Mitbegründer von *Arbeitsrat für Kunst* und *Novembergruppe*, veröffentlicht 1919 in seiner Broschüre *An alle Künstler!* (Abb. 391) den Text »Was wir wollen«. Er ist ein weiteres leidenschaftliches Plädoyer für eine grundlegende Reform der reglementierten klassischen Kunstausbildung mit dem sozialistischen Ziel einer »Kunst dem Volke«. Darin heißt es:

»Winkelmanns Verherrlichung der Antike ist immer noch der Grundstein zum Kunststudium an den staatlichen Kunstakademien. Verpönt ist das Leben und das Auseinandersetzen mit demselben. Handwerk wird nicht gelehrt. Das sorgfältigste Herstellen von sauberen Blättern verbirgt das nicht vorhandene Können. Ein jeder wahrhaft Beflissene muß selbst sehen, wie er sich die notwendigsten Techniken aneigne. Der Maler, wie er seinen Malgrund herstelle, wie er seine Farben auftrage, damit er überhaupt lerne, ein haltbares Gebilde anzufertigen; der Bildhauer, wie er sein Modellgerüst herstelle, gar nicht daran zu denken, ob sein Modell dann auch in echtem Material ausführbar sei. In Gips kann es auf jeden Fall gegossen werden.

Lehren von Scheinkunst ist die gegenwärtige Tätigkeit an den Akademien. Als handwerkliches Können wird Bleistiftspitzen und Glattreiben des Tones gelehrt, statt materialechtes Gestalten künstlerischer Ideen. Unendlich schwellen die zusammengesessenen Geduldspiele der sogenannten Studien an.

Studien für was? Und zu was? Frage ich! Musterzeichner der Kunst werden gezüchtet. Wacht auf! Zersprengt Eure Trägheit! Werdet fähig vom Leben zu lernen und für das Leben zu wirken. Dann findet ihr Ausdruck genug und braucht nicht zurückzugreifen zu alten Emblemen früherer Stilepochen.

Werdet schöpferisch im Lernen, und Ihr seid dann Meister im Lehren!«[61]

Ludwig Meidner
Mit Ludwig Meidner soll stellvertretend ein Protagonist des ekstatischen Spätexpressionismus zu Wort kommen. Meidner betrieb die Vermittlung seiner Kunst vor allem mit programmatischen Texten und pathetischen Dichtungen, die ganz dem dramatischen Furioso seiner Zeichnungen und Gemälde entsprechen. Im Jahr 1914 veröffentlicht er den Aufsatz »Anleitung zum Malen von Großstadtbildern« als Antwort auf eine von der Zeit-

schrift *Kunst und Künstler* unternommene Umfrage zu einem »neuen Programm«. Der Text ist in erster Linie an die Künstlerkollegen gerichtet. Er ist ein leidenschaftlicher, höchst subjektiver Appell für eine zeitgemäße Aneignung des Themas Großstadt als neuer ästhetischer Landschaft:[62] »Wir müssen endlich anfangen, unsere Heimat zu malen, die Großstadt, die wir unendlich lieben. Auf unzähligen, freskengroßen Leinwänden sollten unsre bibbernden Hände all das Herrliche und Seltsame, das Monströse und Dramatische der Avenüen, Bahnhöfe, Fabriken und Türme hinkritzeln.« Das Licht, den Blickpunkt und die »Anwendung der geraden Linie« führt Meidner als die wesentlichen Gestaltungsmittel des Großstadtbildes an. Hier lesen sich die Textpassagen wie eine unmittelbare Anleitung zum Malen, wobei Meidner gleichzeitig seine eigene, ekstatische Schaffensweise vor der Leinwand zum Ausdruck bringt: »Das Licht ist weiß, oder silbrig, oder violett, oder blau, wie ihr wollt. Doch nehmt lieber ein Weiß, so rein wie möglich. Streicht es mit breitem Pinsel auf – daneben ein tiefes Blau oder Elfenbeinschwarz. Fürchtet euch nicht, und bedeckt die Fläche mit heftigem Weiß, kreuz und quer. Nehmt Blau – das satte warme Pariserblau, das kühle, laute Ultramarin – nehmt Umbra, Ocker in Fülle, und kritzelt nervös, eilig. Seid lieber brutal und unverschämt: eure Motive sind auch brutal und unverschämt.«[63]

Während des Militärdienstes und im Kriegsgefangenenlager muß Meidner das Malen und Zeichnen ganz gegen seine zweite große Begabung, das Schreiben, eintauschen. So entsteht eine seiner Hauptschriften: *Im Nacken das Sternenmeer*, mit zwölf Illustrationen, 1918 herausgegeben bei Kurt Wolff in Leipzig. Das Buch wird ihm Ort autobiographischer und literarischer Äußerungen. *Nächte des Malers*,[64] ein bereits 1915 verfaßtes Prosastück, ist ein exhibitionistisches, zerquältes Innenbild, das seine von Selbstzweifeln geplagte Künstlerexistenz beschreibt. Anfang der zwanziger Jahre entstehen einige existentielle, bekenntnishafte Texte, in denen Meidner sein Künstlertum bejaht. Im März 1929 erscheint im *Kunstblatt* der programmatische Artikel »Eigenlob stinkt oder Lustiger Traktat über Porträtmalerei«, ein zuerst nur ironischer, dann aber bitterböser und aufrüttelnder Kommentar zum Niedergang des expressionistischen Portraits seit dem Kriege, vom freien expressionistischen Bildnis zum weltanschaulich diktierten Portrait im drohend heraufziehenden Faschismus.[65]

Mit der Verfemung durch die Nationalsozialisten ist der Tod der expressionistischen Bewegung endgültig besiegelt. Damit geht auch eine Periode zu Ende, in der es zum Selbstverständnis der Künstler gehörte, sich mit ihren Botschaften an die nachgeborene Künstlergeneration zu wenden. Nach der Barbarei des Zweiten Weltkriegs zieht es die Verbliebenen angesichts der Ohnmacht gegenüber den trostlosen Realitäten erst einmal hinter eine verschlüsselte Geisteswelt zurück – in der bald aber eine neue Kunst Wurzeln schlägt.

1 Eberhard W. Kornfeld, *Ernst Ludwig Kirchner. Nachzeichnung seines Lebens*, Bern 1979, S. 36.
2 Abgebildet ebd.
3 Ernst Ludwig Kirchner, Briefe an Luise Schiefler, in: *Ernst Ludwig Kirchner und Gustav Schiefler. Briefwechsel 1910–1935/38. Mit Briefen von und an Luise Schiefler und Erna Kirchner sowie weiteren Dokumenten aus Schieflers Korrespondenz-Ablage*, bearb. von Wolfgang Henze in Verb. mit Annemarie Dube-Heynig und Magdalena Kraemer-Noble, Stuttgart und Zürich 1990, S. 48.
4 Zum MUIM-Plakat vgl. *Brücke-Archiv*, 19, 1994 *(Die Brücke-Neuerwerbungen und Neuzugänge der letzten fünf Jahre 1988–1993)*, S. 116–117.
5 Regelmäßig in allen Ausgaben von Nr. 89, Dezember 1911, bis Nr. 125/126, September 1912.
6 Akte Pr. Br. Rep. 39 Bln. C Th 3841, Bl. 1–6. Erstmals publiziert in: Ausst.kat. *Expressionisten. Die Avantgarde in Deutschland 1905–1920. 125 Jahre Sammlungen der Nationalgalerie 1861–1986*, Nationalgalerie, Berlin-Ost, 1986, S. 103–104.
7 »Bericht von Regierungsrat Dr. Lindenau an den Herrn Minister der Geistlichen und Unterrichtsangelegenheiten durch den Herrn Ober-Präsidenten zu Potsdam. Auf den Erlass vom 15. Dezember 1911[12?]«, Tgb. Nr. U IV Nr 2661. Der Polizeipräsident. Abteilung viii. Tgb. Nr. 603 VIII A 12. Berlin, den 26. Februar 1911[12?], zit. nach *Expressionisten* 1986 (Anm. 6).
8 *Ernst Ludwig Kirchner und Gustav Schiefler* 1990 (Anm. 3), S. 57.
9 *Max Pechstein. Erinnerungen*, hrsg. von Paul Reidemeister, München 1963.
10 Ernst Ludwig Kirchner, *Die Arbeit E. L. Kirchners*, 1925 oder 1926. Erstmals publiziert in: Kornfeld 1979 (Anm. 1), S. 335.
11 Schiefler arbeitete seit 1918 an einem Katalog der Kirchner-Graphik: Gustav Schiefler, *Die Graphik E. L. Kirchners*, 2 Bde., Bd. 1: Bis 1916, Bd. 2: 1917 bis 1927, Berlin 1931. Wie bei allen Publikationen über ihn hatte Kirchner es sich auch hier ausbedungen, die Texte selbst zu redigieren bzw. zu zensieren.
12 *Ernst Ludwig Kirchner und Gustav Schiefler* 1990 (Anm. 3), S. 462–463.
13 Ebd.
14 »Für den Fall, daß es mit den Händen

noch schlimmer wird, habe ich doch dann wenigstens etwas Ersatz, mich geistig zu betätigen«, schreibt er an Helene Spengler. Lothar Grisebach, *E. L. Kirchners Davoser Tagebuch. Eine Darstellung des Malers und eine Sammlung seiner Schriften*, Köln 1968, S. 181.

15 Peter W. Guenther, »Louis de Marsalle. ›Über die plastischen Arbeiten von E. L. Kirchner‹«, in: Ausst.kat. *Skulptur des Expressionismus*, Josef-Haubrich-Kunsthalle, Köln, München 1984, S. 216.

16 *Der Cicerone*, 17, 14, 1925, S. 695–701.

17 Grisebach 1968 (Anm. 14), S. 218–219.

18 Die Berufung ergeht 1927 an Otto Dix.

19 Grisebach 1968 (Anm. 14), S. 131–132.

20 Ebd., S. 143.

21 Ebd., S. 150–154.

22 Ebd., S. 154.

23 *Ernst Ludwig Kirchner und Gustav Schiefler* 1990 (Anm. 3), S. 324.

24 »Aufsatz Zehnder« ist Kirchners Gegenentwurf zu einem vom Künstler verfaßten unveröffentlichten Manuskript für das *Literarische Jahrbuch Winterthur*. Vgl. Grisebach 1968 (Anm. 14), S. 156–158, Anm. 219.

25 Ebd., S. 158.

26 Lucius Grisebach, »Ernst Ludwig Kirchner als stilbewußter Künstler. Ein Ansatz zur Beurteilung seines ›abstrakten‹ Spätstils«, in: Ausst.kat. *E. L. Kirchner*, Nationalgalerie, Berlin, 1979/80, S. 35.

27 Beat Stutzer, *Albert Müller (1897–1926) und die Basler Künstlergruppe Rot-Blau*, München 1981, S. 75.

28 So der zu den jüngsten Basler Künstlern gehörende Maler Max Sulzbachner (1904–1985) in einem Gespräch mit Stutzer 1977; vgl. Stutzer 1981 (Anm. 27), S. 88.

29 Grisebach 1968 (Anm. 14), S. 80–81.

30 Gerhard Kolberg, »Das Liebespaar. Begebenheiten um eine Holzskulptur von Hermann Scherer«, in: *Museumsbulletin. Berichte und Forschungen aus den Museen der Stadt Köln*, 2, 1995, S. 11.

31 E. L. Kirchner, »Die neue Kunst in Basel«, in: *Das Kunstblatt*, 10, 9, 1926, S. 324ff.

32 *Ernst Ludwig Kirchner und Gustav Schiefler* 1990 (Anm. 3), S. 493.

33 Grisebach 1968 (Anm. 14), S. 137.

34 Almanach *Der Blaue Reiter*, maschinenschriftliches Vorwort der »Redaktion«, Oktober 1911, Nachlaß August Macke, zit. nach *Der Blaue Reiter*, dokumentarische Neuausg. von Klaus Lankheit, 9. Aufl., München und Zürich 1994, S. 315.

35 Hans Christoph von Tavel, »Der Blaue Reiter. Herausforderung nach 75 Jahren«, in: Ausst.kat. *Der Blaue Reiter*, Kunstmuseum Bern, Bern 1986/87, S. 8.

36 Armin Zweite, »Zur Geschichte des ›Blauen Reiters‹«, in: *Der Blaue Reiter im Lenbachhaus München*, hrsg. von Armin Zweite, München 1991, S. 53.

37 Zit. nach *Der Blaue Reiter* 1994 (Anm. 34), S. 323.

38 Ebd., S. 325.

39 Wassily Kandinsky, *Rückblicke*, Berlin 1913, Bern 1977, S. 32–33.

40 Wassily Kandinsky, *Über das Geistige in der Kunst*, 1911, 10. Aufl., Bern o.J., S. 26.

41 Kandinsky 1977 (Anm. 39).

42 Vgl. hierzu u.a. Gisela Kleine, *Gabriele Münter und Wassily Kandinsky. Biographie eines Paares*, Frankfurt am Main und Leipzig 1994, S. 147ff.

43 Klaus Pese, *Franz Marc. Leben und Werk*, Stuttgart und Zürich 1989, S. 39.

44 *Franz Marc. Briefe, Aufzeichnungen und Aphorismen*, Berlin 1920, S. 38; hrsg. von Günther Meißner, Leipzig und Weimar 1980, S. 130.

45 *Franz Marc. Schriften*, hrsg. von Klaus Lankheit, Köln 1978, S. 131. Im Frühjahr sieht sich Marc zu einer Aktion gegen die vom Maler Carl Vinnen herausgegebene polemische Schrift gegen den Ankauf eines van Gogh durch die Bremer Kunsthalle und damit die angebliche Bevorzugung der französischen Malerei aufgerufen.

46 Zit. nach *Der Blaue Reiter* 1994 (Anm. 34), S. 28–29.

47 *Franz Marc* 1978 (Anm. 45), S. 98.

48 Franz Marc, »Die neue Malerei«, in: *Pan*, 2, 16, 7. März 1912, S. 468–471; *Franz Marc* 1978 (Anm. 45), S. 101–104, hier S. 103.

49 Vgl. hierzu den im *Sturm* öffentlich ausgetragenen Streit zwischen dem Kritiker Paul Westheim und Rudolf Blümner anläßlich eines von Westheim veröffentlichten Briefs von Campendonk, in dem der Maler gegen die *Sturm*-Schule polemisierte; Rudolf Blümner, »Zur Geschichte des Sturm und des deutschen Journalismus«, Brief 6, in: *Der Sturm*, 10, 4, 1919/20, S. 51–63.

50 Kokoschka hatte Walden in Briefen aus dem Feldlazarett mehrmals gebeten, ihm doch zu einer Professur zu verhelfen, was bestimmt der Grund für die Einladung in die *Sturm*-Schule war. Vgl. *Oskar Kokoschka. Briefe I. 1905–1919*, hrsg. von Olda Kokoschka und Heinz Spielmann, Düsseldorf 1984, S. 242 und 245.

51 Herwarth Walden, »Die Freiheit in der Fachkritik«, in: *Der Sturm*, 10, 4, 1919/20, S. 51.

52 Zum *Sturm*-Kreis und den *Sturm*-Aktivitäten vgl. die ausführliche Arbeit von Volker Pirsich, *Der Sturm. Eine Monographie*, Diss., Herzberg 1985; zur *Sturm*-Schule ebd., S. 383–387: 1923 tritt sie mit verändertem Konzept als Forum für Informationsveranstaltungen in Erscheinung; 1932 wird sie, nicht mehr unter der Leitung Waldens, als Ausbildungsstätte für Modefachleute wieder ins Leben gerufen.

53 Zit. nach *Expressionisten* 1986 (Anm. 6), S. 143.

54 Ausst.kat. *Arbeitsrat für Kunst. Berlin 1918–1921*, Akademie der Künste, Berlin 1980, S. 88. Der *Arbeitsrat* wurde zunächst vom Architekten Bruno Taut, dann von Walter Gropius geleitet.

55 Ausst.kat. *Novembergruppe*, Galerie Bodo Niemann, Berlin 1994, S. 33.

56 Zit. nach *Arbeitsrat für Kunst* 1980 (Anm. 54), S. 13.

57 Ebd., S. 14.

58 Ebd., S. 24–25.

59 Ebd., S. 43, 63.

60 Zit. nach *Ludwig Meidner. Zeichner, Maler, Literat 1884–1966*, hrsg. von Gerda Breuer und Ines Wegemann, 2 Bde., Stuttgart 1991, Bd. II, S. 296–300.

61 Zit. nach *Die zwanziger Jahre. Manifeste und Dokumente deutscher Künstler*, hrsg. von Uwe M. Schneede, Köln 1979, S. 44.

62 Heinz Brüggemann, »Großstadt und neues Sehen. Ludwig Meidners ›Anleitung zum Malen von Großstadtbildern‹ im Kontext der ästhetischen Moderne Europas«, in: *Ludwig Meidner* 1991 (Anm. 60), Bd. I, S. 49–50.

63 Ebd., Bd. II, S. 291.

64 Ebd., Bd. II, S. 306–310.

65 Abgedruckt in: Ausst.kat. *Ludwig Meidner 1884–1996*, Kunstverein Wolfsburg, Wolfsburg 1985, S. 30–31.

DIE NATIONALSOZIALISTISCHEN AKTIONEN »ENTARTETE KUNST« IN KÖLN UND ANDEREN ORTEN DEUTSCHLANDS

Agnes von der Borch

Von Anfang Juli und August bis zum Herbst 1937 fanden zwei staatliche Beschlagnahmungen »entarteter« Kunst im Reichs-, Länder- und Kommunalbesitz statt,[1] die erste in zwanzig Städten, darunter auch Köln, die zweite in 74 Orten mit 101 Museen, und wiederum in Köln. Konfisziert wurden insgesamt etwa 16 000 Arbeiten von rund 1400 Künstlern. Der mit 1052 Werken am meisten geschädigte Künstler war Nolde, gefolgt von Heckel (729), Kirchner (639), Schmidt-Rottluff (608), Beckmann (509), Rohlfs (418), Kokoschka (417), Mueller (357), Pechstein (326), Corinth (295), Dix (260). Die erste Beschlagnahmung diente der Bestückung der Ausstellung »Entartete Kunst« in München (19. Juli – 30. November 1937), die zweite dem Verkauf zugunsten der Kriegswirtschaft und (in geringstem Maße) der Entschädigung der Museen. Ein Teil ging am 30. Juni 1939 auf der bekannten Auktion der Galerie Fischer in Luzern gegen Devisen ins Ausland; den weitaus größeren veräußerten die vier »offiziellen« Kunsthändler Bernhard Böhmer, Karl Buchholz, Hildebrand Gurlitt und Ferdinand Möller ins In- und Ausland. Die restlichen Kunstwerke, rund tausend Ölbilder und fast viertausend Graphiken, wurden wahrscheinlich verbrannt.

Eine Kommission unter Leitung des Malers Adolf Ziegler, des Präsidenten der Reichskammer der bildenden Künste (RbK), führte die Beschlagnahmungen durch. Die erste Gruppe bestand aus Walter Hoffmann (Geschäftsführer der RbK), Hans »Mjölnir« Schweitzer (Graphiker), Hellmut Sachs (Abteilungsleiter in der RbK), Wolfgang Willrich (Maler, Verfasser der Kampfschrift *Säuberung des Kunsttempels,* 1937), Walter Hansen (Zeichenlehrer), Klaus Graf Baudissin (Direktor des Essener Folkwang-Museums, Abteilungsleiter im Reichsministerium für Wissenschaft, Erziehung und Volksbildung) und Otto Kummer (Ministerialrat im Reichsministerium). Zur zweiten Gruppe gehörten zusätzlich unter anderen Franz Hofmann (Direktor der Städtischen Galerie, München), Guido Josef Kern (Maler und Kunsthistoriker) und Carl Meder (Kunsthändler).

Die Grundlage für die erste Aktion bildete ein aufgrund einer Vollmacht Hitlers verfügter Erlaß des Reichsministers für Volksaufklärung und Propaganda (RMVP) Goebbels vom 30. Juni 1937, »Werke deutscher Verfallskunst seit 1910 [...] zum Zwecke einer Ausstellung auszuwählen und sicherzustellen«.[2] Trotz des Wortlauts wurden auch etliche Werke von Ausländern und Impressionisten »ausgewählt«. Bei der zweiten Aktion beauftragte Hitler am 27. Juli 1937 Ziegler, »noch vorhandene Produkte der Verfallszeit zu beschlagnahmen«.[3] Diesen Auftrag sandte Zieglers Vorgesetzter Goebbels am 4. August an die Landesstellen des RMVP zur Information der Museen, mit der Anweisung, den Bestand nicht durch Verkauf, Tausch oder Rückgabe von Leihgaben zu verändern. Faktisch erstreckte sich die Beschlagnahmung damit auch auf Privatbesitz; die Anweisung stellte sicher, daß der Erlös nicht vor ihrer Durchführung zuungunsten des Staates geschmälert wurde. Die Verwertung der beschlagnahmten Werke basierte auf dem nachgeschobenen »Gesetz über [die entschädigungslose] Einziehung von Erzeugnissen entarteter Kunst« vom 31. Mai 1938. Der in Paris lebende Paul Westheim nennt den Grund: »Die Käufer [in London und Paris], die Regreßklagen der früheren Besitzer oder Stifter befürchten mußten, wollten die Versicherung haben, daß das Reich das Verfügungsrecht über die Werke habe.«[4]

Die vom Staat organisierte Ausstellung »Entartete Kunst« (Abb. 392) mit rund sechshundert Exponaten von 120 Künstlern fand nicht von ungefähr im Jahre 1937 statt. 1937 erkoren die Nazis zum Jahr der Zurschaustellung ihrer Leistungen seit dem Machtantritt und der Fortsetzung des Kampfes gegen Kommunismus und »Judentum«.[5] Einen Tag vor Ausstellungsbeginn (Abb. 393) eröffnete Hitler wenige Meter entfernt die »Große Deutsche Kunstausstellung«. 1929 hatte er Kunst den »Ausdruck eines politischen Machtwillens zu allen Zeiten« genannt.[6] Endlich feierte er die Geburt »eine[r] neue[n] und wahre[n] deutsche[n] Kunst«, einer Kunst »aus der Größe der Zeit, in der wir alle leben«, im Gegensatz zum »Zusammenbruch und allgemeine[n] Verfall Deutschlands«, womit er die Demokratie Weimars meinte.[7] Da die Kunst »unbewußt weitaus den größten direkten Einfluß auf die Masse der Völker ausübt«,[8] wurde diese Demonstration der Gegensätze mit großem Aufwand inszeniert[9] und der »Säuberungskrieg« gegen die »undeutsche« Kunst eingeleitet. Die »Entartete Kunst« wurde von 1938 bis zum Frühjahr 1941 in zwölf Städten Deutschlands (Abb. 394, 397) und Österreichs gezeigt (im Rheinland in Düsseldorf [Abb. 395]); allein in München kamen über zwei Millionen Menschen (Abb. 396). Die Veranstaltung wie auch ihr Titel hatte Vorläufer gehabt, und auch die Techniken der Präsentation waren vorher erprobt worden: dichteste

392 Ausstellungsführer »Entartete Kunst«, München 1937, Titelblatt

393 Raum 3 der Ausstellung »Entartete Kunst«, München, 1937

394 Die Ausstellung »Entartete Kunst« im Schulausstellungsgebäude, Hamburg, 1938

395 Die Ausstellung »Entartete Kunst« im Kunstpalast am Ehrenhof, Düsseldorf, 1938

396 Eingang zur Ausstellung »Entartete Kunst« im Archäologischen Institut, München, 1937

397 Goebbels (Mitte) besucht die Ausstellung »Entartete Kunst« in Berlin, 27. Februar 1938

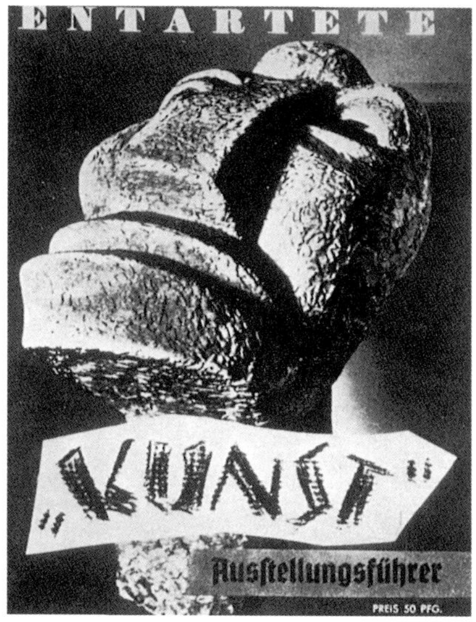

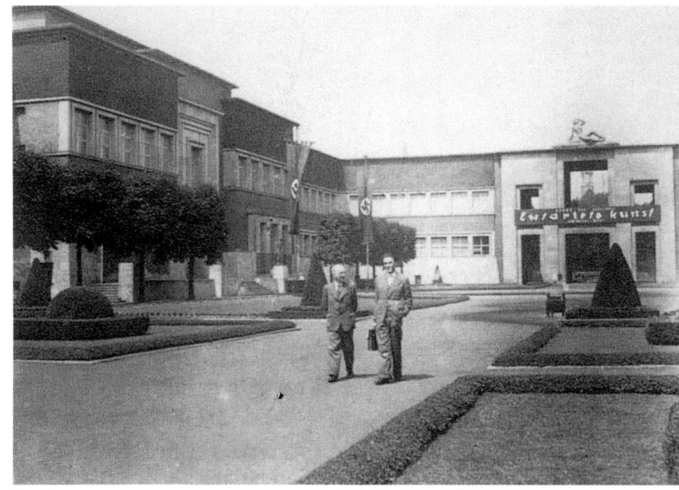

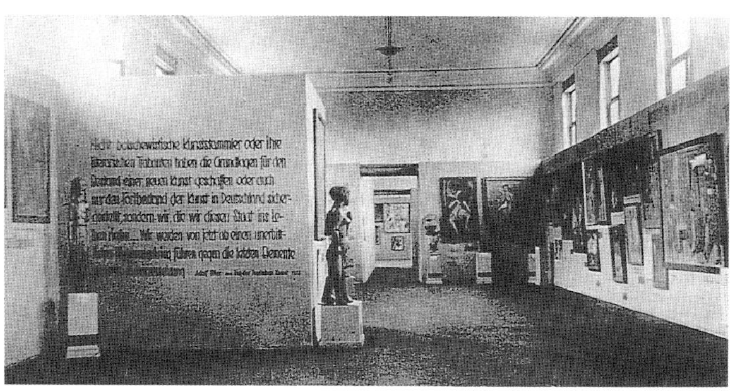

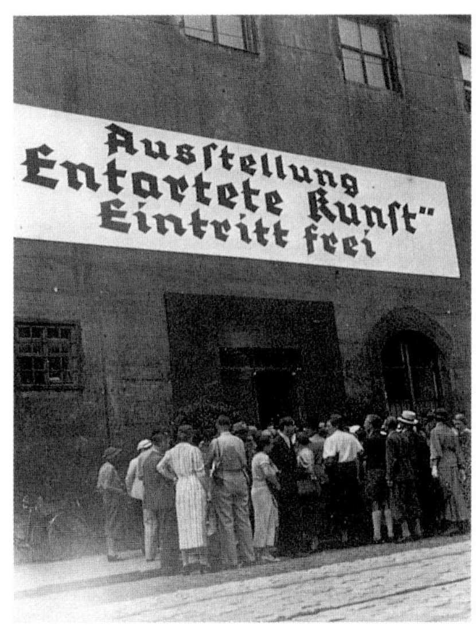

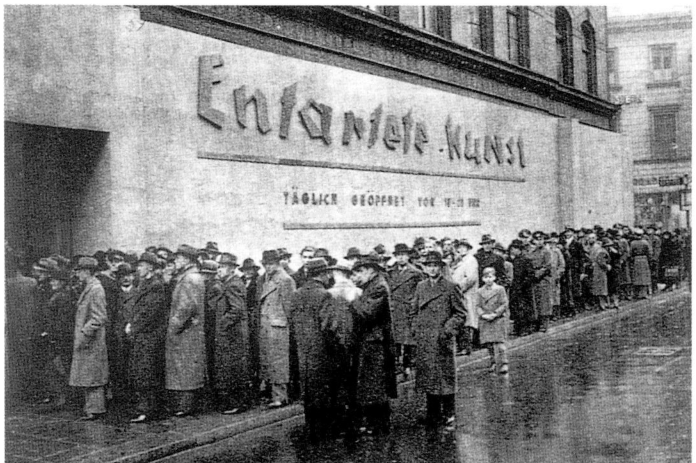

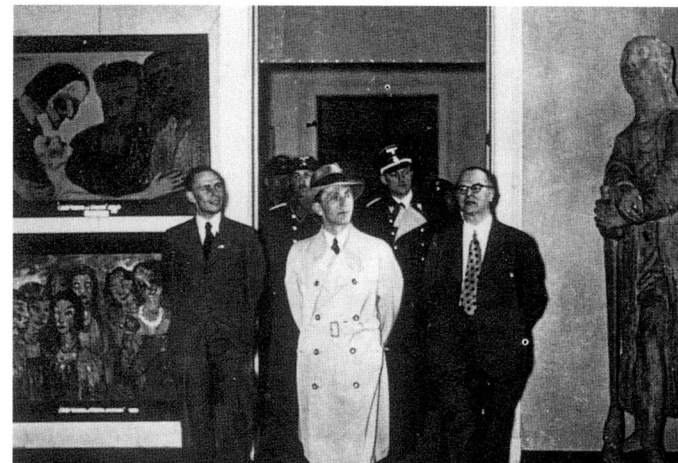

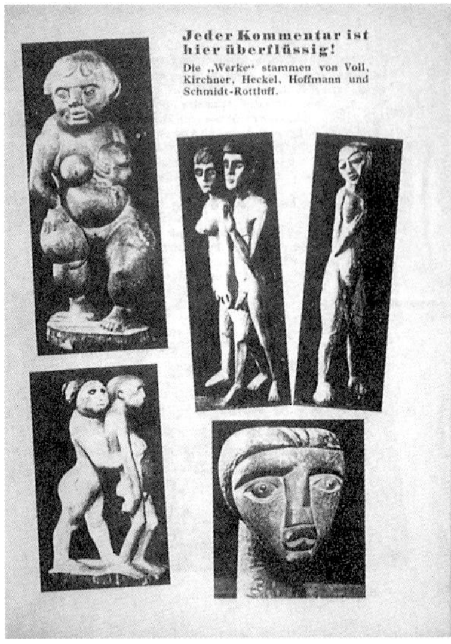
Jeder Kommentar ist hier überflüssig!
Die „Werke" stammen von Voll, Kirchner, Heckel, Hoffmann und Schmidt-Rottluff.

398 Ausstellungsführer »Entartete Kunst«, München 1937, S. 19

Hängung; teilweise ungerahmte Exponate; polemische Titel; diffamierende Zitate; Nennung der als jüdisch gekennzeichneten Händler; Nennung der Museen; Kaufpreise in Inflationshöhe; Gegenüberstellung von »gesunder« und »entarteter« Kunst; Vergleich mit Zeichnungen von geistig Behinderten und Kindern; Zutritt nur für Erwachsene oder Kinder unter Aufsicht (Abb. 398).

Begleitet von reichsweiten Presseberichten im Dienste des RMVP, das am 13. März 1933 mit dem Ziel geschaffen worden war, »eine Lehre dem ganzen Volke aufzuzwingen«,[10] wurden von April 1933 bis Juli 1937 in siebzehn Städten »Schandausstellungen« und »Schreckenskammern« gezeigt. Die Organisation lag in den Händen örtlicher Politiker und Museumsangestellter. Der kommunale Unternehmungsgeist bereitete den Boden für die Aktionen des Staates im Jahre 1937. Voraussetzung für die lokale Praxis waren staatliche personelle Säuberungsmaßnahmen in den Kommunen und Museen, bei denen die Angestellten ersetzt wurden, die aufgrund der am 31. März 1933 erfolgten »Gleichschaltung« der kommunalen Selbstverwaltung und des »Gesetzes zur Wiederherstellung des Berufsbeamtentums« vom 7. April 1933 entlassen worden waren. Dazu zählten Juden, politische Gegner oder Menschen, die »nicht die Gewähr dafür bieten, daß sie jederzeit rückhaltlos für den nationalen Staat eintreten«.[11] Der Einsatz für die moderne Kunst bot nicht diese Gewähr. In den deutschen Museen verloren etwa 35 Direktoren und Abteilungsleiter ihre Stellung, dazu mehrere Dutzend Hochschullehrer an Akademien und Universitäten. Künstlern wurden ihre Lehrämter gekündigt; man zwang sie, aus der Preußischen Akademie der Künste auszutreten. Der Säuberung und Überwachung diente ferner die am 22. September 1933 gegründete und Goebbels unterstellte Reichskulturkammer mit der Reichskammer der bildenden Künste. Der Fragebogen zur Aufnahme in die RbK ähnelte dem für Beamte.[12] Da Zwangsmitgliedschaft bestand, war Ausschluß, Arbeitsverbot und Ausstellungsverbot möglich. Ab 1935 mußte man aufgrund der »Nürnberger Gesetze« ein polizeiliches Führungszeugnis und einen »Ariernachweis« vorlegen.[13] Die Kontrolle führte die 1933 gegründete Geheime Staatspolizei (Gestapo) durch; Denunziationen waren üblich.

Infolge dieser Diskriminierungen emigrierten ab 1933 viele Künstler. Im Krieg mußten Emigranten oft mehrmals durch das besetzte Europa flüchten; manche von ihnen – Otto Freundlich etwa, der jüdischer Abstammung war – deportierten die Nazis in Vernichtungslager. Reinhard Merker zählt (in Auswahl) dreißig Künstler auf, die ihre Ämter verloren und Berufs- und Ausstellungsverbot erhielten, und nennt 25 Emigranten.[14]

Ganz konfliktfrei verlief die Verfolgung der Moderne jedoch nicht. Da eine präzise Definition »entarteter Kunst« fehlte, konnte der (fehlgeschlagene) Versuch unternommen werden, speziell den Expressionismus als »deutsch« oder »arisch« zu retten.[15] Als »entartet« galten alle Stilrichtungen seit dem späten Impressionismus; der Expressionismus war deshalb am meisten von der Beschlagnahmung betroffen, weil die Museen wenige spätimpressionistische Bilder und noch weniger abstrakte besaßen. Ferner traf das Primitive, Exotische und Archaische im Expressionismus in besonderem Maße den Nerv rassistischen Denkens.[16] Im allgemeinen bezeichnete »entartet« diejenige Kunst, die nicht naturalistisch abbildete und daher »unverständlich« war.

Das (ältere) Wort »entartet« bedeutete im Sinne der Nazis und ihrer völkischen Vorläufer, die sich 1929 im »Kampfbund für deutsche Kultur« zusammentaten, »undeutsch«, folglich »jüdisch«. Bekanntlich galt neben dem Kommunismus das »Judentum« als Hauptfeind; daher die beliebte nazistische Wortverbindung »jüdisch-bolschewistisch«, mit der man gern die Weimarer Republik kennzeichnete, die trotz ihrer kapitalistischen Wirtschaftsform als »bolschewistisch« ausgegeben wurde. Ebenso absurd ist hier der Vorwurf »jüdisch«, weil, nach Hannah Arendt, »das deutsche Judentum mit einer solchen Rapidität an Zahl und Einfluß ab[nahm], daß Statistiker sein Verschwinden in wenigen Jahrzehnten voraussagten«.[17] Aber trotz der falschen Grundlagen gelang es den Nazis, mit diesen Begriffen eine riesige Anhängerschaft zu gewinnen. Dem Sozialismus der Weimarer Republik unterschoben sie die Schuld an Arbeitslosigkeit und Inflation, und den alten Judenhaß konnten sie

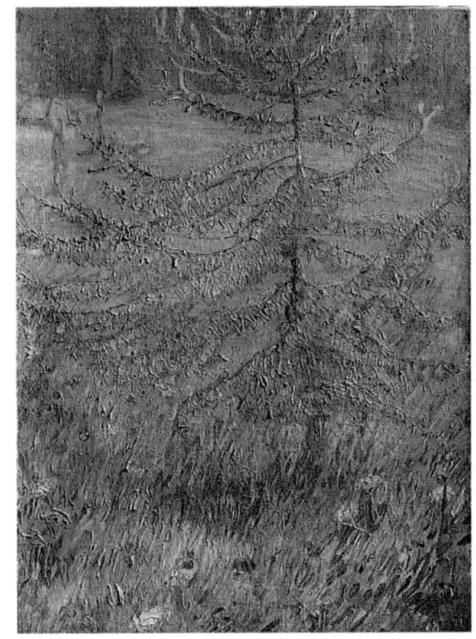

399 Franz Marc, Junge Lärche auf einer Waldwiese, 1908, Öl auf Leinwand, 100 x 71 cm, Museum Ludwig, Köln

ihrem Antisemitismus zunutze machen, der wenige prominente Personen als Mitglieder einer »Weltverschwörung« von Ausbeutern entlarvte, selbst wenn diese erklärte Kommunisten waren.

Die Nazis kombinierten die weitverbreitete gehässige Furcht vor Juden und Kommunisten mit dem (nicht prinzipiell nazistischen) Unverständnis für moderne Kunst, deren Isolierung »die objektive Scheidung der ›Kultur‹ von dem weitaus größten Teil der Gesamtgesellschaft«[18] illustrierte. Ein paar – mehr künstlerisch als politisch – agierende Künstler-Revolutionäre und ein paar jüdische Kunsthändler, -sammler und -kritiker genügten, um den drohenden Untergang zu diagnostizieren. Im übrigen konnte eine Kunst, die ihren »höchst subjektiven Bekenntnischarakter«[19] auf die künstlerische Autonomie gründete, von den Nazis schlechterdings nicht akzeptiert werden, da ihre Produzenten sich letztlich der Kontrolle durch den totalen Staat entzogen. Daher erhielt auch das früh beigetretene und engagierte NSDAP-Mitglied Emil Nolde Malverbot.

Aus humanistischen Gründen kritisierte Käthe Kollwitz 1922 ihrerseits diese Moderne: »Freilich reine Kunst in dem Sinne wie zum Beispiel die Schmidt-Rottluffsche ist meine nicht. Aber Kunst doch. [...] Ich bin einverstanden damit, daß meine Kunst Zwecke hat. Ich will wirken in dieser Zeit, in der die Menschen so ratlos und hilfsbedürftig sind.«[20] Die weitgehende Isolierung der künstlerischen Moderne von der Gesamtgesellschaft war auch ein Grund, weshalb das »Volk« weder einen Bildersturm veranstaltete noch die nazistischen Aktionen verhinderte.

Das Wallraf-Richartz-Museum in Köln[21]

Der größte Teil der modernen Abteilung bestand aus Expressionisten. Das Museum besaß bis 1937 Werke folgender Künstler, die durch Teilnahme an »Schandausstellungen«, Entlassungen, Emigration oder ihren Ruf als »modern« aufgefallen waren:[22] Ahlers-Hestermann, Beckmann, Corinth, Davringhausen, Derain, Dix, Dunken, Ernst, Fuhr, Gauguin, van Gogh, Gris, Heckel, Hegemann, Hoerle, Hofer, Kallmann, Kirchner, Kölschbach, Kokoschka, Levy, Liebermann, Lindgens, Marc, Modersohn-Becker, Mueller, Munch, Nauen, Pechstein, Picasso, Purrmann, Räderscheidt, Rohlfs, Schmidt-Rottluff, Scholz, Seehaus, Seewald, Slevogt, Vlaminck, Walser (Gemälde); Barlach, Beckmann, Dix, Ernst, Feininger, Heckel, Hoerle, Mueller, Kandinsky, Kirchner, Klee, Kokoschka, Kubin, Lehmbruck, Liebermann, Marc, Marcks, Nolde, Pechstein, Schmidt-Rottluff (Graphik).

Der neue Direktor ab 1933, Otto H. Förster, trat 1934 der NSDAP bei[23] und unterhielt Beziehungen zum »Kampfbund für deutsche Kultur«.[24] Försters Haltung zur Moderne war zurückhaltend, da diese noch »strebte«.[25] Seine Bewunderung galt ihrem Vorgänger, dem Impressionismus, weil er bereits »vollendet« sei. Die moderne Sammlung wurde zwischen 1933 und 1936 um sechs Gemälde vermehrt, die man 1937 beschlagnahmte: Nauen, Rohlfs, Scholz, Lindgens, Ahlers-Hestermann und Kallmann; außerdem wurden Zeichnungen und Drucke erworben (und gleichfalls 1937 beschlagnahmt): Barlach, Heckel, Kokoschka, Kubin, Marcks, Mueller, Nolde.[26] Das Museum verkaufte ein Selbstbildnis von Liebermann an Josef Haubrich, weil es »jüdisch« aussah,[27] einen Campendonk und einen Hofer, und es gab einen Lindgens an den Künstler zurück.[28]

Bei der Dauerhängung des Bestandes wird man sich wie manch andere Museen an Berlin orientiert haben.[29] Unter den dort »aufgeräumten« Expressionisten fehlten Figurenbilder, man zeigte Landschaften und Stilleben.[30] Köln könnte zum Beispiel die *Junge Lärche* (Abb. 399) von Marc ausgestellt haben: »ein köstliches Werk urwüchsiger deutscher Malerei«, wie der Direktor meinte.[31]

Die An- und Verkäufe und Veranstaltungen von 1933 bis Ende 1935[32] spiegeln die reichsweiten Bemühungen um das »Deutsche« in der Moderne. Ausstellungen präsentierten die umstrittenen Expressionisten und schlugen eine »Brücke zwischen Volk und Künstler«, indem sie etwa Laienbilder zeigten oder eine Graphikschau von Dürer bis Thoma mit »Deutsch heißt volkstümlich« betitelten. Diffamierung war jedoch tabu. In Köln gab es keine »Schandausstellungen« oder »Schreckenskammern«.

Von Dezember 1935 bis Mitte Juni 1936 wurden die Gemälde neu geordnet. Nach der Wiedereröffnung sprach der Direktor im Wegweiser[33] durch die Sammlung von den »überragende[n] Zeugnisse[n] nachimpressionistischer Malerei«. Aber: »die Kunst der Gegenwart [hat] ein räumlich nicht voll befriedigendes Unterkommen gefunden«. Die »Lebenden und Strebenden« sollen von den »Vollendeten« getrennt werden. Im Katalog sind die oben genannten Maler aufgelistet; nicht erwähnt werden allerdings Werke von Davringhausen, Ernst, Gris, Hegemann, Hoerle (2), Kölschbach, Levy (2), Purrmann, Räderscheidt (1), Schmidt-Rottluff, Seewald (2). 1945 schreibt Förster: »So erschienen bei der grundlegenden Neugestaltung 1936 [...] die Bilder von Liebermann, ebenso wie van Gogh, Gauguin, Picasso, Kokoschka, Munch, Kirchner u.s.w. wieder in der Galerie; dem Zorn der Partei opferte ich eine Anzahl tatsächlich geringwertiger moderner Bilder«,[34] darunter wohl auch die von linksorientierten Künstlern wie den Kölner *Progressiven*. Vermutlich war die Mehrzahl im Magazin geblieben, wie ab 1935 in den deutschen Museen üblich;[35] anders als zum Beispiel Düsseldorf[36] verkaufte das Wallraf-Richartz-Museum 1937 keine Werke von bekannten verfemten Künstlern und scheint auch keine Bilder für diffamierende Zwecke ausgeliehen zu haben.[37] Also blieb die moderne Sammlung, mit wenigen Ausnahmen, bis zum Sommer 1937 intakt.

Für die Station Köln der ersten reichsweiten Beschlagnahmungsaktion im Juli 1937 verfügen wir über das schriftliche Zeugnis des einzigen Augenzeugen, Helmut May, damals Assistent am Museum; der Direktor war verreist. May berichtet zwanzig Jahre später:[38] Die Kommission traf am 6. Juli 1937 ein; sie bestand aus Ziegler, Baudissin, Schweitzer, Willrich und vermutlich Kummer.[39] Der Besuch wirkte trotz telefonischer Anmeldung »überfallartig«.[40] Die Kommission legte einen Brief Zieglers an das Kulturamt mit der Abschrift des Goebbels-Erlasses und dem Zusatz vor, »die von mir ausgewählten Arbeiten [...] auf Abruf der Speditionsfirma [...] zu übergeben [...] unter Beifügung eines Berichts über: 1.) Zu welchem Preise die einzelnen Werke aufgekauft wurden, 2.) zu welchem Zeitpunkt sie angekauft wurden, 3.) Angabe des Namens des zu dieser Zeit verantwortlichen Museumsdirektors«.[41] Mündlich begründet wurde das Ansinnen mit einer geplanten Ausstellung, die die breite Masse abschrecken sollte. May stritt sich mit der Kommission über die Moderne, bis Ziegler mit dem »Führerbefehl« drohte. May konnte »mit dem Hinweis auf für das Museum bedeutende Stifter oder gar solche, die Angehörige in Parteiämtern hatten, die Beschlagnahme einiger bedeutender Stücke verhindern«. Sieben Gemälde und 39 graphische Blätter wurden konfisziert.[42] Die Bilder stammten von Beckmann (Abb. 363), Heckel, Kallmann, Kirchner, Kokoschka (Abb. 400), Scholz und Seewald. Bei den Graphiken handelte es sich um drei *Bauhaus-Mappen* und ein (nicht identifiziertes) Blatt von Franz M. Jansen. Am 9. Juli gingen die konfiszierten Werke nach München. Ob das Wallraf-Richartz-Museum wie einige andere Museen Leihverträge, Rückgabe und Versicherungsschutz verlangt hat, wissen wir nicht.[43]

Auf der am 19. Juli 1937 in München eröffneten Ausstellung »Entartete Kunst« sah man vier der sieben beschlagnahmten Gemälde (Kallmann, Kirchner, Kokoschka, Scholz), zwölf Blätter aus den *Bauhaus-Mappen* I, III und IV und ein Blatt von Jansen.[44] Ankaufsjahr, Preis und Name des Museums waren zu lesen. Die Kölner Presse berichtete am 20. Juli 1937 über die Schau, verschwieg aber, daß sie auch Kunstwerke aus Köln enthielt.[45]

Das Wallraf-Richartz-Museum eröffnete vierzehn Tage später die Ausstellung »Neu-Erwerbungen deutscher Kunst 1933–1937«. Der Katalog verzeichnet zwei von Förster erworbene Gemälde von Corinth und Slevogt,[46] obwohl sieben Bilder von Corinth auf der laufenden »Entarteten Kunst« zu sehen waren und Arbeiten Slevogts auf früheren Femeschauen. Andere Werke aus dem 20. Jahrhundert, auch die Graphik, fehlten in der Ausstellung. Förster sagte 1945, daß sie »einen so durchschlagenden Erfolg [hatte], daß die Anklage[?!] gegen mich zusammenbrach und der damalige Oberbürgermeister mir zwar die Betreuung der modernen Kunst abnahm, mich aber im Amte ließ«.[47] Denn, so Förster 1938, die Stadt wolle für diese ein eigenes Gebäude errichten.[48] Dennoch: Schon ganz knapp vor und gleichzeitig mit der Eröffnung der »Neu-Erwerbungen« kamen die nächsten Schläge. Am 2. August 1937 waren die Museumsleiter im Ministerium Rust zwecks Entgegennahme der Göringschen Wünsche. Am 3. August berichtete die Kölner Presse über den Erlaß Görings vom 28. Juli, der auch als Brief vom 3. August »An den Direktor des Wallraf-Richartz-Museums, Köln« verschickt wurde.[49] In einem Zeitungskommentar vom 4. August

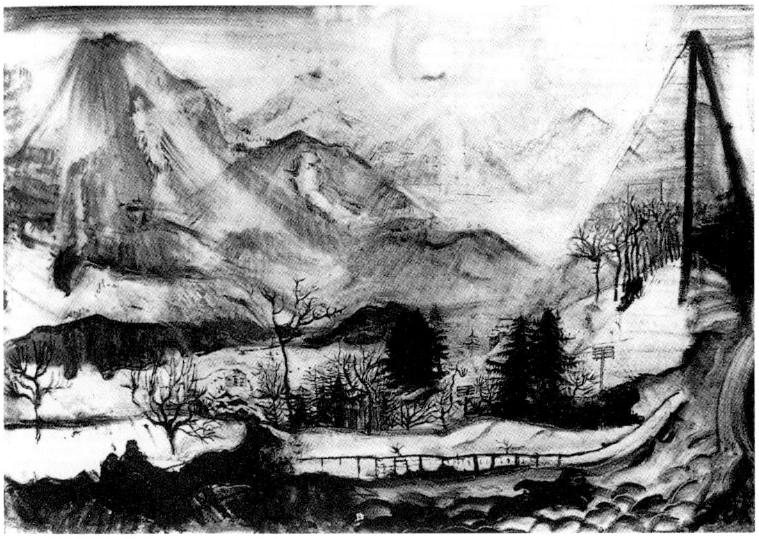

400 Oskar Kokoschka, Dents du Midi, 1912, Öl auf Leinwand, 79 x 116 cm, Privatsammlung

liest man: »Nach der Durchführung dieses Erlasses [...] wird kein Museum in Deutschland ohne grundlegende Änderung fortbestehen.«[50] Wenige Tage später wird dann das Wallraf-Richartz-Museum zumindest schriftlich von der bevorstehenden, durch Hitler am 27. Juli 1937 befohlenen Beschlagnahme, veranlaßt von Goebbels und durchgeführt von Ziegler, erfahren haben. Obgleich nach Förster »die Vorgänge seinerzeit ein ungeheures Aufsehen erregten«[51] und die Presse das Ereignis ankündigte, schweigen sich die späteren Publikationen des Museums und der Stadt und auch die Presse darüber aus – wie schon über die erste Beschlagnahmung.

Förster erinnerte sich 1945, daß er beim zweiten »Besuch« der Kommission anwesend war,[52] schilderte ihn aber nicht. Das Datum ist unbekannt; es muß zwischen dem 23. und 27. August 1937 liegen.[53] Der Hilfsassistent Joachim W. von Moltke[54] empfing drei oder zwei Männer und führte sie zu Werken von Picasso, van Gogh und Corinth. Ob noch expressionistische Bilder gehängt waren, weiß Moltke heute nicht mehr. Beim Treffen der Männer mit der Direktion am nächsten Tag war er nicht dabei. Wer die Besucher waren, ist unklar. May sagte, daß als »Graphikexperte Professor Kern« dabei war. Vermutlich begleitete ihn Hofmann, vielleicht auch Meder.[55] Es ist anzunehmen, daß sie wie zuvor beim Treffen mit Moltke das Abhängen der Bilder von Corinth und Picasso verlangten. Förster sagte 1945, daß der »zweite Besuch [...] den französischen Bildern galt«.[56] Die »Franzosen« Derain, Gauguin, Picasso und Vlaminck wurden in der Tat beschlagnahmt, aber bei weitem mehr »Deutsche«: Ahlers-Hestermann, Davringhausen, Dix, Dunken, Fuhr, Ernst, Hegemann, Hoerle (2), Hofer (3), Kölschbach, Kokoschka, Levy (2), Lindgens, Marc, Modersohn-Becker (2), Mueller, Munch, Nauen (2), Pechstein (2), Purrmann, Räderscheidt (2), Rohlfs, Schmidt-Rottluff, Seehaus, Seewald (2), Walser. Das sind 39 Bilder. Auf ungeklärte Weise verschwand nach 1930 ein Gemälde des Spaniers Gris[57] (Abb. 401–403).

Förster berichtete 1945 weiter, daß die Zeichnungen und Drucke von »Zieglers Beauftragten [...] paketweise auf einen riesigen Haufen geworfen wurden und [...] May nur gelang, in dem einzigen unbewachten Moment ein paar besonders gute Blätter (Kubin, Lehmbruck) schnell in die Schränke zurückzulegen«.[58] May erzählte 1988, seine Sekretärin und er hätten einige der aussortierten Blätter auf den falschen Haufen gelegt.[59] Beschlagnahmt wurden einschließlich der schon im Juli für die Münchener Ausstellung entfernten Arbeiten:[60] etwa 150 Aquarelle und Zeichnungen von Adler, Dix, Ernst, Grosz, Heckel, Hegemann, Hoerle, Kirchner, Klee, Macke, Mueller, Nauen, Nolde, Pechstein, Räderscheidt, Rohlfs, Schmidt-Rottluff, Seiwert; und etwa 300 Blätter Druckgraphik von Barlach, Beckmann, Dix, Feininger, Heckel, Mueller, Kirchner, Klee, Kokoschka,

401 Otto Dix, Die Eltern des Künstlers, 1921, Öl auf Leinwand, 99 x 114 cm, Kunstmuseum Basel

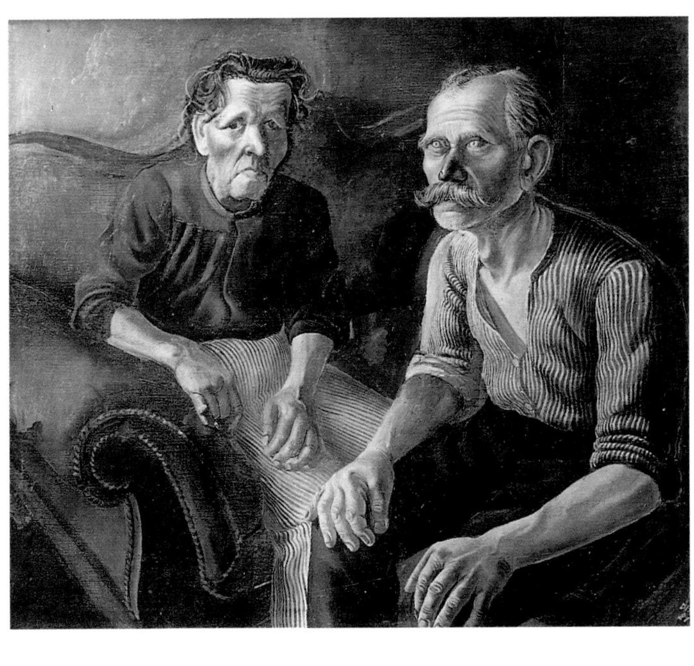

9 Vgl. Mario-Andreas von Lüttichau, »›Deutsche Kunst‹ und ›Entartete Kunst‹. Die Münchner Ausstellungen 1937«, in: *Die »Kunststadt« München 1987* (Anm. 7), S. 83–118; ders., »Rekonstruktion der Ausstellung ›Entartete Kunst‹«, ebd., S. 120–181; ders., »Die Ausstellung ›Entartete Kunst‹, München 1937. Eine Rekonstruktion«, in: *»Entartete Kunst«. Das Schicksal der Avantgarde im Nazi-Deutschland*, hrsg. von Stephanie Barron, München 1992, S. 45–81.

10 Adolf Hitler, 1925, zit. nach Zuschlag 1995 (Anm. 1), S. 40.

11 Zit. ebd., S. 38.

12 Joseph Wulf, *Kultur im Dritten Reich. Die bildenden Künste*, Frankfurt am Main und Berlin 1989, S. 110.

13 Ebd., S. 113.

14 Reinhard Merker, *Die bildenden Künste im Nationalsozialismus*, Köln 1983, S. 157f.; vgl. die Kurzbiographien bei Werner Haftmann, *Verfemte Kunst*, Köln 1986, S. 388ff.; *»Entartete Kunst«* 1992 (Anm. 9), S. 194ff.

15 Merker 1983 (Anm. 14), S. 131ff.

16 Jost Hermand, »Gewollte Primitivität. Schwarze in expressionistischer Kunst und Literatur«, in: *Kritische Berichte*, 2, 1987, S. 4–19.

17 Hannah Arendt, *Elemente und Ursprünge totaler Herrschaft*, München und Zürich 1986, S. 27.

18 Berthold Hinz, *Die Malerei im deutschen Faschismus*, München 1974, S. 23.

19 Hermand 1987 (Anm. 16), S. 9.

20 Zit. nach Hinz 1974 (Anm. 18), S. 27.

21 Die Akten des Rathauses aus der Zeit 1925–1945 sind im Krieg verbrannt. Nur einzelne Schriftstücke, aufbewahrt im Kölner Stadtarchiv, sind erhalten. Das Wallraf-Richartz-Museum hat ebenfalls Kriegsverluste erlitten; vorhanden sind Inventarbücher und Bildkartei. Über die Beschlagnahmungen im Museum vgl. Helmut May, »Finstere Besucher, 1937«, in: J. J. Hässlin, *Kunstliebendes Köln*, München 1957, S. 251f.; Uta Gerlach-Laxner, »Die ›Entartete Kunst‹ im Wallraf-Richartz-Museum und die Kunstpolitik der Nationalsozialisten«, in: *Kölner Museumsbulletin*, 4, 1987, S. 13–23; Günter Dünkel, Faltblatt zur Ausst. *Verfemte Kunst in Köln. Fotodokumentation*, Käthe-Kollwitz-Museum, Köln 1987. Gerlach-Laxner und Dünkel geben eine Liste der 1937 beschlagnahmten Gemälde; eine Liste auch in: *Museum Ludwig Köln. Gemälde, Skulpturen, Environments vom Expressionismus bis zur Gegenwart*, 2 Bde., Bd. 2: *Bestandskatalog*, hrsg. von Siegfried Gohr, München 1986, S. 290f.

22 Ich zähle hier außer den Impressionisten nur die Künstler auf, deren Werke 1937 beschlagnahmt wurden oder – wie im Falle von van Gogh und Gris – damit in Zusammenhang stehen. Vgl. die Verlustlisten in *Museum Ludwig Köln* 1986 (Anm. 21), Bd. 2, S. 290ff.; *Wallraf-Richartz-Museum Köln. Vollständiges Verzeichnis der Gemäldesammlung*, Köln und Mailand 1986. Für die Graphik fehlt ein Bestandsverzeichnis mit Verlustliste. Ich berücksichtige die Plastik mangels Erforschung nicht.

23 H. J. Tümmers und H. Vey, »Otto H. Förster 1894–1975«, in: *Wallraf-Richartz-Jahrbuch*, 38, 1976, S. 9.

24 F. [sic!] Förster, »Braucht das Volk die Kunst?«, in: *Rheinische Blätter*, X, 10, 1933, S. 613ff. (Sonderheft anläßlich der Deutschen Kulturtage am Rhein, 6.–15. Oktober 1933). Der Kampfbund war Organisator der Kulturtage.

25 *Wallraf-Richartz-Museum der Hansestadt Köln. Gemäldegalerie. Wegweiser und Verzeichnis*, Köln 1936, S. 27.

26 Es wurden mehr als die genannten Blätter erworben und beschlagnahmt; nur ist die Lage bei der Graphik besonders undurchsichtig.

27 Heute wieder im Museum: WRM 1186; vgl. Otto H. Förster, Brief an den Oberbürgermeister Konrad Adenauer, 12. Juli 1945, Abschrift im Archiv des Wallraf-Richartz-Museums.

28 WRM 1219, 1214, 2010.

29 Kölner Stadtarchiv, Nachlaß Förster, 1232/46: Brief von Förster an Ministerialrat Dr. von Oppen, Preußisches Ministerium für Wissenschaft, Kunst und Volksbildung in Berlin, Köln, 30. Dezember 1933; für andere vgl. Zuschlag 1995 (Anm. 1), S. 52. Die Verfasserin dankt Frau Ursula Thorn-Prikker für die Einsicht in den Nachlaß Förster.

30 Annegret Janda, »Die Berliner Nationalgalerie im Kampf um die moderne Kunst seit 1933«, in: *»Entartete Kunst«* 1992 (Anm. 9), S. 111.

31 ML 76/2464; zit. nach Otto H. Förster, in: *Wallraf-Richartz-Jahrbuch*, IX, 1936, S. 276.

32 Vgl. die Tätigkeitsberichte des Museums in: *Wallraf-Richartz-Jahrbuch*, IX, 1936, S. 265ff.; X, 1938, S. 266ff.; und Gerhard Dietrich, *Museum für Angewandte Kunst Köln. Chronik 1888–1988*, Köln 1988, o.S.

33 *Wallraf-Richartz-Museum* 1936 (Anm. 25), S. 13, 27.

34 Förster, Brief an Adenauer, 12. Juli 1945 (Anm. 27).

35 Barbara Lepper, Ausst.kat. *Verboten. Verfolgt. Kunstdiktatur im 3. Reich*, Wilhelm-Lehmbruck-Museum, Duisburg 1983, S. 12.

36 Ebd., S. 15.

37 Die Daten zum Standort auf den Bildkarten des Museums sind nicht eindeutig. Sie wurden von dem seit 1941/42 als wissenschaftlicher Hilfsarbeiter am Wallraf-Richartz-Museum beschäftigten Werner Bornheim gen. Schilling eingetragen. In einem Telefongespräch am 10. Mai 1992 konnte sich Prof. Bornheim-Schilling nicht mehr erinnern, worauf diese Daten basierten, betonte aber, daß durch den Krieg allerhand Unordnung eingetreten war. Auch der damalige Assistent Helmut May, von dem der Eintrag »1937 beschlagnahmt u. verkauft« stammt und der die Beschlagnahmungen selbst erlebt hatte, konnte sich in einem persönlichen Gespräch mit der Verfasserin am 14. Juli 1988 nicht an Einzelheiten erinnern.

38 May 1957 (Anm. 21), S. 251f., wiederabgedruckt in: Adolf Klein, *Köln im Dritten Reich*, Köln 1983, S. 234f., und Gerlach-Laxner 1987 (Anm. 21), S. 13f.

39 In Essen, woher die Kommission sich ankündigte, war Ministerialrat Kummer dabei; vgl. Paul Vogt, *Das Museum Folkwang Essen*, Köln 1965, S. 118.

40 Förster, Brief an Adenauer, 12. Juli 1945 (Anm. 27); ebenso empfunden in anderen Museen – Beispiele bei Zuschlag 1995 (Anm. 1), S. 180.

41 Zuschlag 1995 (Anm. 1), Dok. 18.

42 ML 92/2397, 76/2410; WRM 2570, 2323, 2389, 2479, 1980; sicher wurden die *Bauhaus-Mappen* I und III und einige Blätter aus IV konfisziert, wahrscheinlich auch Mappe V.

43 Für andere Institute vgl. Beispiele bei Zuschlag 1995 (Anm. 1), S. 180.

44 Lüttichau 1987 (Anm. 9), S. 156, 158, 170,

181, Abb. S. 157, 171; Lüttichau 1992 (Anm. 9), S. 62, 74, 79, mit Abb. Ein Teil des Triptychons von Scholz ist abgebildet bei Zuschlag 1995 (Anm. 1), Abb. 39. Es wurde auf der »Entarteten Kunst« im Düsseldorfer Kunstpalast ausgestellt (18. Juni – 17. August 1938); vgl. Lepper 1983 (Anm. 35), S. 44; Zuschlag 1995 (Anm. 1), Dok. 46.

45 Dietrich 1988 (Anm. 32), o. S. In der *Frankfurter Zeitung* vom 14. November 1937 wird Köln allerdings genannt; vgl. Zuschlag 1995 (Anm. 1), S. 198.

46 Ausst.kat. *Wallraf-Richartz-Museum der Hansestadt Köln. Neu-Erwerbungen deutscher Kunst 1933–1937*, Köln 1937; WRM 2585 und 2596.

47 Förster, Brief an Adenauer, 12. Juli 1945 (Anm. 27).

48 *Wallraf-Richartz-Museum der Hansestadt Köln. Gemäldegalerie. Wegweiser und Verzeichnis*, Köln 1938, S. 24; vgl. auch *Wallraf-Richartz-Museum* 1936 (Anm. 25). Die Grundsteinlegung des Kunsthauses am Aachener Weiher durch Goebbels fand im Mai 1939 statt. Vgl. Rainer Budde, »Das Wallraf-Richartz-Museum und seine Sammlungen«, in: *Wallraf-Richartz-Museum Köln. Von Stefan Lochner bis Paul Cézanne. 120 Meisterwerke der Gemäldesammlung*, Köln 1986, S. 17.

49 Zuschlag 1995 (Anm. 1), Dok. 28; Göring und Rust wurden von Goebbels ausgebootet.

50 Vgl. Dietrich 1988 (Anm. 32), o.S.

51 Förster, Brief an Adenauer, 12. Juli 1945 (Anm. 27).

52 Ebd. Hier auch die Bestätigung, daß es sich um zwei »Besuche« handelte; so auch May 1957 (Anm. 21) und May am 14. Juli 1988 im Gespräch mit der Verfasserin.

53 Vgl. die Daten des »Besuchs« im Ruhrgebiet und im Rheinland bei Zuschlag 1995 (Anm. 1), S. 349ff.

54 Joachim W. von Moltke, Brief an die Verfasserin, 22. Januar 1992, und Gespräch mit der Verfasserin, 25. Februar 1992.

55 Försters Bemerkung, daß die Kommission, »geführt von Ziegler«, zweimal im Wallraf-Richartz-Museum war, ist kein Beweis, daß Ziegler persönlich zweimal kam; vgl. Förster, Brief an Adenauer, 12. Juli 1945 (Anm. 27). May sagte der Verfasserin am 14. Juli 1988, daß Kern dabei war; Kern war mit Hofmann und Sachs wahrscheinlich am 23. August in Soest; vgl. Zuschlag 1995 (Anm. 1), S. 365. Hofmann und Meder waren zusammen am 24. August in Gelsenkirchen, am 24./25. August in Essen und am 27. August in Krefeld; vgl. ebd., S. 350ff.

56 Förster, Brief an Adenauer, 12. Juli 1945 (Anm. 27).

57 Außer Gris (WRM 2021b) sind die Beschlagnahmten in der undatierten Liste im Archiv des Wallraf-Richartz-Museums verzeichnet: *Abschrift Entartete Bilder nach München und Berlin*; zusammen mit den anderen ist Gris verzeichnet in *Museum Ludwig Köln* 1986 (Anm. 21), Bd. 2, S. 290f.

58 Förster, Brief an Adenauer, 12. Juli 1945 (Anm. 27).

59 May am 14. Juli 1988 im Gespräch mit der Verfasserin. Beschlagnahmt wurden auch Blätter aus dem Besitz des Freundesvereins des Museums.

60 Summarische Liste im Archiv des Wallraf-Richartz-Museums: *Beschlagnahme 1937. Aquarelle, Zeichnungen und Druckgraphik*; genauere Zahlen, nämlich »143 Zeichnungen und Aquarelle, 295 Drucke und 8 Mappen«, bei Hella Robels, *Katalog ausgewählter Handzeichnungen und Aquarelle im Wallraf-Richartz-Museum*, Köln 1967, S. 24f.; übernommen von Gerlach-Laxner 1987 (Anm. 21), S. 14, und Zuschlag 1995 (Anm. 1), S. 361: »143, 256 [sic!], 8«.

61 Die Daten stammen von den Bildkarten des Wallraf-Richartz-Museums. Meine Berechnungen und Zweifel kann ich hier wegen Platzmangels nicht darlegen.

62 Beispiele bei Zuschlag 1995 (Anm. 1), S. 351.

63 WRM 1198; vgl. Otto H. Förster, *Der Ausbau der Gemäldegalerie des Wallraf-Richartz-Museums von 1933–1944. Geschrieben in Mehlem im Juli und August 1945*, S. 2f. (hektograph. Exemplar in der Bibliothek des Museum Ludwig / Wallraf-Richartz-Museum); Klein 1983 (Anm. 38), S. 232ff.

64 Förster, Brief an Adenauer, 12. Juli 1945 (Anm. 27).

65 May 1957 (Anm. 21), S. 252.

66 Förster 1945 (Anm. 63), S. 2, 12,1f., 4.

67 Westheim 1985 (Anm. 4), S. 84 (geschrieben nach dem 2. Juni 1938 in Paris, vor der Auktion Fischer, Luzern, Juni 1939). Vgl. Zuschlag 1995 (Anm. 1), S. 180, Anm. 67: In »Köln setzte man sich gegen die Beschlagnahme zur Wehr (vgl. Becks-Malorny 1992, S. 93)«. In der von Becks-Malorny zitierten Quelle ist Köln nicht genannt, könnte zwar gemeint sein, was aber durch weitere Quellen bewiesen werden müßte.

68 Kölner Stadtarchiv, Nachlaß Förster, 1232/71: undatierter masch.schriftl. Bericht von Dr. Andreas Becker über Picassos *Familie Soler*.

69 Ausst.kat. *Gemälde und Plastiken moderner Meister aus deutschen Museen*, Zürich, 17.–27. Mai 1939, Luzern, 30. Mai – 29. Juni 1939; Auktion in Luzern, 30. Juni 1939. Die Auktion wurde von Theodor Fischer, Galerie Fischer, Luzern, geleitet. Zur Versteigerung kamen: Dix (WRM 1205; Nr. 37, Abb. S. 23), Hofer (WRM 1396; Nr. 49, Abb. S. 31), Kirchner (WRM 2323; Nr. 62, o. Abb.), Levy (WRM 1204; Nr. 77, o. Abb.), Mueller (WRM 1216; Nr. 99, o. Abb.), Picasso (WRM 1209; Nr. 114, Abb. S. 59), Rohlfs (WRM 2501; Nr. 118, Abb. S. 65), Vlaminck (WRM 1201; Nr. 124, Abb. S. 67). Vgl. den Aktenordner *Beschlagnahme 1937* im Wallraf-Richartz-Museum: In einem Brief vom 18. Juli 1939 an den Beigeordneten Dr. Ludwig, Amt 72, schreibt Förster, daß das Gemälde Hofers nicht verkauft wurde.

70 Vgl. *Museum Ludwig Köln* 1986 (Anm. 21), Bd. 2, S. 290 f.

71 Eberhard Roters, *Galerie Ferdinand Möller. Breslau – Berlin – Köln. 1917–1956*, Berlin 1984, S. 288.

72 Lepper 1983 (Anm. 35), S. 89.

73 *Museum Ludwig Köln* 1986 (Anm. 21), Bd. 2, S. 291f.

74 Förster, Brief an Adenauer, 12. Juli 1945 (Anm. 27); WRM 2660, 2661, 2662.

75 Förster 1945 (Anm. 63), S. 3.

76 Kölner Stadtarchiv, Nachlaß Förster, 1232/47.

77 *Restitutionen nach Frankreich*, Wallraf-Richartz-Museum, Archiv.

78 *Wallraf-Richartz-Museum Köln* 1986 (Anm. 22): WRM 1186, 1183, 1187.

79 Beispiele in *Museum Ludwig Köln* 1986 (Anm. 21); Alfred M. Fischer, Ausst.kat. *Meisterblätter aus der Sammlung Josef Haubrich*, Museum Ludwig, Köln 1989.

80 Zuschlag 1995 (Anm. 1), S. 55.

KÜNSTLERBIOGRAPHIEN

Barbara Herrmann

Jankel Adler
Tuszyn bei Lodz 1895 – 1949 Aldbourne
1906 Lehre als Graveur und Goldschmied. 1912 Als Graveur bei seinem Onkel im königlichen Postdienst in Belgrad tätig. 1913 Studium an der Kunstgewerbeschule in Barmen. Freundschaft mit Else Lasker-Schüler, die später das Gedicht *J.A.* über ihn verfaßt. 1918 bis 1920 Aufenthalt in Warschau bei seinen Eltern. Erste Kontakte zur Künstlergruppe *Das Junge Rheinland*, Freundschaft mit Otto Dix. Mitbegründer der Gruppe jüdischer Maler und Dichter *Jung Idysz* in Lodz. Adler veröffentlicht in der Zeitschrift der Gruppe Gedichte und Holzschnitte.
1920 Rückkehr nach Deutschland. Bei einem Aufenthalt in Berlin Kontakt zu dem radikalsozialistischen Künstlerkreis um die expressionistische Zeitschrift *Die Aktion*. 1921 Rückkehr nach Barmen. Adler illustriert Bücher jüdischer Autoren. 1922 Umzug nach Düsseldorf. Anschluß an die Künstlergruppe *Das Junge Rheinland*, der unter anderem Otto Dix, Max Ernst und Otto Pankok angehören. 1923 Nach einer Auseinandersetzung Spaltung des *Jungen Rheinland* und Neugründung der *Rheingruppe* mit Heinrich Hoerle, Gerd Arntz und anderen. Teilnahme an der Ausstellung der Berliner *Novembergruppe*. 1924 Parisreise. 1925 Adler entwirft ein Wandgemälde für das Düsseldorfer Planetarium (ausgeführt auf Leinwand), für das er ein Jahr später den ersten Preis in Höhe von 5000 Goldmark erhält. 1929/30 Aufenthalte auf Mallorca und in Spanien. 1931 Gastatelier an der Kunstakademie Düsseldorf; Bekanntschaft mit Paul Klee; er fertigt Aufzeichnungen über die gemeinsamen Gespräche an (unpubliziert). 1933 Nach Unterzeichnung eines Aufrufs linksstehender Künstler und Intellektueller während der Reichstagswahl im Februar emigriert Adler nach Paris. 1935–1937 Aufenthalt in Polen; Reisen nach Italien, dem Balkan und Rußland. 1937 In Deutschland als »entartet« verfemt, mit vier Werken in der Ausstellung »Entartete Kunst« in München vertreten. 1938 Umzug nach Cagnes-sur-Mer. 1940 Eintritt in die in Frankreich aufgestellte polnische Armee. 1941 Aus gesundheitlichen Gründen freigestellt. 1943 Übersiedlung nach Aldbourne bei London.

Cuno Amiet
Solothurn 1868 – 1961 Oschwand
1886–1888 Studium an der Kunstakademie München. 1887 Bekanntschaft mit Giovanni Giacometti, mit dem ihn eine lebenslange Freundschaft verbindet. 1888–1891 an der Académie Julian in Paris. 1892/93 Aufenthalt in Pont-Aven/Bretagne; dort Begegnung mit Werken von Gauguin und van Gogh. 1894 Atelier in Hellsau, allgemeine Ablehnung seines in Basel gezeigten jüngsten Werkes. 1897 Bekanntschaft mit Ferdinand Hodler. 1900 Silbermedaille der Pariser Weltausstellung für das Gemälde *Richesse du soir*. 1905 Einzelausstellungen in Zürich und Dresden, durch die die Künstlergruppe um Erich Heckel und Ernst Ludwig Kirchner auf Amiet aufmerksam wird. 1906 schließt er sich den Malern der *Brücke* an und bleibt bis zur Auflösung 1913 partizipierendes Mitglied. 1908 Bau seines Wohnhauses in Oschwand; das in der Folgezeit ausgebaute Atelier wird zum fast legendären Treffpunkt vieler Künstler. 1911 Reise zur internationalen Kunstausstellung in Rom sowie nach München, um eine eigene Ausstellung in der Galerie Thannhauser zu arrangieren. In München Begegnung mit den Malern der *Neuen Künstlervereinigung*, unter anderem mit Wassily Kandinsky und Franz Marc. Amiet ist stark beeindruckt von Kandinskys Ideen des noch nicht veröffentlichen Manuskripts *Über das Geistige in der Kunst*. Beginn der bildhauerischen Arbeiten. 1912 Als Vertreter der Schweiz auf der *Sonderbund*-Ausstellung in Köln, erstmals persönliche Kontakte mit Mitgliedern der *Brücke* und Edvard Munch.
1920–1930 entstehen Portraitbüsten aus Bronze, Marmor und Sandstein. 1931 Vernichtung von über fünfzig Werken beim Brand des Münchener Glaspalastes, darunter mehrere seiner besten Frühwerke. Amiet setzt daher auf seine Gemälde ab 1932 eine stilisierte Flamme. 1932–1939 Jährliche Aufenthalte in Paris. 1934 Reise zur Biennale nach Venedig. 1961 Bis zu seinem Tode ungebrochene Produktivität und Festigung seines Rufes als führender schweizerischer Maler.

Ernst Barlach
Wedel 1870 – 1938 Rostock
1888–1891 Schüler an der Hamburger Gewerbeschule; Abendstunden bei dem Bildhauer Richard Thiele. 1891–1895 Aufnahme in die Unterklasse der Dresdener Kunstakademie. Ab 1892 Meisterschüler bei Robert Diez. 1895/96 Reise nach Paris; dort Unterricht an der Académie Rudolph Julian. 1899–1901 Umzug nach Berlin. Bekanntschaft mit dem Verleger Reinhard Piper. 1901–1904 Barlach zieht sich in seine Geburtsstadt Wedel zurück. Zusammenarbeit mit der Keramikwerkstatt Mutz in Altona. 1904/05 Lehrauftrag an der Fachschule für Keramik in Höhr/Westerwald. 1905–1910 Tätigkeit in Berlin. 1906 Zweimonatige Reise nach Rußland und in die Ukraine, wo er für sein weiteres künstlerisches Wirken nachhaltige Eindrücke sammelt.
1907/08 Erster Ausstellungserfolg als Mitglied der *Berliner Secession*. Förderung durch den Kunsthändler und Verleger Paul Cassirer. 1909 Aufenthalt in Florenz, Villa-Romana-Stipendium. Bekanntschaft mit Theodor Däubler. Erstmalig Reisen nach Güstrow zur Mutter. 1910 Barlach verlegt seinen ständigen Wohnsitz nach Güstrow. 1914 Vorstand der *Freien Secession* Berlin. 1915/16 Kriegsdienst als Landsturmsoldat in Sonderburg/Nordschleswig. 1917 Erste Gesamtausstellung bei Paul Cassirer in Berlin. 1919 Barlach wird ordentliches Mitglied der Preußischen Akademie der Künste zu Berlin. Uraufführung der Dramen *Der tote Tag* in Leipzig und *Der arme Vetter* in Hamburg, zu denen 1912 und 1919 lithographische Zyklen entstanden.
1920–1929 Bei Cassirer erscheinen fünf weitere Dramen, jeweils mit Bühnenentwürfen. 1924 Kleistpreis. 1925 Ernennung zum Ehrenmitglied der Münchener Akademie der Bildenden Künste. 1928 Veröffentlichung der Autobiographie *Ein selbsterzähltes Leben*. 1930 Ausstellung des Lebenswerkes in der Preußischen Akademie der Künste und Vertragsabschluß mit dem Kunsthändler Alfred Flechtheim (Berlin/Düsseldorf) für Bronzegüsse nach älteren und neueren Werkmodellen.
1933 Barlach und Heinrich Wölfflin erhalten den Orden *Pour le Mérite* der Friedensklasse für Wissenschaft und schöne Künste.
1936 Beschlagnahme der Werke von Barlach, Käthe Kollwitz und Wilhelm Lehmbruck auf der Jubiläumsausstellung der Preußischen Akademie der Künste. Die Bayerische Politische Polizei beschlagnahmt einen bei Piper erschienenen Band mit Zeichnungen von Barlach. 1937 Von der Aktion »Entartete Kunst« ist kein anderer Bildhauer so sehr betroffen wie Ernst Barlach. Im Zuge der Diffamierung werden das Güstrower und das Kieler Mal beseitigt; die Berliner Akademie legt ihm den Austritt nahe. Barlachs Plastik *Christus und Johannes* wird in der Ausstellung

»Entartete Kunst« in München gezeigt. Ausstellungsverbot. 1937/38 Rückzug in den Harz. 1938 Ab September hält sich Barlach in der Klinik St. Georg in Rostock auf, wo er am 24. Oktober stirbt. Nach 1945 wird seine Kunst als die eines bedeutenden expressionistischen Bildhauers gewürdigt.

Philipp Bauknecht
Barcelona 1884 – 1933 Davos
1902–1905 Lehre als Schreiner an der Süddeutschen Schreinerei-Fachhochschule Nürnberg. Ab 1907 Studium an der Kunstgewerbeschule Stuttgart, Schüler von Bernhard Pankok. 1910 Wegen Tuberkulose Übersiedlung nach Davos. Dort im Kreis der sogenannten Deutschen Kolonie Bekanntschaft mit Schriftstellern und Literaten wie dem späteren Kunstschriftsteller Erwin Poeschel und um 1920 mit Ernst Ludwig Kirchner, mit dem er erst befreundet, später verfeindet ist. Obgleich als Innenarchitekt und Kunsthandwerker ausgebildet, widmet sich Bauknecht ausschließlich der freien Kunst. 1910–1915 Die frühen Werke stehen entweder unter dem Einfluß des Jugendstils oder zeigen naturalistische, impressionistische und nachimpressionistische Züge.
Ab 1914/15 dominieren der *Brücke*-Kunst verwandte expressionistische Ausdrucksformen, die Bauknecht aber nicht konsequent beibehält, sondern eher mäßigt. Ab 1922 werden in seinen Landschaften erste von farbästhetischen Kriterien bestimmte Abstraktionsversuche deutlich. Den Schwerpunkt seines Schaffens bildet neben der Malerei der Holzschnitt, bei dem der geschulte Umgang mit Holz deutlich wird. Bauknecht gestaltet seine Motive überwiegend in expressionistischer Manier. Bevorzugte Bildthemen sind die Gebirgslandschaft von Davos und die in den Tälern lebenden Bergbauern. Ab 1929 malt Bauknecht nach erneutem Ausbruch der Krankheit fast ausschließlich seine unmittelbare häusliche Umgebung, Stilleben und vom Balkon aus betrachtete Landschaften.

Max Beckmann
Leipzig 1884 – 1950 New York
1895 Umzug der Familie nach Braunschweig. 1900–1903 Studium an der Großherzoglichen Sächsischen Kunstschule in Weimar; lernt die Malerin Minna Tube kennen. 1903/04 Aufenthalte in Paris und Amsterdam. 1904 Reisen nach Burgund und in die Schweiz, Wohnsitz in Berlin. 1906 Villa-Romana-Preisträger, Florenzstipendium. Heirat mit Minna Tube. Ab 1907 Wohnsitz in Berlin-Hermsdorf, Mitglied der *Berliner Secession*. Ausstellungen in der Kunsthandlung Paul Cassirer. 1908 Parisreise; Freundschaft mit dem Maler Waldemar Rösler und dem Bildhauer Georg Kolbe. 1909 Bekanntschaft mit Julius Meier-Graefe; Besuch bei Emil Nolde. 1910 Vorstandsmitglied der *Berliner Secession*. 1910–1914 Atelierwohnung in Berlin; Bekanntschaft mit dem Kunsthändler J. B. Neumann, der seine Graphik verlegt. 1912 Freundschaft mit dem Münchener Verleger Reinhard Piper; Besuch bei Ludwig Meidner. 1913 Austritt aus der *Berliner Secession*. 1914 Mitbegründer und Vorstandsmitglied der *Freien Secession*, Berlin. 1914/15 Sanitätssoldat in Ostpreußen und Flandern. Psychischer Zusammenbruch, Beckmann wird zur Behandlung nach Frankfurt am Main verlegt. 1916/17 Wohnsitz in Frankfurt am Main, Entlassung aus dem Militärdienst. Regelmäßige Aufenthalte in Berlin. 1919 Gründungsmitglied der *Darmstädter Sezession*. 1922 Erste Beschäftigung mit Plastik. 1924 Italienreise. 1925 Heirat mit Mathilde »Quappi« von Kaulbach; Leiter eines Meisterateliers an der Kunstgewerbeschule (Städelschule) in Frankfurt am Main. 1926–1928 J. B. Neumann veranstaltet ab 1926 Beckmann-Ausstellungen in New York. Reisen nach Paris, Holland und Italien. 1928 Beckmann-Retrospektive in Mannheim, Berlin und München. 1929 Einzelausstellung in Frankfurt. Verleihung des Großen Ehrenpreises der Stadt. 1929–1932 Jeweils von September bis Mai in Paris. 1932 Die Berliner Nationalgalerie eröffnet einen Beckmann-Saal mit zehn Gemälden.
1933 Entlassung aus dem Frankfurter Lehramt als »entarteter« Künstler, Übersiedlung nach Berlin. 1937 werden 590 Arbeiten als »entartet« beschlagnahmt; auf der Münchener Ausstellung »Entartete Kunst« wird Beckmanns Gemälde *Pariser Fastnacht* von 1930 gezeigt. Im Juli Emigration nach Amsterdam; Beckmann bezieht eine Atelierwohnung, die bis 1948 sein Hauptwohnsitz bleibt. Freundschaft mit Erhard Göpel und Stephan Lackner. 1938 Reise nach London; Aufenthalte in Paris und Südfrankreich. 1940 Beckmann verbrennt beim Einmarsch deutscher Truppen seine Tagebücher. Vergeblicher Versuch, in die USA zu emigrieren. 1941 Der Sohn Peter Beckmann bringt heimlich Bilder nach Deutschland, die meist der Münchener Kunsthändler Günther Franke kauft. 1946 Beckmann erreicht seine Nichtausweisung nach Deutschland. 1947–1949 Berufungen nach München, Darmstadt, Hamburg und Berlin lehnt Beckmann ab. 1948 Große Beckmann-Retrospektiven in St. Louis und Detroit begründen den Ruhm des Künstlers in den USA. Übersiedlung von Amsterdam nach St. Louis (Missouri), wo Beckmann einen Lehrauftrag annimmt. Antrag auf amerikanische Staatsbürgerschaft. 1949 Professur an der Art School des Brooklyn Museum in New York. 1950 Beckmann stirbt nur wenige Stunden nach der Vollendung des Triptychons *Die Argonauten*.

Rudolf Belling
Berlin 1866 – 1972 Krailling bei München
1905–1907 Ausbildung zum Modelleur, Kleinplastiker und Kunstgewerbler. Ab 1909 gestaltet er zusammen mit Emil Kaselow Theaterdekorationen und plastische Modelle für die Bühne Max Reinhardts, daneben autodidaktische Weiterbildung. 1911–1922 Studium an der Kunstakademie Berlin-Charlottenburg. 1913 Studienreisen nach Belgien, Holland, England und Frankreich. 1915–1918 Militärdienst als Soldat bei der Fliegertruppe in Berlin-Adlershof. Beginn der kubistisch-expressiven Arbeiten. 1918 Mitbegründer der *Novembergruppe*, zusammen mit Ewald Mataré, Walter Gropius und anderen. Mitglied im *Arbeitsrat für Kunst*. Seit 1921 Freundschaft mit Alexander Archipenko. 1922 Beteiligung am Kongreß für moderne Kunst in Antwerpen. 1923 Heirat mit der Tänzerin Toni Freeden. 1931 Mitglied der Preußischen Akademie der Künste, Berlin.
1935 Reise nach New York; dort unterrichtet Belling an der privaten Annoth Art School. 1936 Berufung als Professor und Leiter der Klasse für Bildhauerei an die Kunstakademie Istanbul. 1937 Austritt aus der Preußischen Akademie der Künste. Emigration nach Istanbul (durch den Architekten Hans Poelzig vermittelt). 1937–1952 Lehrtätigkeit, Reorganisation und Leitung der Abteilung für Bildhauerei an der Kunstakademie Istanbul. 1952–1965 Lehrauftrag für künstlerische Grundlehre und Modellieren an der Architekturfakultät der Technischen Universität Istanbul. 1955 Auszeichnung mit dem Großen Bundesverdienstkreuz. 1956 Wiederernennung zum Mitglied der Preußischen

Akademie der Künste, Berlin (West). 1961 Verleihung des Berliner Kunstpreises. 1966 Rückkehr nach Deutschland; Wohnsitz und Atelier in Krailling. 1971 Verleihung des Ehrentitels Dr.-Ing. h.c. der Technischen Universität München.

Fritz Bleyl
Zwickau 1880 – 1966 Iburg
1901 Architekturstudium an der Technischen Hochschule Dresden. 1902 lernt er Ernst Ludwig Kirchner, 1904 Erich Heckel, 1905 Karl Schmidt-Rottluff kennen. 1905 Mitbegründer der Künstlergruppe *Brücke*, für die sein vielseitiges Schaffen als Holzschneider und Graphiker in künstlerischer wie in technischer Hinsicht wegweisend ist. Nach seiner Heirat 1907 trennt sich Bleyl wieder von der Gruppe. Umzug nach Freiberg; Übernahme eines Lehramtes. Nach 1908 nur noch wenig Kontakt zu den Mitgliedern der *Brücke* und den übrigen Expressionisten; er tritt mit seiner künstlerischen Arbeit nicht mehr an die Öffentlichkeit. 1913–1916 In Laage bei Rostock tätig. 1916 Kriegsdienst in Ostpreußen. Promotion in Dresden. 1916–1919 Lehrauftrag an der Staatsbauschule Berlin-Neukölln, bis 1945 Baurat in Berlin. 1947 Übersiedlung nach Knechtsteden bei Dormagen. 1958–1966 leben Bleyl und seine Frau aus gesundheitlichen Gründen in Lugano und Breganzona. 1966 Im Alter von beinahe 86 Jahren stirbt Bleyl auf einer Reise zu seinem Sohn Wolfgang im Krankenhaus in Iburg/Kreis Osnabrück.

Hermann Blumenthal
Essen 1905 – 1942 Kljasticy
1920–1924 Lehre als Steinbildhauer in Essen; Gesellenprüfung. 1925–1927 Übersiedlung nach Berlin. Studium an den Vereinigten Staatsschulen für Freie und Angewandte Kunst bei dem Bildhauer Wilhelm Gerstel. 1927–1931 Meisterschüler von Edwin Scharff. 1928 Erste Ausstellungsbeteiligung an der Frühjahrsausstellung der Preußischen Akademie der Künste. 1929 Mitglied des *Deutschen Künstlerbundes*. Preis der Stadt Köln. 1930 Großer Staatspreis für Bildhauer, unterzeichnet vom Präsidenten der Preußischen Akademie der Künste, Max Liebermann; Proteste rechter Kreise gegen Blumenthals Auszeichnung, da sie ihn wegen seines Namens für einen Juden halten. 1931 Reise nach Florenz und Rom. Einjähriges Stipendium an der Villa Massimo in Rom. Beschäftigung mit der Plastik der Etrusker. 1932–1934 Übersiedlung nach Nowawes bei Potsdam; lebt dort in einer Fabrikhalle. 1934 Teilnahme am Wettbewerb für die Ausschmückung des Brunnenraumes im Museum Folkwang. Blumenthal entwirft acht Reliefs in Anlehnung an die stilisierten Jünglingsakte Oskar Schlemmers, dessen Bilder zuvor von der neuen, nationalsozialistisch gesinnten Museumsleitung entfernt worden waren. Im Herbst Umzug nach Berlin; dort Ateliergemeinschaft mit Käthe Kollwitz, Werner Gilles, Gerhard Marcks und Werner Heldt. Erste Ausstellung der Ateliergemeinschaft. 1935 Stipendium der ehemaligen Kunstakademie Kassel. 1936 Ab Oktober zweiter Aufenthalt als Stipendiat der Villa Massimo in Rom. 1937 Stipendiat der Villa Romana in Florenz. Beschlagnahme von Blumenthals Skulptur *Schreitender* im Museum Folkwang in Essen. 1939 Cornelius-Preis für Bildhauer der Stadt Düsseldorf. 1940 Einziehung zum Kriegsdienst. 1942 Hermann Blumenthal fällt am 17. August in Rußland.

Paul Camenisch
Zürich 1893 – 1970 Basel
1912–1916 Architekturstudium an der Technischen Hochschule in Zürich; Diplomabschluß. 1919–1921 Tätigkeit als Architekt. Beteiligung an verschiedenen öffentlichen Wettbewerben; preisgekrönter Entwurf eines neuen Volkshauses in Basel (nicht ausgeführt), an dem besonders die Fassadengestaltung auffällt. Ab 1921 entsteht eine Serie phantastischer Architekturaquarelle. 1922/23 Übersiedlung nach Ascona auf den Monte Verità. Ab 1924 abwechselnd in Basel und im Tessin ansässig. 1924/25 gründen Albert Müller, Hermann Scherer und Paul Camenisch in Obino im Mendrisiotto die Künstlergruppe *Rot-Blau*. 1925 Endgültige Spezialisierung auf Malerei. Schüler von Hermann Scherer. 1926 Zweimonatiger Aufenthalt bei Kirchner in Davos-Frauenkirch. Seit 1930 Wohnsitz in Basel. Reisen nach Italien, Dalmatien, Griechenland, Südfrankreich und Paris. 1933 Mitbegründer der Künstlervereinigung *Gruppe 33*. 1937 Camenischs *Bildnis Hermann Scherer* wird in der Ausstellung »Entartete Kunst« als Werk Kirchners gezeigt. 1944 Gründungsmitglied der Partei der Arbeit. Wahl in den Großen Rat der Stadt Basel. 1953 Reise in die UdSSR. Ausschluß aus der *Gruppe 33* aus politischen Gründen. 1970 Camenisch erlebt noch die Vorbereitungen zu seiner ersten Retrospektive in der Kunsthalle Basel. Er stirbt am 13. Februar 1970.

Heinrich Campendonk
Krefeld 1889 – 1957 Amsterdam
1905–1909 Studium an der Kunstgewerbeschule Krefeld bei Jan Thorn-Prikker, der ihn auf die Kunst Cézannes und van Goghs aufmerksam macht. 1910 Freundschaft und Ateliergemeinschaft mit Helmuth Macke, dem Vetter August Mackes; lernt durch ihn den Münchener Kreis kennen. 1911 Auf Einladung Franz Marcs Übersiedlung nach Sindelsdorf/Oberbayern. Bekanntschaft mit Wassily Kandinsky, Paul Klee, Alexej von Jawlensky, David und Wladimir Burljuk, Nina Kogan. Mitglied des *Blauen Reiter*. 1912 Teilnahme an den Ausstellungen des *Blauen Reiter*; 1913 Teilnahme am »Ersten Deutschen Herbstsalon« in der *Sturm*-Galerie, Berlin. 1916–1922 in Seeshaupt am Starnberger See ansässig. 1920 Italienreise, Studium der Werke Giottos und der Mosaiken von Ravenna. 1921 Erste Ausstellungen im Ausland (Frankreich, Belgien, USA). 1922–1926 Rückkehr nach Krefeld; Bühnenbilder für das städtische Theater. 1923 Lehrtätigkeit an der Kunstgewerbeschule Essen. Berufung in das Direktorium der Société Anonyme, New York. 1924 Erste umfassende Ausstellung im Kunstverein Düsseldorf und im Kronprinzenpalais, Berlin. 1926 Berufung an die Staatliche Kunstakademie Düsseldorf, Professur für Monumentalmalerei.
1933 aus dem Lehramt entlassen; Emigration nach Belgien, später nach Holland. Professur an der Rijksakademie van beeldende Kunsten, Amsterdam. 1937 Grand Prix der Weltausstellung in Paris für ein Glasfenster. Im selben Jahr in Deutschland als »entartet« verfemt, 87 Werke beschlagnahmt. 1944 als Nachfolger Kandinskys zweiter Vizepräsident der *Société Anonyme; Museum of Modern Art 1920, USA*. 1956 Quellinus-Preis der Stadt Amsterdam; Ritter vom Orden *De Nederlandse Leeuw*.

Adolf Erbslöh
New York 1881 – 1947 Irschenhausen
1881 in Amerika geboren, wo der Vater als Kaufmann tätig war. 1888 Rückkehr der Familie nach Deutschland. 1901 Studium an der Akademie Karlsruhe. 1904 Fortsetzung

des Studiums in München; im gleichen Jahr beginnt Alexander Kanoldt dort zu studieren, mit dem ihn eine lebenslange Freundschaft verbindet. Erbslöh wird in München ansässig. 1909 Mitbegründer der *Neuen Künstlervereinigung München*, mit der er im gleichen Jahr erstmals ausstellt. Erbslöhs Malerei zeigt zunächst einen expressiven, dem Fauvismus verwandten Stil; seit den zwanziger Jahren wendet er sich der Neuen Sachlichkeit zu. 1914 Einberufung zum Militärdienst. 1916 bis 1918 In Flandern und Frankreich als Unteroffizier eines Infanterieregiments. Während dieser Zeit entstehen zahlreiche Zeichnungen. 1916–1920 Mitglied der *Neuen Secession München*. 1923 Reise nach Italien mit dem Freunde Alexander Kanoldt. 1925/26 Reise nach New York und Südamerika. 1934 Kauf des Hauses in Irschenhausen im Isartal.

Max Ernst
Brühl 1891 – 1976 Paris
1910–1914 Studium der Philosophie, Psychologie und Kunstgeschichte an der Universität Bonn. 1912 Besuch der *Sonderbund*-Ausstellung in Köln, die ihn in seiner Entscheidung für den Malerberuf bestärkt. 1913 Erste Parisreise; Teilnahme am »Ersten Deutschen Herbstsalon« in der Galerie *Der Sturm* in Berlin. 1914 Beginn der lebenslangen Freundschaft mit Hans Arp. 1914–1918 Kriegsdienst. Erste Kontakte mit Dada-Künstlern. 1918 Heirat mit der Kunsthistorikerin Luise Straus. 1919 Mitbegründer einer Kölner DADA-Gruppe; lernt Werke de Chiricos durch Reproduktionen in der Zeitschrift *Valori Plastici* kennen; erste Collagen. 1920 Geburt seines Sohnes Ulrich (genannt Jimmy); Teilnahme an der »Ersten Internationalen Dada-Messe« in Berlin. 1921 Begegnung mit Paul und Gala Eluard. 1922 Trennung von seiner Frau. Übersiedlung nach Paris. 1924 Reise in den Fernen Osten. 1925 entstehen erste Frottagen. Atelier in Montmartre. 1929 veröffentlicht er seinen ersten Collagenroman *La Femme*. 1930 Zusammenarbeit mit Luis Buñuel und Salvador Dalí an dem Film *L'Age d'Or*. 1931 Erste Ausstellung in New York. 1934 Als Gast Alberto Giacomettis in der Schweiz. 1936 Teilnahme an der Ausstellung »Fantastic Art, Dada, Surrealism« im Museum of Modern Art in New York mit 48 Werken. 1937 In Deutschland als »entartet« verfemt; mit zwei Gemälden in der Ausstellung »Entartete Kunst« in München vertreten. 1939/40 In verschiedenen südfranzösischen Lagern interniert. 1941 Emigration in die USA. 1948 Amerikanische Staatsbürgerschaft.
1951 Erste große in Deutschland organisierte Retrospektive zum sechzigsten Geburtstag in seiner Geburtsstadt Brühl. 1953 Rückkehr nach Paris. 1954 Großer Preis für Malerei auf der Biennale in Venedig. 1958 Französische Staatsbürgerschaft. 1959 und 1961 Retrospektiven in Paris, Musée National d'Art Moderne, und in New York, Museum of Modern Art. 1962 Folge großer Ausstellungen in der Tate Gallery, London, im Wallraf-Richartz-Museum, Köln, im Kunsthaus Zürich. 1968 Wohnsitz in Seillans/Südfrankreich mit seiner Frau in vierter Ehe, der amerikanischen Malerin Dorothea Tanning.

Lyonel Feininger
New York 1871 – 1956 New York
Sohn eines Musikerehepaares deutscher Herkunft. 1887 Beginn eines Musikstudiums in Hamburg; im gleichen Jahr Wechsel an die dortige Kunstgewerbeschule. Seit 1888 Studium an der Berliner Akademie. 1890 Am Seminar St. Gervais in Liège (Belgien). 1892 An der Académie Colarossi in Paris. 1893 bis 1906 In Berlin als Zeichner für die Zeitschriften *Ulk*, *Lustige Blätter* und *Narrenschiff*. Seit 1891 den Sommer über auf der Insel Rügen. Lernt 1905 die Malerin Julia Berg kennen; 1908 Heirat. 1906 Erstmals in Weimar; Beginn der Gelmeroda-Bilder. Entdeckt die thüringischen Dörfer für seine Kunst. 1906/07 In Paris Kontakte zu den Malern des *Dôme*-Kreises. 1907 Beeinflußt von Braque und Picasso, Hinwendung zur Malerei. 1908 Fester Wohnsitz in Berlin-Zehlendorf. 1910 stellt Feininger erstmals ein Ölbild auf der *Berliner Secession* aus. 1912 Freundschaft mit Alfred Kubin, Begegnungen mit Erich Heckel und Karl Schmidt-Rottluff in Berlin. Beteiligung an der Ausstellung der Berliner *Neuen Secession*. 1913 Ansässig in Berlin und Weimar. Vom *Blauen Reiter* zum »Ersten Deutschen Herbstsalon« in Berlin eingeladen.
Lebt 1914–1918 als amerikanischer Staatsbürger zurückgezogen in Berlin; Modelle für industrielle Spielzeugfabrikation, Beginn des monumentalen Stils in der Malerei. 1918 Mitglied der *Novembergruppe*; Mitarbeit im *Arbeitsrat für Kunst*, 120 Holzschnitte entstehen. 1919 Von Walter Gropius als erster Bauhausmeister (Meister der Form) nach Weimar berufen. Leiter der Druckwerkstatt. 1924 Mitbegründer der Künstlergruppe *Die Blauen Vier* (mit Alexej von Jawlensky, Wassily Kandinsky, Paul Klee). 1926–1933 In Dessau. 1929 Feininger malt im Turm der Moritzburg die Halle-Bilder. 1931 Umfassende Retrospektive in der Berliner Nationalgalerie. 1933 Umzug nach Berlin.
1935/36 Lehrauftrag am Mills College, Oakland, Kalifornien. 1936 Als »entartet« verfemt, Rückkehr nach New York. 1937 werden 378 Werke beschlagnahmt. Auf der Münchener Ausstellung »Entartete Kunst« mit 26 Werken vertreten. 1939 In New York Wandbilder auf der Weltausstellung. 1940 Manhattan-Bilder. 1944 Erste große Ausstellung in Amerika im Museum of Modern Art. 1945 Lehrauftrag am Black Mountain College, North Carolina. 1947 Präsident der *Federation of American Painters and Sculptors*.

Ernesto de Fiori
Rom 1884 – 1945 São Paulo
Deutscher Bildhauer italienischer Herkunft. 1903 studiert de Fiori zwei Semester Malerei an der Münchener Akademie. 1904 In Rom ansässig, dort Schüler des Malers Otto Greiner. Seine Gemälde, lebensgroße Akte und dekorative Figurenkompositionen, sind von Hodler beeinflußt. 1908/09 In London. 1909 Rückkehr nach München. 1911–1914 In Paris. Auf Anraten Hermann Hallers und beeinflußt vom Werk Maillols und Degas' geht de Fiori zur Bildhauerei über, ohne die Malerei jedoch ganz aufzugeben. 1914–1916 In Berlin. 1916/17 Als deutscher Soldat im Felde. 1917–1920 In Zürich wohnhaft, danach abwechselnd in Berlin und in Herrsching am Ammersee. 1936 Emigration nach Brasilien. 1945 stirbt de Fiori in São Paulo.

Otto Freundlich
Stolp 1878 – 1943 Lublin-Majdanek
1892–1901 Kaufmännische Lehre. 1902–1904 Aufenthalt in München. Beginn eines Studiums der Zahnmedizin, bald darauf dreisemestriges Studium der Kunstgeschichte in Berlin (musiktheoretischer Unterricht bei Herwarth Walden) und München. Erste Veröffentlichungen von musik- und kunstkritischen Artikeln. 1905 Reise nach Italien. Freundlich überquert zu Fuß die Alpen. 1906/07 Wiederholte Aufenthalte in Florenz. Aufnahme eines Bildhauereistudiums in Berlin. 1908 Im März erste Reise nach Paris. Kontakt zum Kreis der Künstler im *Café du*

Dôme. Zeitweise Atelier am Montmartre, im Juli Rückkehr nach München. 1909 Wiederholte Reisen nach Paris. Ausstellung seiner Werke in der Galerie Clovis Sagot, Paris. 1911 Erste rein abstrakte Kompositionen. Beteiligung an der Ausstellung der *Neuen Secession* in Berlin. Bekanntschaft mit Karl Schmidt-Rottluff. 1912 Teilnahme an der Kölner *Sonderbund*-Ausstellung. 1913 Atelier in Paris; Bekanntschaft mit Pablo Picasso und Amedeo Modigliani. Teilnahme am Berliner »Ersten Deutschen Herbstsalon«.
1914 Einberufung zum Militärdienst als Sanitäter bei den Köln-Deutzer Kürassieren. 1914–1924 Wohnsitze in Frankreich, Köln und Berlin. In Köln wird Freundlich von Rudolf Hagelstange, Direktor des Wallraf-Richartz-Museums, und dem Kunstsammler Josef Feinhals gefördert. 1916/17 Freundlich richtet sich in Köln ein Atelier ein. Es entstehen erste abstrakte plastische Arbeiten. Freundschaft mit Franz Wilhelm Seiwert.
1918 Zeitweise Mitglied der *Novembergruppe*, Mitarbeit im *Arbeitsrat für Kunst*. 1919 Zahlreiche kulturpolitische Veröffentlichungen. Mitarbeit an der Kölner Dada-Zeitschrift *Der Ventilator*. 1921/22 Vorwiegend Aufenthalt in Berlin, Teilnahme an der »Internationalen Ausstellung revolutionärer Künstler«. 1926 bis 1928 Aufenthalte in Paris und Berlin. Beteiligung an den Ausstellungen im »Salon des Indépendants«. Ab 1930 in Frankreich ansässig. 1936 Eröffnung einer privaten Akademie für Malerei, Zeichnen, Bildhauerei und Holzschnitt. Freundlich tritt dem *Kollektiv Deutscher Künstler* in Paris bei.
1937 werden in Deutschland vierzehn Werke Freundlichs aus den Museen beschlagnahmt, zwei Arbeiten werden in der Ausstellung »Entartete Kunst« in München gezeigt. 1938 Beteiligung an »Modern German Art«, die als Protestausstellung in London organisiert wird. 1939/40 Wiederholt in französischen Lagern interniert. 1940 Freundlich versteckt sich in dem Pyrenäendorf Saint-Paul-de-Fenouillet. 1943 Aufgrund einer Denunziation verhaftet, wird Freundlich Anfang März nach Polen deportiert. Er stirbt am 9. März 1943, dem Tag seiner Ankunft im Konzentrationslager Lublin-Majdanek.

Erich Heckel
Döbeln 1883 – 1970 Radolfzell
Sohn eines Eisenbahnbau-Ingenieurs. 1901 Freundschaft mit Karl Schmidt aus Rottluff. 1904 Architekturstudent in Dresden, dort Begegnung mit Ernst Ludwig Kirchner. 1905 Gründung der Künstlervereinigung *Brücke* mit Kirchner, Schmidt-Rottluff und Fritz Bleyl. Mitarbeit im Architekturbüro Wilhelm Kreis; erstes eigenes Atelier. 1906 Erste Ausstellung der *Brücke*-Gruppe bei Richter in Dresden. 1907 Heckel gibt im Juli seine Tätigkeit als Architekt auf und wendet sich als Autodidakt der Malerei und Graphik zu. Mit Schmidt-Rottluff zum erstenmal in Dangastermoor und Dangast am Jadebusen. 1908–1910 verbringt Heckel die Sommermonate regelmäßig in Dangast. 1909 Mit Kirchner und Max Pechstein an den Moritzburger Seen bei Dresden. 1910 Besuch in Berlin, Freundschaft mit Otto Mueller. 1911 Übersiedlung nach Berlin. Beeinflußt durch den Kubismus und die Kontakte mit Lyonel Feininger, Franz Marc und August Macke, gelangt Heckels Kunst zu einer strengeren Bildarchitektur und gedämpfterer Farbigkeit. 1912 Mit Kirchner in Köln auf der *Sonderbund*-Ausstellung, wo sie gemeinsam einen Raum mit Glasfenstern von Jan Thorn-Prikker, die sogenannte Kapelle, ausgestalten. 1913 Auflösung der *Brücke*; Heckel läßt sich an der Flensburger Förde nieder. Erste Einzelausstellung in der Berliner Galerie Gurlitt.
1914 Nach Kriegsausbruch als freiwilliger Pfleger zum Roten Kreuz. 1915 Kriegsdienst als Sanitäter in Flandern. Begegnung mit Max Beckmann und Max Kaus, Freundschaft mit James Ensor, den er ebenfalls in Belgien kennenlernt. 1918 Zurück in Berlin, Gründungsmitglied des *Arbeitsrats für Kunst*, vorübergehend Mitglied der *Novembergruppe*.
1919 Freundschaft mit Paul Klee. 1923 Erstmals auf Sylt. 1925–1936 Reisen nach Südfrankreich, Spanien und Italien.
1937 Von den Nationalsozialisten als »entartet« diffamiert und unter Ausstellungsverbot gestellt. Beschlagnahme von 729 Arbeiten in deutschen Museen. Heckel verläßt Berlin. 1941/42 Reisen ins Salzkammergut und nach Kärnten. 1944 Zerstörung seines Berliner Ateliers und zahlreicher Arbeiten durch Fliegerbomben. Heckel läßt sich in Hemmenhofen am Bodensee nieder. Seine Kunst wird konventionell. 1949–1955 Professur an der Karlsruher Akademie. 1953 Anläßlich des siebzigsten Geburtstags Ausstellungen in mehreren großen deutschen Museen. 1956 Verleihung des Großen Bundesverdienstkreuzes; in den Jahren bis zu seinem Tode zahlreiche weitere Auszeichnungen. Heckel stirbt am 27. Januar 1970 in Radolfzell am Bodensee.

Heinrich Hoerle
Köln 1895 – 1936 Köln
1916–1918 Teilnahme am Ersten Weltkrieg als Telefonist bei der Feldartillerie. Mitarbeit an der linksorientierten pazifistischen Zeitschrift *Die Aktion*. 1919 Heirat mit der Malerin und Dadaistin Angelika Fick, die 1922 an Tuberkulose stirbt. Kontakte zur DADA-Bewegung um Max Ernst und Johannes Theodor Baargeld. Mitarbeit an der von Ernst und Baargeld herausgegeben Wochenschrift *Der Ventilator*. Hoerle zieht die Teilnahme an einer 1919 veranstalten Dada-Ausstellung im Kölnischen Kunstverein mit der Begründung zurück, Dada sei bürgerlicher Kunstbetrieb. Bekanntschaft mit Franz Wilhelm Seiwert. Aus der Freundschaft der beiden Künstler entwickelt sich in den zwanziger Jahren die Vereinigung der *Kölner Progressiven*. Anschluß an die Gruppe *Stupid*, die im Atelier von Anton Räderscheidt ausstellt. Sozialkritische Themen sind in Hoerles Werk vorherrschend. 1920 erscheinen die expressionistisch beeinflußten *Krüppel-Lithographien*. Erstes Aufgreifen eines figurativen Konstruktivismus, der in den folgenden Jahren zu einem wichtigen Stilelement in den Arbeiten Hoerles wird. Zusammen mit Angelika Hoerle Beteiligung an der Zeitschrift *die schammade* (Untertitel: *Dilettanten erhebt euch*). 1921 Teilnahme an einer Ausstellung mit Jankel Adler und Franz Wilhelm Seiwert in Elberfeld.
1929 Mitbegründer und erster Herausgeber der Zeitschrift *a bis z*, Organ der *Gruppe progressiver Künstler*, Köln. 1929–1932 Ausstellungen in Köln. 1933 Heirat mit der Schauspielerin Trude Alex. 1936 Hoerle stirbt am 3. Juli in Köln an Kehlkopftuberkulose. 1937 wird seine Kunst als »entartet« verfemt; zahlreiche Werke werden aus deutschen Museen beschlagnahmt, zwei Arbeiten in der Ausstellung »Entartete Kunst« gezeigt.

Carl Hofer
Karlsruhe 1878 – 1955 Berlin
1896–1901 Studium der Malerei an der Karlsruher Akademie bei Hans Thoma und Leopold von Kalckreuth. 1900 Erster Aufenthalt in Paris. 1902 Hofer folgt seinem Lehrer Kalckreuth nach Stuttgart. 1903–1908 Atelier in Rom. 1903 Erste Einzelausstellung im

Großherzoglichen Museum in Weimar. 1908 Übersiedlung nach Paris. 1910–1912 Reisen nach Indien. In Paris Bekanntschaft mit Wilhelm Lehmbruck. Unter dem Einfluß Cézannes entwickelt Hofer einen expressionistischen Stil, mit Anklängen an Ferdinand Hodler, Eugène Delacroix und Paul Gauguin. 1913 Umzug nach Berlin. 1914 Trotz der drohenden Kriegsgefahr Ferienreise nach Frankreich. Bei Ausbruch des Krieges wird Hofer als Zivilinternierter in Frankreich festgehalten, 1917 Freilassung in die Schweiz. 1919 Rückkehr nach Berlin. 1919–1933 Professor an der Akademie in Berlin. Ab 1925 regelmäßige Reisen ins Tessin. 1927 Reise in die USA. 1928 Vorstand der *Berliner Secession*. Große Einzelausstellungen in Berlin und Mannheim. 1929 Mitglied der Preußischen Akademie der Künste.

1931 Stellungnahmen gegen den Faschismus. 1933 Hofers Bilder werden von den Nationalsozialisten aus allen deutschen Museen entfernt und im Ausland versteigert. 1934 Offizielle Entlassung aus dem Lehramt. 1937 als »entarteter« Künstler verfemt. 311 Werke werden beschlagnahmt, acht in der Ausstellung »Entartete Kunst« gezeigt. 1938 Arbeits- und Ausstellungsverbot. 1939 Ausstellung im Kunstmuseum Winterthur; vierzig Gemälde, die aus Deutschland in die Schweiz gesandt werden, entgehen so der Vernichtung. Hofer hält sich abwechselnd in Berlin und im Tessin auf. Ab 1941 wieder ständig in Berlin. 1943 Sein Atelier und der größte Teil seiner Arbeiten werden im März bei einem Bombenangriff zerstört.

1945 Direktor der wiedereröffneten Hochschule für Bildende Künste in Berlin. 1947 Ernennung zum Präsidenten der Berliner Akademie. 1948 Ehrendoktortitel der Berliner Humboldt-Universität. 1952 Hofer erhält den Orden *Pour le Mérite* für Kunst und Wissenschaft. 1952 erscheint sein Buch *Aus Leben und Kunst*, 1953 die Autobiographie *Erinnerungen eines Malers*.

Alexej von Jawlensky
Torschok 1864 – 1941 Wiesbaden
1882 Ausbildung zum Leutnant in Moskau. 1889 Versetzung nach Petersburg; dort Besuch der Akademie, Studium bei Ilja Repin. 1891 Begegnung mit Marianne von Werefkin, einer Schülerin Repins. 1896 Übersiedlung nach München mit Marianne von Werefkin. 1896 bis 1899 Besuch der Kunstschule von Anton Ažbè in München; Bekanntschaft mit Wassily Kandinsky. 1903 Reise nach Frankreich. Teilnahme an der Ausstellung der *Münchner Sezession*; Besuch Lovis Corinths in Jawlenskys Atelier; Einladung, bei der *Berliner Secession* auszustellen. 1905 Reise nach Frankreich; Begegnung mit Henri Matisse; Besuch bei Ferdinand Hodler in Genf. 1907–1909 Sommeraufenthalte gemeinsam mit Kandinsky, Gabriele Münter und Marianne von Werefkin in Murnau. 1909 Mitbegründer und Zweiter Vorsitzender der *Neuen Künstlervereinigung München*, mit Adolf Erbslöh, Alexander Kanoldt, Wassily Kandinsky und Marianne von Werefkin. Erste Ausstellung der Gruppe in der Galerie Thannhauser. Bekanntschaft mit Cuno Amiet. Anfänglich von Cézanne und van Gogh beeinflußt, trägt Jawlensky in München mit seiner Arbeit wesentlich zur Entwicklung des Expressionismus bei. 1911 Besuch bei Matisse in Paris und Franz Marc in Oberbayern. 1912 Beginn der Freundschaft mit Paul Klee und Emil Nolde. Teilnahme an der *Sonderbund*-Ausstellung in Köln und an der Ausstellung »Zurückgestellte Bilder des Sonderbundes« in der *Sturm*-Galerie in Berlin.

1914 Reise nach Moskau, Petersburg und Warschau. Bei Ausbruch des Ersten Weltkrieges muß Jawlensky Deutschland verlassen. 1914 Übersiedlung in die Schweiz mit Marianne von Werefkin. Wohnort in St. Prex am Genfer See. 1916 Bekanntschaft mit der amerikanischen Künstlerin Emmy Scheyer, die seine Interessen in Deutschland und den USA vertritt. 1918 in Ascona ansässig. 1921 Trennung von Marianne von Werefkin. Erfolgreiche Einzelausstellung in Wiesbaden; Umzug nach Wiesbaden. Der Kunstsammler Heinrich Kirchhoff wird sein Mäzen. 1924 Gründung der Künstlergruppe *Die Blauen Vier* mit Wassily Kandinsky, Lyonel Feininger und Paul Klee; gemeinsame Ausstellungen in Deutschland und den USA. 1925 Besuch bei George Grosz. Ab 1929 behindert Arthritis seine Arbeitsfähigkeit; Beginn der kleinformatigen *Meditationen*. 1930 Bekanntschaft mit Karl Schmidt-Rottluff.

1933 Von den Nationalsozialisten mit Ausstellungsverbot belegt. 1937 Beschlagnahme von 72 Werken Jawlenskys aus deutschen Museen, sieben Werke in der Ausstellung »Entartete Kunst«. 1937 entstehen seine letzten Gemälde. 1938–1941 Jawlensky ist vollständig gelähmt.

Wassily Kandinsky
Moskau 1866 – 1944 Neuilly-sur-Seine
Sohn eines Kaufmannes. 1874 Beginn einer musikalischen Ausbildung. 1886–1892 Jurastudium in Moskau. Lehnt einen Ruf an die Universität Dorpat ab. 1896 Übersiedlung nach München, um Malerei zu studieren. 1901 gründet er die Ausstellungsgesellschaft und Kunstschule *Phalanx*. 1902 Lehrer an der *Phalanx*-Schule, Bekanntschaft mit Gabriele Münter. Seit 1902 Mitglied der *Berliner Secession*, des *Deutschen Künstlerbundes* und der *Société du Salon d'Automne*, Paris. 1903–1908 Reisen nach Frankreich, Tunis, Italien und in die Schweiz. 1908 Rückkehr nach München, Beginn der Freundschaft mit Alexej von Jawlensky und Marianne von Werefkin. 1909 wird Murnau zweiter Wohnsitz. 1909–1911 Vorsitzender der *Neuen Künstlervereinigung München*. 1911 Mit Franz Marc Gründung der Ausstellungsgruppe *Der Blaue Reiter*, deren Programm er formuliert. 1912 erscheint sein Buch *Über das Geistige in der Kunst*. Einzelausstellung und Beteiligung an der Ausstellung des *Blauen Reiter* im *Sturm*, an der zweiten Ausstellung des *Blauen Reiter* in München und an der *Sonderbund*-Ausstellung in Köln. 1913 Beteiligung am »Ersten Deutschen Herbstsalon« in Berlin.

1914 Bei Kriegsausbruch Rückkehr nach Rußland. 1918 Mitglied der *Novembergruppe*. 1918–1921 An den Moskauer SWOMAS (Freie Staatliche Künstlerische Werkstätten) und Mitbegründer des INChUK (Institut für Malerische Kultur) in Moskau. Professor an der Universität und Mitbegründer der Akademie der Kunstwissenschaften in Moskau. Ende 1921 Übersiedlung nach Berlin. 1922 bis 1933 Meister am Bauhaus in Weimar, Dessau und Berlin. 1924 Mitbegründer der *Blauen Vier*, mit Feininger, Jawlensky, Klee. 1925 Übersiedlung nach Dessau. 1926 erscheint sein Buch *Punkt und Linie zu Fläche*. 1928 Deutsche Staatsbürgerschaft. 1932 Schließung des Bauhauses durch die Nationalsozialisten. Übersiedlung nach Berlin. 1933 Emigration nach Paris, wird in Neuilly-sur-Seine ansässig. 1937 In Deutschland als »entartet« verfemt, mit sechzehn Werken in der Ausstellung »Entartete Kunst« vertreten. 1939 Französische Staatsbürgerschaft.

Max Kaus
Berlin 1891 – 1977 Berlin (West)
Sohn des Malers Joseph Kaus. 1905–1908

nach Paris; Arbeit in der Plastik-Klasse der Académie Julian. Begegnung mit Auguste Rodin. 1907 Villa-Romana-Preis. Reise nach Italien, hauptsächlich Florenz. 1910 Erste bildhauerische Versuche.
1914–1932 Nach dem Tod ihres jüngsten Sohnes Peter Planung eines Denkmals für ihn. Die Granitskulptur *Trauerndes Elternpaar* wird am Eingang des Friedhofs von Eessen bei Dixmuiden/Flandern aufgestellt, eine Kopie im Auftrag der Stadt Köln von Schülern Matarés für die Kirche St. Alban in Köln angefertigt. 1917 Die Barlach-Ausstellung der Galerie Cassirer in Berlin übt einen wesentlichen Einfluß auf die Künstlerin aus. 1919 Ernennung zum Mitglied der Preußischen Akademie der Künste und Verleihung des Professorentitels. 1922/23 ensteht die Holzschnittfolge *Krieg*. Kollwitz entwirft Plakate für die KPD. 1927 Reise nach Rußland auf Einladung der Regierung. 1928–1933 Meisteratelier für Graphik an der Berliner Akademie. 1929 Umfassende Kollwitz-Ausstellung im Kupferstichkabinett Basel. Verleihung des Ordens *Pour le Mérite*.
1933 Von den Nationalsozialisten erzwungener Austritt aus der Preußischen Akademie der Künste. Amtsenthebung als Leiterin der Meisterklasse für Graphik. 1936 Inoffizielles Ausstellungsverbot. Entfernung ihrer Arbeiten aus der Akademieausstellung und anschließend aus dem Kronprinzenpalais. 1943 Evakuierung aus Berlin nach Nordhausen zur Bildhauerin Margret Böning. Zerstörung der Berliner Wohnung durch Bomben; viele Drucke und Platten werden vernichtet. 1944 Umsiedlung nach Moritzburg. 1945 Käthe Kollwitz stirbt am 24. April auf Schloß Moritzburg bei Dresden.

Wilhelm Lehmbruck
Duisburg-Meiderich 1881 – 1919 Berlin
1881 in Duisburg-Meiderich als Sohn eines Bergmanns geboren. 1895–1901 Studium an der Kunstgewerbeschule Düsseldorf. Illustrationen für wissenschaftliche Werke. Arbeit als Gehilfe in verschiedenen Bildhauerwerkstätten. 1901–1906 Wechsel an die Akademie in Düsseldorf, Meisterschüler bei Karl Janssen. Beeinflußt von Auguste Rodin, später von Aristide Maillol und Constantin Brancusi. Studienreisen nach England und in die Niederlande. 1905 Große Italienreise. 1907 Beitritt zur *Vereinigung Düsseldorfer Künstler*. Reise nach Paris und erste Ausstellungsbeteiligung im Grand Palais. 1908/09 Heirat und Geburt des Sohnes. Beschließt, mit der Familie nach Paris zu gehen. 1910–1914 In Paris tätig. Kontakte zum *Dôme*-Kreis. Bekanntschaft unter anderem mit Alexander Archipenko, Constantin Brancusi, André Derain, Amedeo Modigliani, Pablo Picasso. Der Besuch bei dem bewunderten Vorbild Auguste Rodin ist für Lehmbruck eine Enttäuschung. Erste druckgraphische Arbeiten. 1912 Italienreise; anschließend in Berlin. Zunehmende Ausstellungsaktivitäten, unter anderem 1912 Teilnahme an der Kölner *Sonderbund*-Ausstellung und 1913 an der New Yorker »Armory Show«. 1914 Wegen der drohenden Kriegsgefahr verläßt Lehmbruck im Juli Paris und zieht mit der Familie nach Berlin. 1915 Kriegsdienst als Sanitäter in einem Berliner Lazarett. Versuch, in die Schweiz zu fliehen. 1916 Seit Anfang Dezember lebt Lehmbruck in Zürich. Er läßt die Familie und seine Berliner Skulpturen nachkommen. Zunehmende Depressionen. 1917 Häufige Reisen nach Berlin. 1919 Ernennung zum Mitglied der Preußischen Akademie der Künste. Lehmbruck nimmt sich am 25. März in seinem Berliner Atelier das Leben.

August Macke
Meschede 1887 – 1914 bei Perthes-les-Hurlus
Sohn eines Bauingenieurs. 1893–1904 Schulzeit in Köln. Hans Thuar wird sein bester Jugendfreund. 1904–1906 Studium an der Kunstakademie und der Kunstgewerbeschule in Düsseldorf; Anschluß an den Kreis um Louise Dumont, der Intendantin des Schauspielhauses. Entwürfe für Bühnendekorationen und Kostüme. 1905 Erste Italienreise, 1906 Reisen mit Künstlerfreunden nach Belgien und England. 1907 Aufenthalt in Paris. 1907/08 Schüler von Lovis Corinth in Berlin; Freundschaft mit dem Sammler Bernhard Koehler. 1908 Reisen nach Italien und Paris, dort Begegnung mit Carl Hofer. 1908/09 Militärdienst. 1909 Heirat mit der Jugendfreundin Elisabeth Gerhardt; Hochzeitsreise nach Bern zur Familie des Malers Louis Moilliet, anschließend nach Paris. 1910 Aufenthalt am Tegernsee. Macke ist so begeistert von einer Ausstellung mit Werken von Franz Marc, daß er ihn in seinem Atelier besucht. Durch die Freundschaft mit Marc knüpft er Kontakte zur *Neuen Künstlervereinigung München*. In Mackes anfangs impressionistisch beeinflußtem Werk kommt es unter dem Eindruck einer Matisse-Ausstellung in München zur künstlerischen Wende. 1911 Umzug nach Bonn. Aktive Beteiligung am rheinischen Kulturleben. Bekanntschaft mit Paul Klee. Arbeit in Sindelsdorf zusammen mit Marc; Anschluß an die Künstlergruppe *Der Blaue Reiter*, Mitarbeit am 1912 erschienenen Almanach. 1912 Teilnahme an der Ausstellung »Der Blaue Reiter« in München, Köln, Berlin, Hagen und Frankfurt. Beteiligung an der *Sonderbund*-Ausstellung in Köln. Mit Franz Marc bei Robert Delaunay in Paris. 1913 Initiator der Ausstellung »Rheinische Expressionisten« in Bonn; Beteiligung am »Ersten Deutschen Herbstsalon« in Berlin. Im September Umzug nach Hilterfingen am Thuner See. Beginn der wichtigsten Schaffensphase. 1914 Reise nach Tunis mit Paul Klee und Louis Moilliet (April bis Juni); zuück in Hilterfingen, beginnt Macke seine Reiseeindrücke in zahlreichen Skizzen und Aquarellen festzuhalten. Bei Kriegsausbruch am 8. August eingezogen. Am 26. September 1914 bei Perthes-les-Hurlus in der Champagne gefallen. 1918 Gedächtnisausstellung in Bonn. 1937 als »entartet« verfemt, 57 Werke beschlagnahmt.

Franz Marc
München 1880 – 1916 bei Verdun
Der Vater Wilhelm Marc ist Professor für Malerei an der Münchener Akademie. 1899 Einschreibung für ein Studium der Theologie und Philosophie. Einjähriger Militärdienst. 1900 entschließt Marc sich zum Studienwechsel. An der Münchener Kunstakademie Schüler bei Wilhelm von Dietz, dessen Tierstudien er bewundert. 1903 Mehrmonatige Studienreise nach Paris und in die Bretagne. Die Begegnung mit den Werken der französischen Impressionisten bestärkt Marc in dem Wunsch, autodidaktisch zu arbeiten. 1904 Marc bezieht in München ein Atelier; er fertigt Illustrationen für einen Gedichtband. 1906 Marc begleitet seinen Bruder bei byzantinistischen Forschungen in Griechenland. 1907 Zweite Reise nach Paris, Marc bewundert die Bilder von Gauguin und van Gogh. 1909 Übersiedlung von München nach Sindelsdorf/Oberbayern.
1910 Beginn der Freundschaft mit August Macke; durch ihn wird Marc auf Henri Matisse aufmerksam. Marc rezensiert die zweite Ausstellung der *Neuen Künstlervereinigung München*; daraus entsteht die Freundschaft mit Wassily Kandinsky, Alexej von

Jawlensky, Marianne von Werefkin und Paul Klee. 1911 wird er zum Dritten Vorsitzenden der Gruppe gewählt. Wegen Ablehnung einer abstrakten Komposition Kandinskys treten Marc, Münter und Kandinsky aus der Vereinigung aus; Gründung der Redaktion *Der Blaue Reiter*. 1911/12 Zum Jahreswechsel Aufenthalt in Berlin; Besuche bei Emil Nolde, Ernst Ludwig Kirchner, Otto Mueller, Erich Heckel und Arnold Schönberg. 1912 Erneute Beschäftigung mit futuristischer Kunst. Im *Pan* erscheint Marcs Artikel »Die neue Malerei«. Beteiligung an der *Sonderbund*-Ausstellung in Köln. Organisation der Ausstellung »Zurückgestellte Bilder des Sonderbundes« in der *Sturm*-Galerie in Berlin. Im September/Oktober mit August Macke bei Robert Delaunay in Paris. Auf dem Rückweg übernimmt Marc die Hängung der Bilder für die Futuristenausstellung in Köln. 1913 Bekanntschaft mit Else Lasker-Schüler in Berlin. Mitorganisator des »Ersten Deutschen Herbstsalons« in Berlin. Kontakt zu Lyonel Feininger. Marcs Bilder werden zunehmend abstrakter. 1914 Übersiedlung nach Ried/ Oberbayern. Einberufung bei Kriegsausbruch. Die anfängliche Kriegsbegeisterung schlägt nicht zuletzt durch den Tod des Freundes August Macke um. 1915 Marc wird bei Verdun durch einen Granatsplitter getötet.
1916 Gedächtnisausstellung in der *Sturm*-Galerie, Berlin. 1933 Marcs Werk wird in der nationalsozialistischen Presse zunächst als revolutionär gefeiert, 1937 jedoch als »entartet« verfemt; 130 Werke werden beschlagnahmt. Als die Ausstellung »Entartete Kunst« in München mit fünf Gemälden Franz Marcs eröffnet wird, schickt der Deutsche Offiziersbund ein Protestschreiben an die Reichskammer der bildenden Künste; daraufhin wird das Bild *Der Turm der blauen Pferde* aus der Ausstellung entfernt und später von Hermann Göring übernommen. Der Verbleib des Bildes ist unbekannt.

Gerhard Marcks
Berlin 1889 – 1981 Burgbrohl
1904 Nach Abschluß des Gymnasiums faßt Marcks den Entschluß, Maler zu werden. 1907 Hinwendung zur Bildhauerei. Es entstehen erste Tierplastiken. Bekanntschaft mit Walter Gropius. 1908 Ateliergemeinschaft mit Richard Scheibe. Erste Ausstellungsbeteiligungen. 1912/13 Militärdienst als Freiwilliger. 1914 Heirat. Einberufung zum Kriegsdienst in Flandern. 1915 Sanatoriumsaufenthalt im Harz. 1916 Entlassung aus dem Kriegsdienst. Marcks entwirft für eine Steingutfabrik farbig glasierte Tierplastiken für die Serienproduktion. 1918 Berufung an die Staatliche Kunstgewerbeschule Berlin.
1919 Lehrer am Bauhaus Weimar. 1920–1925 Gründung und Leitung der Bauhaus-Töpferei in Dornburg/Saale. Bekanntschaft mit Lyonel Feininger und Oskar Schlemmer. Beschäftigung mit dem Holzschnitt. 1924 Plastische Arbeiten aus Lindenholz. 1925 bis 1933 Marcks lehrt an der Kunstgewerbeschule Burg Giebichenstein in Halle/Saale. 1928 Villa-Romana-Preis. Eine Studienreise nach Griechenland wird für seine bildhauerische Arbeit von großer Bedeutung. 1932 Die eingereichten Arbeiten zu einem Wettbewerb für ein Reichsehrenmal in Bad Berka/Thüringen werden als zu pazifistisch abgelehnt. 1933 Proteste gegen die Entlassung einer Lehrerin der Kunstgewerbeschule wegen ihrer jüdischen Herkunft führen zur eigenen Entlassung aus dem Lehramt. Übersiedlung nach Niehagen/Mecklenburg. 1936 Freundschaft mit Hermann Blumenthal und den anderen Künstlern der Ateliergemeinschaft Klosterstraße 75 in Berlin. 1937 In der Ausstellung »Entartete Kunst« ist Marcks mit zwei Arbeiten vertreten. Ausstellungs- und Arbeitsverbot. Beschlagnahme zahlreicher Werke Marcks' aus der Galerie Buchholz, Berlin. 1943 Marcks' Sohn Herbert fällt an der russischen Front. Haus und Atelier in Berlin-Nikolaussee werden zusammen mit den meisten Arbeiten durch Bombentreffer zerstört. 1946–1950 Professor an der Landeskunstschule in Hamburg. 1950 Einladung nach New York, Boston und Philadelphia. Umzug nach Köln, Marcks arbeitet fortan als freier Bildhauer. 1955 Kunstpreis der Stadt Berlin. Mitglied der Akademie der Künste. 1959 Großes Verdienstkreuz der Bundesrepublik Deutschland. Seit 1964 Sommersitz auf der griechischen Insel Ägina.

Ewald Mataré
Aachen 1887 – 1965 Büderich bei Moers
1907 Malerei- und Graphikausbildung an der Kunstakademie in Berlin. 1914 für ein halbes Jahr Schüler bei Lovis Corinth, dessen Realismus er für überholt hält. 1916 Einberufung zum Militärdienst, bald darauf als »unbrauchbar« entlassen. 1918 Mitglied der *Novembergruppe*. 1920 Hinwendung zum Holzschnitt und 1922 zur Bildhauerei. 1925/26 Aufenthalte in der Schweiz und in Italien. 1930 Einzelausstellung in der Galerie Ferdinand Möller in Berlin. 1932 Professor für Bildhauerei an der Kunstakademie Düsseldorf. Mataré läßt sich mit Familie in Düsseldorf nieder. 1933 Entlassung aus dem Lehramt. Beginn der künstlerischen Arbeit im sakralen Bereich. Aufgrund der Proteste reaktionärer Kreise gegen seine Großplastik des *Hl. Thomas von Aquin* für die St. Thomas-Kirche in Berlin-Charlottenburg wird das Werk nicht aufgestellt. 1935 Werkschau seiner freien plastischen Arbeiten im Kaiser-Wilhelm-Museum in Krefeld. 1937/38 werden die Werke Matarés aus öffentlichem Besitz als »Verfallskunst« entfernt. 1940–1944 Während der Sommermonate Rückzug in das Zisterzienserkloster Eberbach bei Eltville. 1945 Rückkehr nach Düsseldorf. 1946–1957 Wiederausübung seines Lehramtes an der Hochschule. Zu seinen Schülern gehören Georg Meistermann und Joseph Beuys. 1947 Mehrere Einzelausstellungen in Köln. 1948 Mataré wird mit der Neugestaltung der Südportale des Kölner Domes beauftragt. 1953 Großer Kunstpreis des Landes Nordrhein-Westfalen.

Ludwig Meidner
Bernstadt 1884 – 1966 Darmstadt
1898 Maurerlehre. 1903–1905 Studium an der Königlichen Kunstschule in Breslau. 1905/06 Als Modezeichner in Berlin. 1906/07 An der Académie Julian in Paris; Bekanntschaft mit Amedeo Modigliani. Seit 1908 wieder in Berlin. Meidner gelangt zu seinem persönlichen Stil eines »apokalyptischen« Expressionismus. Durch Vermittlung Max Beckmanns erhält er ein Stipendium. 1911 Im Kreis um Franz Pfemferts *Aktion*; 1912 Gründung der Künstlergruppe *Die Pathetiker*. In der ersten Ausstellung der Gruppe im *Sturm* zeigt Meidner seine *Apokalyptischen Visionen*. 1914–1918 Kriegsdienst. 1916–1918 entstehen die Prosawerke *Im Nacken das Sternenmeer* und *Septemberschrei*. 1918 Mitbegründer des *Arbeitsrats für Kunst*. Kollektivausstellung bei Paul Cassirer in Berlin. Dort werden erstmals die *Apokalyptischen Landschaften* gezeigt. 1919 Mitglied der *Novembergruppe*. 1924/25 unterrichtet Meidner an den Studienateliers für Malerei und Plastik der Kunstschule Lewin-Funke in Berlin-Charlottenburg. 1925 Ausstellung in Dresden bei Emil Richter. 1927 Ehe mit Else Meyer, seiner Meister-

schülerin. 1935 In Köln, Zeichenlehrer an einer jüdischen Schule. 1937 Als »entartet« verfemt, 87 Werke beschlagnahmt. 1938 Emigration nach London. 1940/41 Auf der Isle of Man interniert. 1952–1954 In Frankfurt. 1955–1963 In Marxheim bei Hofheim (Taunus), anschließend in Darmstadt. 1954 Ausstellung im Landesmuseum Darmstadt. 1964 Mitglied der Akademie der Künste, Berlin; Villa-Romana-Preis.

Georges Minne
Gent 1866 – 1941 Laethem-St. Martin
1882–1884 Architekturstudium an der Akademie der schönen Künste in Gent. Beschäftigung mit Malerei und Bildhauerei. 1884 Eigenständige Arbeiten. 1889/90 Erste Ausstellungen in Gent und Brüssel. 1891 Beitritt zu der Künstlervereinigung *XX*. Besuch bei Rodin. 1895–1899 Studium an der Brüsseler Kunstakademie. Studienaufenthalte in Paris. 1898 Entstehung der Jünglingsgestalten für den *Knabenbrunnen* des Folkwang-Museums, Hagen, zuerst gezeigt in einer Ausstellung der *Wiener Sezession*. 1899 Umzug in die Künstlerkolonie Laethem-St. Martin. 1900 Vielbeachtete Teilnahme an der Ausstellung der *Berliner Secession*. 1900–1910 Einladungen zu Ausstellungen in Wien, München und Köln. Der Einfluß, den Minnes Werk auf die Generation der Expressionisten ausübte, zeigt sich besonders in den Arbeiten Wilhelm Lehmbrucks und Milly Stegers. 1910 Zeichenprofessur an der Genter Akademie. 1914 Flucht nach England. 1919 Rückkehr nach Gent. 1920 Internationale Anerkennung. 1929 Sondersaal im Musée Royal des Beaux-Arts in Brüssel. 1930 Große Retrospektive in Brüssel. 1931 Verleihung des Adelstitels »Baron«.

Paula Modersohn-Becker
Dresden 1876 – 1907 Worpswede
Tochter eines Eisenbahningenieurs. 1888 Übersiedlung der Familie nach Bremen. 1892 Englandaufenthalt; erster Zeichenunterricht. 1893–1895 Lehrerinnenseminar in Bremen, daneben Unterricht bei dem Maler Bernhard Wiegandt. 1896 Übersiedlung nach Berlin, Besuch der Malschule des *Vereins Berliner Künstlerinnen*. Im Sommer 1897 erster Aufenthalt in Worpswede. 1898 Reise nach Schweden und Norwegen. Niederlassung in der Künstlerkolonie Worpswede, Freundschaft mit Clara Westhoff, Studien bei Fritz Mackensen. 1899 Reise durch die Schweiz und Süddeutschland; im Dezember erste Ausstellung in der Bremer Kunsthalle, vernichtende Kritik Artur Fitgers. 1900 Parisaufenthalt, Studium an der Académie Colarossi. Begegnung mit Emil Nolde und Beginn der Freundschaft mit Rainer Maria Rilke.
1901 Heirat mit dem Maler Otto Modersohn. 1903–1905 Wiederholt längere Parisaufenthalte; Besuche bei Auguste Rodin; Aktkurse an der Académie Julian. Bekanntschaft mit Otto Mueller. 1906/07 Atelier in Paris; ermutigende Bekanntschaft mit Bernhard Hoetger. Ausstellung in der Bremer Kunsthalle zusammen mit Otto Modersohn. 1907 Rückkehr nach Worpswede; am 2. November Geburt der Tochter Mathilde, am 20. November Tod durch Herzversagen.

Albert Müller
Basel 1897 – 1926 Obino
1908–1912 Besuch der Realschule; fällt durch außerordentliches Zeichentalent auf. 1913 bis 1917 Ausbildung zum Glasmaler; erste Bekanntschaft mit der Malerei von Paul Gauguin, Paul Cézanne, Ferdinand Hodler und Cuno Amiet. 1918 Reise nach Frankreich. Die mittelalterlichen Glasfenster der französischen Kathedralen beeinflussen Müllers Schaffen über mehrere Jahre. Im Sommer 1918 mehrmonatiger Aufenthalt bei Cuno Amiet in Oschwand. 1919 Atelier in Basel. Erfolgreiche Ausstellungsbeteiligung. 1920 Erster Preis bei einem städtischen Wettbewerb für die Ausmalung einer Brunnennische (Entwurf nicht ausgeführt). Dank eines Kunststipendiums Reisen durch Italien. 1921 Übersiedlung nach Coldrerio bei Mendrisio. 1922 Heirat mit Anna Hübscher, der Schwester eines Jugendfreundes. Künstlerische Auseinandersetzung mit dem Werk Edvard Munchs, das im Sommer 1922 im Kunsthaus Zürich ausgestellt wird. 1923 Geburt der Zwillinge Judith und Kaspar in Lugano. Im Juni lernt Müller bei der Ausstellungseröffnung der Kunsthalle Basel Ernst Ludwig Kirchner kennen. Im November Umzug der Familie in ein geräumiges Haus mit Atelier in Obino, im Tessin. 1924 Anfang April erster Besuch Müllers bei Kirchner in Davos. 1924/25 In der Silvesternacht Gründung der Künstlergruppe *Rot-Blau* im Hause Müllers in Obino. Gründungsmitglieder sind Albert Müller, Hermann Scherer und Paul Camenisch; später kommt Werner Neuhaus hinzu. 1925 Im Februar reist Müller zum zweiten Mal für einige Tage zu Kirchner nach Davos. Für die Sommermonate mietet er das Haus »Unter den äußeren Lärchen«. Im Frühjahr erste Ausstellung der Künstlervereinigung *Rot-Blau* in der Kunsthalle Basel. Müller zeigt dreizehn Ölbilder und drei Holzskulpturen. Wegen der Präsentation der Arbeiten kommt es zwischen Müller und Scherer zum Bruch. Im Juni erklärt Müller seinen offiziellen Austritt aus der Gruppe *Rot-Blau*. Während der Sommermonate mit seiner Familie in Frauenkirch entstehen zahlreiche Gemälde und Skulpturen. In Obino richtet sich Müller unter dem Eindruck von Kirchners reich ausgestattetem Wildbodenhaus sein eigenes neu ein. 1926 Teilnahme an der »April-Ausstellung« in der Basler Kunsthalle. Entwurfsarbeiten für sechs Glasfenster der Antoniuskirche in Basel. Teilnahme an der »Internationalen Kunstausstellung« in Dresden. Im November erkrankt Müller an Typhus; er stirbt am 17. Dezember 1926 erst 29jährig in seinem Haus in Obino.

Otto Mueller
Liebau 1874 – 1930 Breslau
1874 kommt Otto Mueller als Sohn eines Steuerbeamten in Liebau zur Welt. Seine Mutter war ein angenommenes Kind der Tante Gerhart Hauptmanns. 1882 Übersiedlung der Familie nach Görlitz. 1890–1894 Lithographenlehre, die er nicht beendet. 1894–1896 Ein Studium an der Dresdener Akademie bei Professor Eye bricht er ab. 1896/97 Wohnsitz in Liebau, Reisen mit dem befreundeten Gerhart Hauptmann in die Schweiz und nach Italien. 1898/99 Mueller zieht nach München, um bei Franz von Stuck zu studieren, arbeitet jedoch bald lieber selbständig. Vorbilder sind Arnold Böcklin und Hans von Marées. 1899 Rückkehr nach Dresden; erste Begegnung mit Maschka Mayerhofer. 1900–1903 Maschka wird das Modell für viele seiner Arbeiten. Mueller lebt mit ihr an verschiedenen Orten im Riesengebirge und in Böhmen. 1903/04 In Dresden; Bekanntschaft mit Paula Modersohn-Becker. 1905 Heirat mit Maschka Mayerhofer. 1906/07 In Mittelschreiberhau, Schlesien. 1908/09 Übersiedlung nach Berlin; Freundschaft mit Wilhelm Lehmbruck, Emil Orlik und Rainer Maria Rilke. Im Sommer mit Ernst Ludwig Kirchner und Erich Heckel auf der Ostseeinsel Fehmarn.
1910 Zurückweisung seines Beitrages für die

Ausstellung der *Berliner Secession*; Mitglied der *Neuen Secession*, die in der Galerie Macht ausstellt, und der Künstlergemeinschaft *Brücke*, die ebenfalls abgewiesen worden war. 1911 Gemeinsames Arbeiten mit Ernst Ludwig Kirchner und Max Pechstein in dessen Berliner Atelier. Reise mit Kirchner nach Böhmen, im Sommer mit Erich Heckel nach Fehmarn. 1912 Reise mit Kirchner nach Uniczek bei Prag. Ende 1912 Austritt der *Brücke* aus der *Neuen Secession*. 1914 Einzelausstellung in der Galerie Gurlitt, Berlin. 1916 Einberufung zum Kriegsdienst als Armierungssoldat. 1917 Lazarettaufenthalt wegen einer schweren Lungenerkrankung; Einsatz als Soldat im Osten.
1918 Rückkehr nach Berlin. Mitglied des *Arbeitsrats für Kunst* und der *Novembergruppe*. 1919 Ausstellung bei Paul Cassirer. 1919–1930 Professur an der Breslauer Akademie. 1920 Auf der Nordseeinsel Föhr. 1921 Trennung von Maschka. 1922 Ehe mit Elsbeth Lübke. 1923 Mueller arbeitet im Sommer gemeinsam mit Heckel an der Förde. 1924/25 Verschiedene Reisen nach Dalmatien, Ragusa, Spalato. 1927 Reisen nach Szolnok in Ungarn und nach Rumänien, fasziniert vom ungebundenen Leben der Zigeuner. Muellers *Zigeunermappe* wird in der Galerie Nierendorf, Berlin, ausgestellt. Scheidung von Elsbeth. 1928/29 Studienreisen nach Paris, Budapest, Bukarest und Bulgarien. 1929 Heirat mit Elfriede Timm. Verschlimmerung des Lungenleidens. 1930 Im Frühjahr Aufenthalt in Dalmatien und Bad Salzbrunn. 1937 werden dreizehn Gemälde von Mueller in die Ausstellung »Entartete Kunst« aufgenommen; das Bild *Zwei Mädchenakte* gilt als Beispiel für die »Verhöhnung der deutschen Frau als Hure«. Ausschlaggebend dafür, daß Muellers Kunst als »entartet« verfemt wurde, war vor allem die Wahl seiner Themen und die Mitwirkung bei verschiedenen linken Avantgardegruppen.

Gabriele Münter
Berlin 1877 – 1962 Murnau
1897 Zeichenstudium in Düsseldorf. 1898 Übersiedlung zu Verwandten nach Amerika. 1901 Rückkehr nach Deutschland. Studium an der Münchener Schule des *Künstlerinnen-Vereins*. 1901/02 Bildhauerkurs in der neugegründeten Malschule *Phalanx*, Aktmalkurs bei Wassily Kandinsky. 1904–1906 Auslandsreisen mit Kandinsky. Perlenstickereien nach Kandinskys Entwürfen. 1906/07 Zahlreiche Ölstudien in impressionistischer und nachimpressionistischer Manier. 1907 Ausstellung im Pariser »Salon des Indépendants«. 1908 Gemeinsame Arbeit in Murnau mit Alexej von Jawlensky und Marianne von Werefkin. Ende Januar 1909 Mitbegründerin der *Neuen Künstlervereinigung München* (*NKVM*) unter Kandinskys Vorsitz. 1909 erwirbt Münter in Murnau ein Haus. Erste Ausstellung der *Neuen Künstlervereinigung* in der Galerie Thannhauser in München; Münter ist mit zehn Gemälden und elf Druckgraphiken beteiligt. 1911 Erste Begegnung mit Franz Marc und August Macke. Wegen der Ablehnung von Kandinskys *Komposition V* für die dritte Ausstellung der *NKVM* Austritt von Kandinsky, Münter, Marc und Kubin. Gründung des *Blauen Reiter*. Erste Ausstellung der Redaktion *Der Blaue Reiter*. 1913–1919 ist Münter auf zahlreichen Ausstellungen des *Sturm* vertreten. Bei Kriegsausbruch Reise in die Schweiz. Als Kandinsky 1914 nach Moskau fährt, bleibt Münter in Zürich. 1917 Umfangreiche Münter-Retrospektive als 35. *Sturm*-Ausstellung in Berlin. 1917–1920 Wohnsitz in Kopenhagen.
1920 Rückkehr nach Deutschland. Kontakt zur *Münchner Neuen Secession*, an deren Sommerausstellung sie sich beteiligt. 1922 auf der »Internationalen Kunstausstellung Düsseldorf« vertreten. 1925 Die Ausstellung »Gabriele Münter – Kandinsky« im Kölnischen Kunstverein wandert anschließend nach Essen, Krefeld und Duisburg. 1926 ist Münter auf der großen »International Exhibition of Modern Art« in New York und Philadelphia mit anderen Mitgliedern des *Blauen Reiter* vertreten. 1927 Begegnung mit Dr. Johannes Eichner, Kunsthistoriker und Philosoph, ihrem zukünftigen Lebensgefährten. 1931 Beteiligung an der Ausstellung der *Münchner Neuen Secession*. Im Herbst entstehen in Murnau zahlreiche Gemälde, die an ihre expressionistische Phase der Vorkriegszeit anknüpfen.
1949 Mitarbeit bei der Vorbereitung der Retrospektive »Der Blaue Reiter« in München. 1950 auf der »XXV. Biennale«, 1955 auf der ersten »documenta« in Kassel vertreten. 1956 »Kunstpreis der Stadt München für Malerei«. 1957 Schenkung des Kandinsky-Nachlasses an das Lenbachhaus in München. 1960 Erste Münter-Ausstellung in den USA. 1962 Der gesamte schriftliche Nachlaß Münters und Kandinskys geht ein in die Gabriele Münter- und Johannes Eichner-Stiftung, München.

Heinrich Nauen
Krefeld 1880 – 1940 Kalkar
1898–1902 Studium an den Kunstakademien in Düsseldorf und Stuttgart, Meisterschüler bei Leopold von Kalckreuth. 1902–1905 In der Künstlerkolonie Laethem-St. Martin, Flandern. 1905–1911 In Berlin. 1911 Übersiedlung nach Dilborn bei Brüggen/Rheinland. 1912/13 Wandbilder für die Burg Drove bei Düren. Reisen nach Frankreich und Italien. 1913/14 Ausstellungen in Berlin und Düsseldorf mit den »Rheinischen Expressionisten« August Macke, Heinrich Campendonk, Max Ernst, Carlo Mense, Paul A. Seehaus, Hans Thuar und anderen. 1915–1918 Soldat in Frankreich. 1919 Gründungs- und Vorstandsmitglied des *Jungen Rheinland*. 1921–1937 Professur an der Düsseldorfer Akademie, Wohnsitz in Kalkar. 1925/26 Mosaiken für das Ausstellungsgebäude der »Gesolei« in Düsseldorf. 1926 Studienreisen nach Südfrankreich, Spanien und Afrika. 1931 Übersiedlung nach Neuss. 1934–1937 Sommeraufenthalte im Hegau und am Bodensee. 1937 Als »entartet« verfemt; 117 Werke beschlagnahmt, mit fünf Gemälden auf der Ausstellung »Entartete Kunst« in München vertreten, Entlassung aus dem Lehramt. 1938 Übersiedlung nach Kalkar.

Emil Nolde
Nolde/Kreis Tondern 1867 – 1956 Seebüll
Emil Nolde wird 1867 als Sohn eines Bauern im deutsch-dänischen Grenzland geboren. Sein Familienname ist Hansen, 1902 nimmt er den Namen Nolde an. 1884–1888 Lehre in einer Möbelwerkstatt in Flensburg; daneben übt er sich im freien Zeichnen. Gesellenprüfung. 1888–1890 Schnitzer und Entwurfszeichner in verschiedenen Möbelfabriken in München, Karlsruhe und Berlin. Teilnahme an Abendkursen der Kunstgewerbeschule in Karlsruhe. 1892–1898 Lehrer für ornamentales Zeichnen und Modellieren an der Kunstgewerbeschule in St. Gallen. Reisen nach Mailand, München und Wien. 1898 Umzug nach München. Nach Ablehnung durch die Münchener Akademie (Franz von Stuck) Studium an der privaten Kunstschule von Friedrich Fehr, 1899 an der Hölzel-Schule in Dachau, 1900 an der Académie Julian in Paris. Studien in den Sammlungen des Lou-

vre. Kopien nach Tizian. Im Sommer 1900 Rückkehr nach Nolde; Reise nach Kopenhagen. 1903 Wohnsitz auf der Insel Alsen. Seit 1905 im Winter in Berlin, im Sommer auf Alsen. 1905 Italienreise.
1906 Besuch in Hagen bei Karl Ernst Osthaus; Begegnung mit Christian Rohlfs in Soest. Die Maler der Künstlergruppe *Brücke* sehen in Dresden Noldes Bilder und fordern ihn auf, Mitglied zu werden. Schmidt-Rottluff verbringt auf Einladung Noldes vier Monate auf Alsen. Nolde arbeitet zunehmend expressionistisch, erste Blumenbilder und Holzschnitte entstehen. 1907 Ausstellungen im Hagener Folkwang-Museum und in der *Berliner Secession*. Nach Noldes Austritt aus der *Brücke* Fortdauer der Freundschaft mit den *Brücke*-Malern. 1908–1910 Mitglied der *Berliner Secession*. Reisen nach Kopenhagen und Stockholm. 1909 Übersiedlung nach Ruttebüll/Schleswig; erste religiöse Bilder. 1910 Kontroverse mit Max Liebermann, Ausschluß aus der *Berliner Secession*; Mitglied der Berliner *Neuen Secession*. 1911 in Ostende, Begegnung mit James Ensor; Beschäftigung mit der Kunst der Naturvölker, Studien im Berliner Völkerkundemuseum. 1912 Protest der Kirche gegen Noldes Gemälde *Das Leben Christi*, das im Folkwang-Museum, Hagen, gezeigt wird. Beteiligung an der zweiten Ausstellung des *Blauen Reiter* in München und der Kölner *Sonderbund*-Ausstellung.
1913 Als Teilnehmer der »Medizinisch-demographischen Deutsch-Neuguinea-Expedition« des Reichskolonialamtes Reise durch Rußland, Korea, Japan, China, über Manila und die Palau-Inseln nach Neuguinea. 1914 Rückfahrt über Celebes, Java, Birma und Aden nach Zürich. Die Südseereise gibt seinem Werk neue gestalterische Impulse. 1915 Aufenthalt auf Alsen und in Berlin; es entstehen 88 Gemälde. 1917 Übersiedlung nach Utenwarf an der Schleswigschen Westküste; den Winter verbringt Nolde regelmäßig in Berlin. Anschluß an den *Arbeitsrat für Kunst*. 1919 Reise auf die Hallig Hooge, wo eine Reihe phantastischer Aquarelle und Gemälde entsteht. 1920 Konservativ gläubig und politisch naiv, wird Nolde Gründungsmitglied der nordschleswigschen Abteilung der Nationalsozialistischen Partei. Utenwarf wird dänisch, Nolde dänischer Staatsbürger. 1921–1926 Ausgedehnte Reisen nach Spanien und Italien. 1926/27 Übersiedlung nach Seebüll. Zum sechzigsten Geburtstag Jubiläumsausstellungen in Dresden, Hamburg, Kiel, Wiesbaden. Verleihung der Ehrendoktorwürde. 1931 Mitglied der Preußischen Akademie der Künste in Berlin. 1934 Nolde wird von den Nationalsozialisten als entarteter Künstler diffamiert. 1936 Malverbot. 1937 werden 1052 Werke in deutschen Museen beschlagnahmt, 36 in der Ausstellung »Entartete Kunst« gezeigt, andere zerstört oder gegen Devisen ins Ausland verkauft. Nolde protestiert gegen diese Behandlung; er betont sein »gedankliches Germanentum«. 1938 zieht er sich nach Seebüll zurück; es entstehen die *Ungemalten Bilder*. 1941 Ausschluß aus der Reichskunstkammer. 1944 Bomben vernichten Noldes Berliner Atelier; Verlust von etwa dreitausend Graphiken, Aquarellen und Zeichnungen. 1946–1956 Zahlreiche Ehrungen, jedoch auch Diskussionen um sein früheres Sympathisieren mit den Nazis. Ernennung zum Professor durch das Land Schleswig-Holstein. Verleihung des Ordens *Pour le Mérite*. 1956 Einrichtung der Stiftung Ada und Emil Nolde in Seebüll.

Otto Pankok
Mülheim/Ruhr 1893 – 1966 Wesel
1904–1912 Besuch des Gymnasiums in Mülheim. 1909–1911 Wiederholte Reisen nach Holland; dort entstehen erste Kohlezeichnungen; die Werke Vincent van Goghs und Rembrandts hinterlassen einen starken Eindruck. 1912 Sechswöchiges Studium an der Kunstakademie in Düsseldorf, sieben Monate an der Weimarer Kunstakademie. Eine Munch-Ausstellung bestärkt Pankok in seinem Entschluß, allein weiterzuarbeiten. 1913/14 Fruchtbare Zeit in der Einsamkeit des Dorfes Dötlingen/Oldenburg. 1914 Zweimonatiger Studienaufenthalt in Paris. Im Dezember Einberufung zum Kriegsdienst. 1915–1917 Als Soldat an der Westfront schwer verwundet. Nach zwei Jahren Aufenthalt in Lazaretten und Sanatorien aus dem Militärdienst entlassen.
1917 In Berlin. 1918 Aufenthalt in Vechta/Oldenburg; wegen eines Holzschnitt-Flugblattes ausgewiesen. Zurück in Berlin; Beginn der künstlerischen Auseinandersetzung mit dem Expressionismus. 1919 Nach kurzem Aufenthalt in Remels/Ostfriesland geht Pankok mit dem Künstlerfreund Gert Wollheim nach Düsseldorf; dort Anschluß an das *Junge Rheinland*. Erste Bilder in der Kunsthandlung Johanna Ey. 1921 Heirat mit der Journalistin Hulda Droste. Besuch bei Otto Dix in Dresden. 1924–1929 Reisen nach Südfrankreich, Italien und Spanien, oft in Begleitung seiner Frau. Pankok ist von der kargen Landschaft des Südens und von der einfachen Lebensweise der Menschen beeindruckt. 1930 erscheint sein Buch *Stern und Blume*, in dem er seine Modelle portraitiert. Ab 1931 beschäftigt sich Pankok vor allem mit dem Leben der Zigeuner, die er in Südfrankreich und in der Zigeunersiedlung Heinefeld bei Düsseldorf kennenlernt. 1933/34 Der sechzig Blätter umfassende Zyklus *Die Passion* entsteht.
1937 Pankok wird als »entartet« verfemt, seine Arbeiten aus öffentlichen Sammlungen beschlagnahmt. In der Ausstellung »Entartete Kunst« werden seine Zigeuner-Lithographien als Beispiele »undeutscher« Kunst präsentiert. 1938–1941 Rückzug in das abgelegene Dorf Bokeloh/Emsland. 1939 scheitert ein Emigrationsversuch in die Schweiz. 1942 bis 1946 Übersiedlung in das Eifeldorf Pesch. 1946 Rückkehr nach Düsseldorf. 1947–1958 Professor einer Zeichenklasse an der Kunstakademie. 1958 Übersiedlung nach Drevenack bei Wesel. 1966 Kurz vor seinem Tod Reise in die Bretagne, wo seine letzten Schwarzweißgemälde entstehen.

Max Pechstein
Zwickau 1881 – 1955 Berlin
Sohn einer Arbeiterfamilie. Pechsteins künstlerische Begabung wird früh von den Eltern gefördert. 1896–1900 Lehre bei einem Dekorationsmaler in Zwickau; Gesellenprüfung. 1900–1905 Studium an der Kunstgewerbeschule und an der Kunstakademie in Dresden. 1905 Besuch der Van-Gogh-Ausstellung in Dresden. 1906 Erich Heckel wird auf den expressionistischen Stil des jungen Malers aufmerksam; Aufnahme Pechsteins in die ein Jahr zuvor gegründete *Brücke*-Gruppe. 1907/08 Sächsischer Staatspreis. Reise durch Italien und nach Paris. In Paris Kontakt zu dem Fauvisten Kees van Dongen, Auseinandersetzung mit dem Werk von Henri Matisse; Pechstein hält seine Eindrücke in zahlreichen Bildern und Zeichnungen fest. 1908 Übersiedlung nach Berlin; Zurückweisung seiner Bilder durch die *Berliner Secession*. 1909 Mitbegründer und Vorsitzender der *Neuen Secession*, der sich Franz Marc, Wassily Kandinsky und die *Brücke*-Künstler anschließen. Die Sommermonate verbringt Pechstein wie Heckel und Ernst Ludwig Kirchner in Dan-

gast, an den Moritzburger Seen oder an der Kurischen Nehrung, um in der freien Natur Akt zu malen. 1911 gründet er mit Kirchner das MUIM-Institut (»Moderner Unterricht in Malerei«). 1912 Ausschluß aus der *Brücke* wegen seiner Beteiligung an der *Secessions*-Ausstellung. Pechstein, der in seinen gestalterischen Deformationen jegliche Übertreibung vermeidet, avanciert zum beliebtesten Expressionisten in Deutschland.
1913 Vorbereitung auf eine Reise in die Südsee, für deren fremde, ursprüngliche Kultur er sich begeistert. 1914 Mitglied der Berliner *Freien Secession*. Im April Abreise nach den Palau-Inseln (Südsee), im November in japanischer Kriegsgefangenschaft in Nagasaki. 1915–1917 Kriegsdienst an der Westfront. 1917 Entstehung der *Palau-Gemälde*. 1918 Mitbegründer der *Novembergruppe* und im Geschäftsausschuß des *Arbeitsrats für Kunst*. 1920 Wahl in den Vorstand der *Freien Secession*. 1921 Erster Sommeraufenthalt am Lebasee in Pommern. Holzschnittfolgen. 1922 Große künstlerische Anerkennung; es erscheinen drei Monographien über Pechstein. 1922 bis 1937 Mitglied der Preußischen Akademie der Künste, Berlin. 1933 Zunehmende Diffamierung durch die Nationalsozialisten; Rückzug vor dem »braunen Mob« nach Pommern. Berufungen als Lehrer in die Türkei und nach Mexiko scheitern, weil die Ausreisegenehmigungen verweigert werden. 1937 Als »entartet« verfemt, 326 Werke beschlagnahmt, fünfzehn auf der Ausstellung »Entartete Kunst« in München gezeigt. 1942 Pechsteins Berliner Wohnung und viele seiner Arbeiten werden zerstört. 1944/45 Bei Kriegsende in Leba; kurze russische Kriegsgefangenschaft. 1945 Professor und 1951 Ehrensenator der Hochschule für Bildende Künste in Berlin (West).

Hermann Scherer
Rümingen 1893 – 1927 Basel
1907–1910 Lehre als Steinbildhauer. 1912/13 Wanderschaft nach Köln und Koblenz. 1914 bis 1918 Zurück in Basel. Zunächst Arbeit als Baudekorateur, später Beschäftigung bei dem Bildhauer Otto Roos, der ihm neben seinem Atelier einen eigenen Arbeitsraum zur Verfügung stellt. 1916 Erste eigene bildhauerische Arbeiten. 1918–1920 Mitarbeit an den Brunnenfiguren am Badischen Bahnhof unter Leitung Carl Burckhardts. 1920 Scherer zeigt erstmals Plastiken und Zeichnungen in einer Gruppenausstellung junger Künstler in der Basler Kunsthalle. 1921 Aufenthalt bei Albert Müller im Tessin. Zurück in Basel, distanziert sich Scherer von Carl Burckhardt und der klassizistischen Kunstauffassung; er zerstört einen Teil seiner eigenen bis dahin geschaffenen plastischen Arbeiten. 1922 Unter dem Eindruck der Munch-Ausstellung in Zürich faßt er den Entschluß, Maler zu werden. 1923 Scherer beginnt im Freien zu malen. Begegnung mit Ernst Ludwig Kirchner, dessen Werk er im Juni in der Kunsthalle Basel kennenlernt. Besuch bei Kirchner in Frauenkirch. Im Dezember beteiligt sich Scherer mit drei Gemälden an der Basler Weihnachtsausstellung. 1924 Im Frühjahr erneuter Aufenthalt bei Kirchner in Davos. Es entstehen erste Holzskulpturen.
1925 Mitbegründer der Künstlergruppe *Rot-Blau*. Im März arbeitet Scherer bei Kirchner in Davos-Frauenkirch. Für den April organisiert er eine Ausstellung der Gruppe *Rot-Blau* in der Basler Kunsthalle. Wegen der großen Zahl eigener Holzskulpturen, die er in der Ausstellung zeigen will, kommt es mit seinem langjährigen Künstlerfreund Albert Müller und mit Kirchner, der ihn der Nachahmung bezichtigt, zum Zerwürfnis. 1926 Teilnahme an der *Rot-Blau*-Ausstellung im Kunsthaus Zürich; dort werden wie im Vorjahr in Basel drei Skulpturen Scherers als anstößig zurückgewiesen. Mit Kirchners Unterstützung Beteiligung an der »Internationalen Kunstausstellung« in Dresden. Sommeraufenthalt im Tessin. Gegen Ende des Sommers erkrankt Scherer schwer. 1927 Scherer stirbt am 13. Mai an einer Infektion im Bürgerspital Basel.

Karl Schmidt-Rottluff
Rottluff 1884 – 1976 Berlin (West)
1884 als Sohn des Müllers Friedrich August Schmidt in Rottluff geboren. 1897–1905 Gymnasium in Chemnitz. 1901 Beginn der Freundschaft mit Erich Heckel, mit dem zusammen er malt und Ausstellungen besucht. 1905 Architekturstudium an der Technischen Hochschule in Dresden; trifft dort Heckel wieder; lernt Ernst Ludwig Kirchner kennen. Mitbegründer und Namensgeber der Künstlergemeinschaft *Brücke*. Nach dem Entschluß, freier Maler zu werden, nennt er sich fortan Schmidt-Rottluff. Künstlerisch zunächst von van Gogh und vom Impressionismus beeinflußt. 1906 Sommeraufenthalt auf Alsen bei Emil Nolde. 1907 Erstmals gemeinsam mit Heckel in Dangastermoor und Dangast/ Oldenburg; es entstehen vorwiegend Landschaften. Mitglied des *Oldenburgischen Künstlerbundes* der *Vereinigung Nordwestdeutscher Künstler*. 1909 Von April bis Oktober in Dangast; wendet sich vor allem Aquarell und Holzschnitt zu. 1910 Zusammen mit den anderen *Brücke*-Künstlern Beitritt zur Berliner *Neuen Secession*. 1911 Im Herbst Übersiedlung von Dresden nach Berlin. In den Arbeiten, die in Berlin entstehen, gelangt Schmidt-Rottluff zu einer stärkeren Betonung der Form; seine Figuren werden unter dem Eindruck afrikanischer Skulpturen statuarischer. 1912 Mit mehreren Gemälden und den Messingreliefs der vier Evangelisten auf der *Sonderbund*-Ausstellung in Köln vertreten. Beeinflußt von Picasso, malt Schmidt-Rottluff in der Folge eine Anzahl kubistisch geprägter Bilder. 1913 Den Sommer über in Nidden/Kurische Nehrung; hier entstehen zahlreiche Tuschpinselzeichnungen und Landschaftsszenen. 1914 Reise nach München und Innsbruck; Alpenbilder. 1915–1918 Soldat in Litauen und Nordrußland. In Rußland entstehen mehr als zwanzig Holzskulpturen, die zum größten Teil im Zweiten Weltkrieg zerstört werden. 1918 Rückkehr nach Berlin. 1919 Produktiver Sommeraufenthalt im holsteinischen Hohwacht; zahlreiche Landschaftsbilder. Gründung und Beteiligung an der ersten Ausstellung der *Hamburger Sezession*. 1919/20 Mitglied im *Arbeitsrat für Kunst*; Mitarbeit an der Zeitschrift *Die Aktion*. 1920–1931 Sommeraufenthalte an der Ostseeküste in Jershöft/ Pommern. Reisen nach Dalmatien, Italien und in die Schweiz. 1921 Westfalen-Rundreise und Auseinandersetzung mit der romanischen Kunst. 1923 Italienreise mit Georg Kolbe und Richard Scheibe. 1925 Große Ausstellung der plastischen und kunstgewerblichen Arbeiten im Hamburger Museum für Kunst und Gewerbe. 1931 Mitglied der Preußischen Akademie der Künste, Berlin. 1932–1943 Im Frühjahr regelmäßig im Taunus, im Sommer in Rumbke am Lebasee (Pommern).
1933 Nach der Machtübernahme der Nationalsozialisten erklärt Schmidt-Rottluff seinen Austritt aus der Akademie. 1936 Schmidt-Rottluff malt dreißig Jahre nach seinem Aufenthalt bei Nolde auf Alsen das Gemälde *Gruß an Nolde*. 1937 als »entartet« verfemt,

608 Werke beschlagnahmt, mit 51 Werken auf der Ausstellung »Entartete Kunst« in München besonders stark vertreten. 1941 Ausschluß aus der Reichskammer der bildenden Künste, Berufsverbot. 1943 Schmidt-Rottluffs Atelier in Berlin wird durch Bomben vernichtet. Übersiedlung in das Rottluffer Elternhaus. 1946 Rückkehr nach Berlin. 1947–1954 Professur an der Hochschule für Bildende Künste in Berlin-Charlottenburg. 1964 Initiator des Brücke-Museums in Berlin (West). 1976 Nach dem Tode Karl Schmidt-Rottluffs geht sein künstlerischer Nachlaß in die Karl und Emy Schmidt-Rottluff-Stiftung im Brücke-Museum ein.

Arnold Schönberg
Wien 1874 – 1951 Los Angeles
1901 In Berlin Kapellmeister des Kabaretts *Überbrettl*. 1902 Lehrauftrag am Sternschen Konservatorium, Berlin. 1903 Komponist und Kompositionslehrer in Wien. Zu seinen Schülern gehören Alban Berg und Anton Webern. Um 1910 Kontakt zu Wassily Kandinsky und den Künstlern des *Blauen Reiter*. Zeitweilige Hinwendung zur Malerei. Schönberg malt visionäre Bilder im Stil des Symbolismus und Expressionismus. Es entstehen rund sechzig Gemälde und etwa zweihundert Zeichnungen und Aquarelle. 1911 erscheint die von Schönberg verfaßte Harmonielehre. 1915 Einberufung zum Militärdienst. 1917 bis 1920 Fortsetzung der früheren Wiener Kompositionskurse. 1918 Schönberg läßt sich in Mödling nieder. 1925 Berufung als Nachfolger Ferruccio Busonis an die Berliner Akademie der Künste. 1933 Entlassung aus dem Lehramt aufgrund der nationalsozialistischen Rassengesetze. Emigration über Paris in die USA. 1936–1944 Lehrstuhl für Musik an der University of California, Los Angeles. 1941 Amerikanische Staatsbürgerschaft.

Werner Scholz
Berlin 1898 – 1982 Schwaz am Inn
Als Siebzehnjähriger verliert Werner Scholz im Ersten Weltkrieg durch eine Granate seinen linken Arm. 1916–1921 Studium an der Hochschule für Bildende Künste in Berlin-Charlottenburg. 1925 Erste Ausstellung in der Buchhandlung Ferdinand Ostertag, Berlin. Vorübergehende Kontakte zur expressionistischen Künstlergruppe *Die Abstrakten*, später Mitglied der *Assoziation revolutionärer bildender Künstler*. 1930 Durch die Bekanntschaft mit Emil Nolde von ihm in seiner Malerei beeinflußt. Ausstellung in der Galerie Neumann-Nierendorf, Berlin. 1931 Beteiligung an der Ausstellung der Internationalen Arbeiterhilfe (IAH) am Potsdamer Platz und an der IAH-Ausstellung »Frauen in Not«. Der sozialkritische Grundtenor in Werner Scholz' spätexpressionistischen Arbeiten zeigt sich in seinen Bildern notleidender Proletarier. 1933 entstehen erste Triptychen. Die Nationalgalerie und das Wallraf-Richartz-Museum in Köln erwerben Bilder. 1937 Als »entartet« verfemt, 23 Werke beschlagnahmt, mit zwei Bildern auf der Ausstellung »Entartete Kunst« in München vertreten. Seit 1939 in Alpbach/Tirol. 1944 Bei Bombenangriffen auf Berlin wird das Atelier und ein großer Teil seines Werkes vernichtet. 1946 Erste Nachkriegsausstellung in Constance/Frankreich. Im Spätwerk Landschaften und religiöse Themen. 1954 Auftrag eines Essener Stahlwerks zu dem Triptychon *Die Welt des Stahls*.

Paul Adolf Seehaus
Bonn 1891 – 1919 Hamburg
Sohn eines Hochschulbeamten. 1904 Schwere Erkrankung und körperliche Mißbildung. 1910–1914 Freundschaftliche Kontakte zu August Macke, dessen »unentgeltlicher Meisterschüler« er wird. 1912 Wichtige Eindrücke auf der Kölner *Sonderbund*-Ausstellung (Vincent van Gogh, Paul Cézanne, Pablo Picasso). 1913 Freundschaft mit Max Ernst. Beteiligung an der Ausstellung »Rheinischer Expressionisten« in Bonn unter dem Pseudonym »Barnett« und am »Ersten Deutschen Herbstsalon«, Berlin. Aufnahme eines Kunstgeschichtsstudiums in Bonn. Mehrmonatiger Aufenthalt in Benllech/Wales. Reisen nach Skandinavien und Irland. 1914 Einige Monate in Wieck bei Eldena/Greifswald. Begegnung mit Else Lasker-Schüler. 1914 bis 1917 Radierungen (als Autodidakt). 1915 Studium bei Heinrich Wölfflin in München. 1916 Aufenthalt in der Eifel. 1917 Ankauf von Gemälden und Radierungen durch den Verein zur Förderung deutscher Kunst, Düsseldorf. 1918 Organisator der Ausstellung »Das Junge Rheinland« im Kölnischen Kunstverein. 1918 Promotion in Bonn zum Dr. phil. (über Düsseldorfer Buchillustrationen des frühen 19. Jahrhunderts). Ausstellungsrezensionen. Übersiedlung nach Hamburg; Anschluß an die Expressionistengruppe um die Zeitschrift *Kräfte*. 1919 stirbt Seehaus an Lungenentzündung. 1925 Gedächtnisausstellung im Kronprinzenpalais, Berlin. 1937 Als »entartet« verfemt, achtzehn Werke aus öffentlichem Besitz beschlagnahmt.

Franz Wilhelm Seiwert
Köln 1894 – 1933 Köln
1910 Besuch der Kölner Kunstgewerbeschule mit dem Ziel, Architekt zu werden; anschließend Tätigkeit bei einem Architekten. 1919/20 Bekanntschaft mit Heinrich Hoerle und Otto Freundlich. 1920 Mitbegründer der Künstlervereinigung *Stupid* und der *Gruppe progressiver Künstler* in Köln. Mitarbeit an der linksorientierten Zeitschrift *Die Aktion*, der politischen Wochenschrift *Der Ventilator* und am Kölner Dada-Katalog *Bulletin D*. Erste von Orphismus und Kubismus beeinflußte Arbeiten. Wiederholte Aufenthalte in Berlin. 1921 bis 1926 Verschiedene Ausstellungsbeteiligungen. 1927 Reise nach Frankreich; Freundschaft mit Constantin Brancusi und Auguste Herbin. Es entstehen konstruktivistisch vereinfachte Figurenbilder. 1928 Werkausstellung in der Barmer Ruhmeshalle zusammen mit Jankel Adler. 1929 Bekanntschaft mit László Moholy-Nagy. 1929–1933 Redaktion der von den Kölner *Progressiven* herausgegebenen Zeitschrift *a bis z*. 1930 Gestaltung eines großen Glasmosaiks mit Motiven aus der Lebenswelt des Arbeiters für den Neubau des Kölner Kunstgewerbemuseums (nach 1933 zerstört). 1933 Seiwert stirbt an den Folgen eines Krebsleidens.

Renée (Renate Alice) Sintenis
Glatz 1888 – 1965 Berlin
Tochter eines Juristen. 1902–1905 Zeichenunterricht an der Kunstschule in Stuttgart. 1908–1912 Studium an der Kunstgewerbeschule in Berlin bei Leo von König und Wilhelm Haverkamp. Bruch mit dem Elternhaus, als der Vater auf einer Sekretärinnenausbildung besteht. Besonderes Interesse am Zeichnen und an der Bildhauerei. Meisterschülerin Wilhelm Haverkamps, dessen Monumentalität und pathetische Gestaltungsweise sie für ihr eigenes Schaffen jedoch ablehnt. 1910 Bekanntschaft mit dem Bildhauer Georg Kolbe, dem sie Modell steht. 1914 Selbständige Arbeit in Berlin; Hinwendung zur Tierplastik. 1915 Ausstellung in der *Secession*; erste Einzelausstellungen. 1915 Bekanntschaft mit Rainer Maria Rilke und dem Kunst-

sammler von der Heydt. 1917 Heirat mit dem Maler und Graphiker Emil Rudolf Weiß. In ihrem expressiven bildhauerischen Schaffen bevorzugt Sintenis die kleinformatige, skizzenhafte Darstellung des Jungtieres mit seinen spielerischen Bewegungsmotiven. Es entstehen jedoch auch sensible Bildnisse und Selbstbildnisse. 1920 Ausstellungen in der Galerie Flechtheim. Sintenis avanciert zu einer der bekanntesten Persönlichkeiten des Berliner Kunstbetriebes. Bekanntschaft mit Aristide Maillol und Max Liebermann. 1925–1933 entstehen neben einer Reihe von plastischen Bewegungsstudien von Sportlern, insbesondere von Boxern und Ballettänzern, auch Radierungen und Holzschnitte. 1931 Mitglied der Preußischen Akademie der Künste. 1932 Olympia-Preis für ihre ganzfigurige Bronze *Läufer Nurmi* aus dem Jahre 1926. Lehrauftrag an der Hochschule für Bildende Künste, Berlin.
1937 Beschlagnahme und Entfernung ihrer als »entartet« bezeichneten Arbeiten aus öffentlichen Sammlungen. 1944 Zerstörung des Ateliers und vieler Arbeiten durch Bomben. 1947 Wiedereinsetzung in ihr Lehramt. 1952 Orden *Pour le Mérite*. 1955 Ernennung zur ordentlichen Professorin.

Milly Steger
Rheinberg 1881 – 1948 Berlin-Wannsee
Künstlerische Ausbildung in Düsseldorf bei Karl Janssen und in Berlin bei dem Bildhauer Georg Kolbe. 1905 Als Villa-Romana-Preisträgerin in Florenz. Künstlerische Fortbildung bei Auguste Rodin und Aristide Maillol in Paris, anschließend in Belgien bei Georges Minne. 1910–1917 Von Karl Ernst Osthaus nach Hagen berufen, gestaltet sie vier kolossale weibliche Aktfiguren für die Fassade des Stadttheaters; außerdem Architekturplastik im Auftrag der Architekten van de Velde, Peter Behrens und Lauweriks. Mitglied der Hagener Künstlerkolonie *Am Stirnband*. Bekanntschaft mit Jan Thorn-Prikker und Christian Rohlfs. 1912 Durch Vermittlung von Osthaus mit Werken auf der Kölner *Sonderbund*-Ausstellung vertreten. 1917 kehrt Milly Steger zurück nach Berlin und übernimmt das Atelier Georg Kolbes. Berufung als Leiterin der Bildhauerklasse an die Unterrichtsanstalt für Künstlerinnen.
1919 Teilnahme an politischen Aktionen, an denen auch Max Pechstein, Lyonel Feininger und andere Künstler beteiligt waren. Der Einfluß des Expressionismus macht sich in ihrem künstlerischen Schaffen bemerkbar. Thematisch sind ihre Werke eng mit der Welt des Theaters und Tanzes verbunden. Nach 1923 Rückkehr zu einer größeren Naturnähe in ihren Skulpturen. 1933 Diffamierung durch die Nationalsozialisten. 1943 Wohnung, Atelier und Ausstellungsräume werden durch Bombenangriffe zerstört. Flucht aus dem brennenden Berlin nach Potsdam. 1948 Ehrenmitgliedschaft im *Deutschen Demokratischen Frauenbund*. Milly Steger stirbt an einem Krebsleiden in Berlin.

Jan Thorn-Prikker
Den Haag 1868 – 1932 Köln
Thorn-Prikkers Vater besitzt ein Geschäft für Malerbedarf in Den Haag. 1881 Studium an der Haager Akademie. Malt zunächst in pointillistischer Manier; später dem Jugendstil zugewandt. 1891 Mitglied des neu gegründeten *Haagsche Kunstkring*. Nach der Ausbildung hauptsächlich kunstgewerbliche Tätigkeit; sein Hauptinteresse gilt jedoch der Monumentalgestaltung. 1902 Entwurf und Ausführung eines Treppenhaus-Wandgemäldes. 1904–1910 Anstellung als Lehrer an der Kunstgewerbeschule Krefeld. 1910/11 entwirft Prikker sein erstes, noch heute erhaltenes Glasfenster für die Eingangshalle des Hagener Bahnhofs. Auftrag für Glasmalereien im Chor der Hl. Dreikönigenkirche in Neuss; einige dieser Fenster werden 1912 auf der Kölner *Sonderbund*-Ausstellung in einem eigens eingerichteten Raum gezeigt, der von Erich Heckel und Ernst Ludwig Kirchner mit Wandmalereien ausgestatteten Kapelle. 1910–1919 Lehrer an der Folkwangschule in Hagen und an der Essener Kunstgewerbeschule. 1919–1923 Leiter der Klasse für Glasmalerei an der Münchener Kunstgewerbeschule. 1923 Leiter der Klasse für Monumentalmalerei der Kunstakademie Düsseldorf. 1926–1932 Lehrauftrag an der Werkkunstschule in Köln. 1932 Bis zu seinem Tod zahlreiche Aufträge für Glasfenster, Mosaiken und Wandgemälde in Kirchen und in öffentlichen Gebäuden.

Hans Thuar
Treppendorf 1887 – 1945 Langensalza
1892 Umzug der Familie Thuars nach Köln. 1897 Freundschaft mit August Macke. 1899 Hans Thuar verliert durch einen Unfall beide Beine. 1907/08 Beginn eines Studiums an der Düsseldorfer Akademie. 1908–1910 Ablehnung des Akademiebetriebs, selbständige künstlerische Arbeit. 1911 Übersiedlung nach Bonn-Endenich in die Nähe des Freundes August Macke. Künstlerischer Durchbruch. Beteiligung an der Ausstellung der *Coelner Secession* mit drei Gemälden. 1912 Der Umzug zurück nach Köln erleichtert es Thuar, die wichtigsten Strömungen der modernen Kunst in Ausstellungen persönlich kennenzulernen. 1913/14 Teilnahme an der Ausstellung der »Rheinischen Expresionisten« in Bonn und an den wichtigsten Präsentationen zeitgenössischer Kunst in Köln, Berlin und Düsseldorf. 1914 Vom Tod des Freundes August Macke schwer getroffen, gibt Thuar die Malerei für mehrere Jahre auf. 1919 Übersiedlung nach Schwarzrheindorf bei Bonn. Beginn einer künstlerisch fruchtbaren Zeit. Mehrere erfolgreiche Ausstellungsbeteiligungen. Nach 1926 malt Thuar nur noch wenig und in größeren Abständen. Aus Sorge um die wirtschaftliche Existenz der Familie eröffnet er eine Tankstelle. 1932 verlegt er sich auf Herstellung und Vertrieb von Cremes und Salben. 1935 Handel mit kunstgewerblichen Artikeln. 1938 Im Sommer Aufenthalt in Ried/Benediktbeuren, wo zahlreiche Aquarelle und Studien entstehen. Der Ausbruch des Zweiten Weltkrieges macht Thuars künstlerischen Aufschwung wieder zunichte. 1944 Evakuierung nach Thüringen, wo er wenige Tage vor seiner geplanten Rückkehr nach Bonn stirbt.

Christoph Voll
München 1897 – 1939 Karlsruhe
Sohn des Bildhauers Roman Voll, der nur wenige Monate nach der Geburt des Jungen stirbt. Christoph Voll wächst im Waisenhaus auf. Das Erlebnis der einsamen, harten Kindheitsjahre prägt den sensiblen Künstler und wird leitmotivisch für sein Werk. 1911 Aufenthalt bei der wiederverheirateten Mutter in Dresden. Konflikte mit dem Stiefvater, einem monistischen Laienprediger. 1911 bis 1915 Steinmetzlehre. 1915–1919 Kriegsdienst als Freiwilliger in Rußland und Frankreich. 1919–1923 Besuch der Modellierklasse der Kunstgewerbeakademie in Dresden. Wechsel zur Bildhauerklasse; Schüler bei dem Klassizisten Selmar Werner. Ablehnung des Akademiebetriebs. Gründung der Dresdener Sezession *Gruppe 1919*. Es entstehen am Expressionismus geschulte plastische Arbeiten, zunächst in Holz, später in Stein und

22 **Trost**, 1935
Feder über Kohle
32,2 x 25 cm (Blattgröße),
27 x 20,5 cm (Bildgröße)
Zeichnung für Umschlag-Vorderseite
Zeichnungen von Ernst Barlach,
München, Piper-Verlag, 1935
(nicht bei Schult, Bd. III)
Sammlung Heinz vom Scheidt

23 **Der Buchleser**, 1936
Bronze, 44 x 22 x 30,7 cm
Bez. hinten l. am Sockel: E Barlach;
Gußstempel am hinteren Rand:
H NOACK BERLIN FRIEDENAU
(Schult 473)
Sammlung Heinz vom Scheidt

24 **Lachende Alte**, 1937
Bronze, 20,7 x 30,8 x 12,4 cm
Bez. rückseitig u.: E. Barlach;
Gußstempel: H NOACK BERLIN
(Schult 483)
Dauerleihgabe Heinz vom Scheidt
Museum Ludwig, Köln

Philipp Bauknecht

25 **Jenisberg**, 1920
Aquarell, 32 x 47 cm
Galerie Iris Wazzau, Davos

26 **Hirtenknabe**, 1914
Öl auf Leinwand, 109 x 93 cm
Galerie Iris Wazzau, Davos
(Abb. 257)

27 **Kirchgang I**, 1922/24
Holzschnitt auf Japanpapier, 45 x 34 cm
Galerie Iris Wazzau, Davos
(Abb. 246)

Max Beckmann

28 **Landschaft mit Luftballon**, 1917
Öl auf Leinwand, 75,5 x 100 cm
Bez. o. r.: Beckmann 17
(Göpel 195)
Museum Ludwig, Köln
(Abb. 362)

29 **Kreuzabnahme**, 1917
Öl auf Leinwand, 151,2 x 128,9 cm
(Göpel 192)
Bequest Curt Valentin, 1955
The Museum of Modern Art, New York
1937 aus der Städtischen Galerie,
Frankfurt am Main, beschlagnahmt.
Gezeigt in der Ausstellung »Entartete
Kunst«, München 1937.
(Abb. 360)

30 **Christus und die Sünderin**, 1917
Öl auf Leinwand, 149,2 x 126,7 cm
(Göpel 197)
Bequest Curt Valentin, 1955
The Saint Louis Art Museum
1937 aus der Mannheimer Kunsthalle
beschlagnahmt.
Gezeigt in der Ausstellung »Entartete
Kunst«, München 1937.
(Abb. 359)

31 **Frühlingslandschaft im Park Louisa**,
1924
Öl auf Leinwand, 95,5 x 56 cm
Bez. o. r.: Beckmann F 1924
(Göpel 230)
Legat Georg und Lilly von Schnitzler
Museum Ludwig, Köln
(Abb. 361)

32 **Blick aufs blaue Meer**, 1928
Öl auf Leinwand, 80, 2 x 45,3 cm
Bez. u. r.: Beckmann F. 28
(Göpel 291)
Leihgabe Kuratorium und
Förderergesellschaft am Wallraf-
Richartz-Museum und Museum
Ludwig e.V., Köln
Museum Ludwig, Köln
1937 aus dem Wallraf-Richartz-Museum,
Köln, beschlagnahmt.
1992 aus Privatbesitz zurückerworben.
(Abb. 363)

33 **Bildnis Lilly von Schnitzler**,
um 1928/29
Kohle auf Zeichenpapier, 26,5 x 36,2 cm
Geschenk von Mathilde Q. Beckmann,
New York, zum 150jährigen Bestehen
des Wallraf-Richartz-Museums, 1974
Museum Ludwig, Köln
(Abb. 351)

34 **Blick aus dem Fenster auf den Eiffelturm**, 1930
Pastell, 64,9 x 50,2 cm
Bez. u. r.: Beckmann P 30
(Göpel 291)
Museum Ludwig, Köln
(Abb. 235)

35 **Selbstbildnis mit schwarzer Kappe**,
1934
Öl auf Leinwand, 100 x 70 cm
(Göpel 391)
Legat Georg und Lilly von Schnitzler
Museum Ludwig, Köln
(Abb. 365)

36 **Der Leiermann**, 1935
Öl auf Leinwand, 175 x 120,5 cm
Bez. u. l.: Beckmann F. 35
(Göpel 414)
Legat Georg und Lilly von Schnitzler
Museum Ludwig, Köln
(Abb. 367)

37 **Frau mit Schlange (Schlangen-beschwörerin)**, 1940
Öl auf Leinwand, 145,5 x 91 cm
(Göpel 546)
Privatsammlung
(Abb. 366)

38 **Zwei Frauen**, 1940
Öl auf Leinwand, 80 x 61 cm
Bez. o. l.: Beckmann A 40
(Göpel 550)
Museum Ludwig, Köln
(Abb. 364)

Rudolf Belling

39 **Skulptur 23**, 1923
Messing-Bronze, Höhe 40,5 cm
Bez. auf dem Sockel hinten: Rudolf
Belling 1923
(Nerdinger 44)
Museum Folkwang, Essen
(Abb. 332)

40 **Bildnis Alfred Flechtheim**, 1927
Bronze, 18,7 x 12 x 13 cm
Bez. auf der Standplatte: Rudolf Belling
1927
(Nerdinger 58)
Museum Ludwig, Köln
(Abb. 331)

Fritz Bleyl

41 **Winter**, 1905
Farbholzschnitt, 17 x 9,9 cm
Brücke-Museum, Berlin
(Abb. 183)

42 **Plakat zur Ausstellung »Brücke«**, 1906
Lithographie, 69,2 x 22,5 cm
Brücke-Museum, Berlin

43 **Am Saaler Bodden**, 1912/23
Holzschnitt, 17,4 x 13,4 cm
Brücke-Museum, Berlin
(Abb. 184)

44 **Der Raub**, 1920
Tusche, 62 x 47,5 cm
Vera Graf-Ostrowski
(Abb. 185)

45 **Christus am Kreuz**, 1920
Tuschfeder auf Papier, 49,7 x 56,5 cm
Sign. und dat. u. r.
Privatsammlung

46 **Susanna und die beiden Alten**, 1920
Tuschpinsel auf Papier,
49,7 x 56,5 cm
Sign. und dat. u. r.
Privatsammlung

Hermann Blumenthal

47 **Sitzender Jüngling**, 1929/30
Bronze, Höhe 68 cm
Gußstempel am Gesäß: H.NOACK BERLIN
Museum Ludwig, Köln
(Abb. 350)

48 **Campagnahirt**, 1937
Zink, Höhe 48 cm
Museum Ludwig, Köln
(Abb. 349)

Paul Camenisch

49 **Frauen in der Laube (Erna Kirchner und Martha Hoerler)**, 1926
Öl auf Leinwand, 115 x 125 cm
Bündner Kunstmuseum, Chur
(Abb. 259)

Heinrich Campendonk

50 **Schweine vor dem Stall**, 1917
Holzschnitt, 14 x 16 cm
(Engels 26)
Privatsammlung

51 **Frau mit Fisch**, o.J.
Holzschnitt, 15,5 x 11 cm
Privatsammlung

52 **Mädchen mit Katze**, 1918
Öl auf Leinwand, 94 x 50 cm
(Firmenich 718 Ö)
Privatsammlung
(Abb. 176)

53 **Komposition mit Ziege**, 1918
Aquarell, Deckfarbe auf glattem Zeichenkarton, 49 x 34,8 cm
Bez. u. r.: C 18; weiter u.: C
(Firmenich 744 AD)
Stiftung Haubrich, 1946
Museum Ludwig, Köln
(Abb. 175)

54 **Der Taucher**, 1919
Aquarell, 41,5 x 33,2 cm
Bez. u. r. in Druckbuchstaben: Campendonk 1919
(Firmenich 810 A)
Schenkung Haubrich, 1959
Museum Ludwig, Köln
(Abb. 232)

Adolf Erbslöh

55 **Mädchen mit rotem Rock**, 1910
Öl auf Pappe, 115 x 85,5 cm
Von der Heydt-Museum, Wuppertal
(Abb. 111)

56 **Straße mit Neubau**, 1910
Öl auf Pappe, 51,5 x 54,5 cm
Bez. u. l.: A. Erbslöh. 10
Geschenk von Herrn Walter Franz
Museum Ludwig, Köln
(Abb. 135)

Max Ernst

57 **Kreuzigung**, 1913
Malpappe auf Preßspan, 50,5 x 43 cm
Bez. u. r.: Max Ernst 1913
(Spies/Metken 69)
Museum Ludwig, Köln
(Abb. 172)

58 **Laon**, 1916
Öl auf Leinwand, 65,6 x 100,5 cm
Bez. u. l.: M. Ernst 1916 LAON;
auf der Rückseite:
Ölskizze Hochformat mit der Fassade der Kathedrale von Laon
(Spies/Metken 259)
Stiftung Haubrich, 1946
Museum Ludwig, Köln
(Abb. 173)

59 **Rankender Wunsch in Pflanzen**, 1917
Aquarell, 21,9 x 12 cm
Privatsammlung
(Abb. 174)

Lyonel Feininger

60 **Ohne Titel (Heuhaufen)**, 1906
Bleistift auf festem, gelblichen Papier, 13,1 x 18,3 cm
Dat. u. l.: SUNDAY SEP.(TEMBER) 16.1906
Galerie Utermann, Dortmund
(Abb. 27)

61 **Ohne Titel (Weg)**, 1910
Kohle auf hellem Papier, 21 x 24 cm
Dat. o. r.: 15 Sep(tember) 10
Galerie Utermann, Dortmund
(Abb. 28)

62 **Ohne Titel (Hütten am Hang)**, 1913
Kohle auf gelblichem Papier, 16,3 x 20 cm
Dat. o. r. mit grünem Farbstift: 16 IV 13
Galerie Utermann, Dortmund
(Abb. 29)

63 **Kirche von Großkromsdorf**, 1914
Öl auf Leinwand, 90 x 100 cm
Sign. o. l.: Feininger 1914
(Hess 126)
Städtisches Museum Mülheim an der Ruhr
(Abb. 41)

64 **Brücke III**, 1917
Öl auf Leinwand, 80,5 x 100 cm
Sign. u. l.: Feininger 17
(Hess 174)
Museum Ludwig, Köln
(Abb. 42)

65 **Alte Häuser in Paris**, 1920
Holzschnitt auf hellgrauem Japanpapier, 37,3 x 27,1 cm
Sign. u. l.: Lyonel Feiniger
Titelbez. u. r.: Alte Häuser in Paris
(Prasse W 199)
Stiftung Peill, 1983
Museum Ludwig, Köln

66 **Der Rheeder**, 1920
Öl auf Leinwand, 36,5 x 44 cm
Sign. u. r.: Feininger 1920
(Hess 216)
Ursprünglich im Besitz der Galerie Ferdinand Möller, Köln
Galerie Utermann, Dortmund
(Abb. 43)

Ernesto de Fiori

67 **Bildnis Carina Ari**, 1922
Getönter Gips, 34 x 15 cm
Museum für Angewandte Kunst, Köln
Museum Ludwig, Köln

68 **Portrait Flechtheim mit Händen**, 1925/28
Kunststein, 24 x 18 x 15 cm
Wilhelm-Lehmbruck-Museum der Stadt Duisburg
(Abb. 287)

Otto Freundlich

69 **Maske**, 1909
Bronze, 32,7 x 22 cm
(Heusinger von Waldegg 54)
Dr. Detlef Wissinger, Lüneburg
Ausgestellt in der IV. Ausstellung der *Neuen Secession*, Berlin 1911, Kat.-Nr. 5.
(Abb. 327)

70 **Frauenbüste (Gelbe Frauenbüste)**, 1910
Gips, gelb getönt, 52 x 34 x 29 cm
Stiftung Haubrich, 1946
Museum Ludwig, Köln
Die Skulptur entstand 1910 in Berlin. Ein Bronzeguß, der als verschollen gilt, befand sich wahrscheinlich in der Sammlung Josef Feinhals in Köln.
Vgl. Heusinger von Waldegg, 56, 57, S. 80; Abb. 121, 122, S. 161, 282.
(Abb. 328)

Erich Heckel

71 **Fohlenwiese**, 1906
Öl auf Leinwand, 69 x 64 cm
Privatsammlung
(Abb. 82)

72 **Trägerin**, 1906
Erle, bemalt, 34,7 x 5,1 x 8,9 cm
(Vogt 1906/5)
Museum für Kunst und Gewerbe, Hamburg
(Abb. 309)

73 **Liegende**, 1907
Holzschnitt, 16,2 x21 cm
(Dube 116)
Museum Ludwig, Köln

74 **Tanzender Akt**, 1908/10
Schwarze Kreide auf glattem Zeichenpapier, 45 x 35 cm
Bez. u. r.: EHeckel
Stiftung Haubrich, 1946
Museum Ludwig, Köln
(Abb. 201)

75 **Zwei ruhende Frauen**, 1909
Farbholzschnitt, 32,5 x 38,1 cm
(Dube 176)
Sammlung Neuerburg
Museum Ludwig, Köln

76 **Junger Mann und Mädchen**, 1909
Öl auf Leinwand, 70,5 x 80,4 cm
(Vogt 1909/5)
Brücke-Museum, Berlin
(Abb. 87)

77 **Kirchner und Fränzi**, 1909
Graphit, 34 x 43,2 cm
Brücke-Museum, Berlin
(Abb. 202)

78 **Fasanenschlößchen bei Moritzburg**, 1910
Öl auf Leinwand, 97 x 120,5 cm
Bez. u. l.: EH 10; auf der Rückseite auf dem Keilrahmen:
E.Heckel, Fasanenschlößchen
(Vogt 1910/22)
Museum Ludwig, Köln
(Abb. 85)

79 **Kanal in Berlin**, 1912
Öl auf Leinwand, 97 x 120,5 cm
Bez. l.: E Heckel; auf der Rückseite auf dem Keilrahmen: E. Heckel, Kanal
(Vogt 1912/38)
Stiftung Haubrich, 1946
Museum Ludwig, Köln
(Abb. 86)

80 **Strand (Badende)**, 1912
Öl auf Leinwand, 70, 5 x 81 cm
Bez. o. l.: E Heckel 12
Stiftung Haubrich, 1946
(Vogt 1912/22)
Museum Ludwig, Köln

81 **Sich Waschende**, 1912
Aquarell über Bleistift, 42,7 x 33,2 cm
Brücke-Museum, Berlin
(Abb. 199)

82 **Innenraum**, 1913
Aquarell, Tusche, 46 x 39 cm
Brücke-Museum, Berlin
(Abb. 274)

83 **Hafen in Flensburg**, 1913
Öl auf Leinwand, 83 x 96,5 cm
(Vogt 1913/54)
Privatsammlung, Hamburg
(Abb. 83)

84 **Märkische Landschaft (Gärten in der Mark)**, 1913/14
Öl/Leimfarbe auf Leinwand, 83,5 x 96 cm
(Vogt 1913/33)
Aargauer Kunsthaus, Aarau
(Abb. 84)

85 **Zwei Verwundete**, 1914
Holzschnitt, 42,1 x 26,3/27,2 cm
(Dube 276)
Brücke-Museum, Berlin
(Abb. 186)

86 **Akrobaten**, 1922
Aquarell, Deckfarben über Kohle und Bleistift auf rauhem Bütten, 56,5 x 39 cm
Bez. u. r.: Akrobaten Erich Heckel 22
Stiftung Haubrich, 1946
Museum Ludwig, Köln

87 **Bildnis James Ensor**, 1930
Öl auf Leinwand, 80 x 70 cm
(Vogt 1930/3)
Museum Ludwig, Köln
(Abb. 19)

Heinrich Hoerle

88 **Mann zwischen Frau und Mutter**, um 1920
Öl auf Leinwand, 50,4 x 49,6 cm
Bez. o. l.: Hoerle
Leihgabe aus Privatbesitz
Museum Ludwig, Köln

89 **Figur mit Korsett**, um 1921
Bleistift auf bräunlichem Papier, 28,5 x 9,7 cm
Bez. u. l.: hoerle
Stiftung Lujan Traven
Museum Ludwig, Köln

Carl Hofer

90 **Das Mahl des Matrosen**, 1922
Öl auf Leinwand, 116,5 x 89,5 cm
Bez. u. r.: CH (monogrammiert); auf der Rückseite auf dem Keilrahmen: K. Hofer, Das Mahl des Matrosen
Museum Ludwig, Köln

91 **Maskerade**, 1922
Öl auf Leinwand, 129 x 103 cm
Bez. u. l.: CH (monogrammiert); auf der Rückseite auf dem Keilrahmen: K. Hofer, Maskerade
Stiftung Haubrich, 1946
Museum Ludwig, Köln
(Abb. 44)

Alexej von Jawlensky

92 **Olivenhain**, 1907
Öl auf Pappe, 52,9 x 76 cm
Bez. u. r.: A. Jawlensky; auf der Rückseite: Landschaft mit Straße und Bäumen
(Jawlensky-Archiv 172)
Geschenk Farbenfabriken Bayer, Leverkusen, 1954
Museum Ludwig, Köln

93 **Stilleben mit blauer Kanne und Figur**, um 1908
Öl auf Pappe, 50,2 x 68,6 cm
Bez. u. l.: A. Jawlensky
(Jawlensky-Archiv 224)
Museum Ludwig, Köln
(Abb. 126)

94 **Stilleben mit Äpfeln und blauer Tasse**, um 1908?
Öl auf Leinwand, 52 x 50 cm
Bez. u. l.: Jawlensky
(Jawlensky-Archiv 81)
Stiftung Günther und Carola Peill, 1976
Museum Ludwig, Köln

95 **Stilleben mit Vase und Krug**, 1909
Öl auf Pappe, 49,5 x 43,5 cm
Bez. u. l.: A. Jawlensky; auf der Rückseite: A. Jawlensky 1909 und ein mit blauer Farbe skizzierter Frauenkopf
(Jawlensky-Archiv 299)
Museum Ludwig, Köln
(Abb. 127)

96 **Rote Giebel**, 1910
Öl auf Papier auf Karton, 33 x 45 cm
Bez. u. l.: A. Jawlensky
(Jawlensky-Archiv 353)
Geschenk Dr. Werner Schulz, Köln, 1991
Museum Ludwig, Köln
(Abb. 134)

97 **Dame mit gelbem Strohhut**, 1910
Öl auf Papier auf Karton, 86,5 x 73,5 cm
(Jawlensky-Archiv 320)
Privatsammlung
(Abb. 131)

98 **Frauenkopf mit Blumen im Haar**, 1911
Öl auf Pappe, 53,8 x 49,6 cm
Bez. o. l.: A. Jawlensky 1911
(Jawlensky-Archiv 404)
Museum Ludwig, Köln
(Abb. 128)

99 **Haus in Bäumen**, 1911
Öl auf Pappe, 53,8 x 49,6 cm
(Jawlensky-Archiv 414)
Geschenk Dr. Ludwig Grote, München, 1946
Museum Ludwig, Köln

100 **Der Buckel, Nr. 9**, 1911
Öl auf Karton, 53 x 49,5 cm
(Jawlensky-Archiv 381)
Privatsammlung
(Abb. 130)

101 **Blaue Berge**, 1912
Öl auf Pappe, 33,2 x 45 cm
Bez.: A. Jawlensky
(Jawlensky-Archiv 540)
Museum Wiesbaden
(Abb. 133)

102 **Märchenprinzessin mit Fächer**, 1912
Öl auf Pappe, 65,6 x 54 cm
Bez. u. l.: Jawlensky
(Jawlensky-Archiv 499)
Stiftung Günther und Carola Peill, 1976
Museum Ludwig, Köln
(Abb. 129)

103 **Frauenkopf**, um 1912
Öl auf Leinenkarton, 36,2 x 27,2 cm
Bez. u. l.: A. J.; auf der Rückseite: Landschaftsskizze mit zwei Eseln
Museum Ludwig, Köln

104 **Große Meditation: Die Winternacht wo die Wölfe heulen**, 1936
Öl auf Pappe, 28 x 20 cm
Bez.: A. J. 36
(Jawlensky-Archiv 1790)
Museum Wiesbaden

Wassily Kandinsky

105 **Mitgliedskarte für die »Neue Künstlervereinigung München«,** 1909 (»Der Felsen«)
Holzschnitt, 12,3 x 14,4 cm
(Roethel/Benjamin 78)
Städtische Galerie im Lenbachhaus, München
(Abb. 110)

106 **Plakat für die erste Ausstellung der NKVM,** 1909
Farblithographie, 94 x 64 cm
Städtische Galerie im Lenbachhaus, München
(Abb. 109)

107 **Murnau – Dorfstraße,** 1908
Öl auf Karton auf Holz, 48 x 70 cm
(Roethel/Benjamin 214)
Privatsammlung
(Abb. 123)

108 **Murnau, Landschaft mit Kirche I,** 1909
Öl auf Karton, 70 x 96 cm
Privatsammlung
(Abb. 125)

109 **Entwurf zum Umschlag des Almanachs »Der Blaue Reiter«,** 1911
Farbholzschnitt, 29 x 21 cm
Städtische Galerie im Lenbachhaus, München
(Abb. 103)

110 **Kochel – Gerade Straße (Naturstudie aus Murnau I),** 1909
Öl auf Karton, 32,9 x 44,6 cm
(Roethel/Benjamin 306)
Städtische Galerie im Lenbachhaus, München
(Abb. 124)

111 **Sommerlandschaft,** 1909
Öl auf Karton, 34 x 45 cm
(Roethel/Benjamin 320)
Staatliches Russisches Museum, Sankt Petersburg

112 **Reiter am Strand,** um 1911
Aquarell, 31 x 48 cm
Bez. u. l.: K
(Barnett 313)
Museum Ludwig, Köln

113 **Rote Kirche,** 1917
Öl auf Holz, 28 x 19,2 cm
(Roethel/Benjamin 627)
Staatliches Russisches Museum, Sankt Petersburg

114 **Malerei mit Spitzen,** 1919
Öl auf Leinwand, 126 x 95 cm
(Roethel/Benjamin 664)
Staatliches Russisches Museum, Sankt Petersburg

Max Kaus

115 **Selbstbildnis,** 1920
Aquarell und Deckfarben über Bleistift auf Bütten, 44 x 36,5 cm
Bez. u. l.: MKaus 20
Stiftung Haubrich, 1946
Museum Ludwig, Köln
(Abb. 215)

116 **Mädchen am Strand,** 1922
Deckfarben über Bleistift auf Bütten, 38,7 x 52,2 cm
Bez. u. l.: MKaus 22
Stiftung Haubrich, 1946
Museum Ludwig, Köln
(Abb. 216)

Ernst Ludwig Kirchner

117 **Dodo mit Katze,** 1908
Bleistiftzeichnung, 46 x 58,5 cm
Privatsammlung

118 **Programm der Künstlergruppe »Brücke«,** 1906
Holzschnitt, 15,2 x 7,5 auf 22 x 18 cm
(Dube H 696)
E. L. Kirchner Stiftung (Kirchner Museum Davos), Davos
(Abb. 47)

119 **Einladung zur Ausstellung der Künstlergruppe »Brücke«,** 1906
Holzschnitt, 10,1 x 10,1 auf 14 x 13,5 cm
(Dube H 693 I)
E. L. Kirchner Stiftung (Kirchner Museum Davos), Davos
(Abb. 48)

120 **Religiöse Tempelorgie aus Tausendundeiner Nacht,** 1907
Holzschnitt, 16 x 18,5 cm
(Dube H 108)
Museum Ludwig, Köln

121 **»Brücke«-Mitgliedskarte,** 1908
Radierung, 15,2 x 6 cm
(Dube R 664)
Brücke-Museum, Berlin
(Abb. 49)

122 **Weiblicher Halbakt,** 1908
Aquarell, Bleistift auf Karton, 27,7 x 37,2 cm
Auf der Rückseite: Landschaft, Aquarell, bez. u. l.: EL Kirchner 602
Ankauf und Schenkung Dr. Hans Hellmut Klihm, München
Museum Ludwig, Köln

123 **Stehendes Mädchen,** 1909/10
Holz, bemalt, 43,3 x 12 x 7,5 cm
Bez. unter der Plinthe: ELK
Privatsammlung
(Abb. 293)

124 **Fränzi I,** 1910
Rohrfeder, 45 x 35 cm
Brücke-Museum, Berlin
(Abb. 72)

125 **Fränzi II,** 1910
Rohrfeder, 21 x 17 cm
Brücke-Museum, Berlin
(Abb. 62)

126 **Fränzi und Marzella,** 1910
Schwarze Kreide auf festem Papier, 43 x 35 cm
Auf der Rückseite Nachlaßstempel
Galerie Henze & Ketterer AG, Wichtrach/Bern
(Abb. 73)

127 **Windmühle von Moritzburg,** 1910
Öl auf Leinwand, 81 x 70 cm
(Gordon 131)
E. W. K., Bern/Davos
(Abb. 79)

212 **Nina Hard im Obergeschoß von Kirchners Wohnhaus »In den Lärchen«, Davos-Frauenkirch,** um 1921
Originalnegativ 18 x 24 cm,
Neuabzug KMD
E. L. Kirchner Stiftung (Kirchner Museum Davos), Davos

213 **Nina Hard auf der Bühne der Zürcher Heilstätte Clavadel vor Kulissen von Kirchner,** 1921
Originalnegativ 18 x 24 cm,
Neuabzug KMD
E. L. Kirchner Stiftung (Kirchner Museum Davos), Davos

214 **Nina Hard tanzend in Kirchners Wohnhaus »In den Lärchen«, Davos-Frauenkirch,** um 1921
Originalnegativ 18 x 24 cm,
Neuabzug KMD
E. L. Kirchner Stiftung (Kirchner Museum Davos), Davos
(Abb. 237)

215 **»Juni-Ausstellung« mit Beteiligung von Kirchner in der Kunsthalle Basel,** 1923
Originalnegativ 8,8 x 11,8 cm,
Neuabzug KMD
E. L. Kirchner Stiftung (Kirchner Museum Davos), Davos

216 **Kirchner-Ausstellung im Kunstmuseum Winterthur,** 1924,
(mit einem doppelt belichteten Portrait Kirchners)
Originalnegativ 18 x 24 cm,
Neuabzug KMD
E. L. Kirchner Stiftung (Kirchner Museum Davos), Davos

217 **Kirchner-Ausstellung im Kunstmuseum Winterthur,** 1924
(mit Scherer)
Originalnegativ 18 x 24 cm,
Neuabzug KMD
E. L. Kirchner Stiftung (Kirchner Museum Davos), Davos

218 **Landschaft mit Strommasten bei Davos-Frauenkirch, Blick vom Wildboden nach Davos,** nach 1924
Originalnegativ 9,8 x 14,5 cm,
Neuabzug KMD
E. L. Kirchner Stiftung (Kirchner Museum Davos), Davos

219 **Margreth, Dorothe, Elsbeth Rüesch vor Kirchners Scheune neben seinem Wohnhaus auf dem Wildboden, Davos-Frauenkirch,** um 1925/26
Originalnegativ 18 x 24 cm,
Neuabzug KMD
E. L. Kirchner Stiftung (Kirchner Museum Davos), Davos
(Abb. 240)

220 **»Internationale Kunstausstellung«, Dresden,** 1926
Originalnegativ 8,8 x 11,8 cm,
Neuabzug KMD
E. L. Kirchner Stiftung (Kirchner Museum Davos), Davos

221 **»Internationale Kunstausstellung«, Dresden,** 1926
Originalnegativ 8,8 x 11,8 cm,
Neuabzug KMD
E. L. Kirchner Stiftung (Kirchner Museum Davos), Davos

222 **Scherer, Camenisch und Kirchner auf der Veranda von Kirchners Wohnhaus auf dem Wildboden, Davos-Frauenkirch,** Juli 1926
Originalnegativ 18 x 24 cm,
Neuabzug KMD
E. L. Kirchner Stiftung (Kirchner Museum Davos), Davos
(Abb. 270)

223 **Selbstportrait,** um 1928
Originalnegativ 18 x 24 cm,
Neuabzug KMD
E. L. Kirchner Stiftung (Kirchner Museum Davos), Davos

224 **Erna Kirchner und Lise Gujer vor Kirchners Wohnhaus auf dem Wildboden, Davos-Frauenkirch,** um 1935
Originalnegativ 8,8 x 11,8 cm,
Neuabzug KMD
E. L. Kirchner Stiftung (Kirchner Museum Davos), Davos

Oskar Kokoschka

225 **Bildnis Tilla Durieux,** 1910
Öl auf Leinwand, 56 x 65 cm
(Winkler/Erling 54)
Stiftung Haubrich, 1946
Museum Ludwig, Köln

226 **Verkündigung,** 1911
Öl auf Leinwand, 83 x 122,5 cm
(Winkler/Erling 68)
Museum am Ostwall, Dortmund
(Abb. 38)

227 **Selbstbildnis mit emporgehaltenem Pinsel,** 1913
Öl auf Leinwand, 108 x 70,6 cm
(Winkler/Erling 95)
Kunstsammlung Nordrhein-Westfalen, Düsseldorf
(Abb. 37)

228 **Die Heiden,** 1918
Öl auf Leinwand, 75,5 x 126 cm
(Winkler/Erling 135)
Bez. u. r.: O.K.; auf der Rückseite:
Ardinghello:
Es ist wahr,
daß eine Rose mehrere Düfte verraucht,
wenn sie am Stocke verwelkt.
Museum Ludwig, Köln
1937 aus Stadtmuseum und Gemäldegalerie Dresden beschlagnahmt.
Gezeigt in der Ausstellung »Entartete Kunst«, München 1937.
(Abb. 39)

229 **Dresden, Neustadt III,** 1921
Öl auf Leinwand, 70 x 99 cm
Bez. u. l.: O. K.
(Winkler/Erling 146)
Museum Ludwig, Köln
(Abb. 40)

230 **Halbfigur eines Mädchens mit aufgestütztem Arm,** um 1922/23
Aquarell auf Bütten, 51,3 x 68,1 cm
Bez. u. r.: OKokoschka
Stiftung Haubrich, 1946
Museum Ludwig, Köln

Georg Kolbe

231 **Kniende**
Feder, Pinsel, Tinte, laviert,
48,5 x 36,7 cm
Bez. u. M.: GK
Museum Ludwig, Köln

232 **Kniende**
Feder, Pinsel, Tinte, laviert,
49,1 x 36,8 cm
Bez. u. r.: GK
Geschenk des Künstlers, 1932
Museum Ludwig, Köln

233 **Tänzerin**, 1922
Bronze, Höhe 66 cm
Bez. auf dem Sockel: GK (ligiert);
auf der Rückseite Gußstempel:
H. NOACK/BERLIN FRIEDENAU
Museum Ludwig, Köln
(Abb. 284, 322)

Käthe Kollwitz

234 **Frau mit totem Kind**, 1903
Radierung, 42,5 x 48,6 cm
(Klipstein 72)
Käthe Kollwitz Museum, Köln
Träger: Kreissparkasse Köln
(Abb. 234)

235 **Mutter mit totem Kind auf dem Schoß**, um 1911
Kohle auf Bütten, 44 x 47 cm,
Papier r. gefaltet
Museum Ludwig, Köln

236 **Liebespaar II (Große Liebesgruppe)**, 1913
Bronze, 72 x 47 x 48 cm
Auf der Rückseie u. Gußstempel:
H. NOACK, BERLIN
Käthe Kollwitz Museum, Köln
Träger: Kreissparkasse Köln
Es existieren zwei Gipsmodelle von der Skulptur: eines im Museum of Fine Arts, Boston (Schenkung Herr und Frau Hyman W. Swetzoff), eines im Besitz der Familie Kollwitz. Vom ersten stammen 6 numerische Abgüsse nach 1954; vom zweiten wurden 1983 von 10 bestellten Güssen 7 in der Gießerei H. Noack in Berlin gegossen.
(Abb. 344)

237 **Studie der Eltern zum Ehrenmal auf dem Gefallenen-Friedhof Roggevelde bei Essen/Dixmuiden (Flandern)**, 1926
Kohle auf Bütten, 62 x 45,5
Geschenk Dr. Hans Kollwitz, 1962
Museum Ludwig, Köln

238 **Maria und Elisabeth (III. Fassung)**, 1928
Holzschnitt auf schwerem Japanpapier,
Blattgröße 39,8 x 45,8 cm
Sign. u. r.: Käthe Kollwitz
(Klipstein 234)
Stiftung Peill, 1983
Museum Ludwig, Köln
(Abb. 226)

239 **Tod hält Mädchen in den Armen**, 1934
Lithographie, Blatt 2 aus der Folge *Tod*,
43,4 x 37,8 cm
(Klipstein 257)
Käthe Kollwitz Museum, Köln
Träger: Kreissparkasse Köln

240 **Turm der Mütter**, 1937/38
Bronze, 27 x 27,5 x 28 cm
Käthe Kollwitz Museum, Köln
Träger: Kreissparkasse Köln
(Abb. 345)

Wilhelm Lehmbruck

241 **Kleiner weiblicher Torso**, 1910/11
Steinguß, rötlich getönt, Höhe 69 cm
Bez. auf der Rückseite: Lehmbruck
(Hoff 68)
Museum Ludwig, Köln
(Abb. 315)

242 **Rückblickende**, 1911–1915
Steinguß, bräunlich getönt, Höhe 92 cm
Bez. seitlich auf der Standplatte:
W. Lehmbruck
(Hoff 101)
Museum Ludwig, Köln

243 **Mädchentorso, sich umwendend**, 1913/14
Steinguß, grau getönt, Höhe 95 cm
Bez. am rechten Oberschenkel der Figur: W. Lehmbruck
(Hoff 93)
Stiftung Haubrich, 1946
Museum Ludwig, Köln
(Abb. 316)

August Macke

244 **Spaziergänger am See I**, 1912
Öl auf Leinwand, 71 x 71 cm
Bez.: A. Macke 1912
Privatsammlung
(Vriesen 350 L)
Gezeigt auf der Kölner *Sonderbund*-Ausstellung, 1912.
(Abb. 167)

245 **Clown im Zirkus**, 1912
Farbige Tusche auf Zeichenpapier,
23,5 x 28 cm
Bez. in der Hand von Frau Erdmann-Macke: 1912 Clown
(Vriesen 179 FT-6)
Stiftung Haubrich, 1946
Museum Ludwig, Köln

246 **Dame in grüner Jacke**, 1913
Öl auf Leinwand, 44 x 43,5 cm
Bez. u. r.: Aug Macke 1913
(Vriesen 428 L)
Museum Ludwig, Köln
(Abb. 169)

247 **Strauß mit ozeanischer Plastik**, 1913
Bleistift, 27, 8 x 22 cm
(Heiderich 1751)
Städtisches Kunstmuseum Bonn
(Abb. 21)

248 **Modefenster**, 1913
Aquarell über Bleistift auf Bütten,
29 x 22,7 cm
Bez. u. r.: A. Macke 13
(Vriesen 387 A)
Museum Ludwig, Köln
(Abb. 168)

249 **Straße mit Leuten**, 1914
Aquarell, 20,4 x 12,8
(Vriesen 406 A-96)
Privatsammlung

250 **Paar im Park**, 1914
Aquarell auf Zeichenpapier, auf Karton aufgezogen, 24,3 x 16,4 cm
Bez. u. r.: 1914; in der Hand von Frau Erdmann-Macke:
August Macke Aquarelle 1914 Paar im Park
(Vriesen 441 A–98)
Stiftung Haubrich, 1946
Museum Ludwig, Köln

251 **Lesender Mann im Park**, 1914
Öl auf Leinwand, 86,5 x 100,3 cm
(Vriesen 503 L)
Museum Ludwig, Köln
(Abb. 170)

252 **Hutladen an der Promenade**, 1914
Aquarell über Bleistift, auf Pappe aufgezogen, 51,5 x 73 cm
Bez. von Frau Erdmann-Macke:
Aquarell Hutladen an der Promenade 1914; Nachlaßstempel Nr. A 103
(Vriesen 440 A-103)
Museum Ludwig, Köln
(Abb. 165)

253 **Abschied**, 1914
Öl auf Leinwand, 101 x 130,5 cm
Bez. auf der Rückseite:
August Macke 1914
(Vriesen 504 L)
Museum Ludwig, Köln
(Abb. 171)

Franz Marc

254 **Bären**, 1907
Lithographie, 19,5 x 26,5 cm
Im Stein bez. u. r.: Fz.M.
(Lankheit 808)
Museum Ludwig, Köln

255 **Anatomische Tierstudien**, 1908
Tusche, weiß und rosa gehöht, 42,7 x 34,9 cm
Staatliche Galerie Moritzburg, Halle/Saale
(Abb. 311)

256 **Der Panther**, 1908
Bronze, Höhe 9,8 cm
(Lankheit 905/4)
5 Güsse nach einem Wachsmodell
Staatliche Galerie Moritzburg, Halle/Saale
(Abb. 313)

257 **Zwei Pferde**, 1908/09
Bronze, Höhe 17,3 cm
(Lankheit 906/3)
4 Güsse nach einem Wachsmodell
Staatliche Galerie Moritzburg, Halle/Saale
(Abb. 314)

258 **Zwei Bären**, 1910
Bronze, 12,7 x 20,8 cm x 15,8 cm
An der Unterseite eines Fußes Gußstempel:
H NOACK BERLIN-FRIEDENAU
(Lankheit 907/2)
2 Güsse nach einem Wachsmodell
Staatliche Galerie Moritzburg, Halle/Saale
(Abb. 312)

259 **Frauentorso**, 1910
Bronze, Höhe 24 cm
(Lankheit 903/6)
6 posthume Güsse nach einem Wachsmodell
Privatsammlung
(Abb. 310)

260 **Drei Rehe an der Quelle**, 1911
Kohle, Tusche, Deckweiß auf Papier, 41 x 49,5 cm
Stiftung Haubrich, 1946
Museum Ludwig, Köln
(Abb. 112)

261 **Schlafende Hirtin**, 1912
Holzschnitt, 19,8 x 24,1 cm
Im Stock bez. o. r.: M.
(Lankheit 829)
Museum Ludwig, Köln

262 **Wildschweine**, 1913
Öl auf Leinwand, auf Pappe aufgezogen, 73,5 x 57,5 cm
(Lankheit 202)
Geschenk Autohaus Fleischhauer, Köln, 1954
Museum Ludwig, Köln
1937 aus dem Städtischen Museum für Kunst und Kunstgewerbe (Moritzburg), Halle, beschlagnahmt.
Gezeigt in der Ausstellung »Entartete Kunst«, München 1937.
(Abb. 146)

263 **Rinder**, 1913
Öl auf Malpappe, 29,8 x 51 cm
(Lankheit 213)
Museum Ludwig, Köln
(Abb. 144)

264 **Geburt der Pferde**, 1913
Farbholzschnitt, 21,5 x 14,5 cm
Im Stock bez. u. r.: M.
Vorgesehen für eine Illustrationsfolge zum Buch Genesis
(Lankheit 840)
Sammlung Neuerburg
Museum Ludwig, Köln
(Abb. 223)

265 **Schöpfungsgeschichte**, 1914
Holzschnitt, 23,8 x 20 cm
Im Stock bez. u. l.: M.
Vorgesehen für eine Illustrationsfolge zum Buch Genesis
(Lankheit 842)
Sammlung Neuerburg
Museum Ludwig, Köln
(Abb. 222)

Das sogenannte »Skizzenbuch aus dem Felde«, 1915
36 Zeichnungen, aus dem in Leinendeckel gehefteten Skizzenbuch herausgetrennt

266 **Blatt 3: Viel Hellgrün mit roten Spitzen, pflanzliches Leben im Werden**, 1915
Bleistift (Faksimile), 16 x 9,8 cm
(Lankheit 669)
Staatliche Graphische Sammlung, München
(Abb. 147)

267 **Blatt 8: Aus den Schöpfungstagen**
Bleistift (Faksimile), 9,8 x 16 cm
(Lankheit 674)
Staatliche Graphische Sammlung, München
(Abb. 149)

268 **Blatt 12: Arsenal für eine Schöpfung**
Bleistift (Faksimile), 9,9 x 16 cm
(Lankheit 678)
Staatliche Graphische Sammlung, München
(Abb. 148)

269 **Blatt 21: Zaubriger Moment**
Bleistift (Faksimile), 16 x 9,8 cm
(Lankheit 687)
Staatliche Graphische Sammlung, München
(Abb. 150)

270 **Blatt 24: Streit**
Bleistift (Faksimile), 9,8 x 16 cm
(Lankheit 690)
Staatliche Graphische Sammlung, München
(Abb. 152)

271 **Blatt 30: Fragment**
Bleistift (Faksimile), 16 x 10 cm
(Lankheit 696)
Staatliche Graphische Sammlung, München
(Abb. 151)

Gerhard Marcks

272 **Altärchen (Weihnachtsaltärchen),** 1920
Holz, Höhe 41 cm
(Busch-Rudloff 80)
Gerhard Marcks Haus, Bremen

273 **Trommler,** 1921
Holzschnitt, 30,6 x 15,4 cm
(Lammek H 41)
Gerhard Marcks Haus, Bremen
(Abb. 230)

274 **Pfeifer,** 1921
Holzschnitt, 30 x 15,3 cm
(Lammek H 42)
Gerhard Marcks Haus, Bremen
(Abb. 231)

275 **Dornburger Skizzenbuch,** (2. Mai) 1921
(»Pflügender«)
Feder, Aquarell, 17,3 x 23,6 cm
Gerhard Marcks Haus, Bremen

276 **Dornburger Skizzenbuch,** 1921
(»Alte Saalestraße«)
Feder, Aquarell, 17,3 x 23,6 cm
Gerhard Marcks Haus, Bremen

277 **Dornburger Skizzenbuch,** (4. 1.) 1922
(»Landschaft von o.«)
Bleistift, 17,3 x 23,6 cm
Gerhard Marcks Haus, Bremen

278 **Dornburger Winterseite,** 1922
Holzschnitt, 17,8 x 22,4 (22,2 x 31,3) cm
(Lammek H 63)
Gerhard Marcks Haus, Bremen
(Abb. 30)

279 **Kain und Abel,** 1923
Holzschnitt, 29 x 34,4 (33,6 x 38,5) cm
(Lammek H 83)
Gerhard Marcks Haus, Bremen

280 **Bekleidete Schwangere,** 1923
Birnenholz, Höhe 60 cm
(Busch/Rudloff 102)
Gerhard Marcks Haus, Bremen
(Abb. 343)

281 **Kniender Antäus,** 1926
Bronze, Höhe 44,5 cm
(Busch/Rudloff 140)
Gerhard Marcks Haus, Bremen
(Abb. 341)

282 **Maria und Josef,** 1926
Birnenholz, vergoldet, Höhe 115 cm
(Busch/Rudloff 154)
Erzbischöfliches Diözesanmuseum, Köln
1937 aus dem Albertinum in Dresden als »entartet« beschlagnahmt.
(Abb. 340)

283 **Erinnerung an Griechenland,** 1928
Radierung, 16,3 x 22,6 cm
(25,5 x 34,8 cm)
Gerhard Marcks Haus, Bremen

284 **Trauernder Eros,** 1934
Bronze, Höhe 44 cm
Bez. auf dem Sockel mit dem Gußstempel: Rich. Barth/Bln. Mariendorf
(Busch/Rudloff 297)
Museum Ludwig, Köln
(Abb. 342)

285 **Josef Haubrich,** 1953
Bronze, Höhe 34,5 cm
Bez. auf dem Kragenrand hinten mit dem Signum des Künstlers
(Busch/Rudloff 600)
Museum Ludwig, Köln

Ewald Mataré

286 **Weiblicher Torso,** 1932
Teakholz, Höhe 20 cm
(Schilling 76)
Museum Ludwig, Köln
(Abb. 337)

287 **Huhn,** 1924
Bronze, Höhe 49 cm
(Schilling 25b)
Stiftung Haubrich, 1946
Museum Ludwig, Köln
(Abb. 338)

288 **Große Schweizer Kuh,** 1928
Finnische Birke, 26 x 50,5 x 17 cm
(Schilling 46)
Spitze des rechten Horns und Teil des rechten Hinterbeins 1965 ergänzt
Bez. am Bauch: Mataré
(Buchstaben ineinander verschlungen)
Museum Ludwig, Köln
(Abb. 339)

289 **Schlafende Katze,** 1929
Pappelholz, Höhe 16 cm
(Schilling 57)
Stiftung Haubrich, 1946
Museum Ludwig, Köln
(Abb. 336)

Ludwig Meidner

290 **Die Gestrandeten,** 1911
Tuschpinsel auf Zeichenpapier, 40 x 52,3 cm
Bez. u. r.: Okt 1911
Museum Ludwig, Köln
(Abb. 229)

291 **Cholera,** 1912
Tuschpinsel auf Zeichenpapier, 38,1 x 51,8 cm
Bez. u. l.: L M 1912
Museum Ludwig, Köln
(Abb. 228)

292 **Selbstbildnis,** 1913
Bleistift, teilweise gewischt, 36,7 x 29,4 cm
Bez. u. r.: L M 1913
Museum Ludwig, Köln
(Abb. 24)

293 **Portrait Felixmüller,** 1915
Auf der Rückseite: Apokalyptische Landschaft
Öl auf Leinwand, 115 x 79 cm
Privatsammlung
(Abb. 35)

294 **Niedergestürzter,** 1915
Bleistift, 49,5 x 40 cm
Städtische Kunsthalle Recklinghausen
(Abb. 227)

295 **Apokalyptische Landschaft,** 1913
Öl auf Leinwand, 67,3 x 80 cm
Marvin Fishman Collection, Milwaukee

Paula Modersohn-Becker

296 **Blasendes Mädchen im Birkenwald,** 1905
Öl auf Leinwand, 110,4 x 90 cm
Kunstsammlungen Böttcherstraße, Bremen
(Abb. 33)

297 **Das blinde Schwesterchen,** um 1905
Öl auf Malpappe, 32,2 x 33,5 cm
Stiftung Haubrich, 1946
Museum Ludwig, Köln
(Abb. 32)

298 **Selbstbildnis,** 1906
Pappe, 45,7 x 29,7 cm
Museum Ludwig, Köln
(Abb. 31)

Albert Müller

299 **Bildnis Anna,** 1924
Öl auf Leinwand, 115 x 100 cm
(Stutzer G. 72)
Bündner Kunstmuseum, Chur
(Abb. 262)

300 **Bildnis Paul Camenisch,** 1925
Öl auf Leinwand, 100 x 96,5 cm
(Stutzer G. 75)
Kunstmuseum Winterthur
(Abb. 263)

301 **Sertigtal mit Kirchnerhaus,** um 1925
Öl auf Leinwand, 100 x 72 cm
(Stutzer G. 102)
Privatsammlung, Bern
(Abb. 260)

Otto Mueller

302 **Mädchenakt auf dem Sofa,** o. J.
Schwarze und farbige Kreiden auf elfenbeinfarbigem Papier, 62 x 47 cm
Bez. u. l.: Otto Mueller
Stiftung Haubrich, 1946
Museum Ludwig, Köln
(Abb. 210)

303 **Umschlag der VII. Jahresmappe der Künstlergruppe »Brücke«,** 1912
Holzschnitt in Schwarz, Rot und Grau, 69,5 x 93 cm
Brücke-Museum, Berlin
(Abb. 70)

304 **Akte am Wasser,** 1913
Öl/Leimfarben auf Sackleinen, 117 x 92 cm
Privatsammlung
(Abb. 95)

305 **Der Mord (Tanzszene II, Liebespaar III),** um 1919
Lithographie auf hellgrauem Papier, 43,6 x 32 (53,7 x 44,4) cm
Sign. u. r.: Otto Mueller
(Buchheim/Karsch 87)
Stiftung Peill 1983
Museum Ludwig, Köln

306 **Zwei Mädchenakte,** um 1919
Leimfarbe auf Rupfen, 87,4 x 70,6 cm
Bez. o. r.: O M
Stiftung Haubrich, 1946
Museum Ludwig, Köln
Gezeigt in der Ausstellung »Entartete Kunst«, München 1937.
(Abb. 94)

307 **Drei Akte,** um 1925
Farbige Kreiden und leichte Aquarelltönung, 68 x 50 cm
Bez. u. l.: Otto Mueller
Stiftung Haubrich, 1946
Museum Ludwig, Köln
(Abb. 209)

308 **Zwei Zigeunerinnen mit Katze,** 1926/27
Öl auf Leinwand, 144,5 x 109,5 cm
Bez. u. r.: O. M.
Museum Ludwig, Köln

Gabriele Münter

309 **In Sèvres,** 1906
Öl auf Leinwand, 32,4 x 41 cm
Nachlaßstempel l.; bez. l.: G. Münter 1906 In Sèvres.
Privatsammlung
(Abb. 136)

310 **Murnau vom Griesbräu aus,** 1908
Öl auf Karton, 16 x 24,5 cm
Nachlaßstempel l.; bez. auf der Rückseite:
G. Münter, 1908, Murnau vom Griesbräu.
Privatsammlung

311 **Herbstbäume in Tutzing,** 1908
Öl auf Karton, 32,8 x 41, 5 cm
Sign. u. r.: Münter 08
Kunsthalle in Emden, Stiftung Henri Nannen
(Abb. 139)

312 **Stilleben, grau,** 1910
Öl auf Pappe, 69,5 x 103 cm
Städtische Galerie im Lenbachhaus, München
(Abb. 137)

313 **Stilleben Klage,** 1911
Öl auf Leinwand, 72,3 x 78 cm
Leihgabe Gabriele Münter- und Johannes Eichner-Stiftung
Städtische Galerie im Lenbachhaus, München
(Abb. 138)

Heinrich Nauen

314 **Der barmherzige Samariter**, 1914
Gouache auf Papier, auf Leinwand aufgezogen, 170 x 120 cm
Bez. u. r.: H. Nauen 10.14
Museum Ludwig, Köln

Emil Nolde

315 **Tänzerin**, o. J.
Aquarell auf Japanpapier, 47,5 x 35,4 cm
Bez. u. l.: Nolde
Museum Ludwig, Köln

316 **Freigeist**, 1906
Öl auf Leinwand, 69 x 89 cm
Bez. u. r.: Emil Nolde 07 (!)
Bez. auf dem Keilrahmen: »Freigeist« Emil Nolde
(Urban 192)
Stiftung Seebüll Ada und Emil Nolde, Neukirchen über Niebüll
(Abb. 22)

317 **Christus in Bethanien**, 1910
Öl auf Leinwand, 106,5 x 86,5 cm
(Urban 353)
Privatsammlung
(Abb. 97)

318 **Dampfer auf der Elbe**, um 1910
Aquarell, Pinsel auf bräunlichem Bütten, 33,5 x 25,3 cm
Bez. u. r.: Nolde
Stiftung Haubrich, 1946
Museum Ludwig, Köln

319 **Mann, Frau und Katze**, 1912
Öl auf Leinwand, 67 x 53 cm
Bez. u. r.: Nolde
Beschriftet auf dem Keilrahmen: Emil Nolde: »Mann, Frau u. Katze«
(Urban 493)
Stiftung Seebüll Ada und Emil Nolde, Neukirchen über Niebüll
(Abb. 100)

320 **Prophet**, 1912
Holzschnitt, 32,4/3 x 22 cm
(Schiefler 110)
Museum Ludwig, Köln
(Abb. 191)

321 **Die Heiligen Drei Könige**, 1913
Farblithographie, ca. 65 x 54 cm
(Schiefler 49)
Sammlung Neuerburg
Museum Ludwig, Köln
Ein Exemplar wurde in der Ausstellung »Entartete Kunst«, München 1937, gezeigt.
(Abb. 211)

322 **Hampelmänner**, 1913
Farblithographie, 45,5 x 55 cm
(Schiefler 55)
Museum Ludwig, Köln

323 **Buke-Junge, Südsee**, 1913/14
Aquarell, 50,6 x 38,5 cm
Privatsammlung

324 **Chinesische Dschunken**, 1913/14
Aquarell auf Japanpapier, 24,5 x 27,9 cm
Bez. u. l.: Nolde.
Stiftung Haubrich, 1946
Museum Ludwig, Köln
(Abb. 214)

325 **Südseeinsulanerin**, 1913/14
Aquarell, 47,2 x 34,8 cm
Privatsammlung

326 **Kopf eines Südseeinsulaners**, um 1914
Aquarell, Tusche, Deckfarben auf Japanpapier, 48,2 x 36,5 cm
Bez. u. l.: Nolde.
Stiftung Haubrich, 1946
Museum Ludwig, Köln
(Abb. 213)

327 **Kopf eines Südseeinsulaners in Trauer**, um 1914
Tuschpinsel, aquarelliert, Deckweiß auf bräunlichem Papier, 48,7 x 35,8 cm
Bez. u. r.: Nolde.
Stiftung Haubrich, 1946
Museum Ludwig, Köln
(Abb. 212)

328 **Tulpen**, 1915
Öl auf Leinwand, 73 x 88 cm
Bez. u. r.: Emil Nolde
(Urban 681)
Geschenk Dr. Werner Schulz, Köln, 1964
Museum Ludwig, Köln

329 **Familie Bonnichsen**, um 1915
Öl auf Leinwand, 73,3 x 89 cm
Bez. u. r.: Emil Nolde;
auf der Rückseite: Emil Nolde, Familie
(Urban 677)
Museum Ludwig, Köln
(Abb. 23)

330 **Schwärmer**, 1916
Öl auf Leinwand, 107 x 86,4 cm
Bez. auf der Rückseite: Emil Nolde. Schwärmer
(Urban 739)
Stiftung Haubrich, 1946
Museum Ludwig, Köln
(Abb. 96)

331 **Mann und Weib im Zelt**, 1916
Öl auf Leinwand, 74 x 88,5 cm
(Urban 747)
Privatsammlung
(Abb. 99)

332 **Tanzende Mädchen**, 1925
Öl auf Leinwand, 107 x 87 cm
(Urban 1003)
Privatsammlung
(Abb. 98)

333 **Trio**, 1929
Öl auf Leinwand, 101 x 74 cm
Bez. u. l. Emil Nolde;
auf dem Keilrahmen: Emil Nolde. Trio
(Urban 1087)
Stiftung Seebüll Ada und Emil Nolde, Neukirchen über Niebüll
(Abb. 102)

334 **Badestrand**, 1930
Öl auf Leinwand, 106 x 76,5 cm
Bez. u. l. Nolde. 30; auf der Rückseite der Leinwand von fremder Hand: Badestrand
(Urban 1111)
Stiftung Seebüll Ada und Emil Nolde, Neukirchen über Niebüll
(Abb. 101)

335 **Sonnenuntergang über dem Meer**, um 1939/40
Aquarell auf mittelstarkem Japanpapier, 34 x 47,7 cm
Bez. u. l.: Nolde.
Museum Ludwig, Köln

Otto Pankok

336 **Weinende Frau II**, 1914
Kohle auf Papier, 60 x 84 cm
Otto Pankok-Museum, Haus Esselt,
Hünxe-Drevenack
(Abb. 233)

337 **Straßenecke**, 1921
Kaltnadelradierung, 34 x 32,5 cm
(Zimmermann/Jäger WR 215)
Otto Pankok-Museum, Haus Esselt,
Hünxe-Drevenack

338 **Wildes Pferd**, 1928
Kohle auf Papier, 118 x 99 cm
Otto Pankok-Museum, Haus Esselt,
Hünxe-Drevenack

339 **Hoto II (Zigeunerkind)**, 1932
Lithographie, 54 x 47,7 cm
(Timm WL 38)
Otto Pankok-Museum, Haus Esselt,
Hünxe-Drevenack
Gezeigt in der Ausstellung »Entartete Kunst«, München 1937.

340 **Liquidiert**, 1937
Kohle auf Papier, 96,5 x 128 cm
Otto Pankok-Museum, Haus Esselt,
Hünxe-Drevenack
(Abb. 25)

341 **Drei sitzende Juden**, 1940–1949
Bronze, Höhe 24 cm
(Roland 117)
Otto Pankok-Museum, Haus Esselt,
Hünxe-Drevenack
(Abb. 348)

Max Pechstein

342 **Netzzieher**, 1907
Holzschnitt, 12,5 x 19,8 cm
(Krüger H 60)
Sammlung Neuerburg
Museum Ludwig, Köln

343 **Im Atelier (Schmidt-Rottluff und Mann im gelben Anzug)**,
um 1908–1910
Tuschpinsel, farbige Kreiden auf glattem Papier, 16,5 x 14 cm
Bez. u. r.: HMP
Stiftung Haubrich, 1946
Museum Ludwig, Köln
(Abb. 208)

344 **Kind auf der Bank**, 1908
Farblithographie, 39 x 35 cm
(Krüger L 37)
Sammlung Neuerburg
Museum Ludwig, Köln

345 **Varieté**, 1909
Farblithographie, 28 x 38 cm
(Krüger L 78)
Sammlung Neuerburg
Museum Ludwig, Köln

346 **Tanz**, 1909
Öl auf Leinwand, 95 x 120 cm
Sammlung Max K. Pechstein
(Abb. 89)

347 **Das grüne Haus**, 1909
Öl auf Leinwand, 75 x 75,5 cm
Bez. u. r.: HMP (Monogramm) 09
Geschenk Autohaus Fleischhauer, Köln, 1952
Museum Ludwig, Köln

348 **Zwei Frauenakte im Zimmer**, 1909
Öl auf Leinwand, 49,5 x 65,5 cm
Bez. o. l.: HMP (Monogramm) 09
Museum Ludwig, Köln
(Abb. 88)

349 **Das grüne Sofa**, 1910
Öl auf Leinwand, 96,5 x 96,5 cm
Bez. u. r.: HMP (Monogramm) 1910
Museum Ludwig, Köln
(Abb. 91)

350 **Plakat der »Kunstausstellung Zurückgewiesener der Secession Berlin«**,
1910
Lithographie in Schwarz, Rot und Grau, 69,5 x 93 cm
(Krüger L 110)
Brücke-Museum, Berlin
(Abb. 71)

351 **Tänzer**, 1910
Öl auf Leinwand, 51 x 55 cm
Privatsammlung

352 **Tanz III**, 1910
Lithographie, 23 x 28 cm
(Krüger L 127)
Privatsammlung

353 **Liegendes Mädchen**, 1910
Öl auf Leinwand, 72 x 81 cm
Aargauer Kunsthaus, Aarau
(Abb. 90)

354 **Stehender weiblicher Akt mit Strümpfen**, 1919
Bleistift, laviert, Aquarell auf Zeichenpapier, 46,9 x 35,1 cm
Bez. u. r.: HMP 1919
Stiftung Haubrich, 1946
Museum Ludwig, Köln
(Abb. 207)

355 **Fischer in der Brandung**, 1920
Aquarell, Bleistift auf bräunlichem Karton, 51,3 x 74, 5 cm
Bez. u. r.: HMPechstein 1920
Stiftung Haubrich, 1946
Museum Ludwig, Köln
(Abb. 206)

356 **Rote Häuser**, 1923
Öl auf Leinwand
70,5 x 95,4 cm
Sprengel Museum Hannover

Hermann Scherer

357 **Die Schlafenden**, 1924
Tannenholz, bemalt, Breite 139 cm
(Schwander S. 80–85)
Nachlaß Scherer, Efringen-Kirchen
(Abb. 301)

358 **Liebespaar**, 1924
Holz, bemalt, 112 x 45,8 x 39,3 cm
(Schwander S. 40–45)
Sammlung Ludwig
Museum Ludwig, Köln
(Abb. 298)

359 **Totenklage**, 1924/25
Lindenholz, bemalt, Höhe 166 cm
(Schwander S. 90–97)
Nachlaß Scherer, Efringen-Kirchen
(Abb. 300)

360 **Selbstbildnis in Landschaft,** 1924/26
Öl auf Leinwand, 120 x 150 cm
Sammlung Isabel und Fernando Garzoni, Breganzona

361 **Liebespaar,** 1925
Holzschnitt,
101,5 x 67,5 cm (Blattgröße),
84,5 x 54,5 cm (Motivgröße)
Sammlung Ludwig
Museum Ludwig, Köln
(Abb. 297)

362 **Tessiner Landschaft,** um 1925
Aquarell, 49,8 x 69,5 cm
Nachlaß Scherer, Efringen-Kirchen
(Abb. 256)

363 **Adam und Eva,** 1925
Lärchenholz, bemalt, Höhe 162 cm
(Schwander S. 114–119)
Städtische Museen Freiburg, Museum für Neue Kunst/Leihgabe des Ministeriums für Familie, Frauen, Weiterbildung und Kunst Baden-Württemberg
(Abb. 299)

364 **Zwei Mädchen,** um 1925
Öl auf Leinwand, 170 x 96 cm
Bündner Kunstmuseum, Chur
(Abb. 264)

365 **Sertigtal/Davos,** 1925/26
Kohlezeichnung, 41 x 32 cm
Galerie Iris Wazzau, Davos

366 **Landschaft in Mendrisiotto,** um 1925/26
Öl auf Leinwand, 100 x 116 cm
Kunstmuseum Winterthur
(Abb. 255)

Karl Schmidt-Rottluff

367 **Toilette,** 1909
Holzschnitt, 37 x 21 (o.) / 16,5 (u.) cm
(Schapire 20)
Museum Ludwig, Köln
(Abb. 203)

368 **Landschaft mit Haus und Kiefern (Postkarte an Dr. Rosa Schapire, Hamburg),** 1910
Farbstifte, 9,3 x 14,2 cm
Vermächtnis Dr. Rosa Schapire, 1950
Museum Ludwig, Köln

369 **Sitzender weiblicher Akt (Postkarte an Dr. Rosa Schapire, Hamburg),** 1911
Schwarze Tusche, Farbstifte, 14 x 9 cm
Vermächtnis Dr. Rosa Schapire, 1950
Museum Ludwig, Köln

370 **Akte auf Teppich I,** 1911
Holzschnitt, 29,2 x 38,7 cm
(Schapire 73)
Museum Ludwig, Köln

371 **Andacht,** 1912
Holzschnitt, 29,7 x 35,8 cm
(Schapire 91)
Museum Ludwig, Köln
(Abb. 205)

372 **Die vier Evangelisten Matthäus, Markus, Johannes, Lukas,** 1912
4 Reliefs, in Messing getrieben,
je 42,5 x 33 cm
Geschenk des Künstlers an das Brücke-Museum
Brücke-Museum, Berlin
(Abb. 303–306)

373 **Zwei Menschen (Zwei sitzende Akte, Sonderdruck aus der »Aktion«),** 1913
Bez. im Druck u. r.: S. Rottluff 13
Druck, koloriert, auf Postkarte,
9,3 x 14,3 cm
Vermächtnis Dr. Rosa Schapire, 1950
Museum Ludwig, Köln

374 **Stilleben mit Negerplastik,** 1913
Öl auf Leinwand, 73 x 68,5 cm
Bez. o. r.: S. Rottluff 13
Stiftung Haubrich, 1946
Museum Ludwig, Köln
(Abb. 92)

375 **Trocknende Segel,** 1913
Holzschnitt, 35,7 x 45 cm
(Schapire 122)
Museum Ludwig, Köln
(Abb. 204)

376 **Trauernde am Strand,** 1914
Holzschnitt, 39,5 x 49,8 cm
(Schapire 151)
Sammlung Neuerburg
Museum Ludwig, Köln

377 **Blauroter Kopf, Panischer Schrecken,** 1917
Holz, Höhe 30 cm
Brücke-Museum, Berlin
(Abb. 307)

378 **Grüner Kopf,** 1917
Holz, bemalt, Höhe 41 cm
Brücke-Museum, Berlin
(Abb. 308)

379 **Mädchen von Kaowno,** 1918
Holzschnitt, 50,3 x 39 cm
(Schapire 209)
Museum Ludwig, Köln

380 **Der heilige Franziskus,** 1919
Holzschnitt, 60 x 49,3 cm
(Schapire 243)
Museum Ludwig, Köln

381 **Gruß an Nolde,** 1936
Öl auf Leinwand, 89,5 x 76,5 cm
Bez. u. l.: S. Rottluff;
auf der Rückseite: Gruß an Nolde (362)
Museum Ludwig, Köln

Arnold Schönberg

382 **Selbstportrait,** o. J.
Öl auf Leinwand, 38 x 28 cm
(EF G7; JASI 235)
Sammlung Lisa Jalowetz Aronson, New York
(Abb. 116)

383 **Haß,** um 1910
Öl auf Leinwand, 43 x 30,5 cm
(EF G32; JASI 236)
Sammlung Lisa Jalowetz Aronson, New York
(Abb. 153)

384 **Blauer Blick,** o. J.
Öl auf Karton, 20 x 23 cm
(EF G27; JASI 125)
Sign. u. r.: Schoenberg
Sammlung Lawrence A. Schoenberg, Pacific Palisades
(Abb. 156)

385 **Hände,** 1910
Öl auf Karton, 39 x 63 cm
(EF G30; JASI 136)
Sign. und dat. u. r: ARNOLD SCHOENBERG Mai 1910
Sammlung Lawrence A. Schoenberg, Pacific Palisades
(Abb. 155)

386 **Der rote Blick,** 1910
Öl auf Karton, 32 x 25 cm
(EF G25; JASI 246)
Sign. und dat. u. r.: ARNOLD SCHOENBERG MAI 1910
Städtische Galerie im Lenbachhaus, München
(Abb. 154)

Werner Scholz

387 **Hunger,** 1931
Öl auf Pappe, 64 x 49,5 cm
Museum Ludwig, Köln

Paul Adolf Seehaus

388 **Schottische Landschaft mit Leuchtturm,** um 1914
Öl auf Leinwand, 45 x 49 cm
Stiftung Haubrich, 1946
Museum Ludwig, Köln
(Abb. 178)

389 **Bergstadt,** 1915
Öl auf Leinwand, 100 x 77 cm
Bez. u. r.: Seehaus 15
Stiftung Haubrich, 1946
Museum Ludwig, Köln
(Abb. 160)

390 **Die roten Türme,** 1917
Öl auf Leinwand, 75 x 88 cm
Kunstmuseum Bonn
(Abb. 177)

Franz Wilhelm Seiwert

391 **Christuskopf,** 1916/17
Terrakotta, Höhe 27 cm
(Bohnen 324)
Museum Ludwig, Köln
(Abb. 330)

392 **Der Rufer I,** 1919/20
Bronze, Höhe 42 cm
(Bohnen 352)
Geschenk Dr. Victor Kuhr, Berlin, 1963
Museum Ludwig, Köln
(Abb. 329)

Renée Sintenis

393 **Kleine Daphne,** 1918
Bronze, Höhe 29,5 cm
Bez. auf dem Sockel: R. S.
(Buhlmann 63)
Stiftung Haubrich, 1946
Museum Ludwig, Köln
(Abb. 289)

394 **Junges Reh,** 1920
Bronze, Höhe 12 cm
Bez. auf der Unterseite: 25
(Buhlmann 184)
Stiftung Haubrich, 1946
Museum Ludwig, Köln
(Abb. 325)

395 **Junger Esel,** 1923
Bronze, Höhe 13 cm
(Buhlmann 191)
Stiftung Haubrich, 1946
Museum Ludwig, Köln
(Abb. 288)

396 **Boxer (Erich Brandl),** 1925
Bronze, Höhe 40,5 cm
Auf der Rückseite der Standplatte
Gußstempel: H NOACK/ BERLIN FRIEDENAU
(Buhlmann 47)
Museum Ludwig, Köln
(Abb. 326)

397 **Daphne,** 1930
Bronze, Höhe 145 cm
Gußstempel: H NOACK/ BERLIN FRIEDENAU
(Buhlmann 68)
Museum Ludwig, Köln
(Abb. 324)

Milly Steger

398 **Auferstehender Jüngling,** um 1919
Holz, 115 x 31,8 x 69,7 cm
Städelsches Kunstinstitut und Städtische Galerie, Frankfurt am Main
(Abb. 323)

399 **Ohne Titel (Paar),** um 1925
Relief, Muschelkalk, 70 x 100 x 5,5 cm
Schenkung Sibylle Briese
Wilhelm-Lehmbruck-Museum der Stadt Duisburg

Hans Thuar

400 **Messdorf (Duisdorf),** 1911
Öl auf Leinwand, 48 x 75 cm
Bez. u. l.: H. Thuar 11
(W. Macke 25)
Kunstmuseum Bonn
(Abb. 162)

401 **Rheinische Landschaft (Bahnstrecke),** 1912
Öl auf Leinwand, 49,5 x 72,5 cm
Bez. u. r.: H. Thuar 1912
(W. Macke 37)
Kunstmuseum Bonn
(Abb. 179)

Christoph Voll

402 **Arbeiter mit Kind,** um 1922
Eiche, Höhe 81,5 cm
Bez.: C. Voll 22
(Kassay-Friedländer 36)
Galerie Valentien, Stuttgart
(Abb. 347)

403 **Familie,** um 1922
Aquarell auf Papier, 45,2 x 34,5 cm
Galerie Valentien, Stuttgart
Möglicherweise die Studie zur Skulptur *Arbeiter mit Kind.*